國醫年鑒

主管单位：国家中医药管理局机关服务局
承办单位：中和亚健康服务中心
中华中医药学会亚健康分会
富智中和（北京）健康科技有限公司

國資年鑒出版紀念

中醫藥振興發展之實錄

路志正

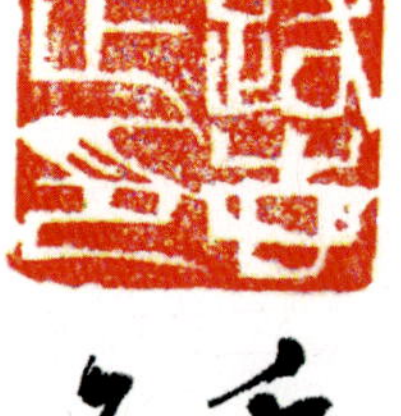

壬辰冬月

史以記實　文以載道
國醫年鑒　醫家頌禱

賀國醫年鑒梓行卅周年
九六叟朱良春拜題
癸巳新春

图书在版编目（CIP）数据

国医年鉴. 2013 卷/孙涛等主编. --北京：中医古籍出版社，2013.5

ISBN 978-7-5152-0395-9

Ⅰ.①国…Ⅱ. ①孙…Ⅲ.①中国医药学-2013-年鉴 Ⅳ.①R2-54

中国版本图书馆 CIP 数据核字（2013）第 093451 号

ISBN 978-7-5152-0395-9

9 787515 203959

《国医年鉴》2013 卷

主　　编：孙　涛　朱　嵘　李俊德

责任编辑：杜杰慧

封面设计：张东东

出版发行：中医古籍出版社

社　　址：北京东直门内南小街 16 号（100700）

印　　刷：廊坊市万邦彩印有限公司

开　　本：889 ㎜×1194 ㎜　1/16

印　　张：43.75 印张

字　　数：1100 千字

版　　次：2013 年 5 月第 1 版　　2013 年 5 月第 1 次印刷

定　　价：365.00 元

标准书号：ISBN 978-7-5152-0395-9

《国医年鉴》编撰委员会

（以姓氏笔画为序）

序

五月，鲜花盛开的时节，《国医年鉴》第五卷以纸墨芬芳呈现！

回首《国医年鉴》五年走过的历程，一步一印，从第一卷奉行“‘文化’开卷，海纳百川”的编辑思想，到第二卷坚持“有容乃大”的客观态度，我们有了第三卷“兼听则明”的诸贤共襄，尤在第四卷采李俊德、桑滨生、靳琦、杜杰慧等十多位行业领导、专家、学者之议，增陈兼容并蓄之“百家学说”栏目，以汇众长。

《增广贤文》有云：“学如逆水行舟，不进则退”，本卷在延续以往四卷之基础上，特点有三：

其一是实用性增强。主要体现在行政法规的实用意义、指导性、可操作性等方面，这些是政府职能部门工作作风更加务实的现实反映，也是编辑们摘选辑录中力求经世致用的良苦用心，同时，还体现在“特色医案”栏目、名家学术经验的展现等方面，尤其像国医大师们的医案和学术经验，是中医药学界的典范，置于案头，不失为宝贵的借鉴。

其二是体现了多元化的学术价值观。无论是系统研究，还是特色个案；无论是名家大师，还是山村乡医；无论是临床科研，还是教学管理；无论是养生保健，还是亚健康防治……皆百花齐放，各有所长。

其三是蕴含了丰富的人文情怀。这一点也许须细心体察，用心阅读，籍取其三：一若已故国医大师何任先生事迹，生前嘱咐家人后事从简，细致到吩咐“不可接受太多的花圈，不可在家中之外的地方摆设花圈，以免造成邻居走路不方便”，正是这种修身齐家的细节，构建了大师令人仰视的人生高度；二若民间医家73岁的母亲率业医的一众儿孙十余人赶赴灾区救死扶伤，用最切实的善举诠释了“誓愿普救含灵之苦”的大医精诚价值观；三若吕玉波管理医院奉行文化致远的理念，认为“一个医院若要取得持续成功，5 年靠的是机遇和干劲，10 年靠的是制度和机制，20 年乃至更长时间则要靠文化”，其间哲理，耐人寻味。

本《年鉴》学术殿堂精华与民间散传璞玉并举，反复体味，令人提振“精气神”，令人提升正能量，是以欣然作序！

2013 年 4 月 14 日

编辑说明

1. 编辑主体

《国医年鉴》编辑工作在国家中医药管理局指导下，由国家中医药管理局机关服务局组织，中和亚健康服务中心，富智中和（北京）健康科技有限公司和中华中医药学会亚健康分会负责承办。

2. 编辑主旨

实录中医药行业年度法规、重大事件；记录中医药学术科研成果、教育文化和民间特色经验；编录中医药世家方药技艺传承发展脉络；中医药名人成长经历、医学感悟；辑录中医药年度人物重大影响，学术成就；选录国内外中医药文化史实、趣文。搭建一切有志、有成就中医药事业者的展示平台。

3. 编辑原则

以传承、传播中医药文化为目标、摈弃门户之见，力求客观、真实、多元。

4. 篇章结构

《国医年鉴》2013 卷设 15 个栏目：

一、政策法规选编

二、重大事件

三、年度人物

四、世家传承

五、中医药名人榜

六、中医药传人

七、中医药教育与文化

八、年度成果

九、特色医案

十、数字中医药

十一、治未病与亚健康

十二、百家学说

十三、海外中医药

十四、杏林故事

十五、警示台

5．组稿途径

之一：国中医药机服[2012]31号文件——关于组织编纂《国医年鉴》2013卷通知，下发各行政单位征稿；

之二：政府信息网站正式发布的资讯；

之三：行业主要媒体公开刊发的资讯；

之四：国家中医药管理局、各级中医药行政机构、一级学会、科研机构、医疗机构等评选出来的优秀人员征稿。

《国医年鉴》编辑委员会

生命与疾病

中医秉承了中华民族认识自然的天人合一思想，形成了对生命认识的整体观，运用阴阳平衡和五行生克制化的观念阐释生命的机理，采用比类取象、由表及里的方法把握生命与疾病的文化规律，创造了以藏象、经络、精气神等为核心的生命观。产生于两千年前的《黄帝内经》奠定了中医理论的基础，经过世代传承、创造和发展，相继产生了《伤寒杂病论》、《脉经》等经典文献。

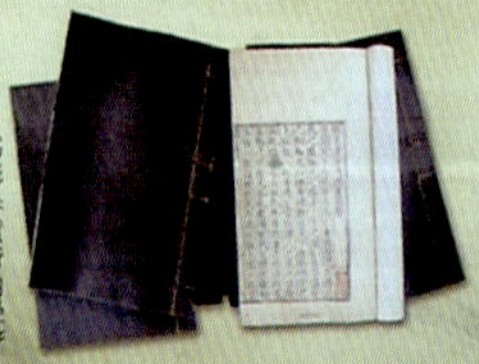

•书影《黄帝内经》

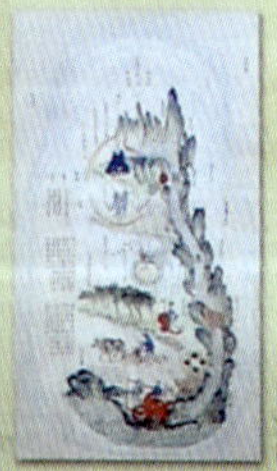

•内景图

目　录

一、政策法规选编

一、行政法规

二、地方法规

二、重大事件

三、年度人物

四、世家传承（按省份拼音字母排序）

五、中医药名人榜（按姓氏拼音字母排序）

六、中医药传人（按姓氏拼音字母排序）

七、中医药教育与文化

一、教育

二、文化

八、年度成果

一、规范

二、政策

三、科研

四、著作·论著

五、交流合作

九、特色医案

十、数字中医药

一、数字化技术在中医药领域的应用

二、网络优秀中医药文化资源

三、中医药数字化成果

十一、治未病与亚健康

一、治未病健康工程进展

二、治未病健康技术展示

三、治未病健康工程论文

十二、百家学说

十三、杏林故事

十四、海外中医药

十五、警示台

2013

國醫年鑒

GUO YI NIANJIAN

一 政策法规选编

一 行政法规

1

【法规名称】中医医院环境形象设计方案和中医医院肝病科等10个科室环境形象建设范例

【发文字号】国中医药医政医管便函〔2012〕36号

【颁布时间】2012年1月30日

【实施时间】2012年1月30日

【效力属性】有效

关于印发中医医院环境形象设计方案和中医医院肝病科等10个科室环境形象建设范例的通知

国中医药医政医管便函〔2012〕36号

各省、自治区、直辖市卫生厅局中医处、中医药管理局医政处，新疆生产建设兵团卫生局中医处，中国中医科学院，北京中医药大学：

为进一步推动中医医院中医药文化建设，我司在总结部分中医医院开展中医药文化建设试点经验基础上，组织起草了《中医医院环境形象设计方案》（简称《方案》，下同），并编写了中医医院肝病科等10个科室环境形象建设范例（简称《范例》，下同）。现印发给你们，请在实际工作中参照执行。

《方案》和《范例》电子版可在国家中医药管理局政府网站下载（www.stacm.gov.cn）

工作中有何意见和建议，请及时反馈我司医疗管理处。

二〇一二年一月三十日

附件1：中医医院环境形象设计方案

一、前言

为进一步推动中医医院临床科室中医药文化建设，按照国家中医药管理局印发的《中医医院中医药文化建设指南》有关要求，在参照部分中医医院临床科室开展中医药文化建设试点经验基础上，组织制定了《中医医院环境形象设计方案》（以下简称《设计方案》）。

本《设计方案》主要包括中医医院临床科室环境形象建设的目的意义、设计原则、基本要素、重点内容、形式和载体。对中医医院临床科室如何开展环境形象建设做了较为具体的介绍，以指导各级中医医院临床科室做好中医药文化建设工作。

二、目的意义

通过中医医院临床科室环境形象建设，充分体现中医医院临床科室的基本特征，巩固中医为主的发展方向，提高核心竞争力，更好地保持发挥中医药特色优势，满足广大人民群众对中医药服务的需求。

本设计方案旨在指导中医医院临床科室加强中医药文化建设与管理，同时可作为中医药管理部门开展评价工作的参考和依据。二级以上中医医院临床科室中医药文化环境形象建设应参照本方案执行。

三、设计原则

中医医院临床科室的环境形象是展现中医药文化的物质载体。在中医医院临床科室的环境形象体系建设中，应充分彰显临床科室的中医药文化，体现临床科室的基本特征，发挥临床科室的中医药特色优势，提高临床科室的竞争力。

中医医院临床科室在环境形象体系建设中，应注重以下原则：

大众化原则：注重通俗易懂，直观简约，学术与科普统一；

实用性原则：因地制宜，量力而行，与科室各区域的总体功能相适应；

个性化原则：注意地域特点、民族特点和科室特点，充分体现各临床科室的个性，切忌简单模仿，千篇一律；

审美性原则：注重大众审美需求，做到艺术与实用的统一。

四、基本要素

临床科室环境形象建设应具备三个基本要素：即中医药文化的内容、形式和载体。中医药文化的内容应体现临床科室的中医药特色，包括科室的基本情况、专业历史渊源、中医特色诊疗方法、养生保健、名中医工作室、中医治疗室、科标、科训等。通过一定的形式和载体体现临床科室的中医药文化内涵，形式和载体与展示的中医药文化内容具有协调性，应体现中国文化元素。

五、重点内容

一、临床科室的基本情况

临床科室的基本情况应包含以下几个方面：通过本科室的起源、发展以及目前的医疗规模、人员结构等介绍，体现科室的发展历程；通过本科室的学术带头人、学术团队、研究成果等介绍，体现科室的学术积淀。

二、专业的历史渊源

通过古代典籍、历代名家论述等对本专业的中医理论与中医治疗方法进行广泛介绍，体现本专业中医发展的历史渊源。力求图文并茂，文字应简洁、通俗易懂。

三、中医特色诊疗技术

介绍本科室中医治疗室、中医诊疗设备、中医应用原理、适应病症以及治疗方法，本科室开展的中医特色护理以及优质服务等。

四、中医养生保健方法

应结合本科室病种的特点，宣传养生保健知识，内容包括精神养生、饮食养生、生活起居养生、运动养生、药物养生、医疗保健养生、四季养生等方面。

五、科室特色优势

介绍本科室具有中医特色治疗病种、治疗措施、疗效水平以及行业影响，本科室常用的的院内中药制剂、常用中药的功效特点及主治病证等，本科室名医诊疗特色以及诊疗经验等。

六、形式和载体

环境形象体系建设中，应主要从内部装饰、科室标识、宣传展板等方面体现临床科室的中医药文化特点，营造浓郁的临床科室中医药文化氛围。形式可以是平面或立体，展板或展柜、触摸屏或视频等。载体包括标语、书画、石刻、雕塑、病历、信封、袋子、名片、科标、科徽、服饰等。通过一定的形式与载体，起到营造氛围、弘扬历史、传播理念、崇尚医德、宣传知识、介绍方法、彰显特色的作用。

营造氛围，主要是营造浓郁的中医药文化氛围。可以通过装饰风格、装潢、色彩搭配等来表达。装饰风格应体现中国传统特色；装潢可以通过含有中医药元素的陈设、摆件、字画、图片等体现；色彩搭配应注意与医院总体色调、区域服务功能相协调。在同一区域内的装饰风格、装潢、色彩应和谐。

弘扬历史，主要是弘扬中医药历史或科室发展史。可以通过文化墙、壁画、雕塑、中医药器具模型等来表达，有条件的可建立开放式的陈列馆或橱窗、展柜。

传播理念，主要是传播“天人合一”、“阴阳平和”、“上工治未病”等中医药学的核心理念以及医院宗旨等。可以通过历史人物和本科名医塑像、科训、主题墙、雕塑、墙饰等形式来表达。

崇尚医德，主要是宣传“大医精诚”、“医

乃仁术”等中医传统美德。可以通过古代名医名言警句的书画作品、木刻、石刻、文化墙等形式来表达。

宣传知识和介绍方法，主要是宣传和介绍中医药的基础知识、养生保健方法，以及中医药防治本专业科室常见病、多发病的方法，常用本专业科室中药的识别和功效、中药煎煮常识等。可以通过招贴画、橱窗展柜、实物、触摸屏、视频网络来表达。

彰显特色，主要是展示科室特色、专业特色以及专家特长等。可以通过文化墙、橱窗、展柜、触摸屏、视频网络等方式来表达。

根据临床科室各区域的特点，确定各区域通过装饰所起到的作用，即明确各区域的装饰主题，在此基础上选择合适的表达方式。

1. 门诊

（1）候诊区。是患者等候诊疗的场所，内部装饰应以宣传知识和介绍方法、彰显特色为主，兼顾传播理念。宣传知识和介绍方法的具体内容，应与专业科室的特色相结合。重点传播中医药治疗本科室相关疾病的理念，宣传中医药防治本科室疾病的知识，介绍中医药治疗科室优势病种的特色及名老中医特长，营造良好的中医药文化氛围。语言要简洁易懂，内容多样，实用性强。

（2）门诊诊室。是医生为患者进行诊疗的场所，医患直接接触，内部装饰应以营造中医药文化氛围和崇尚医德为主。根据诊室的特点，内部装饰的总体格调应体现典雅书卷气息，诊桌、诊椅、诊柜等应注重融入中医药元素。专家诊室，应介绍名医诊疗经验与诊疗特长，名医传承家谱等。可以采用有关名医名言警句的书画作品、本专业历代医家和本科室名医照片、招贴画、展板、展柜、实物、宣传折页等方法。

2. 病区

病区是患者在一段时间内集中接受诊疗并休养、在医院内停留时间最长的场所，是照顾和探视患者的亲友往来频繁的地方。

（1）病区走廊：是患者及照顾、探视者经常驻足的地方，内部装饰应宣传本科室中医专业知识，介绍中医特色诊疗技术与中医药特色护理，兼顾传播理念、营造氛围。

（2）病房：是患者治疗康复、休息生活的场所，内部装饰应以营造中医药文化氛围为主，但不宜过多，可以点缀一些以国学或中医药为主题的书画、实物等。

3. 医生办公室和护理站

医生办公室和护理站是医护人员的办公场所，内部装饰应以崇尚医德、传播理念为主。体现“救死扶伤、忠于职守、爱岗敬业、满腔热情、开拓进取、精益求精、乐于奉献、文明行医”的行业风尚，展现医务人员的爱心、责任心及人文素质。

4. 中医治疗室

中医治疗室是患者接受治疗、停留时间较长的地方，内部装饰应以宣传中医特色治疗为主，兼顾传播理念。宣传本科室的中医诊疗设备的应用原理、适应症与治疗方法。

5. 名中医工作室

内部装饰应以介绍名老中医诊疗经验、学术成就、成才之路、传承家谱等。

6. 科室标志、科训

中医医院临床科室的标志，应具有整合本科室的核心价值、行为规范、突出视觉个性、增强公众印象的作用，是科室环境形象体系的基本组成部分。内容上应在本院背景下、与本临床科室的特点相协调，形式上应注重体现中医药元素，力求构图简洁、形式典雅、色彩庄重、特色明显。

标准色系，是保持科室环境形象整洁美观的基础要素。标准色系要有主辅之分，但数量不宜过多；色彩要注重体现本科床科室的行业特色，并注意对识别和人们心理的影响。科室标志应广泛应用于本科室展板、展柜、办公用品、宣传用品、服饰等方面。

科训，应当充分体现本科室的宗旨，是科室全体员工奉行的准则。应充分体现本科室的特征和历史渊源；要立意高远、催人奋进，言简意赅、朗朗上口。

附件2：中医医院肝病科等10个科室环境形象建设范例（略）

2

【法规名称】《中医医院医疗设备配置标准（试行）》
【发文字号】国中医药医政发〔2012〕4号
【颁布时间】2012年2月10日
【实施时间】2012年2月10日
【效力属性】有效

国家中医药管理局关于印发《中医医院医疗设备配置标准（试行）》的通知

国中医药医政发〔2012〕4号

各省、自治区、直辖市卫生厅局、中医药管理局，新疆生产建设兵团卫生局，中国中医科学院，北京中医药大学：

为指导中医医院合理配置医疗设备，促进中医诊疗设备的应用，提高中医临床疗效，我局组织制定了《中医医院医疗设备配置标准（试行）》。现印发给你们，并就有关情况通知如下：

一、《中医医院医疗设备配置标准（试行）》分为《二级中医医院医疗设备配置标准（试行）》、《三级中医医院医疗设备配置标准（试行）》，分别供二级中医医院（含中西医结合医院，下同）和三级中医医院参考执行。

民族医医院可在此标准的基础上增加民族医特色诊疗设备。

二、各中医医院要参照本标准，认真做好中医诊疗设备配置和使用工作。

（一）配置和应用中医诊疗设备，有利于保持发挥中医药特色优势，有利于丰富完善中医诊疗方法，有利于提高中医临床疗效。各中医医院要充分认识配置和使用中医诊疗设备的重要意义，使中医非药物疗法的提供和利用更加规范便捷，中药用药方式更加多样可及，进一步满足人民群众对高水平、多样化中医药服务的需求。

（二）中医诊疗设备配置原则。

1．达到配置要求，提高配置水平。

各中医医院要按照本标准积极配置中医诊疗设备，并结合自身特点，不断优化配置结构，提高配置水平。在国家和地方开展的中医医院建设相关项目中，要划出专门经费用于中医诊疗设备的配置。

2．体现科室特色，服务中医临床。

各中医医院在配置中医诊疗设备时，要从满足中医临床需求出发，并根据各科室的具体情况，配置具有专科特色的中医诊疗设备，服务专科发展，为中医临床提供实用多样的诊疗方法和手段。

3．应用与开发有机结合，不断提高设备水平。

各中医医院在中医诊疗设备应用过程中，要注重发现、总结现有中医诊疗设备在临床应用中的问题，提出改进需求，并主动与生产、开发单位协调，对中医诊疗设备的核心技术、产品功能、工艺流程等加以改进提升，进一步提升设备的质量和性能，使其更加符合中医临床的实际需求，提高中医临床疗效。

三、在做好中医诊疗设备配置工作的同时，各中医医院要按照本标准，积极配置现代诊疗设备。

（一）现代诊疗设备是科技进步的产物，各中医医院要充分认识配置和使用现代诊疗设备对于中医医院和中医药事业发展的重要意义。配置和使用现代诊疗设备，有利于提高中医临床诊断水平，降低误诊率；有利于丰富临床治疗手段，拓宽中医治疗范围，提高中医临床疗效；有利于更加科学、客观评价中医临床疗效；有利于提高中医医院现代化水平。

（二）现代诊疗设备配置基本原则。

1．以中医理论为指导，为我所用。

各中医医院在配置应用现代诊疗设备时，要以中医药理论为指导，积极应用和借鉴现代科学技术方法和成果，为中医临床服务，并促进现代科学技术与中医药技术相结合。

2．从实际出发，量力而行。

现代诊疗设备的装备水平应与医技人员的技术水平、开展的业务项目及工作量相适应，从满足临床需要出发，避免盲目配置大型诊疗设备。

3．继承与创新相结合。

各中医医院要在临床应用的基础上，选择一批现代诊疗设备，在中医理论指导下进行改造，进一步拓展原设备诊疗功能，提高临床疗效，更好地为中医临床服务。

各地在执行过程中有何问题与建议，请及时与我局医政司联系。

二〇一二年二月十日

3

【法规名称】保健食品命名规定和命名指南
【发文字号】国食药监保化[2012]78号
【颁布时间】2012年3月15日
【实施时间】2012年3月15日
【效力属性】有效

关于印发保健食品命名规定和命名指南的通知

国食药监保化[2012]78号

各省、自治区、直辖市食品药品监督管理局（药品监督管理局），有关单位：

为保证保健食品命名科学、规范，维护消费者合法权益，根据《中华人民共和国食品安全法》、《中华人民共和国食品安全法实施条例》和《保健食品注册管理办法（试行）》等有关法律法规、规章规范，国家食品药品监督管理局修订了《保健食品命名规定》，制定了《保健食品命名指南》，现予印发，请遵照执行。

国家食品药品监督管理局

二〇一二年三月十五日

保健食品命名规定

第一条　为保证保健食品命名科学、规范，维护消费者合法权益，根据《中华人民共和国食品安全法》、《中华人民共和国食品安全法实施条例》和《保健食品注册管理办法（试行）》等有关法律法规、规章规范，制定本规定。

第二条　本规定适用于在中华人民共和国境内申请注册的保健食品。

第三条　保健食品命名基本原则：

（一）符合国家有关法律法规、规章规范的规定。

（二）反映产品的真实属性，简明、易懂，符合中文语言习惯。

（三）不得误导、欺骗消费者。

第四条　保健食品命名禁止使用下列内容：

（一）虚假、夸大或绝对化的词语。

（二）明示或暗示治疗作用的词语。

（三）人名、地名、汉语拼音。

（四）字母及数字，维生素及国家另有规定的含字母及数字的原料除外。

（五）除“　”之外的符号。

（六）消费者不易理解的词语及地方方言。

（七）庸俗或带有封建迷信色彩的词语。

（八）人体组织器官等词语，批准的功能名称中涉及人体组织器官等词语的除外。

（九）其他误导消费者的词语。

第五条　一个产品只能有一个名称，一般由品牌名、通用名、属性名组成，也可直接使用通用名和属性名命名。

第六条　品牌名一般使用文字型商标。品牌名使用注册商标的，在品牌名后加“牌”或在品牌名后右上角加“　”；使用非注册商标的，在品牌名后加“牌”。一个产品只能有一个品牌名。

第七条　保健食品的通用名应当客观、准确、科学、规范，字数应当合理，并符合下列要求：

（一）不得使用已经批准注册的药品名称，配方为单一原料并以原料名称命名的除外。不得使用与已经批准注册的药品名称音、形相似的名称。

（二）不得使用特定人群名称。

（三）声称具有特定保健功能的保健食品，其通用名中含有表述产品功能相关文字的，应严格按照规范的功能名称进行描述。声称两个及以上功能的产品，不得使用功能名称作为通用名。

（四）以产品所用原料命名的，应使用规范的原料名称，但不得以配方中的部分原料命名或擅自简写命名。

营养素补充剂类产品一般应以维生素或矿物质命名。配方由三种以上维生素或三种以上矿物质组成的产品方可以“多种维生素”或“多种矿物质”命名，不得以部分维生素或矿物质命名。

第八条　保健食品的属性名应当表明产品的类别或形态。以食品类别表述属性名的，按照食品属性命名；以形态表述属性名的，按照“片”、“胶囊”、“口服液”等命名。

第九条　同一申请人申报的不同产品不得使用相同的通用名和属性名，需要标注特定人群的除外。

需要标注特定人群的，应在属性名后加括号标注。

第十条　本规定由国家食品药品监督管理局负责解释。

第十一条　本规定自发布之日起施行。《保健食品命名规定（试行）》同时废止。此前发布的其他有关规定与本规定不符的，以本规定为准。

保健食品命名指南

为指导保健食品命名，根据《保健食品命名规定》，制定本指南。

一、禁用语

有些用语是否能在保健食品名称中使用应根据其语言环境来确定。在保健食品名称中禁止表达的词意或使用的词语包括：

（一）虚假性词意。如产品中使用化学合成的原料或只使用部分天然产物成分的，表述为“天然”等字样，或名称中含有祖传、御制、秘制、宫廷、精制等溢美之词的。

（二）夸大性词意。如：宝、灵、精、强力、特效、全效、强效、奇效、高效、速效、神效等不切实际的用语。

（三）绝对化词意。如：最、第一、全面、全方位、特级、顶级、冠级、极致、超凡等。

（四）明示或暗示治疗作用的词语，如：处方、复方、药、医、治疗、消炎、抗炎、活血、祛瘀、止咳、解毒、各种疾病名称等。

（五）人名，包括医学名人，如：华佗、扁鹊、张仲景、李时珍等。

（六）地名，包括中华、中国、华夏等。

（七）与产品特性没有关联，消费者不易理解的词语，如：纳米、基因、太空等。

（八）庸俗或带有封建迷信色彩的词语，如：性、神、仙、神丹等。

（九）人体组织、器官、细胞等词语，如：脑、眼、心等。

（十）超范围声称产品功能，如补铁类营养素补充剂不能命名为补血或改善营养性贫血。

（十一）其他误导消费者的词语，如使用谐音字或形似字足以造成消费者误解的。

二、声称具有特定保健功能的保健食品，其通用名中含有表述产品功能相关文字的，应严格按照规范的功能名称进行描述。

三、以维生素及国家另有规定的原料命名的，可使用字母或数字，如可使用维生素、辅酶等命名。

四、以产品原料命名的，应使用规范的原料名称，如用西洋参单一原料配方的产品，可命名为XX牌西洋参含片，不得命名为XX牌花旗参含片，如果XX牌西洋参含片与药品通用名同名，可命名为XX牌西洋参保健含片。

五、两个以上原料组成的产品，不得以部分原料命名或擅自简写命名，可按国家规定的简写名称命名。

六、已获批准的产品，具有明确功效成分的，可以功效成分命名，功效成分与原料名相同的除外。

七、营养素补充剂类产品，含三种以上维生素或三种以上矿物质的，可以多种维生素或多种矿物质命名。如以三种维生素和碳酸钙、碳酸镁为原料的产品，可命名为XX牌多种维生素钙镁片，但不能命名为XX牌多种维生素矿物质片。

八、同一申请人申报的产品不得使用相同的通用名和属性名，如申报A牌钙片，不得申报B牌钙片或钙片。通用名和属性名相同、需要标注特定人群的，应在属性名后加括号标注，如同一申请人申报的适宜人群分别为儿童和中老年人的XX牌钙片，可命名为：XX牌钙片（儿童型）和XX牌钙片（中老年型）；再如，可以与特定人群相关的XX牌钙片（有糖型）和XX牌钙片（无糖型）命名。

九、本指南是对保健食品名称的原则性要求，具体词语包括但不限于上述词语。

4

【法规名称】商务部等十四部门关于促进中医药服务贸易发展的若干意见

【发布单位】外交部 教育部 科学技术部 财政部 文化部 卫生部 海关总署 国家税务总局 国家质量监督检验检疫总局 国家林业局 国家知识产权局 国家中医药管理局 国家外汇管理局

【发文字号】商服贸发〔2012〕64号

【颁布时间】2012年3月5日

【实施时间】2012年3月5日

【效力属性】有效

商务部等十四部门关于促进中医药服务贸易发展的若干意见

商服贸发〔2012〕64号

各省、自治区、直辖市、计划单列市及新疆生产建设兵团商务、外交、教育、科技、财政、文化、卫生、海关、税务、质检、林业、知识产权、中医药、外汇主管部门：

党中央、国务院高度重视中医药事业发展，2009年3月，《中共中央国务院关于深化医药卫生体制改革的意见》（中发〔2009〕6号）提出要充分发挥中医药作用，扶持和促进中医药事业发展。2009年4月，《国务院关于扶持和促进中医药事业发展的若干意见》（国发〔2009〕22号）明确了新时期发展中医药事业的主要任务和政策措施，强调要完善相关政策，积极拓展中医药服务贸易。为加快中医药服务贸易发展，发挥中医药在推动我国服务贸易中的独特作用，现提出以下意见：

一、发展中医药服务贸易的指导思想、原则和目标

（一）指导思想。以邓小平理论和“三个代表”重要思想为指导，深入贯彻落实科学发展观，以国际市场需求为导向，以健全中医药服务产业体系为保障，以建立并完善中医药服务促进

体系为支撑，坚持政府引导与市场调节相结合，创新体制机制，鼓励社会参与，实施企业化运作，构建适合中医药特点的国际营销体系，积极、稳妥、有序地发展中医药服务贸易，不断提高中医药服务的国际影响力，为日益增长的国际医疗保健需求提供服务，有效发挥服务出口对我国中医药事业发展的拉动作用，创造良好的经济效益和社会效益。

（二）基本原则。

1. 加强政府指导，发挥市场机制作用。政府制订总体发展规划，加强对中医药服务贸易的组织、引导、规范。遵循市场经济规律，企业自主和政府支持相结合，鼓励社会参与，促进有序竞争机制的形成。充分协调和发挥政府、企业、科研机构、中介组织和行业协会等各方面的积极性和创造性，为扩大中医药服务出口创造良好环境。

2. 发挥特色优势，实施品牌战略。中医药服务贸易要以品牌树形象，扶持发展一批新兴品牌。同时，挖掘中医药服务的特色和优势，继续发挥传统老字号的品牌效应，并不断赋予新的内涵。

3. 有效整合资源，规范有序推进。整合国内中医药行业医、教、研、产等各种资源，对中医药服务贸易企业加强分类指导和宏观调控，促进形成中医药事业与中医药服务贸易良性互动的格局。加快中医药行业相关标准建设，推进中医药服务体系国际化，促进国际标准的建立。加强宣传，树立资源保护与可持续发展理念。整合市场资源，针对不同国家或地区需求，整体推进与重点突破相结合，努力扩大我国中医药服务出口。

（三）总体目标。用五年左右的时间，建立完善的中医药服务贸易管理体制，基本建立起以国际市场需求为导向的中医药服务贸易促进体系和国际营销体系。制订促进中医药服务贸易的政策法规，完善技术性贸易措施，建立中医药服务标准，并力争取得国际共识。积极开展中医药服务贸易人才相关法律法规政策和业务培训，培养壮大中医药服务贸易人才队伍。建设境内外中医药服务贸易示范机构，加强中医药服务贸易的宣传和推广。通过重点扶持、分类指导，打造一批具有国际影响力的知名品牌，培育一批中医药服务贸易骨干企业，扶持大型中医药服务贸易企业，为组建集团打好基础。统筹规划国际市场布局，大力推动中医药服务贸易企业“走出去”，不断提高中医药服务出口的质量、档次和附加值，促进中医药服务出口的全面增长。

二、发展中医药服务贸易的重点任务

（四）实施中医药服务贸易多元化战略。构建梯次推进的中医药国际市场格局，巩固传统的亚洲市场，进一步开拓欧美市场，积极拓展中东、拉美市场，稳步扩大非洲市场。根据不同市场特点，逐步建立全方位、多层次的市场推进模式：在传统市场，可多渠道全面推进，构建涵盖科研、培训、医疗、康复和养生的中医药服务产业链；在新兴市场，可根据基础条件分步实施，逐步打开局面、扩大影响。

（五）建设一批中医药服务贸易示范机构。统筹国际市场开拓行动，予以政策支持，鼓励有条件的中医药服务机构或企业集团，根据区域规划布局，在一些条件较好的国家或地区，以合资合作方式建设一批境外中医药服务贸易示范机构，力争到2015年建成10家，涵盖东南亚、欧洲、北美、中东等主要市场，并结合驻外中国文化中心开展会展、培训、医疗、科研、养生保健、技术推广、药品器械营销、文化及濒危物种保护与可持续发展理念传播等活动，推广中医药文化。支持建设一批国内中医药服务贸易示范机构，完善服务功能，吸引更多的境外消费者。

（六）支持建设中医药物流配送中心和经济联盟。加快建立以国际市场需求为基础的中药供应保障体系，规范中药生产流通，发展中药现代物流和连锁经营，促进中药生产、流通企业的整合，支持在中医药基础条件较好的国家或地区建立若干物流配送中心，重点保障该地区的中医药服务贸易机构，做好中药、中药保健品、中医医疗和保健器材以及中医药图书音像制品等配送，逐步树立品牌。支持境内外企业建立战略协作关系，组建中医药经济联盟，加强管理与协调，形成内外信息互联、质量保证有效、品牌标识统一的物流服务体系。

（七）加强技术性贸易措施体系建设。加强

中医药标准化和中西医结合标准化建设，健全中医药服务标准体系，强化中医药科研成果向标准转化，重点围绕中医药基础通用标准、中医药临床诊疗、中药资源等领域，加快标准制修订。逐步建立中医药服务认证体系，制订统一的服务认证标准和认证规则，由具备资质的认证机构和人员开展统一的中医药服务认证。开展多渠道、多层次、全方位的国际合作与交流，争取与部分重点国家或地区在中医药服务认证和相关中医药检测等方面达成互认协议。加强中药产品技术性贸易措施体系的建设，尽快完善中药相关原材料种植、产品质量和标准，促进中药产品出口。加强对境外中医服务及中药产品相关技术壁垒的交涉，确保中医药服务贸易的顺利发展。

（八）加快培养中医药服务贸易专业人才。根据国际市场需求，加快培养外向型中医药服务人才，提高中医药服务人才的外语水平，培养壮大中医药人才队伍。鼓励涉医高等学校和中等职业学校加强中医药专业外语教育教学，创新人才培养模式，提高人才培养质量，有针对性地加强中医药服务贸易经营管理人才的培养。支持国内中医医疗机构或科研院所，结合中医药特种行业职业技能工作开展形式多样的医疗、养生、保健等中医药对外教学与培训，加快形成我国中医药国际服务从业人员职业技能鉴定体系。

（九）发挥科技创新在推进中医药服务贸易中的作用。要加强中医药服务贸易的科技扶持，将中医药科技创新列入国家科技发展的重点领域，组织开展中医药防治疑难疾病的联合攻关，在中医和中西医结合研究、高技术研究等方面力求新的突破。加强技术创新和新产品开发，在中药出口方面，逐步扭转以资源或原料为主的产品出口方式。进一步提高企业自主创新能力，加大中医药科研投入，整合优势中医药科研资源，以多种形式促进医、教、研、产合作，鼓励科研教育机构参与中医药服务贸易，采取多种方式加快中医药科技成果转化，提高整体科技含量，进而提高中医药服务贸易的质量和附加值。相关部门加强协作，促进科技信息资源的共享与利用，使中医药科技开发创新水平的提升与服务贸易的做大做强形成相互促进、相互支持的良性格局。

（十）建设中医药服务贸易信息平台。加强中医药服务贸易公共信息平台建设，依托行业商协会等中介组织，建设中医药服务网站等中英文的信息服务平台，逐步实现政府机构、中介组织和咨询公司涉及中医药领域的信息互联互通，资源共享。充分发挥驻外经济商务机构的优势，收集、整理、完善国外中医药服务和传统医疗业的市场需求、市场准入、政策法规、人员交流等方面信息，为企业提供技术、人才、市场、投资及政策等咨询服务，同时向国外宣传、推广中医药知识和成果。

（十一）建立和完善中医药服务贸易统计体系。针对中医药服务贸易特点，研究制订适用的统计方式和统计体系，细化统计口径，确定统计标准。加强对统计数据的系统分析，建立部门间数据信息交流制度，为管理和决策提供数据支持。定期发布中医药服务贸易统计分析数据，提供相关信息服务。

三、促进中医药服务贸易发展的政策措施

（十二）鼓励中医药服务贸易企业“走出去”。鼓励中医药服务贸易企业以新设、参股控股、并购、租赁等方式到海外开办中医药服务机构，建立和完善境外营销网络，符合条件的企业，享受国家“走出去”相关政策。制订中医药服务贸易出口骨干企业认定标准，逐渐培养一批国际市场开拓能力强的中医药服务企业或企业集团。

（十三）以对外援助方式促进中医药服务贸易出口。根据受援国需求，视情加大在受援国注册的中国品牌的中医药产品和服务的援助力度，开展中医药援外培训，在援外医疗队内增派中医医师。探索利用援外资金支持在具备条件的发展中国家合作开展中医药教育、合作办医院，提高国外对中医药的认知度。

（十四）完善促进中医药服务贸易发展的财税优惠政策。通过现有资金渠道，加大对中医药服务贸易的资金投入，并根据发展情况逐年增加。充分利用中央财政有关扶持政策，对于企业参加境外展览会、国际认证、国际市场宣传推介、开拓新兴市场、境外投资等方面，在符合中小企业国际市场开拓资金和对外经济技术合作专项资金等办法规定的条件下，予以资金支持。对中医药骨干企业符合高新技术企业条件并认定为高新技术企业的，可按税收法律法规规定减按15%的税率征收企业所得税；对企业中药材的种植、牧畜、家禽的饲养等项目所得，可按税收法律法规规定减免企业所得税。

（十五）为中医药服务贸易提供有效金融支持。鼓励国家政策性银行为中医药服务出口项目提供信贷支持，并针对中医药服务企业特点给予扶持。鼓励中国出口信用保险公司为企业提供出口收汇保障、商账追收服务。帮助重点企业以抵押、质押和定金等多种担保方式获得出口信贷。便利中医药服务贸易企业办理外汇收支。

（十六）继续鼓励外商投资中医药领域。逐步放宽中医药领域对外商投资的限制。结合国民经济产业结构优化调整，适时修订《外商投资产业指导目录》。

（十七）规范中医药服务及相关产品出口管理程序。商务、银行、保险、海关、质检、外汇、税务等部门加强合作，完善对中医药服务及相关产品出口的优惠措施，进一步加大综合支持力度，为企业发展提供便利。野生动植物行政主管部门按照相关法律法规政策和公约的规定，进一步完善并逐步推行野生动植物经营专用标识制度，为含野生动植物成份药品的贸易流通提供高效便捷的服务。

（十八）为中医药服务人员出入境提供便利。对于从事中医药服务贸易的人员因公出国，有关部门根据人员隶属关系按规定审批，简化程序，提高效率，依法为参与中医药服务贸易领域重大国际交流合作活动的中医药专业人员提供进出境通关便利。

四、营造良好的中医药服务贸易发展环境

（十九）加强对中医药服务贸易发展的组织与管理。充分发挥国务院中医药工作部际联席会议和行业管理部门的作用，加强部门间的沟通，协调解决中医药服务贸易中的重大问题，督促有关政策措施的落实。中医药局作为行业主管部门配合商务部做好中医药服务贸易的规划和管理工作。地方政府要切实加强对中医药服务贸易的领导，及时研究解决中医药服务贸易中的问题。

（二十）通过政府多双边谈判创造良好外部环境。结合不同市场特点，与条件较好的重点国家或地区在多、双边联（混）委会机制下成立中医药服务贸易工作组，推动我国中医药服务进入当地市场。将扩大中医药服务贸易列入我国多双边自贸区谈判议题，利用多双边合作机制扩大国外对中医药服务贸易的准入范围及降低其准入门槛，争取国外对中医药服务贸易开放市场。推动认可中医医师、中药的合法地位及将中医中药纳入当地医疗保障体系，扩大在境外提供中医药服务的范围。优先推动内地与香港、澳门《关于建立更紧密经贸关系的安排（CEPA）》项下中医药服务贸易合作。充分发挥港澳开展国际服务贸易成熟的商业、物流、金融、保险、会展、旅游等方面的优势，拓宽中医药对外服务渠道，推动不同体制的衔接，积极开展与特区政府、商会、中医药机构的合作，实现优势互补、资源及成果共享，共同开发中医药服务贸易国际市场。

（二十一）发挥中介机构和行业协会作用，营造规范、自律的市场环境。按照市场经济要求，加快培育社会化、市场化、专业化的中介组织和行业协会；支持中介组织和行业协会整合行业资源，加强对外宣传，提升行业整体形象；深入开展行业调查研究，参与相关法律法规和产业政策的研究、制订，参与制订修订行业标准和行业发展规划、行业准入条件；围绕规范市场秩序，健全各项自律性管理制度，制订并组织实施行业职业道德准则，推进行业诚信建设，建立完善行业自律性管理约束机制，维护公平竞争的市场环境。

（二十二）加强中国传统医药领域的知识产权创造、运用、保护和管理。深入研究境外相关领域知识产权保护法律法规，结合我国传统医药产业发展实际，积极参与相关领域的国际谈判，加强对我国传统医药的知识产权保护，不断创新保护措施和手段。积极探索国际合作中的惠益分享机制，建立健全传统医药生物遗传资源和传统知识的知识产权保护制度。提高创新层次，促进核心专利的创造，支持在境外申请和运用专利，做好专利国际申请的资助。积极支持服务商标注册，努力创建具有中医药特色的医疗、教育、科研、养生等中医药服务贸易品牌，加强商标注册监测工作，制订统一的行业标志和等级标志，通过各种方式向国际推出，形成具有完整体系、体现国家权威性的中医药服务贸易品牌标识，以确保中医药海外品牌战略顺利实施。

（二十三）促进中医药文化的国际宣传和普及。挖掘中医药的文化内涵，开发中医药文化资源，推进中医药及相关领域音像、出版、演出等行业的发展，支持翻译出版中医古籍。相关媒体要开展中医药文化的公益性宣传。支持在境外组织中医药文化等宣传、培训活动，在海外中国文化中心及孔子学院传播中医药知识。支持相关广告、会展业的发展，扶持有一定规模的中医药国际展览，逐步形成国际知名展会。积极支持国家级非物质文化遗产名录传统医药类项目在国外传播中医药文化。要将中医药服务贸易与中医药文化传播相结合，形成良性互动的格局。

中华人民共和国商务部；中华人民共和国外交部；中华人民共和国教育部；中华人民共和国科学技术部；中华人民共和国财政部；中华人民共和国文化部；中华人民共和国卫生部；中华人民共和国海关总署；国家税务总局；国家质量监督检验检疫总局；国家林业局；中华人民共和国国家知识产权局；国家中医药管理局；国家外汇管理局

二〇一二年三月五日

各有关省、自治区、直辖市卫生厅局、中医药管理局，各直属单位，北京中医药大学：

5

【法规名称】中医药行业科研专项项目管理暂行办法
【发布单位】国家中医药管理局科技司
【发文字号】国中医药科技发〔2012〕7号
【颁布时间】2012年3月13日
【实施时间】2012年3月13日
【效力属性】有效

国家中医药管理局关于印发《中医药行业科研专项项目管理暂行办法》的通知

国中医药科技发〔2012〕7号

为进一步加强中医药行业科研专项的管理，规范项目组织程序，提高资金使用效益，根据财政部、科技部《公益性行业科研专项经费管理试行办法》（财教〔2006〕219号）和《关于调整国家科技计划和公益性行业科研专项经费管理办法若干规定的通知》（财教〔2011〕434号），我局制定了《中医药行业科研专项项目管理暂行办法》，现印发给你们。请结合实际，认真贯彻实施。

二0一二年三月十三日

中医药行业科研专项项目管理暂行办法

第一章 总则

第一条 财政部、科技部设立公益性行业科研专项，进一步支持公益性行业部门组织开展本行业应急性、培育性、基础性科研工作。国家中医药管理局负责组织实施中医药行业科研专项（以下简称“行业专项”）。为提高行业专项实施效果，规范和加强行业专项组织管理，根据财政部、科技部《公益性行业科研专项经费管理试行办法》（财教〔2006〕219号）制定本办法。

第二条 行业专项重点支持落实《中医药创新发展规划纲要（2006—2020年）》优先领域和重点任务，围绕行业发展的关键问题和重点需求，开展中医药应急性、培育性、基础性科研工作，主要包括：

（一）中医药应用基础研究；

（二）中医药重大公益性技术（方法、方案）前期预研；

（三）中医药实用技术（方法、方案）研究开发；

（四）国家标准和中医药行业重要技术标准规范研究；

（五）中医药计量、检验检测技术研究等。

第三条 行业专项坚持明确目标、突出重点、权责明确、规范管理、科学安排、整合协调、专款专用、追踪问效的原则，面向中医药行业发展需求，突出中医药工作重点和特点，直接为中医药事业发展服务。其项目内容应当针对行业发展急需解决的关键性问题，并与其他国家科技计划合理衔接。

第四条 行业专项项目组织管理的模式是：政府决策、专家咨询、重点申报、择优立项、分层管理、统筹安排。

第五条 行业专项经费的管理和使用按照《公益性行业科研专项经费管理试行办法》（财教〔2006〕219号）和《关于调整国家科技计划和公益性行业科研专项经费管理办法若干规定的通知》（财教〔2011〕434号）执行。

第二章 职责分工

第六条 行业专项的组织实施单位主要包括国家中医药管理局、各省级中医药管理部门和项目承担单位。同时由中医药行业科研专项经费管理咨询委员会（以下简称“委员会”）和相关专家组提出咨询意见。

第七条 国家中医药管理局科技主管部门的主要职责：

（一）在国家每五年规划的最后一年，根据《中医药创新发展规划纲要（2006—2020年）》组织制定行业专项下一个五年规划，并报送科技部和财政部备案；

（二）负责把握行业专项的重点方向与要求，协调与其他国家科技计划的衔接；

（三）负责组织征集行业专项需求建议，建立需求库；

（四）审核委员会提出的项目建议，会同国家中医药管理局财务主管部门，负责提出行业专项项目经费预算及年度经费预算安排建议方案，组织进行项目顶层设计；

（五）负责组织进行项目承担单位的遴选、确定工作及项目实施方案的评估，并与项目承担单位签订项目任务书；

（六）负责监督、检查项目的执行情况，处理项目执行过程中出现的重大问题，组织项目业务验收；

（七）负责督促指导项目承担单位对项目形成的成果及知识产权进行管理。

第八条 国家中医药管理局财务主管部门的主要职责：

（一）负责会同国家中医药管理局科技主管部门组织行业专项项目单位编制经费预算，组织专家对项目预算评审评估；

（二）根据财政部批复，负责核批和下达行业专项经费总预算及年度预算；

（三）负责组织对项目经费进行财务监督检查、决算和绩效考评等；

（四）负责加强预算管理，协调开展项目预算执行情况的督导检查，会同国家中医药管理局科技主管部门开展项目财务验收。

第九条 国家中医药管理局在财政部、科技部的指导下组织成立行业专项经费管理咨询委员会。委员会主要由国家中医药管理局以外相关部门的管理代表和中医药行业学会协会、科研院所、高等院校等方面科技、管理、经济等领域的专家组成。委员会主任由国家中医药管理局局领导担任。委员会可以根据需要设立专家组。

委员会的主要职责：

（一）根据中医药行业科技发展规划和实际问题，梳理需求建议；

（二）指导专家组对需求和项目进行论证；

（三）提出项目建议及项目承担单位选择方式建议；

（四）对项目执行全过程发挥咨询评议作用。

第十条 省级中医药管理部门主要协助国家中医药管理局对本地区牵头承担的项目进行过程监管；及时总结行业专项成果，并进行推广应用和绩效评估。

第十一条 项目承担单位主要职责：

（一）组织项目负责人编制项目研究实施方案和预算，项目承担单位财务部门与科研部门共同参与项目立项及预算编制，提出项目经费预算申报细化方案；

（二）履行项目承担单位的法人职责，对项目实施全过程管理，督促项目负责人完成项目任务书所确定的各项任务；

（三）按照规定管理项目经费，落实项目约定支付的自筹经费及有关保障条件；

（四）建立知识产权管理制度，对研究成果要按照《科技成果登记办法》等有关规定进行登记和管理；

（五）建立项目科技档案，确保档案的真实、准确、完整、系统；

（六）建立规范、健全的项目科学数据记录和报告制度，接受监督检查、验收和绩效考评；

（七）建立健全经费管理制度，按照相关规定管理、使用项目经费，配合做好项目验收。

第三章 项目立项

第十二条 国家中医药管理局科技主管部门根据行业专项规划，围绕确定的目标、任务和实际问题，征集需求建议，建立需求库。

需求建议征集的主要渠道包括：

（一）国家中医临床研究基地，国家中医药管理局重点研究室，重点学科，重点专科，国家工程（技术）研究中心，国家工程实验室，国家有关部门重点实验室等中医药系统内外重点单位；

（二）各省级中医药管理部门；

（三）各有关中医药行业学会、协会；

（四）国家中医药管理局各部门；

（五）其他相关单位或专家。

第十三条 根据需求征集情况和相关专家组论证意见，委员会负责提出年度研究项目建议和承担单位选择方式建议。

项目建议主要要求：

（一）符合行业专项支持的范围，具有明确的目标和考核指标；

（二）有很好的研究基础，完成后能够直接投入应用或具有较强应用前景；

（三）避免与其他国家科技计划项目重复交叉。

第十四条 国家中医药管理局科技和财务主管部门根据委员会建议，组织年度项目建议的论证和完善，并将年度项目建议提交国家中医药管理局局长会议审定后，于每年4月底前报送科技部、财政部。

第十五条 根据科技部反馈意见和委员会提出的项目承担单位选择方式建议，国家中医药管理局科技主管部门采取面向重点单位公开申报、专家评审、择优立项或定向委托的方式确定项目承担单位。

（一）评审专家从国家中医药管理局中医药科技咨询和评审专家库中遴选，由中医药系统内、外单位相关领域的专家组成，中医药系统外单位专家比例应不低于30%。每个项目的评审专家一般不少于7人。

（二）具备以下情形之一，可定向委托有关单位承担项目。

1、涉及国家安全和国家秘密的；

2、项目建议符合行业专项要求，且相关单位具有良好的研究基础、较强的完成能力和充分的保障条件。

（三）国家中医药管理局系统外的单位承担行业专项，经费的财政资金应当占一定比例，每年度具体比例由国家中医药管理局确定并报送财政部备案。

项目承担单位一般为中国大陆境内具有独立法人资格的相关科研院所、高等院校、医疗机构以及内资或内资控股企业。

（四）项目负责人应为具备副高级以上专业技术职称的在职人员，申报当年不超过60周岁，过去三年没有国家科技计划信用管理不良记录；

已承担国家各类科技计划在研课题，不能保证工作时间和精力的人员不得再承担行业专项项目。

第十六条 国家中医药管理局科技和财务主管部门组织项目承担单位，在规定的时限内编制项目实施方案及经费预算。

第十七条 项目实施方案的主要内容包括：

（一）项目总体目标、年度目标；

（二）项目研究任务、技术路线和组织实施方式；

（三）项目分年度实施计划安排；

（四）项目承担单位相关保障条件。

第十八条 项目预算编制的具体要求按照公益性行业科研专项经费管理有关规定执行。

国家中医药管理局科技和财务主管部门加强预算管理，强化预算执行与预算统筹安排相挂钩的工作机制，建立预算执行责任制等有力措施，提高行业专项项目科学化、精细化的管理水平。

第十九条 国家中医药管理局科技和财务主管部门组织专家对项目建议单位提交的项目实施方案及预算进行审查和评估，提出项目预算安排建议，并按照优先顺序排序。

第二十条 委员会对年度项目预算安排进行审核，经国家中医药管理局局长会议审批后，于每年7月底前报送财政部。

第二十一条 根据财政部的预算批复，国家中医药管理局下达行业专项项目立项计划，并根据批复组织修订和论证项目实施方案。项目实施方案通过论证后，国家中医药管理局与项目承担单位签订项目任务书。

第四章 实施与监督检查

第二十二条 项目承担单位根据签订的项目任务书内容落实项目实施的相关配套条件，开展项目研究工作，确保项目按计划执行。

第二十三条 项目执行过程中实行重大事项报告制度。在项目实施期间出现项目计划任务调整、项目负责人变更或调动单位、项目承担单位变更、项目负责人出国研修不能按时完成项目等重大事项，项目负责人和项目承担单位应及时报国家中医药管理局科技主管部门。

第二十四条 项目实行年度报告制度。项目承担单位应当于每年11月15日之前将年度报告报送国家中医药管理局。国家中医药管理局组织专家对项目年度执行情况进行评估并反馈。

第五章 验收与绩效考评

第二十五条 项目完成后，项目承担单位应当及时提出项目验收申请。由国家中医药管理局财务和科技主管部门组织对项目进行财务验收和业务验收。

第二十六条 财务验收前，项目承担单位须完成项目财务审计。财务审计工作应由具备相应资质的专业财务审计单位进行，财务审计是财务验收的重要依据。存在下列情形之一的，不得通过财务验收：

（一）编报虚假预算，套取国家财政资金；

（二）未对专项经费进行单独核算；

（三）截留、挤占、挪用专项经费；

（四）违反规定转拨、转移专项经费；

（五）提供虚假财务会计资料；

（六）未按规定执行和调整预算；

（七）虚假承诺、自筹经费不到位；

（八）其他违反国家财经纪律的行为。

第二十七条 财务验收完成后，才能进行业务验收。存在下列情形之一的，不得通过业务验收：

（一）项目目标任务完成不到85%；

（二）所提供的验收文件、资料、数据不真实，存在弄虚作假，技术资料无法溯源；

（三）未经申请或批准，项目承担单位、项目负责人、项目目标、研究内容、技术路线等发生变更；

（四）超过下达的项目任务执行年限半年以上未完成，且事先未做出说明；

（五）科技档案管理存在重大问题，技术资料无法溯源。

国家中医药管理局将对不通过验收的项目进行复核，根据复核情况，可以取消项目负责人三年内参与国家中医药管理局组织的各类国家科技计划项目的申报资格。

第二十八条 提供文件资料不详、难以判断等导致验收意见争议较大，或项目的成果资料未按要求进行归档和整理，或研究过程及结果等存在纠纷尚未解决，需要复议。需要复议的项目，在首次验收后的半年内，针对存在的问题做出改进或补充材料，再次提出验收申请。若未再提出申请或未按要求进行改进或补充材料，视同不通过验收。

第二十九条 项目通过验收后，项目承担单位应当在一个月内及时办理财务结账手续。项目经费如有结余，应当及时全额上缴国家中医药管理局，按照财政部关于结余资金管理的有关规定执行。

第三十条 国家中医药管理局结合财务验收和业务验收，逐步建立对项目经费的绩效考评制度，年度检查、财务审计和绩效评价的结果将作为项目承担单位科研信誉评价的重要依据。

第三十一条 积极推行信息公开，国家中医药管理局及时对非涉密项目的预算安排、研究成果、验收结论和绩效情况进行公示，接受社会监督。

第六章 知识产权和成果管理

第三十二条 项目研究成果在发表论文、出版专著、申报奖励时均应当标明“中医药行业科研专项资助项目”。

第三十三条 加强行业专项项目成果的转让和转化。按照项目实施方案中的成果转化和应用方案，对其成果应用状况和效益的综合评价，作为验收评价指标之一。验收之后，项目承担单位、相关省级中医药管理部门要进一步做好行业专项成果的转化、推广和评估工作。

第三十四条 项目研究产生的成果要按照《科技成果登记办法》等有关规定进行登记和管理。涉及国家秘密的，执行《科学技术保密规定》。

第三十五条 项目形成的知识产权，其归属和管理按照有关知识产权的法律法规和政策规范性文件的规定执行。项目承担单位在项目启动实施前，应与各参与单位约定成果和知识产权的权益分配。如项目承担单位违反成果和知识产权权益分配约定，五年内不得承担行业专项项目。

第三十六条 项目承担单位按照国家科技计划有关科学数据共享和科技信息管理的规定，按时上报项目和课题有关数据和成果。国家中医药管理局建立项目数据和成果库，推行信息公开、资源共享。

第七章 附则

第三十七条 本办法自发布之日起施行。

6

【法规名称】二级综合医院评审标准（2012年版）实施细则
【发布单位】中华人民共和国卫生部
【发文字号】卫办医管发〔2012〕57号
【颁布时间】2012年5月11日
【实施时间】2012年5月11日
【效力属性】有效

卫生部办公厅关于印发《二级综合医院评审标准（2012年版）实施细则》的通知

卫办医管发〔2012〕57号

各省、自治区、直辖市卫生厅局，新疆生产建设兵团卫生局：

为进一步加强医疗服务监管，推动新一轮医院等级评审工作深入开展，逐步健全我国医院评审评价体系，增强二级综合医院评审标准的操作性，在二级综合医院评审标准以及公立医院改革要求的基础上，我部组织制定了二级综合医院评审标准（2012年版）实施细则（以下简称《二级细则》）。现印发给你们，请认真贯彻落实。

《二级细则》是医院等级评审标准配套文件，是各地开展二级综合医院评审评价工作的主要依据，也是医疗机构加强自我管理的重要参考。地方各级卫生行政部门可根据当前医疗卫生工作重点、医院管理实际和卫生政策导向，结合本地特点，遵循“标准只升不降，内容只增不减”的原则，对《二级细则》进行适当调整，报我部审核、备案后施行。

联 系 人：卫生部医疗服务监管司 陈虎、刘勇

联系电话：010-68792731

传　　真：010-68792959

电子邮箱：ygspjc@moh.gov.cn

附　　件：二级综合医院评审标准（2012年版）实施细则.pdf （略）

二〇一二年五月十一日

7

【法规名称】国家中医药管理局关于印发三级中医医院、中西医结合医院和民族医医院评审标准的通知

【发布单位】国家中医药管理局医政司

【发文字号】国中医药医政函〔2012〕95号

【颁布时间】2012年5月28日

【实施时间】2012年5月28日

【效力属性】有效

国家中医药管理局关于印发三级中医医院、中西医结合医院和民族医医院评审标准的通知

国中医药医政函〔2012〕95号

各省、自治区、直辖市卫生厅局，中医药管理局：

为进一步促进中医医院保持发挥中医药特色优势，在总结我国中医医院评审评价和中医医院管理年活动等工作经验的基础上，我局组织制定了《三级中医医院评审标准（2012年版）》、《三级中西医结合医院评审标准（2012年版）》和《三级民族医医院评审标准（2012年版）》（以下简称《标准（2012年版）》，可从国家中医药管理局网站下载）。现予印发，请认真贯彻落实。

《标准（2012年版）》是各地开展三级中医医院、中西医结合医院和民族医医院评审工作的主要依据，各省级中医药管理部门要严格按照《标准（2012年版）》要求开展中医医院评审工作，不得自行调整标准。各地在工作过程中有何意见或建议，请及时联系我局医政司。

联系人：国家中医药管理局医政司医疗管理处 邴媛媛 杨荣臣

联系电话：010—59957687 59957683

传　　真：010—59957684

电子邮箱：yiyuanpingshen010@126.com

附件：（略）

1. 三级中医医院评审标准（2012年版）

2. 三级中西医结合医院评审标准（2012年版）

3. 三级民族医医院评审标准（2012年版）

二0一二年五月二十八日

8

【法规名称】冬虫夏草用于保健食品试点工作方案
【发布单位】国家食品药品监督管理局
【发文字号】国食药监保化[2012]225号
【颁布时间】2012年8月15日
【实施时间】2012年8月15日
【效力属性】有效

国家食品药品监督管理局关于印发冬虫夏草用于保健食品试点工作方案的通知

国食药监保化[2012]225号

各省、自治区、直辖市食品药品监督管理局（药品监督管理局），国家食品药品监督管理局保健食品审评中心：

为在合理保护冬虫夏草资源的前提下，高效开发利用冬虫夏草资源，推动高端科技含量保健食品的研发，研究建立珍稀原料用于保健食品的有效监管办法，依据《中华人民共和国食品安全法》、《中华人民共和国野生植物保护条例》等法律法规，国家食品药品监督管理局组织制定了《冬虫夏草用于保健食品试点工作方案》。请各省（区、市）食品药品监督管理部门根据本行政区域内保健食品生产企业的实际，按照试点工作方案的要求，组织做好试点相关工作。

国家食品药品监督管理局

2012年8月15日

冬虫夏草用于保健食品试点工作方案

为妥善开展冬虫夏草用于保健食品试点工作，研究建立珍稀资源用于保健食品的有效监管办法，制定本试点工作方案。

一、工作目的

通过本试点工作，科学、严格设置准入门槛，积极引导符合条件的保健食品生产企业在冬虫夏草资源得到合理保护的前提下，高效开发利用冬虫夏草资源，推动高端科技含量保健食品的研发，促进保健食品质量安全控制水平的提高。同时，为建立珍稀资源用于保健食品的监管模式奠定基础。

二、工作原则

（一）依法开展工作。严格按照国务院发布的《中华人民共和国野生植物保护条例》、农业部《甘草和麻黄草采集管理办法》等有关法规规章和《卫生部办公厅关于冬虫夏草作为保健食品原料有关问题的复函》（卫办监督函〔2012〕39号）要求开展相关工作。

（二）合理利用珍稀资源。加强冬虫夏草资源使用的可控性，严格监控冬虫夏草原料来源，加强对加工、使用全过程的监管，保护冬虫夏草资源和草原生态环境。

（三）严格准入标准。制定严格的试点企业准入条件，明确相关要求，注重冬虫夏草的高水平研发和深加工，实现冬虫夏草有限资源的科学合理开发利用。

三、试点企业基本条件

（一）具有稳定合法的冬虫夏草来源。能够提供与资源省份有关单位签定合法且能够保障规模生产的购销合同，产品生产规模与获得的冬虫夏草资源相适应，能够保障生产可持续性。

（二）具有良好的保健食品研发能力。试点企业近两年曾承担食品药品领域国家级技术研究或者国家级重大科技创新项目，具有明确的创新发展战略和研发团队，具备良好的研发设备、实验室等条件和能力，获得国家技术专利。

（三）具有显著技术优势。围绕以冬虫夏草为原料试点生产的产品，已开展大量基础性研究验证工作，有充分的科学依据支撑（文献依据、权威专家认可），研发的产品具有市场发展潜力。

（四）具有良好的保健食品生产能力。试点企业保健食品工业产品年销售额10亿元以上（原产地保健食品生产企业可适当放宽）。具有先进的生产水平和完备的检验检测能力，拥有良好的产品质量安全过程控制能力。

（五）具有行业带动性。试点企业有关产品市场占有率在全国位居前列，具有较大的影响力，拥有中国驰名商标。试点企业应具备良好的社会认可度和影响力，诚实守信，社会责任感强，两年内无质量安全等相关负面报道，无重大质量安全责任事故，无制假售假记录，经营状况良好。

四、试点内容

（一）规范冬虫夏草原料采购管理。研究冬虫夏草采购管理办法，严格控制冬虫夏草来源；研究冬虫夏草原料技术要求和相应检测方法，严格控制冬虫夏草原料质量。

（二）提高产品质量安全控制水平。加强高科技手段应用，严格产品质量安全保障措施，强化全过程管理，探索建立产品质量安全过程控制的有效途径。建立保障产品质量安全的生产经营全过程追溯体系，覆盖原料采购、投料、中间体控制、成品检验、销售全过程。

（三）开展上市后产品功效性监测和验证工作。制定售出产品功效性跟踪监测的措施，积累评价数据，完成评价报告，研究建立产品功效性验证的有效办法。

五、试点工作步骤

（一）企业在国家食品药品监督管理局相关通知发布之日起1年内，根据试点企业基本条件，在规定时间内到生产企业所在地省级食品药品监管部门提出试点申请，并提交相关资料。

（二）省级食品药品监管部门受理企业申请后，对相关资料进行审核，提出审核意见。符合要求的，报送国家食品药品监督管理局。

（三）国家食品药品监督管理局组织对省级食品药品监管部门报送的相关资料进行审核，符合要求的，同意企业参加试点工作并反馈相关省级食品药品监管部门。

（四）相关企业按照产品注册申报程序及有关要求开展产品研发和相关试验验证等工作，准备相关申报资料，提出产品注册申请。国家食品药品监督管理局按照“程序不减、标准不降”的原则，加快开展产品审评审批工作。符合要求的，准予注册，发给保健食品批准证书。具有以冬虫夏草替代品为原料的保健食品批准证书的，申请人可以按照变更程序及有关要求开展相关申报工作。

（五）相关企业按照国家食品药品监督管理局批准的内容组织产品生产，并于产品批准每届满1年，按照试点内容向国家食品药品监督管理局提交试点工作报告。同时，还应提交冬虫夏草原料采购的证明文件、冬虫夏草的使用流向及相关产品销售额等资料。

（六）国家食品药品监督管理局组织对企业提供的试点工作报告进行审核。符合要求的，相关企业继续开展试点工作。不符合要求的，国家食品药品监督管理局可要求相关企业停止试点工作，注销相关保健食品批准文号。

（七）试点期间，对于试点企业出现产品质量安全等相关负面报道、发生重大质量安全责任事故或者出现制假售假行为的，一经查实，国家食品药品监督管理局将责令相关企业停止试点工作，注销相关保健食品批准文号并依法严肃处理。

六、试点期限

试点时限为国家食品药品监督管理局批准试点企业相关产品之日起5年。

8

【法规名称】国家中医药管理局办公室关于开展中医学术流派传承工作室建设项目申报工作的通知

【发布单位】国家中医药管理局办公室人教司

【发文字号】国中医药办人教函〔2012〕170号

【颁布时间】2012年10月11日

【实施时间】2012年10月11日

【效力属性】有效

国家中医药管理局办公室关于开展中医学术流派传承工作室建设项目申报工作的通知

国中医药办人教函〔2012〕170号

各省、自治区、直辖市卫生厅局、中医药管理局，中国中医科学院：

中医学术流派是中医学在长期历史发展过程中形成的具有独特学术思想或学术主张及独到临床诊疗技艺，有清晰的学术传承脉络和一定历史影响与公认度的学术派别。为贯彻实施《医药卫生中长期人才发展规划（2011—2020）》和《中医药事业发展“十二五”规划》关于加强中医学术流派传承工作的有关要求，我局拟在全国遴选一批疗效显著、特色鲜明、优势突出的中医学术流派传承工作室（以下简称“流派工作室”），组织实施中医学术流派传承工作室建设项目。现将有关事项通知如下：

一、申报单位范围

（一）政府举办的中医、民族医机构。

（二）非政府举办的具有中医学术流派特色优势的中医、民族医机构。鼓励将具有流派特色优势的民间特色医药进行整合申报。

二、申报项目范围

（一）以独创的学术观点、特色诊疗技术、理法方药闻名的中医学术流派。

（二）中医内、外、妇、儿、针、推、骨伤、皮肤、五官等临床各科流派。

（三）民族医流派。

（四）对常见病、多发病和疑难杂症疗效独特的民间医药流派。

三、申报及遴选条件

（一）流派条件。

1．该流派至目前的代表性传承人已传承三代以上并有明确传承脉络；

2．具有流派学术思想和学术观点；

3．具有独特的流派临床诊疗技术和显著的临床疗效；

4．流派临床诊疗技术仍广泛服务和应用于临床；

5．在申报所在地区乃至全国范围内具有广泛影响和良好声誉；

6．拥有仍活跃在中医药临床一线、在行业内具有代表性和影响力、积极开展流派学术传承和诊疗活动、能承担“流派工作室”建设任务的代表性传承人或主要传承人。

（二）代表性传承人条件。

1．具有丰富的临床经验和独特的技能技艺，以家传或师承等形式全面、系统掌握并传承、应用和推广本流派学术思想、诊疗技艺、特色用药达15年以上；

2．在本流派及行业内被公认为具有代表性和影响力；

3. 能积极开展流派学术传承与推广活动，愿意培养流派传承后继人才。

（三）主要传承人条件。

1. 通过家传或师承学习本流派学术思想和临床技术达5年以上，被代表性传承人及本流派所公认；

2. 较系统掌握本流派主要学术思想、诊疗技艺，并能熟练应用于临床；

3. 具备中医执业医师资格，从事中医药临床工作10年以上；

4. 在政府举办的中医、民族医机构工作的，需受聘中医高级专业技术职称5年以上；在非政府举办的中医、民族医机构工作的，需受聘中医中级专业技术职称5年以上。

（四）项目负责人条件。

1. 项目负责人应具有足够时间和精力以及一定的组织管理能力从事项目组织管理，原则上应由代表性传承人或主要传承人担任；

2. 现职行政管理人员原则上不担任项目负责人。

（五）政府举办的申报单位条件。

1. 与本流派具有密切渊源关系，拥有代表性传承人或主要传承人；

2. 具备较好的流派传承工作基础，临床广泛应用流派特色技术；

3. 有明确的“流派工作室”建设目标、实施方案、预期成果、经费预算；

4. 有符合要求的项目负责人选，并可组建一支10人以上年龄、职称、知识结构、学历结构合理，致力于中医药学术流派传承的团队；

5. 可提供开展“流派工作室”建设所需的功能区域、技术平台、诊疗场所；确保在政策和人财物方面对项目建设给予保障、支持。

（六）非政府举办的申报单位条件。

1. 与本流派具有密切渊源关系，拥有代表性传承人或主要传承人；

2. 具备一定的流派传承基础，临床广泛应用流派特色技术；

3. 有明确的“流派工作室”建设目标、实施方案、预期成果、经费预算；

4. 有符合要求的项目负责人选，并可组建一支5人以上致力于中医药学术流派传承的团队；

5. 可提供开展“流派工作室”建设所需的诊疗场所；确保在人财物方面对项目建设给予保障、支持。

四、申报程序

（一）申报。

1. 项目申报单位根据《中医学术流派传承工作室建设项目实施方案》（附件1），填写《中医学术流派传承工作室建设项目申报书》（以下简称《申报书》，附件2），报省级中医药管理部门审核。

2. 各省级中医药管理部门按要求对本省区申报的项目，组织3—5名专家进行审核并排序，于2012年10月31日前将《申报书》一式6份报送至国家中医药管理局人教司师承继教处，电子版发至邮箱scjjc@satcm.gov.cn，并同时提交每个申报项目的省级专家评审表2份（附件3）。

（二）初审。

国家中医药管理局组织有关专家对项目申报材料进行初审，确定进入复审的申报单位名单。

（三）复审。

对进入复审的申报单位，由国家中医药管理局组织评审专家进行答辩和综合评审。

（四）立项。

根据综合评审结果，经国家中医药管理局审批立项。

五、申报要求

（一）各省级中医药管理部门要积极组织申报工作，组织有关单位按要求填写《申报表》，并进行认真审核，对申报材料中存在严重不实的，将取消其申报资格。

（二）各省级中医药管理部门在组织本省区项目申报时，要兼顾中医、民族医、民间中医和各科流派的覆盖面。

（三）《申报书》电子版可从国家中医药管理局网站（http：//www.satcm.gov.cn/）下载。

（四）联系人及联系电话

国家中医药管理局人事教育司师承继教处

联 系 人：张欣霞

联系电话：010—59957647

电子邮箱：scjjc@satcm.gov.cn

附件：

1. 中医学术流派传承工作室建设项目实施方案（略）

2. 中医学术流派传承工作室建设项目申报书（略）

3. 中医学术流派传承工作室建设项目省级专家评审表（略）

国家中医药管理局办公室

2012年10月11日

10

【法规名称】关于做好2012年中医药监测工作的通知

【发布单位】国家中医药管理局医政司

【发文字号】国中医药医政基层便函〔2012〕197号

【颁布时间】2012年11月13日

【实施时间】2012年11月13日

【效力属性】有效

关于做好2012年中医药监测工作的通知

国中医药医政基层便函〔2012〕197号

各省、自治区、直辖市卫生厅局中医处、中医药管理局医政处：

根据2012年中医医政工作安排，在既往农村中医药服务监测、社区中医药服务监测和中医医院监测的基础上，我司修订形成了《农村中医药服务监测指标及指标说明（2012年版）》、《社区中医药服务监测指标及指标说明（2012年版）》、《中医医院监测指标及指标说明（2012年版）》（可从中医药监测网站http://222.66.201.34:8080/bvsnctcm下载），现印发给你们，并就有关事宜通知如下：

一、总体要求

（一）要充分发挥省级监测中心的作用，省级监测中心负责收集、校验并上报本省各监测点的监测数据。

（二）各监测点要确定相对固定的监测人员，尽快开展省内各监测点的培训工作，对监测指标进行详细讲解，确保报送数据的真实性、准确性和完整性。

（三）对于监测数据报送不及时、数据质量差的省份，我司将予以通报。

二、监测范围

（一）农村中医药服务监测覆盖各省（区、市）10%以上的县（市）（具体地区名单附后），其所辖全部的乡镇卫生院和村卫生室均纳入监测范围。

（二）社区中医药服务监测覆盖各省（区、市）15%以上的市辖区（具体地区名单附后），其所辖全部的社区卫生服务中心和社区卫生服务站均纳入监测范围。

（三）各级各类中医医院均纳入中医医院监测范围。

三、数据报送要求

（一）请省级监测中心汇总本省各监测点监测数据并认真校验，并于2012年12月31日前将全省农村和社区中医药服务监测数据统一上报监测中心，于2013年1月31日前将中医医院监测数据统一上报监测中心。

（二）农村中医药服务监测县（市）和社区中医药服务监测区均根据随机原则抽取确定，原则上不得调整。确有特殊理由需调整的，要调整为同等经济社会发展水平的县（市、区），并报我司同意后实施。

四、工作中有何问题请及时与我司和监测中心联系。监测中心将通过中医药监测网及监测qq群(群号:216466093)等方式与各省级中医药管理部门和省级监测中心进行沟通和联络，并适时对各监测点的工作情况进行实地督导。

五、联系人及电话

国家中医药管理局医政司 邴媛媛 严华国 010—59957687 59957692 59957693（传真）

中医医院医疗质量监测中心 王见义 王雨浔 021—53829018

附件：1．农村中医药服务监测指标（2012版）（略）

2．社区中医药服务监测指标（2012版）（略）

3．中医医院监测指标（2012版）（略）

4．农村和社区中医药服务监测县（市、区）名单。（略）

国家中医药管理局医政司

2012年11月13日

11

【法规名称】中医药标准化中长期发展规划纲要（2011—2020年）

【发布单位】国家中医药管理局法监司

【发文字号】国中医药法监发〔2012〕43号

【颁布时间】2012年11月16日

【实施时间】2012年11月16日

【效力属性】有效

国家中医药管理局关于印发《中医药标准化中长期发展规划纲要（2011—2020年）》的通知

国中医药法监发〔2012〕43号

各省、自治区、直辖市卫生厅局、中医药管理局，新疆生产建设兵团卫生局，中医药标准研究推广基地（试点）建设单位，各有关单位：

为贯彻落实《国务院关于扶持和促进中医药事业发展的若干意见》，充分发挥中医药标准化在中医药事业发展中的基础性、战略性、全局性作用，引领和支撑中医药事业科学发展，根据《中华人民共和国国民经济和社会发展第十二个五年规划纲要》和《中医药事业发展“十二五”规划》，我局编制了《中医药标准化中长期发展规划纲要（2011—2020年）》，作为“十二五”及今后一个时期指导中医药标准化工作的基本依据。现印发给你们，请结合实际情况，认真组织实施。

国家中医药管理局

2012年11月16日

中医药标准化中长期发展规划纲要（2011—2020年）

为贯彻落实《国务院关于扶持和促进中医药事业发展的若干意见》，促进中医药标准化“十二五”时期及长远的发展，根据《中华人民共和国国民经济和社会发展第十二个五年规划纲要》和《中医药事业发展“十二五”规划》编制本规划纲要，主要阐明中医药标准化工作的战略目标、明确工作重点，是未来十年中医药标准化工作的行动纲领，是建立完善中医药标准体系和中医药标准化支撑体系的基本依据。

一、背景

标准化是经济社会发展的技术支撑，是构成国家核心竞争力的基本要素，是国家综合实力的集中体现。在经济全球化的条件下，标准化已涉及到经济社会生活各个领域，深刻影响着经济、政治、社会、文化等领域的发展，成为经济、科技竞争的制高点，成为推动经济增长、社会发展和科技进步的重要途径。

“十一五”时期，中医药标准化工作在党中央、国务院的高度重视和有关部门的大力支持下，全面推进了中医药标准化战略，制定实施了《中医药标准化发展规划（2006—2010年）》，着力推动中医药标准体系和中医药标准化支撑体系建设，有效应对中医药国际标准化严峻形势，较好地调动了全行业各方面力量和资源，中医药标准化工作有了更好、更快、更大的发展。中医药标准体系建设步伐明显加快，在中医基础、技术和管理等领域，制修订中医药国家标准27项、行业或行业组织标准450多项，实现了“十一五”既定目标，初步建立与中医药事业发展和人民群众健康需求相适应的中医药标准体系。中医药标准化支撑体系建设不断加强，标准化专业技术组织和人才队伍建设取得进展，成立了中医、中药、中西医结合、针灸、中药材种子种苗5个全国专业标准化技术委员会，涌现出一批积极承担中医药标准化研究制定的技术机构和单位，凝聚起一支医教研产相互配合、精通业务技术、熟悉标准化知识和方法的复合型中医药标准化专家队伍。中医药标准的应用推广力度加大，中医药标准在实践中的应用水平持续提升，第一批42家中医药标准研究推广基地建设全面展开。中医药标准化管理体制和制度建设得到加强，初步形成了政府主导、行业参与、统筹规划、分工负责的中医药标准化管理体制和运行机制，形成了中医药专家广泛参与，全行业关注、支持和参与标准化的良好氛围。实质性参与中医药国际标准化活动取得了历史性的突破，话语权和影响力不断增强，积极促成国际标准化组织（ISO）中医药标准化技术委员会的成立并承担秘书处工作，推动世界卫生组织（WHO）将中医药等传统医学纳入国际疾病分类代码体系。

同时，中医药标准化工作还存在许多困难和问题。行业内对中医药标准化的意识还不强，认识还不一致，重视还不够；中医药标准化工作基础还很薄弱，整体水平还不高；中医药标准实施推广不够，在实践中主动采用的程度不高；中医药标准化专业人才缺乏，现有人员队伍能力水平亟需提高；中医药标准化技术组织和专业研究机构建设有待加强，标准化管理体制和工作机制还需进一步完善；我国中医药国际标准化工作的能力水平还存在差距，实质性参与国际标准化活动的能力有待加强。

中医药标准化是中医药事业发展的一项基础性、战略性、全局性工作，随着中医药标准化工作的全面推进和不断发展，中医药标准化对中医药事业发展的技术支撑和引领作用不断凸显，越来越成为推动继承创新、促进学术进步的有效途径，成为保持和发扬特色优势的重要载体，成为规范行业管理、加强政府管理工作的重要手段，成为提高服务质量安全水平的基本依据，成为增强综合竞争力、促进中医药国际传播与发展的战略举措。

随着国际上对传统医药价值的重新认识和密切关注，中医药学所蕴涵的丰富文化和潜在经济价值日益显现，中医药国际标准化的竞争愈加激烈，对我形成倒逼态势。面对新的形势，我们必须进一步增强责任感和使命感，站在国家战略的高度，抓住机遇，迎难而上，积极应对，奋发有为，为有效参与国际合作和竞争赢得优势。

二、指导思想和发展目标

（一）指导思想

以邓小平理论和“三个代表”重要思想为指导，深入贯彻落实科学发展观，紧紧围绕保障和改善民生及深化医药卫生体制改革总体目标，着眼于推进中医药继承创新和学术进步，更好地发挥中医药在维护和增进人民群众健康中的作用，以推进中医药标准体系和标准化支撑体系建设为重点，以提高中医药标准质量和中医标准化水平为核心，整合优势资源，系统转化医疗、教育、科研成果，立足国内、面向国际，发挥标准化在中医药发展中的基础性、战略性、全局性作用，引领和支撑中医药事业科学发展。

（二）基本原则

——统筹规划，突出重点。坚持统筹规划，做好中医药标准化发展的顶层设计，全面推进中医药标准体系和标准化支撑体系建设。同时，根据发展需要和条 件，选择重点领域和项目，着力推进，解决中医药事业发展中的关键问题。

——拓展领域，提升质量。坚持在做好中医诊疗技术标准制修订的基础上向中医药预防保健、教育、科研、中药领域的延伸，实现从基础、技术标准领域向管理标准领域的拓展。加强中医药标准研究制定方法的研究和应用，坚持中医药标准研究制定的程序规范、方法科学、公开透明，提升中医药标准质量和水平。

——立足需求，注重实用。坚持以中医药事业发展对标准化的需求为导向，以引领和支撑科学发展，提升中医药医疗、保健、科研、教育、产业质量效益为目标，坚持中医药标准化与中医药发展实际问题和需求的紧密结合。

——整合资源，注重协调。坚持中医药标准化与中医药事业发展的协调，充分吸收中医药科研、中医临床研究基地、重点专科专病、重点学科的研究和实践成果，及时转化为标准。将中医药标准研究制定、应用推广、评价反馈和支撑条件建设与中医药医疗、保健、科研、教育、产业、文化发展紧密结合。

——强化国内，面向国际。坚持国内中医药标准化工作与国际中医药标准化工作统筹，以国内发展为前提，服务和支撑国际化需求与发展，以增强国际标准化话语权和影响力为目标，把握中医药国际标准化发展的契机和形势，带动国内中医药标准化发展。

——政府主导，多方参与。坚持发挥政府部门在中医药标准化工作的组织协调、宏观规划、政策指引、制度建设等方面的主导作用，鼓励中医药行业及社会各界通过各种渠道和方式参与中医药标准化工作，形成全行业全社会广泛参与、共同推进的良好局面。

（三）发展目标

总体目标：到2020年，基本建立适应事业发展需要、结构比较合理的中医药标准体系，中医药标准化支撑体系进一步完善，基本满足中医药标准化工作的需求，中医药标准应用推广和监测评价体系初步建立，中医药标准化人才队伍建设明显加强，中医药标准化管理体制和运行机制更加完善，我国实质性参与中医药国际标准化活动的能力显著提升。

“十二五”时期的具体目标：

——中医药标准体系不断完善。围绕中医药事业发展需求，完成300项中医药标准制修订，基本覆盖中医医疗、预防保健、教育、科研、中药等领域。

——中医药标准质量水平明显提高。中医药标准制修订技术方法和过程管理更加科学规范，标准适用性增强，90%以上的中医药标准标龄低于5年，国家标准、行业标准、行业组织标准之间的协调性明显提高。

——中医药标准实施效益明显增强。中医药标准应用情况良好，在基层建设一批中医药标准研究推广基地，中医药标准研究制定、应用推广与评价反馈机制基本形成。

——实质性参与国际标准化活动的能力明显提升。提出10—15项中医药国际标准提案，推进3—5项中医药国际标准的制定。

——中医药标准化支撑体系保障能力增强。培养一批中医药标准化专家，形成中医药标准化专家队伍。建设一批标准化研究中心，形成中医药标准化研究平台，中医药科学研究、科技成果转化对标准化的支撑作用更加明显，中医药标准化信息网络平台服务功能显现。

——中医药标准化发展环境进一步优化。中医药标准化管理体制和运行机制进一步完善，中医药标准管理制度基本建立，全行业关注、支持和参与标准化的氛围更加浓厚。

三、重点任务

（一）加强中医药标准化理论和技术研究

积极开展中医药标准化战略及重大问题研究，推进中医药标准化体系、中医药国际标准、中医药标准制修订技术等方面研究，提升理论研究对中医药标准化发展的支持力度。重点加强中医标准体系研究、国际标准化发展趋势与动态分析、中医药标准制修订技术方法及关键技术、中医药标准新领域前期研究等工作。强化中医药科研成果向标准转化的基本条件和技术方法研究，推进中医药临床、科研与技术标准制修订结合。加强中医药标准应用评价技术方法研究，形成评价指标体系和评价规范。加强中医药国际标准动态分析研究。

（二）加强中医药标准体系建设

在整体推进的基础上，进一步突出重点，开展基础、技术、管理等领域中医药标准制定，完善中医药标准体系。在扩展领域的基础上，进一步提升中医药标准质量，为中医药事业发展提供技术支撑。

1．中医药基础标准

中医药基础标准是标准体系建设的基础。围绕中医药标准中的共性问题，开展名词术语、通用方法等基础标准的研究制定，重点加强中医名词术语、多语种翻译、信息等标准制修订。加强中医药名词术语研究成果的转化，制修订中医基础理论、临床诊疗、中药、针灸名词术语标准。开展中医药信息基础标准和应用标准的研究制定，加强与国内外健康信息相关标准化机构的联络及标准之间的协调，制修订中医电子病历及相关信息标准、中医药统计信息标准、中医药文献信息标准等。开展中药饮片、方剂编码规则研究，制定中药饮片、方剂与物流领域编码标准。

专栏1 中医药基础标准

01 中医药名词术语标准

重点完成中医基础理论术语、中医临床诊疗术语等国家标准的修订，研究制定中药名词术语、针灸名词术语标准和名词术语翻译标准。

02 中医药信息标准

重点完成中医电子病历及相关信息标准、中医病证分类与代码标准、与卫生健康档案和电子病历系统的接口标准、中医药统计信息标准、中医药文献信息标准等制修订。开展中药饮片、方剂与物流领域编码标准研究制定。

2．中医药技术标准

中医药技术标准是标准体系建设的核心。以提高中医药临床诊疗质量与水平、发挥中医药特色优势为目标，进一步完善现有中医诊疗技术标准体系。完成中医常见病证诊疗指南、针灸治疗指南的制修订。探索中西医结合诊疗指南的研究制定。开展中医诊疗指南制修订方法研究，制定针灸治疗指南制修订通则和评估规范，形成中医标准制修订技术规范，进一步提高制修订质量和水平。继续推进中医诊疗技术操作规范的研究制定，基本覆盖针灸、推拿等中医常用诊疗技术，加强针灸器材标准的研究制定。开展中医护理技术规范的制修订。围绕中医临床疗效评价的关键问题，加强中医疗效评价方法研究和标准制定，重点研究制定重大疾病中医疗效评价标准，修订中医病证诊断疗效标准，为进一步提高中医医疗服务水平提供技术支撑。

专栏2 中医诊疗技术标准

01 中医临床诊疗指南

完成中医内、外、妇、儿等科临床常见病证诊疗指南的制修订，开展中医临床诊疗指南制修订技术方法研究，进一步拓展中医临床诊疗指南的病种范围。

02 中医疗效评价标准

修订中医病证诊断疗效标准，开展中医临床疗效评价标准的示范性研究。

03 中西医结合临床治疗指南

探索和制定临床常见病中西医结合治疗指南。

专栏3 针灸标准

01 针灸技术操作规范

完成针灸技术操作规范制修订，研究制定针灸技术操作标准的制修订方法，完善针灸技术操作标准体系。

02 常见病证针灸治疗指南

制修订常见病证针灸治疗指南，完善针灸治疗标准体系。开展针灸治疗指南制修订方法研究，制修订针灸临床治疗指南通则及评估规范。

03 针灸器材标准

完成针灸针等国家标准的修订，开展针灸器材标准的研究制定。

围绕中医“治未病”工作，加强中医预防保健技术标准研究制定。开展不同证类的亚健康人群中医预防指南的研究制定。开展中医预防保健康复技术操作规范制修订，规范预防保健技术方法。加强药膳技术标准的研究制定，规范引导药膳相关技术方法的使用。选择体现中医药特色优势的康复技术方法，研究制定中医康复技术指南。

专栏4 中医“治未病”标准

01 中医预防保健指南

开展中医预报保健指南的研究，制定不同证类亚健康人群中医保健指南。

02 中医保健技术规范

开展中医保健技术规范化研究，制修订艾灸、膏方、全身推拿等中医养生保健技术操作规范。

03 药膳技术标准

开展药膳食材使用、药膳制作方法的标准化研究，制定一批体现中医药特色优势的药膳技术标准。

04 中医康复技术指南

开展中医康复技术指南的制定，加强中医康复器械设备标准的研究。

进一步加强中药相关技术标准的研究制定。加强中药材种子种苗、采收加工标准的研究，开展中药材种子种苗术语规范、检验规程、质量标准和中药材原种生产技术规程的研究制定。开展道地药材标准研制，重点开展道地药材标准通则和道地药材示范标准的研究制定，建立适合道地药材鉴别的质量评价方法、鉴别方法等标准，推动道地药材标准体系建设。加强中医临床用药标准制定，制定中药处方、中药调剂、处方给付、中药饮片煎煮等规范，制定中成药临床使用再评价规范。

专栏5 中药标准

01 中药材种子种苗标准

完成中药材种子种苗术语规范、检验规程、质量标准和中药材原种生产技术规程研究制定。

02 道地药材标准

重点开展道地药材标准通则和道地药材示范标准的研究制定，完成道地药材种植基地标准、规范生产标准、产地加工标准等的制定。

03 中医临床用药标准

开展制定中药处方、中药调剂、处方给付、中药饮片煎煮等规范，完成临床常见病中成药临床使用与再评价指南的制定。

3．中医药管理标准

开展医疗保健、教育、科研管理等标准的制修订。加强中医医疗保健服务机构人员和技术管理标准研究制定，重点开展中医医院建设标准、中医预防保健机构标准、中医医院评审标准的制修订，进一步指导中医医疗保健机构的建设与管理。加强中医医院信息化建设和管理标准的研究制定，制修订中医医院信息系统功能规范等标准。加强中医医疗质量安全管理标准的制定，重点开展中医医疗文书、医疗质量安全评价等标准的制修订，逐步形成中医医疗服务质量安全标准体系。开展中医药从业人员管理标准研究制定，加强中医药行业特有工种职业技能标准的制定，为相关职业教育、职业培训和职业技能鉴定提供科学规范的依据。

专栏6 中医医疗保健服务管理标准

01 中医医疗保健机构建设管理标准

重点开展中医（中西医结合、民族医）医疗机构设置基本标准、中医医院建设标准、中医医院评审标准等制修订。开展中医预防保健服务机构标准的制定。制修订中医医院信息化建设基本规范和中医医院信息系统功能规范等标准。

02 中医医疗质量安全管理标准

重点开展中医医疗质量安全管理、评价标准的研究制定，开展中医、中西医结合病历书写基本规范的制修订。完成中医医疗机构诊疗服务规范的制定。

03 中医从业人员管理标准

开展中医类别医师考核规范的研究制定，开展中医、中西医结合临床各科及中药、中医护理等专业技术资格考核规范的研究制定。开展中医药行业特有工种职业技能标准制修订工作。

开展中医药教育管理标准的研究制定，系统研究制定中医药教育管理标准。与有关部门配合，加强中医药院校教育管理标准制修订，支撑推动中医药院校教育综合改革。着力加快中医药毕业后教育和继续教育领域标准的研究制定，不断适应中医药毕业后教育和继续教育发展的现实需求。

专栏7 中医药教育管理标准

01 中医药院校教育管理标准

重点开展高等学校本科、专科教育中医学、中药学等专业设置基本要求的制修订，完成高等学校中医临床教学基地建设基本要求的修订，开展本科教育中医学等专业中医药理论知识与技能基本标准制修订。

02 中医药毕业后教育管理标准

重点开展中医住院医师规范化培训、中医类别全科医生规范化培训标准的制修订。

03 中医药继续教育管理标准

开展中医药继续教育管理标准的研究制定，修订中医药继续教育基地建设标准。

开展中医科研管理标准体系研究，加强中医药科研管理机构建设管理标准、中医药科研人员管理标准和中医药科研项目管理标准的制修订，为推动中医药科学研究健康发展提供技术支撑和保障。

专栏8 中医药科研管理标准

01 中医药科研机构建设管理标准

开展中医药科研机构科研能力评价的量化考核标准、中医药科研机构研究平台建设规范的制定。开展中医药重点研究室建设标准、中医药科研实验室分级标准修订。

02 中医药科研人员管理标准

开展中医药科研人员资质管理及考核标准的研究制定。

03 中医药科研项目管理标准

开展中医药科研管理规范研究制定，初步构建中医药科技项目评估标准。

4．民族医药标准

加强民族医药标准的研究制定，鼓励民族地区开展民族医药基础标准和技术标准的研究制定。支持基础条件较好的民族医药领域，开展标准体系研究，研制开展民族医药名词术语等基础标准以及相关标准化。扶持基础条件相对薄弱的民族医药领域，开展标准化前期研究和标准的示范性研究。重点加强藏、蒙、维医药名词术语、临床常见病诊疗指南、诊疗技术操作规范及疗效评价标准的研究制定。开展民族药相关标准的研究制定。

专栏9 民族医药标准

01 民族医药名词术语

完成藏、蒙、维医药名词术语标准制定，开展其他少数民族医药名词术语标准研究。

02 民族医临床诊疗指南

开展藏、蒙、维医常见病临床诊疗指南的研究制定。

03 民族医药技术操作规范

完成藏、蒙、维医药特色诊疗技术操作规范制定，开展其他民族医药诊疗技术规范的前期研究。

（三）加强中医药标准化支撑体系建设

健全中医药标准化组织体系，建设高水平中医药标准化人才队伍，建立中医药标准化信息平台，为中医药标准化工作提供支持保障。

1．加强中医药标准化组织机构建设

完善中医药标准化技术组织体系，成立国家中医药管理局标准化管理协调、专家技术和国际咨询委员会，推进民族医药等领域标准化技术委员会的建设。开展中医药各领域标准化研究中心建设，形成中医药标准化研究平台，提高转化中医药科技成果和关键技术问题的攻关能力。

2．加强中医药标准化人才队伍建设

实施中医药标准化培训专项，以建设一支实践能力强、复合型、外向型中医药标准化人才队伍为目标，开展中医药标准实施推广培训、中医药标准制修订人员技术方法培训和中医药标准化高级人才的培训，提升中医药标准化人员整体水平。推进中医药标准化学科建设，鼓励高等中医药院校开设标准化课程、设立标准化专业。建设一批中医药标准化培训基地，制定中医药标准化人员培训计划，建立中医药标准化后备人才库，构建中医药标准化人才培养体系。

3．加快中医药标准化信息平台建设

推动中医药标准制修订网上工作平台和中医药标准化管理信息系统建设。完成中医药各专业标准化技术委员会等专门网站建设，建设中医药标准化资源共享的信息服务平台，满足社会对中医药标准信息服务需求。

（四）加强中医药标准应用推广

加强中医药标准应用推广基地建设，进一步扩大建设单位的范围和规模，严格遴选考核标准，提高中医药标准应用推广基地能力水平，形成中医药标准应用推广的体系。建立中医药标准宣传普及长效机制，开展中医药管理部门、中医医院管理人员的标准化知识轮训。发挥中医药学术组织、行业协会等社会团体的作用，采取多种形式开展面向专业领域技术人员的中医药标准应用推广培训。加强中医药标准的实施和监督，通过标准的宣贯、培训、监督抽查等多种手段的综合运用，推动中医药标准的有效实施。建立中医药标准实施推广监测机制，实现监测信息定期报告、评价和发布。建立中医药标准实施的反馈机制，为标准修订和完善标准体系提供依据。在中医药服务质量评价、中医药科研、教育以及重大项目建设管理中，积极采用中医药标准。

专栏10 中医药标准化支撑体系建设

01 中医药标准化研究中心建设

建设包括基础与通用标准、中医、中药、针灸等不同领域的20个左右中医药标准化研究中心。

02 中医药标准应用推广基地建设

扩大中医药标准应用推广基地建设规模，建设300个左右中医药标准应用推广基地，建立中医药标准应用推广和评价反馈机制，加强中医临床各科诊疗指南等技术标准的应用推广和评价。

03 中医药标准化人才队伍建设

重点培养中医药标准化专家300名，建立中医药标准化培训基地，培训中医药标准研究制定人员，打造中医药标准化培养平台。

04 中医药标准化信息支撑平台建设

围绕中医药标准化工作，运用现代信息技术，建立中医药标准化信息服务平台，集中医药标准文献共享服务、标准化工作信息管理、中医药标准宣贯推广功能于一体，更好地为中医药标准化工作提供信息技术支撑。

（五）推进中医药国际标准化工作

开展中医药国际标准化发展战略研究。加强中医药国际标准化工作的技术准备，建设中医药国际标准提案项目库，推动中医药质量和安全领域国际标准的制修订，推动针灸针、人参种子种苗、中医药名词术语、中医临床术语分类与代码、中药煎药机等国际标准制定，开展中药领域和中医药服务贸易领域国际标准研究，积极参与国际标准化组织和世界卫生组织的标准化活动，推动世界中医药学会联合会、世界针灸学会联合会的国际组织标准的研究制定，支持中医药标准化领域政府间、国际组织间、民间的合作交流。支持国内中医药医疗、教育、科研机构和企业承担国际标准化技术机构的秘书处工作，鼓励我国中医药专家担任国际标准化技术委员会、分技术委员会主席、工作组召集人和秘书。鼓励通过举办国际论坛等形式，建立国际标准化沟通平台。

加强中医药国际标准化基础条件建设，建立中医药国际标准化专家委员会，加强中医药国际标准化专家队伍建设，建立国际标准化专家人才库，建设中医药国际标准化人才培养基地。强化对参与中医药国际标准化活动的组织和管理，加强对参与国际标准化活动的支持。建立中医药国际标准化研究基地和信息平台。

专栏11 中医药国际标准化

01 中医药国际标准化发展战略规划

研究中医药国际标准化发展的总体战略、方针和策略，完成中医药国际标准化发展规划制定，明确战略目标和重点任务。

02 ISO和WHO中医药国际标准研究制定

研究提出ISO国际标准化项目计划，形成ISO新工作项目提案（NWIP）并推动立项和制定。推动将头皮针、耳穴名称与定位等国家标准转化为世界卫生组织标准。

03 中医药国际组织标准研究制定

积极推动中医药基本名词术语国际组织标准制修订，加强中医药基础、技术、管理领域国际组织标准的研究制定。

04 中医药国际标准化人才培养

加强中医药国际标准化活动专家队伍建设，建立国际标准化专家人才库，遴选建设中医药国际标准化人才培养基地。

05 中医药国际标准化研究基地和信息服务平台建设

遴选建设一批中医药国际标准化研究基地，加强中医药国际标准化信息服务平台建设，为中医药国际标准化工作提供支持。

四、保障措施

（一）加强组织领导

将中医药标准化工作纳入各级“十二五”中医药事业发展规划。发挥国家中医药管理局中医药标准化管理协调委员会的作用，协调推进管理标准制修订工作。协调有关部门，加强对推进中医药国际标准化工作的组织领导，加大对中医药标准化工作的支持力度，为中医药标准化工作营造良好环境。

（二）完善运行机制

建立中医药标准制修订前期预研究机制，优化中医药标准立项协调机制和程序，强化中医药标准制修订过程管理。完善中医药标准发布前网上公示制度。加强中医药标准化工作衔接和协调，建立统一管理、分工负责、决策科学、运行顺畅、保障有力的中医药标准化组织管理体系和运行机制。推动形成中医药标准制修订项目竞争机制。发挥行业学会、协会等社会团体在中医药标准化工作中的作用。

（三）加强政策支持与制度建设

加大对中医药标准制修订前期科学研究的支持力度，出台促进中医药标准应用推广的政策措施。研究制定科学研究支持中医药标准制定的倾斜政策措施，将预期研究结果内的技术标准作为中医临床科研项目立项、评审、结题以及成果报奖的重要考核内容。建立中医药标准化人才激励政策以及中医药标准化技术专家和工作团队奖励机制。健全中医药标准管理制度，研究中医药标准研究推广基地管理制度，提高各类中医药机构主动采用中医药标准的意识、能力和水平。研究制定参与中医药国际标准化活动的组织管理制度。

（四）加强成果利用和资源整合

加大科技成果向中医药标准转化的力度，体现科技创新对中医药标准化的支持和带动作用。进一步加强协调，整合资源，统筹规划中医药标准化的工作方向和任务分工，将中医药标准作为医疗机构中医医疗服务质量安全管理的技术依据，作为中医药教学培训、教材编写遵循的基本依据，作为国家及各级地方政府在中医药重大项目立项、实施建设和评估、验收工作的基本依据和条件。

（五）加大经费投入

完善中医药标准化经费保障机制，在财政预算中逐步加大对中医药标准制修订的投入力度。建立和完善多元化投入机制，引导和鼓励有条件的医疗机构、中药企业等加大标准化活动的投入，争取地方配套资金和专项资金支持。强化中医药标准研究中心、标准应用推广基地建设单位以及中医药标准化技术组织挂靠单位的投入保障。加强中医药标准制修订经费管理，提高经费使用效益。

（六）加强规划实施与评估

加强规划实施监测和评估工作，完善规划实施动态管理机制。根据规划目标和任务，制定年度工作计划。明确规划实施的责任分工，做好规划各项任务的分解和落实。积极争取各方面支持，组织和动员中医药行业和社会各方面力量，共同推动规划实施。对规划实施进行中期评估，根据评估结果进一步调整、优化，提高规划实施的科学性和有效性。

12

【法规名称】中医医院“治未病”科建设与管理指南（试行）
【发布单位】国家中医药管理局医政司
【发文字号】国中医药医政发〔2012〕47号
【颁布时间】2012年12月10日
【实施时间】2012年12月10日
【效力属性】有效

国家中医药管理局关于印发《中医医院“治未病”科建设与管理指南（试行）》的通知

国中医药医政发〔2012〕47号

各省、自治区、直辖市卫生厅局、中医药管理局，新疆生产建设兵团卫生局，中国中医科学院，北京中医药大学：

为加强中医医院“治未病”科建设与管理，我局研究制定了《中医医院“治未病”科建设与管理指南（试行）》。现印发给你们，请参照执行。

《指南》电子版可在国家中医药管理局政府网站下载（www.satcm.gov.cn）。

工作中有何意见和建议，请及时与我局医政司联系。

联 系 人：国家中医药管理局医政司中西医结合与民族医药处（综合处） 薛静怡 王 瑾

联系电话：010—59957685 59957686

传　　真：010—59957694

电子邮箱：yzszhc@126.com

国家中医药管理局

2012年12月10日

中医医院“治未病”科建设与管理指南（试行）

一、总则

第一条 为加强中医医院“治未病”科规范化建设和科学管理，提高“治未病”服务水平和能力，根据《国家中医药管理局关于积极发展中医预防保健服务的实施意见》和《中医预防保健服务提供平台建设基本规范（试行）》等有关文件，在系统总结中医医院“治未病”科建设与管理经验的基础上，制定本指南。

第二条 本指南适用于二级以上中医医院“治未病”科的建设和管理，可作为各级中医药管理部门制定中医医院“治未病”科工作评价指标的依据。

第三条 中医医院“治未病”科是以治未病理念为核心，针对个体人健康状态，采用中医“治未病”方法进行健康服务，系统维护和提升个体人整体功能状态，管理个体人健康状态风险，实现“未病先防”目标，达到预防疾病、健康长寿目的的科室。

第四条 各级中医药管理部门应加强对中医医院“治未病”科的指导和管理，中医医院应加强对“治未病”科的规范化建设与管理，充分发挥中医预防保健特色优势，保证“治未病”服务质量。

二、基本条件

第五条 中医医院“治未病”科应具备与其医院规模、科室功能相适应的场所、设备设施和技术力量，以保证“治未病”服务工作的有效开展。

第六条 中医医院“治未病”科应设置健康状态信息采集与管理区域、健康状态辨识及其风险评估区域、健康咨询与指导区域、健康干预区域、辅助区域，各区域布局合理，工作流程便捷，保护服务对象隐私。

健康状态信息采集与管理区域主要用于采集和录入服务对象的健康状态信息，健康检查（体检）区域应当满足设备与功能需要，可整合本单位的其他相关资源；健康状态辨识及其风险评估区域主要用于分析服务对象的健康状态信息并进行状态辨识及其风险评估，应当相对独立，每间面积不少于10平方米；健康咨询与指导区域主要用于根据服务对象的健康状态辨识及其风险评估结果，制定健康干预方案，指导服务对象进行健康干预，接受服务对象的健康咨询，应当相对独立，若因条件限制，也可与健康状态辨识及其风险评估区域合用，但区域面积应当满足开展业务工作的需要；健康干预区域主要用于根据健康干预方案，为服务对象提供各种中医特色的健康干预服务，应当相对独立，区域面积应当满足开展业务工作的需要，各种干预方法的服务区域应当相互隔开，服务环境的私密性能有效保护服务对象的隐私；辅助区域主要用于服务对象的等候休息，开展健康宣教、服务管理以及特需服务等，区域面积应当满足开展业务工作的需要。

第七条　中医医院“治未病”科设备配置，应与医院规模、科室功能相适应，其设备应配备健康状态信息管理设备（如专用计算机、文件柜等）；健康状态辨识及其风险评估设备（如中医健康评估设备，中医体质辨识评估系统，常规的理化、影像等辅助检查设备等）；健康咨询与指导设备（如健康宣教宣传栏、影像等演示设备、多媒体教学设备及信息网络系统设备等）；健康干预设备（如各类针灸、拔罐、刮痧板等器具，中医治疗设备等）等。常规的理化、影像等辅助检查设备可整合本单位的其他相关资源。同时，根据本单位开展中医预防保健服务需要，可配置其他相关的设备、设施。

第八条　中医医院“治未病”科应按照相关要求，建立有关工作制度、服务规范和技术操作规范。

三、人员队伍

第九条　中医医院“治未病”科应当包括中医执业医师、“治未病”服务职业技能人员、医技人员、中药师、护理人员、管理人员等，专职医护人员应当不少于6人，中医类别人员不低于70%，其中应当有一名具备副高级以上专业技术职务任职资格的中医执业医师。医技人员和中药师可整合本单位的其他相关资源。

第十条　中医医院“治未病”科高级、中级、初级专业技术职务任职资格的人员比例应合理，年龄构成基本均衡，具有支撑科室可持续发展的人才梯队。

第十一条　中医医院“治未病”科医师应接受“治未病”服务的专门培训，掌握中医“治未病”的基本理论、基础知识和基本技能，熟练掌握“治未病”科常用健康评估技术、干预技术操作、常用的预防调养方案或高危人群中医预防保健服务技术指南等，积累一定的健康评估及干预经验，如健康状态调养经验（包括药养食养和非药物疗法等）以及健康宣教经验等。

中医类别副高级医师以上专业技术职务任职资格医师还应具备较高的健康评估、健康咨询与指导、健康干预的能力并能指导下级医师开展中医预防保健工作。

第十二条　中医医院“治未病”科主任应由从事中医专业工作的中医类别执业医师、并具有一定行政管理能力者担任。二级中医医院“治未病”科主任应具备从事中医专业学习和工作10年以上经历，并同时具备中级以上专业技术职务任职资格；三级中医医院“治未病”科主任应具备从事中医专业10年以上工作经历，同时具备副高级以上专业技术职务任职资格。

第十三条　执业医师人数在10人以上的三级中医医院“治未病”科和有条件的二级中医医院“治未病”科，可建立学术带头人制度。

学术带头人作为本科室的学术权威，应具备高级专业技术职务任职资格，从事中医预防保健相关专业工作10年以上，在专业领域有一定学术地位。学术带头人负责指导本科室中医特色的传承和创新工作，组织研究确定本科室学术发展方向，指导重点项目的制定与实施。

第十四条　中医医院“治未病”科护理人员应接受“治未病”服务的专门培训，熟悉健康管理和中医预防保健基本知识，掌握“治未病”科常用中医护理技术，能为患者提供具有中医药特色的护理服务。

四、服务技术

第十五条 中医"治未病"科应注重突出中医药特色，规范应用膏方、针刺、灸法、拔罐、推拿、穴位帖敷、足疗、药浴、熏洗（蒸）、药膳、刮痧、砭石、音疗等技术，开展项目不少于5项。鼓励开展中医体质辨识、中医经络评估、健康功能检测、健康调养咨询等服务项目。

第十六条 中医医院"治未病"科应结合本科室实际，制定本科室主攻方向或常见健康状态的高危人群中医预防保健服务技术指南，定期对指南的实施情况和效果进行分析评价，不断优化指南，提高中医"治未病"服务水平。

第十七条 中医医院"治未病"科应根据专科发展方向和建设规划，注重引进吸收新的健康信息采集、评估、干预技术，并以干预效果为核心，在技术方法、干预手段、设备研发等方面积极探索，大胆创新。

五、环境形象

第十八条 中医医院"治未病"科应根据本单位和本科室的实际情况，在环境形象建设上注重体现中医药特色优势。

第十九条 中医医院"治未病"科环境形象建设的重点包括医院广场、门诊走廊和候诊区、健康教育等区域。

第二十条 中医医院"治未病"科的环境形象建设，应通过内部装饰、展板布置等形式，重点传播"治未病"的理念，宣传"治未病"知识，介绍"治未病"的方法及专家特长，彰显"治未病"服务的特色和优势，营造良好的中医药文化氛围。

六、附则

第二十一条 中西医结合医院"治未病"科、综合性医院以预防保健为特色的中医科室按照本指南进行建设和管理。

第二十二条 中医专科医院、民族医医院"治未病"科参照本指南进行建设和管理。

第二十三条 本指南自发布之日起施行

二 地方法规

1

【法规名称】关于进一步扩大医师多点执业试点范围的通知
【发布单位】山东省卫生厅
【发文字号】鲁卫医字〔2012〕12号
【颁布时间】2012年2月1号
【实施时间】2012年
【效力属性】有效

山东省卫生厅关于进一步扩大医师多点执业试点范围的通知

鲁卫医字〔2012〕12号

各市卫生局，省（部）属医疗机构：

为进一步优化全省的医疗资源配置，充分调动医务人员积极性，推动公立医院改革试点工作，根据《卫生部关于扩大医师多点执业试点范围的通知》（卫办医政发〔2011〕95号）、《关于印发山东省医师多点执业试点工作方案的通知》（鲁卫医字〔2011〕103号）等文件要求，经研究，我厅确定进一步扩大医师多点执业试点范围，并就试点工作提出以下要求，请认真贯彻执行。

一、自2012年2月10日起至2012年8月31日，我省的医师多点执业试点范围扩大到全省17市和所有省（部）属医疗机构。

二、在试点期间，全省各级各类医疗机构内符合多点执业条件的医师，均可按照《山东省医师多点执业试点工作方案》有关要求，申请开展多点执业。

三、根据《山东省医师多点执业试点工作方案》有关要求，2012年8月31日以后全省的医师多点执业工作安排，由我厅根据卫生部有关要求另行通知。通知下发前，维持现有的政策和要求不变。

四、请各市级卫生行政部门及时对辖区内医师多点执业情况认真进行总结、分析，提出当前医师多点执业管理工作中存在的问题和下一步的改进建议，并于8月20日前报我厅。

省卫生厅医政处联系人：谭成森

联系电话：0531-67876150

电子邮箱：sdyz@vip.sina.com

省卫生厅中医药业务处联系人：潘凯

联系电话：0531-67876318

电子信箱：zhongyiyaoyewu@126.com

二〇一二年二月一日

2

【法规名称】福建省中医药事业发展“十二五”规划
【发布单位】福建省卫生厅
【颁布时间】2012年10月15日
【实施时间】2012年10月15日
【效力属性】有效

福建省卫生厅关于印发福建省中医药事业发展“十二五”规划的通知

各设区市卫生局，平潭综合实验区管委会办公室，厅直属各单位，福建医大、中医药大学各附属医院，省中医药研究院：

根据国家中医药管理局《中医药事业发展“十二五”规划》和省政府《关于扶持和促进中医药事业发展的实施意见》、《福建省“十二五”卫生事业发展专项规划》，我厅组织编制了《福建省中医药事业发展“十二五”规划》（以下简称《规划》）。《规划》主要阐明“十二五”期间福建省中医药事业发展的总体思路，明确中医药工作重点，是未来五年我省中医药事业发展的纲领性文件，是政府履行制度、规划、筹资、服务、监管等方面职责的重要依据。

现将《规划》印发给你们，请结合本地区、本单位工作实际，按照《规划》部署和要求，认真组织实施，推动中医药继承与创新，丰富和发展中医药理论与实践，为提高全民健康水平服务，为全面建设小康社会服务。

福建省卫生厅

2012年10月15日

福建省中医药事业发展“十二五”规划

“十二五”时期是实现全面建设小康社会奋斗目标承上启下的关键时期。为明确全省中医药事业发展的指导思想、发展目标和主要任务，促进中医药事业全面、协调、可持续发展，更好地为人民健康服务，根据国家中医药管理局《中医药事业发展“十二五”规划》和省政府《关于扶持和促进中医药事业发展的实施意见》、《福建省“十二五”卫生事业发展专项规划》，结合全省中医药工作实际，制定本规划。

一、“十一五”期间全省中医药事业发展状况

（一）发展成效

“十一五”期间，福建省中医药工作全面贯彻落实科学发展观，按照《福建省中医药事业“十一五”规划》，注重以人为本，注重统筹发展，坚持中医药特色，坚持继承与创新，中医药服务能力日益增强，科研水平明显提高，人才培养工作得到加强，全省中医药事业保持健康发展的良好态势。

1. 中医药政策效应显现。“十一五”期间，省委、省政府更加重视中医药工作。国务院2009年颁发《关于扶持和促进中医药事业发展的若干意见》后，省委、省政府高度重视，于2010年5月出台了《福建省人民政府关于扶持和促进中医药事业发展的实施意见》，进一步明确了全省发展中医药事业的指导思想、基本原则、总体思路、政策措施和重点任务。“十一五”期间，出台《福建省卫生厅关于在新型农村合作医疗中充分发挥中医药作用的实施意见》，省卫生厅与省食品药品监督管理局联合印发《福建省加强医疗机构中药制剂管理的意见》和《关于加强中药饮片监督管理的通知》，省物价局将中医辨证论治费新增为医疗服务收费项目，在基本公共卫生服务项目中，制定了《高血压社区中医保健指导方案》和《糖尿病社区中医保健指导方案》等，这些政策的出台保证了我省中医药事业的发展。

“十一五”期间，各级政府对中医药事业的投入进一步加大。全省有80%的地市级以上中医医院列入国家重点中医院建设项目，获得建设资金约1.54亿元，已有5所医院建成并投入使用；有16所县级中医院纳入中央与我省农村卫生服务体系建设与发展规划项目，获得经费3800万元；有30所县级中医院纳入我省完善中医院基本设备配置项目，获得经费1290万元。

2. 中医药服务能力得到提高。到2010年末，全省81所中医、中西医结合、民族医医院，有67.9%达到二级以上标准。根据《全国中医药统计摘编》数据显示，与“十五”末相比，全省中医类医院编制床位数12442张，比增26.9%；职工总数15605人，比增59.1%；年门诊量1254.4万人次，比增59.8%；年出院病人38.7万人次，比增112%；专业设备总值13.36亿元，比增114.5%；建筑总面积93.6万平方米，比增57%。2010年，全省中医类医院实有床位12627张，万人口中医床位3.42张，居全国第19位；全省中医执业（助理）医师8443人，万人口中医执业（助理）医师2.29人，居全国第13位；全省政府办中医类医院医师负担年住院床日数796.6日、负担年诊疗人次2503人次、年均业务收入71万元，分别居全国第10位、第6位、第7位。

全省中医院已建和在建的国家级重点专科（专病）14个；省级重点专科（专病）59个；国家级农村医疗机构中医特色专科（专病）46个；省级农村医疗机构中医特色专科（专病）44个。开展“福建省乡镇卫生院示范中医科”建设单位40个；开展乡镇卫生院强化中医科建设单位104个；全省73.4%乡镇卫生院和75.9%社区卫生服务中心能够提供中医药服务。全省建成和在建全国农村中医工作先进县7个，省级农村中医工作先进县19个，全国中医药特色社区卫生服务示范区2个，省级有中医药特色社区卫生服务示范中心28个。

3. 中医药科研水平得到提升。“十一五”期间，全省中医机构承担各类科研项目1527项，比“十五”时期增长319.5%，其中承担省、厅级以上科研项目731项，比增213.7%；获得各级各类科研成果奖励110项，其中省部级以上科研成果39项；编辑出版专著90部；建成中医药科研三级实验室9个，二级实验室19个；国家级中医药重点研究室3个，省级中医药重点研究室20个，省级中医

临床研究基地3个。2006～2009年我省获得中药重大科技项目6项，获得资助3335万元。

4．中医药教育和人才培养得到加强。“十一五”期间，福建中医药大学培养各类毕业生7293名，比“十五”时期增长79.5%，其中研究生1267名，比增291%。厦门大学培养中医专业全日制海外生123人、台湾生96人，函授海外生750人、台湾生86人。全省开展了12个国家级重点学科建设；开展中医类别全科医师岗位培训，培训中医类别全科医师150人；培训基层中医临床技术骨干322名，招收乡村医生进行中医专业中等职业学历教育2041名。全省培养全国优秀中医临床人才12名，省级优秀中医临床人才15名，第三批、第四批全国老中医药专家学术经验继承工作确定我省指导老师32位和继承人54位，有18位继承人出师；建立了5个全国名老中医药专家传承工作室。

（二）面临的形势

福建省深入贯彻落实《国务院关于支持福建省加快建设海峡西岸经济区的若干意见》及《海峡西岸经济区发展规划》，为中医药事业创造了良好的发展环境。《国务院关于扶持和促进中医药事业发展的若干意见》及《福建省人民政府关于扶持和促进中医药事业发展的实施意见》的发布实施，为中医药事业发展提供了政策保障。广大人民群众对中医药的信任和需求，为中医药事业发展奠定了社会基础。医学模式和医学目的的转变，为中医药事业发展提供了良好契机。

在发展机遇良好的同时，我省中医药事业发展也面临许多困难和挑战。主要表现在：

1．中医药发展基础薄弱，扶持促进政策亟需实化细化并不断完善。全省中医药现状与《福建省人民政府关于扶持和促进中医药事业发展的实施意见》中提出的“全省县级以上中医医院的基本设施和与其相适应的设备、人员配置达到国家标准”的要求还有较大差距。基层中医药服务能力薄弱。中医药事业投入不足，中医医院生存和发展仍有困难，有关扶持促进政策尚未全面落实，一些配套政策有待完善，一些政策措施有待实化、细化。

2．中医药特色优势发挥不够，服务领域还需进一步拓展。由于现行补偿机制因素，不少中医医院为了生存，中医药特色发挥不够，开展的中医服务项目不足，配备的中医诊疗设备不多。具有优势的预防、养生、保健、康复等服务薄弱，不能适应人民群众健康新需求。

3．中医药传承和创新不够，研究、评价标准体系有待建立。由于现代教育的知识背景与中医药文化的距离，中医药治疗疾病的原理尚未能得到社会的普遍理解和认同，中医药文化传承氛围弱化。适合中医药自身特点及发展规律的研究和评价方法及其标准规范体系尚未建立，适应时代要求的中医药自主创新体系尚未形成。

4．中医药行业管理力量和体系亟待加强。除福州市本级外，全省各市、县均缺乏中医药行政管理机构和专职人员，导致在政策研究与落实、行业管理与指导、项目执行与监管等方面难以到位，影响了事业发展。

二、“十二五”中医药事业发展的指导思想、基本原则和发展目标

（一）指导思想

以邓小平理论和“三个代表”重要思想为指导，以科学发展观统领中医药工作，全面贯彻落实《国务院关于扶持和促进中医药事业发展的若干意见》和《福建省人民政府关于扶持和促进中医药事业发展的实施意见》。遵循中医药发展规律，保持和发扬中医药特色优势，把加快推进中医药继承与创新、完善和提高基层中医药服务体系和能力作为突出重点，加快发展中医预防保健服务和中医药人才培养，加强中医药信息化建设，强化监督管理。坚持政府主导和社会参与相结合，加强统筹协调，紧紧抓住加快海峡西岸经济区建设的战略机遇期，推进全省中医药事业全面协调可持续发展，为提高全民健康水平服务，为全面建成小康社会服务。

（二）基本原则

1．坚持统筹协调，科学发展。坚持中西医并重方针，把中医药与西医药摆在同等重要的位置。中医与西医要相互取长补短、发挥各自优势，促进中西医结合。大力推进中医药医疗、保

健、科研、教育、产业、文化全面协调发展。统筹城乡、区域中医药协调发展，相互促进，实现共赢。

2. 坚持转变发展方式，突出特色与优势。从单一的疾病治疗模式，转变为既重视疾病治疗，又重视预防保健、养生康复并融合一体的综合防治模式；从注重中医医院发展，转变为既重视医院发展，又注重门诊部、诊所等中医药服务的多种组织形态共同发展；从注重中医医院的规模扩张，转变为在继续扩大规模的同时更加注重特色优势建设和服务功能完善；坚持发挥政府扶持作用，鼓励、引导社会力量积极参与，多渠道发展中医药事业。

3. 坚持继承创新和科技进步，提高学术水平和防病治病能力。中医药发展既要保持特色优势又要积极利用现代科技。通过知识创新不断丰富和发展中医药理论体系，通过技术创新不断提高中医药服务能力和技术水平，不断提高科技进步对事业发展的支撑作用。

4. 坚持以改革促发展，加强体制机制建设。积极参与深化医药卫生体制改革，进一步解放思想，更新发展理念，破解发展难题，着力推动体制机制创新，在管理体制、投入补偿机制、公立中医医院改革、中医药服务模式、临床型中医药人才培养、重大疾病防治攻关等方面加强研究，边推边试，边试边改，更好地体现中医药自身特点，符合中医药发展规律，适应中医药发展需求。

（三）发展目标

1. 总体目标

到2015年，中医药管理体制和运行机制更加科学合理，中医医疗服务和应急体系更加完善，中医预防保健服务体系初步构建，服务能力显著提高；中医药人才素质明显改善，结构更趋合理；继承创新体系基本建立，传承研究取得成效；中医药文化建设内容更加丰富，信息化水平进一步提升，基本实现中医药医疗、保健、科研、教育、产业、文化全面协调发展。

2. 主要任务指标

中医药医疗资源：到2015年，力争100%的设区市建有地市级中医医院，70%的县中医医院达到二级甲等中医医院水平，95%以上的社区卫生服务中心和90%乡镇卫生院设立中医科、中药房，70%以上的社区卫生服务站和65%以上的村卫生室能够提供中医药服务，每万人口中医床位数力争达到国家规划目标4.78张，每万人口卫生机构中医执业（助理）医师数力争达到国家规划目标2.4人。

中医药服务：到2015年，中医医院年总诊疗人次占全省医院总诊疗人次比重力争达到20%；中医医院年出院总人数占全省医院出院人数比重力争达到15%。

中医药人力资源：到2015年，中医药人员增量占全省卫生人员增量的比重争取达到18%，中

“十二五”时期中医药事业发展主要指标

指标名称	单位	福建省			全国
		2010年末	2015年末	年均变化	2015年末
一、中医药医疗资源					
建有地市级中医医院的设区市比例	%	88.88	100	——	100
达到二级甲等中医医院水平的县中医院比例	%	52.72	70	——	70
设立中医科、中药房的社区卫生服务中心的比例	%	75.86	95	3.83	95以上
设立中医科、中药房的乡镇卫生院的比例	%	73.39	90	3.33	90以上
能够提供中医药服务的社区卫生服务站的比例	%	78.55	80	——	70以上
能够提供中医药服务的村卫生室的比例	%	65.64	68	——	65以上
每万人口中医床位数	张	3.42	4.78	0.272	4.78
每万人口卫生机构中医执业（助理）医师数	人	2.29	2.4	0.022	2.4
二、中医药服务					
中医医院总诊疗人次	万人	1254	1930	9%	——
中医医院总诊疗人次占医院总诊疗人次比重	%	19.13	20	——	18.5
中医医院出院总人数	万人	38.7	68.2	12%	——
中医医院出院人数占医院出院人数比重	%	14.26	15	——	15
三、中医药人力资源					
中医药人员增量占全省卫生人员增量的比重	%	3.46	18	——	18
中医类别全科医生占基层全科医生的比重	%	2.27	20	3.55	20
中医医院中医类别执业医师占执业医师的比重	%	56.54	60	0.70	60

医类别全科医生占基层全科医生的比重争取达到20%，中医医院中医类别执业医师占执业医师比重超过60%。

中医药科技：到2015年，建好中医药防治传染病临床基地4个，完善中医药防治疾病科研支撑体系，优化中医临床诊疗方案，重点课题实施取得进展和成果，改革和创新科研项目组织管理模式。

中医药文化科普：到2015年，中医药科普知识宣传普及覆盖国家规划目标要求的全省80%以上行政村、85%以上社区、80%以上家庭。

三、“十二五”中医药事业发展的重点任务

（一）强化中医医疗服务体系建设

全面贯彻落实国家和我省扶持和促进中医药事业发展的政策措施，加强中医药服务网络和能力建设。到2015年，基本实现全省公立中医院基础设施建设和仪器设备配置达到国家标准。建设好3所省级中医医院（含中西医结合医院，下同），建成综合服务功能完善、中医特色突出、专科优势明显的现代化中医医院，成为全省中医医疗、技术指导中心和临床教学科研基地；各设区市至少建设好一所市级中医医院，建成中医特色突出、综合服务功能比较完善的中医医院，成为本辖区中医医疗和技术指导中心；原则上每个县建设好一所县级中医医院，重点支持县级中医院基础设施建设和基本设备配置，并配备实用人才。

深入开展基层中医药工作先进单位创建工作，加强基层中医药适宜技术推广，提高基层中医药服务能力。大力加强乡镇卫生院和社区卫生服务中心的中医科室建设，积极发展社区卫生服务站、村卫生室的中医药服务。到2015年，90%乡镇卫生院和95%以上社区卫生服务中心设有中医科和中药房，配备中医药专业技术人员、基本中医诊疗器具和必备中药；80%以上的社区卫生服务站和68%以上的村卫生室能提供中医药服务；城市社区卫生服务站要有1名能提供中医药服务的执业医师；村卫生室要有1名以中医为主或能够运用中西两法开展诊疗服务的乡村医生。

加强中医专科医院和综合医院中医科建设。鼓励社会力量举办中医医疗机构，积极推动中医门诊部、中医诊所规范建设和连锁发展，允许药品零售企业举办中医坐堂医诊所。

（二）积极发展中医预防保健康复服务

实施中医“治未病”工程，加强中医药防病治病知识和养生保健知识的宣传。充分发挥中医预防保健特色优势，将中医药预防养生保健知识普及服务纳入公共卫生服务项目。

加强中医预防保健服务体系建设，以现有各级中医医疗机构为依托，设置养生、保健、康复等科室，开展中医预防保健服务。鼓励社会资本举办中医预防保健机构，规范服务行为。到2015年政府举办的中医医院均设立中医预防保健服务科室，有条件的政府举办的综合医院、城乡基层医疗卫生服务机构配备中医预防保健的必要设备、技术和中医药人员。

（三）加快中医药应急能力和重大疾病防治网络建设

将中医药纳入卫生应急体系总体规划，进一步完善中医药参与突发公共事件应急网络，提高中医药应对突发公共事件卫生应急能力。到2015年，中医医院急诊科建设得到显著加强，建立和完善中医药参与突发公共事件卫生应急工作协调机制，建立充分发挥中医药特色与优势的卫生应急方案并加强演练，培养和建设一支中医药卫生应急队伍，储备中医药卫生应急物资。

加强中医药防治传染病能力建设，在疾病预防与控制中积极运用中医药方法和技术。加强福州市传染病医院和厦门市中医院两个国家级中医药防治传染病基地的内涵建设，依托中医医院和传染病医院建设一批中医药防治传染病临床研究基地。到2015年建设好4个中医药防治传染病临床基地。以国家和省级中医临床研究基地和重点研究室为主体，结合重点学科、重点专科开展中医药临床科研体系建设，重点加强对经络研究和心脑血管病、肝病、骨伤、脾胃病、肾病等疾病和病毒性肝炎、新发传染病的中医药防治研究。

（四）推进中医药科技继承与创新

加强中医基础理论、诊疗技术、诊疗评价及标准等研究，推动中医新药和中医诊疗仪器、设备的研制与使用。加强闽医学派中医药古籍文献、历代医药学家学术思想和民间传统医药知识与技术的整理、研究。挖掘、整理、总结和利用民间医药知识和技术。

开展名老中医药专家学术思想及临床诊疗经验的继承研究，依托中医医疗机构建立10～20个名老中医药专家学术研究室，鼓励名老中医药专家总结临床经验和技术专长、著书立说、传授学术思想。

积极推进中医药科技创新体系建设，加强省中医药研究院、中西医结合研究院建设。到2015年，建设好省级中医临床研究基地3个，国家级中医重点研究室3个、重点学科12个，省级中医重点研究室20个，国家级中医重点专科25个，省级中医重点专科（专病）60个，农村特色专科（专病）90个。

培育中医药科技服务中介组织，开展科技咨询、培训和科研成果推广服务。改革和创新项目组织管理模式，整合中医药科技资源，推行中医药科研课题立项、科技成果评审同行评议制度。

（五）加强中医药教育及人才队伍建设

稳步推进中医药高等教育，“十二五”期间，全日制本科生培养稳定在9000人左右，研究生培养提高到1500人。支持福建中医药大学等高等院校建设一批高水平的中医重点学科和中医临床教学基地。加强中医药毕业后教育，建设中医住院医师规范化培训基地，开展中医住院医师规范化培训。

依托“名医、名科、名院”工程建设，切实培养优秀中医药人才和学科带头人。建立健全中医药师承教育制度，继续做好老中医药专家学术经验继承工作和优秀中医临床人才研修工作，培养150名以上中青年中医临床骨干。包括遴选第五批全国老中医药专家学术经验继承工作指导老师22人、继承人44人，第三批省级指导老师36人、继承人70人，第三批全国优秀中医临床人才培养对象19人、省级优秀中医临床人才培养对象25人。

加强中医药继续教育基地建设，完善中医药继续教育网络，建设10家规范化中医预防保健人才培养基地。加强中医类别全科医师岗位和规范化培训，加强中西医结合队伍建设，鼓励和组织西医人员学习中医。

加大基层中医药人才培养力度，通过继续教育、业务培训和适宜技术推广等方式，加快培养基层中医药实用人才，力争使中医药适宜技术在乡镇和社区卫生服务机构的推广覆盖率达到100%，培养1000名中医药人才参与基本公共卫生服务，每个乡镇卫生院和社区卫生服务中心至少有1人掌握不少于10项中医药适宜技术，每个村卫生室和社区服务站至少有1人掌握不少于4项中医适宜技术。开展县级中医临床技术骨干培训，为每个县的县级医疗机构培养至少10名中医临床技术骨干。建立健全中医药人才激励机制。

（六）积极推进中医药文化建设

推进中医药机构文化建设，开展中医药科学文化普及教育。加强中医药文化资源开发利用，打造中医药文化品牌。加强中医药宣传普及，开展百姓喜闻乐见、内容丰富、形式多样的文化科普宣传活动。加强中医药知识及文化传播网络建设，培育中医药文化科普专家队伍，建设一批中医药文化宣传教育基地，开发一批中医药文化科普创意产品。协助做好中医药文物、古迹保护，做好中医药非物质文化遗产保护传承工作，加大对列入非物质文化遗产名录项目的保护力度。鼓励和支持建设一批中医药文化机构。

（七）加强中医药法制与信息化建设

加强中医药执法监督建设，严厉打击非法行医，查处虚假违法医疗广告，加强中医医疗机构的监督管理。建立中医医疗机构信息公示制度，接受社会监督。通过各种途径和渠道宣传国家的相关法律法规，提高行政管理人员和从业人员的法律素质。加强中医药信息化建设，推进中医药电子政务公共服务体系建设，推进中医电子病历建设与应用，逐步实现中医药信息与医药卫生信息互联互通、资源共享。

（八）加强中药管理与利用

贯彻落实国家和我省关于医疗机构中药制剂管理意见，鼓励和支持医疗机构中药制剂的使用和开发，加强医疗机构中药饮片质量的监管，加强中成药的规范使用。鼓励将名老中医验方开发为使用方便的医疗机构中药制剂。加强青草药的鉴别使用培训和传统中药炮制、制剂技术工艺以及老药工经验的挖掘整理、传承推广。

（九）推动中医药地区间、国际间交流与合作

巩固和拓展中医药地区间与国际间合作。发挥闽台“五缘”优势和闽港澳的特殊关系，深化与港澳台地区的交流与合作，充分利用我省侨胞众多的特点，加强中医药文化海外传播，促进服务和产品贸易。加强与世界各国中医药学术团体、世界各类医药学术团体间的交流与合作，吸引境外资金对中医药的投入。支持有条件的单位、个人到境外开展中医药医疗服务、教育培训、生产贸易等方面的交流与合作。重视培养外向型的中医药管理人才和技术人才，积极开展中医药对外教育，逐步扩大对外教育规模。

四、保障措施

（一）提高认识，政府主导

各级政府要充分认识中医药在维护人民群众健康中的地位、作用和优势，大力宣传党的中医药政策，提高全社会对中医药事业的认识。坚持中西医并重，取长补短，优势互补，共同发展。要把扶持和促进中医药事业发展纳入地方国民经济与社会发展的整体规划，切实加强对中医药工作的组织领导，统筹协调，及时研究解决中医药事业发展中的问题，认真落实各项政策措施。

（二）落实政策，加大投入

各地要加大贯彻落实《国务院关于扶持和促进中医药事业发展的若干意见》和《福建省人民政府关于扶持和促进中医药事业发展的实施意见》的力度，细化实化扶持和促进中医药事业发展的政策措施，切实解决影响和制约中医药事业发展的体制性机制性问题。要落实政府对中医药投入倾斜政策，研究制定有利于中医医院发挥中医药特色优势的财政补助办法，不断加大对中医药事业的投入，保证中医经费投入占卫生经费投入比例逐年增长。

（三）深化改革，完善机制

制定优惠政策，鼓励企事业单位、社会团体和个人捐资支持中医药事业发展。完善医保相关政策，促进公立中医医院发挥中医药特色优势，鼓励基层医疗卫生机构提供中医药适宜技术服务。合理确定中医医疗服务收费项目和价格，充分体现服务成本和技术劳务价值。逐步完善更加符合中医药、中西医结合、民族医药实际情况的医疗机构和从业人员准入制度。探索建立符合中医药人才成长规律的教育模式。探索建立符合中医学科特点的职称晋升制度。建立符合中医药特点的科技创新体系、评价体系和管理体制，改革和创新项目组织管理模式，整合中医药科技资源。在中药材、中药饮片、医院中药制剂、中成药管理等方面制定体现中医药特点的管理办法，探索符合中药特点的管理制度。

（四）加强管理，行业自律

加强中医药管理机构建设，努力健全省、市、县中医药管理体系，建设一支高素质的中医药行政管理干部队伍，健全中医药监督管理体系，加强对中医医疗机构和中医医疗服务质量安全的监管，提高中医药管理工作的水平和效率。切实加强中医药行业的思想政治教育、职业道德教育，弘扬“大医精诚”的医德医风，树立既体现中医药传统优秀品德又符合新时代要求的服务理念。大力开展创先争优活动，大力宣传先进典型事迹，树立行业良好社会形象。

2013

國醫年鑒

GUOYI NIANJIAN

二 重大事件

二 重大事件

1 "十二五"医改需突破八个关键问题

在1月5日召开的2012年全国卫生工作会议上，卫生部部长陈竺强调，"十二五"时期，仍是深化医改大有可为的战略机遇期，需要进一步突破八个关键问题。

一是全面取消以药补医，理顺补偿机制。各地卫生行政部门要按照"十二五"医改规划的部署和要求，主动争取政府领导，努力创造条件，落实取消以药补医相关政策，充分发挥医保补偿作用，稳步推进价格改革，争取"十二五"期间在全系统稳妥有序地革除以药补医弊端。

二是全面推进支付制度改革。卫生行政部门要充分发挥既管新农合又管服务提供的优势，率先推进新农合的支付制度改革。同时，与医保、物价等其他相关部门协调，抓紧总结各地近年来试点经验，制定实施方案，确定适应不同层次医疗机构、不同类型服务的支付方式，用总额预付、按病种、按服务单元、按人头等支付方式替代按项目付费。把临床路径与支付制度改革结合起来，做好费用测算等基础性工作，确保支付制度改革与取消以药补医同步推进。

三是强化新农合的风险保护机制，合理设置管理体制。2012年，政府对新农合的补助将提高到240元，各地区要从新增资金中划出一定比例，建立省级统筹基金，用于重特大疾病保障，并与医疗救助有效衔接，使重特大疾病补偿水平达到90%左右。

四是巩固完善基层医疗卫生机构运行新机制。继续坚持"保基本、强基层、建机制"的基本原则，不断巩固城乡基层医疗卫生机构综合改革成果。切实巩固基本药物制度的实施效果，推动基本药物制度在城乡基层医疗卫生机构实现常态化健康有效运行。要按照国务院有关文件要求，继续推进村卫生室标准化建设，落实对乡村医生的各项政策。"十二五"期间，进一步研究并妥善解决其身份和保障待遇，不断加强培养培训，提高服务能力，确保基层网底不破。

五是全面建立信息公开制度，促进医疗机构良性竞争。"十二五"期间，各级卫生行政部门要建立医疗服务信息公开发布制度，将辖区内医疗机构的服务安全、质量、费用等信息进行排序，定期向社会发布。转变管理理念，从维护患者权益的高度认识这项工作的重要性，把改革监管方式作为深化改革的重要措施，推动医疗机构改进服务，形成良性竞争。贯彻落实鼓励社会资本办医的各项政策，新增医疗服务资源优先考虑社会资本并在政策和管理上一视同仁，鼓励社会资本举办非营利医疗机构。

六是创新工作方式，全面落实基本公共卫生服务均等化。"十二五"期间，要创新组织领导方式，创新工作方式，创新服务内容，逐步增加基本公共卫生服务和重大公共卫生服务项目，扩大群众受益范围。充分发挥中医药在预防保健中的作用，推广中医药预防适宜技术。严格目标管理，进一步完善规范化、精细化的工作标准、技术规范、服务流程，强化绩效考核。通过扎实有效的工作，为实现"健康中国2020"打下坚实基础。

七是全面推进药品集中采购。"十二五"期

间，要在总结过去药品集中招标采购经验基础上，完善制度、全面推进。要统一药品采购平台、统一采购办法，实行质量优先、招采合一、量价挂钩。逐步将耗材、设备采购纳入集中招标采购范围。

八是创新人才培养和分配激励机制。“十二五”期间要继续探索、取得更大突破。进一步完善医学教育体制。加大全科医生培养力度。建立和实施住院医师培养制度。创新基层人才培养使用机制，建立特岗医生制度，扩大订单定向免费培养规模。大力培养护理、公共卫生、中医药、卫生管理等各类紧缺人才和高层次医教研人才。创新医务人员分配激励机制，建立符合医疗卫生行业特点的薪酬制度，完善体现医务劳动价值的收入分配机制，提高医务人员总体收入水平。

2 李克强对全国中医药工作会议作重要批示强调——满足群众多样化中医药服务需求，陈竺出席并讲话

1月10日，2012年全国中医药工作会议在京召开。中共中央政治局常委、国务院副总理李克强对本次会议作重要批示。卫生部部长陈竺出席会议并作重要讲话。卫生部副部长、国家中医药管理局局长王国强在会上发表了题为《服务大局、奋发有为，努力开创中医药事业科学发展的新局面》的主题报告，全面总结了2011年中医药工作，深刻分析了当前中医药发展面临的形势并对2012年中医药工作进行了部署。

李克强在批示中指出，过去的一年，中医药工作在推进继承创新、突出特色优势、维护群众健康等方面取得明显成绩。谨向广大中医药工作者表示诚挚问候。2012年是医药卫生体制改革承前启后的关键一年，希望你们深入贯彻落实科学发展观，积极参与和推动医改，弘扬优秀中医药文化，提高中医药疾病防治能力和临床疗效，更好地满足群众多样化的中医药服务需求，为提高全民健康水平、保障和改善民生做出新的贡献。

陈竺在讲话中充分肯定了过去一年中医药在深化医改过程中发挥的重要作用。他说，近年来，各级党委政府对扶持促进中医药事业发展的认识明显提高，支持力度显著加大；中医药系统在深化医药卫生体制改革中，服务能力和覆盖面显著扩大、惠及人群明显增加，在中国特色基本医疗卫生制度构建中的作用更加突出；中医药系统认真贯彻落实党的十七届六中全会精神，传承中医药文化，弘扬“大医精诚”的价值理念，挖掘中医药文化的实质内涵，积极构建富有时代精神的中医药文化核心价值体系；中医药国际影响进一步扩大，中医药成为政府间特别是卫生领域交流合作的重要内容，中医药标准国际化进程的加快推进，进一步构建我国中医药话语权和主导权；中医药立法工作进程加快；积极加强沟通协调，更加注重上下联动，推动建立和完善中医药工作体制机制和政策措施。

结合正在制定的“十二五”医改规划方案中的重点工作和任务，陈竺对中医药工作提出，在深化医改中进一步发挥好中医药作用，落实好扶持和促进中医药事业发展的政策措施，发掘传统医学文化内涵，弘扬新时期中医药文化，以提高服务能力为核心，加快推进中医药学术进步。

开幕式由国家中医药管理局副局长吴刚主持，总后卫生部副部长王玉民，国家中医药管理局副局长于文明、李大宁、马建中，局党组成员王志勇等领导出席。来自全国各省（区、市）主管中医药工作的卫生厅（局）长、国家中医药管理局各司办及局直属单位负责人，以及中央和国家机关有关部门代表近300人参加会议，北京市中医管理局、天津市人民政府、江西省景德镇市中医院等17个政府机构和单位在大会作经验交流。

3 王国强分析中医药改革发展新形势并强调——着力推进学术发展和文化建设

2012年1月10日，卫生部副部长、国家中医药管理局局长王国强在全国中医药工作会议上指出，要深刻把握中医药改革发展面临的新形势，扎实推进中医药学术进步，发展繁荣中医药文化，着力推动和实现中医药事业科学发展。

中医药发展必须服从和服务于国家经济社会发展和医药卫生发展大局

王国强指出，中医药改革发展，必须服从和服务于国家经济社会发展大局和国家医药卫生改革发展大局。目前，人民群众对中医药更多的需求为中医药事业发展提供了更加广阔的空间，国家“十二五”规划纲要提出将支持中医药事业发展作为完善基本医疗卫生制度的重要内容，为中医药事业发展注入了新的动力。中医药对于推动战略性新兴产业发展、创造更多就业岗位和机会、拉动居民医疗养生保健等健康消费、促进农业结构调整和农民创收、推动服务贸易发展等具有独特作用。在医改中充分利用中医药资源，充分发挥中医药作用，充分彰显中医药优势，有利于建立健全覆盖城乡的基本医疗卫生制度，有利于开辟一条供得起、重预防、可持续的中国特色医药卫生发展道路。

要充分认识经济社会大环境和卫生改革发展变化的新形势，紧紧抓住机遇，深刻理解新形势下中医药工作的新要求新任务，牢牢把握满足人们群众中医药服务需求这一根本目的，牢牢把握发展中医医疗预防保健服务这一坚实基础，牢牢把握加快改革创新这一强大动力，牢牢把握“六位一体”全面协调发展这一战略格局，着力推动和实现中医药事业科学发展。

把加快推进中医药学术发展，作为政策扶持和事业发展的战略重点

王国强指出，要应对挑战，有所作为，加快推进中医药学术发展。他认为中医药学术发展面临许多新情况、新问题。从外部环境看，各级政府的重视，良好的政策环境，人民群众对中医药的迫切期待和对中医药学术发展的更高要求，以及国际社会对传统医药的新认识和对我国中医药的原创优势和资源优势的威胁，都对我国的中医药发展形成了“倒逼态势”。

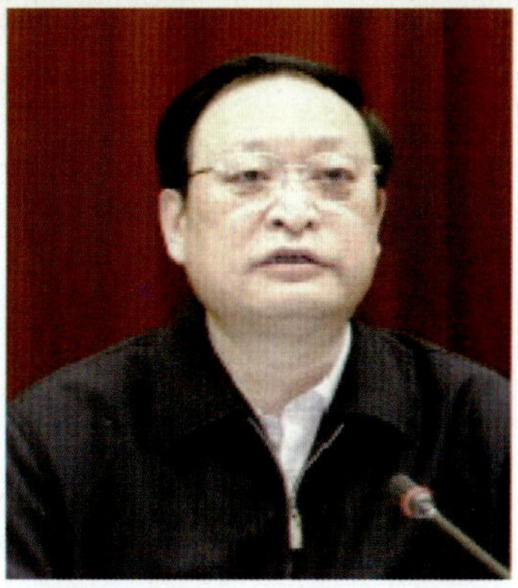

卫生部副部长、国家中医药管理局局长王国强

从自身发展看，中医药学原创思维的内涵挖掘、全面继承不够，技术方法创新不够；中医药发展中利用现代科学技术进行创新中遵循中医药原创思维、把握中医药本质特征还不够；适合中医药特点的研究和评价方法及其标准规范体系还未建立，适应时代要求的中医药自主创新体系尚未形成。中医药学所认识的生命与疾病的复杂现象、用传统概念表达的科学内涵等还难以被现代社会普遍理解和接受。

加快推进中医药学术发展，首先要理清思路，准确把握发展趋势，深刻分析制约因素，找准切入点和突破口，明确目标任务。其次要坚持继承创新，始终把中医药学的原创思维作为理论创新、技术创新的前提，取得成果、形成优势。第三要注重实效，努力争取在基础研究、临床研究、中药研究等方面取得实质进展和重点突破。第四要创新机制，围绕中医药学术发展的重点难点问题和群众的健康需求，凝练大项目，搭建大平台，实现大联合。第五要加强转化，将学术发展的成果，转化为有疗效可应用的技术、产品、方法、方案或指南，并应用到实践中去，服务于广大民众。

从繁荣社会主义文化大局和中医药事业发展全局，把握中医药文化建设的重大意义

王国强强调要抓住机遇，传承创新，着力推进中医药文化建设。他说，当前，中医药文化发展繁荣带来了难得的战略机遇，要从发展繁荣社会主义文化的大局和中医药事业发展的全局，来认识和把握加强中医药文化建设的重大意义。

加快推进中医药文化建设，一要准确把握中医药文化发展的自身规律，深刻理解中医药文化的内涵实质，深入研讨中医药核心价值理念，构建中医药核心价值体系；二要加强中医药文化发展战略研究，探索建立中医药文化传承、保护、发扬的体制机制；三要全面传承中医药文化精神，深入挖掘中医药文化价值，推动中医药文化丰厚资源的开发利用；四要加强中医药文化的宣传普及，构建富有中医药文化元素的我国健康文化，提高人民群众的健康素养；五要统筹好关系，使文化成为中医药全面协调发展的重要支撑，为促进社会主义文化大发展大繁荣做出贡献。

4 王国强部署2012年中医药工作十个方面 加快推进中医药科学发展

2012年中医药工作的总体要求：紧紧抓住推进中医药事业科学发展的主题，牢牢把握在深化医改中全面贯彻落实《若干意见》的主线，以全面实施中医药事业发展“十二五”规划为抓手，完善中医药服务体系，提升中医药服务能力，推动中医药传承创新，提高中医药人才队伍素质，加强中医药文化建设，加快中医药立法步伐，深化中医药国际交流合作。

1月10日，卫生部副部长、国家中医药管理局局长王国强在全国中医药工作会议上部署今年工作时指出，全面贯彻落实国务院《若干意见》，积极推动在深化医改中发挥中医药作用，仍然是今年中医药工作的中心任务。

2012年中医药工作总体部署包括以下10个方面，40余项具体内容：

1 关键词：“十二五”

全面实施中医药“十二五”规划

一是把握国家“十二五”规划纲要的引领作用，按照规划纲要提出的支持中医药事业发展的重点任务，制定切实可行的实施方案，协调落实好重大项目。

二是对纳入科技、人才、教育、服务贸易、标准化，特别是医改、卫生、医药产业等相关专项规划的中医药内容，要研究提出具体的、切实可行的行动计划或工作方案，并着力抓好计划方案的启动实施。

三是全面实施《中医药事业发展“十二五”规划》和各地的中医药发展规划，要切实抓好规划确定的重点任务落实，做好任务分解，细化行动方案，明确工作责任；要认真抓好县级中医（民族医）医院标准化建设、中医临床重点专科建设等重大项目的实施，做好项目预算编制，加快预算执行进度，管好用好项目资金，把项目做实做好。

四是加强与相关部门的沟通协调，落实项目安排，争取扶持政策，把规划确定的任务落到实处。

2 关键词：深化医改

重点从五方面发挥中医药作用

一是以县级公立中医医院为重点，全面推进公立中医医院改革。保持发挥中医药特色优势，完善投入补偿机制，推进体现中医特点和规律的中医药服务价格形成机制改革，探索公立中医医院发展的新模式。

二是落实“新农合”、城镇居民、职工医保制度中鼓励提供和利用中医中药的政策，积极探

索和推进符合中医药服务特点的付费方式和支付制度改革。继续推进中医临床路径制定和试点工作，努力探索有利于发挥中医药特色优势的总额预付、按病种、按服务单元等支付方式。

三是完善基本药物制度中，要按照中西药并重的原则，做好2012版国家基本药物目录中药的遴选，并加强合理用药指导和培训。探索建立符合中药特点的中药饮片生产供应、采购配送、配备使用、价格形成等制度，健全鼓励配制、使用医疗机构中药制剂的政策。

四是推进基本公共卫生服务均等化工作中，充分发挥中医“治未病”预防保健的特色优势，继续开展和全面总结基本公共卫生服务中医药服务项目试点工作，形成服务项目，明确服务内容，统一服务标准，完善相关政策。

五是加快推进县级中医医院建设的同时，推动各地开展中医药基层先进单位创建活动，加强乡镇卫生院和社区卫生服务中心中医药特色服务能力建设，实施基层中医药服务能力推进工程，健全城乡基层中医药服务网络，增强中医药服务能力。

3 关键词：《若干意见》实施

在落实基础上开展评估工作

在推进政策的细化实化、各项措施的全面实施基础上，继续做好综合调研督导服务工作，重点组织好《若干意见》实施情况的评估和推动工作。

一是把握评估目标。二是确定评估内容。

三是要制定好评估方案，重点把评估指标设计好，体现科学性、合理性，注重可操作、可量化，使评估结果系统、客观、公正。

四是要组织好评估实施，做到上下联动、横向配合，增强评估力度，扩大评估影响，确保评估取得实效。总结和推广各地创造的发挥中医药工作部门协调机制和上下联动作用的工作方法和经验，进一步完善政策措施并切实落到实处。

4 关键词：文化建设

注重各项任务的落实

一是深化中医药文化研究，加强中医药非物质文化遗产保护与利用，丰富中医药文化的内涵。

二是加强中医药文化传播平台建设，在继续打造“中医中药中国行”活动品牌、加强中医药文化宣传教育基地建设、发挥中医医院等中医药机构窗口作用的同时，更加注重利用报刊、广播、电视、互联网等社会资源，搭建更广泛传播中医药文化的公共平台。

三是要丰富中医药文化产品，加快以中医药为主题的文化产品创作，推出一批充分体现中医药核心价值理念的精品佳作，利用互联网等新兴媒体的特色优势，更好地满足广大受众的不同需求。

四是要加快中医药文化专业队伍建设，把系统培养培训与传播平台打造、文化产品创作等紧密结合起来，建设人才队伍，造就一批中医药文化科普名家大师。

5 关键词：医疗服务

提高中医预防保健服务和应急救治能力

一是进一步提高中医医疗服务水平。推进国家临床重点专科建设，抓好局级“十二五”重点专科项目，开展中医优势病种临床诊疗协作中心建设。加强中医医疗技术临床应用管理，组织开展中医医院评审，巩固中医医院管理年活动成果。继续做好基层中医药适宜技术推广，抓好社区、农村中医药工作先进单位建设。进一步推动综合医院中医药、中西医结合、民族医药以及民间医药工作。

二是加快发展中医预防保健服务。稳步扩大服务覆盖面，加快中医预防保健服务平台的规范化建设，初步构建服务提供体系框架。

三是着力提高中医药应急救治能力。全面总结近年来中医药参与突发公共事件应急救治取得的成效和积累的经验，进一步完善工作机制以及中医药应急救治技术方案，并加强中医药应急救治队伍和中医药应急救治基地的建设。

6 关键词：人才

加强队伍建设和专才培养

一是加快基层中医药人才和技术骨干的培养，继续开展县级中医临床技术骨干培训和中医全科医生转岗培训，抓好基层老中医药专家临床经验继承项目。

二是进一步加强高层次人才培养，重点抓好老中医药专家学术经验继承、优秀中医临床人才研修、学科带头人培养、名老中医药专家传承工作室和中医学术流派传承工作室建设。

三是加强与教育部协商合作，推进中医药院校教育教学改革，落实好高等中医药院校的省部局共建协议。

四是加快推进中医药职业教育，加强高素质技能型人才培养，做好中医药行业特有工种职业技能人员培训和鉴定工作。

五是探索建立中医住院医师规范化培训制度，加快中医类别全科医生培养。六是继续加强重点学科建设，抓好新一轮建设项目，推动共享管理平台建设。

7 关键词：科技创新

推动体制建设和重大项目实施，取得新成果

一是扎实推进国家中医临床研究基地建设，力争在16家基地初步建立临床科研信息共享系统，促进临床和科研的进一步结合，推进临床科研规范体系和基地联盟和科研大平台建设。坚持以中医理论为指导。

二是推进中医预防保健服务（“治未病”）的研究开发。要制定研发纲要，引导多方力量，紧密联系服务模式和技术产品开发的需要，坚持以中医理论为指导，通过科技进步引领和支撑服务发展，提高服务质量和效果，在民众养生保健、重大疾病防控和康复等方面加快研究步伐，取得更多成果。

三是认真做好中药资源普查试点工作，探索建立中药资源动态监测体系。

四是积极推动中医药科技成果转化，除建立科技成果库、开展“十一五”科技成果包推广试点外，也应探索成果转化推广平台建设。推动中医药综合改革试验区建立转化基地，探索产学研用联动机制。

五是做好国家重大中医药科技项目的组织实施，建立完善绩效评估制度，提高重大项目管理的科学化、规范化水平。做好项目筛选，建立项目库。完善专家咨询体系建设，探索建立多方的投入机制和协同研究的组织模式，形成一批促进企业技术研发、推动中医药走向世界的成果。

六是进一步明确中医理论建设与研究的思路和方法，面对新问题，探索新规律，把理论建设与研究和中医药事业发展、学术进步的根本问题结合起来加快推进。

8 关键词：中医药立法

重点难点问题各个击破

一是继续加大力度，对立法中涉及的一些重点、难点问题组织开展深入研究。

二是组织开展专题调研。要主动配合相关部门开展系列专题调研，总结梳理地方的成功探索和立法实践，学习其他国家和地区传统医药乃至中医药立法的经验，为中医药立法提供借鉴。

三是进一步加强协调、争取支持。推进立法的过程，在很大程度上也是一个协调过程，要继续加大协调力度，争取更多共识。同时，要加快推进中医药系统法治政府建设，扎实做好“六五”普法工作。继续加强中医药监督工作，完善监督机制。

四是扎实推进标准化工作。加快中医药标准体系的构建，指导中医药标准制修订。加强中医药标准化工作支撑体系建设；开展中医药标准研究基地建设；推进中医药标准推广基地建设，加强中医药标准的宣贯和应用评价。

五是加快推进中医药信息化。以中医药信息平台建设和应用系统建设为重点，推动中医药信息资源共享和利用，进一步加强行业政府网站建设，强化政务公开，保障群众权益。

9 关键词：对外交流合作

推动规划纲要的全面落实

一是积极落实政府间合作协议，以落实和美国、俄罗斯、马来西亚等国家的合作协议为重点，创建高水平的工作协调机制和产学研合作平台，引领合作方向，创新合作方式。

二是强化多边合作，进一步响应WHO《传统医学决议》，充分利用国际标准化组织中医药技术委员会的平台和工作机制，为中医药国际交流与合作创造有利氛围和环境。

三是深入探索推动中医药文化国际传播的方式和途径，借助海外孔子学院、中国文化交流中心以及中外互办“国家年”等平台，开展中医药文化和知识的海外宣传。

四是深化中医药服务贸易战略研究，协调有

关部门，完善政策措施，制定发展规划和行动计划，探索模式方法，促进中医药服务贸易发展。

五是进一步深化两岸四地联系，充分发挥各自优势，推动产学研务实合作。

六是围绕我国发展需求，加强智力引进，实施海外交流、培训项目。推进交流合作基地建设，开展外向型人才培养，进一步提升中医药对外交流合作的能力和水平。

七是支持民间中医药对外交流与合作，有序引导，形成合力，共同提升中医药国际形象和影响力。

10 关键词：创先争优

建立长效机制，为民办实事

一是继续围绕中心工作，深入开展创先争优活动，把“三好一满意”活动作为“为民服务创先争优”的重要载体和抓手，办好便民利民实事，改进服务作风，改善服务质量，把受人民群众欢迎的中医药工作干得让人民群众更加满意。

二是按照中央工作部署和要求，设计看得见、有动力、好参加、能评价的活动内容和形式，推进活动开展得深入扎实。

三是进一步发现、树立、宣传先进典型，认真抓好总结表彰，努力营造学习先进、崇尚先进、争当先进、赶超先进的“为民服务创先争优”良好氛围。

四是以创先争优活动为契机，促进中医药行业职业精神的提升，推进中医药行业文化建设和精神文明建设，为推动中医药事业科学发展、实现中医药事业“十二五”发展目标提供强大动力和保证。

五是继续加强中医药系统惩治和预防腐败体系建设，严厉查处损害群众利益的违法违纪行为，加强公立中医医院廉洁风险防控工作，建立患者满意度评价机制。

5 工信部医药工业“十二五”发展规划明确：现代中药成为重点发展领域

2012年1月18日，工信部出台医药工业“十二五”发展规划（简称《规划》），以专栏形式明确了现代中药、生物技术药物、化学药新品种、先进医疗器械、新型药用辅料、包装材料及制药设备为发展重点领域。

《规划》在主要任务中提出：提升药品质量安全水平，不断提高质量标准。健全以《中国药典》为核心的国家药品标准体系，继续推进药品标准提高行动计划，重点提高基本药物、中药、民族药、高风险品种、药用辅料和包装材料的质量标准。

提高基本药物生产供应保障能力，加强基本药物生产供应监测。完善基本药物生产统计制度，及时掌握生产动态。加强产需衔接，定期发布重点品种供求信息。重点监测紧缺原料药和中药材供应情况，协调解决生产原料的供应不足问题。

调整优化组织结构，鼓励优势企业实施兼并重组。支持研发和生产、制造和流通、原料药和制剂、中药材和中成药企业之间的上下游整合，完善产业链，提高资源配置效率。

优化产业区域布局，鼓励中西部地区发展特色医药产业。发挥中西部地区能源、原材料丰富和比较成本低的优势，加强中药、民族药资源保护和开发利用，依托医药骨干企业，建设特色医药产品生产基地。

加快国际化步伐，优化对外贸易结构。努力扩大中成药和天然药物的国际市场销售。

在发展现代中药专栏中，《规划》提出，要坚持继承和创新并重，针对中医药具有治疗优势的病种，发展适合中医治疗特色的新品种，重视中成药名优产品的二次开发。加快现代科技在中药研发和生产中的应用，提高和完善中药全产业链的技术标准和规范，培育疗效确切、安全性高、剂型先进、质量稳定可控的现代中药。具体包括：

在中药新药方面，围绕重大疾病及中医药治疗优势病种（如慢性病、疑难病等），重点开展经典名方和确有临床疗效的中药新品种的开发生产；加强现代中药的研发与产业化，开发一批疗效确切、安全性高、有效成分明确、作用机理清楚的组分组方中药制剂。

在民族药方面，结合对藏药、维药、蒙药等民族药的系统整理，重点开展具有民族医药理论特点、资源特色和治疗优势的民族药新药的研发和生产，提升民族药生产技术和质量控制水平，促进民族药发展。

在天然药物方面，针对重大疾病，利用我国特色天然药物资源，开发一批有效成分明确、作用机理清楚、剂型先进的有效成分或有效部位新药，加快相关产品产业化。

针对中成药大品种的二次开发，重点针对疗效确切和市场用量大的中成药品种，运用现代科学技术，明确其药效物质基础，开展技术改造、质量标准提升、作用机制和临床再评价，发展现代中药大品种。

《规划》提出，加强中药饮片生产规范化和饮片标准的完善和提升；加强工业生产用饮片的研究与应用，提高中药生产效率。加强中药材的人工种植和野生抚育，鼓励企业建立中药材原料基地，按照《中药材生产质量管理规范》（GAP）的要求，加快推进中药材产业化；推广应用先进技术，实现规模化种植养殖，保证中药材的质量和供应。

针对中药提取纯化、中药制剂、生产过程控制、中药材生产、中药饮片生产等中药技术发展重点，《规划》也从技术层面作出了阐释。其中提到：开展符合中药生产所需的工艺技术研究，重点加强新技术在中药生产中的应用，提高效率和降低能耗，促进生产技术的升级。加强适合中药特点的制剂技术的研究和应用，重点解决关键技术问题，改造中药传统制剂生产技术，提升中药制剂生产水平。针对中药成份复杂、质量控制困难等现状，重点加强中药生产过程自动化控制、在线监测和质量控制技术的推广应用，提高制药工程技术水平和产品质量。重点开展中药材优良品种繁育技术、优质中药材种养殖技术及采收加工技术的研究与应用，加强运用生物技术进行优良种源的繁育，推广高效低毒农药和生物防治技术在中药材病虫害防治中的应用，推进野生药材的家种家养。加强中药饮片炮制加工技术的规范化研究和产业化推广。

《规划》还提出，要支持企业中药材生产基地建设。支持中药企业在适宜地区开展100个大宗和濒危中药材品种的种植养殖示范基地建设，大力发展中药材规范化、规模化、专业化生产，保证中药材质量和供应。建立一批中药材生产技术服务平台、信息服务平台和供应保障平台，为中药材生产提供服务和支撑。

6 21个中医养生保健服务机构准入试点地区确定

北京市东城区等21个地区被确定为中医养生保健服务机构准入试点地区。试点地区将积极探索开展中医养生保健服务机构准入工作的方法、途径、机制和模式，促进中医养生保健事业健康发展。

21个中医养生保健服务机构准入试点地区分别为：北京市东城区、河北省石家庄市、河北省保定市、山西省运城市、山西省临汾市、内蒙古自治区鄂尔多斯市、吉林省双辽市、上海市长宁区、上海市浦东新区、安徽省亳州市谯城区、江西省新余市、山东省德州市乐陵市、河南省焦作市、湖北省神农架林区、湖北省南漳县、湖南省常德市、湖南省新晃侗族自治县、海南省海口市、四川省都江堰市、贵州省桐梓县和甘肃省兰州市城关区。

7 王振义陈竺获圣捷尔吉癌症研究奖

将中药砷剂与西药结合治疗白血病大幅提高患者生存率，张茅、王振义陈竺获圣捷尔吉癌症研究奖，王国强分别代表卫生部、国家中医药管理局致信祝贺

2012年，全美癌症研究基金会宣布，将第七届圣捷尔吉癌症研究创新成就奖授予中国工程院院士王振义和中国科学院院士陈竺，以表彰他们在急性早幼粒细胞白血病（APL）研究中取得的原创性成果及开发的全新疗法。卫生部党组书记、副部长张茅，卫生部副部长、国家中医药管理局局长王国强分别代表卫生部、国家中医药管理局，致信祝贺王振义院士和陈竺院士获奖。

急性早幼粒细胞白血病曾被认为是最为凶险、病程发展迅速的白血病之一。王振义、陈竺两位科学家将传统中药的砷剂与西药结合起来用于治疗，使急性早幼粒细胞白血病患者的“五年无病生存率”从大约25％跃升至95％，如今这种联合疗法已成为急性早幼粒细胞白血病标准疗法。

本届奖项遴选委员会联合主席、美国福克斯蔡斯癌症治疗中心科学家贝亚特丽斯•明茨说，两位科学家“完全改变了急性早幼粒细胞白血病患者的医疗状况，他们联手取得的成果已经并将在未来继续拯救千千万万患者的生命”。

全美癌症研究基金会成立于1973年，是美国最大的癌症研究公益机构。圣捷尔吉癌症研究创新成就奖由全美癌症研究基金会设立，用以奖励在癌症研究中作出非凡贡献的开创型科学家及其杰出科研成果，获奖者将得到2.5万美元奖金。本年度的颁奖典礼将于3月6日在纽约举行。

王振义　1924年出生，江苏省兴化人，内科血液学专家，中国工程院院士，法国科学院外籍院士，上海交通大学医学院附属瑞金医院终身教授。

陈竺　1953年出生，江苏镇江人，中国血液学、分子生物学家，原上海第二医科大学医疗系血液病学硕士，法国巴黎第七大学博士。现任中国卫生部部长，中国科学院院士，美国科学院外籍院士，法国科学院外籍院士，上海交通大学医学院教授，上海交通大学医学院附属瑞金医院终身教授。

8 中和亚健康服务中心与中国中医科学院研究生院共同推出“中医养生保健机构高端人才培训工程”暨正式签订战略合作协议

中和亚健康服务中心与中国中医科学院研究生院共同推出“中医养生保健机构高端人才培训工程”的合作，2012年1月13日上午在中国中医科学院研究生院七层圆桌会议室由中和亚健康服务中心孙涛主任、中国中医科学院研究生院宋春生常务副院长代表双方正式签订合作协议 。中和亚健康服务中心朱嵘常务副主任、中和亚健康服务中心部门负责人张玉女士、中国中医科学院研究生院都占陶副院长、中国中医科学院研究生院学位办杨卫彬主任、中国中医科学院研究生院招生办马晓北主任、中国中医科学院研究生院史欣德教务主管出席了此次合作签字仪式。

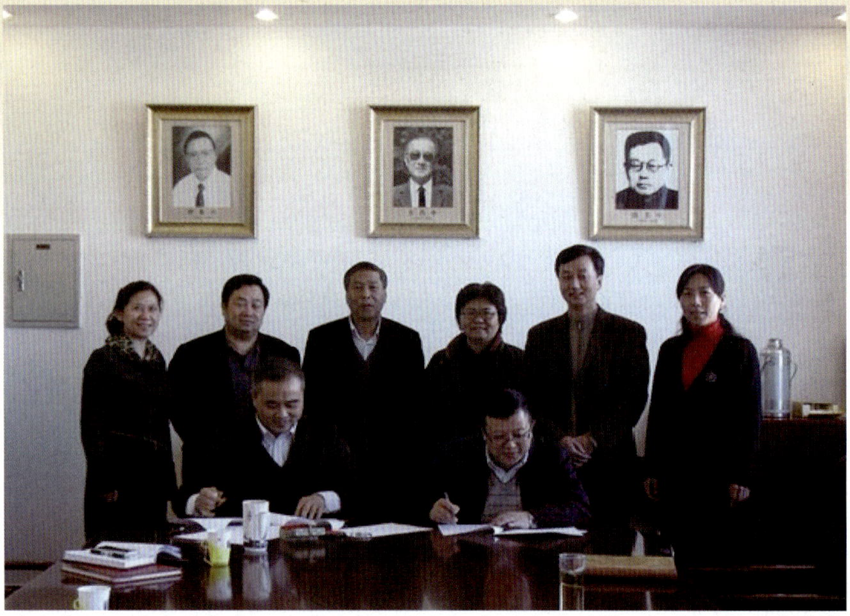

图为中和亚健康服务中心孙涛主任（左）和中国中医科学院研究生院宋春生常务副院长（右）合作协议签字仪式现场

（右）合作协议签字仪式现场

近几年来，以中医理论为基础的养生保健机构和相关服务机构应运而生，蓬勃发展。但由于在机构里缺乏既懂管理又正规研修过中医理论的高端专业人才，制约了中医养生保健及亚健康事业的健康发展，更让社会上有些不良现象钻了空子。

为贯彻落实国家中医药管理局关于构建具有中医药特色的预防保健服务体系的精神，依照国家中医药管理局文件《中医养生保健服务机构基本标准（试用稿）》的要求，为规范中医养生保健服务市场，加强社会上中医养生保健服务机构的管理，作好预防保健服务体系高端专业人才的中医理论知识普及和中医传统文化的培养，中和亚健康服务中心和中国中医科学院研究生院经友好协商，决定共同推出“中医养生保健高级研修班”培训工程系列，共同培养能适应社会需要，素质高，具有中医理论专业知识的应用型中医养生保健高端专业人才。

“中医养生保健高级研修班”培训工程系列的推出意义重大，既是在积极探索打破封闭的高等教育围墙、整合资源、强强联手办继续教育的新模式，又是在落实国家中医药管理局王国强局长在“治未病”与新医改“中国新医改、中国的卫生事业，一定要特别重视中医讲的养生保健‘治未病’”的讲话精神。首期“中医养生保健高级研修班”在2012年6月开班，目前招生录取工作正在进行中。

9 2012年全国中医医政工作会议召开，王国强要求：突出6个重点 推进医政工作

2月8日，2012年全国中医医政工作会议在福建省厦门市召开。卫生部副部长、国家中医药管理局局长王国强在会上部署2012年中医医政6方面重点工作。国家中医药管理局副局长马建中出席会议。全国各省、区、市及新疆生产建设兵团中医药管理部门负责人、医政处长160多人参加会议。

王国强指出，各部门要进一步加强统筹，突出重点，以点带面，全面推进，今年医政工作应突出6个重点方面。

一是全力落实好医改方面中医药各项工作任务，推动中医药在医改中发挥更大作用。今年是深化医改承上启下的关键之年，要按照国务院医改工作的总体要求和重点任务部署，以公立中医院改革试点为重点，全面参与五项改革，进一步贯彻落实好《国务院关于扶持和促进中医药事业发展的若干意见》和去年卫生部与国家中医药管理局联合印发的《关于在医改中进一步发挥中医药作用的意见》，切实发挥中医药在深化医改中的作用。要以县级中医医院综合改革为重点，稳

步推进公立中医医院改革试点工作。要以提高中医药自身服务能力为重点，进一步加强基层中医药服务体系建设。要以鼓励中医医院和基层医疗卫生机构提供和利用中医药服务为重点，推进医保政策落实和支付方式改革。要以促进中医药特色与优势的发挥为重点，推进基本药物制度在各级中医医疗机构的实施。要以继续推进基本公共卫生服务中医药服务项目试点工作为重点，发挥中医药在基本公共卫生服务中的作用。

二是以中医特色优势为核心，持续推进中医医院内涵建设。中医药特色优势是中医医院的立院之本、强院之基、发展之源，国家中医药管理局将执行新的中医医院评审标准，促进中医医院突出特色、提高疗效、促进发展、深化改革、加强管理。

三是以重点专科建设为中心，不断提高中医临床疗效。国家中医药管理局将分三个层次，继续在重点专科建设上加大工作力度。一是以优势病种为单位，形成300个左右中医临床诊疗协作中心，继续开展中医诊疗方案和临床路径的梳理总结、完善提高和推广应用工作。二是继续抓好国家中医药局重点专科的建设工作，制定重点专科管理办法，实行动态管理，完善激励机制，建立退出机制。三是对遴选出的近300个重点专科培育单位加强指导和建设，通过参加协作组活动、对口帮扶、技术指导等多种形式，逐步提高这些专科的业务水平。

四是以基层中医药服务能力推进工程为抓手，进一步提高基层中医药服务可及性和可得性。从政策引导、典型示范、县级中医医院龙头建设、监测评价、技术推广、经验交流六个方面整体推进基层中医药工作，同时，启动实施“基层中医药服务能力推进工程”，用四年时间大力推进基层中医药服务能力建设，不断提高基层中医药服务的可及性和可得性。

五是以中医预防保健服务体系建设为重点，进一步提高中医预防保健服务能力和水平。深入开展“治未病”科普知识宣传普及活动，逐步完善中医预防保健服务提供体系建设，加强中医预防保健服务技术体系建设，加强中医预防保健保障体系建设工作，推进区域中医预防保健服务体系建设，建立科学合理的效果评价体系。

六是以筑实中医药发展的群众基础，发展中医服务为目标，大力加强中医医院中医药文化建设。

会上，北京市中医管理局、甘肃省中医药管理局等7家单位对医政工作进行了经验交流。会议还就中西医如何结合，中医药、民族医药价格形成和补偿机制，中医区域“治未病”预防保健服务试点工作等进行讨论和交流。

10 科技之光耀杏林——2011年度国家科学技术奖中医药获奖项目扫描

2012年2月14日，从2011年度国家科学技术奖励大会传来喜讯，13项中医药项目获国家科技奖。其中国家技术发明奖1项、国家科学技术进步奖12项。事业发展，科技先行，13个中医药项目获此殊荣，充分显示了中医药事业厚积薄发、蓬勃向上的力量，展现了中医药人锐意进取、敢于创新的精神风貌。让我们一起来关注这些获奖项目，感受中医药科技发展的强劲脉动。

中成药现代化的成功范例

获得国家技术发明奖二等奖的“丹参多酚酸盐及其粉针剂”项目由中国科学院上海药物所和上海绿谷制药有限公司共同完成，主要完成人为宣利江、王逸平、徐亚明等。

获奖理由：从1992年起，中国科学院上海药物所针对丹参及其复方制剂临床疗效不稳定、不良反应时常出现等问题开展了丹参的水溶性活性成分系统研究，发现丹参的水溶性有效成分主要为丹参乙酸镁及其同系物。通过活性筛选和药理学研究发现，丹参乙酸镁药理作用最强。在此基础上创新性地提出了以丹参乙酸镁作为质量控制标准，并研制出丹参多酚酸盐粉针剂。上海药物所采用专利工艺技术，充分富集有效部位，同时运用指纹图谱技术，针对药材、原料药和制剂的质量进行全面的控制，从而确保了丹参多酚酸盐粉针剂产品的高效、安全和质量稳定、可控。它克服了现有丹参注射剂的缺点，在临床应用上具有重要的意义和价值，是我国近年来中药现代化取得的一项重要成果，为中成药的现代化研究提供了成功的范例。

道地药材分子机理研究新篇章

获得国家科学技术进步奖二等奖的“道地药材形成机理研究及应用”项目由中国中医科学院中药研究所、中国医学科学院药用植物研究所、山东省分析测试中心、天津大学共同完成。主要完成人为黄璐琦、胡世林、肖培根等。

获奖理由：本项目以“道地性形成=遗传机制+环境机制”为总纲，选择十多种道地产区明确、大宗常用的典型道地药材，以表型特征变异为核心，利用现代分析技术、分子生物学技术、空间信息分析技术，以及多元统计、化学计量学等方法，研究道地和非道地药材在化学组成及含量、遗传背景、环境因子方面的差异，以及三者间的相关性；提取道地药材表型特征，明确其遗传和环境机理，进一步综合分析道地性的科学内涵，提出道地药材形成的理论，并通过受控实验结合生产实践进行验证和应用。同时，分析道地药材的知识产权属性，提出道地药材保护的策略。

揭示中药资源科学利用价值

获得国家科学技术进步奖二等奖的“中药资源化学研究体系建立及其应用”项目由南京中医药大学、江苏康缘药业股份有限公司、江苏省中医药研究院、甘肃岷归中药材科技有限公司共同完成。主要完成人为段金廒、萧伟、钱士辉等。

获奖理由：中药资源化学是中药资源学的分支学科，以具有传统药用功效的中药资源为基础和研究对象，立足于资源的开发利用，采用天然产物化学、分析化学和功效评价的技术和方法，揭示中药资源(种类、类群)多途径、多层次的科学利用价值。该项目遵循自然资源学的学科体系和基本论点，从资源的可用性和多用性出发，研究自然资源中化学成分的类型、质量、数量、时间、空间等基本属性及其变化规律等。探讨了中药资源化学研究思路与方法，研究体系建立及其应用，并以研究实例分析了中药资源化学应用基础研究与综合开发利用研究现状。

形成中医药临床循证评价模式

获得国家科学技术进步奖二等奖的“芪参益气滴丸对心肌梗死二级预防的临床试验”由天津中医药大学、中国中医科学院、北京大学第一医院、中国中医科学院西苑医院、天津天士力制药股份有限公司联合完成。主要完成人为张伯礼、商洪才、姚晨等。

获奖理由：这是一个具有自主知识产权的中医药大规模、多中心随机对照临床试验，建立并完善了中医药循证研究与评价模式、方法和关键技术，建立了包括中心随机化、数据管理电子化等先进方法和技术的大规模临床研究平台，形成一系列标准操作程序，是中医药循证医学研究的范例。

本项目在全国16个分中心、84家中西医院同时进行。经过5年刻苦攻关，共纳入3508例合格病例，平均随访37.15月，数据分析结果表明，试验组和对照组在复合终点事件发生率、心血管死亡事件发生率、非致死性再梗死发生率、非致死性脑卒中发生率方面组间无统计学差异，提示芪参益气滴丸和阿司匹林对心肌梗死二级预防效果相当；在心绞痛积分、西雅图心绞痛量表等次要疗效指标方面两组亦没有统计学差异，提示芪参益气滴丸和肠溶阿司匹林对改善心肌梗死后病人的生活质量效果相当，且和肠溶阿司匹林相比，芪参益气滴丸安全性尤佳。

提升我国人参产业竞争力

获得国家科学技术进步奖二等奖的“人参新品种选育与规范化栽培及系列产品开发”项目由吉林农业大学、中国农业科学院特产研究所、修正药业集团、吉林敖东药业集团股份有限公司共同完成。主要完成人为张连学、杨利民、冯家等。

获奖理由：该项目共分人参标准化种植、人参基因序列与功能分析研究、人参质量标准及指纹图谱的建立、人参提取技术及药效物质基础研究、人参相关产品开发等课题。该项目充分发挥多学科联合攻关的优势，着力构建基础研究—应用研究—基地建设—新药研发紧密结合的创新价值链，取得一系列创新成果，提升了我国人参的质量和产量，推进了人参产业的竞争力。

降低椎间盘退变疾病医疗成本

获得国家科学技术进步奖二等奖的“益气化瘀法治疗椎间盘退变性疾病的基础研究和临床应用”项目由上海中医药大学附属龙华医院、上海市黄浦区中心医院、上海现代中医药股份有限公司共同完成。主要完成人为王拥军、施杞、石仰山等。

获奖理由：该项目在中医药治疗颈腰椎疾病技术与疗效机制方面获得重大突破，形成三个创新点。一是形成了“调和气血法”临床指导原则，建立了益气化瘀法治疗颈腰椎疾病的“病证结合、分型论治”临床规范化方案。二是建立了颈腰椎病模式生物学研究平台，揭示了椎间盘退变早、中、晚“三期变化”规律，阐明了益气化瘀法延缓椎间盘退变的疗效机制。三是形成了“盘源性颈腰痛”、“椎体骨赘来源于软骨终板”、“恢复脊柱平衡”等原创性学术见解以及益气化瘀法的作用规律。成果在海内外广泛推广应用，降低了医疗成本，体现了中医药在国际学术界的价值。

代谢综合征整体辨治效果好

获得国家科学技术进步奖二等奖的“代谢综合征的中医认识及整体治疗”项目由中国中医科学院广安门医院、天津天士力集团有限公司共同完成。主要完成人为仝小林、连凤梅、朱永宏等。

获奖理由：本研究历时十余年，首次系统提出代谢综合征（MS）的膏浊理论，填补了中医对MS病因、病机、证治等认识的空白；创建了《内经》三型肥胖的数学模型，为MS的风险预测提供了新途径。在膏浊理论指导下确立了MS系列治法，以大黄黄连泻心汤为基础组成系列方，率先开展中医药干预MS的系列临床研究；证实单纯中药复方治疗不同组分 MS，能显著减轻体重、缩小腰围，降低血糖、血压，改善胰岛素抵抗等，具有整体治疗作用；与国内外同类研究比较，临床疗效取得突破；并以改善胰岛素抵抗为主线，从多个途径，阐释了中药复方对MS整体治疗的科学内涵。研究成果被纳入相关行业标准及国家标准草案。有关方药在国内外80多家医院应用，其理论在加拿大、南非、日本、印度等10余个国家获得认可，培养专科医生500余名，累计产生经济效益逾亿元。

中药防治流感优势明显

获得国家科学技术进步奖二等奖的“中药连花清瘟治疗流行性感冒研究”项目由石家庄以岭药业股份有限公司、首都医科大学附属北京佑安医院共同完成。主要完成人为贾振华、吴以岭、郭双庚等。

获奖理由：该研究是较为成熟完善的中医药应用研究。在国内首先运用络病理论“三维立体网络系统”的络脉空间位置概念，探讨外感温热病及瘟疫病邪由阳络传至经脉这一病程阶段的病机特点及易于传入脏腑阴络的传变规律，提出“积极干预”治疗观：卫气同治，表里双解；先证用药，截断病势；整体调节，多靶治疗，制定“清瘟解毒，宣肺泄热”治法，组方特色突出，研制出“非典”期间第一个通过国家绿色通道进入药审，治疗流行性感冒初期阶段又抗SARS病毒的国家专利新药连花清瘟胶囊。

实验研究证实该药具有整体调节优势：广谱抗病毒，有效抑菌：对甲型流感病毒H3N2与多种流感及副流感、SARS、禽流感、疱疹、腺病毒等均具有显著抑制作用，同时可抑制金黄色葡萄球菌、肺炎球菌、流感杆菌等；明显退热、抗炎，迅速缓解症状：改善病原体进入机体后引起的炎症反应，止咳化痰，缓解症状。调节免疫，增强机体抗病康复能力：增强细胞和体液免疫功能。急性毒性试验和长期毒性试验结果证实用药安全。

助力Ⅱ型糖尿病药物研发

获得国家科学技术进步奖二等奖的“肝脾肾同治法辨证治疗Ⅱ型糖尿病临床研究”由北京中医药大学、中国中医科学院研究生院、中国中医科学院广安门医院、北京中医药大学东直门医院、北京中医药大学东方医院、北京世纪坛医院共同完成。主要完成人为高思华、龚燕冰、倪青等。

获奖理由：该方法以中西医结合的理念为指导，病证结合，为Ⅱ型糖尿病的防治提供了新的思路，提出了糖尿病辨证治疗的新观点和有效的辨证治疗方案，对提高糖尿病的防治效果具有重要意义，对Ⅱ型糖尿病系列治疗药物的研发提供了重要参考。

中医认为，糖尿病（属中医消渴病范畴）与肝、脾、肾三脏关系密切。该研究探索肝脾肾同治法辨证治疗Ⅱ型糖尿病的疗效及科学性。研究多中心收集265例Ⅱ型糖尿病病例，经辨证分别给予降糖消渴1号方(165例)、2号方(43例)、3号方(57例)加减治疗。结果显示降糖消渴1号方、2号方、3号方对降低空腹血糖总有效率分别为72.03%、64.10%、74.36%;降低餐后2h血糖总有效率分别为59.69%、62.86%、61.54%。改善中医症状的总有效率分别为94.9%、90.57%、91.49%，具有统计学意义，并且无毒副反应,安全可靠。研究证明，肝脾肾同治的系列方药有着确切的临床疗效，通过肝脾肾同治角度来辨证治疗糖尿病的观点具有正确性和科学性。

中西医结合治疗疑难病

获得国家科学技术进步奖二等奖的“人参皂苷新作用靶点及其临床应用”项目由中国人民解放军第二军医大学完成。主要完成人为凌昌全、李敏、封颖璐等。

获奖理由：该项目在中医理论指导下，连续15年以糖皮质激素受体（GR）作为重点观察指标，从中医经典方剂到单味中药再到中药组分，循序渐进地筛选出能够调节GR的有效组分——人参皂苷，并将其应用于临床，起到了对糖皮质激素（GC）“增效减副”的作用。

本项目基于动物实验和临床检测结果，提出了“GR减少是阴虚、阳虚证的共同病理基础之一”的学术观点，发现了可以调节GR的药物（人参皂苷），并对人参皂苷升高GR的机理进行了深入研究。为临床需要GC治疗的患者提供了一个简易、有效的联合治疗方案，即常规GC治疗，加服人参总皂苷100mg/d。

中药配方颗粒产业化再上新台阶

获得国家科学技术进步奖二等奖的“中药配方颗粒产业化关键技术研究与应用”项目由广东省中医研究所、江阴天江药业有限公司、广东一方制药有限公司共同完成。主要完成人为涂瑶生、周嘉琳、谭登平等。

获奖理由：该项目经过十多年系统深入的研究，完成了对植物药、动物药、矿物药共计723种单味中药的提取、浓缩、喷雾干燥和制粒工艺研究，较好地解决了制备工艺和质量控制方面的技术难题。

项目制订了723种中药配方颗粒的工艺规程、质量控制标准，其中对564种进行了系统的特征指纹图谱研究，对723个品种、3000余批次产品进行了质量稳定性考察和与饮片的等量性对比折算研究，完成了逍遥散等十个复方分煎与合煎的药效学对比研究、归脾汤等十个复方近1000例临床疗效对比观察研究，同时进行了对300多个品种的新工艺、新设备、新技术和新辅料的实验研究。

该项目为国家有关部门制定中药配方颗粒统一的制备工艺和质量标准提供了科学依据和可参照的范例，为中药配方颗粒的产业化、标准化和规范化奠定了坚实的技术基础。

为临床“用好药”服务

获得国家科学技术进步奖二等奖的“面向临床的中药药性与品质评价模式和方法”项目由中国人民解放军第三〇二医院、武汉大学共同完成。主要完成人为肖小河、赵艳玲、王伽伯等。

获奖理由：项目建立了符合中医药特点且具有原创思想的中药药性与品质评价模式和方法，为实现中药“品质标准更加贴近临床，效用标准更加科学有据”与中药品-质-性-效-用一体化的愿景，科学提高合理用药水平、保证临床安全有效提供了新的解决之道。所研制的关键技术包括：基于热动力学表征的中药寒热药性辨识技术；基于生物检测的中药质量评价与控制技术；基于组分敲出敲入的中药药效物质辨识与质量评控技术；基于“有故无殒”思想的“有毒”中药量-时-效（毒）关系与安全治疗窗辨识技术；基于PK-PD的中药服用方法合理性评价技术。为中医临床“用好药”与中药科技产业上中下游协调发展提供技术支持和参考依据。

解毒祛瘀滋阴法挑战红斑狼疮

获得国家科学技术进步奖二等奖的“从毒瘀虚论治系统性红斑狼疮的增效减毒方案构建与应用”项目，由浙江中医药大学、中国中医科学院广安门医院、上海中医药大学附属龙华医院、浙江大学医学院附属第二医院、天津中医药大学第一附属医院、浙江大学共同完成。主要完成人为范永升、温成平、姜泉等。

获奖理由：系统性红斑狼疮是一种典型的难治性风湿病，目前临床治疗使用最多的仍是糖皮质激素和免疫抑制剂等，虽有一定疗效，但长期或大剂量应用易产生高血压、高血脂、骨质疏松和继发感染等一系列副作用或并发症。经临床验证，应用中医解毒祛瘀滋阴法对红斑狼疮进行诊治，能明显控制病情，预防反复发作，能提高机体免疫功能，疗效显著。

11 中国民族医药学会教育研究分会成立

2012年4月21～22日，首届中国民族医药教育成果和经验交流会暨中国民族医药学会教育研究分会成立大会召开。国家中医药管理局副局长、中国民族医药学会会长马建中出席。

马建中肯定了近年来民族医药教育取得的成绩，同时指出存在的问题。一是民族医药文献整理需要加强。二是有些民族医由于文献整理工作没有跟上，理论体系不完备，仍停留在经验传承阶段。三是教育体系不完备。目前有6个民族医已纳入国家考试，未纳入国家考试的民族医仍面临行医资格合法性问题。他提出，希望中国民族医药学会教育研究分会团结凝聚广大民族医药教育同仁，把民族医药教育推向一个新的水平。

教育研究分会的任务包括开展民族医药教育发展战略研究、民族医药教育思想研究、民族医药教育质量评估体系研究、民族医药继续教育项目的设立与验收标准研究、民族医药的教育课件制作规范研究、民族医药教育软件的开发标准研究以及民族医药继续教育示范基地的建设等。朱嵘当选为中国民族医药学会教育研究分会会长。

12 第六届国学国医岳麓论坛在长沙举行

2012年5月26日，由中华中医药学会、中和亚健康服务中心主办的第六届国学国医岳麓论坛在长沙开幕，来自全国各地及海内外的国学国医学者与从业人员近千余人参加了此次盛会。

国家中医药管理局副局长吴刚、国家中医药管理局机关服务局局长孙涛、中华中医药学会副秘书长谢钟、湖南省中医药管理局局长邵湘宁等领导出席。

本次论坛以养生文化与健康为主题，设立一个主论坛和国学论坛、国医论坛、亚健康论坛、少儿推拿论坛、养生与新媒体论坛、书画与养生论坛等六个专题论坛。其中，少儿推拿论坛在进

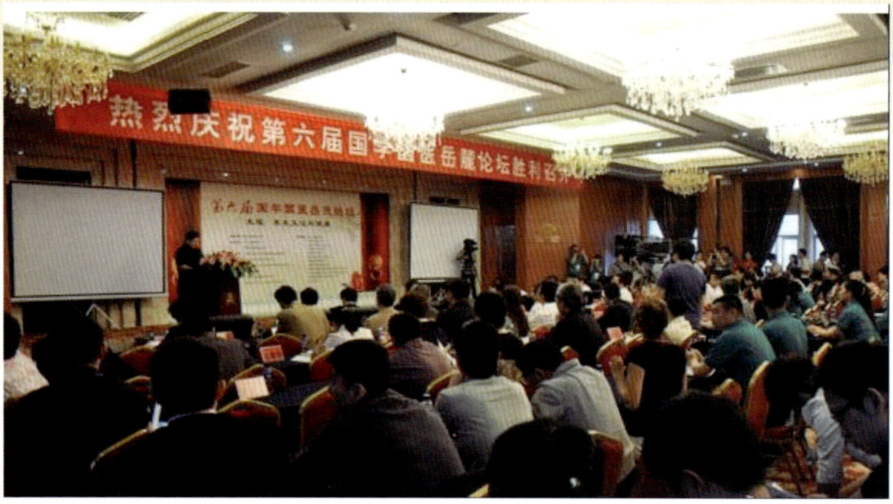

国学国医岳麓论坛现场

行学术报告后对热爱于少儿推拿的参会人员进行了教育培训和技术推广。

开幕式上，还举行了《国医年鉴》2012卷首发仪式，并为“全国亚健康易感体质基因检测中心”、“全国亚健康红外检测协作网长沙亚健康红外检测服务基地”进行了授牌。

13 温家宝亲临中医药展区参观；关心和重视中医药服务贸易发展

2012年5月28日，首届中国（北京）国际服务贸易交易会（京交会）在北京国家会议中心开幕。中共中央政治局常委、国务院总理温家宝出席开幕式并发表题为《在扩大开放中推动服务贸易发展》的演讲。开幕式前，温家宝参观了主题核心展区健康与社会服务主题中的中医药展区。

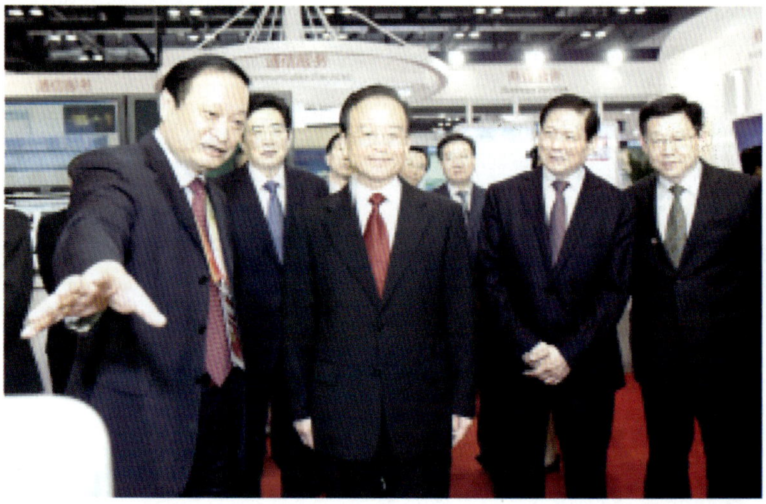

温家宝总理在刘淇（右二）、郭金龙（左二）、陈德铭（右一）、王国强（左一）等陪同下参观中医药展区

卫生部副部长、国家中医药管理局局长王国强向温家宝介绍了中医药事业发展及中医药服务贸易等情况。王国强说，中医药是我国具有独立自主知识产权和战略意义的健康服务行业，中医药在服务贸易领域大有作为。近期，国家中医药管理局和商务部等14个部门共同出台了《关于促进中医药服务贸易发展的若干意见》，将中医药服务贸易纳入国家服务贸易总体战略规划予以扶持，并明确了指导思想。随着健康观念的变化和医学模式的转变，全世界对中医药的服务需求不断增加，中医药已传播到164个国家和地区，成为各国医疗保健的一个重要选择。

王国强还向温家宝展示了此次参展的“海上中医”国际（远程）会诊平台（简称“平台”）和知己（KY3H）“五脏相音”辨识评估仪。王国强介绍，平台采集中医诊断信息的“四诊仪”是将中医传统理论与现代科技紧密结合，融入名老中医临床经验，实现中医临床诊断信息采集的客观化、规范化、定量化，可以长期跟踪面色、舌象、脉象及体质变化，使中医临床诊断具有更高的科学性，实现中医诊断信息的远程传输。平台实现24小时生理信息监测、个性化健康管理服务、远程医疗咨询，突破了时空限制，为中医医疗跨境服务提供通路。“四诊仪”不仅参与了艾滋病、肺结核、糖尿病等多个国家重大临床课题研究，还曾入选俄罗斯-中国-欧盟“火星-500”国际合作项目。五脏相音辨识评估系统，是基于五脏相音辨识技术，对人的发音进行二十五音分类的声音检测、分析的设备，并提供个性化的经络调理敷贴以及饮食、音乐、情志等调理方案。

王国强表示，党和国家一直以来高度重视中医药事业发展，近年来加大投入并完善了相关政策，中医药事业也因此得到了长足发展，形成了医疗、教育、科研、产业、文化、保健“六位一体”的新格局。希望未来中医药事业能在服务贸易领域中发挥重要作用。

温家宝在听取了王国强的介绍后，还询问了其他国家和地区传统医药的发展情况，王国强一一作了介绍和报告。

14 中国民族医药学会土家医药分会成立

2012年7月7日，在湖南召开的2012全国土家族医药学术交流会上，中国民族医药学会土家医药分会成立。中国民族医药学会副会长田华咏研究员当选该分会会长。

土家族是有语言而无文字的民族，其传统医药靠口耳相传。近30年来，湘西、鄂西等地民族医药工作者，对土家族的医药资源和医技医术进行深入的发掘整理，编写出版了近20部土家医药学术著作，开展了科学研究、临床专病专科建设及技术的培训，推广了土家医药适宜技术。中国民族医药学会土家医药分会的成立，标志着我国土家族医药的发展与建设将进入新阶段。

15 全国中医药信息化建设“十二五”规划出台

2012年，国家中医药管理局印发《中医药信息化建设“十二五”规划》（简称“规划”），提出力争到2015年基本构建统一高效的国家、省、区域（地市或县级）三级中医药信息平台；形成一批覆盖中医药主要业务的应用系统；基本建立中医药数据资源库和中医药信息标准体系；建立一支中医药信息化专业复合型人才队伍，为中医药信息化工作开展提供必要的人才保障。

《规划》提出将以服务应用，惠及居民；统筹规划，分步实施；政府主导，合力建设；资源共享，保障安全为基本原则，着力发展以下9项主要任务：

第一，中医药信息平台建设。依托国家综合卫生管理信息平台，构建覆盖国家、省级、区域（地市或县级）三级中医药信息平台，完善国家级中医药综合管理信息中心建设，建立国家中医药信息专网，实现国家级中医药管理部门对全国中医药的综合管理和业务协同。

第二，基于信息平台的重点业务信息系统建设。建设中医药电子政务管理系统、综合统计管理信息系统、中医药公共信息服务系统、中医医疗服务信息系统，中医药预防保健信息系统。

第三，中医药科技信息化建设。继续开展国家中医临床研究基地中医医疗与临床科研信息共享系统建设，采集可供临床和科研共享的结构化临床数据，逐步实现中医临床科研信息管理一体化。整合建立中医药科研信息管理系统和科技文献数据库，加强全国中医药数据中心建设。建立中医药科研实验室数据交换、临床研究伦理审查等信息服务平台。建立中药材资源数据库，开展基于地理信息系统的重要中药材资源的网络化共享平台建设，实时监测中药资源变化。

第四，中医药教育信息化建设。建设国家级中医药继续教育网络管理信息系统，推动中医药远程教育发展。建立中医电子病历、中药资源鉴定等教学系统，促进中医药院校教学信息化、现代化和规范化。推进中医药重点学科信息管理共享平台建设。

第五，中医药文化建设信息化。开展中医药文化信息资源共享试点工程建设，构建多层次、多渠道中医药文化传承和传播信息平台。开展中医药文化资源统计和数据挖掘系统研究，建立中医药文物古籍数据库。

第六，中医药对外交流信息化。建立中医药对外交流信息数据库。组织中医药信息国际标准提案研究。建设中医药服务贸易信息平台，建立和完善中医药服务贸易统计体系。

第七，中医药标准信息平台建设。推动中医药标准制修订网上工作平台，建立中医药标准化研究基础数据库。开展中医药标准化管理信息系统建设，建设中医药标准化资源共享的信息服务平台。建立中医医院标准化应用推广网络平台，制作中医药标准应用推广视频课件。研究开展蒙、藏、维等民族医药信息标准制修订。

第八，中医药资源数据库建设。整合、完善中医药基础数据库，建立中医药数字化虚拟研究院。推动中医药数字图书馆和博物馆资源库建设，初步构建跨区域中医药数字化图书馆服务平台。

第九，中医药信息标准体系建设。构建中医药信息标准体系，编制《中医药信息标准体系表》，制修订中医药数据元及值域代码标准、中医药数据集标准等基础标准和规范。开展与电子健康档案、电子病历、医保、新农合等互联互通相关的中医药信息标准制修订，制订符合中医药医疗服务体系架构和业务活动实际的信息参考模型、共享电子文档信息模型。开展中医药信息标准和规范应用测评和评价，建立中医药信息标准目录服务网站，推动中医药信息标准的应用。开展现行卫生信息标准在中医药领域适用性研究，提高中医药信息标准适用性。建立基于数字证书和电子签名的中医药业务信息体系，研究制定中医药行业电子认证服务技术标准。成立中医药信息标准技术委员会，开展中医药信息标准化理论与技术方法研究，指导中医药信息标准的制修订工作。

16 首届加拿大中医药文化节举行

2012年8月4日至10日，首届加拿大中医药文化节暨第四届国际中医药与亚健康学术大会、世界中医药学会联合会亚健康专业委员会年会在加拿大蒙特利尔市举办。

文化节期间，来自中国、美国、英国、法国、巴西等10余个国家和地区的中医药界专家就中医药与亚健康相关的学术和产业相关问题进行了热烈讨论，并就中医药和西医合作开发的可行性进行探讨。

文化节由中和亚健康服务中心、Tai-e 世界自然医学会联合总会、Tai-e 中医学院、满地可华人联合总会联合主办，来自中国驻蒙特利尔总领事馆、越南驻加拿大大使馆、中国国家中医药管理局、当地中西医药企业及华侨、华人社会团体等机构的500多人参加活动。

17《首届构建中医特色预防保健服务体系暨养生旅游与养生地产年会》胜利召开

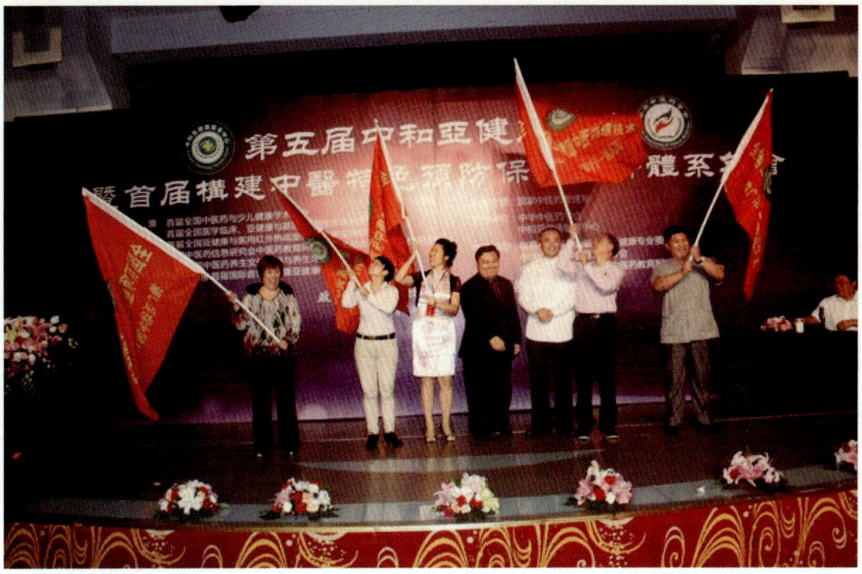

2012年9月22日下午，《首届构建中医特色预防保健服务体系暨养生旅游与养生地产年会》在北京亚奥国际酒店九层阳光厅胜利召开。国家中医药管理局机关服务局孙涛局长、国家中医药管理局机关服务局科技项目处樊新荣处长、保定市卫生局中医处吴伟民处长、中和亚健康服务中心朱嵘常务副主任、四季康美集团朱忠慈董事长、西安养生文化研究会常海沧会长、株洲扶阳医疗器械有限公司胡木明总经理、北京太极和合科技发展有限公司郑继兵总经理等领导与嘉宾出席了此次会议。会议就如何从亚健康产业的角度积极构建中医特色预防保健服务体系作了说明，强调了亚健康产业在构建中医特色预防保健服务体系中的重要地位与作用。同时，会议积极响应国务院《关于扶持和促进中医药事业发展的若干意见》、《关于加快发展旅游业的意见》精神，以促进中医药事业、旅游事业、养生地产的发展为目的，共同探讨养生旅游与养生地产发展的新模式，并取得重大进展。

在本次会议上，“百项亚健康中医调理技术推广活动中国行”活动隆重启动。为进一步提高中医养生保健技术在亚健康调理上的应用，提高社会上保健养生机构的服务水平，中华中医药学会和中和亚健康服务中心已经连续三年举办“百项亚健康中医调理技术”的评审工作，成功评选出近两百项具有良好实际使用效果的技术和产品。中和亚健康服务中心为更好地推广“百项亚健康中医调理技术”，从全国各申报城市中遴选出北京、保定、深圳、海口、运城五个城市作为先锋站，在每一个城市选出一个代表单位，由各代表单位的负责人分别负责在当地具体开展此项推广活动。并邀请国家中医药管理局机关服务局孙涛局长、中和亚健康服务中心朱嵘常务副主任分别为其代表授予红旗，宣告此项活动正式启动。

此次会议还从亚健康科研课题的申报及科研成果的推广、亚健康专业调理机构的构建及运营、百项亚健康中医调理技术推广示范单位的盈利模式解析、高端人才的培养等几方面作了解读，便于大众更好的了解亚健康产业的发展。同时，会议还听取了亚健康专业调理机构服务水平五星级单位代表——四季康美庄园西安大唐店关于《争创五星服务，加速企业发展》的报告，以及已经获评“百项亚健康中医调理技术”的技术厂家代表：株洲扶阳医疗器械有限公司、北京太极和合科技发展有限公司、湖南新汇制药股份有限公司、齐齐哈尔市祥和中医器械有限责任公司、北京松瑞源中医药研究院相关代表关于其获评技术的发言。

大会于当日下午6点结束，取得了圆满的成功。

18 中华中医药学会亚健康分会换届选举会议暨第四次“治未病”及亚健康防治论坛在昆明胜利闭幕

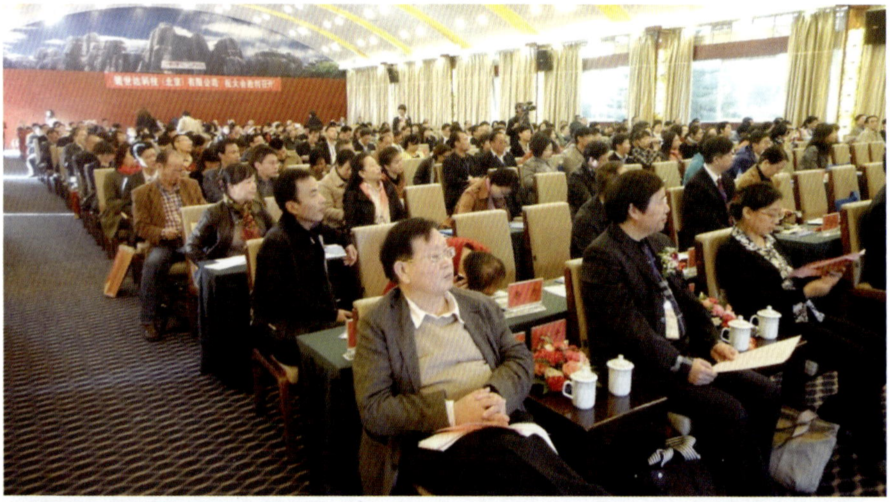

中华中医药学会亚健康分会换届选举会议暨第四次“治未病”及亚健康防治论坛召开场景

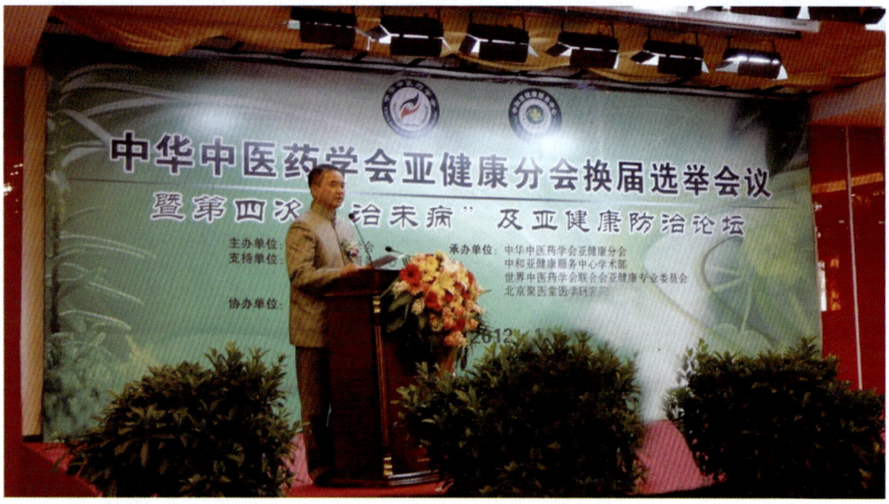

中华中医药学会亚健康分会新当选主任委员孙涛教授做新一届工作计划安排

值此党的十八大胜利召开之际，中华中医药学会亚健康分会换届选举会议暨第四次“治未病”及亚健康防治论坛于2012年11月9日-11日在云南昆明成功举行。本次会议由中华中医药学会主办，中和亚健康服务中心学术部、中华中医药学会亚健康分会、世界中医药学会联合会亚健康专业委员会与北京聚医堂医学研究院共同承办，各省亚健康分会协办。本次到会代表约700人之多。出席本次论坛的领导有：中华中医药学会曹正逵副秘书长；国家中医药管理局机关服务局局长、中华中医药学会亚健康分会主任委员、中和亚健康服务中心主任、世界中医药学会联合会亚健康专业委员会会长孙涛教授；云南省卫生厅副厅长、省中医药管理局局长、省中医药学会会长郑进教授；中华中医药学会学术部刘平主任；云南省中医药大学熊磊副校长；中和亚健康服务中心常务副主任朱嵘研究员等。

本届会议成功的选举出第三届亚健康分会全体委员以及领导集体，国家中医药管理局机关服务局局长、中和亚健康服务中心主任、世界中医药学会联合会亚健康专业委员会会长孙涛教授当选为亚健康分会新一届主任委员。同时，孙涛教授做了上届分会工作总结，并就新一届工作计划安排进行了说明，明确了未来四年亚分会的工作方向和具体目标。

本次论坛以亚健康和治未病为主题，重点交流并讨论了亚健康相关的科研发展、培训体系、技术评估、教材编撰、国际发展、标准制定、科普宣传等的最新进展及医疗机构关于开展治未病工作的经验与体会和非医疗机构如何构建预防保健服务体系的思路与发展。论坛里学术氛围及其热烈，同时得到了与会者的热烈响应。本次会议中，举行了《亚健康灸疗调理》教材的首发仪式，并公布了首批全国亚健康专业调理机构服务水平星级评审委员会委员名单，同时颁发了荣誉聘书。该委员会的成立为推动亚健康星级机构的发展，同时保证亚健康机构服务质量提供了有力的专家保障。

第二天的学术交流采取创新的互动交流方式——观点与对话，担任主持人的是亚分会主任委员孙涛教授，本环节围绕亚健康和治未病涉及到的内容进行了面对面的深入交流，这种创新开放式的交流形式得到了与会者的热情参与，超出了预期效果，为分会工作的开展开创了崭新的道路并奠定了良好的基础。

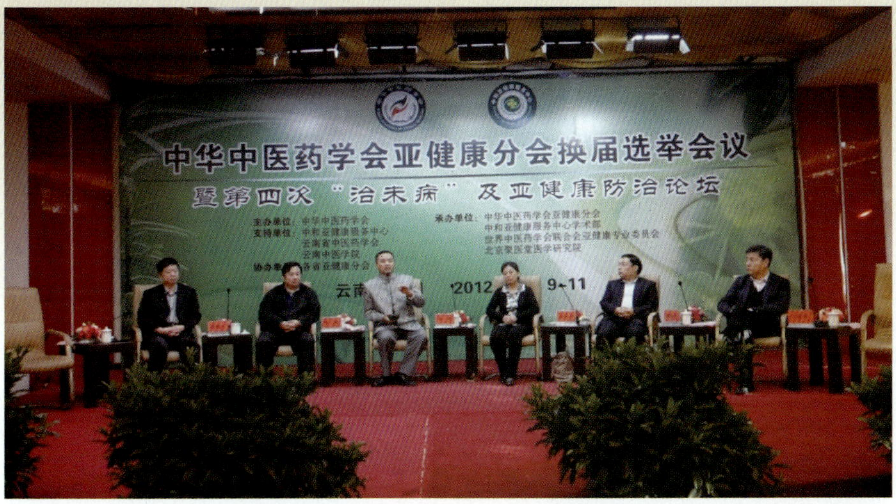

创新交流方式——观点与对话现场 邀请嘉宾（自左向右为：第一位：中华中医药学会亚健康分会副主任委员；上海中医药大学附属曙光医院治未病中心主任张晓天教授。第二位：中华中医药学会亚健康分会副主任委员；世界中医药学会联合会亚健康专业委员会副会长；中和亚健康服务中心常务副主任朱嵘研究员。第三位：国家中医药管理局机关服务局局长、中华中医药学会亚健康分会主任委员、中和亚健康服务中心主任、世界中医药学会联合会亚健康专业委员会孙涛会长。第四位：中国中医科学院中医临床基础医学研究所临床评价中心副主任；世界中医药学会联合会亚健康专业委员会副会长；中华中医药学会亚健康分会秘书长何丽云研究员。第五位：中华中医药学会亚健康分会副主任委员；国家中医药管理局机关服务局科技项目处处长；世界中医药学会联合会亚健康专业委员会副秘书长樊新荣副教授。第六位：中华中医药学会亚健康分会副主任委员；世界中医药学会联合会亚健康专业委员会副会长；首都医科大学附属北京中医医院王国玮副院长。

19 商务部首次推出我国药品流通行业五标准

2012年11月27日从商务部药品流通行业标准宣传贯彻工作会议上获悉，由商务部发布的5项药品流通行业标准将于12月1日起实施。这5项标准是我国建国以来药品流通行业的首批标准，填补了我国药品流通行业标准的空白，将会对我国药品流通行业带来新的变革。

此次公布的5项药品流通行业标准包括《药品批发企业物流服务能力评估指标》、《零售药店经营服务规范》、《药品流通企业诚信经营准则》、《药品流通行业职业经理人标准》、《药品流通企业通用岗位设置规范》，是针对当前行业存在的突出问题和行业管理的迫切需要而优先制定的。

据介绍，《药品批发企业物流服务能力评估指标》规定了企业的物流信息管理、质量监控、风险管理、服务能力、软硬件条件、业务流程等方面的具体评估指标，对药品批发企业的物流服务能力予以划分。《零售药店经营服务规范》规定了零售药店药学技术人员数量与素质要求、服务设施与服务环境、职业道德与仪容仪表、售后服务等经营服务能力指标和划分标准，明确了零售药店分级评估体系。《药品流通企业诚信经营准则》是将诚信要求标准化的一次尝试和创新，规定了药品流通企业诚信经营、遵纪守法、守信践诺、规范服务等基本要求，以及企业内部信用管理制度建设和社会监督等方面的内容，要求企业建立诚信经营监督机制，建设信用文化，推进全行业信用评价体系建设。《药品流通行业职业经理人标准》对药品流通行业职业经理人的职业道德、职业素质、能力要求、职业知识、资质评价办法做出了明确规定，将推动职业经理人评价体系和流动机制建设，促进药品流通行业职业经理人领导管理能力的提升。《药品流通行业通用岗位设置规范》规定了岗位设定分类的原则及药品流通行业30个通用岗位和专业岗位的岗位规范，对各个岗位的工作职责、工作任务和任职资格提出了具体的要求。

商务部下一步将根据上述标准，与相关部门研究制定药品批发和零售企业分级分类管理办法，并逐步推进分级管理工作。这项工作将是明年行业管理工作的重点。

20 2012年中国卫生十大新闻

2012年度中国卫生十大新闻发布：

党中央、国务院明确下一阶段卫生工作目标。十八大报告和卫生“十二五”规划体现了党中央、国务院对卫生事业改革与发展的高度重视和着力提高人民健康水平、实现人人享有基本医疗卫生服务的坚定决心，为下一阶段卫生工作指明了方向。

党和国家领导人看望艾滋病感染者、一线医务人员、艾滋病防治社会组织工作人员和志愿者。

新型农村合作医疗制度实施十年来取得显著成效。新农合制度实施十年间，参合人数从不到8000万农民，到2012年全国参合率达到98%；人均筹资水平从30元逐步提高到2012年的300元左右；政策范围内住院费用报销比例提高到75%左右；儿童白血病、终末期肾病等20种大病被纳入重大疾病保障范围，报销比例显著提高。

县级公立医院综合改革开展试点。全国有18个省的311个县（市）开展了改革试点。各地按照保基本、强基层、建机制的要求，以破除以药补医为关键环节，以改革补偿机制和能力建设为切入点，统筹推进管理体制、补偿机制、人事分配等综合改革。

《精神卫生法》出台。《精神卫生法》的颁布实施对于规范精神卫生服务，预防精神障碍发生，维护精神障碍患者的合法权益，具有重要意义。

《中国的医疗卫生事业》白皮书发布。这是我国首部医疗卫生事业白皮书，全面客观地介绍了中国医疗卫生改革发展情况，展示中国重视和改善民生的政策措施，增进国际社会对中国医疗卫生事业的了解和支持。

世卫组织确认中国消除新生儿破伤风。这是中国妇幼卫生领域取得的重要成就。

“史上最严厉”抗菌药物管理政策出台。其发布标志着我国抗菌药物临床应用管理迈入法制化、制度化轨道，为逐步建立抗菌药物临床应用管理长效机制奠定了基础。

中央电视台开展“寻找最美乡村医生”活动。通过重点推荐、媒体寻访和网友发现，在中央电视台相关频道和央视网上展播了240名乡村医生的先进事迹，他们以平凡的言行诠释着“医者仁心”的生动内涵和白衣战士的人生真谛，引起了社会广泛关注。

“黄金大米”事件为卫生科研工作诚信道德建设敲响警钟。卫生部要求相关单位要以此为鉴，深刻汲取教训，进一步加强对科研项目的管理，强化对科研人员法律法规和科研诚信的教育。

21 2012年中医药十大新闻

2012年中医药十大新闻分别是：

1. 中医药事业发展“十二五”规划颁布实施，重大项目扎实推进。

5月，该《规划》颁布实施。《规划》明确了中医药事业发展指导思想、基本原则和发展目标，注重与深化医改紧密结合，坚持中医药医疗、保健、教育、科研、产业、文化“六位一体”全面协调发展，提出到2015年，建立起适应中医药事业发展的管理体制和运行机制，使中医药对我国经济和社会发展的贡献率进一步提高。《规划》确定的各项重点任务和项目正在扎实推进。

2. 中医药积极参与医改，国家实施基层中医药服务能力提升工程。

9月，作为深化医改“强基层”的重点工作，国家中医药管理局、卫生部、人力资源和社会保障部、国家食品药品监督管理局、总后卫生部联合实施基层中医药服务能力提升工程，提出到2015年，力争使95%以上的社区卫生服务中心、90%以上的乡镇卫生院、70%以上的社区卫生服务站、65%以上的村卫生室能够提供中医药服务，基本建立基层中医药服务网络，满足城乡居民对中医药医疗保健服务需求。各地相继出台措施并启动。

3. 中医药服务贸易纳入国家贸易发展战略。

4月，商务部、外交部、国家中医药管理局等14部门发布实施《关于促进中医药服务贸易发展的若干意见》，明确了中医药服务贸易发展的指导思想、基本原则、总体目标，提出用5年时间，基本建立起以国际市场需求为导向的中医药服务贸易促进体系和国际营销体系，标志着中医药服务贸易纳入国家贸易发展战略。

5月，首届服务贸易“京交会”上成功举办中医药专题活动，温家宝、李克强等中央领导参观中医药展区。

4. 《藏医药大典》、《中国军事本草》出版发行。

《藏医药大典》是我国迄今规模最大的藏医药文献编纂工程。全书60卷，共6000万字，收录了638部藏医药经典古籍和近现代代表性论著，跨越2900多年历史，是对藏医药学理论实践和历史成就的一次全面系统的集成。大典历经20余年时间，先后有近千名专家学者参与。

《中国军事本草》是我国首部军事中药本草专著。收录药用植物530种、单验方800多个、照片2000张，涵盖军事医学各种战创伤及疾病，基本摸清了全国可用于军事目的的主要中草药种类及分布和军事敏感地区或军事管理地区控制区域内的药用动物、植物及其相关生态地理环境。该书融合了祖国传统医学与现代军事药学，是世界传统医药领域的一个重要创举。

5. 《中医药标准化中长期发展规划纲要》颁布实施。

9月，国家中医药管理局召开新中国成立以来首次中医药标准工作会，成立了中医药标准化管理协调、专家技术和国际咨询委员会，发布了《中医药标准化中长期发展规划纲要（2011-2020年）》，明确了中医药标准化工作在中医药事业发展中的基础性、战略性、全局性地位和作用，对引领和支撑中医药事业发展具有重要意义。

6. 首批64家学术流派传承工作室确定。

12月，国家中医药管理局发布首批64家全国中医药学术流派传承工作室建设单位，旨在挖掘整理的基础上，培育一批特色优势明显、学术影响较大、临床疗效显著、传承梯队完备、辐射功能较强、资源横向整合的中医学术流派传承群体，对推动中医药继承创新具有重要意义。

7. 中药首次以药品进入欧洲市场。

成都地奥制药集团公司研制生产的地奥心血康胶囊，以荷兰为突破口成功获准在欧盟国家注册上市，实现了我国具有自主知识产权的治疗性药品进入发达国家主流市场“零的突破”，成为欧盟成员国以外获得市场准入的第一个植物药，意味着中药国际化又迈出重要一步。

8.“养熊取胆”、“打通任督二脉”两中医药话题引发社会关注。

年初，养熊企业归真堂谋求上市的话题，引发“活熊取胆”与野生动物保护的争论，也折射出中药发展如何处理好珍稀濒危动植物资源保护和中药原料利用之间关系的问题。

5月，甘肃省卫生厅网站挂出“甘肃省医务人员练真气，40余人打通任督二脉”的消息，引发社会关注和争议。争议显示一些人对气功的认识源于武侠小说，而对什么是本属于中医的气功知之甚少，提示中医药科普有待进一步加强。

9.首批15种中医药文化科普图书向公众推荐。

针对近年来中医药科普图书市场良莠不齐的状况，国家新闻出版总署、国家中医药管理局联合开展首届全国优秀中医药文化科普图书推荐活动，最终评出《国学养生丛书》、《针灸图说》等15种中医药文化科普图书，并向公众推荐。此举旨在保障公众获得科学的中医药文化科普知识，对引导中医药科普图书市场健康发展，保障人民群众健康权益，繁荣中医药文化有重要意义。

10.中医药应急救治体系初步形成，应对突发公共事件能力提升。

11月，国家中医药管理局召开新中国成立以来首次全国中医药应急工作会议，成立突发公共事件中医药应急工作领导小组和突发公共事件中医药应急专家委员会，明确了目标任务。中医药在参与抗击非典、汶川和玉树地震、舟曲泥石流等灾害救治中发挥了积极作用，近年建设提速，中医药应急救治体系初步形成，应对突发公共事件能力大幅提升。

2013

國醫年鑒

GUOYI NIANJIAN

三　年度人物

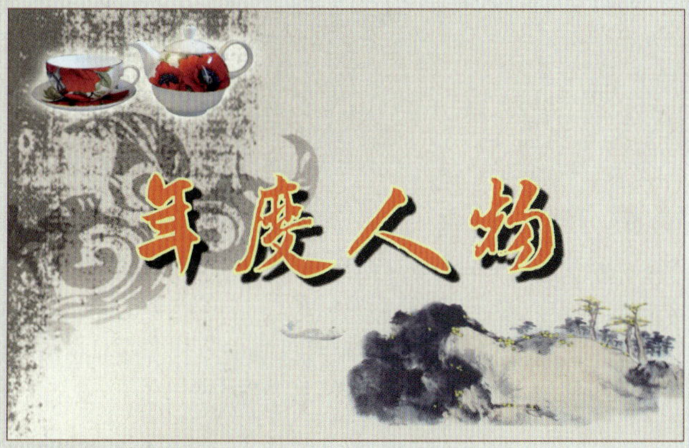

何　任

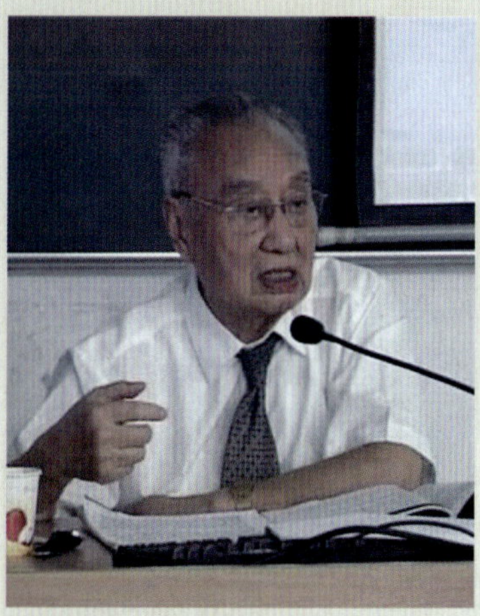

背景资料

国医大师何任先生，著名中医教育家、理论家、临床家，原浙江中医学院院长、浙江中医药大学终身教授、博士生导师，因病医治无效，于2012年2月23日7时38分在杭州逝世，享年93岁。

人物简介

何任，浙江杭州人。1956年加入中国共产党。1940年毕业于上海新中国医学院。后随父学中医。曾开业行医。1955年后，历任浙江省中医进修学校副校长、校长，浙江中医学院教授、副院长、院长，中华全国中医学会第二届常务理事、浙江分会会长。潜心于中医教育事业，培养了一批中医人才。临床长于内科、妇科病的治疗。喜用"金匮方"，对湿温急证以及胃脘痛、崩漏等疑难杂病疗效显著。对《金匮要略》的研究，颇见功力，著述甚丰。

1921年出生于浙江杭州市一个世医家庭。父亲何公旦是杭州颇负盛名的中医，就诊者 远及湘、滇、蜀、粤、苏、鲁等地。家庭陶冶，使何任从小就萌发了学医志趣。中小学时，除涉猎《四书》、《史记》、《古文观止》等书外，还熟读了《本草备要》、《药性赋》、《汤头歌诀》、《医学心悟》等医书，这对他以后医学深造，奠定了基础。

卢沟桥事变后，日本侵略军将战火烧到浙江，何任一家避难到浙东缙云乡间。1937年7月他考取上海新中国医学院二年级插班生。当时的医学院设备简陋，环境艰苦，何任只能住在里弄中一个小亭子间里。他每天除上课之外，便刻苦自学，潜身于图书馆的医书之中，还经常向中医和西医各科老师请教，遂使他对中医理论和诊治疾病的方法逐步有了全面的了解。4年后，何任于新中国医学院毕业。此后不久，其父逝世。当时江浙一带疾病流行，诸如天花、鼠疫、疟疾等烈性、急性传染病随处可见。出校门不久的青年中医何任沉着应诊，并不断地总结、摸索诊治温病的规律，使许多危重病人转危为安。1947年，他在杭州开设了杭州中国医学函授社。

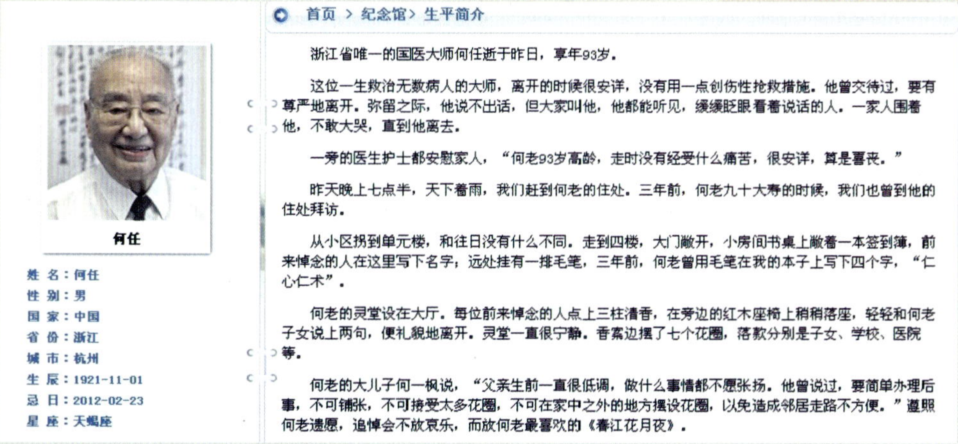
何任

姓　名：何任
性　别：男
国　家：中国
省　份：浙江
城　市：杭州
生　辰：1921-11-01
忌　日：2012-02-23
星　座：天蝎座

首页 > 纪念馆 > 生平简介

浙江省唯一的国医大师何任逝于昨日，享年93岁。

这位一生救治无数病人的大师，离开的时候很安详，没有用一点创伤性抢救措施。他曾交待过，要有尊严地离开。弥留之际，他说不出话，但大家叫他，他都能听见，缓缓眨眼看着说话的人。一家人围着他，不敢大哭，直到他离去。

一旁的医生护士都安慰家人，"何老93岁高龄，走时没有经受什么痛苦，很安详，算是喜丧。"

昨天晚上七点半，天下着雨，我们赶到何老的住处。三年前，何老九十大寿的时候，我们也曾到他的住处拜访。

从小区拐到单元楼，和往日没有什么不同。走到四楼，大门敞开，小房间书桌上敞着一本签到簿，前来悼念的人在这里写下名字；远处挂有一排毛笔，三年前，何老曾用毛笔在我的本子上写下四个字，"仁心仁术"。

何老的灵堂设在大厅。每位前来悼念的人点上三柱清香，在旁边的红木座椅上稍稍落座，轻轻和何老子女说上两句，便礼貌地离开。灵堂一直很宁静。香案边摆了七个花圈，落款分别是子女、学校、医院等。

何老的大儿子何一枫说，"父亲生前一直很低调，做什么事情都不愿张扬。他曾说过，要简单办理后事，不可铺张，不可接受太多花圈，不可在家中之外的地方摆设花圈，以免造成邻居走路不方便。"遵照何老遗愿，追悼会不放哀乐，而放何老最喜欢的《春江花月夜》。

中华人民共和国建立后，何任以极大的工作热情投身于人民共和国的中医事业。他先是负责杭州市中医协会工作。1955年负责筹建浙江中医进修学校并任副校长。1959年该校发展成为浙江中医学院，他担任副院长，1979

年被任命为院长。1984年，开始任浙江中医学院顾问。浙江中医药大学终身教授。

何任还曾经兼任全国中医理论整理研究会常务理事、国家中医药管理局重大成果评审委员会委员，浙江中医学会副会长、会长，浙江省教授职称评审委员会委员，浙江省主任医师评审委员会副主任，浙江中医学院学术委员会主任委员等职。何任还是第四届浙江省政协委员，第五、六届浙江省人大常委会委员，1988年起为全国人大代表。

主要学术成就

1、教学成就：近40年来，何任潜心于中医教育事业，从学校的学制长短、课程设置，到教学计划，学生工作等。1956年、1964年他分别在《浙江中医杂志》上发表了《对中医进修教学工作的几点体会》、《中医学院教学工作初探》两篇研究中医教学的论文。担任全国高等中医院校教材编审委员会副主任委员。

2、获奖课题：（1）承担卫生部部级课题《金匮要略校注》，获部级科技成果二等奖。（2）.《何任医论选》获浙江省卫生厅科技成果二等奖。（3）《湛园医话》获浙江省教委高校科技进步成果二等奖。（4）“何氏心悸I号方对培养心肌细胞保护作用的研究”获浙江省中医药科技进步二等奖。

3、治学思想与临床经验：何任的学术成就与他的治学细想必不可分。何老学术继承人、浙江中医药大学徐光星教授总结了何老的治学经验和临床经验。何老的治学方法概括有3点：（1）推重基础，（2）宗法《金匮》，（3）参合诸家。何老独到的临床经验，分别以湿温、崩漏、肿瘤等证治为引例，分述如下。

3.1 湿温证治 何老认为，中医湿温证包括西医所论多种疾病，如伤寒、副伤寒等急性传染病。其它如沙门氏菌属感染、流行性感冒、钩端螺旋体病等，若表现有湿温证候者，亦可以湿温证辨证处理。对于湿温证的诊断，何老参考吴又可《温疫论》的论述，非常注重舌苔的变化。何老说到：“余于临床见湿温之舌苔，初病白腻，既而转变为黄腻。白为积粉，表明湿重；苔转黄腻，表示热重，其甚者则黄褐乃至焦黑。若舌苔黄燥而舌质红绛，则湿邪化燥。至湿温后阶段，苔亦有渐剥脱，舌尖先现红色。”而对于湿温之脉象，何老则认为“并非均随身热之高低而起变化”，“余常见热甚高达40度以上而脉不过略见滑数者”。对于湿温证的辨治，何老则非常强调“谨守病机”，而“病机之判断，首须辨证。比如湿温化热，燔灼营分，血病热扰，上溢下决，证常见吐血、衄 、便血。若血外夺而里热降泄，自是吉象；若血既外夺而反见昏谵烦躁，症状并未轻减，当为晕证。必使血止而热亦渐除，方为顺手。”对于湿温证辨治以后的饮食调 ，何老亦非常重视。何老认为：“湿温证初愈之时，往往病邪缠留不尽，其时既须药治，亦须谨慎饮食。”并引《素问•热论》谓：“病热少愈，食肉即复，多食则遗，此其禁也。”何老记曰：“余见湿温病初愈，其时胃纳转佳，由于饮食过多，或进厚味、油腻过早，往往病情反复者有之。其严重者，亦可导致死亡。亦即古人所谓‘食复’也。故湿温重证以后，只可进清淡稀粥之类。经过一段恢复之过程，始可渐增饮食。”

3.2 崩漏证治 何老认为，崩漏的主要病机为冲任损伤，不能制约经血。而导致冲任损伤的原因，则认为一般有血热、血瘀、脾气虚、肝肾不足等数端。对于崩漏之辨征，何老认为应有虚、实、寒、热之分，临床常以昼多、色黯红稠厚为实热，以量少、色鲜红质薄为虚热，以量多、色淡质清稀为虚。当然还必须结合腹痛等其它症状来辨析。对于崩漏之治疗，何老则宗法“急则治其标，缓则治其本”的原则，根据病程新久，证型虚实，分别采取塞流、澄源、复旧三法循序治之。何老论曰：“塞流者，以止涩杜其崩血之流，即是急则治其标；澄源者，是探求其因，寒者温之，热者清之，虚者补之，实者行之，以正其本，清其源；复旧者，是指崩止以后，须用益气血、补冲任之法，以复其体力。”三法之中，何老特别强调“复旧”之法的重要性，并提请病家、医家切切注意。何老论曰：“崩漏贵在治本，即使之治后断根，不容再作。余从某些就诊病人发现，崩漏病者(或月经过多者)往往于大量出血时求医，血止以后认为已愈，不再求医。及至崩漏再作，或下次月经时又大量出血，方再求治。如此往复循环，数月乃致数年，常导致虚衰难复。此种治而未终其事，更不明崩漏贵在治本之要领。医者务必谆切向病人阐明道理，使之血止以后继续调理。”治本之法，何老指出即为补益冲任两大奇经。何老认为：“冲脉不仅是十二经之冲要，更是经络之海；任脉担负妊养，为一身阴脉之要处，任主胞胎。冲任两脉之功用病变虽与其它各科相关，而对经、带、胎、产关系至要……就崩漏而言，若冲任功能正常，肝、脾、肾各有所司，则证自愈 此足证治崩漏之根本在于益冲任。”补益冲任的名方，即为何老自创的补益冲任汤。其方组成为：小茴香3g，炒当归9g，鹿角霜6g，党参15g，阿胶珠10g，沙苑蒺藜9g，肉苁蓉9g，紫石英12g，杞子9g，炙龟板15g，女贞子12g，旱莲草9g，补骨脂12g，淡竹茹1 5g。

3.3 肿瘤证治 何老认为，肿瘤的证治，应采取中西医结合的综合疗法。而就中医中药的治疗来说，何老则强调应遵循“不断扶正，适时祛邪，随证治之”的十二字法则。不断扶正，“就是指治疗自始至终要调整正气，培益本元，使病人提高抗病能力。当然，何老也同时强调，在疾病的不同阶段，用药程度应略有轻重。扶正之常用方药，则有人参、黄芪、白术、茯苓、地黄、山药、山萸、猪苓、薏苡仁、绞股蓝及四君子汤、六味地黄汤、归脾丸等。适时攻邪“即适时地用中药抗癌药”。所谓适时，即当病人一面在化疗或放疗，即其他医生用攻邪的多了，中药就不一定再用抗癌药物，而当化疗等告一段落或结束之后，恢复期间，可以适时多用些抗癌中药。攻邪之常用方药，则有猫人参、重楼、白花蛇舌草、白茅根、半边莲、白英、威灵仙、蒲公英、西黄丸等。随症治之，即在肿瘤治疗过程中，由于症状的轻重、病程的短长，以及年龄、性别的各异，饮食环境的不同，出现的证情多种多样，不尽相同，应视证情而进出。如出现疼痛、发热、出血等症状，这就要随时加减一些药，如解热、解痛、止血等。有些轻的合并症状，如化疗后的胃口不开甚或呕吐等，就要钳“对症状而用药。一般随症常用清、解、和、渗以及消导、开胃、调达和营、解热止痛、消肿利尿以及安脏气。

4、主要著作

《实用中医学》（第1～3集）．杭州：中国医学函授社，1947。

《医摘便览》．杭州：中国医学函授社，1949。

《金匮要略通俗讲话》．上海：上海科学技术出版社，1958。

《金匮要略归纳表》．上海：上海科学技术出版社，1960。

《医宗金鉴四诊心法白话解》．北京：人民卫生出版社，1965。

《金匮要略新解》．杭州：浙江科学技术出版社，1981。

《何任医案选》．杭州：浙江科学技术出版社，1981。

《金匮要略提要便读》．北京：北京科学技术出版社，1983。

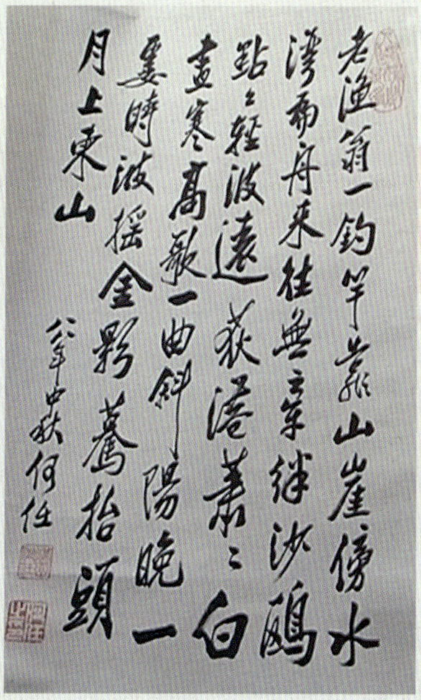

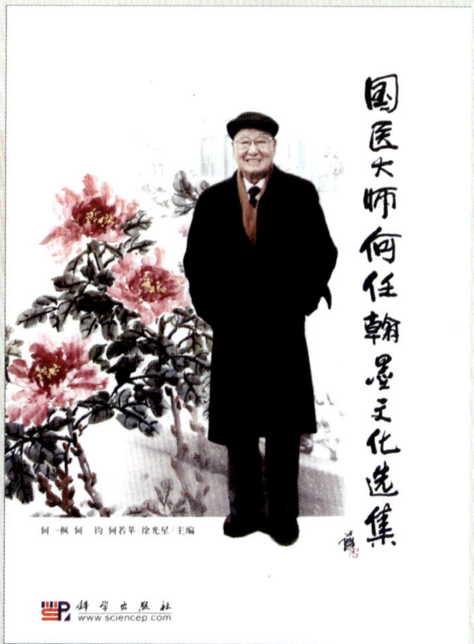

《何任医论选》．北京：人民卫生出版社，1985。

5、书画成就

在《谈治学》一文中，何老强调："做学问好像建筑宝塔一样，塔基越牢固、越宽大，塔身才越稳固，塔尖才能高耸入云。何老认为，中医理论体系形成并成熟于传统文化之大背景下，古奥隐微，非有很好的文史哲功底就不能深刻地理解掌握。何任在中医学方面成就斐然之外，还一直执着于中国传统文化的研习，他的书法、国画，都具有一定的艺术水准，经常被人索要作品。下面是他出版书画专集的封面和赠送友人的书法作品。

年度聚焦

2012年3月1日，浙江大地细雨纷纷。

中国共产党优秀党员，国医大师，著名中医教育家、理论家、临床家，原浙江中医学院院长、浙江中医药大学终身教授、博士生导师何任先生遗体告别仪式在杭州殡仪馆天下第一殿大厅举行。

杭州市殡仪馆天下第一殿大厅庄严肃穆，黑纱低挽，大厅里播放着何老生前最喜欢的曲子《春江花月夜》。正厅上方黑底白字的横幅上书"深切缅怀何任先生"。横幅下悬挂的遗像中，身着灰色大衣的何老微笑着。何任先生的遗体安卧在鲜花翠柏丛中，身上覆盖着鲜红的中国共产党党旗，两侧摆满了花圈。前来送他最后一程的各级领导、同事、亲朋好友和他的病友络绎不绝。

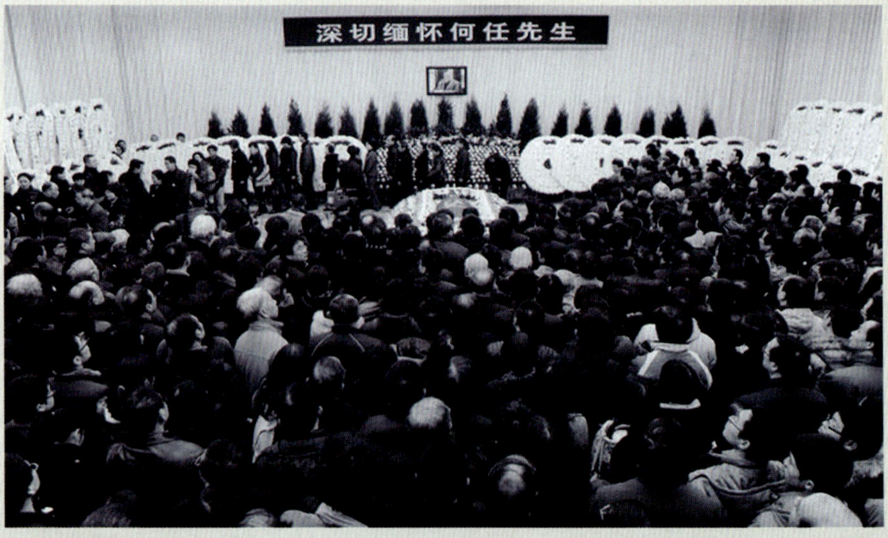

下午一时三十分，浙江省人民政府副省长郑继伟，原省政协主席刘枫、原副省长鲁松庭、原省高级人民法院院长张启楣，中国中医科学院院长张伯礼院士、国家中医药管理局人事教育司司长姜在旸等领导缓步来到何任先生的遗体前肃立默哀，向何任先生的遗体三鞠躬，并与家属一一握手，表示慰问。

省、市有关党政机关领导及老领导，省内外部分高校、医院、协会、学会、企业的领导、知名人士，何任先生亲属、生前好友，浙江中医药大学领导、离退休老同志、师生和医护人员代表等共1000余人参加告别仪式。告别仪式由浙江省人大常委会科教文卫委员会副主任委员、原浙江中医药大学校长肖鲁伟同志主持，浙江省卫生厅厅长杨敬同志致告别词。

何任先生因病医治无效，不幸于2012年2月23日7时38分在杭州逝世，享年93岁。

何任先生是浙江省政协第四届委员，第五、六届浙江省人大常务委员会委员，第七届全国人大代表；全国"治未病"工作顾问，中华中医药学会顾问、终身理事，浙江名中医馆馆长，浙江省名中医研究院名誉院长；首批全国名老中医药专家学术经验继承工作指导老师，"中国百年百名临床家"之一，浙江省名中医。曾任全国高等中医院校教材编审会副主委，中国中医药学会常务理事，中国中医科学院学术委员会委员，浙江省中医药学会会长、名誉会长、顾问。

何任先生，浙江杭州人，出生于中医世家。1941年毕业于上海新中国医学院，1947年创办杭州中国医学函授社，1958年参与筹建浙江中医学院，1959年起任教于浙江中医学院并先后任副院长、院长。

何任先生医术精湛、医德高尚，为医家楷

模，令世人敬仰。何任先生治学严谨，学术造诣精深，学术影响深远，先后出版《金匮要略通俗讲话》、《金匮要略校注》、《金匮要略新解》等著作20余部，被日本汉方界誉为“中国研究《金匮要略》第一人”，曾获国家中医药管理局科技进步二等奖，享受国务院政府特殊津贴。兼通文史，笔耕不辍，发表论文300余篇。毕生奉献于中医药事业，为中医药事业发展奔走呼吁，是享誉中医药界的“十老上书”的牵头人、“八老上书”的参与者。

得知何任先生逝世的噩耗后，教育部、国家中医药管理局、中国中医科学院、黑龙江省中医研究院、陕西省中医药研究院、嘉兴市人民政府，浙江大学、北京中医药大学等22所省内外高校，美国加州中医药大学、日本东洋医疗专门学校等5所国外高校，天津中医药大学第一附属医院、浙江大学医学院附属儿童医院等18所省内外医院，中国中医药出版社等3家出版单位，中华中医药学会、浙江中医药大学美国校友会等4个人民团体，世界中医药学会联合会主席佘靖、副主席李振吉，陈可冀院士，国医大师朱良春、路志正、余瀛鳌、张学文、邓铁涛、张琪、张灿玾，意大利总统议员铁托•佐利等领导、知名人士、国外友人以及何任先生亲属、生前好友都发来唁电、唁函，对何任先生的逝世表示沉痛哀悼。

为了表达对何任先生的哀思，全国人大、国家中医药管理局、国家有关部委，中共浙江省委、省人民政府、省人大办公厅、省政协办公厅，中共杭州市委、市人大常委会、市人民政府、市政协，省市区县有关党政机关以及省内外部分高校、医院、协会、学会、企业、社区等190家单位，浙江中医药大学各职能部门和各学院，都敬送了花圈。教育部部长袁贵仁，省委书记、省人大常委会主任赵洪祝，省委副书记、省长夏宝龙，省政协主席乔传秀，全国人大财经委员会副主任委员吕祖善，全国人大法律委员会副主任委员刘锡荣，全国政协文史和学习委员会副主任委员周国富，卫生部副部长、国家中管药管理局局长王国强，副省长郑继伟，中国中医研究院院长张伯礼院士、名誉院长王永炎院士、研究生院院长曹洪欣，国家中管药管理局副局长于文明、李大宁、人事教育司司长姜在旸，省委常委、杭州市委书记黄坤明，省委常委、省委宣传部长茅临生，省委常委、省军区政委林恺俊，杭州市人大主任王国平、省人大副主任王永明、省政协副主席斯鑫良、王永昌、陈艳华、黄旭明、盛昌黎、徐冠巨、徐辉、姚克、冯明光、汤黎路，省高级人民法院院长齐奇等领导，省老领导李泽民、沈祖伦、王家扬、商景才、刘枫、李金明、王其超、杨彬、郑树、王启东、毛召晰、许行贯、鲁松庭、孙家贤、陈法文、厉德馨、吴仁源、邱清华、陈文韶、龙安定、王玉娣、李青、胡灿时，原浙江大学党委书记张浚生等老领导，中国工程院院士沈自尹、陈可冀、程莘农、李大鹏，国医大师唐由之、邓铁涛、路志正、周仲英、朱良春、郭子光、颜德馨、张学文等知名人士以及省市有关党政机关，省内外部分高校、医院、协会、学会、企业等单位的领导、离退休老同志，浙江中医药大学的领导、离退休老同志、师生员工、校友，何任先生的亲属、生前好友等，也敬送了花圈、挽联、挽幛，并用各种不同的形式表达了深切的哀思。

吕玉波

背景资料

1、吕玉波当选2012年度中医药新闻人物（http://www.gdhtcm.com/News）

2、第六届中国医院院长年会2012年11月23日在厦门召开，广东省中医院原院长吕玉波获得“终身成就奖”（http://health.sohu.com）

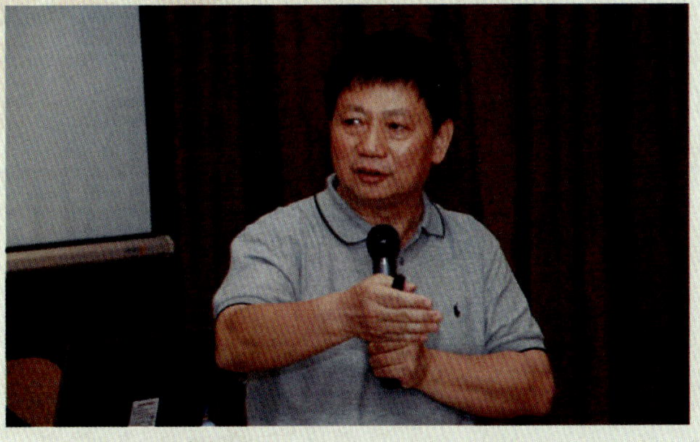

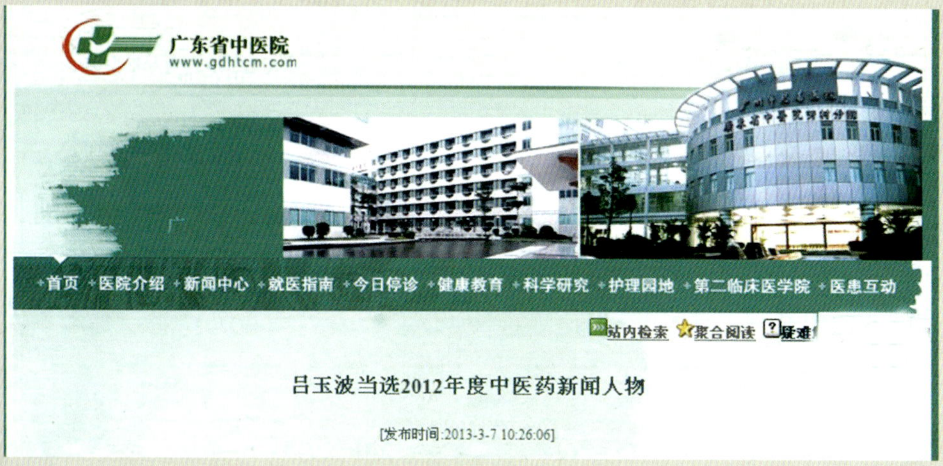

人物简介

吕玉波，男，1950年8月生。1976年毕业于广州中医学院，中山大学工商管理硕士，高级经济师、研究员。中山大学岭南首批国际MBA项目兼职硕士导师。历任广州中医药大学副校长，广东省中医院、广州中医药大学第二临床医学院、广东省中医药科学院党委书记兼院长，同时任中国医院协会副会长、中华中医药学会副会长、广东省中医药学会副会长、广东省医院协会副会长，中华中医药学会医院管理委员会副主委、广东省中医药学会理事会副会长、广东省医院管理学会理事会常务理事等。

先后荣获全国卫生系统优秀党委书记、全国卫生系统先进工作者、国家重点科技攻关计划先进个人、全国优秀院长、卫生部有突出贡献中青年专家、医院管理突出贡献奖、广东省五一劳动奖章、全国五一劳动奖章等荣誉称号。

主要成就

在医院管理界，吕玉波其人可谓赫赫有名。

十几年来，他带着广东省中医院（以下简称“省中医”）一路冲刺，全年门诊量连续多年排在全国医院第一名，而且在全国中医院的排名中，省中医以床位规模最大、收治病人数最多、业务收入最高而名列翘楚。

吕院长坦言自己当初并非志在管理，也不懂管理，而且他认为即使学了管理也并不意味着能把医院管好。在他看来，管理医院就像学中医一样，都需要一个在实践中悟道的过程。他坦言自己悟道的过程很长，而且至今仍不知道何处是尽头。就在他逐渐领悟管理真谛的过程中，省中医院也经历了一次次跨越式的发展。而在为实现医院跨越式发展所采取的一系列的策略、举措中，吕玉波认为最重要的是选择了一个正确的理念，即“以病人需求为导向”。

为病人提供“最佳诊疗方案”

当初，在讨论医院核心价值理念的时候曾有过很多争议，有人认为应该以医疗活动为中心，有人提出应以员工为中心，也有人认为应该以病人为中心。最后大家不得不承认：病人可以没有省中医，但是省中医不能没有病人。因为有病人，医院才有存在的价值。在吕玉波看来，医院、医生和病人的利益是统一的，而其中病人是最重要的。满足了病人的需求，才能成就医生对职业和对自身成长的追求。所以省中医把医院的核心价值观确立为“病人至上，真诚关爱”，并以此来统领医院的价值体系。

在这种理念的指引下，省中医院所做的每件事都是循着病人的需求来确定医院要干什么，这一导向决定了医院的资源分配机制以及一系列的战略决策。

省中医的几个重点专科，如心血管、脑血管、肾科、妇科等，早在十几年前就尝试打破中西医、内外科的界限，在治疗疾病的各个环节中，哪种方法更适合病人就用哪种方法。“我们给自己的定位是‘中医水平站在前沿，现代医学跟踪得上，管理能力匹配到位’，核心是为患者提供最佳的诊疗方案。

什么是“最佳的诊疗方案”？吕玉波对此的解释是“在坚持中医特色的前提下，运用人类文明的全部成果，包括中医、西医、管理的所有成果，为患者提供当前技术所能达到的最好的临床疗效”。

“我们一个病种一个病种地去研究，然后用临床路径的方法固定下来。某种病在何种情况下完全可以用中医的方法解决，我们就完全用中医；当其在某个环节用西医的手段更有效，我们就用西医的方法。所以中医药的优势可以体现在治疗疾病的全过程，也可以体现在治疗疾病的某一个环节、某一个阶段。每条路径的确定都是经过大量的文献查阅，集中全科的临床实践形成的，再经过全国公认的中西医专家认同及签名后才去推行。”

以中风为例，如果是小量梗塞、小量出血的中风，西医目前没什么好办法，中医效果却很好，病人很快可以康复。但如果出现比较大面积的梗塞，在6个小时之内，用介入、溶栓等现代医学的手段对病人的治愈效果好，就选择这种方法。而其后可能还会有遗留问题，如再梗塞，或经过短时间梗塞后，病人手脚会有不灵便的现象，这时候针灸跟上去，不是可以让病人恢复得更快吗？在愈后恢复及生活质量的保证方面，中医药也具有优势。

据介绍，吕玉波院长管理医院期间，省中医已经确定了200多项临床路径，而且一直持续研究。“我们的思路不是怎么用西医去补中医，而是千方百计地把中医的好东西挖掘出来。”吕玉波如是说。

既然是“病人至上”，那么医院的资源分配势必会向着满足患者需求的方向倾斜。但是作为医院的管理者，如何让全院的职工都向着你所选择的战略方向去努力？如何调动起大家的积极性？吕玉波认为必须依靠两只看不见的“手”：一是机制，一是文化。

机制致胜

在吕玉波看来，合理的利益分配机制决不是简单的发发奖金，它包括收入分配、资源分配等诸多因素。“我们努力通过分配制度和人事制度改革建立起与外部环境变化相一致的内部运行机制，努力构筑起效率优先、兼顾公平的制度基础，从而为医院持续协调发展奠定基础。”

在收入分配上，建立绩效评价体系，员工收入的高低与工作量和科室的费用控制水平挂钩，这种量效考核的方法，让科室不仅追求工作量的增加，同时加大费用的控制力度。

同时，医院将按劳分配与按生产要素分配相结合，建立起以学术水平、业务能力为主的评价体系，将各科室分成A、B、C三级，在各科室量效相同的情况下，不同科室间会形成差距。这是为了促使科主任不光注重提高工作量和经济效益，还要把注意力投向专科发展及人才培养上。个人收入也拉开档次，分配向关键岗位、关键人才倾斜，体现技术的含金量。“医生是医疗行为的发动者，在医疗活动中处于核心地位，其价值应当在分配中得到体现。”吕玉波说，“我们的目标是让职工能够过上比当地平均水平更高一些的生活，特别是为骨干员工创造成材和做事的适宜环境。”他强调，对年轻人最大的关心是对他成长成材的关心，所以，医院对科主任的考核不仅是考核其业务水平，更重要的是考核在他的手下成长起来多少年轻骨干。

在吕玉波看来，从经验管理到科学管理再到文化管理是管理科学发展的必然趋势，也是医院发展的必然选择。但他同时也承认，以利益杠杆为驱动的制度建设是一把“双刃剑”，既有调动积极性的一面，也有带来拜金主义倾向的负效应。要管理员工的“心灵”，还要靠文化。

文化致远

有人说过，一个医院若要取得持续成功，5年靠的是机遇和干劲；10年靠的是制度和机制；20年乃至更长时间则要靠文化。

“因为很多问题都不能靠利益分配机制来解决，我们必须帮助全院职工建立一个共同的价值理念。在一种统一的价值理念下，大家才能共同判断哪些值得做，哪些不值得做。”吕院长打了个比方，中国人很孝敬父母，但有时候我们对父母亲也挺烦的，他们唠叨的时候我们也会顶几句，但顶完了之后你会有什么感受？内心会不舒服，很内疚。这时候虽然没人骂你，但你内心就是觉得不舒服，这种不舒服就来自于文化的力量。“我们同样想在员工心中建立这么一种文化，当他不善待病人的时候，他也会感到内疚。

我们的目的就是通过文化建设，在员工心里树起一个红绿灯，什么时候能通过，什么时候不能通过，每个人的心里都有一把尺子。”

现在，很多医院院长对医生收红包的行为都感到无可奈何，但在省中医这却已经不是什么难题。“如果他拿了红包，他会很不舒服。有这样的文化氛围，自然而然的，人们的行为方式就不一样了。”在省中医院，每个人都是一个决策者，每个科室都是一个独立的决策单位，建立了共同的价值理念之后，才能保证每个人、每个科室的想法跟医院的战略方向相一致。

除了聚拢人心的价值理念以外，博大精深的中医文化也是省中医院所极力渲染的。由于地处市中心，省中医院的占地面积并不很大，但在花草掩映之间，随处可见中医文化的痕迹。如医院大门里树立的“中医颂”石碑，铭刻着中医名篇《大医精诚》的大楼基座，位于住院楼顶层的医院院长史展览馆等等。尤令观者印象深刻的是，在开放式的住院大楼外，一面古铜色的印满手印的文化墙令很多人驻足观看。这是省中医院独具特色的“星光大道”，在上面留下手印的都是中医院的名师和高徒。

吕院长一直强调，名中医是中医院最宝贵的资源，高素质的中医药人才是中医院形成中医特色和优势的关键所在。省中医一直致力于高素质人才队伍的建设，他们创新了很多人才培养的模式，如“名师带徒”、“跨地区拜师”、“集体带、带集体”模式等，一方面让“歧黄薪火，代代相传”，另一方面，打破门户之见，以“班”的形式，让徒弟们之间相互授课、学习，兼收并蓄各位名师之所长。

吕玉波治下的广东省中医院先后与珠海市政府和广州市政府签订协议，接管了原珠海市中医院和广州市慈善医院，改为广东省中医院珠海医院和广东省中医院芳村分院。后又在广州大学城新建了大学城分院。由于业务扩张，省中医每年都会新进几百名员工，他们来自不同的文化背景，有着不同的从业经历，怎样把他们凝聚到一起无疑是一道难题。然而，正是由于省中医源远流长的文化底蕴，让医院在专科、学科的建设过程中，中西医结合，老中青结合，内外结合，临床与基础研究结合，形成一股和谐建设医院的合力。

中医自强

和很多地方的中医院面临的挑战相同，广东省中医院也处在强手环伺的竞争环境之中。就在很多中医院惨淡经营，举足维艰，以致于最后不得不弃中从西的时候，广东省中医院却不但没有丧失自己的地盘，而且还有不断扩张之势。

“中医院和人家竞争的资本是什么？我们的差异化战略是什么？不就是中医技术和中药吗？不抓住这一点特色，却去拿西医技术和人家西医院去竞争，我觉得这是战略选择的错误！”吕院长对此显得颇为激动。在他看来，现代医学是非常科学和严谨的，其特点是越来越细分，不断向局部发展；中医则是从宏观整体的层面去理解人的疾病。现代医学的方法是必须的，中医研究人体的方法同样是必须的。随着人们对宇宙、对物质、对人类的认识越来越发展，如果能用中医的思维方法去认识人体的话，肯定会有一个全新的境界。“中医具有疗效是显而易见的，如果我们研究清楚了中医方法为什么具有疗效的问题后，将有可能颠覆现代医学的模式。”

但是，现实的状况却不免令吕院长这样有理想的中医管理者深感忧虑。人们对中医的评价标准也有失公允，比如西医没治好病，病人会觉得这个医生不行，而不会说西医不行；但如果他去看中医没治好，他不说这个医生不行，却觉得中医不行。

“所以中医要自救，第一要靠疗效站住脚！你必须有一支高水平、高素质的中医队伍和有效的治疗方法。”广东省中医院连年引进了很多确有疗效的治疗方法，而且在国家中医药管理局的支持下，建立了“全国科技成果推广项目示范基地”，为传统特色疗法的继承和运用搭建了平台。他们遍访全国的名院名家，组织专人去收集和学习，有些疗法甚至来自民间医生，只要是确有疗效的特色疗法都采取“拿来主义”。“老百姓来中医院肯定是冲着你能开中药而来的嘛，不然他就去西医院了。反过来，你自己的中医水平不高，不能紧紧抓住这点特色，肯定会让病人失望，还怎么可能留住更多的病人呢？”吕玉波看得很透彻。

除了延用古方，搜集民间疗法，吕玉波还想出了很多扬中医之威的创新举措。

比如“治未病”，一直以来都是一种理念，如何把它变成实实在在的服务模式？在查阅了大量文献，并结合医生的医疗实践的基础上，广东省中医院推出了“体质辨识中心”的服务模式。因为不同体质的人群在饮食起居中的注意点各不相同，不同体质易患的疾病也不一样，如果能在体检的时候帮助人们辨识自己的体质，可以让他们更健康地生活。

此外，现代人生活节奏加快，很多人的体检指标处于健康与疾病之间，即亚健康状态。对这部分人群如何用中医的方法进行干预？广东省中医又建起一个健康咨询门诊，帮助人们设计健康干预方法，同时传统治疗中心配合引进一些非药物干预的手段，这样就将“治未病”的理念变成了一种服务模式。

学中医出身的吕玉波，原本对管理并不感兴趣。但在组织的安排下弃中医临床而从中医管理之后，他发现医院管理甚至比临床工作更重要。因为医生只是面对一组病种的病人，或面对一个学科的发展；但管理可以服务更多的病人，可以扶持更多学科的发展。既然是在全国知名的中医院担任院长，吕玉波总想着搭建一个更高的平台，让更多的科室成为名科，培养更多的名医，从而为病人提供更好的服务。

2000年，医院被国家人事部、卫生部和中医药管理局评为全国卫生系统先进集体；他个人也被国家人事部、卫生部和中医药管理局评为全国卫生系统先进工作者。

他领导员工在抗击非典、师承教育、体制改革、医院文化建设、行风建设等方面始终走在全国的前列，自己也先后荣获“卫生部有突出贡献中青年专家”、“全国优秀院长”、“全国卫生系统先进工作者”等各项荣誉称号。用广东省中医院的员工的话来说，广东省中医院的发展离不开吕院长，他是一匹不知疲倦的“马”，是一部永不停息的“发动机”。

主要论著及成果：

1、吕玉波等主编的《中医及中西医结合临床路径研究方法学(精)》人民卫生出版社，2011年8月

2、发表了论文《完善运行机制，提高管理水平》、《有效运用资金增强经济效益》

3、制定了《青年专业技术拔尖人才管理条例》、《主任导师制》

4、为医院医疗、科研水平迅速提高，共设立省和国家建设的医疗中心3个、基地2个、重点实验室1个、重点研究室1个、国家GCP基地1个，还招收了博士后研究人员。他结合医院实际，提出了市场导向型的“双线六制”管理模式，兴建了二沙岛分院。

年度聚焦

2012年度中医药新闻人物颁奖词说：

吕玉波——为中医而生的人

他凭着强烈的事业心、高度的责任感及出色的管理才能，带领当初仅有500来人、守着300来张病床紧巴巴过日子的广东省中医院发展成为目前全国规模最大、服务病人量最多、国家级重点专科（学科）最多、综合服务能力最强的中医院，当之无愧地跃入国内综合医院的第一方阵，赢得了社会的赞誉和患者的信赖。

吕玉波始终坚持“中医水平站在前沿，现代医学跟踪得上，管理能力匹配到位，为患者提供最佳的诊疗方案，探索构建人类完美的医学”的发展战略，致力于提高中医药的临床疗效。

他建立健全了公平激励的分配机制，把促进医院发展与实现员工利益统一起来，人人都享受医院发展的成果；他建立健全了充满活力的人事管理机制和不拘一格的人才培养机制，把医院管理与员工实现自我价值一致起来，让每个人都能参与竞争、有成才的机会、有施展才华的舞台；他建立健全了医院科学民主的内部管理机制，把院长负责制与员工的民主管理一致起来，人人都参与医院管理。他在医院引进文化建设，逐步建

立起“病人至上、真诚关爱”核心价值观，造就了一支高素质的服务团队。无论是抗击非典还是抗震救灾，广东省中医院医务人员总是冲锋在前。在日常为患者服务过程中，广东省中医院的医护人员也以精湛的医术和优质的服务赢得了广大患者的信赖。

2012年，吕玉波荣获最具领导力的中国医院院长终身成就奖，这是医院管理界对他多年来医院管理生涯的充分肯定。同年，吕玉波还被广东省委省政府授予“广东省中医药强省建设先进个人”荣誉称号；并在由中华中医药学会等单位主办的 “广东中医药强省建设致敬盛典”上荣获“致敬人物”奖杯，这是对他在广东省中医药强省建设中突出贡献的肯定。

2013

國醫年鑑

GUOYI NIANJIAN

四　世家传承

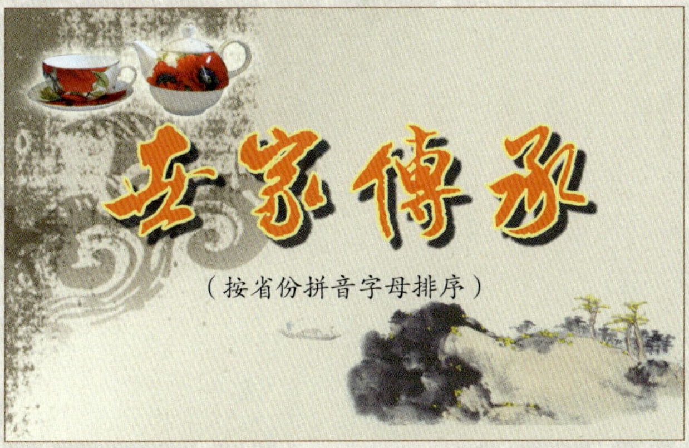

北京 陈氏世家

世家传略

陈氏世家首开国医之先者为陈宝仁(号东阜)（1918～2010），寿享92岁。陈东阜先生出生于京城一个普通人家，7岁入私塾受教，授以蒙学、词章，兼修书法、国画，上承古圣先贤之遗德，下学济世利民之文章。先生一生仁爱守慈，讷言敏行，酷爱医学，妙有神契。17岁师承清代宫廷御医，在严师的指导下研习《内经》、《难经》、《神农本草》、《伤寒杂病论》等中医经典，青年时期又汲取西方现代医学理论，丰富了各种患者舌型、脉象、诊治规律相融合的理论观点，临床诊治提倡“首重脾胃”的学术观点，精于舌诊、脉诊之技法，长于妇科、儿科病、疑难杂病的诊治。解放初在西单创建“陈东阜医寓”，从医者众，求诊者来自各阶层。1952年夏，与著名中医王鸿士先生共同组建朝阳区慈云寺中医联合诊所(后改为朝阳区东风卫生院)，任所长。

陈东阜精于临证，理法圆通，临床遣方用药，师古不泥，常能跳出窠臼之外，发前人所未发。先生一生品行高雅，爱好广泛，善于总结，勤于著述，对曲艺、书法、国画等艺术领域均有涉猎，与国医泰斗关幼波先生交往甚密，多次同台表演相声曲艺。著有《中医临床蹄涔集》8卷，分为《杂病卷》、《中风专论》、《历节风专论》、《医话卷》、《脉学卷》、《生命论》等专稿。

陈东阜先生医术精湛，医德高尚，他在《中医临床蹄涔集》自序中写道：“莫忘为医之本，夫为医之道，重在存德，为德者首重于仁，所谓医乃仁术是也。夫大医治病，无欲无求，不问贫富贵贱，勿论长幼妍蚩，时存恻隐之心。视患者如至亲，投同门以赞羡，皆因德于艺先，艺承德满。吾之为医，视患者之病如吾之病，视病家亲属之病苦如吾父母子女之病苦，设身处境如自身临之，从而相应而生我对病人之爱也……但愿为医者行之”。

陈氏中医世家之第二代传人陈勇（曾用名陈庸）先生（1937年8月～）。自6岁始即在家父陈东阜先生启蒙下诵习医典，背诵汤头脉诀。8岁起，即在随父抄方侍诊的幼功研习中开蒙解悟。陈东阜十分重视传统国学教育，一方面要求其子背诵医典，一方面还指导他广览典籍，接受传统文化濡养，打下扎实的中医“童子功”，为日后传承国医奠定了深厚基础。1957年7月考入当代著名中医教育家、伤寒大家陈慎吾创办的汇通中医讲习所学习。1958年7月～1961年1月在北京中医学校中医专科班学习，学校名家云

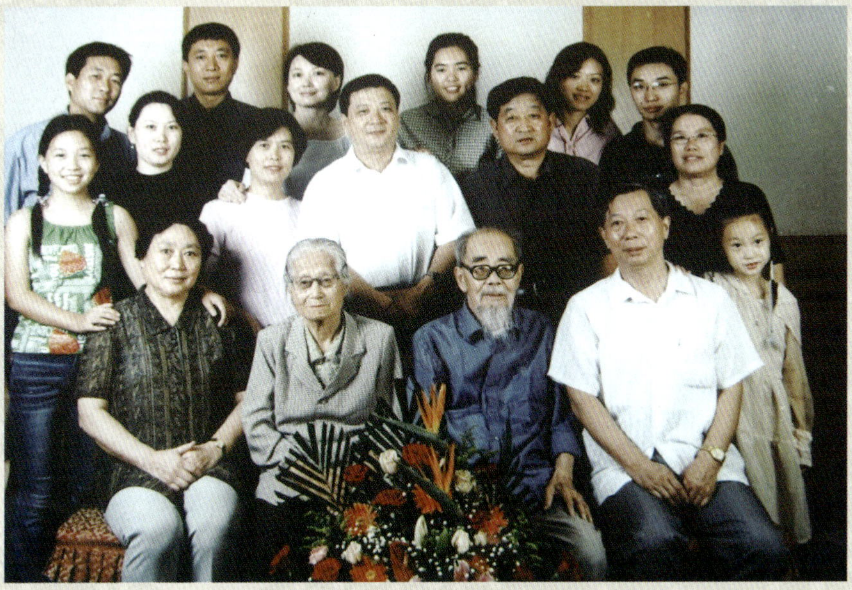
以陈东阜（第一排右边第二位）为首的京城中医世家，祖孙三代人的杏林情怀

集，流派纷呈，任课教师有宗维新、白萧山、吉良晨、王为兰、孙伯扬等著名老中医，期间系统学习了中医四大经典和各门课程， 眼界大开，领悟渐多。

1961年毕业后，陈勇进入北京中医院工作，由于功底坚实精勤不倦，受一代“明医”、肝病泰斗关幼波先生所器重，遂为关老开山弟子，随师侍诊31载，尽得真传。关幼波先生是我国当代著名中医学家，尤以擅治各种类型的急慢性肝病闻名，其“十纲辨证”、“痰瘀学说”、“虚证学说”、“络病理论”等学术思想，对现代中医肝病辨证施治产生了深远影响，多年从事肝病的临床及理论研究，比较全面地总结了中医治疗肝病的临床经验。他对弟子要求很严格，教导要淡泊名利，要做‘明医’，就是通晓医理、具备医德的医生。

在而立之年，与国医泰斗、风湿病大家焦树德先生之长女结为伉俪，从此执半子半徒之礼，修习内科疑难病诊治。在教书育人、痹症学术领域深蒙岳父亲授。

焦老一生从医近70载，创立了“尪痹”、“大偻”两个中医病名并提出了诊治规律及治法方药。因在风湿病、强脊炎、股骨头坏死等疑难病领域的卓越贡献，被医界同仁誉为“类风湿泰斗”、“治疗强直第一人”。焦老一生重德轻利，大爱无疆。1999年他将所获得的科研成果奖金10万元捐赠给中日友好医院，以促进类风湿病的科学研究。其女焦艺苹，北京中医药大学毕业

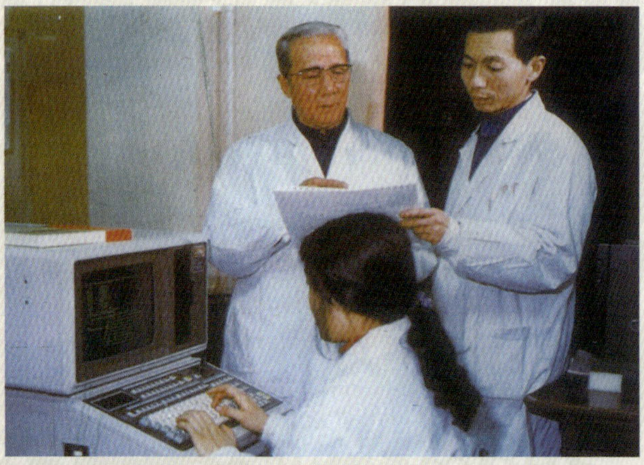

关幼波先生为陈勇讲解病案（左上关幼波右上陈勇）

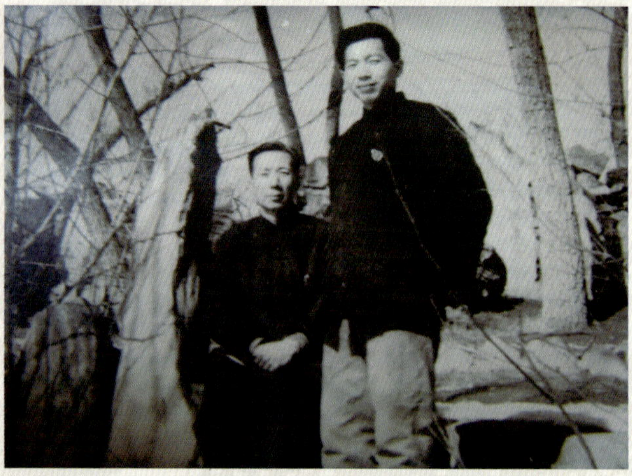

陈勇父子合影

后分配至北京协和医院，国家级名老中医祝谌予教授的学术继承人13年。1987年赴日本留学，于东京开设中医诊所20余年。2010年当选世界中医药学会联合会风湿病专业委员会常务理事。擅长运用中医及中西医结合的理论诊疗风湿类疾病如类风湿关节炎、强直性脊柱炎、风湿性关节炎等；呼吸系统疾病如慢性支气管炎、支气管哮喘、慢性阻塞性肺疾病等。

陈氏中医世家第三代传人陈咏梅女士，陈勇先生长女，1964年10月出生。自幼饱受家学滋养，酷爱儒学国艺，北京颐芝道中医养生机构创始人，中华中医药学会养生分会常务理事；中华中医药学会亚健康分会委员及中华中医学会美容分会委员。2012年当选中华中医药学会社会办医分会副秘书长。

陈咏梅女士在继承、研习传统医学之余更致力于中医机构的管理和运营。三代传承之秘方、内蕴古老的独特技法均为其珍持化用为全新中医服务体系。陈咏梅女士组织研发中医服务项目源自然、健康、天然、遵循中医传统医理，提倡中医整体观、平衡观之要义，入手于经络调理护养，表里双解，内外调治，以达身心复健的多重效应。首创“中医美容标准化”系统，将中医养生美容文化与世界领先的美容护肤理念和美容科技融为一体，对发展中医养颜、护生领域品类卓越全面的临床项目做出独到贡献。

王吹俊，陈勇先生义子，1982年生，跟随义父陈勇先生学习中医多年，创办有沈阳云水

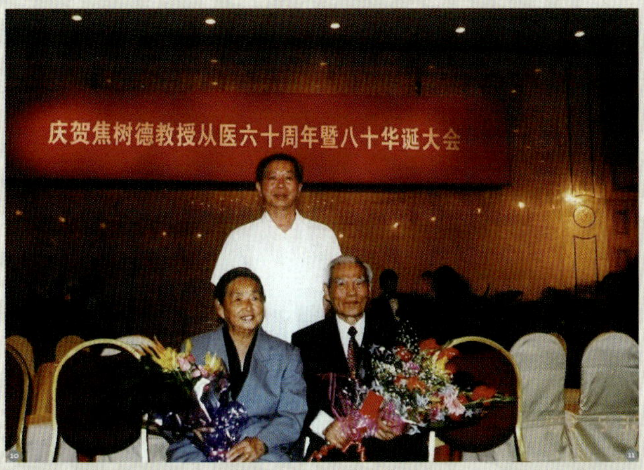

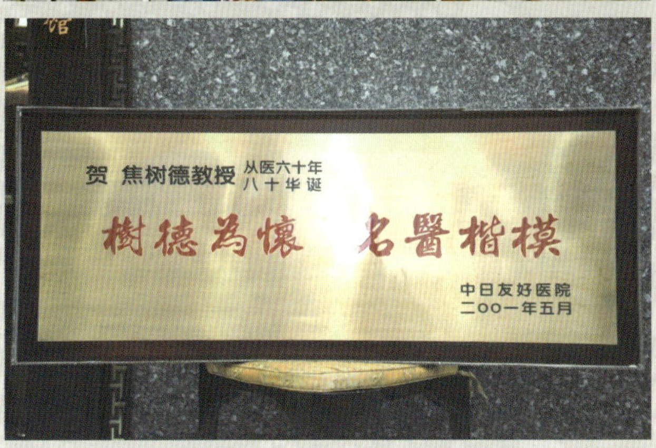

堂国医馆，其专业水准深得名家首肯，被国医大师朱良春称为“八零后的‘老’中医”，并为其题写“大师嫡传，国医赤子”匾额。擅长治疗肾病、妇科病、肿瘤、风湿病、胃病、冠心病等。

学术经验

陈勇先生医承三世，汇通三家医脉，集腋成裘，学验俱丰。擅治内科、妇儿科常见病，在急慢性肝炎、胆囊炎、早期肝硬化、肝硬化腹水、重症肝炎等病诊治方面多有建树。对急慢性哮喘、心脏病、脾胃病、发热症、顽固性头痛、月经不调、小儿外感等均有较好疗效。最为患者爱戴和业界称颂的是，为一脾切除的女患者治好了长达15年的不孕症，创造了“无脾生子”的医学奇迹。

陈勇先生在跟随关老多年的过程中深刻领会了老师的学术思想，结合自己的临床体会总结出了以下主要学术观点：

1．处理好正邪关系。邪气盛则实；精气夺则虚；正气存内邪不可干；邪之所凑其气必虚。治病的最终目的：保存正气，驱逐邪气，扶正勿碍邪；驱邪不伤正。

2．辨证 、辨病与对症相结合。辨证是中医的灵魂，是原则、是根本，而辨病是借助理化检查手段所确诊的病名。对症是在辨证与辨病的基础上一种治标的手段，三者是宏观、微观与局部的关系。

3．重视气血辨证。气血互生密不可分，治气勿忘血，治血勿忘气。血分药的运用有：活血、凉血、养血。如：活血散风治痒疹；活血解毒退黄疸；凉血清热治高烧；养血平肝治头痛。

4．善于抓主症。在带教弟子时，症候群分为主症和兼症两种。兼症又分为主要兼症和次要兼症，主症和主要兼症是进行辨证分型的主要依据，是确定疾病的病性和病位的主要手段。用药时要有个优先、主次的判断。

5．化痰法的运用。痰有狭义和广义之分。狭义之痰是指储存于肺经过气管咳吐出来的有形之痰。广义之痰是指人体内的某些废物，或蕴结于脏腑或阻遏于皮里肉外，可与气血相互凝结，阻塞于经络，导致各种疾病。

6．注重培补脾土。中医学认为：先天之本在

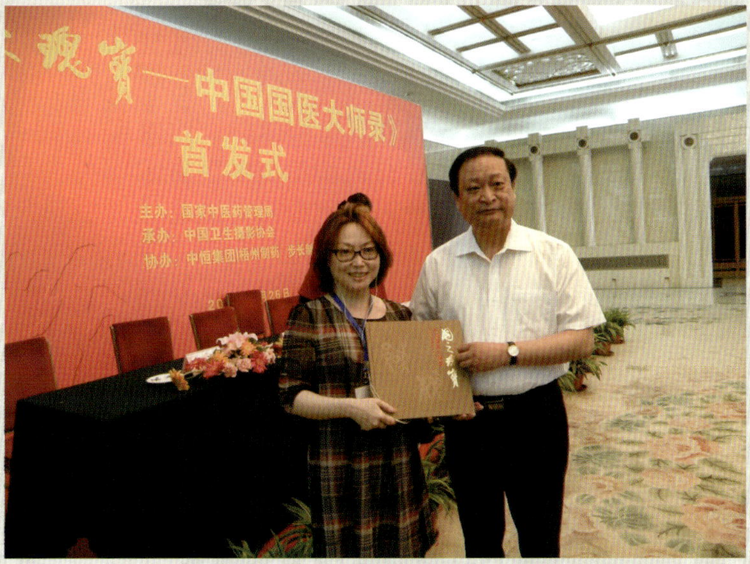

陈咏梅女士与国家卫生部王国强副部长合影

于肾，后天之本在于脾。先天精血秉父母，后天精血水谷生。中焦受气取汁变化而赤是谓血。脾为气血生化之源，“见肝之病，当先实脾”等，说明了脾的重要性，关老也提出了“调理脾肾肝，中洲要当先”的观点。

7．“调理”是特点。中医八法是：汗、吐、下、和、温、清、补、消。其中补法有温、补；泻法有汗、吐、下、清、消。而和法居中，在补、泻两大法中起到调和作用。中西医都有补法和泻法，各有优势。唯有“调理”是中医独有的特臭。

8．治未病、重养生。强调无病先防，有病早医——预防为主。重养生：三分治疗七分养，如饮食要有节、心情要舒畅、劳逸要结合、冷暖要适度、生活要规律。

主要成果

陈勇先生在任主治医师和讲师期间参加内科教学工作，担负着北京中医药学院的中医内科教学。参加编写《关幼波临床经验选》一书（20万字）于1979年1月由人民卫生出版社正式出版发行。1993年8月参加撰写了《关幼波肝病百问答》一书（12.6万字），由华夏出版社出版发行。1994年9月撰写了《关幼波肝病杂病论》一书（36万字），任副主编，由世界图片出版公司出版发行。

1978年开始参加关幼波治疗肝病电子计算机诊疗程序的研究与开发工作，为继承整理名老中医临床经验的工作做出了较为突出的成绩。1979年“关幼波治疗肝病电子计算机诊治程序”临床实验成功以后，1980年被评为北京市科研成果一等奖。

1982年与本科陈增潭等合作，进行中医对乙型肝炎的研究工作，“中药治疗慢性乙型肝炎”一项获得北京市科技成果三等奖，相关论文发表于北京中医1982年第2期上。

1985～1986年，由其承担的国家“七五”科技攻关课题“关幼波电脑诊治胃脘痛专家系统”被评为北京市科技进步二等奖。

1987年初在国家科委下达的“七•五”科研招标中“75-64-01-11著名中医诊治经验的研究”一项中标，担任课题带头人。

北京 黄氏世家

世家传略

黄熙钰，黄氏中医第三代传人，通泰中医、五宜堂创始人。中医执业医师，毕业于北京中医药大学。现在北京通泰中医药研究中心主任，开设北京通泰中医门诊部、北京黄熙钰通泰中医诊所 。世界中医药学会联合会亚健康专业委员会会员，中国公益总会健康产业委员会常务主任，北京市五宜堂商务服务有限公司执行董事。

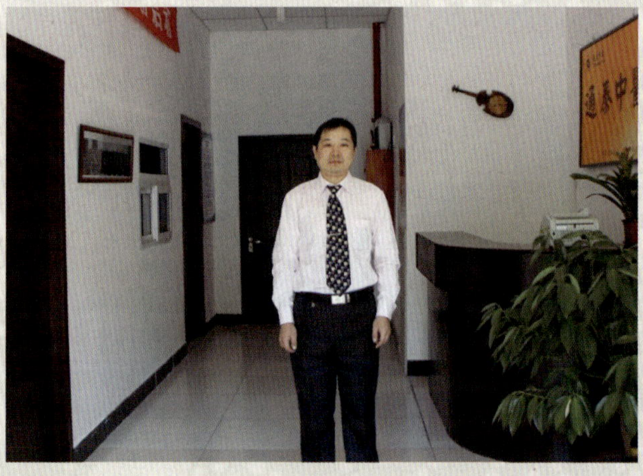

黄熙钰

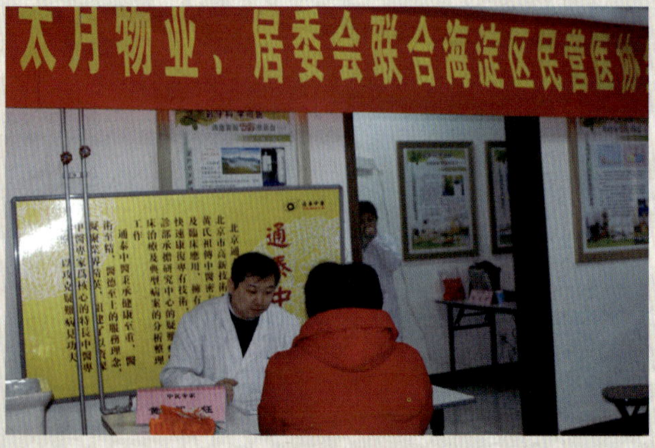

黄熙钰主任参与北京市海淀区民营医协会组织的服务民生专家义诊活动

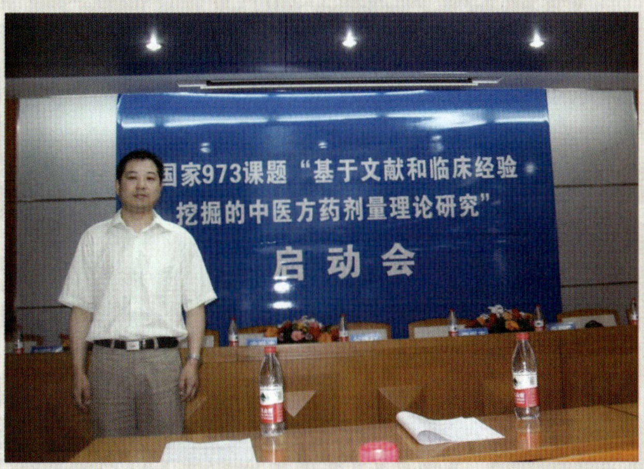

黄熙颖，通泰中医创始人，毕业于北京中医药大学，中医执业医师。负责北京通泰中医门诊部，北京通泰中医药研究中心执行董事，北京市海淀区民营医协会中医专业委员会主任委员，北京市海淀区民营医协会监事长，中华国际医学交流基金会中医药发展产学研联盟副主席，世界中医药学会联合会亚健康专业委员会理事会理事。

黄熙玮中医执业医师，毕业于北京中医药大学。

黄熙彪毕业于北京中医药大学。

黄氏中医第一代为祖父黄振华、祖母刘淑英。祖母以医为业悬壶济世，祖父毕业于黄埔军校第五期，业医行武。

黄氏中医第二代为黄熙钰之父黄庆生，幼承庭训，深得家传。母亲平淑琴亦承祖辈为中医执业医师，对于运用中医诊疗颇有心得。

中医世家黄氏祖先善治未病之病，特别强调“动静相宜、恬淡容通、以通为泰”的身体调养理念。

黄氏后人黄熙钰等秉承祖训，力求运用掌握的传统中医方法结合创新理念造福百姓，成立北京通泰中医药研究中心和北京通泰中医门诊部，创立了通泰中医、五宜堂品牌，以慧眼为注册标识，寓意“通泰中医、慧眼识病”，据家传骨伤快速康复之绝学技法治愈疾患，倾力研制五宜堂个性化体质养生产品，打造以百善为价值观的高端健康服务体系，力图为民众提供人文的健康解决方案。

学术经验

1、养生“五宜”

黄氏中医第三代将家学中医治病之重心前移，把中医养生理念体系化、产品化，其自创养生品牌五宜堂，五宜源于《黄帝内经》中的《灵枢•五味》，指五谷、肉、果、菜适合于五脏对应关系，五宜与五行学说相和合。五宜堂据百余年通泰中医黄氏家族之独门秘方，相继推出五宜堂体质养生系列产品。

基于对疾病与健康的理解，依据“动静相宜、恬淡容通、以通为泰”的身体调养理念。提炼出养生的五个态度，简称为“养生五宜”：宜动、宜静、宜淡、宜容、宜通。

动静相宜是一种意境，即动中有静，静中有动，动和静完美的交融在一起，对于人的身体而言就会平和健康。

养生五宜代表了以下涵义：（1）宜动：运动促使气血的流畅，气血调畅则百病不生。（2）宜静：“养生在动，养心在静”。心静则神安。（3）宜淡：即淡泊名利，饮食清淡，无欲无求，知足常乐。（4）宜容：即宽容大度，心宽。（5）宜通：中医认为：通则不痛。气血调和，无壅滞阻塞不通；二便通畅则代谢正常，身体健康。

2、治疗“通泰”

通泰中医根据患者病情，辨证、辨病、辨体施治。通常采用针灸、推拿、火罐等，并结合病情需要配以适合患者体质的中药膏、丹、丸、散、汤饮等传统的中医诊疗方法。重在疏通经络，活血驱邪，祛瘀生新，

通泰中医擅长骨伤、烫伤、颈肩腰腿痛及关节扭伤；颈椎病、肩周炎、腰椎间盘突出、强直性脊柱炎、股骨头坏死等各种骨疑难病；亚健康等慢性疲劳综合性疾病；脾胃病；妇女乳腺病、卵巢囊肿等各类妇科杂病；各种儿科疑难杂病；脑血栓后遗症；各种痛证、郁证等。

主要成果

1、《临床辨证用药治愈Ⅲ度烧伤案例》发表在《综合临床医学》1999年12月第一版。

2、基于NOKIA9210通讯器应用《随身保健医》软件，获诺基亚9210通讯器应用大赛三等奖。

3、《方药剂量与量效关系信息数据库的建设研究》发表在《中国数字医学》2012年9月第7卷第9期 75-78页。

基金项目：国家重点基础研究发展计划（“973”计划）项目，项目编号：2010CB530604。

4、《经方药量度量衡数字化换算器系统》V1.0 软件著作权证书号：软著登字第0458490号。

5、国家重点基础研究发展计划（973计划）：项目名称：以量-效关系为主的经典名方相关基础研究，课题编号：2010CB530604 。课题名称：基于文献及临床经验挖掘的中医方药剂量理论研究，负责人：傅延龄；子课题：方药剂量与量效关系信息数据库，负责人：黄熙钰、黄熙颖。

轶闻趣事

一患者家属在其2012年8月27日网络博客中记述：“一进家门就看到老婆靠坐在椅子上，身体无大碍，就是脚不能沾地。大夫有话，明天去打模，做一个支架。我知道，伤筋动骨一百天，老婆不能走路，我当然要留守在家伺候。这期间有协会组织的贵州讲座和七套的新疆阿尔泰研讨。贵州一天没变，新疆出差就取消了。

支架弄好了，也复诊了，一切都正常。当然，大夫说了，还是要静养，两个月内是出不得门。我也做好准备，尽量少出差，尤其是长差。反正要打持久战就是了。隔壁任老实给买了一辆轮椅，必要的时候就可以推老婆出门看看。是不是可以推轮椅到王府井看电影呢？反正到处都有残疾人通道。我的提议遭到周围所有人的否决。“静养一百天是最少的。”

一周前老勾来电话，介绍一个中医大夫，说这个大夫的医术是祖传的，很神奇。我们觉得看看无妨，答应了。大夫如约到家，黄姓，和我是本家，四十出头，说话不紧不慢，对照片看伤处之后就进行治疗。他的手法和西医完全不同，首先用双手对骨折处的筋络骨膜进行“梳理”，外表看手法和常见的足底按摩很像，老婆怕痛，大夫说不会痛，他知道轻重，又说，经络血脉畅通至关重要，这和西医的保守静养不同，经络血脉不通，骨头生长就会迟缓。梳理之后就是扎针和艾灸，然后拔罐，说是把湿气拔出来。最后涂上他配制的膏药。还要支架吗？不要。什么时候可以落地行走？现在。

所有的人都听呆了。大夫鼓励老婆，站起来吧。老婆抖抖索索站起来了。迈步走吧，大夫说。老婆在大夫的鼓励下抖抖索索迈出第一步，第二步，接着，第三步……”

北京 王氏世家

世家传略

王兴治，男，1953出生。北京王氏中医世家第十三代传人。自幼跟随爷爷学习，1985年后跟随父亲从事“王氏脊椎疗法”为百姓治病。上承祖训，奋发有为，传承发扬，其历史悠久，传承有序。从2001年起，开始带徒。曾在多家医疗机构从事脑血栓、颈椎、腰椎等疾病的治疗，受到广大患者的好评。至今已收徒弟8人，王氏脊椎疗法于2011年列入国家级非物质文化遗产保护名录，在党和政府的关怀下，这一独特的、安全有效的中医疗法，将会更好的服务于社会，绽放出更加绚丽的光彩。

特别是北京市级非物质文化遗产申办成功后，先后撰写了“王氏脊椎疗法”的规范，使传统的祖国医学更加符合卫生部门的各项要求，于2011年5月收购了北京国葆堂中医门诊部，作为祖传技法服务社会大众的固定场所，使“王氏脊椎疗法”更好地服务大众。

根据王氏家谱记载，其家门医术传承如下：第一代：王汝清（1611年～1689年）；第二代：（此页家谱在文革中遗失）；第三代：

（此页家谱在文革中遗失）；第四代：王昭恩（1721年～1799年）；第五代：王鸿祥（1743年～1806年）；第六代：王庆德（1767年～1812年）；第七代：王师珅（1790年～1853年）；第八代：王家祺（1811年～1852年）；第九代：王衍昌（1837年～1898年）；第十代：王承均（1862年～1930年）；第十一代：王泽珍（1890年～1973年）；第十二代：王广太（1930年～）；第十三代：王兴治（1953年～）；第十四代：王旭（1987年～）。

“王氏脊椎疗法” 起源于清代顺治年间。清军入关时，在与明朝军队交战中屡屡受到毒箭枪伤的困扰，又因医疗技术所限，使得清军伤亡惨重，故而急征当时以毒伤治疗绝技著称的民间中医王汝清从军。

王汝清在原有疗法基础上综合吸纳传统中医其它治疗手法的精髓，特别是在中草药物组方配伍及使用上，加大药力、加强药效，很大程度上解决了清军因受毒箭枪伤阵亡的问题。由于该疗法疗效可靠、治愈率高，被留为清宫御用。

王汝清又继续潜心研究，针对当时常见多发的颈、腰、腿部病痛，深入探索，反复改进疗法，全面发挥配方药物局部渗透而达到的活血、通络、化瘀、滋养等综合作用，充分调动人体机能，以其独特的药物配方，逐步发展成为完整有效的“王氏脊椎疗法”。

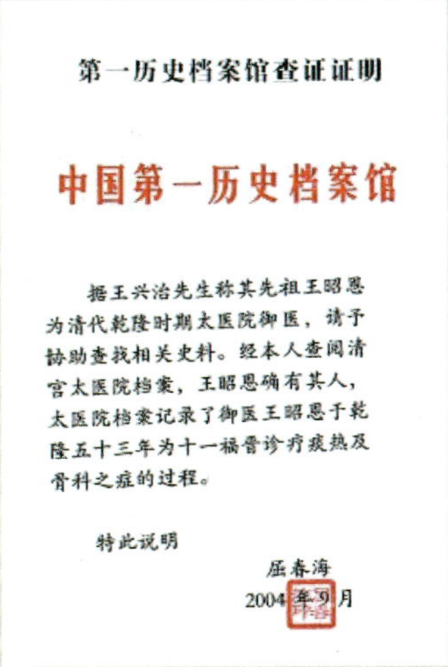
第一历史档案馆查证证明

中国第一历史档案馆

据王兴治先生称其先祖王昭恩为清代乾隆时期太医院御医，请予协助查找相关史料。经本人查阅清宫太医院档案，王昭恩确有其人，太医院档案记录了御医王昭恩于乾隆五十三年为十一福晋诊疗痰热及骨科之症的过程。

特此说明

屈春海

2004年9月

乾隆年间王氏后代王昭恩再度入宫成为御医。后因清末战乱，该疗法又散失回到民间。相传至今已到第十四代。

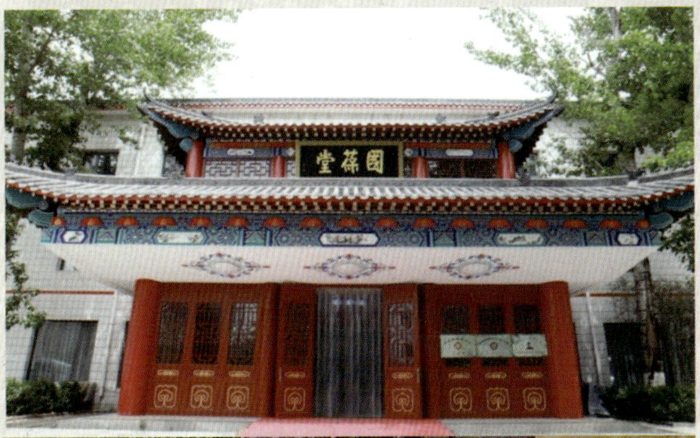

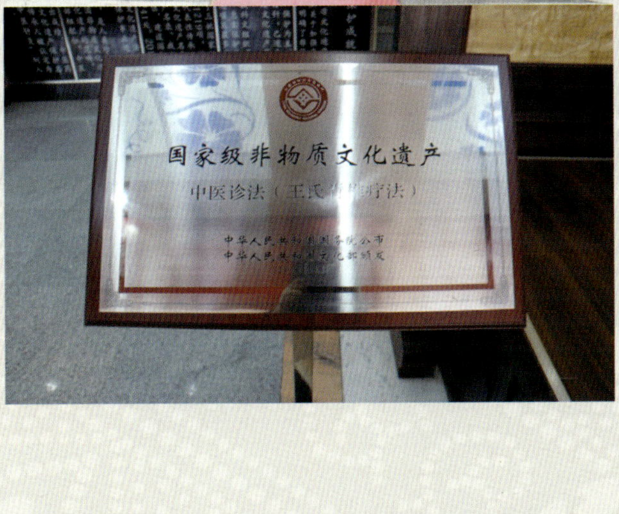

学术经验

1、“王氏脊椎疗法”治疗腰、颈椎病

“王氏脊椎疗法”世代单传，不向外姓扩散。亦有祖训严格保密，保证其药方的独有性。发展至今，该疗法与现代医学技术相结合，得到进一步的发展和完善，突出体现了中医‘外治与内调’、‘整体与局部’、‘长效与速效’的有机配合，使其在非手术治疗脊椎、关节、脑疾疾病等方面显现出独特优势和巨大潜力。

王氏脊椎疗法是根据中医“经脉所通，主治所及”的原理，选择以人体阳经为主，阴经为辅的经脉。综合了传统中医治疗方法的优点，运用内病外治、驱邪扶正的原则，采用防、治一体化的疗法施治，并积极地调动了人体自身的修复机能。经数千例临床实践证明，对于需要做手术的患者，通过王氏脊椎疗法的治疗，全部免除手术之苦。

王氏脊椎疗法治疗的机制：将体内致瘀、致病、致疼物质直接祛除，运用中草药激活体内细胞，通过促进自身血液循环加速机体修复，实现康复。

2、王氏脑血栓疗法

王氏脑血栓疗法是秉承中医整体观和藏象理论，内病外治的一种独特疗法。王氏脑血栓疗法，能通过药物拔管，有效消除患者脑部皮层水

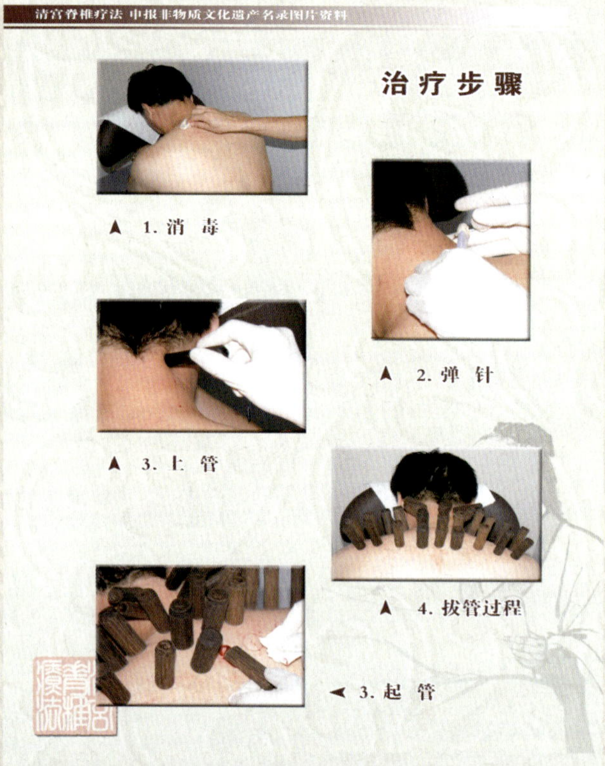

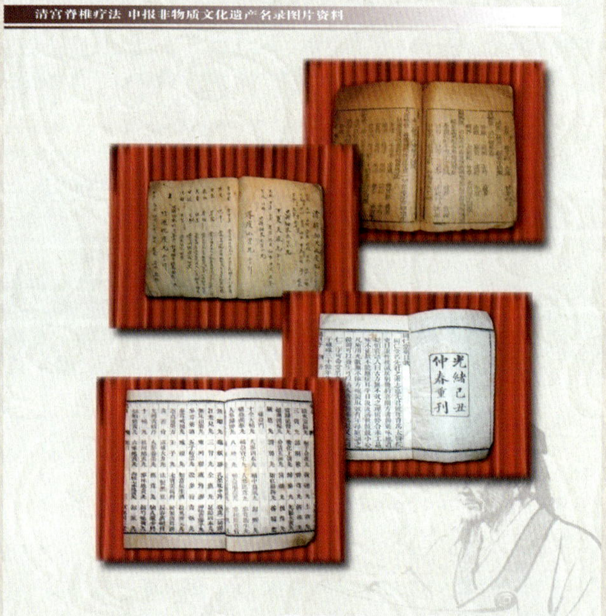

老一辈留存下来的医书

肿，将致栓、致瘀、致病的物质以及病理产物祛除，从而增加大脑侧支循环的供养，直接改善大脑对肢体的支配功能，通过跟踪统计，对6年前做过的300多例患者的调查，至今无一例二次栓塞和反复发作的现象，可见此疗法对预防二次栓塞是十分有益的。对患者加快康复速度将是单一疗法无法比拟的。

目前西医国际上通用的一种康复办法是运动康复法，通过运动的方法增加大脑在运动过程中的记忆，从而提高大脑对肢体的支配功能。

治疗特色：（1）独特复合配方，提高患者康复的程度与速度。（2）活血祛瘀，增加脑局部给。（3）特色拔管辅助，以利于维持脑局部功能。（4）治疗周期短，不易复发；既可防、又可治，达到防和治的双重目的。

脑中风防治的适应范围：45岁以上的人群，患有高血压、糖尿病、颈椎病、高血脂的人群，以及平时经常出现头痛、头晕、记忆力减退，出现头部麻木、单侧肢体麻木、行走时方向差、失眠等症状的人群应警惕脑血管疾病的发生，及时进行脑中风防治，以推迟和减少发病概率。

轶闻趣事

联合国教科文组织某前官员之夫人，有严重的腰椎和颈椎病，世界各地医生治疗效果都不明显，面临手术。她的女儿腰椎有病，且有较严重的厚皮症，面部僵化。去年底在北京听中国朋友介绍了这个疗法，特来试试。一次治疗，效果挺好。她们延长了在华时间。几次治疗之后，夫人说：“神奇啊！过去我每天早上那么痛苦的腰疼、脖子疼，怎么都找不到了？”她的女儿治腰椎的同时“搂草打兔子”，面部的厚皮症也缓解了，脸上开始有表情了。今年年初，她们再次来京旅游，同时安排时间做治疗。夫人说“我是怀着崇敬的心情来体会中国神奇的传统医学文化的。我愿意和你们一起配合，把中医医术介绍给世界人民。”

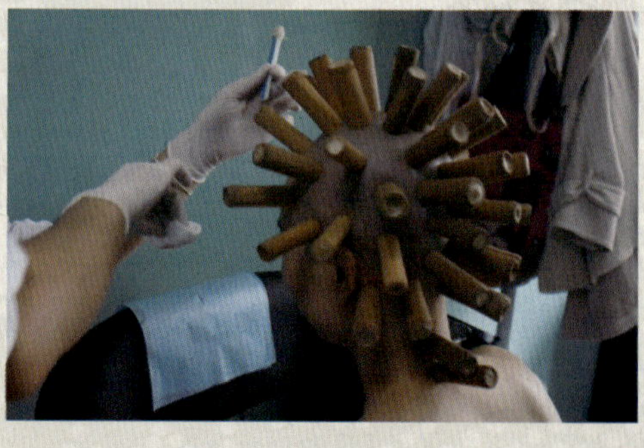

甘肃 郭氏世家

世家传略

郭宪章先生，1933年出生于今河南省洛阳市孟津县平乐镇。洛阳平乐郭氏正骨传人。1960年毕业于兰州医学院本科，被分配到甘肃省中医院骨科工作，1971年末，因执行“6•26”到兰州市城关区医院工作，1987年创建兰州中医骨伤科医院任院长，直至退休。是省中医骨伤科专家郭均甫老先生的传人，全国首届中医骨伤名师，甘肃省名中医，全国名老中医药学术经验工作指导老师，中华平乐正骨协会顾问团顾问，曾为甘肃省中医中西医结合高级评委会成员，甘肃省骨伤科学会主任委员、名誉主任委员。

1982年5月参加中国农工民主党，曾任中国农工民主党中央候补委员（九届）、中央委员(十届)，中国农工民主党甘肃省委副主委(一届二届)、顾问(三届)，中国农工民主党兰州市委主委（一届），现任中国农工民主党兰州市委名誉主委（二届、三届)。

社会兼职有：甘肃省人民代表大会七届、八届常务委员会委员，政协兰州市委员会委员七届、八届、九届 常务委员。

学术团体现任或曾任：世界中医骨科联合会资深主席（2004.9-现在），美国国际中医研究院名誉院长兼终身教授，世界中医骨科联合会名誉主席（2002.5.），世界中医骨伤科联合会署理主席(2000.3-2002.5)，中华中医药学会整脊分会总顾问，中华平乐正骨协会顾问团成员，中国人天观和科学发展观委员会常务理事，中医药平衡保健养生论坛副主任，中华骨伤医学会副会长（1999.10)，全国骨伤科外固定学会理事，全国骨伤科新技术推广学会理事，《世界中医骨伤科杂志》副总编，《中国中医骨伤科杂志》、《中国骨伤》、《中国人体科学与保健》编委，甘肃中医药学会常务理事，甘肃中医骨伤科学会主任委员、名誉主任委员，甘肃省皇甫谧文化研究会顾问，兰州市中医学会副会长，兰州保健文化研究会名誉会长。

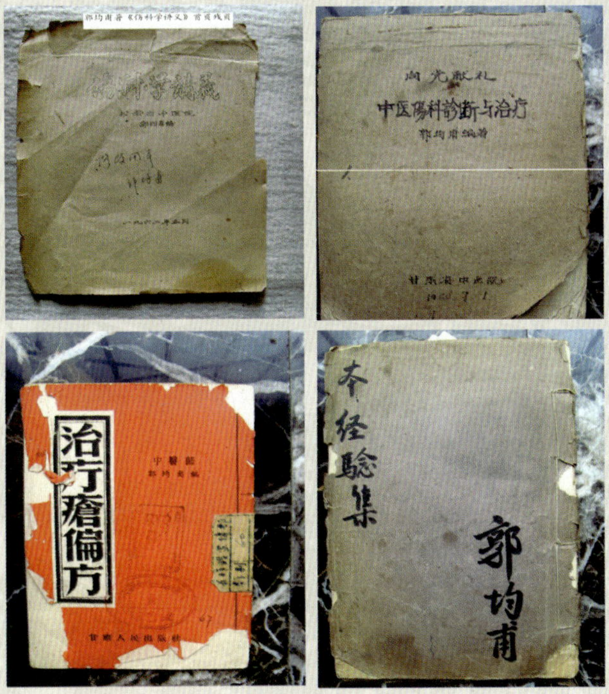

郭均甫先生部分著作与残页

为使中医骨伤科学走向世界，联合全国著名的骨伤科学界人士共同努力，成立世界中医骨伤科联合会。作为世界骨联资深主席以及中华中医学会整脊分会总顾问，积极致力于中医骨伤理论研究和科研活动的开展，重视加强同国内外同行之间的学术交流，并先后多次赴泰国、新加坡、香港、韩国、马来西亚，澳洲、欧洲、美国等地考察学习，广泛开展学术交流活动，积极吸收国内外新技术、新成果，不断丰富中医骨伤科理论，多年来已有30多篇论文在国内外发表，部分论文获得国家和省、市有关部门的奖励。其论文“踝关节损伤的临床分析”等被世界骨伤科联合会授于“科技进步二、三等奖”。被马来西亚国际针灸骨伤科研究院聘为名誉顾问，美国国际中医研究院聘为名誉院长兼终身教授、广东省佛山市中医院聘为医学顾问兼主任导师。

其父郭均甫先生(1901年～1977年)幼入私塾，喜读中医典籍。16岁拜当地通晓中医内外科和针灸、正骨多种专业的郭鸣岗、王宏基两位老先生为师；后又投师于当时享有盛誉的平乐郭氏正骨专家郭耀唐先生门下，专攻正骨学。先后到

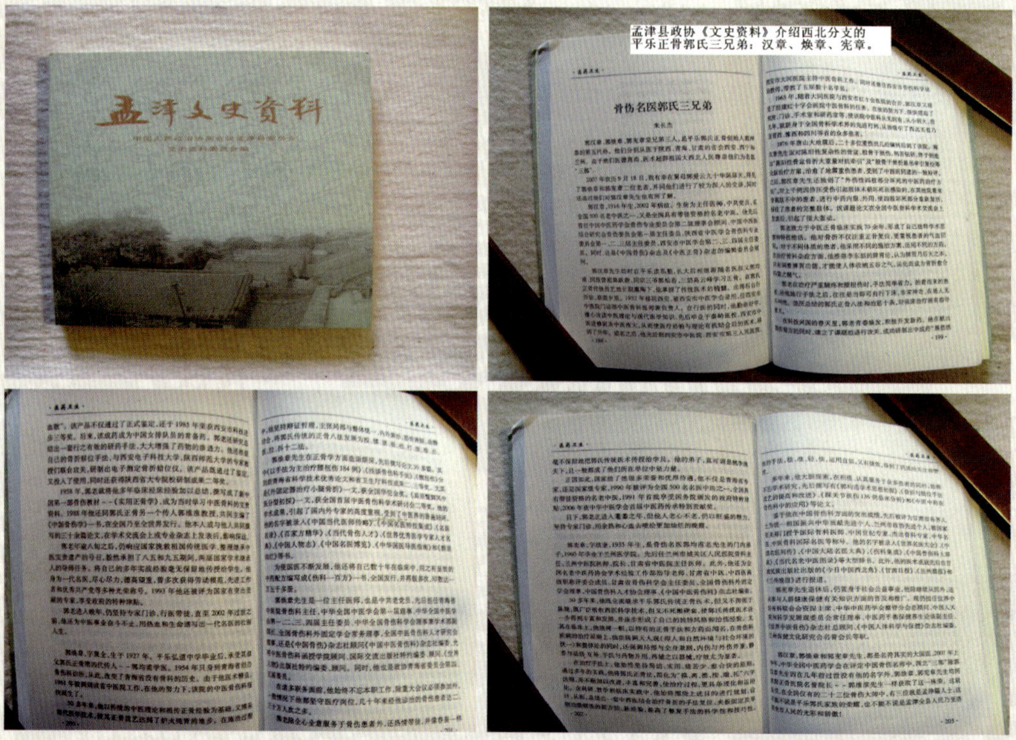

孟津县文史资料有关郭均甫、郭宪章的内容

过开封、郑州、洛阳、西安、宝鸡等地行医。1935年后，先生参加了抗日救亡宣传活动，结交了一些进步人士，1938年，先生加入中国共产党，不久即被组织委派，任中共平乐支部书记。20世纪四十年代，日寇南渡黄河，河南省大部沦陷。郭均甫先生遂携眷来到甘肃，开始了在甘肃省长期的医疗实践活动。从此，他与甘肃人民结下了深厚情谊，兰州已成为他的第二故乡。建国初，曾在兰州中医学会担任职务。1956年，成立了甘肃省中医院，先生接受了著名中医张汉祥先生的邀请，以全部精力投身于甘肃省第一所省立中医院骨科的筹建和领导工作。当时，《甘肃日报》第一版刊头新闻发表了先生的工作照片。自此，郭均甫先生将自己丰富的临床经验加以总结、推广。为解除更多的伤痛患者的痛苦，他破除积习已久的不传外姓的保守思想，主动向领导建议开办中医骨伤科训练班。他亲自讲课，编写教材，满腔热情地把家传秘方和独创手法毫无保留地传授给年轻一代。当时的学员现在都已成了甘肃地区及其周边省市中医骨伤科学界的骨干力量。

郭均甫先生一生勤奋，手不释卷，学而不厌，诲人不倦，曾说“吾六十年未曾惰一日”。郭均甫先生曾撰写《伤科学讲义》、《治病偏方》、《治疗疮偏方》、《外科验方》等著述和许多医学知识的普及性短文，登载在当时的《农民报》、《甘肃日报》上，为传播科学知识，反对迷信，做出了一定贡献。

郭均甫先生为国家培养了一大批骨伤科人才。传人有：郭汉章（侄），西安红十字医院，主任医师；郭焕章（侄），青海省中医院，主任医师；郭宪章（长子），兰州中医骨伤医院，主任医师、院长；郭允章（次子），原甘肃省人民医院，副主任医师；郭毓章（女），甘肃省干部保健院，副主任医师；王则章（长媳），兰州城关区三院，骨伤科中医师。

从中医世家传承方面，郭宪章先生亦通过师带徒方式，带出了长女郭玉涵，次子郭景仲，均为兰州中医骨伤科医院主治医师，属于郭氏中医骨伤科世家兰州第三代（平乐郭氏正骨第七代）。

郭玉涵，女，汉族，大专学历，1952年生，河南洛阳籍。原为兰州中骨伤科医院主治医师，现为兰州郭宪章骨伤科研究所副院所长。1979年以来，秉承家学，并曾前往洛阳正骨学院进行深造。廿多年来，通过其父的悉心传授和长期的临床实践，在中、西医学理论知识方面，奠定了良好的基础，并较全面的继承了平乐郭氏正骨医术的学术思想与在其理论指导下的辨证施治和理法方药的临床运用。较熟练的掌握了其独特的治伤手法和用药原则。

郭景仲从上世纪80年代初在兰州市城关区人民医院骨科师从父亲郭宪章学习郭氏正骨，1987年调入兰州中医骨伤科医院，继续跟随父亲学习。2001年晋升为主治医师。2010年获得城关区人民政府授予的“第一批城关区学科带头人”称号。

孙子郭铁锋，甘肃中医学院毕业，现为省中医院院长博士导师李盛华教授的硕士研究生；外孙段瑜，毕业于甘肃中医学院，兰州中医骨伤科医院住院医师，为兰州郭氏正骨传承第四代(平乐郭氏正骨世家第八代)。

郭宪章先生于1994年退休，为解除广大人民群众看病难的问题，发挥余热，申请办了兰州郭宪章骨伤科研究所门诊，时至今日，仍然做着中医骨伤科教学和医疗工作，而且能熟练应用电子邮件和网络即时通工具与后学弟子交流，可谓勤于学、敏于行。

学术经验

50多年来，郭宪章先生潜心研习历代中医经典、各家医籍和现代医学成就，以其特有的正骨手法和方药而闻名。在全面继承的同时，使郭氏正骨医术进一步得到了丰富和发展，并形成了独特的医疗风格和治伤经验。

郭宪章先生强调，中医骨伤科必须以中医基本理论为依据，坚持 “整体论”和“辩证观”。骨伤科疾患虽然是局部病变，但要确立整体治疗的观念。在骨伤科治疗原则上，强调局部与全身兼顾，内伤与外伤并重，静养(固定)与活动(自动锻练或被动手法)互补，手法与药物并用，再辅之以器械，临床效果显著。治疗方法上，始终坚持简洁、实用，痛苦少，愈后好。通过多年实践，对郭氏正骨法不断进行改进、丰富和完善，总结了一套中西医结合治疗骨折、手法复位、夹板固定及早期功能锻练的新方法、新经验。如肋骨骨折、锁骨骨折、肱骨髁上骨折、踝关节骨折、股骨下1/3骨折和髌骨骨折等整复手法及固定都有新的改进。对近关节和关节内骨折，采用徒手整复技术及其他方法，取得了较为满意的疗效。

用药方面，郭宪章先生强调既要全面继承，又要灵活运用，不断创新。伤科疾病，总为外界暴力作用于人体所致，使肌体的某个局部发生损伤，引起伤筋、伤骨、伤气、伤血等，同时，也必然还会影响到经络脏腑或整个机体。治疗中，需从整体出发，除注意局部损伤外，还应注意全身状况。在实施手法整位、夹板固定或功能锻炼等外治的同时，应根据患者的整体情况合理用药。郭氏家传的经验方有：损伤散、外伤安胎饮、流产饮、挫伤腰痛汤、真珠生肌散、健痿汤、人参归鹿丸等，经过改进的有消定散、亡血三方等。其中损伤散经多方临床使用和观察，对促进骨折愈合确有功效，消定散、折伤膏经给上万例软组织损伤和骨折患者使用，疗效卓著，人参归鹿丸对老年体弱患者恢复身体健康效果尤佳。此外还有二乌散、二消散、加味金黄散，都已成为协定成方．在甘肃、陕西和青海等省的一些医院大量制作，广泛应用。

学术研究上，郭宪章先生坚持衷中参西，广纳博采，克服门户之见，汲取各家之长。在总结骨伤科常见病、多发病治疗经验的同时，整理撰写了《郭均甫学术思想初探》，系统总结了父辈的治伤经验。并先后撰写了“骨折与脱位手法技艺的提高和改进”、“固定方法研究”、“手法整复治疗肱骨外髁骨折翻转移位的体会”、“踝关节损伤1368例临床分析”和“中医中药在骨伤科中的应用”、“敦煌壁画与导引技术初探”等学术论文多篇。同时，把中国传统文化与骨病的治疗相结合，把气功锻炼引入骨伤患者的早期锻炼和功能恢复，并取得了一定进展。

主要成果

撰写或指导弟子撰写公开发表的学术论文：

1、郭宪章主任医师治疗膝骨性关节炎经验介绍，《甘肃中医》2010年12期；

2、郭宪章先生辨证论治类风湿性关节炎经验，《甘肃中医》2010年2期；

3、补肾荣骨汤治疗膝关节骨性关节炎46例，《甘肃中医学院学报》2011年1期；

4、简述张子和下法运用特点，《光明中医》2002年5期；

5、郭宪章主任医师正骨经验探析，《甘肃中医》2010年3期；

6、手法整复治疗肱骨外踝骨折翻转移位的体会；

7、关于肱骨外上髁骨折骨折片夹入肱尺关节的一些看法；

8、舟骨-月骨周围腕骨背侧脱位3例报告；

9、锁骨骨折固定方法的改进；

10、手法配合中药治疗肩关节周围炎；

11、介绍一种新的肋骨骨折固定方法；

12、踝关节损伤1368例临床分析；

13、扁平椎一例报告。

手抄或参编书籍：

1、《家传秘方集锦》手抄本，郭宪章1954年抄，1997年录入电脑；

2、《骨伤科用药原则》；

3、《骨伤科手法杂谈》；

4、协助先父完成积包括家传秘方在内和数十年的临床试验的骨科专著《中医骨伤科讲义》；

5、《骨伤名师二十三讲》作者之一，人民卫生出版社出版；

6、《中医骨伤科学•诊断学》副主编，广西人民出版社年1988年7月出版。

个人感悟

本人从事骨伤科工作五十多年，如果从接触骨伤科算起，大概也有六十余年了。中医药学是一门博大精深的学问，一个人穷其一生，也不过只能精其一个小小的分支，要想让中医药学更好的为人类发挥应有的作用，还得要一大批有志于中医事业的人们，花费大力气，长时间，并结合现代科学技术，进行全方位的研究才可以达到目的。所以，中医药的研究和全面应用，还任重道远，愿我们与后继者共同努力吧。

附1：郭宪章摘录《郭氏家谱》(第1140--1146页)述平乐正骨发展简史

平乐郭氏正骨迄今已有二百多年的历史，相传已有七代。平乐郭氏正骨的创始人系吾氏(文范祖门)十七代祥泰公字致和，人称老八先，清乾隆嘉庆年间人。公数十年无遇一症而模糊，无一治而不痊，富贵贫贱一以待之。方便医者附设药房一处，即“人和堂”是也。

祥泰公晚年曾将正骨术先后传给其族侄树信字敦甫(这一支世居平乐北门里)，及长子树楷，人称少八先(这一支世居平乐中街)。

树楷传其继子鸣岗(乳名勇)，鸣岗传其长子金锡字耀堂(即耀唐)，次子金诚。

耀唐公1948年及1954年曾两次赴京为国家领导人治疗腿部骨折。后任洛阳市第二人民医院骨科主任。1952年献出祖传秘方，并举办中医正骨培训班亲自带徒十数人，以中药治疗破伤风效果颇佳。1970年病故，终年67岁。

金诚公1948年也随兄赴京为元帅治疗腿部骨折，后在开封市职工医院任骨科副主任医师，1964年于开封病故。

耀堂公又将其正骨术传其义子俊生，其先后在平乐骨科医院、马屯镇医院任骨科医师。俊生长子继春，次子长春也在为正骨积极工作。

耀堂公在生前为了发展平乐郭氏正骨，曾培养二十一代云端、二十二代锡九、二十三代良珍、二十四代雷及二十三代耀先(即郭均甫先生)等等。

金诚公在生前曾收二十二代润清、书明为徒。

……(略去与西北传承无关部分)

秋祖门二十三代耀先字均甫(1901～1977年)，自幼好学，十六岁习医，先拜师鸣岗，后拜师耀堂。通过实践，掌握了郭氏正骨祖传的理论和方药真谛要诀，开始行医。1930

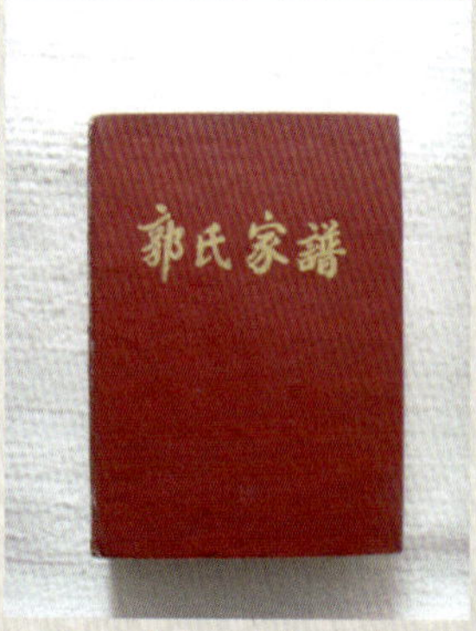

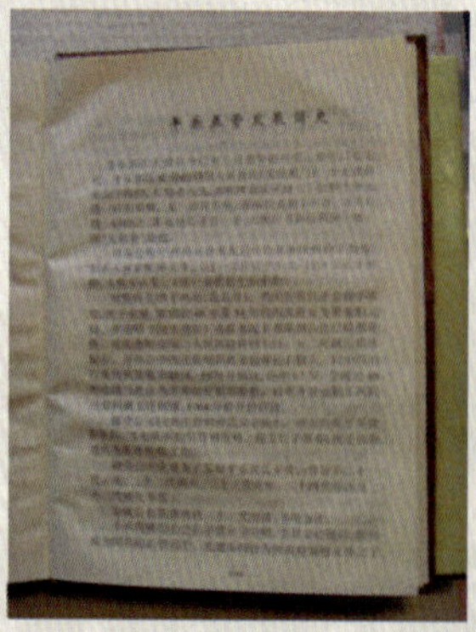

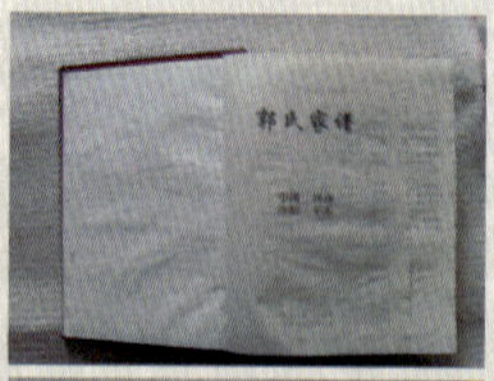

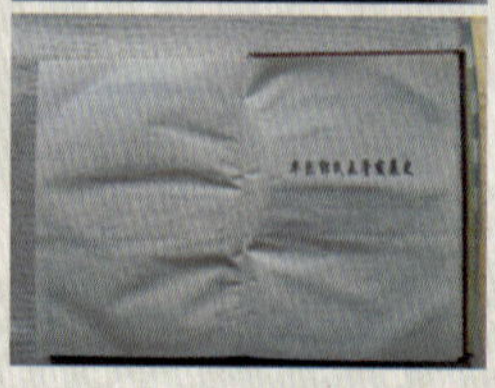

年前后在开封、郑州、西安、宝鸡、洛阳等地行医。1939年6月加入中国共产党。豫西沦陷时，到兰州行医。1956年他应著名中医张汉祥先生之邀，前往甘肃省中医院工作。为发展平乐正骨事业，他破除了不传外的保守思想，建议举办中医骨科训练班，把家传秘方和实践经验毫不保留的传授给骨伤科医生。

耀先之长子宪章(欣奎，1933 年生)，自幼随父学习正骨医术，1960 年毕业于兰州医学院，历任甘肃省中医院住院医师，兰州市城关区人民医院骨科主治医师，骨伤科主任，兰州中医骨伤科医院，主任医师，院长。

廿四代聚奎字焕章(1927年生)，自幼随叔父郭均甫学习郭氏正骨，1954年在西宁开设正骨诊所，填补了青海省中医骨科的空白。1961年调青海省中医院骨科工作。擅长以手法治疗骨伤各种病症。论著《骨伤科一百方》、《手法为主治疗急性腰扭伤184例》、《髋扭伤113例分析》等。现任青海省中医院正骨科主任医师。曾担任过中华全国中医学会第一届理事，中华全国中医学会青海省分会第二届常务理事兼秘书长，第三届理事长，青海省骨伤科学会主任委员。

二十四代汉章，自幼勤奋好学，先拜耀堂为师，后跟随叔父耀先习医。曾任西安市红十字会医院骨科主任，主任医师、院长。曾担任过中国中西医结合研究会骨伤科专业委员会主任委员，中华中医学会骨伤科委员会顾问，陕西省中医骨伤科学会主任委员。

……

甘肃 李氏世家

世家传略

李少波，男，1910年2月出生，河北省安平县人。中医主任医师、教授，兰州大学、甘肃老年大学名誉教授，政协甘肃省第四、五届委员。真气运行学术创始人。出生中医世家，专长中医内科、针灸。幼年体弱多病，师从祖父李斐然学练吐纳导引、行气摄生之术，兼攻《黄帝内经》、《道德经》、《易经》、《勿药元诠》等经典，研究各家各派养生修持要旨。经数十年的躬亲实践和潜心钻研，深悉医经即道，道经亦医，皆以健身延年为旨归。

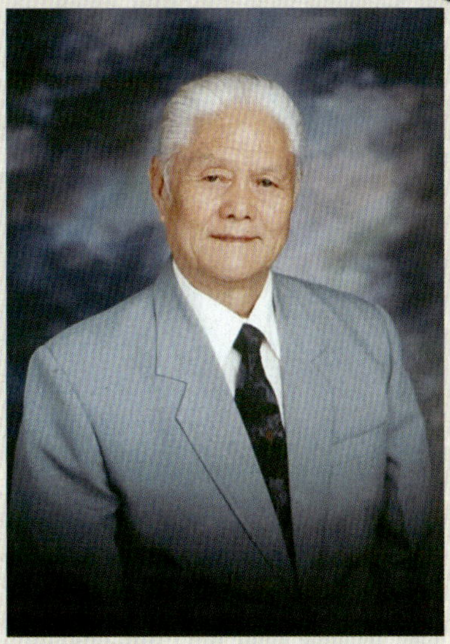

李少波教授

上世纪30年代末和40年代，辗转在陕西凤县、甘肃兰州、青海西宁和北京等地行医，以医道至理医人济世，医德医术颇受好评。建国初期，在甘肃省藏族群众聚居的临潭、卓尼等县医院任门诊部主任、住院部主任，极力推广中医、针灸，培养培训医疗专业人才。1961年进入甘肃省中医院任门诊部针灸室主任，1979年调入甘肃中医学院工作、任教。创办学院真气运行研究所并担任所长。经长达5年多的临床观察研究，真气运行获甘肃省卫生厅临床验证科技奖。退休后，任兰州李少波真气运行研究所所长、中国民间中医医药研究开发协会真气运行研，究专业委员会主任委员、新加坡李少波真气运行学会名誉会长、马来西亚真气运行学会永久学术顾问等职。

1987年入编《甘肃省教育人名录》，1997年入选美国名人书局《跨世纪名人名作》，同年，真气运行动功“五禽导引”入选为中华体育健身方法，2001年获第五届世界传统医学大会优秀科技成果奖，2004年甘肃省人民政府授予“甘肃省名中医”称号，2009年获中华中医药学会成就奖，同时被聘为中华中医药学会终身理事。

李少波之女儿李天晓，现任兰州李少波真气运行研究所所长。从上世纪八十年代始，协助李少波教授整理学术文稿，推广真气运行养生实践方法，得到父亲真传。为弘扬真气运行学术，随同李少波教授多方奔波，筹建兰州李少波真气运行研究所，。1992年兰州李少波真气运行研究所成立，李天晓出任副所长。其后在兰州、昆明、杭州等地协助父亲讲学。1994年5月，中国民医协会真气运行研究专业委员会在杭州成立，任副秘书长。

1995年至2002年，先后陪同父亲李少波多次去杭州、太原、广州，4次去新加坡，3次去马来西亚和印尼传授真气运行，举办培训班，包括动功班和提高班。协助李老整理《真气运行论》书稿，1995年7月由甘肃文化出版社出版发行。同时，为《真气运行论》和《真气运行学》专著作动功演示，摄制图片。在国内外出版发行了《真气运行学》，编印了真气运行实践指导读本和有关教材、讲义。

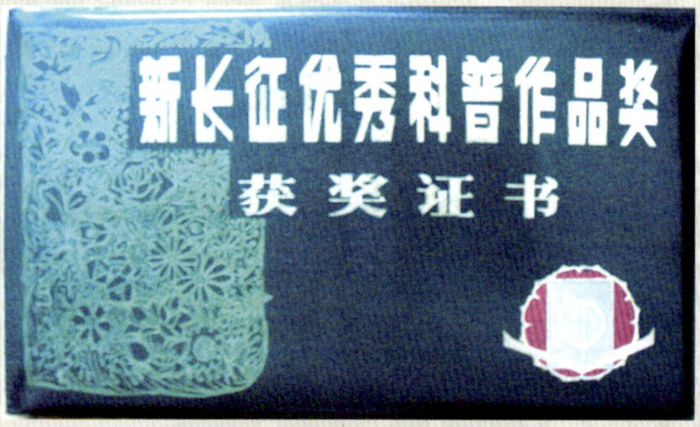

国家“新长征优秀科普三等奖_封皮

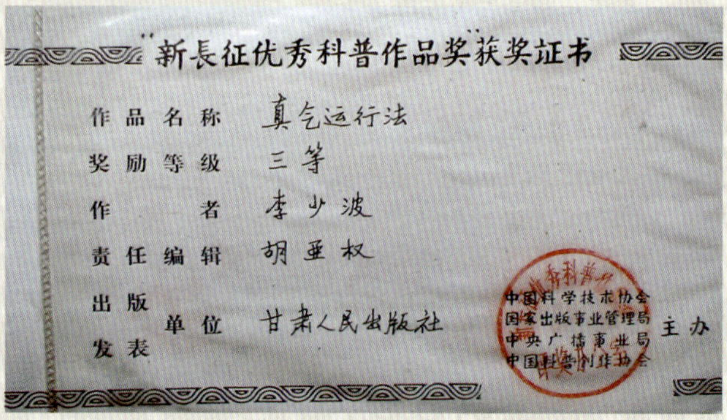

国家“新长征优秀科普三等奖_内页

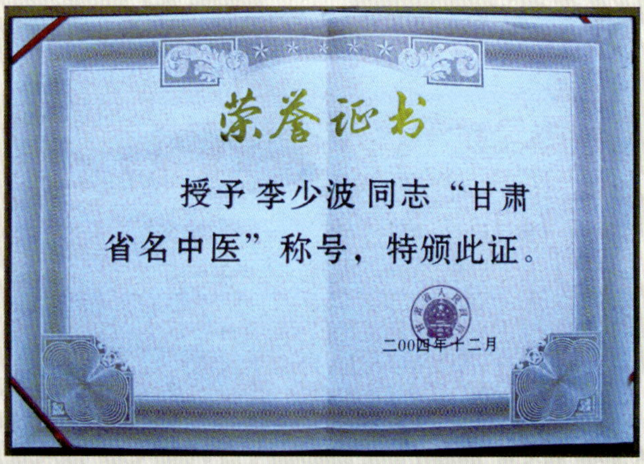

2003年以来，正式接手真气运行的日常工作，被李老指定为学术传承人。当年筹划建立了真气运行官方网站，并常年在兰州定期举办培训班。协调指导国内外真气运行培训点的建设。先后在新加坡、马来西亚、印尼以及杭州、苏州、十堰、泰安、北京、广州建立真气运行组织，还有加拿大、德国、泰国、汶莱和台湾等地正在筹建。

2008年，组织领导了李少波教授100华诞庆典暨中医真气运行学术国际研讨会，指导编印了本次活动的资料汇编。同年，经努力真气运行被列入国家级中医药继续教育培训项目。在真气运行被甘肃省卫生厅列为临床科研项目后，积极和课题实施单位甘肃中医学院附属医院协商合作，在该院的真气运行研究室任副主任，并被甘肃中医学院聘任为兼职教授，拟承担教学培训工作。

学术经验

真气运行法的目的，主要是蓄积真气，贯通经络，燮理阴阳，促进人体新陈代谢，提高抗病免疫功能。真气是人体生命活动的能量，《内经》说：“真气者，所受于天，与谷气并而充身者也。”人身先天元气，来源于父母，贮藏于肾；后天真气是呼吸得来的氧气与饮食化生的谷气二者合成的能量。

按《易》理而论，人16岁肾气最旺，元气鼎盛，属纯阳之体，为乾阳。以后内伤七情、外感六淫、劳心劳力、元气消减，每8年减一阳，至64岁，一般人的先天元气即消耗殆尽，仅依靠饮食维持生命，自然易致衰老，所谓“人活七十古来稀”。真气运行法主张在先天元气未消耗完之前，就抓紧修养，一方面尽量减少元精元气的消耗，清心静养；另一方面以后天充养先天，旺盛真气，却老复壮。先天之气失而不能复得，而后天之气则可以炼养，以补先天。

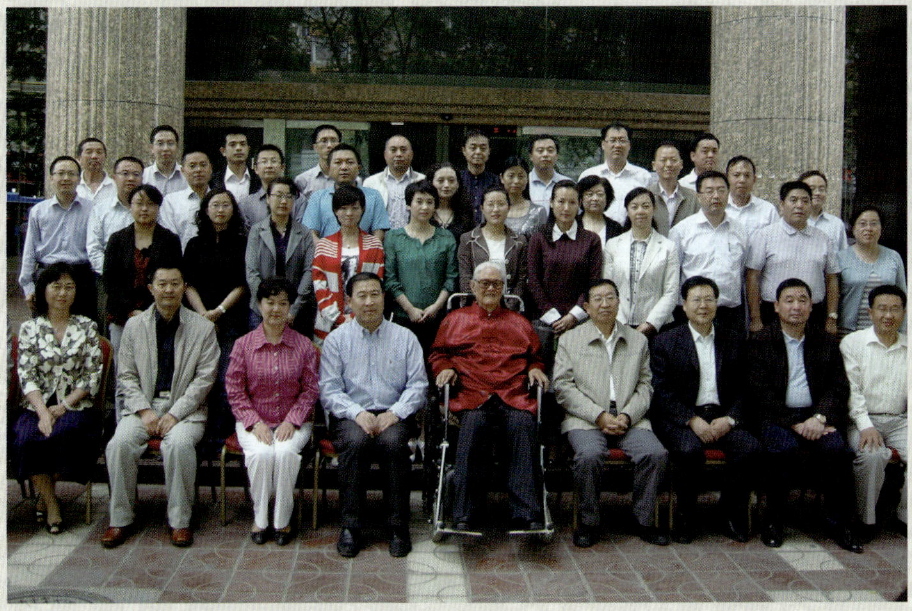

李老、李天晓老师参加甘肃省卫生厅真气运行培训开幕式合影

真气运行法是通过五步达到“治未病”和健身延年的目的。

真气运行法第一步，通过意念和呼气运动作用于心窝部脾胃之所，培养后天根本。中医理论认为：“脾胃为后天之本” 。心窝部之任脉巨阙穴，是心经募穴，为心之门户，心气在此宣泄。注意呼气，引心火下降，温煦脾土，五行理论谓之“火生土”。脾土得心火温煦，自然脾胃阳气振奋，而运化功能加强。谷气源源不断地与天气结合，注于膻中化为宗气，故而心窝部感到温热饱满，胃脘不适消失，消化吸收功能加强，食欲转佳。

心窝部即中丹田的真气旺盛起来，就要充实下丹田，补充先天之气。真气运行法第二步，就在于真气沿任脉下沉丹田。真气随呼气沿任脉一步一步下趋丹田，脘腹之地得到真气温煦，大小肠功能加强，感觉肠鸣矢气，肠胃道得到调理，消化吸收功能更加健全，又增加了真气的来源，呈良性循环。

气沉丹田即后天之气充养先天。真气运行法第三步，培养丹田真气，凝炼肾精化为肾气，为积气冲关打基础。神凝丹田，使五脏精气源源流注丹田关元穴，又使肾中元精不断化为丹田元气，丹田逐渐充实饱满。丹田气旺，肾上腺、性腺功能得以调整加强，泌尿生殖系统常见病即能得到调治。丹田真气充实饱满，会阴跳动，一阳来复，丹田真气饱满自然往督脉运行。

第四步真气过下鹊桥，通过尾闾，缘督脉上行。腰脊病患者，会有病灶反应，待真气通过后，即能得到调节治疗。真气上行至夹脊，会有胸闷、背部负重之感，心脏、肺脏患者，反觉症状加重。一但真气通过，一切不适霍然而除，病症得以调治，所谓“夹脊一过，疾病若失”。真气行至玉枕，受阻状十分明显，颈项强直，后脑胀痛，环头拘紧等，很是不适。一俟真气通过玉枕，种种不适感觉均得解除，而有头皮发痒，舌尖酥麻等感，口中津液甘醇，源源而下。

真气通过玉枕，小周天贯通，人体食欲旺盛，精神振作，脏腑功能得到调理，健康状况大

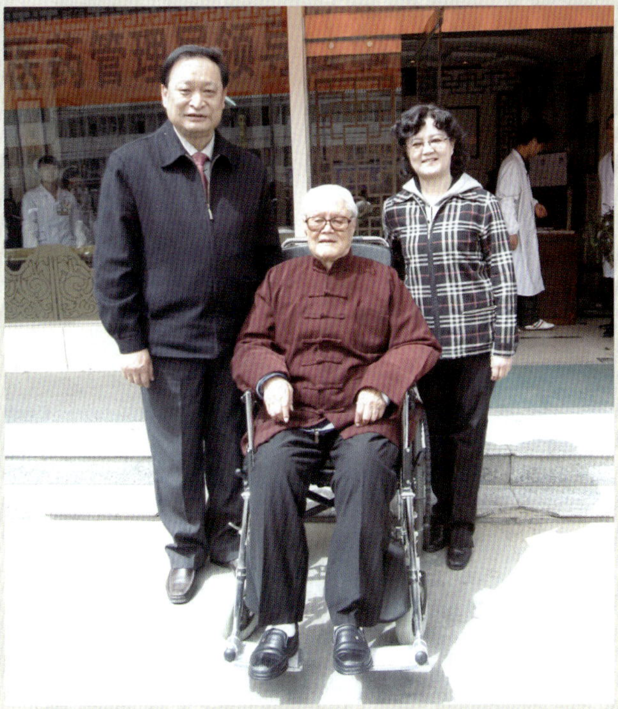

李老、李天晓老师与中医药管理局长王国强合影

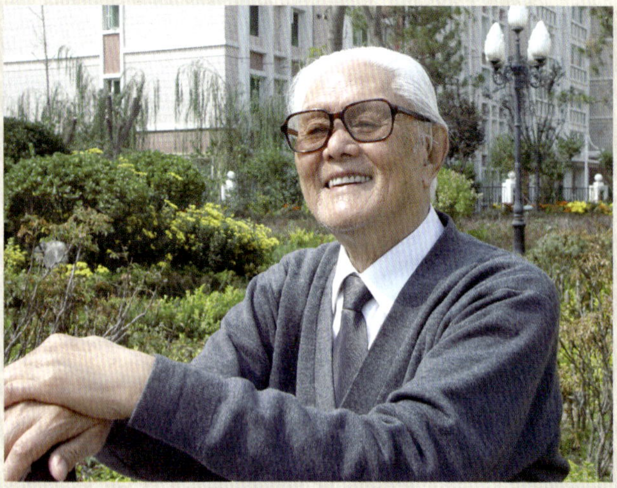

李老98岁时

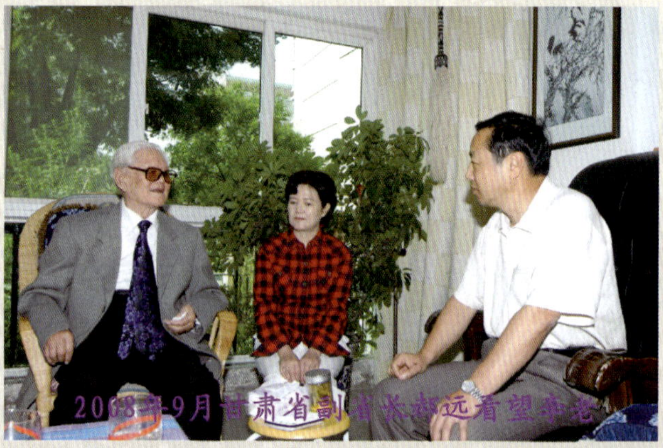

2008年9月甘肃省副省长郝远看望李老

为改善，消化不良、肾虚、神经衰弱失眠、高血压等症状即可改观。待真气疏通病脏经络，排除病邪后，脏腑的器质性病患方可康复。

通督后，进入第五步，肾气不断灌溉脑髓，肾上腺、脑垂体两大腺体互相激惹，互相补益，大脑皮层本能力量加强，功夫进一步提高，达到“胎息”、虚无境界，身体的代谢机能和抗病免疫功能均得以增强，而延年益寿。

主要成果

著有《真气运行法》、《增订真气运行法》、《李少波真气运行法》、《真气运行论》、《真气运行学》等，形成了完整的真气运行学术体系。《真气运行法》曾获全国新长征优秀科普作品奖、甘肃省同名一等奖；《李少波真气运行法》获全国优秀图书奖、中共甘肃省委、甘肃省政府优秀图书奖等。摄制出版发行的《真气运行法》大型电视教学录像片，获国家广播电影电视部著作演示“双向”荣誉奖。

科研课题：

1、从2010年4月开始，承担由省卫生厅立项，甘肃中医附院承接的“肠胃病和高血压”的课题的教学任务。已进行了5期，目前仍在继续中，这项课题实施为期3年。

2、 由省卫生厅立项，甘肃中医附院承接的第二个课题“乙型肝炎”课题的培训于2011年3月18日开始实施，实施为期3年。

3、由省卫生厅中医药管理局安排救治“吸毒”人员的医护和公安干警管理人员的培训，由真研所承担培训任务。

4、由省卫生厅立项的“真气运行法”干预HIV感染者课题已于2012年3月10开始启动，由省疾控中心承办。观察期为1年。李天晓担任50人的教学任务和全年的技术指导。

5、由甘肃省第三人民医院接受的首批“尘肺（矽肺）病患者”从2011年3月4日到15日期间接受了“真气运行法”的培训。目前已结束。

6、从2011年4月6日起进行，为甘肃省级医院医护人员进行“国家级继续教育”中医真气运行的培训工作。2011年培训39人，2012年培训47人。

以上课题由李天晓担任其中教学任务。

河北 张氏世家

世家传略

张进良，张氏九代中医传人。

河北省定州张氏中医起源于明朝，已有三百余年的历史。其发源地为河北省定州市大辛庄镇（故称槐树庄），这是一个历史悠久、人杰地灵的贸易重镇。过去这里有孔子庙、南北少林坊等。张氏中医第一代张仲文曾在此悬壶行医。张老精通妇科、外科等，专门治疗不孕不育以及各种外科疾病。张家中医代代相传，传到张进良的

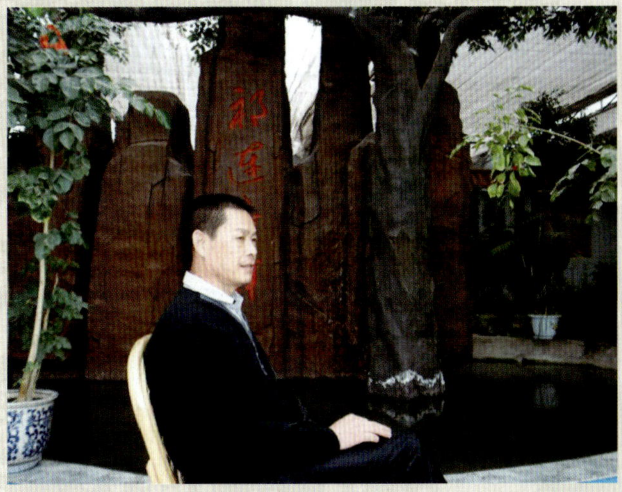

张进良

曾祖父那代，就传给了其三太爷。由于张进良的三太爷没儿没女，就隔代传给了张进良的父母，父亲张锡贞，母亲周彩娟。

张进良从四岁开始看到父母亲常为十里八乡的百姓治病疗伤，父亲配药，母亲给人针灸、拔罐等等。父母亲深得乡亲们爱戴，甚至称为救命菩萨、送子观音。耳濡目染，他从小就对中医学产生浓厚的兴趣，父亲让常让他看的书有：《千金妇科》《本草纲目》《黄帝内经》《金匮要略》《千金要方》等，久而久之，中医经典烂熟于心。由于学习勤奋，加之医道悟性高，张进良对祖先的脉诊在继承的基础上有所发展，发现了先祖没有提到的脉象信息，验之于临床，可以提高诊断准确率。

张进良先后拜师于安国吕氏正骨；广州军区医院骨科专家李建国，后得到海城吕氏正骨传人吕久东先生等多位名家点拨，集众家之长，丰富了临床经验，结合自家的针灸和手法形成了独具特色的诊疗方案，望闻问切，辨阴阳虚实，真正做到辩证施治。针灸、点穴、正骨，快速、准确、简单，速效、安全，不浪费患者的时间。2007年之后，他定居药都安国，开始对中药真伪进行深化研究实验。张进良正在着手整理自己的诊疗经验，构思编写针灸、手法、点穴、药食疗、自我疗法的书籍，内含有上百种疾病的诊疗技术，让世人能够自己把握自己的健康。

学术经验

张进良认为中医起源于生活中的发现和经验积累，中医许多理论和说法，是人们每天日常生活必须遵循、注意的生活规律，因为这正是减少疾病、维护健康的有效措施。比如：饮食是人们共同需要的物质，但是根据先天的体质差异性，各人分别有不同的适应饮食，合理饮食才能满足个体差异缺乏的物质能量。这样才能少生病也致不生病。饮食之外，顺应四时而作息起居，是防病治病的有效方法。如果五运六气失去自然调控的和谐规律，天地与人生之气的升降出入就会失掉通畅的调控产生疾病。在几十年的行医生涯中，他用易医的核心指导治疗疾病的思路。中医的“气化论”中指出：宇宙间阳气是周流不息的，“阳气”的布散规律可指导治疗疾病，使其得以成功痊愈。干支对应的阴阳五行、脏腑、经络、气血属性分析，可了解个体的先天遗传禀赋不同，易受六气（风、寒、暑、湿、燥、火）侵袭感受何种病变，给医者提供了治病方向，用药准绳。若脏腑功能失调，其内在的机理是：（1）脏腑经络、气血、生理功能紊乱，发生一系列的病理变化——产生疾病。（2）脾胃受伤，不能化生卫，气、营、血。免疫功能低下，易感内伤和外伤疾病。（3）少阳之阳气不足，机体抗病能力低下，易内生五邪，外感六淫，风、寒、暑、湿、燥、火易入，产生过盛和不及，扰乱机体生理，发生疾病。（4）六气过盛，又六气制约之气产生——引起气候紊乱、失常，进而使生化及其过程受到严重破坏，引起疾病发生，主盛之气，盛衰有时，保持正常之气的顺序变迁。

兹举病例1：某患者，女，44岁，曾因浮肿入院后被诊为“肾病综合征”，在院期间用利尿、抗感染等对症治疗后无明显效果，后就诊于张，患者症见：全身浮肿、腰背痛、畏寒、纳差、大便稀溏、苔白、舌质淡、脉浮缓，我用温肾健脾的中药配合中药针剂“参附”、“川芎嗪”等治疗3个月后，病人病情好转，后经实验室检查各项指标均为阴性，提示痊愈，后随访3年未见复发。

趣闻轶事：

2010年秋天，乌鲁木齐红山区国税局郝某某，腰疼几十年，不能轻松哈腰，我和他拉手点穴走出20米，腰疼病完全消失。郝局长感慨万千的说：这么多年我治疗无数，却没见效果，没想到你拉拉手就把我的几十年的腰疼治好了，真没想到，中医有这么神奇。

河南 洪氏世家

世家传略

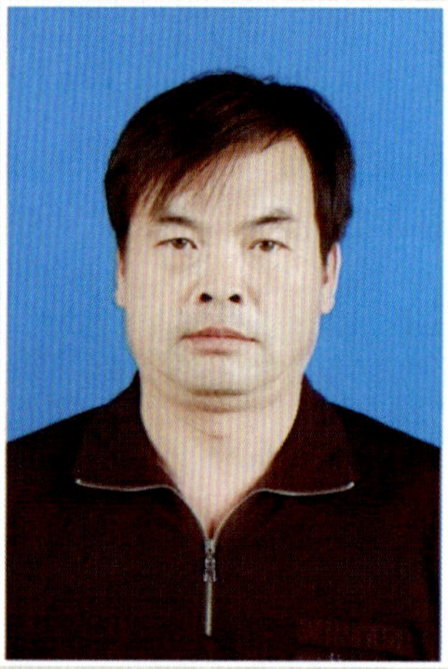

洪满平，现任中国红十字会会员，中国民间中医药联盟盟员，中国民间中医救援队队员，河南省郑州市管城区人民医院工作从事中医骨伤以及疑难杂症的治疗工作。

洪满平是母亲田月娥家传正骨术的学术传人。田氏正骨第一代是田月娥的祖父田逢世。田逢世幼年随其父逃荒至陕西省长安县（现西安市灞桥区水流乡）定居，早年随其父运用家传之治疗手法和草药为乡亲们解决一些病痛疾患，在当地享有一定声望。

第二代田中玉、田玉广兄弟二人，在父亲田逢世的影响和指导下，分别学习了中医内科和中医骨伤科。田中玉青年时代投身于杨虎城将军麾下至贴身随从副官，负责杨将军的军务政务和身体调养，在杨将军身边，田中玉没忘学医之道，直至晚年对肿瘤的研究与治疗已大有突破，惜无资金来源搁置至去世，诊治技术药物运用失传！田玉广早年加入了中国共产党，随之参加了西安市党的地下组织，利用行医之便随其兄田中玉为党的事业和解放事业作出了巨大贡献，解放后任长安县人民医院院长、灞桥区水流乡医院院长，西北骨科研究所研究员。他的正骨手法轻盈痛苦小，各种骨折7至10天临床愈合，在当地颇有影响，

第三代是洪满平之母田月娥、父亲洪翰章，田月娥系田中玉之女。他们夫妇二人在父亲和和叔父的熏陶和引导下，分别学习了中医基础理论和中医骨伤学，经常义务为身边的亲朋好友解疾苦燃眉之急和骨伤应急处理，在单位和工友中颇有口碑，时时有患者上门求医，住所周围十里八乡患者登门求医更是络绎不绝。

2008年5月12日，四川汶川大地震，田月娥夫妇73岁高龄，率领儿女十余口奔赴灾区，参加灾区医疗救助工作，受到绵阳市、德阳市救灾指挥部和红十字会的高度好评。

第四代洪雁平、洪满平，自幼跟随母亲田月娥学习中医正骨技术，在继承和发扬祖辈治疗技术的基础上，先后进入南阳医校进行深造和学习，对祖辈留下的技术加以继承和创新，现在在用药上比祖辈有所进步。洪雁平现在深圳一家医院从事中医骨伤工作。由于两人都能独当一面娴熟运用中医骨伤技术，并积极发展创新，故传承自田氏的骨科到了洪满平这里也会被称为洪氏骨科，如同田氏生发了一个支脉，洪满平的骨伤技术已有学术传人。

第五代传人洪叶，25岁，洪满平之女，毕业于广西中医药大学，现任中国红十字会员，中国民间中医药联盟盟员，中国民间中医救援队队员，在河南省郑州市管城区人民医院跟随父亲洪满平学习中医正骨技术。

学术经验

对颈椎错位病症的认识及其治疗：

颈椎病，包括颈肩综合症，其分类有：（1）神经根型：表现为头，颈，肩，上肢等处定位性与放射性疼痛，颈部及上肢关节活动受限，肌肉跳动，麻木或萎缩，压痛点与患者主诉并不完全一致，风池，肩上，肩胛内上角等处压痛有放射感。（2）椎动脉型：表现头晕，头痛，恶心呕吐，位置性眩晕可体位性摔倒，耳鸣，耳聋，舌活动障碍，血压异常，眼球震颤。（3）颈交感神经型：表现为视力模糊，瞳孔散大，眼胀，心

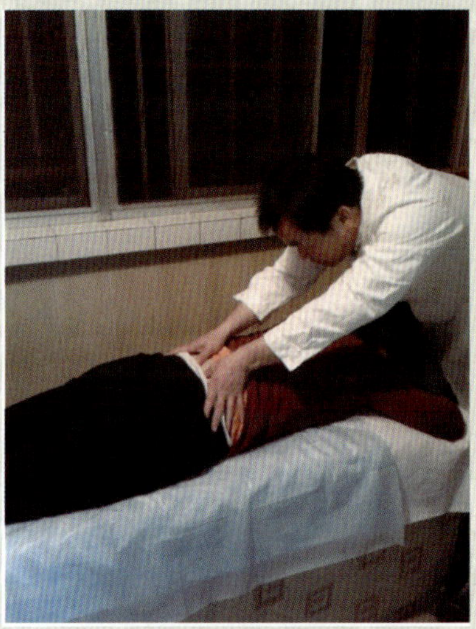
洪满平为患者做治疗

慌心跳，血压异常，排汗异常，肢体发冷，苍白或发红，较少见。

颈椎错位及增生所致的其他疾病有：头痛，三叉神经痛，颈性视力异常（近视，远视，复视，斜视，眼底病变等），屈光不正，眩晕，失眠，呃逆，耳鸣，耳聋，过敏性鼻炎，咽炎，面瘫，癫痫，精神分裂症，甲亢，发热，血压异常，落枕，肩周炎，网球肘，瘫痪等。

治疗颈椎病常见的非手术疗法有：内服汤，丸药；患位及神阙贴膏药；推拿按摩；针灸，拔罐，刮痧，牵引，各种热作用理疗等。洪满平由于家传主要是正骨术，尤其擅长错位性的骨伤、骨病治疗。他一般采取家传手法按摩和针灸综合治疗，疗程短，用药少，起效快。例如患者张某某，男，62岁，因患腰间盘突出，左下肢麻木，入院就诊于洪满平。经采用洪氏正骨法，给予手法复位，针灸电疗，环跳，殷门，承山，委中，风市，阳陵泉等穴位，一周治愈。又如王某，女，38岁。因车肇事，右侧肋骨4-5-6骨折。采用洪氏正骨手法给予复位，经拍片可见骨折完全复位，一个月痊愈。

主要成果

1、多次参加学术论坛，介绍家传正骨经验以及自己对家学的创新。如2010年11月2日山东青岛首届国际董氏奇穴高峰论坛，2012年5月20日北京第二届中医大师传承高层论坛， 2012年北京第二届军地医疗交流大会，洪氏正骨得到组委会的高度好评。

2、传承中医之“大医精诚”，举家几代10余人，其中包括家传正骨术第一代、时年73岁的母亲田月娥，组成南阳市第一个以家庭为主组织的医疗救援志愿小分队，以家传医术在灾区救助了数十名幸存者。以下是当时绵阳地区的媒体报道：

5月16日上午，一位志愿者洪满平医生打电话向新闻台求助，已和灾区有关部门取得联系，准备赶赴前方展开医疗救援，但急需车辆！新闻台值班记者陈童和主持人立即播发消息，联系车辆，听众报名踊跃，当天前后方联系直到晚上11：00。

5月17日上午11点10分，南阳电台新闻台《新闻聊天室》节目专题连线采访了这位志愿者和他的团队，社会反响强烈。

5月17日下午17点，南阳市第一个以家庭为主组织的医疗救援志愿小分队从南阳出发，自费赶赴四川灾区。这个团队中有73岁的老中医，有连夜从唐山赶来的诊所老板，有自愿出车的客运司机，团队经成都红十字会等有关方面联系，将统一调配到绵竹、绵阳、北川方向。当这支队伍5月17日中午11点半抵达南阳时，新闻台记者王宛玉就一路跟随采访报道。

5月18日下午六点南阳电台新闻台整点直播，自发组织医疗救援小分队的洪先生发回报道称一路顺利，各个方面提供便利，在路上看到四面八方的救灾车辆源源不断开往灾区，由于秦岭隧道堵车，原本下午5点钟能到达灾区的时间估计要推迟至5月19日凌晨2点。

同一时间，我市参加抗震救灾的消防官兵王志博从救灾现场向直播室发回报道称在四川绵竹市汉旺镇冒安（音）山上有两名老人被困，上午8点半，参加抗震救灾的消防小分队分成两路，一路继续在汉旺镇施救，一路在余震不断，巨石满地，没有道路的山上徒步10多个小时，爬到山顶，研究施救方案，科学施救。

5月19日零时，志愿者洪满平从前方发回短信：已经到达绵阳，开展救灾医疗。

5月19日8：25分，新闻台记者陈曦电话采访发回消息：重伤员已转移到重庆和其他城市，余震基本没造成新的人员伤亡……

陕西 许氏世家

世家传略

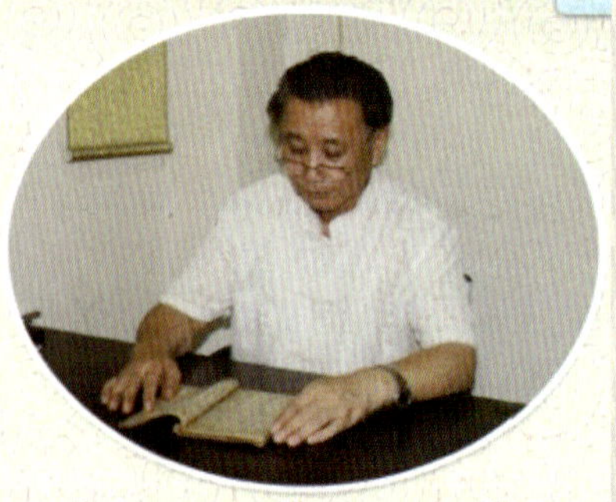
玉龙堂古方中医研究所所长
中华中医药发展论坛副理事长 许世龙

许世龙，男，汉族，祖籍湖南省宝庆府邵阳县东桃田村，岐黄传家。明末清初许氏由湘迁徙至陕西省安康市旬阳县城。

许氏家族一脉自大清乾隆年、民国、新中国成立迄今二百余年，是安康及周边地域中医药业主要骨干力量。许世龙曾祖父业精岐黄，清咸丰年受皇清御赐《郷飲正賔》。许世龙的祖父是许氏复兴堂掌门人，一生编写《优兴医案》十卷、《妇人百病偏方》上下两卷共八集。

父亲许荣海是陕西省安康市旬阳县医院中医科创始人，在中药材炮制方面颇有造诣，精辟地提出中药材炮灸精要：“灸之不精，用之不灵”及“药材采集须逆地”，采集时间“春宁宜早，秋宁宜晚”。许荣海膝下四子一女，除二子未从事岐黄，长子、三子、四子、女儿及孙辈均从事岐黄为业。

许荣海长子许天赦，现任陕西省崔矿医院中医师，精于《玉龙针经》，他提出：“医者，须用心诊断，无乱针灸。尚乱，必损人体气息，而至肢体酸痛乏力，耗损骨髓与精液，失去水谷之精气”。

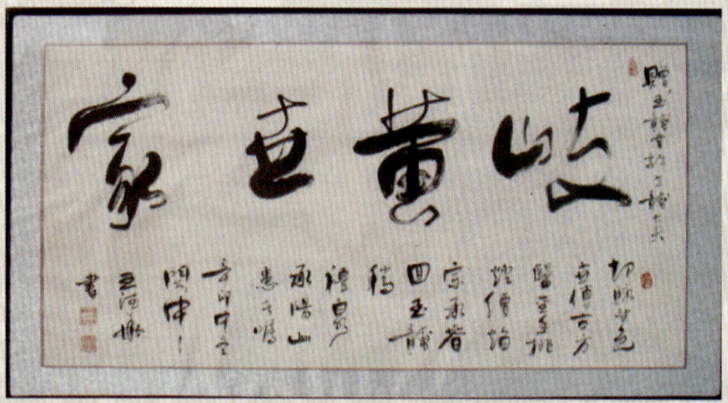

许荣海长女许凤慧现从业于旬阳县医院，任内科代夫。

许世龙是许荣海之三子，自幼受家族从业环境及先父熏陶，终日耳濡目染，呀呀学语时始习《四百味药性赋》、《伪药真辨》、《玉龙针经歌诀》、《淑女脉经》、《黄帝内经》及家传《伤寒发微论》、《伤寒九十论》等古今诸贤医著。几十年来，许世龙精读《黄帝内经》，师古而不泥古，领悟、辨思先贤医药论著，认为《黄帝内经》并不是一本纯粹的医书，而是医与道的结合体。道是中华民族文化的终极之理，所以必须以道论医，就是从哲学、从中华传统文化的角度来解读《黄帝内经》的始终。道是判断问题的终极坐标，只有以道论医，才能读懂、读通《黄帝内经》。道是世间事物运行的法则、变化的规律。他认为中医药学的真正作用不是机械性单纯疾病“治疗”，而是像一位老师，告诉人们如何在日常生活中改掉导致我们身体衰弱的不良生活习惯。如何建立一个良好的、符合自身生命本性的生活习性，并引导我们顺应自然规律，达到天人合一，抵御疾病、强健身体。

许世龙认为，医者，心存仁爱，而医术平平，还算不上良医。真正能代表医学内涵的医者，应心存仁慈，医术精湛，才能实现救民疾苦的医学天职。他以仁爱与精湛医术作为自己的执业标准。

学术经验

温经通络治疗痹症

1、痹症定义

《素问•痹论》曰：“风、寒、湿三气杂至。合而为痹也，其中气盛者，为行痹：寒气盛着为痛痹；湿气盛者为着痹。”《易经通注》云：“气不达为病称之为痹”《说文解字》中称：“痹湿病也”。许世龙从古今国医文献对痹症的论著记载，以及他对九十八名痹症重型患者临床观察、施治认为：人体营卫失调、日久正虚、感受风邪、湿热之邪相搏、内生痰瘀，机体产生痰浊、瘀血、气滞。正邪相搏，致经络、血脉、筋骨、肌肤、脏腑气血痹阻，而失去濡养。五体呈现关节、肌肉疼痛、酸楚、麻木、重者变形僵直、机体活动受限为特征的症状。”故而从广义上来讲：“凡一切对人体经络、经脉、气血产生闭阻不通之病，皆可称之为“痹症”。

2、痹症分类

痹症类别可分别根据病因、病位、病状来划：病因：根据风寒湿热之邪的偏性分为风痹、寒痹、湿痹、热痹。病位：安侵及脏腑定位为：肺痹、脾痹、心痹、肝痹、肾痹。五体定位为：皮痹、肉痹、脉痹、筋痹、骨痹。症状：疼痛游走不定为主要表现行痹。疼痛剧烈或较剧烈为主要表现为痛痹。疼痛着重者为主要表现为着痹。

根据五体临床证候可划分为：风寒湿痹、寒湿痹、湿热痹、燥痹、热毒痹、痰瘀痹。

3、祛痹泡脚组方与方解

处方：桑枝、海风藤、当归、麻黄、洋金花、桂枝、川芎、红花、透骨草、威灵仙、细辛、白荞子、川椒、生马钱子、豨签草、白芷、白花蛇、舌草、乌梢蛇、生草乌等。

方解：祛痹泡脚方，根据患者气血、症状、病因、病位及五体，证候加减组方及剂量。采用浸泡手法，借助药液水温疏导腠理，宣畅血脉、荡涤壅滞，开通诸脉，开穴透骨，温经通络，养血活血，祛瘀消肿，调节脏腑腑功能。

方中透骨草、海风藤、豨签、麻黄、桂枝、羌活温经散寒、祛温通络：威灵仙、细辛、生川乌、生草乌、八里麻、生马钱子、散结、消种、止痛：当归、川芎、红花养血活血，行经通脉：乌蛇、白荞子、生南星搜络化痰、通利关节：艾叶，川椒气味辛香引诸药通窍，透达肌肤，疏通腠理。

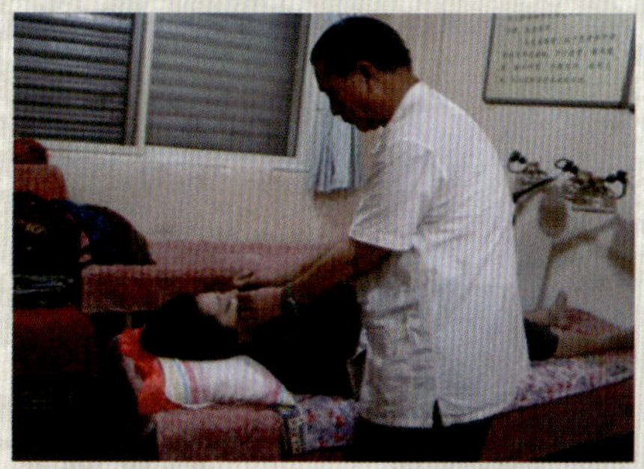

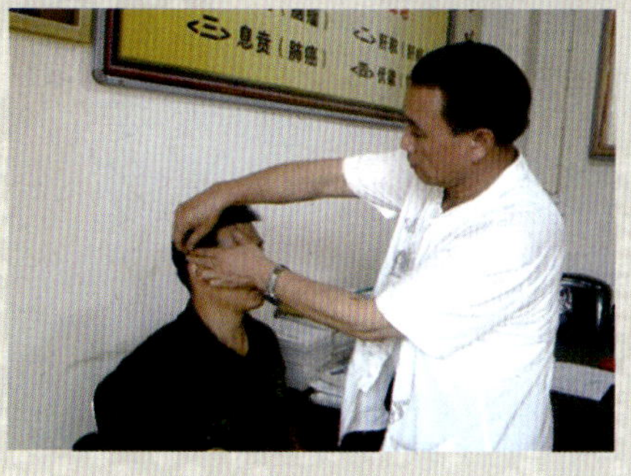

临床验证：川乌、细辛、马钱子、胆南星，能提高人体痛阈，抑制炎症介质释放及组织水肿、毛细血管通透性增高：麻黄，洋金花兴奋汗腺，扩张血管，改善气血循环，充分促进机体吸收药液有效成分及邪毒代谢产物排出。

药物使用方法：

1、将所组方药物共捣为粗粉。切记勿用高转速机械粉碎，否则将会破坏植物生物酶有效成分。

2、根据患者病因、病位、症状、证候及脏腑受侵和五体表现确定组方药物君、臣、佐、使及剂量。

3、取药粉300克以上放入装有5公斤以上水容器内，将药粉浸泡30分钟后，用文火烧开，再煮20分钟。利用药液水湿先熏，待药液水湿适中再将脚放进容器内。（水温不得低自身体温）。浸泡时应不时加热水。确保容器内水温不低于38度，同时要求患者喝白开水（水温在70度以上）300毫升。不时加热水逐步使药液浸泡在上巨虚穴部位（足三里下三寸，脚踝骨以上十一寸），最佳部位应浸泡在足三里。浸泡时脚底应高于容器底三分公以上，不能踏实。浸泡须使全身发汗，在全身发汗后必须再浸泡三十至四十分钟。发汗后5小时内不得洗澡、洗脚、不得吃冷食、喝冷饮。更不能迎风，感受风寒。须穿好袜子卧床休息。

主要成果

1、家业传承医术惠及一方，得到政府支持，成立研究所。陕西省三原县人民政府根据国务院有关政策以三政科字[2008]19号文，注册号为：三政民字010027号，决定成立“三原县玉龙堂古方中医研究所”。定位为：专门性对消渴症（糖尿病）、肝气瘀结症（高脂血、脂肪肝）作为主要课题，进行研究与治疗的民营科技研究机构。

玉龙堂宗旨：以人为本，以病为标。玉龙堂品质：诚信、自律、无瑕。

玉龙堂精神：求真、探微、索奥。玉龙堂理

念：科学规范、精勤不倦。

许世龙承祖业，传家风，心怀恻隐，淡泊名利，习精术、济苍生。他创立的“陕西省三原县玉龙堂古方中医研究所”实施“三不一优惠”即“10岁以下孩童治病一切费用不收；针灸、推拿、理疗（含各种外用药物）不收费；伤残军人、残疾人治病一切费用不收；贫困人治病时一切费用只收成本费”，并立为永久所规。

2、撰写论文，传播经验，力创新说。撰写“温经通络祛痹方临床施治效应”、“未病先防、既病防变——中医治疗“痰証”、“眩晕”（高脂血）临床应用“、“脾瘅论与消渴症病机辩证”一文，荣获中国第六届中医药发展论坛优秀论文一等奖。“未病先防、既病防变”一文，荣获中国第七届中医药发展论坛优秀论文一等奖。

浙江 黄氏世家

世家传略

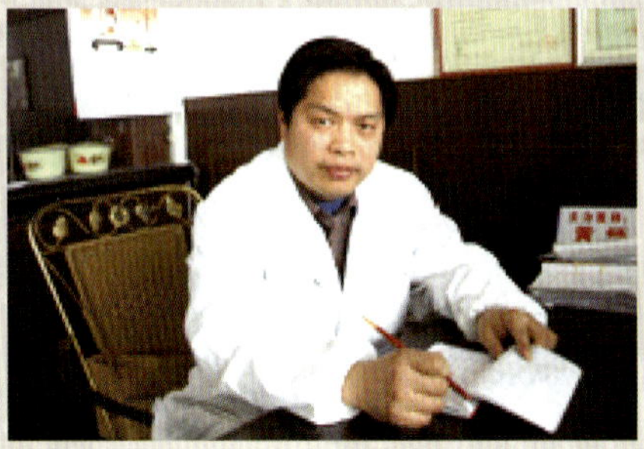

黄炳炎，男，1963年7月出生，汉族，中共党员，支部书记，浙江黄氏中医第三代传人。现任黄炳炎中医诊所所长，太乙中医馆馆长，浦江县中医肿瘤防治研究所所长。主持浦江县黄宅镇新华村卫生室法人，执业中医师，中华中医药学会会员。1980年随父行医，凭着对中医学的热忱，通过勤学苦读，刻苦钻研，成为一名优秀的乡村医师。1986年，浦江卫生学校毕业，同期参加山东齐鲁中医函授大学中医学专业学习，获得中医专业大专学历。1991年，在浦江县黄宅镇设立诊所，开业行医。1994年取得中医师资格，2009年考取执业医师。现为浦江县民间中草药研究所研究员，金华市民间传统疗法专家，县农村卫生协会第三届理事，中国民间中草药研究开发协会会员。1991年行医至今，经过20余年的临床实践和治疗，继承和发扬了祖传“黄一针”疗法，认为是针灸疗法在实践中的创新，在治疗中与中草药积极配合，治愈了逾万例疑难顽症。为了不断提升自我，曾到济南市中医院去深造。于2007年又拜中国中医研究院博士生导师余教授为师。还多次参加全国性医学研讨会及培训。2010年参加了“平衡针灸”新技术新进展高级培训班，同年9月参加了在北京举办的国家级中医药教育项目、中医中西医专科专病主任级研修班。2011年参加国家级“中医真气运行”培训。

黄炳炎主持的诊所，医术上传承家学，管理上紧跟社会发展，被当地卫生主管部门授予用药规范化管理3A。黄炳炎医师秉承家传，以仁为美、以善为乐、济苦救贫、施药救命，牢记当医生要重视医德之训。在诊断遣药中细心合理的对症下药，由于他的药有不少是自己上山采来的，不需要花很大的成本采购，因此，收费也很低廉，对有些困难户，他还特殊照顾免费施药济贫。

由于黄炳炎医师的技术高，医德医风好，因此前来求黄炳炎医师看病的人真是不计其数，不仅当代百姓都慕名而来，连义乌、诸几、兰溪、建德、桐芦等附近几个县的患者都赶来求黄炳炎看病。最近在义乌小商品市场经商的外国人如德国、俄罗斯、阿拉伯等患者也来赶来求医。

黄氏世家第一代黄维城（1900～1956），又

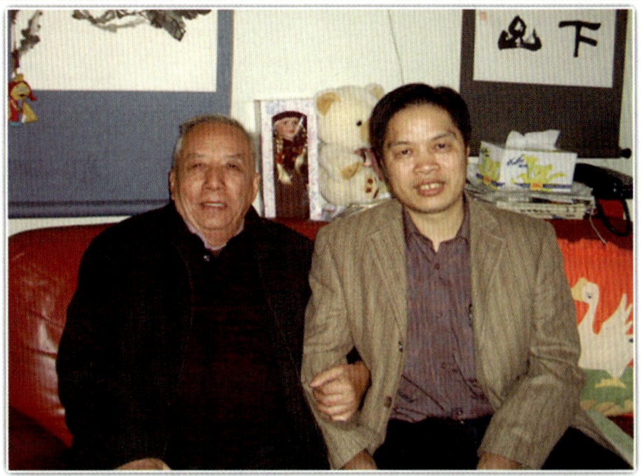

黄炳炎医师与余教授（左）

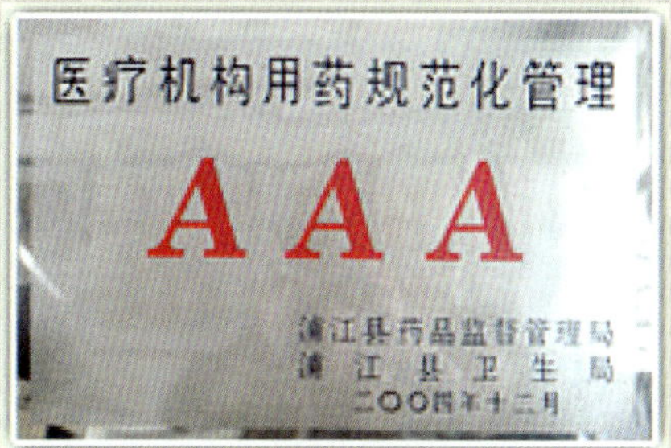

名文棠，字生富，维城乃其号。黄宅上灰山村人。生于1900年2月26日（清光绪二十六年一月二十七日）。出身寒门，自幼体弱多病，成年后在义乌某布店当伙计谋生，闲暇时常去布店对面诊所观瞻，因聪明勤奋得老中医赏识，被收为徒，自此研习针灸。几年后，由师介绍至义乌围猎城药店坐诊。至第三天，即有一妇人患奶痈寒疾数年，久治不愈，前来求诊。黄维城脉证同参，以针灸方药施治。三天后，妇人患处肿块消失，苦难脱体，喜极而泣，送来“神医妙手”匾额。

黄维城亦擅治急重之症，本县玄鹿乡郑某，体素健壮，也未曾涉足病乡。然秋收后身染寒热，初尚不以为意，不几日，寒热益剧，双耳聩聋，神昏谵语。延请名医诊治半月均未奏效，生命垂危，合家惶恐。遂请黄维城诊治而生机骤转，服数剂后身体复原。又仙华乡第四保张某患腰痛数年，入冬更甚，屡治无效，疼痛加剧，卧床两月余，左侧下肢不能触地，需人搀扶。慕名延请黄维城，经取穴针灸，月余后肿痛消失，活动自如。相继治愈肝腹水、肺病、产后风等疑难杂症，尤以针灸术神效赢得“黄一针”美誉，被人尊以“浦江神医”，声名藉甚。一时慕名延请求治者，踵趾相接。

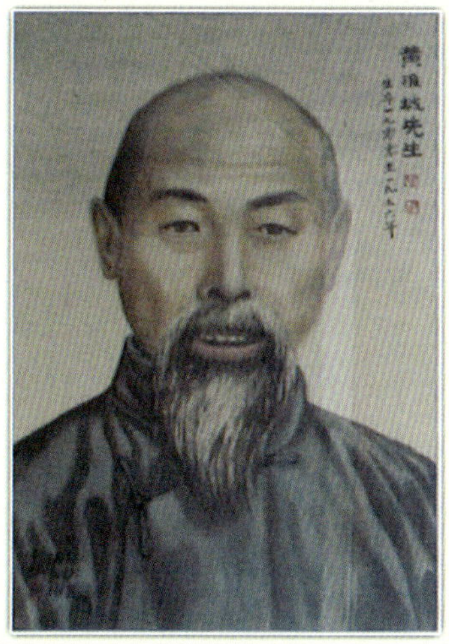
黄维城先生

黄维城通晓内、妇、儿诸科，独擅针灸，熟知药性，并常上山采药配方。其勤求博采，援引古籍如数家珍，常手执医书秉烛达旦，洞观《内经》、《素问》、《银海精微》、《审视瑶函》、《原机启微》、《灵素集注节要》、《针灸大成》、《针灸指南》、《增补本草备要原叙》、《增补幼儿集成》、《眼科大全》等古名公医书。对铜人图脉诀，逐加圈点，其书眉写有批注，附以心得，通变成方。不泥古，不吝秘，将体会心得整理成帙，凡五十余册。其常言“分寸不可易，而神明变化，唯在性灵用之，得宜则合于古而不泥于古，偏补偏攻皆非也”，是以治疾多奇验，常投药一二味，针与灸，灸与药并施，沉疴立愈。

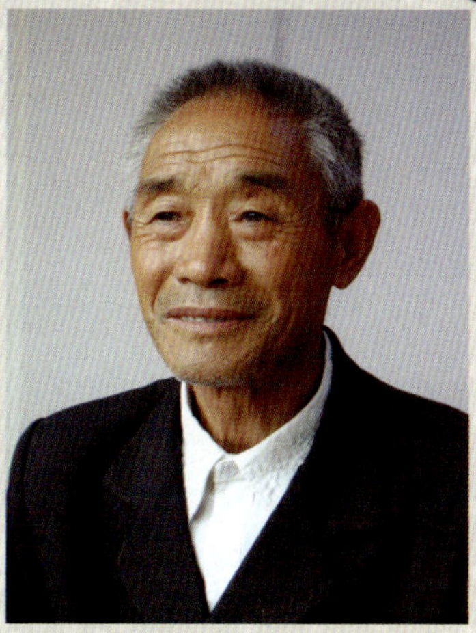
黄德明先生

黄维城一生澹然自处，不拘于势利，不择其贫富，存心于利济。抗战时期，在敌后抗日根据地一带行医，为金萧支队第八大队伤员义诊。新中国成立初期，选为土改代表，加入浦江县卫生工作者协会，1956年10月12日病逝。今尚遗存古籍八十余册。

黄氏世家第二代黄明德先生乃黄炳炎之父，自幼随其父辈黄维城先生学习中医并上山采药，内服中草药配合针灸治病，疗效很好。黄明德由于生在积善人家，在父亲黄维城的教导下，为当地百姓治病救人不辞千辛万苦上山采挖草药，也受到了群众的好评。现在黄明德虽然已年逾古稀，仍老当益壮，精神百倍的为解救病人的痛苦而努力奉献着自己夕阳的余热。

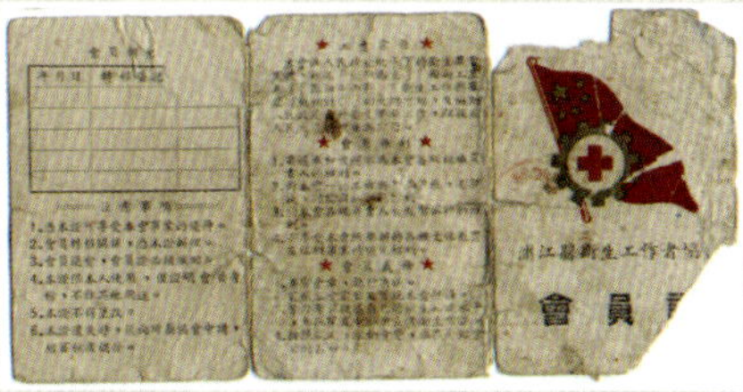

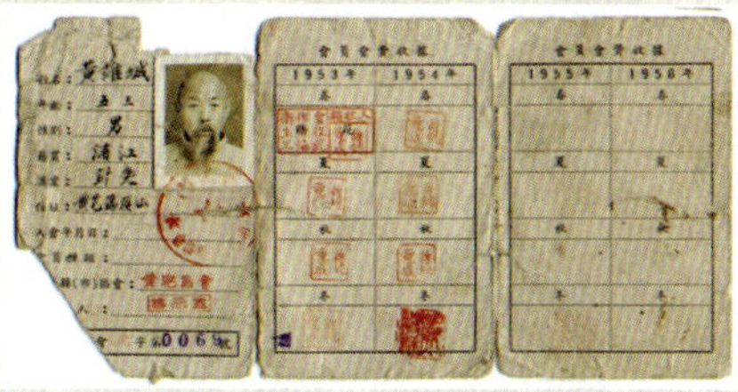

黄氏世家的第四代传人为黄炳炎之子。江西中医学院本科毕业的大儿子黄东顺利进入浙江省浦江县岩头镇卫生院，主持卫生院中医内科、中医针灸科工作。辽宁中医药大学职业技术学院毕业的小儿子黄江子承父业，担当起门诊部的全面工作。他们都在为广大患者早日康复、中医药的传承发展继续努力着！

学术经验

1、运用祖传“黄一针”疗法和自己独创的“意念循经法”治疗以下疾病：颈椎综合症引起的上肢疼痛麻木伸举不利或椎间盘突出压迫神经根，供血不足、头晕或脑动脉硬化。腰椎间盘突出压迫坐骨神经或腰椎增生引起的下肢疼痛麻木、萎软、腰痛。各种原因引起的瘫痪或半身不遂，中风后遗症。

意念循经练习方法：

练习意念循经法者需熟记十二经脉走向规律，方可达到运气浑圆流畅。十二经脉走向规律即手三阳经从手走向头部，足三阳经从头走向足部，足三阴经从足走向胸部，手三阴经从胸走向手。不了解十二经脉循行规律者需知晓阴经走手足内侧，阳经走手足外侧，循行于胸腹部及背部时须了解阳经走背部，阴经走胸腹部。

初学者先熟记十二经脉走向规律，选择一处清静适宜的环境，端正身心，排除杂念，双手放于膝盖上，安静地呼吸吐纳一分钟左右。随后想象自然界中两股清新纯净的气流从双手指尖沿手三阳经循行方向流注，到达头部后又循足三阳经循行方向流注，气流经过足底部翻向足内侧沿足三阴经循行方向流注，达于胸部后又循手三阴经循经方向流注，最后感觉两股气流从双手指尖自然呼出。如此就完成了一周的循行。

初学者因不熟悉经脉走向规、不能轻易排除杂念等原因，循行一次的时间会比较长，而且难以配合呼吸吐纳达到浑圆流畅。如果每天坚持意念循经法数次，学习一周便可熟练。熟练者可以随时随地地以任何体位练习，一天可以在不同的时间段选择五到十分钟进行练习。同时练习时配合呼吸吐纳，吸气时清气沿手三阳经循行从指尖流入，呼气时循行一周排出体内浊气，沿手三阴经循行从指尖呼出。

意念循经法适合于每个人，坚持长期练习可以调畅机体气机，平衡人体阴阳，舒展身心，缓解压力。对于亚健康人群普遍存在六高一低，即高负荷（心理和体力）、高血压、高血脂、高血糖、高体重、免疫功能低有很好的疗效。具练习者反馈，夏日平躺于床上练习可达到凉身静心的效果，冬日平躺于床上循行三遍即可感觉足底和丹田部位有暖流存在，睡觉时感觉很轻松很温暖。再者，经脉气机的循行是练习各路气功的基础，熟练此方法后再学习其他。

2、采用野生中草药、秘制膏贴、传统的针灸、拔罐、正骨、推拿理筋、刮痧、埋线等治疗风湿病。黄炳炎总结:类风湿的早期症状!分为关节症状和关节外表现。关节症状即临床常见的晨僵、关节肿痛。关节外表现有：（一）类风湿结节：多见于前臂常受压的伸侧面，如尺侧及鹰嘴处。在皮下摸到软性无定形活动小结或固定于骨膜的橡皮样小结。（二）类风湿性血管炎：除关节及关节周围组织外，全身其它处均可发生血管炎。表现为远端血管炎，皮肤溃疡，周围神经病变，心包炎，内脏动脉炎如心、肺、肠道、脾、胰、肾、淋巴结及睾丸等。（三）类风湿性心脏病：心脏受累、心肌、瓣膜环或主动脉根部类风湿性肉芽肿形成，或者心肌、心内膜及瓣环淋巴细胞浸润或纤维化等。（四）类风湿性肺病：发热、呼吸困难、咳嗽及胸痛。（五）眼部表现：葡萄膜炎是幼年性类风湿性关节炎的常见病变，成人类风湿性关节炎常引起角膜炎。（六）Felty综合征：常引起脾脏肿大，中性粒细胞减少，血清类风湿因子阳性率高，抗核抗体阳性。（七）干燥综合征：临床表现以眼和口腔粘膜为主的干燥症群。（八）肾脏损害。（九）消化道损害。

3、野生中草药防治急慢性乳腺炎。（1）早期乳腺炎的治疗。初起阶段主要表现为乳汁瘀积，热毒内盛，其治疗原则为解毒清热、通乳消肿，内服药：汤药：可用瓜蒌牛蒡汤加减：瓜蒌、牛蒡子、天花粉、黄芩、陈皮、栀子、金银花、柴胡、连翘、穿山甲、王不留行、漏芦、气郁加橘叶、川子；发热明显加生石膏，重用黄芩，肿胀痛者加乳香、没药、赤勺。自制成药散结丹1号投入临床以来，疗效明显，服用方法：每次100粒，每日三次。外用药：金黄膏、玉露膏外敷或芒硝溶液散敷，或者选用乳腺治愈膏（郑州市第二中医院制）外贴，简单方便、有效，初起阶段注意保持乳汁排出通畅。（2）化脓期：成脓期的治疗有两个原则：一是回乳：二是充分排脓。治疗：清热解毒，排毒透脓，方选散结丹1号或透脓散加减：当归、生黄、穿山甲、川、皂角刺、野菊花、蒲公英、地丁、黄芩、金银花、桔梗、生甘草、焦山楂、焦麦芽。外科：呈放射状切开引流，以免伤及乳络、乳晕、乳头；乳房脓肿小而浅者，可用针管穿刺抽脓，外敷乳腺治愈膏（贴）或金黄散；亦可用火针引流，用一根较粗的金属针（4毫米）或三棱针，用火焰烧红，快速刺入脓肿处。然后迅速拔出。溃后期：此期治疗以排脓提毒为法，汤药选用四妙汤加减：炙黄芩、当归、金银花、蒲公英、野菊花、炙甘草。局部切排脓后用八二丹或九一丹提脓排毒，并用药线引流，若脓出已净，可改用生肌散收口，并用红油膏纱布外敷；如有袋脓现象，则可用垫棉法治疗，使脓液不致潴留；如果形成乳房部窦道，则可用五五丹药捻插入窦道，以腐蚀管壁，待脓液消失后，予生肌散促进窦道愈合。

4、腰部扭伤，疼痛难忍，不妨试试中医放血疗法，有缓解腰颈椎疼痛的作用。人们在运动、体力劳动和日常家务中，因外力撞击或腰部用力不当等因素，常导致急性腰扭伤。一般西医常规治疗是口服止痛药，理疗和休息、制动，中医也大多数是加服活血祛瘀药，拔火罐、外贴药膏等。患者病情轻则一到数周可恢复，严重的甚至大半年仍然缠绵难愈。对于这类气滞血瘀、经络受阻而引起的实证，最适合采用传统的刺络脉出血的“放血疗法”予以治疗。有的急性腰扭伤患者经1次委中穴放血疗法后，即感到原来的腰痛大为缓解，1～2天后便可行走自如。委中穴主治腰背疾病，故有“腰背委中求”之说，委中穴放血可通络行气，活血化瘀，使经络气血得以正常运行，临床上，医生在治疗时可以清晰地观察到放出的络脉之血呈紫黑色，明显是气滞络阻所致。尽管放出的瘀血有时多达10毫升，但患者却不会感到疼痛，相反，放血后，患者觉得腰部疼痛、活动受限的症状明显得到改善，大有“松”了的感觉。

主要成果

黄医师还繁忙诊务之余还积极探索各种疑难病的解决方法，发明了多项专利，（1）一种治疗胸痹的中药组合物仙鹤开痹饮，专利号：201210142858.2；（2）一种防治亚健康的中药组合物四味罗汉茶，专利号：201210142859.7 ；（3）一种治疗风湿性关节炎的药剂药泥膏贴，专利号：201110402597.9；（4）一种治疗哮喘的药剂银鱼止咳汤，专利号：201110402570.x；（5）一种治疗带状疱疹的药剂龙虎排毒汤，专利号：201110402589.4；（6）一种治疗未病的药剂太乙幼灵香囊，专利号：201110402567.8。

另外还有经验制剂：跌打活血膏贴、小儿痛泻膏贴、风湿活血膏贴、骨刺消膏贴、特效痹痛消药。

医学感悟

传承和发扬中医中药学，造福人类健康，任重道远。

2013

國醫年鑒

五　中医药名人榜

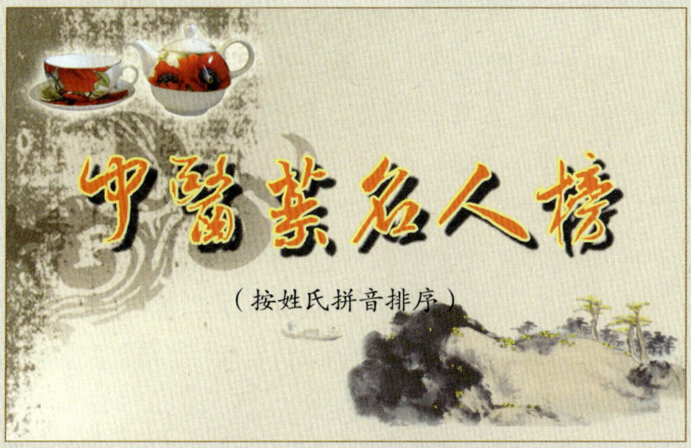

贝新法

名人小传

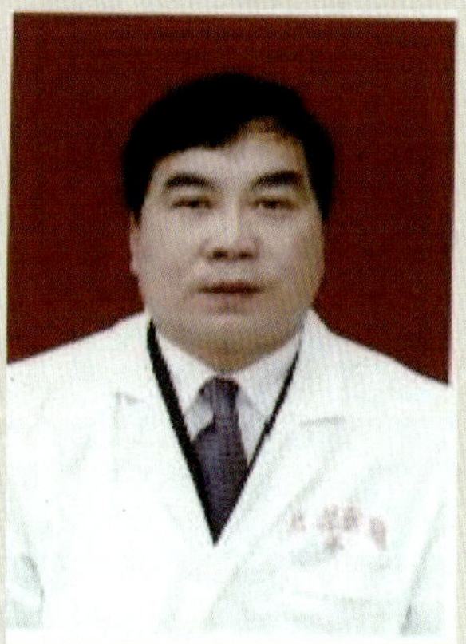

贝新法，男，农工民主党党员。1959年5月出生于浙江省义乌市上溪贝家村。研究员、主任医师。1973年～1975年任浙江省义乌市上溪镇贝家村赤脚医生，1975年9月～1977年9月金华卫校学习，由于入校前有从医经历，毕业后即出任浙江省义乌市溪华医院院长。1992年9月～1994年6月任义乌上溪风湿医院院长。1994年6月后，一直担任义乌新法风湿病医院院长、金华市新法风湿病研究所长。当选金华市中西医结合风湿类疾病专业委员会主任委员、浙江中医风湿类疾病专业委员会副主任委员、中国中西医结合风湿类疾病专业委员会常委、中国中西医结合抗风湿病联盟副主席。2005年被国家中医药管理局评为“全国农村基层优秀中医”，先后获得“金华市名中医”、“义乌市名中医”荣誉称号。 第八届浙江省人大代表，第二届金华市人大代表，第七至九届义乌市人大代表，第四届义乌市科协副主席。

学术经验

1、自制贴膏治疗风湿病4病

贝新法自任赤脚医生时起就着手研究风湿病的治疗，在贝家村创建了“百草园”，遍采草药以解决当时农村的缺医少药问题。自1980年开始，运用痹症辩证论治治疗风湿病，经过20多年的实践，积累了丰富的风湿病和疑难病症治疗经验，接诊范围广及20多个省市和国外。他采用新法风湿贴膏加味中药治疗风湿4病。风湿4病即：类风湿性关节炎、风湿性关节炎、风湿寒性关节痛、强制性脊椎炎。贴剂制备方法：新法风湿5号方用中药煎药机提取2小时，过滤后制成稠膏；将中药开金锁、闹羊花根、雷公藤、生草乌、生川乌、细辛、重楼研成细粉，经80目过筛备用；加入冰片、樟脑、乳香、没药，共研成细末。按比例加入制好的膏中，搅拌均匀，制成膏药加适量甘油备用。使用时将制成的膏药贴敷于患处，如脱落，可用胶布或用纱布固定。2天换药1次，10天为1个疗程，连用3～4个疗程。经临床103例观察，有效率为92.2%。

新法风湿5号外用贴膏是根据中医学理论用膏贴之、闭塞其气，以药性从毛孔入其腠理，通经活络的原理而制成。该药具有舒经通络、活血化瘀、祛风止痛等功效，临床观察证明疗效较佳。

2、二黄栀子散外敷联合四妙加味汤治疗急性痛风性关节炎

四妙加味汤（黄柏15 g、苍术15 g、牛膝15 g、薏苡仁30 g、土茯苓30 g、川萆薢20 g、白花蛇舌草15 g、忍冬藤30 g、知母15 g）水煎服，每天1剂，早晚各1次；二黄栀子散粉用鸡蛋清调匀，局部贴敷在红、肿、痛的部位。急性期每12小时换1次，以后每天换1次。在治疗期间尽量使患者关节处于休息状态，多饮水，忌食肥甘厚味，避免高嘌呤及刺激性食物的摄入。一般7 天为1个疗程。

治疗痛风性关节炎常以传统的四妙加味汤为主，配用本自拟的二黄栀子散局部外敷。四妙加味汤中土茯苓、苍术、苡仁甘淡性平，主入脾、胃二经，可助生清降浊；川萆薢味苦性平，主入肾、膀胱二经，有利分清降浊，有文献报道土茯苓、川萆薢促进尿酸排泄；牛膝具有抗感染、止痛、消肿、扩血管、改善循环的作用；黄柏、白

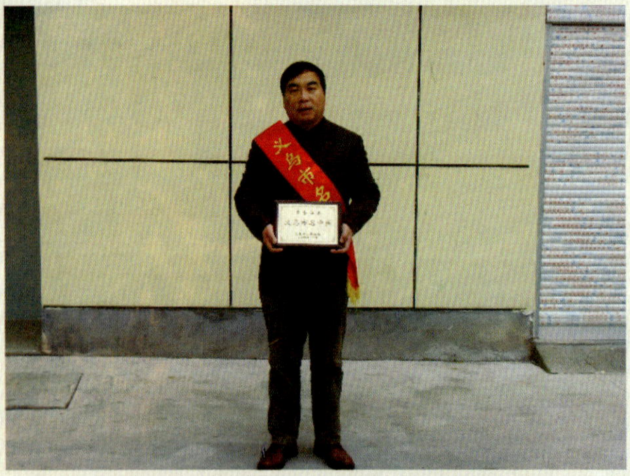

2009年被义乌市人民政府评选为“义乌市名中医”

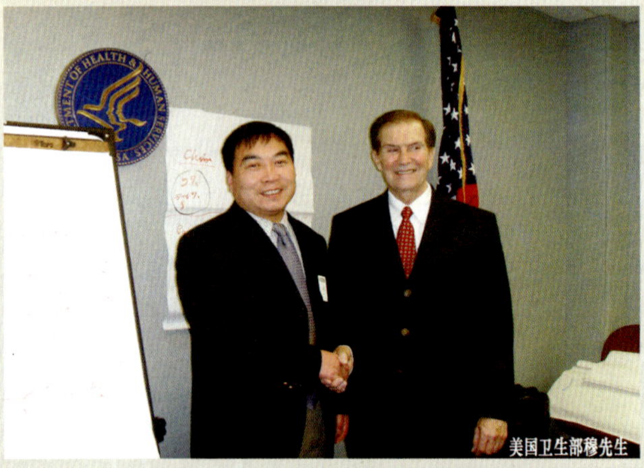

美国考察

花蛇舌草、忍冬藤、知母除具有清热解毒、广谱抗菌的作用外，也能增加肾血流量而促进尿酸的排泄。中医认为，二黄栀子散中的主要成分土大黄具有凉血解毒、祛瘀通经的作用，现代药理分析证明其能缩短凝血时间，降低毛细血管通透性，改善血管脆性，使纤维蛋白原增加，局部血管收缩，它的主要成分蒽醌衍生物也具有抗感染作用，对多种细菌有不同程度的抑制作用；黄柏具有抗感染消肿作用；栀子有泻火除烦，清热利湿，凉血解毒之功效，对甲醛致小鼠亚急性足跖肿胀均具有明显的抑制作用，对动物软组织损伤的实验有较好的治疗作用。二黄栀子散外敷联合四妙加味汤治疗急性痛风性关节炎具有见效快、简便易行、毒副作用少。

3、土大黄根外敷治疗膝关节滑膜炎

新鲜的土大黄根块10～150 g，打烂如泥，贴敷于患侧的关节。用纱布包扎，24 小时换药1次，7天为1个疗程，一般用1～2个疗程。

膝关节滑膜炎其形象鹤膝，故名鹤膝风。中医学认为，风湿寒邪等因素在机体正气不足时侵入人体，气血郁阻，客于关节。现代医学认为，相应的感染、外伤、劳损、退变等因素易发此病症。临床一般采取抗炎、镇痛及中医祛风利湿等治疗，疗效不显。土大黄的主要成分是蒽醌类，用于痈肠、肿毒、大便秘结、除湿疹有记载，成分有消肿、利水、抗炎等作用。局部贴敷新鲜药具有简单、价廉、药源丰富、见效快、毒副作用小等优点。

主要成果

建立了浙中新法中草药标本园。试制成功风湿1-6号方剂，1998年经专家鉴定为国内领先水平，获省科技进步三等奖。受中国中西医结合风湿类专业委员会委托，对义乌溪华风湿四病的流行病海陆空作了1210人的调查，综合分析得出了风湿四病发病率为18%，填补了浙江省这方面研究的空白，调查报告获中国中西结合学会优秀论文三等奖。尔后又为义乌市上溪镇正常人群20天关节、肌肉与气候变化调查分析、风湿四病忌口调查1000例分析、hbsag阳性者与rf及正常人的关系等项课题的研究，受到了中国中西医结合风湿专业委员会高度评价。被授于“全国十个样板之一”、“风湿病事业有突出贡献的人才”等称号。

2000年由省卫生厅推荐，代表浙江省风湿病学赴香港中医院作学术交流及咨询门诊。

1994年开始把多年来的临床经验，运用中医辩证论治、结合现代医学观点撰写出版了《风湿四病的中西医治疗》专著，获省科技进步优秀奖。1996年收集有毒中草药215种，编著出版了《有毒中草药的鉴别与中毒救治》获省卫生厅科技进步三等奖。1997年收集民间单验方1500多条，编著出版了《风湿病诊治与单验方》，2000年又编著出版了《风湿病保健与单验方》科普性读物。

多年来共立项课题11项，分别获省市科技进步奖。发表论文30多篇，分别获省市自然科学优秀论文奖10篇。编著专著10本。荣获1996年“中国第二届百名青年科技创业奖”；1998年“浙江省第三届十大青年科技金奖”；1990年首届金华市十大杰出青年；连续四次获市有突出贡献奖及中青年科技拔尖人才；2006年被中国农工民主党中央评为“突出贡献奖”及“先进工作者”。2000年11月作为浙江省专家团赴香港中医学术交流月活动。2007年赴美国华盛顿考察。荣获2008中国中西医结合风湿类专业委员会“推动风湿病学术发展贡献奖”。

曹汉金

名人小传

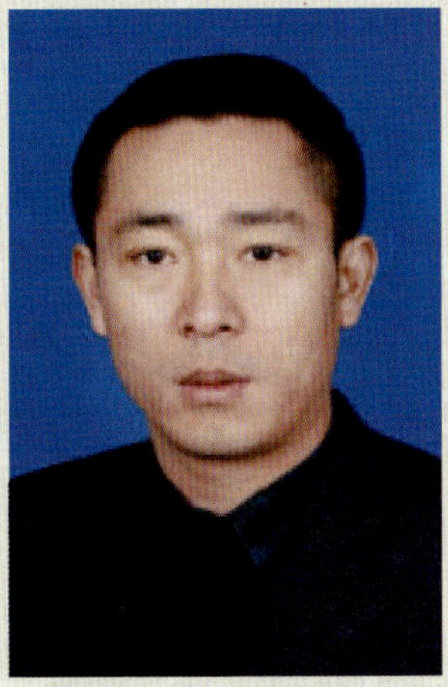

曹汉金，男性，1963年生，湖南省新化县人，中共党员。毕业于湖南中医学院及北京中医药大学，中医内科副主任医师，娄底市医学会会员、常务理事，娄底市医学会医疗鉴定委员会专家组成员之一，娄底市抗癌协会副理事长，湖南省中西医结合学会会员，中国医师网特约委员，中国医疗保健国际交流促进会，中老年健康保健副主任委员，专家讲师，中华中医药学会会员，全国农村基层优秀中医。现任湖南省新化县金穗医院中医特色诊疗科主任。

有扎实的专业基础和丰富的内科临床经验及医院管理经验，并有多家成功医院管理案例，接受过系统的医院管理培训，有良好的医院决策、组织、沟通、协调能力和超前的市场开拓意识以及团队合作精神与敬业精神。2000年-现在，先后兼任一、二级医院的管理工作。2004年4月，以特约嘉宾的身份出席了“全国首届医院院长大会”。2006年12月，以特约嘉宾的身份出席了在湖南娄底召开的“全国首届中医药发展大会”。2008年5月，以特约嘉宾的身份出席了在北京召开的“中医中药‘六名’发展及大型建言大会”。撰写的学术论文《中医药在农村基层的应用体会》获大会论文一等奖。2009年先后参加“国学国医岳麓论坛”及“中韩传统医药与亚健康高峰论坛”二次国家级学术会议交流。2009年11月，参加“全国第五届科室主任管理艺术研修大会”，提高了管理水平。2010年4月，参加“全国500家领先民营医院决策者研修班”，更新了医院管理理念。2011年7月，参加“全国名中医绝技交流大会”，提高了中医特色诊疗技术。遵守职业道德，注重医患沟通，深受病人和社会的好评。2005年经国家中医药管理局遴选而授予“全国农村基层优秀中医”称号。

学术经验

1988年大学毕业后一直从事中医临床工作，在中医临床工作中，不断总结成功的经验，虚心向当地名家学习，逐渐总结出了一套自己成熟的中医临床经验，特别是在中医“痹证”、“中风”、“胸痹、心痛”、“头痛”、“眩晕”、“痰饮”、肿瘤及中医儿科、妇科等常见病和多发病的辨证治疗上积累了丰富的经验，如采用补脾益肾、活血清利之益肾宁治疗慢性肾盂肾炎。益肾宁方药组成：太子参　黄芪　生地　菟丝子　杜仲　凤尾草　白花蛇舌草　益母草　丹参　红花等，由所在医院制剂室加工为冲剂，5g/包，每次1 包，每日3 次，6 周为1 疗程。经治疗46例临床观察，总有效率达95.70%。慢性肾盂肾炎常久病不愈，反复发作。中医认为湿热贯穿于本病始终，瘀血为其病理产物与致病因素，长期服用抗生素或清热解毒之品使脾肾受损。中药益肾宁冲剂以太子参、黄芪益气健脾；菟丝子、生地、杜仲强腰补肾；凤尾草、白花蛇舌草清热解毒，利尿通淋；益母草、丹参、红花活血化瘀。全方共奏健脾补肾，活血化瘀，清热通淋之功。现代医学认为健脾补肾药物有免疫调节作用,可提高免疫能力，增强机体抗病力。清热解毒之品无论在体内外，均有杀菌、抑菌、抗病毒和提高免疫功能。活血化瘀之品不仅可增加肾血流量，提高肾小球滤过率，增加尿量，加强尿菌的排泄，还有促进局部血液循环，使病灶达到有效浓度的作用。

学术成果

1、《益肾宁治疗慢性肾肾炎46例》，公开发表于《湖南中医杂志》2000，16（3）；

2、《补气活血法治疗中风半身不遂50例体会》，公开发表于《河南中医》2000，20（5）；

3、《清肝饮配茵栀黄注射液治疗急性黄胆型肝炎50例》，公开发表于《现代医学与临床》2001，1（12）；

4、《活血祛瘀法在中医内科临床中的应用体会》，参编入2004年全国主任医师学术年会论文集。

5、《中医药在农村基层的应用体会》参编2008年“中医中药‘六名’发展及大型建言大会”论文集。

6、《中医药在恶性肿瘤综合治疗中的应用体会》参编2010年度娄底市抗癌协会年会论文集。

曹开镛

名人小传

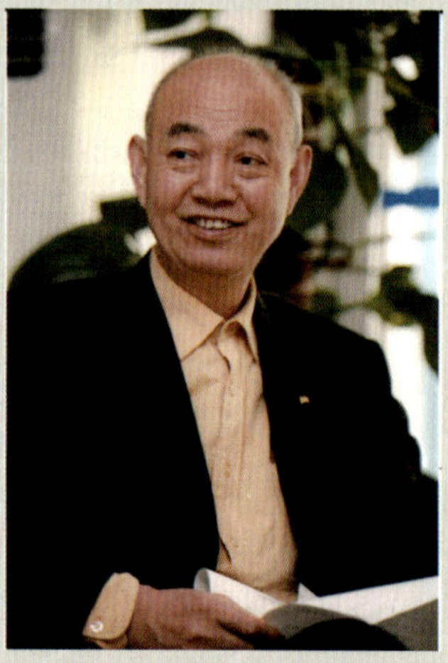

曹开镛，男，1942年出生，山西省汾阳市人，15岁开始拜师老中医学医，迄今50多年。现任国际中医男科学会主席、世界中医药学会联合会男科专业委员会会长、中华中医药学会男科学会创会会长、天津曹开镛中医医院院长。

1942年3月曹开镛出生于山西省汾阳县东雷家堡村一个贫寒家庭，乳名叫“福成”。福成上有两个哥哥开铭和开钿。小名分别是定成、有成。

福成出生在战争年代，他是跟上母亲走亲戚吃百家饭长大的。1943年早春，福成刚满1周岁，父亲被日本鬼子抓去，再也没有回来。一家人老的老，小的小，全靠母亲一个人支撑着。

1957年曹开镛小学毕业，他是东雷家堡村唯一以优异成绩考上汾阳中学的学生。有一个周末，他从中学回家，看到母亲病倒在炕上无人照顾，他赶紧请来医生为母亲看病。医生说你母亲是劳累过度，心脏病又复发了。曹开镛多么想上学呀，但他不能再让体弱多病的母亲为他继续操劳了，他要自食其力，一横心退了学，跟上汾阳县里的名医柳成林学徒，他要为母亲彻底治好病，让母亲过上舒心的好日子。这一抉择，注定了曹开镛一生的命运。

1994年6月，在中华中医药学会的领导下，由曹开镛牵头组织成立了中华中医药学会男科学会，并当选为首届会长；1995年11月，由曹开镛主持组织成立了亚太地区中医男科学会，并任理事长；1999年6月，由曹开镛牵头组织成立了国际中医男科学会，并当选主席；2003年9月曹开镛又当选为世界中医药学会联合会男科专业委员会会长。

通过中医男科学术团体，曹开镛教授团结和联络了一大批国内外志同道合的男科医生，他举办11期中医男科研修班，自编教材，亲自授课，培训了千余名男科人才，形成了一支庞大的中医男科学术队伍，促进了男科界的学术交流和理论创新。

近20年来，由曹开镛教授领导的四大男科学会先后分别在国内外十几个城市召开学术交流大会，搭建了中医男科学术交流平台，提高了中医男科学术水平。经过曹开镛教授的努力，几个中医男科学术组织从不同方面为推动中医男科事业的发展壮大，为中医男科走向世界做出卓越贡献，曹开镛教授也因此在2003年9月在北京人民大会堂召开的第二届国际中医男科学术大会上，荣获了由吴阶平副委员长颁发的“发展中医男科特殊贡献奖”。

学术经验

曹开镛从行医50多年的临床实践中探索出一条规律：现代男人工作紧张，生活节奏快，造成

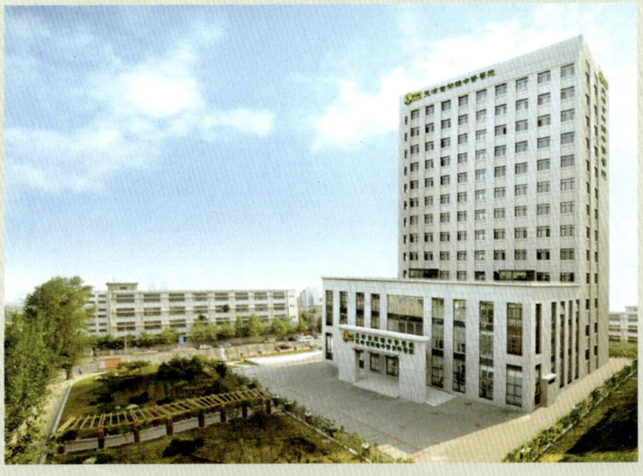

天津曹开镛中医医院

肾阴耗损，多数男人呈现肾阴不足症候。经过阴中求阳，温和调补，大多收到良好效果。1997年，在首届亚太地区中医男科学术大会上，曹开镛提出了“当代男人补肾应以滋阴为主，不应单纯或过度壮阳”的学术见解。滋阴补肾来自中医理论，但相对于普遍推崇“壮阳”盲目进补而言，滋阴补肾可谓别开生面，结合现代社会生活节奏辨证，更显切中时弊。

主要成果

曹开镛主编中国第一部中医男科专著《中医男科学》；主编中国第一套中医男科丛书十余册及有关男科著作十余部；研制发明男士营养液。

曹开镛教授创建的天津曹开镛中医医院，是目前我国成立最早、规模较大的一家中医男科专科医院。医院以“健康每一位男人，幸福每一个家庭”为办院宗旨，患者遍及全国各省市及日本、美国、泰国、阿联酋、香港、台湾等二十几个国家和地区。曹开镛教授研制了治疗男科疾病的5大类20余种系列中药。

主要著作

1988年，《中医男科学》，天津科技出版社；

1994年，《中医男科丛书》10册，中国医药科技出版社，曹开镛主编；

1995年，《曹大夫的枕边夜话》，天津人民出版社，曹开镛著；

1999年，《男科医生手记》，百花文艺出版社，曹开镛著；

2003年，《男科悬壶笔记》，天津科技出版社，曹开镛著；

2004年，《曹开镛谈男性健康新理念》，北京出版社，曹开镛著；

2006年，《优生8环节》，北京出版社，曹开镛著；

2007年，《前列腺自述》，天津人民出版社，曹开镛著；

2007年，《中医男科诊断治疗学》，中国医药科技出版社，曹开镛主编；

2009年，《男科专家谈药膳丛书》6册，人民军医出版社；

2011年，《曹开镛谈男性养生丛书》10册，哈尔滨出版社。

丛书10册包括：《男人与下一代》；《男人养生十谈》；《男科医生答疑》；《男科专家医话》；《男人健康话聊》；《男人精子自述》；《男人身体秘密》；《男人有性才幸福》；《男人与前列腺》；《男人保健方药》。

曹开镛主编：中华男士养生九法：一、补肾养生法；二、补脾养生法；三、健脑养生法；四、药膳养生法；五、饮食养生法；六、情志养生法；七、运动养生法；八、依病养生法；九、按摩养生法。

顾树华

名人小传

顾树华，男，1948年生。我国著名中医学家吴佩衡嫡外孙，自幼随外祖父习医，每日聆听先生教诲，从医德医风到接诊辨证，从中药的性味功效到遣方用药，潜移默化，耳濡目染，打下了中医知识的良好基础，立志从医。1966年师从孃孃吴元坤（云南中医学院教授，伤寒教研室主任）及舅舅吴生元（云南中医学院教授，后为全国名老中医学术继承导师）。恩师吴元坤对中医事业执着追求，对工作敬业忘我，呕心沥血，积劳成疾而逝。恩师的高尚医德医风及献身精神是

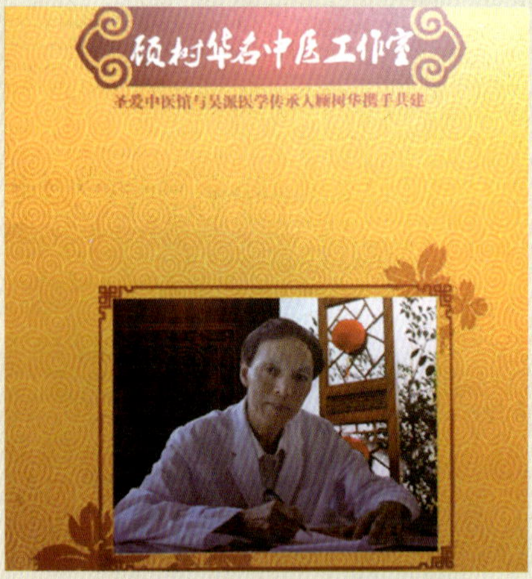

其行医路上的一盏明灯。

1971年应诊，从医40年，谦和好学，敬业执着，医德佳，口碑好，深得患者信赖，现为昆明“圣爱中医馆”著名专家。由于多年来潜心研究、虔诚传承、积极弘扬、忠实践行吴佩衡学术思想，发扬吴佩衡大医精神，得到了学术界的认可与鼓励；由于一贯敬业认真，善待每一位患者，用心看病，受到了广大病家的好评与信赖。2011年3月15日“圣爱中医馆”为其设立了“顾树华名医工作室”。作为吴佩衡学术思想传承人中一员，深感任重而道远。

学术经验

顾树华外祖父吴佩衡精研经典，毕生研究《伤寒论》，对仲景学说有精辟诠释和创新运用。先生言：“盖凡一种学问，非寝馈其中数十年，断难知其精义所在。”其谨遵先生教诲，多年来一直注重《伤寒论》的研习，以《伤寒论》理论指导临床，善用六经辨证，多用经方。

吴佩衡先生临证以阴阳为纲，首重阳气，精于六经辨证，对长沙诸方运用娴熟，对阳虚阴寒重证善用附子大剂起死回生，誉满天下，世誉“吴附子”。顾树华数十年来对吴佩衡学术思想潜心研究，对先生极其重视人体阳气重要作用的理论核心领悟较深；传承家学，忠实践行先生温阳扶阳之法及独特的用药风格，用药较精专，临证凡遇阳虚阴寒诸证，均遵循先生之理法而施治，使先生独特之临证风格及鲜明的用药特色得以薪火相传。

吴佩衡先生把中医博大精深的理论研究得十分透彻，并达到由博返约的境界。先生经过多年的探索、积累，提纲挈领地总结出了寒热辨证的基本纲领“十六字诀”，即热证为“身轻恶热，张目不眠，声音洪亮，口臭气粗”；寒证为“身重恶寒，目瞑嗜卧，声低息短，少气懒言”。真热证兼见烦渴喜冷饮，口气蒸手；真寒证兼见口润不渴或喜热饮而不多，口气不蒸手。先生常言：“古今医理，极而难穷，欲得一守约之道，实未易也”。此“守约之道”，即精益求精，博而约之之意。顾树华谨记先生训导，继承先生风格，临证力抓主要病机，并遵循先生“十六字诀”而施治，故往往疗效显著，兹举例简要证之。

1、1996年救治一“大汗腺癌”术后心力衰竭患者，女，68岁。1996年7月1日于某肿瘤医院行“大汗腺癌”手术。术后心率38次/分，血压测不到，剧烈呕吐，大汗淋漓，昏迷不醒，脉微欲绝。医院诊为“术后心力衰竭”，抢救未效，邀其诊治。辨为亡阳危证，一线残阳将绝，以乃祖父吴佩衡大回阳饮加法半夏，大剂连进，终于挽回生机，患者至今康健。（学术界评价：本例大汗腺癌术后心力衰竭，一线残阳将绝，顾氏所用正是乃祖吴佩衡常用之大回阳饮加法半夏，用治亡阳欲脱，终于挽回生机，确是中医成功救治危重症之范例。此医案详细内容见著名学者张存悌教授《中医火神派医案新选》）

2、2009年治疗一顽固性头痛（热性癫痫）5岁男孩。患儿3年来反复头痛、抽搐，多次住院，行多种检查，长期使用抗菌素（已用去医药费8万多元）。患儿不但头痛不止，且免疫力低下，身体虚弱。初诊即抓住稚阳受损、正虚阳弱之病机，温阳散寒、扶正解表，以附子苏叶细辛汤加味治之，2剂即效。二、三诊以助阳益气、扶正固本之桂枝加附子汤加味治之，前后9日而愈（2009年9月29日至10月8日）。现已3年，患儿未头痛、抽搐。（此医案详细内容载入《中华名医文库》）

3、2010年7月治疗一“全身感染，中枢性尿崩”患者，男，57岁。15年来经常恶寒身痛，眩晕心慌，胸闷咳喘，呼吸困难，多次住院。2010年6月再次住院近一月，经44项次各种检查示：左心功能减退、脂肪肝、脾肿大、双侧大脑陈旧性梗塞、下肢多段动脉粥样硬化。先后疑为：斑疹伤寒、多种寄生虫感染、真菌感染。最后按“全身感染、中枢性尿崩”治疗，仍一直发热、恶寒甚，出汗及小便极多，虚弱不支，恐惧不安，前来就诊。7月23日初诊：身着多件毛衣毛裤、厚外套、仍恶寒恶风，出汗手凉，面色晦暗熏黑。目光无神，身重头昏，乏力恶心，体温37.8℃。脉沉紧重取无力，尺部弱，舌淡夹青多涎苔白腻。诊为寒湿内滞，阳虚发热。投桂枝加附子汤加法半夏，以助阳化阴，温经散寒，2剂后体温下降，各症减轻。7月27日二诊、7月31日三诊均以真武汤加一二味，温阳除寒，温经化湿。药后体温正常，各症悉平。（至今一年余，患者未发热恶寒。）

（此医案详细内容载入《中华名医文库》及《国医年鉴》2011卷）

4、2008年3月3日抢救一糖尿病高渗昏迷患者，女，53岁。患冠心病、Ⅰ型糖尿病10余年，曾先后心肌梗塞3次。3月2日因劳累而心前区疼痛、头昏、心慌。夜间症状加重，且剧烈呕吐，腹部绞痛，大汗淋漓，四肢厥逆，濒死感。继而寒战、烦躁、喘促，肢体痉挛，抽搐，项背强直，角弓反张，牙关紧闭，唇绀，目睛直视，瞳孔散大。随即不省人事，鼻息几无，脉微欲绝。诊为液耗津伤，元阳真阴俱脱。急以四逆人参汤回阳救逆，固摄真阴。服药后半小时症减，后出现肢体麻木，仍欲抽搐。急投上方加天麻，回阳救阴，兼定惊熄风，连进2剂，肢体已不麻木。后以四逆汤合当归补血汤调理，各症悉平，精神渐增。（文献称：本病死亡率高，达63%，如治疗不及时，可在24—48小时内死亡。）现已近四年，患者生活、锻炼正常。

（学术界评价：此证危急凶险，顾氏深夜孤军奋战，全凭胆识功力救得夫人一命。一昼夜投用附子460g，园机活法，如此重症完全以中药救治成功，充分证明火神派温阳大法之卓著功效，彰显了中医救治危重急症的威力。）

（此医案详细内容刊登在《中华中医药杂志》2010年第8期，并载入《国医年鉴》2010卷）

5、2008年救治一重度心力衰竭患者，女，80岁。患冠心病34年，阵发性心动过速20余年，曾心肌梗塞2次。2008年7月23日体检示：心率156次/分，心功能Ⅲ级（西医判定活不了两个月）。8月16日初诊：面色苍白，恶寒思睡，心悸胸闷甚，自感要炸裂样，心率133次/分，脉微几无，舌晦暗苔白腻。诊为心阳虚衰，以四逆汤合苓桂术甘汤加味，温扶心阳，宽胸定悸。半月来随症加减，各症减，但心率仍快。后因前后外出二次受累，时逢阴雨受凉；又因误服苦参等药后，病情反复，症状加重，面色惨白，唇绀，胸闷甚，喉部紧束感，烦躁不得卧，右脉雀啄像，左脉无，舌青暗无苔。（心电图示：心房扑动，西医诊为心功能Ⅳ级，重度心衰）。自感病势垂危，示意安排后事。诊为心阳衰微，残阳将绝，急投大回阳饮原方。一剂尽，胸部宽舒，咽喉顺畅，吐大量痰涎，手足转温，腹饥食粥，心率128次/分。原方连进5剂，各症明显减轻，心率78次/分，但水肿未全退。原方加茯苓，3剂后水肿消退，继服8剂，各症平，眠食佳，二便调，血压108—120/70—76mmHg，心率68—72次/分。继以上方加减，调理巩固。（现已4年余，患者不但健在，尚可坚持书法、绘画。）

（学术界评价：本案重度心衰，几度反复，九死一生，终以大回阳饮原方取得显效，发人深思。）

（此医案详细内容刊登在《中华中医药杂志》2009年第3期，并载入《国医年鉴》2010卷）

6、2011年2月救治一误服“尼美舒利”低温虚脱患儿，男，2岁。春节期间感冒发热咳嗽，经某儿童医院诊为支气管肺炎住院治疗。输液三日并给服“尼美舒利”后即大汗不止，衣服、被单湿透，怕冷发抖。二日来烦躁，呻吟，不吃不喝，有时抽搐。2月12日晚初诊时，患儿由其母用毛毯紧抱，不哭不语，嗜睡无神，手心湿冷，额头冰凉，呼吸细微急促，奄奄一息。体温35.5℃，指纹沉青已至命关，舌极淡少津无苔。诊为过汗稚阳受损，营卫气血俱伤，已成垂危之证，急当回阳救逆，兼调营卫。以桂枝加附子汤加味治之。3剂后肢体转温，出汗止，知饥索食，精神渐增，下地行走。二诊时咳嗽时作，口痰少许，体温36.8℃，大便不畅，以四逆二陈汤加味，助阳扶正，温肺化痰，4剂后各症平，体温37℃，已能和小朋友一同玩耍。

主要成果

数十年来对吴佩衡学术思想及温阳扶阳之法笃信不移，不但用其指导临床，而且笔耕不辍。近年发表的论文：

1、真武汤的临床运用，云南中医药杂志，1996，06。

2、伤寒论温阳扶阳法临床运用举隅，云南中医药杂志，2008，02。

3、运用仲景经方治疗危急重症医案5则，云南中医药杂志，2008，12。

4、传承吴佩衡学术思想践行温阳扶阳大法，中华中医药杂志，2009，03。

5、运用吴佩衡温阳扶阳法治疗危急重症，中华中医药杂志，2010，08。并获首届中华名中医论坛优秀论文一等奖。

6、吴佩衡临证“真机”临床运用，中华名医文库，2011。

7、吴佩衡临证特色探微及临床运用，国际中医药临床研究学术会议暨全国第二届中医临床研究学术会议优秀论文一等奖。

8、部分医案选入陈明教授《伤寒名医验案精选》及著名学者张存悌教授《中医火神派医案新选》、《火神派温阳九法》。

医学感悟

吴佩衡学术思想渊源于《内经》重视人体阳气的理论，法自《伤寒论》三阴寒化证温阳辅正思想。吴氏学术思想之核心是极其重视阳气在人体的重要作用，立法施治首重温阳，善用、重用附子大剂。吴佩衡先生温阳扶阳法是中医学中重阳扶阳理论之集大成者，其理论及立法施治、垂方用药风格可说是与仲景、钦安一脉相承。

郭金录

名人小传

郭金录，男，1948年出生。1987年北京中医药大学毕业，副主任医师，从事中医临床和教学近40年，曾任顺义区医院中医科主任，顺义城关医院院长等职。

从1965年开始从事农村和部队的医疗卫生工作，曾受教育于北京宣武医院和部队军区医院的专家和教授。1984年考入北京中医药大学学习，毕业后曾在北京顺义区医院中医科、顺义区卫校、顺义城关医院等从事临床、教学和领导工作。

多年来，刻苦钻研基础理论，始终在临床一线工作，具有扎实的理论功底和丰富的临床经验，并在诸多方面有着独特的认识和实践，尤其是在治疗中医内儿科杂症和皮肤病等方面积累了丰富的临床经验，如在治疗急慢性肝胆病、胃肠病、呼吸道疾病、冠心病、糖尿病、发热、湿疹等疑难病症方面，每每获得很好的疗效，受到了广大患者的好评。

学术经验

生姜甘草汤加减治疗虚寒肺痿

肺痿系咳喘等多种肺部疾患日久不愈，肺气受损，津液耗伤，为临床难治之症。临床表现主要以气虚，咳吐浊唾涎沫、反复发作为特点。郭金录用生姜甘草汤加减治疗虚寒肺痿25例，收到满意疗效。

25例均为2000年10月～2004年4月门诊患者，均确诊为虚寒型肺痿。其中男18例，女7例；年龄49～81岁；病程最短8个月，最长7年：25例中舌质淡占17例，舌质稍暗并有瘀斑者8例；舌苔薄白18例，舌苔稍厚7例；脉虚弱16例，脉结代4例，脉缓无力5例。全部病例都有不同程度的形寒、气短、神疲、面色晦暗少华症状，胸片未见明显异常，并都曾服用过抗生素以及止咳化痰等中西药，未见明显效果。

治疗采用生姜甘草汤加减：人参、甘草、生姜、法半夏各10g，茯苓、白术各15g，大枣6枚。咳重加川贝、枇杷叶各10g；夜尿多加益智仁10g；舌质暗有瘀斑者，加赤芍15g、红花10g；脉结代加瓜蒌、薤白各10g。1剂药煎2次，药汁混合约300ml，每次服150ml，每天服2次，1个月为1个疗程。

经治疗1～2个疗程。临床治愈（咳吐浊唾

涎沫基本消失，形寒，气短，神疲消失）16例，占64.0%；好转（咳吐浊唾涎沫减轻，形寒，气短，神疲消失）9例，占36.0%。

肺痿中医学在唐以前多作一独立疾病论述，其后则多纳入咳嗽门久咳劳嗽中，认为起病多由外感喘咳经久不愈、或失治误治耗伤阴津而致，证候则分虚热和虚寒两类。唐·孙思邈《千金方·肺痿》将肺痿分为热在上焦和肺气虚冷两类，认为肺痿虽有寒热之分，却无实热之例。《张氏医通·肺痿》中将肺痿治疗重点归为“缓而图之，生胃津，润肺燥，下逆气，开积痰，止浊唾，补真气”7个方面，而对于肺气虚冷型肺痿的治疗，应以益气生津为治则。本方在重用人参益气的基础上，加茯苓、白术、甘草、大枣，意在于甘缓理虚，甘药理胃，此所谓“虚则补其母”之义；用生姜、法半夏，意在下逆气、开积痰、止浊唾。肺痿多病程较长，年龄偏大，治疗较为棘手，所以治疗时要根据兼症灵活加减用药，宜缓而图之，循序渐进，方能收到满意效果。

主要成果

撰写多篇学术论文，如“养阴益气法治疗糖尿病”、“消疳理脾汤治疗小儿异嗜食证”；“生姜甘草汤加减治疗虚寒肺痿25例”发表于《中医药临床杂志》2006年5期。

胡世刚

名人小传

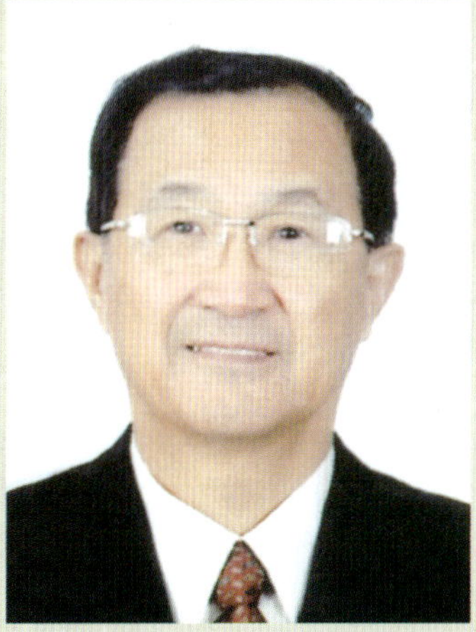

胡世刚，男，北京市人。主任医师。曾任北京市天坛针灸研究所所长、原中国传统中医药国际交流中心教授。美国哈佛大学客座教授。自1960年起至今，专门从事中西医结合的针刺疗法研究，其“取穴少、针感强、见效快、治疗范围广”的临床实践，受到中外患者的赞誉，有“神针胡”之称。胡教授为推广中西医相结合的针刺疗法做出了很大贡献：1974年，应邀前往西安铁路中心医院等6个单位做“新针刺疗法及其临床应用”的学术报告；1976年因治疗唐山地震灾区伤病员有贡献，在陕西省召开全省抗震救灾技术经验大会．被推荐在大会做学术报告。1978年他撰写的“生理解剖学与祖国针灸学相结合的针刺治法”学术论文在中国科学大会上进行了交流，他的“新针刺疗法”曾多次接受外国医疗卫生代表团的参观和学习。

他主持的“针刺止痛法”在临床研究与运用的科研课题，通过率专家鉴定，被国家科委收入1992年《中国技术成果大全》；他的“针刺治疗帕金森症的临床研究”论文在美国演讲时受到了听众的一致赞扬；他主持的“祛病新技术”被北京崇文区科委评为科技成果三等奖；他创造的“神经生理解剖学与中国针灸学相结合的针刺疗法”于1989年被北京崇文区政府授予二等奖；并在1991年被北京崇文区政府授予“优秀知识分子”称号。1998年国际中医药学会发表的“针刺治疗帕金森症的临床研究” 的论文获优秀奖

1997年以访问学者身份再次赴美，被哈佛大学聘为客座教授，并专门从事治疗帕金森综合症、痛症及糖尿病等疑难杂症的研究，在美国产生重要影响。

学术经验

胡世刚教授创立了胡氏针灸学——以中医针灸理论为指导，把生理病理学、解剖学、现代生物学与中国传统中医针灸学有机结合起來，把现代医学神经系统与中医经络系统有机结合起來，把中医针灸知识与现代医学知识结合起來的中西医结合的现代针灸学。

1、胡氏现代针灸学理论基础

人体经络学说是我们祖先长期与疾病的斗争中总结出來的，但目前尚无法用生理病理解剖学的手段加以证实；而人体神经系统是可以通过解剖学的手段证明其存在的。经络的“虚”和神经

的“实”在经历40余年创立的“胡氏现代針灸学”中，已经成为虚实结合的基本理论，即“虚实原理”。这一原理在其78个针刺点的发明过程中，起到了非常重要的指导作用。

古代名医华佗断言：“取穴不过一二处，下针言当引某许，若至语人”（引自《华佗传》），他不赞成常见的“群针多穴”的针刺经络疗法，因为他具有解剖学的经验。“胡氏针刺疗法”所具有的“取穴少”的中西医结合的特色，证明了名医的经典论述。就是说，名医的论断源于对经络学和解剖学的精当认识。

针刺“得气”后，运针使气或针感直达病处，是针刺治疗的又一关键所在，同时也是取得疗效的重要保证。《針灸大成》也強调"有病远道者，必先使气直达病所"这里讲的都是经气传导.针感要传到病灶处。

现代医学认为人体各器官、组织在神经系统调节下，形成一个完整统一的有机体，神经系统在人的生命活动中占据了非常重要的地位.当人体的组织或器官发生病变时要通过神经系统反映出來，神经发生了病变，神经所支配的器官或组织也发生病变.神经的基本特征是传导性。

综上所述传导是经络系统和神经系统的共性。中医认为：人体的正常生理活动是通过经气传导来自机体内外的各种信息刺激，来调整脏腑、躯体器官组织之间的功能活动，取得阴阳平衡协调而维持人体健康。

当神经纤维上某一局部受到一定刺激产生动作电位后，邻近的未受刺激（未兴奋）部位仍为膜外正电位，膜内负电位。这样，在膜内和膜外的兴奋部位和未兴奋部位之间均会形成电位差，电位差的出现必然导致电荷的移动，而电荷的移动形成了局部电流。在膜内电荷由兴奋区向邻近的静息区流动，在膜外电荷由静息区流向兴奋区，这样就形成了局部电流的回路。局部电流回路的作用使邻近的静息区膜电位上升而产生动作电位，该动作电位又会按同样的方式影响与它邻近的区域产生局部电流回路，于是动作电位以局部电流的方式沿神经纤维传导.动作电位是兴奋的最主要的表现形式.所以针刺支配病灶处的神经可以提高神经动作电位，神经的兴奋性提高，神经传导感应能力提高，神经所支配的组织，脏器的循环和代谢会得到改善，受损伤的组织和脏器就会恢复健康。

2、针灸提高人体免疫力

针灸的最根本的作用是增强人体的自我调节机能和人体自身的防禦机能。使人体内环境协调统一，进而才能达到与大自然的协调统一，人才能健康屹立在大自然中。这两种机能是先天的，是人的生命能力。然而人体免疫系统是人体維护健康的最主要防线，是人类对抗疾病入侵最強劲有力武器。如果没有免疫系统或是免疫系统出问题，人体就不能防禦疾病入侵。所以如何能提高人体免疫系统功能，提昇防病诒病能力成了人类最关注的问题。同时针灸还有提高人体对药物的敏感，就是中医常讲的引药归经。以减少人体对药的依赖，同时也可以逐步减少服用的药量，最大限度减少药物给人体的负作用。针灸具有以下作用特点：

(1)双向性的调节作用。针灸对机体器官或组织生理、病理过程的影响是一种良性、双向性调整作用。具体讲針灸在方向上具有兴奋或抑制效应，即在机体功能状态低下时，针灸可使之增强，功能状态亢进时针灸又可使之降低。近年来的研究亦证实了这一作用，如针刺内关穴可以减慢心率，也可以加快心率；电针大椎穴可以使外周血中白细胞增加，也可以使之减少。这也是针灸治疗无毒副反应的根本原因。

（2）整体性的调节作用。针灸作用整体性就是指其作用范围具有整体性的特点，即指针灸机体特定穴位，可对多个脏腑功能产生影响。人体和动物实验均证明，针灸可以调整呼吸、消化、循环、泌尿、神经、内分泌、防卫免疫等各个系统的异常功能。事实上，机体某一脏器发生疾病时，往往不仅表现为该脏器本身功能障碍，也可能会影响到其它脏器，甚至全身功能活动。针灸对某一脏器功能调整作用，是通过对该脏器所属系统，甚至全身各系统功能的综合调节而实现的。

（3） 功能性的调节作用。针灸治疗对某些器质性疾病和晚期病例虽然都有一定的疗效，但对大多数疾病来说，针灸的调整作用具有明显的功能性、早期性特点。针灸作用功能性系指针灸对于功能失调的疾病具有治疗优势；而针灸作用早期性是指针灸对于疾病早期或新病疗效显著。功能性失调比重越大、病程越短，针灸调整作用就越好。

对于针灸治病的功能性特点，从针刺治疗周围性面神经麻痹中可看到，部分失神经支配者疗效比完全失神经支配者疗效好，而神经兴奋性降低者的针刺效果又优于部分失神经支配者的效果。

3、中医之“阴阳”与西医神经功能对立统一相呼应

阴阳是中国古代哲学的一对范畴。阴阳的最初涵义是很朴素的，自然界的任何事物都包括着阴和阳相互对立的两个方面，而对立的双方又是相互统一的。阴阳的对立统一运动，是自然界一切事物发生、发展、变化及消亡的根本原因。在中医学理论体系中，处处体现着阴阳学说的思想。阴阳学说被用以说明人体的组织结构、生理功能及病理变化，并用于指导疾病的诊断和治疗。 阴、阳双方在一定的条件下还可以互相转化，即所谓物极必反。比如，某些急性温热病，由于热毒极重，大量耗伤机体元气，在持续高烧的情况下，可突然出现体温下降，四肢厥冷、脉微欲绝等症状，就是由阳证转化为阴证的表现。可以说，阴阳消长是一个量变的过程，而阴阳转化则是质变的过程。阴阳消长是阴阳转化的前提，而阴阳转化则是阴阳消长发展的结果。

植物性神经是整个神经系统的一个重要组成部分。植物性神经又叫非随意神经，是支配内脏器官的平滑肌、心肌和腺体的神经。主要分布于内脏、血管、心脏、腺体以及其他平滑肌。根据其形态、功能的不同，又分为交感神经和副交感神经两部分。内脏、心血管和腺体等都交感和副交感这两种功能相反的神经的双重支配。虽然两种神经的功能是相对的，但是，在中枢神经系统的统一管理下，这两种不同功能的神经既对立又统一，保持着机能的相对平衡，使人体能够适应内、外环境的变化。

4、中医之"气"是神经的功能状态

中医学讲气血都是构成人体生命活动的基本物质，“气为血之帅”包括气能生血，气能行血。气行则血行．“血为气之母”是指血为气之载体，血能生气。二者互根互用，相互依存。

人体内多数血管只接受交感缩血管纤维的单一神经支配。在安静状态下，交感缩血管纤维持续发放1～3次/秒的低频冲动，称为交感缩血管紧张，这种紧张性活动使血管平滑肌保持一定程度的收缩状态。当交感缩血管紧张增强时，血管平滑肌进一步收缩；交感缩血管紧张减弱时，血管平滑肌收缩程度减低，血管舒张。在不同的生理状况下，交感缩血管纤维的放电频率在每秒低于1次至每秒8～10次的范围内变动。这一变动范围足以使血管口径在很大范围内发生变化，从而调节不同器官的血流阻力和血流量。当支配某二器官血管床的交感缩血管纤维兴奋时，可引起该器官血管床的血流阻力增高，血流量减少、同时该器官毛细血管前阻力和毛细血管后阻力的比值增大，使毛细血管血压降低，组织液的生成减少而有利于重吸收；此外，该器官血管床的容量血管收缩，器官内的血容量减少。

综上所述，笔者认为"气"是神经的功能状态，如果人体神经状态好，一定血气充盈，精力充沛，呈现健康状态。反之神经状态不好，神经传导功能减弱，神经的动作电位低，神经的兴奋性也低，这样影响血液循环，影响了代谢机能，人们呈现病的状态。

主要成果

创立胡氏现代针灸学。这是胡世刚教授在潜心攻读《黄帝内经》、《针灸大成》等祖国传统医学经典著作的基础上，将中西医融合，创造性地在中西医结合的交叉点上探索的结果。它的学理特征是：以中医针灸理论为指导，将生理病理学、解剖学、现代生物学与中国传统中医针灸学有机结合，将现代医学神经系统与中医经络系统有机结合，将中医针灸知识与现代医学结合，进而形成一套较为完整的中西医结合的针刺疗法。

特别是运用近现代医学知识和方法，在研究传统针灸学过程中发现的近百个针刺点，丰富了针灸学理论，而这套中西医结合的针刺疗法，也被人们称为胡氏现代针灸学。

“胡氏针法”擅长诊治的疾病计有以下13类78种：

1．支气管炎、哮喘、咳喘、顽固性干咳；

2．冠心病、心律失常、高血压、高血脂症、慢性难治性心衰；

3. 脂肪肝、肥胖型脂肪肝、酒精肝、急慢性胆囊炎；

4. 慢性胃炎、反流性胃炎、急性胃痉挛、胃溃疡、慢性肠炎、慢性肠梗阻、痔疮、便秘；

5. 帕金森氏症、脑栓塞、半身不遂、血栓闭塞性脉管炎、面瘫、面肌痉挛、突发性耳聋；

6. 痤疮、黄褐斑、妊娠性蝴蝶斑、湿疹、慢性过敏性荨麻疹；

7. 糖尿病、内分泌功能失调、病毒性感染、免疫功能失调、甲亢、带状疱疹；

8. 顽固性失眠、神经官能症、忧郁症、恐惧症、癔病、秽语综合症；

9. 痛经、闭经、月经失调、不孕症、功能性子宫出血、更年期综合症；

10. 急慢性前列腺炎、泌尿系感染、男性性功能减退；

11. 颈椎病、腰椎间盘突出、风湿性关节炎、强直性脊柱炎、骨性关节病、股骨头坏死；

12. 关节扭伤、痛风、骨质疏松症；

13. 各种痛症：头痛、颈痛、肩痛、臂痛、网球肘、背痛、腰痛、腿痛、膝痛、坐骨神经痛、多发性肌炎、多发性神经根炎等。

黄丹民

名人小传

黄丹民，男，1960年出生于福建省龙岩市。北京中医药大学硕士、博士。他于1983年开始从事医疗教学及临床工作，1993年全职进入医疗服务行业。黄丹民于1996年在马来西亚创办“百年生命集团”公司并任董事主席兼总裁，同时还担任中国国际华夏医学会副会长，马来西亚民康中医专科院主任医师，百年生命科技制药厂首席研发专家，百年草本世界有限公司执行总裁。

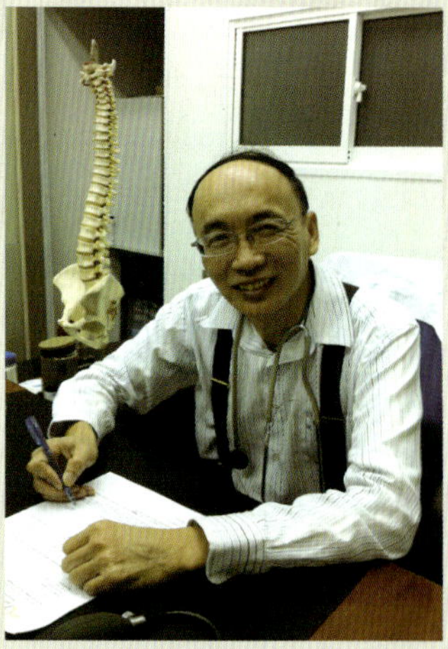

2005年成立了百年生命科技有限公司，在2009年先后成立了百年营销有限公司、百年草本世界有限公司，实行“传承中医药文化”的使命。中华中医药学会和中和亚健康服务中心联合主办的第五届国学国医岳麓论坛授予“2011年度中医药传承贡献奖”、“特色中医专科奖”等等。事业有成的黄先生还热衷于社区服务和公益慈善事业，参加了马来西亚慈济等多种商业协会活动，例如印尼救灾、印度义诊等。由于社区活动、生意上的交往和发展，黄丹民在马来西亚拥有众多著名企业家和政界朋友，并取得了马来西亚当地政府的肯定。伴随着企业的成长，黄丹民将大量精力投入到社区服务和公益慈善事业，践行医学本质之“仁爱”精神。

学术经验

进行痛风病从脾胃论治的探讨。研究目的：通过对高尿酸血症的病人，尝试采用健脾渗湿法，促进肾脏排泄，使脾胃运化功能正常，以期达到湿邪不能内生之目的。从而找出一个治疗痛风病之有效的方法。方法：我们重点分析了新加坡，马来西亚，印尼一带的人文及地理特点，在治疗中焦湿热的古代名方茵陈蒿汤和甘露消毒丹的基础上，结合博士导师田德禄教授治疗中焦湿热的经验，并选用新加坡，马来西亚，印尼一带地区治疗痛风病的水龟草和斑兰叶两味草药，组成脾湿尿酸清丸，用来治疗本地区的痛风病患者，与目前流行的治疗痛风病的名方四妙散进行比较，以观察二者在疗效上的差异。将所筛选的

95例病例按临床观察表格逐项严格填写，分别记录治疗前和治疗后一周及两周的试验组和对照组的病人的基本症状分值，然后进行计算机统计学对比处理。并由此得出结论。 结果：临床疗效分析：治疗前，脾湿尿酸清丸组，四妙汤组二者比较没有显著区别，治疗7天后症状明显好转，脾湿尿酸清丸组疗效优于四妙汤组，二者比较有明显区别，差异有显著统计学意义，治疗后2周，脾湿尿酸清丸组疗效明显优于四妙汤组，二者有更明显区别，有显著统计学意义。

科研成果

1996年黄丹民创办了"百年集团"有限公司并任董事主席兼总裁，同年6月“百年集团”成立第一所私立中医专科诊所(Minh Kang medicare services center) 开始不分种族、不分国籍地为广大阶层的民众服务，深受广泛的欢迎和好评。1998年 3月“百年”在越南胡志明市成立了第二所私立中医诊所，2003年9 月，受病患的强烈要求，黄丹民又在马来西亚柔佛州成立了第三所私立中医专科诊所为Bio Nice Medicare Group Sdn Bhd.（614471-X）。2004年百年企业在美国宾州设立自己的产品研究与开发（R&D）机构(Bio nice Research &Development USA LLC.(4584145)，并与该区域的大学及专业机构合作。在中药研究方面，研究人员得到北京中医药大学、北京中国中医研究院、北京植物研究院的协助，以开发及研究更高品质的中药产品。

2005年，为了能让更多人分享其崭新的科研成果，百年集团成立了属下百年生命科技有限公司(Bio Nice Industry Sdn Bhd (726120-M)，公司坐落于柔佛新山雅阁工业园（通过GMP认证），拥有自己的科研与临床研究基地。公司的宗旨是“萃取自然，发展科技，以诚信为基,品质为先，

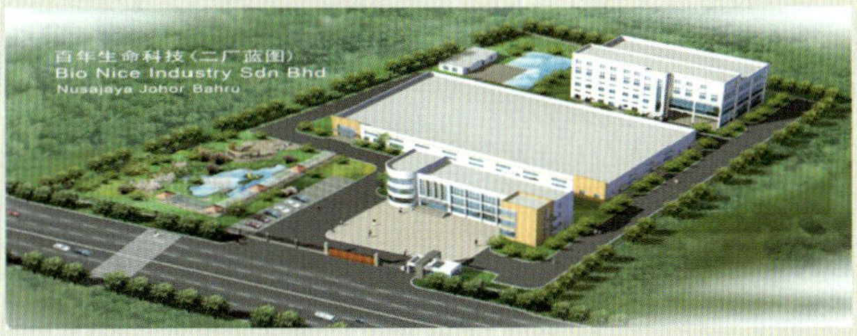

力求最佳。”

2006年中旬，为了更全面发展研制百年优质产品，在黄丹民的倡导下成立了百年东南亚天然植物药研究所(Bio Nice Management Sdn Bhd(787994-V)，为实现公司的未来发展规划及满足原材料供应。公司在柔佛州蒲来区（临近蒲来温泉度假村）购买了一片18英亩的土地作为药材种植基地。并联合政府提供的1000英亩的土地作为药材种植示范基地，严格按GDP规范进行管理，确保产品原材料的安全、有机、绿色无污染的要求。

2011年11月17日，百年制药公司与江苏大学签署了《关于食品与中医药科研的合作意向书》，达成积极推进在食品，中医药，教育领域内的合作研究和新药研发的共识，促进百年科技园区与大学之间的有效合作。

医学感悟

“不要忽视你所在团队的有才能的人，永远保持谦逊，不断创新，精制良药，造福人群”

黄永生

名人小传

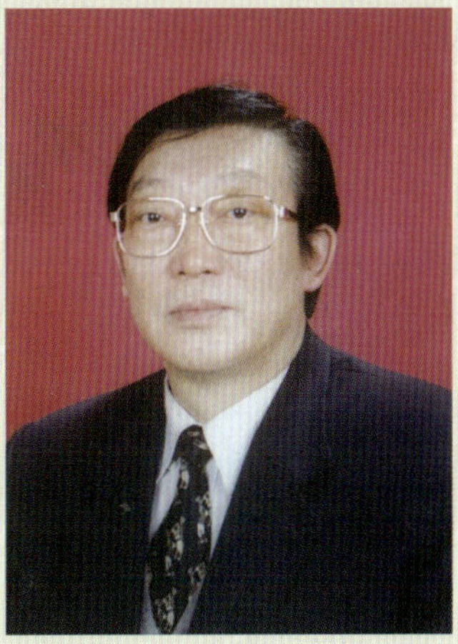

黄永生，男，1942年生，长春市人。主任医师，二级教授，博士生导师，长春中医药大学终身教授，全国第三、四、五批师带徒指导老师，国家名老中医工作室之一。现任长春中医药大学中医内科学术带头人，心血管内科学术带头人，学校学位委员会委员。1994年起享受国务院政府特殊津贴。1995年批准为吉林省名中医。国家科技部自然基金评审专家；国家药监局专家组成员；国家中医药学名词审定委

员会委员；国家发改委医保目录、价格审定专家；世界中医药联合会内科专业委员会副会长；中华中医药学会内科分会常委；中华中医药学会心病分会学术顾问；吉林省中医药学会心病专业委员会主任；省委保健高级专家。

临床、教学、科研工作四十余年，先后多次获得校“先进个人”、“优秀教师”、“优秀教研室主任”等称号；2012年获长春中医药大学“三育人”教书育人“优秀个人”称号；2011年获长春中医药大学“优秀共产党员”称号；曾获得省教委“优秀命题教师”称号；获得国家中医药管理局医政司颁发的“有突出贡献”证书；1998年获“省优秀教师”称号，同时获得国家教育基金“金球奖”。

学术经验

从事中医临床工作四十余年，以整体观念为指导思想，以提高疗效为根本，从农村基层医院到大学附属医院，对心病及内、外、妇、儿各科疾病的治疗积累了丰富的临床经验。

1、冠心病心绞痛治疗

总结归纳冠心病心绞痛“阴虚气滞”、“气虚气滞”、“气血两虚，肝气郁滞”、“痰瘀互结”等证，创立了相应的“稳心1号”“稳心2号”“稳心3号”“稳心4号”等，用于临床解决了无数患者的病痛。

2、急性心肌梗死

急性心肌梗死为中医的“真心痛”、“心厥”，属内科急、危、重症。病机关键在于邪主心脉，“营气不从，逆于肉理”，创立了 “以通为主，兼调整肝肾以治心”的治疗法，国内首创急性心肌梗死（非溶栓者）中医药抢救常规新方案，研制的中药新药“复律保心平口服液”即将投放市场。

3、冠心病心律失常

经过临床的治疗，以病证结合为原则，针对阴虚和阳虚的不同，研制出“心悸宁1、2号”、保苓丹等方药。

4、病毒性心肌炎

提出其病因病机为：“风热或湿热邪毒经口、鼻或胃肠侵入机体，繁衍聚毒，渗入营血，直犯心体而发。”本病初期为温热邪毒犯心，既有心体受损，灼津伤液，又有邪毒侵犯营卫之象，故在急当宣透邪毒的同时，要时刻护辅心之阴血的损伤。高热退后及恢复期以心之气阴两虚，尤其是阴血虚者最为多见，“因温邪时毒，伤人阴血津液为其常，阳气耗损为其变。阳气损易效，阴血虚难复，故恢复期心肌炎以补阴为主，益气温阳为其次，贯彻治疗之始终”。治疗中把握以下三点：①“咽炎一日不除，病毒性心肌炎一日不辍”；②气阴两虚贯穿疾病的始终；③“阳气易复，阴血难复”，研制出的芪冬颐心口服液早在十余年前即投入市场，用于治疗病毒性心肌炎的恢复期、迁延期及热退后病程达3个月以上的急性期，疗效显著。

主要成果

获国家教委优秀教材一等奖1项；省科技进步二等奖2项，三等奖2项；省教学成果二等奖1项；长春市科技进步二等奖1项；长春市发明革新二等奖一项；获国家专利1项；国家卫生部（1986年）重大科技成果乙级奖1项。从临床实践出发，创新提出科研设想，承担了国家科技部973项目“伏邪病因理论的继承与创新研究”的冠心病临床研究。目前承担国家十二五科技部重大专项课题“伏寒颗粒临床前研究”。

作为中医内科学学科带头人，在教材建设中做出突出贡献，主编卫生部“十一五”研究生规划教材《中医外感病证临床研究》及《中医内科教学与临床》；为全国精编教材《中医内科学》第一副主编；21世纪课程教材《中医内科学》、7年制教材《中医内科学》、案例式教材《中医内科学》副主编。发表学术论文百余篇。出版《黄永生临床经验辑要》、《心血管病临床诊治》、《心绞痛诊断与治疗》等著作20余部。

医学感悟

在几十年的临床实践中，勤求古训，博采众方，在恩师任继学教授学术思想指导下，始终主张“中医的发展在学术，学术的基础是临床，临床的关键是疗效”，坚信中医药与人类共存；读经典，做临床；古为今用，西为中用；打造具有中国特色的中国医学。这其中只有认认真真读经典，踏踏实实做临床才能把经典理论真正转化为自己的知识，发挥作用，提高疗效。“先天伏寒”病因假说正是在临床实践的反复检验和不断总结基础上创新提出，为内科病等多科疾病打造了共性诊疗平台，提高了临床疗效。

金建民

名人小传

金建民，男，汉族，生于1944年2月，上海川沙人。1966年毕业于云南中医学院，本科中医专业。1968年12月分配到云南省宣威县羊场煤矿职工医院从事医疗工作。1972年5月调入云南中医学院从事中医药高等教育，曾任云南中医学院中药教研室主任，云南医学会中药专科学会首届学术委员。1999年晋升教授。

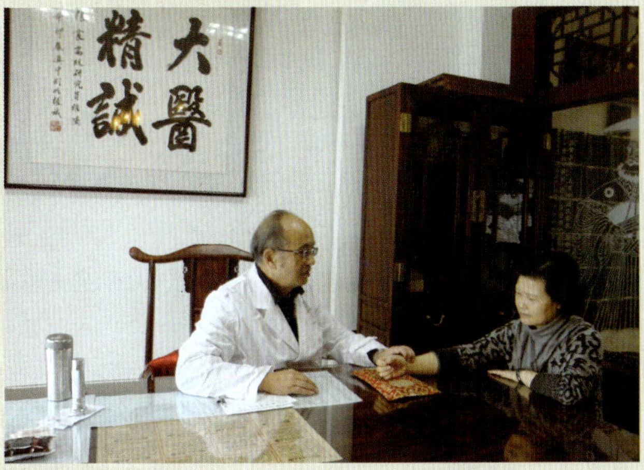

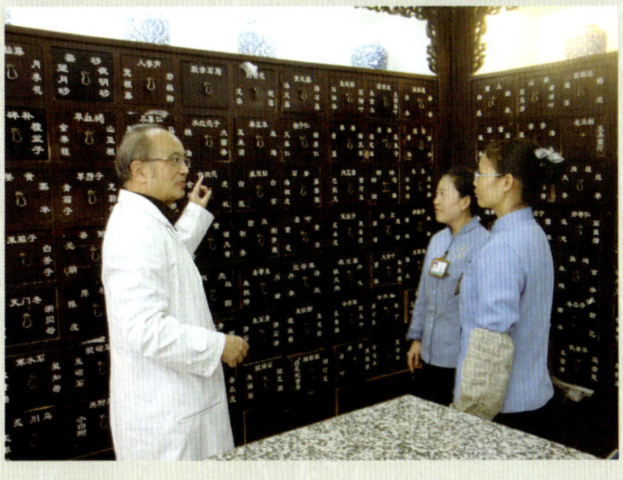

任职期间，长期坚持临床工作，曾多次评选为云南中医学院“优秀教师”；毕业实习临床工作“优秀教师”；长期参加大学生暑期“三下乡”社会实践活动，被中宣部、国家教育部、团中央和云南宣传部、高校工委、省教委、团省委评为社会实践活动先进单位，个人被评选为云南中医学院大学生暑期“三下乡”社会实践活动“优秀带队教师”，“优秀领队教师”。

学术经验

从事中医药教学、医疗、科研工作40余年。在教学工作方面，曾为专科、本科、硕士研究生、外国留学生系统主讲《中药学》、《中成药学》、《中药调剂学》、《方剂与治法》及《中药新研究指导》专题。在教学中能同教研室教师们共同开展教学法研究、共同提高讲课技能与教学质量。针对不同的教学对象，编写不同特点的教案，为留学生讲课兼顾文化差异，加之本身一直从事临床医疗，课堂教学理论联系实际，深入浅出，精当简明，深受学生好评。

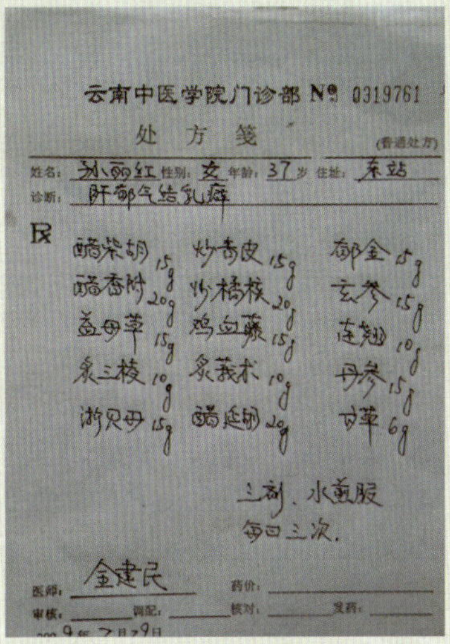
云南中医学院门诊部 No 0319761
处方笺
(普通处方)
姓名：　性别：女　年龄：37岁　住址：东站
诊断：肝郁气结乳癖
R
醋柴胡15g　炒青皮15g　郁金15g
醋香附20g　炒橘核20g　玄参15g
益母草15g　鸡血藤15g　连翘10g
炙三棱10g　炙莪术10g　丹参15g
浙贝母15g　醋延胡20g　甘草6g
三剂，水煎服
每日三次。
医师：金建民　药价：
审核：　调配：　核对：　发药：

在长期中医临床诊疗和学术研究工作中，以中医学理论为指导，特别重视气血之间的关系，尤其在治疗妇科疾病乳房小叶增生、子宫肌瘤、卵巢囊肿方面，倡导清代唐容川之《血证论》对各种血证的论治，注意病症的脏腑归经以及五行制衡关系，自拟消癥散治疗，取得较好的效果，赢得患者好评。

金建民教授理论修养丰厚，但并不排斥民间经验和地方特色药物，他从《滇南本草》、民族药、民间中寻找有效治疗泌尿系统结石的药物，如肾茶、鸡根、石椒草等，用于临床，取得满意疗效。以下是他拟制的用于泌尿系结石的个人经验方：

车前子15g，海金沙80g，郁李15g，川牛膝15g，冬葵子15g，金钱草80g，鸡内金15g鸡根30g，肾茶30g。

主要成果

论文和著作

主编《临床比较中药学》，云南科技出版社出版

参编《滇南本草》附方的研究，云南科技出版社出版

参编《中药方剂研究进展》，云南省卫生厅立项，云南科技出版社出版

参编《临床常用中草药》，云南省卫生厅立项，云南科技出版社出版

编著《药用动物与动物药》，云南科技出版社出版

编撰《全国中医药院校各科课程习题集•中药学习题集》，上海中医药大学出版社出版

参编《中药学》，西南西北片区高等中医院校中医基础学科系列教材，贵州人民出版社出版

获奖项

1、1987年《滇南本草》附方的研究，获云南省科学技术进步奖三等奖

2、1987年中药十八反药物配伍后部份药理实验研究，获云南省科学技术进步奖三等奖

3、1994年《临床比较中药学》，获云南省卫生厅科学技术进步奖三等奖

4、《全国中医院校各科习题集•中药学习题集》，获2000年云南省教学成果二等奖

5、1994年《中药学》试题题库，获云南中医学院优秀教学成果二等奖

医学感语

国粹岐黄是五千年的民族文化精髓。造福人类，是世界医药学史上一颗闪闪发光的明珠。

继承发扬创新，为中医药走向世界增添砖瓦。

李俊华

名人小传

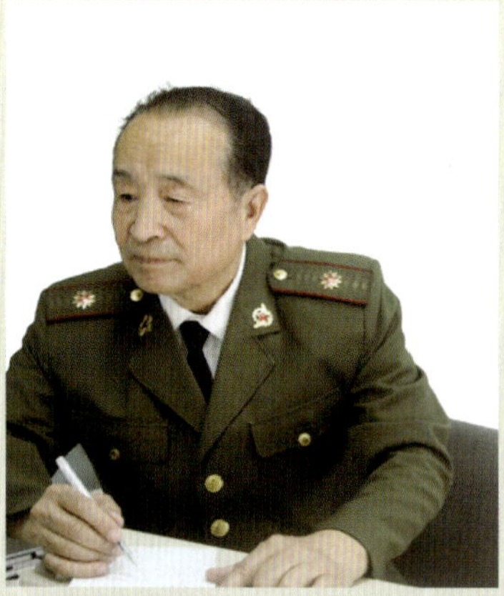

李俊华，男，河南西华县人。主任医师。1962年毕业于西安医科大学（现西安交通大学）。

李俊华教授长期在部队从事医疗、教学和科研工作。近20年来，主要从事美容相关产品的研究、开发、生产、技术咨询服务工作。现任国际卫生医学研究院教授，全国工商联美容化妆品商会常务理事，中国保健科技学会中医专家委员会委员，国家职业技能考评委员会（美容专业）高级考评员。李俊华教授是将“内调外治理论”引入美容领域的发起者。由他率先提出的“全息中医美容理论”引起国内外美容业界的高度关注。

他是陕西正远医学美容有限责任公司（原陕西正远医研所）创始人.陕西正远医学美容有限公司（原名陕西正远医研所），座落于世界著名古都西安市高新技术开发区内。是1993年由陕西省科委批准在陕西省工商管理局注册成立的科技型企业。主要从事美容相关产品的研究，开发，生产，销售，咨询服务工作。立足中医，中西医结合，坚持美容需要科学，科学指导美容的原则。

学术经验

发明中药胶囊治疗黄褐斑

1、治疗概况

黄褐斑是一种常见的面部难以治愈的皮肤病，俗称蝴蝶斑。表现为脸面部的色素沉着斑，对称分布，形状不规则，大小不定，颜色深浅不一，主要分布于眼睛周围、面颊部、颧部、口周等处，影响患者容貌美，一般都没有自觉症状，

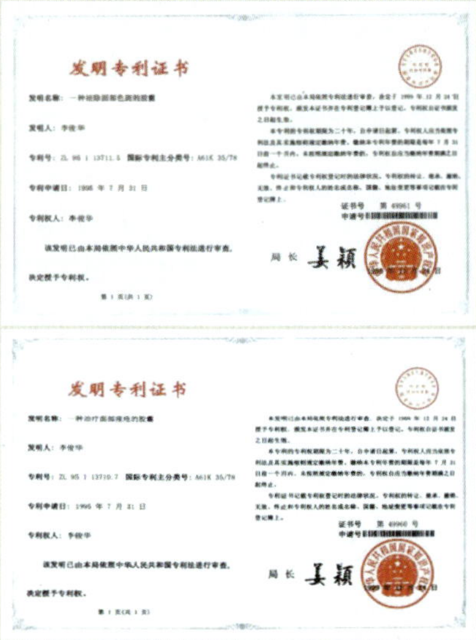

发明专利证书

发明人：李俊华

专利号：ZL 95 1 13711.5　国际专利主分类号：A61K 35/78

专利申请日：1995 年 7 月 31 日

专利权人：李俊华

该发明已由本局依照中华人民共和国专利法进行审查，

决定授予专利权。

证书号　第 49961 号

局长　姜颖

发明专利证书

发明人：李俊华

专利号：ZL 95 1 13710.7　国际专利主分类号：A61K 35/78

专利申请日：1995 年 7 月 31 日

专利权人：李俊华

该发明已由本局依照中华人民共和国专利法进行审查，

决定授予专利权。

证书号　第 49960 号

局长　姜颖

现代医学目前尚缺乏满意疗法。近年来，李俊华对30例黄褐斑患者运用中医理论辨证施治，采用内服靓尔丽祛斑胶囊，外用中药膜粉进行治疗。从体内入手，疏肝解郁，健脾利湿，调节内分泌平衡及体内激素，达到了消斑美容肌肤之功效，总结如下。

黄褐斑患者30例，女性，病程0.6～5年，年龄25～45岁，均来自门诊就诊的具有典型皮损的患者，排除雀斑、炎症后色素沉着、瑞尔黑变病等其他色素性皮肤病。通过详细的问诊，了解患者的工作、生活环境、日常化妆、饮食习惯、性格、情绪、月经、带下情况等等，将患者进行分组，A组12例，肾虚型黄褐斑；B组11例，肝气郁结型黄褐斑；C组7例，脾胃虚型黄褐斑。

针对各证型的处方用药。A组患者，服用靓尔丽祛斑胶囊Ⅰ号；B组患者服用靓尔丽祛斑胶囊Ⅱ号；C组患者服用靓尔丽祛斑胶囊Ⅲ号。均每次2粒，每天服3次，疗程均为1个月，服用3个疗程；3组在服用期间均外用靓尔丽系列的中药膜粉。当然，因人而异，并不是所有患者某一脏器失调，而出现黄褐斑，或者很难分辨是哪一类型黄褐斑，可先服广谱型靓尔丽祛斑胶囊，做到具体情况具体分析。

2、 疗效标准与结果

2.1 疗效判定标准：痊愈：皮损全部或基本消失，颜色正常或接近正常；显效：皮损明显缩小，颜色明显变浅；有效：皮损缩小，颜色变浅；无效：皮损无明显改变，颜色可以稍淡。

2.2 结果：30例患者经3个月治疗后效果显著，其中治愈15例，显效10例，有效4例，无效1例，总有效率96.7%。

3、讨论

黄褐斑之所以较难治愈，与其复杂病因密切相关，根据中医五色归五脏的脏象理论，脾主黄、肾主黑、肝主青，认为黄褐斑的发生与肝、脾、肾三脏关系密切。过去对黄褐斑的治疗，大多存在“一刀切”的现象，千人一方，治疗缺乏科学检测，不能正确区分病因，导致药不对症，促使治疗的片面性和效果不稳定性。李俊华教授利用“人体生物电采集分析系统”把传统中医号脉问病用现代科技的方法量化，分别不同的症型设计药方，靓尔丽口服胶囊配方合理独特，具有创造性、新颖性、实用性和科学性。不仅治疗局部，更重要的是要通过内服中药以调整脏腑功能，从而做到标本兼治。

主要成果

1、主要著作：

（1）主编《现代中医美容学》，2003年由山西科学技术出版社出版，2006年再版。已被多家美容院校选定为标准教材。

（2）《中医内科学》，1979年由陕西科技出版社出版。

2、发明专利：

（1）养颜消痤胶囊，1997年2月5日获得专利权，专利号：CN1141788。

（2）养颜祛斑胶囊，1997年2月5日获得专利权，专利号：CN1141789。

3、科研成果：李俊华教授将中医经络理论与计算机技术相结合主持研制的“人体耳部信息电脑诊断系统”，对20余种常见病早期诊断有较高实用价值，通过了由陕西省卫生厅，省科委，省医药管理局组织的联合鉴定，参加鉴定会的有西北大学，西安交通大学，西安医科大学，西安第四军医大学等单位的计算机和医学专家教授，鉴定认为该系统达到了国内先进水平。获军队科技开发成果金奖，获促进陕西省医药进步一等奖。

4、开发产品：在专利技术的基础上研制内服美容保健品“靓尔丽牌祛斑胶囊”与“靓尔丽牌祛痤疮胶囊”，依祖国传统中医理论和药食同源理论，选取药食兼备的植物为原料，萃取精华精制而成，获得中华人民共和国卫生部保健食品批准文号。

李胜祥

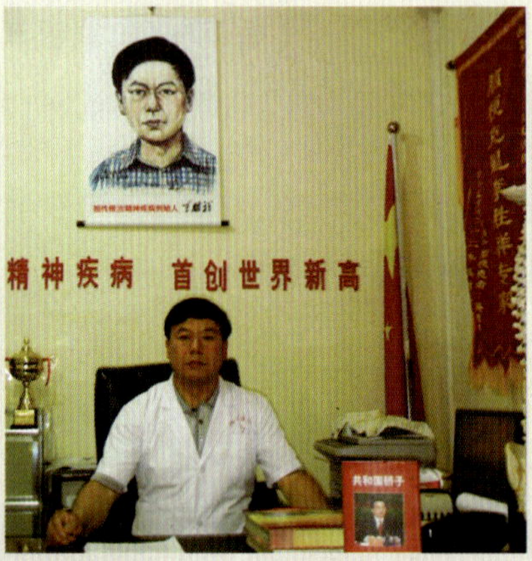

名人小传

李胜祥，男，48岁，汉族，中共党员，中医专家。1964年1月出生于辽宁省北票市，中医世家。自幼喜好中医，1981年10月应征入伍，曾在部队担任卫生员，并接受医疗培训。1986年5月复员，分配黑龙江省七台河市工业局担任团委书记。1996年毕业于湖北中医学院，2006年在黑龙江省七台河市开办“圣龙病体康复中心”，2011年在哈尔滨市开办“全国疑难病哈尔滨康复中心”，专门康复医疗领域难以医治的各种疑难病症。

学术经验

1、治疗儿童自闭症、多动症

自闭症、多动症至今病因不明。李胜祥认为病因主要有三：一是与先天的大脑供氧不足有关。二是产妇生产时，与助产员助产时，对儿童颈椎造成损伤有关，导致脑供血不足。三是产后护理不当，与碰撞伤对颈椎的危害有关。由于上述三种原因，会导致儿童心脏神经官能症（造成多动），植物神经紊乱（造成肝火旺、产生易怒、性格暴躁）。由于脾胃不和，会出现偏食、厌食。由于肾气虚，肝火盛，会出现脾气大、视力不佳、斜视等。由于中枢神经、大脑神经紊乱，会造成注意力不集中、智障、失语、多动等。

李胜祥辨证这类病是由阴虚火旺，心肾不交，肝郁气滞，脾湿生痰，蒙闭清窍（脊髓神经阻滞，不能上传于脑）所致。他治疗儿童自闭症和多动症主要是以宁心安神，补肾健脾，疏肝理气，除湿化痰，醒脑开窍。采用家传经验方，以鹿茸、灵芝、地龙、蜈蚣、全虫、海马、人参、黄精、五味子、远志、益智仁、龙胆草、石菖蒲等26味中草药配成“自多康糖浆”口服，同时配合特殊穴位点穴治疗。

典型病例

病例1：王某，女，14岁。七台河市第八中学学生。诊断：多动症。患者自幼多动、冲动、脾气大，3岁时见勃利县矿矿长来诊时，将其奥迪A6轿车开过道撞入邻居家园中，前车面损坏严重。于2012年6月10来我康复中心，经过9次点穴疗法和中药治疗，主服“自多康糖浆”，1个月后康复，多动、心烦、易怒症状完全消失，现在稳重，有礼貌，学习成绩显著进步，获得学校发放的奖学金。

病例2：张某，男，15岁，黑龙江省七台河市第十中学学生。诊断：儿童自闭症。患者多动，寡言、少语，不愿与同学交流。记忆力减退，健忘，学习成绩下降，视力下降，心烦意乱、易怒、和家人顶撞，喜欢游戏、动画片，想缀学。经过6周治疗，基本康复，后又继续巩固治疗，现与周围人能互动交流，记忆力增强，学习成绩上升，视力改善，家长十分感谢，笑在脸上。

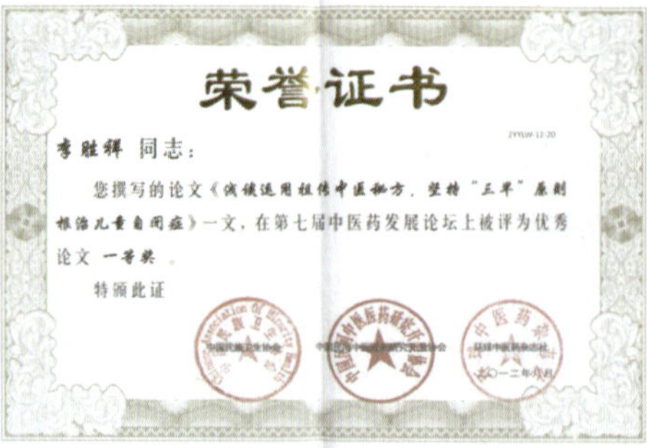
荣誉证书

李胜祥 同志：

您撰写的论文《灵活运用祖传中医秘方，坚持“三早”原则根治儿童自闭症》一文，在第七届中医药发展论坛上被评为优秀论文 一等奖 。

特颁此证

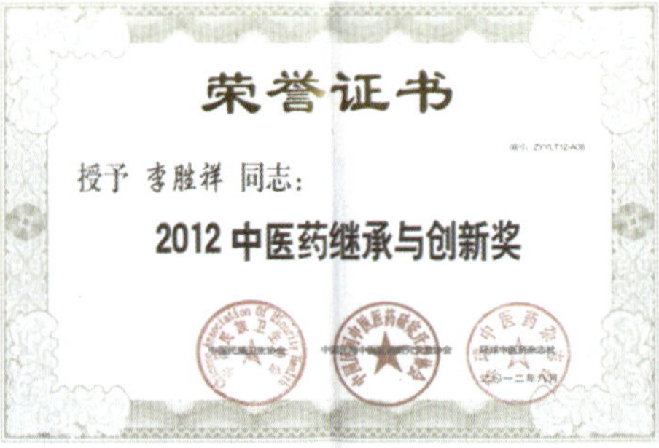
荣誉证书

授予 李胜祥 同志：

2012 中医药继承与创新奖

病例3：刘某鑫，男，8岁，住黑龙江省大庆市让胡路区。2011年11月5日来诊。治疗前该儿童多动无边，脾气特别暴躁，没有语言，用手势代替说话，二便不能自理，听力正常，喜欢砸碎物品，敲打父母。接诊后，经过7天点穴和口服自多康糖浆，性格有很大的改变，稳重，行动有规律，对父母有亲近感，愿与人接触，愿与人交流。又经过1个月的治疗，再加上老师的语言开发，患儿开始发音，能喊出爸爸妈妈。父母特别高兴，含着眼泪道谢。坚持治疗半年，患儿完全恢复了健康，语言能正常交流，生活完全可以自理。并且在次年走进了学校，和正常儿童一样接受教育。

2、治疗精神疾病

精神疾病属世界医学顽疾，其中包括：失眠、抑郁、癫痫、精神分裂、儿童自闭症、多动症、抽动症等。精神疾病给家庭造成经济和精神双重压力。给社会造成不安全的因素，致残率增高。精神疾病的病因有以下几种：①气乱②惊吓③外伤④脑供血不足。中医辨证为阴阳失调，精神错乱。即心血虚弱，肝火旺盛，心肾不交，痰阻蒙蔽心窍，脊髓不能容于大脑而致。采用自拟经验方和特殊手法疏通经络，促进神经复原，从而达到精神康复。

医学感悟

“世上无难病，就怕无人医”。疑难杂症只要用心钻研，方药对症，必有疗效。

刘柏龄

名人小传

刘柏龄，男，1927年生，著名中医骨伤科学家，全国首届“中医骨伤名师”，东北天池骨伤流派“刘氏正骨”第五代传人，吉林省中医终身教授，长春中医药大学附属医院（吉林省中医院）主任医师、博士生导师，全国首批500名名老中医药专家学术经验继承工作指导老师之一，及第二、三、四、五批指导老师，中华中医药学会终身理事，中华中医药学会骨伤科分会副会长，全国高等中医院校骨伤教育研究会常务副会长，世界中医骨科联合会资深主席，世界中医药学会联合会骨伤委员会顾问，中医手法委员会顾问，吉林省中医药学会顾问，中国普通高等教育中医药类规划教材编审委员会委员，中国中医科学院客座研究员，广东省中医院、广州中医药大学第二临床学院继承国家名老中医学术经验指导老师，河南省洛阳正骨医院继承国家名老中医学术经验指导老师，吉林省“真中医”人才培养工程——第一批老中医药专家学术经验项目指导老师，并被美国国际中医药学院授予荣誉博士。刘柏龄1992年起享受国务院政府特殊津贴，是“20世纪中国接骨学最高成就奖”（吴阶平副委员长亲自颁发全国九名中西医获奖专家之一）及全国华佗金像奖和吉林英才奖章获得者。吉林省人民政府授予他“人民教师”光荣称号。中华中医药学会授予他“国医楷模”称号及“首届中医药传承特别贡献奖”和“成就奖”。国家中医药管理局授予他全国老中医药专家学术经验继承工作“优秀指导老师”荣誉称号。2009年度“高校文明杯”竞赛活动先进个人。他还是校内“优秀共产党员”（2010），在纪念建党90周年活动中，被评为“卫生忠诚奖”（长春市卫生局党委，2011）及全省高校系统“优秀共产党员”。在全省卫生系统行业作风建设工作中被评为医德医风先进个人（吉林省卫生厅，2012），全国医药卫生系统创先争优活动中先进个人（中共卫生部党组，2012）。

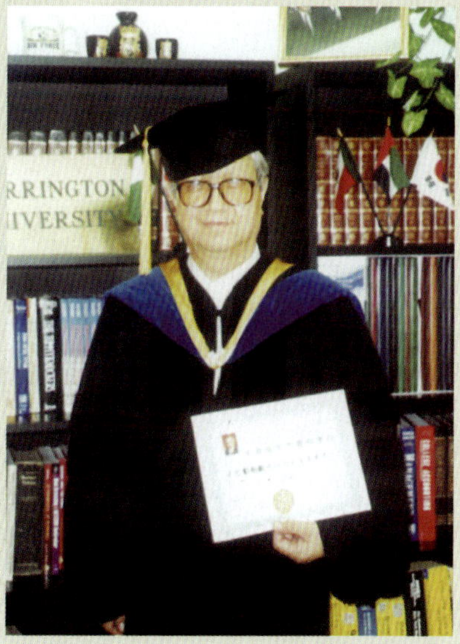

1992年9月，刘柏龄应香港中医学会的邀请，前往进行讲学、会诊活动，长达3个月。在此期间，香港中医学会组织当地中医工作者，举办了

多次学术讲座和多次大型会诊。对常见病，如颈、腰椎病，肩、肘病等，作了理论上的阐述，并进行了手法、针刺治疗的演示。同时还接治了一些典型病例，如点刺“暴伤点”治疗急性腰肌扭伤、“一牵三扳法”治疗腰椎小关节紊乱症，都是立见功效。多数患者抬着或背着进来，经过治疗走着出去。另如肩周炎、网球肘经过针刺加手法治疗，收效甚速。使海外的中医学者，领会了来自中国大陆中医正骨大师的风范。

一次香港讲学，让刘柏龄在国际中医正骨界名声鹊起，先后又在美国、新加坡、马来西亚和台湾等地收了研究生，将自己所学毫不保留地传给了这些海外华人。

在新加坡期间（1996）治愈一位60多岁的当地企业家王某，因患腰椎间盘突出继发椎管狭窄，卧床长达半年之久。经过德、法、美国及当地专家诊治过，均不见效。该患又不同意手术治疗。经过刘柏龄给他用针灸、手法及服中药治疗三周，竟能离床活动，四周后，基本痊愈。这一例证在新加坡轰动很大。

刘柏龄在美国期间，接收了美国国际中医药学院授予“荣誉博士”、美国国际华佗中医学院聘为教授兼副院长、美国健康组织协会聘为常务理事以及美国世界骨伤专家协会副主席等。

学术经验

刘柏龄在漫长的岁月里，边学习，边实践，边研究，较早地确立了“从血论治”的学术思想；以“活血化瘀为先”，亦即“瘀去、新生、骨合”，达到骨伤治疗目的。这是普遍应用的学术主张。他在“从血论治”学术思想基础上，提出并确立了“治肾亦即治骨”的学术思想。这一学术思想是以“肾主骨、生髓，髓充则能健骨”的理论为指导提出的。

《素问•宣明五气篇》云：“肾主骨”；《灵枢•本神》云：“肾藏精”；《素问•六节藏象论》云：“肾者……其充在骨”；《素问•阴阳应象大论》云：“肾生骨髓……在体为骨。”肾藏精，精生髓，髓养骨，所以骨的生长、发育、修复，均须依赖肾藏精气的滋养和推动。临床上肾的精气不足，可见小儿的骨软无力，行迟，囟门迟闭，以及某些骨骼发育畸形；对成人而言，肾精不足，骨髓空虚，不能养骨，易致下肢痿软而行动困难，或骨质疏松、脆弱，易于骨折等。《诸病源候论•腰痛不得俛仰候》云：“肾主腰脚”，“劳损于肾，动伤经络，又为风冷所侵，气血搏击，故腰痛也”。《医宗必读》认为腰痛的病因：“有寒、有湿、有风热、有挫闪、有瘀血、有滞气、有积痰，皆标也，肾虚其本也。”所以肾虚者，易患腰部扭闪和劳损等，而出现腰酸背痛，腰脊活动受限等症状。又如骨伤折断，必内动于肾，因肾生骨髓，故骨折后如肾精不足，则无以养骨，骨折难以愈合。临床治疗时，必须用补肾之药，以续骨、接骨。“治肾亦即治骨”也。

20世纪60年代，刘柏龄对“肾主骨”和“治肾亦即治骨”的理论作了深入研究。他认为保养肾的精气，是抵御病邪、防治骨病、骨折，延缓衰老的重要措施。如女子七七、男子八八以后，肾脏衰、精少，筋骨、肌肉得不到很好的营养，因而形体皆极，骨质脆弱，易发生骨折，且折后愈合较慢。临床上女性绝经后发生骨质疏松、以及男性好发骨质疏松的年龄与《素问•上古天真论》所述“男不过尽八八，女不过尽七七，而天地之精华皆竭矣”的年龄段相吻合。因此，早期调养，保精气，壮筋骨，对防治老年“骨属屈伸不利”和骨折等病患是非常重要的。

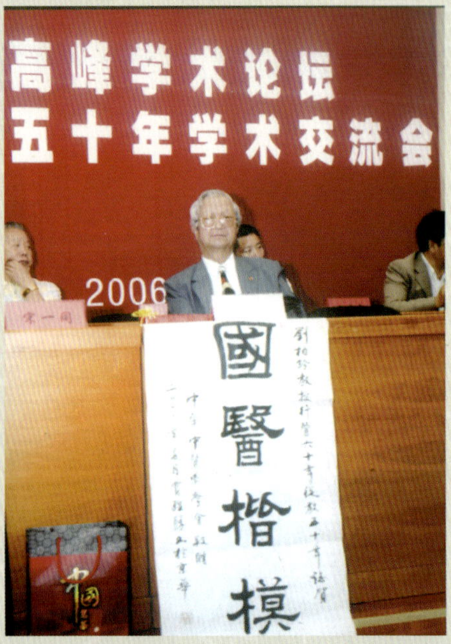

在实践中，刘柏龄用熟地黄、肉苁蓉、淫羊藿、骨碎补、鹿衔草等中药的水

醇法提取液，以不同的给药途径（口服及腹腔注射）进行了动物（大鼠）实验。结果表明：（1）复方及单味药中的熟地黄和肉苁蓉具有抑制炎性肉芽囊的增生和渗出作用；（2）一定的镇痛效应；（3）抑制增生的作用可能是由于刺激垂体-肾上腺皮质系统释放肾上腺糖皮质激素的结果。所以在临床上，用上述药物的合剂治疗中老年骨质疏松、妇女绝经后骨质疏松以及骨质增生（退行性骨关节病）、骨折迟延愈合和不愈合等骨的疾病，都有较好的疗效。这些，都充分说明“治肾亦即治骨”的正确性和科学性。

刘柏龄从事中医药教育和临床工作以来，始终把科学研究工作放在首位，他认识到，不进行科学研究，许多常见病、多发病、疑难病是无法取得满意的疗效的。这是一个医务工作者的失职，是一大憾事。因为刘柏龄不论在门诊还是在病房接触的病人，大多数是中老年人罹患腰腿痛（有部分年轻人）。他们多数是体力劳动者，并且也都经过中、西药较长时间的治疗，而疗效并不显著，患者的痛苦难以解除，给生活、生产劳动和日常工作带来很大不便。虽然经过一些理化检查，多数没见有异常，不过大多数患者，经放射科摄片，可见腰椎椎体有唇样增生改变，甚至出现骨刺或骨桥。这样的骨质增生病变，有人不认为是一种病，有的经过造影，确诊为腰椎间盘突出或腰椎管狭窄，只能手术治疗，并无有效药物可医。于是，刘柏龄便有意识地对这些疾病做认真的总结、归纳、整理、实践，并查阅大量有关资料，得到了很大启发。他遵照《黄帝内经》所说：三八肾气平均，筋骨劲强；四八筋骨隆盛，肌肉满壮；五八肾气衰，发堕齿槁，以及“腰者，肾之府，转摇不能，肾将惫矣……骨者，髓之府，不能久立，行将振掉，骨将惫矣”的论述，认识到肾与骨、骨与髓内在的生理、病理变化，充分地揭示了由骨质增生引起的腰腿痛的内在因素是由肾气虚不能生髓充骨而致的退变。他紧紧抓住这一机理，经过反复医疗实践，从多次成功的经验和失败的教训中，摸索出对本病的治疗规律，以及治疗骨质增生的“骨质增生丸”新药处方。这样使“骨质增生”（骨关节病）从“不治”向“可治”方面转化，前进了一大步。

科研成果

刘柏龄从事中医药教育和临床工作以来，始终把科学研究工作放在首位，他遵照《黄帝内经》所说：“三八肾气平均，筋骨劲强，四八筋骨隆盛，肌肉满壮，五八肾气衰，发堕齿槁。”又说：“腰者，肾之府，转摇不能，肾将惫矣，……骨者，髓之府，不能久立，行将振掉，骨将惫矣。”的论述。研究治疗骨质增生的“骨质增生丸”新药处方。该药经吉林省科委、省卫生厅主持科研成果鉴定，专家们认为：属国内首创，具有国内领先水平。该药已纳入《中华人民共和国药典》，应用半个多世纪，取得较好疗效，总有效率在90%以上。从而填补了治疗骨质增生病的国内空白。

20世纪80年代，在骨质增生丸处方的基础上，又研制出治疗颈、肩、腰、腿痛新药“壮骨伸筋胶囊”；20世纪90年代研制出治疗骨质疏松的“健骨宝胶囊”和治疗股骨头无菌性坏死的“复肢胶丸”。这是刘柏龄第二代、第三代科研成果，应用于临床疗效均较满意。治疗骨质疏松的“健骨宝胶囊”、治疗风湿的“风湿福音丸”、治疗软痛及风湿骨痛的“汉热垫”、“药柱灸”，均获得省级科研成果鉴定并获奖。

刘柏龄自创“二步十法”治疗腰椎间盘突出症、点刺“暴伤点”治疗急性腰肌扭伤、“一牵三扳法”治疗腰椎小关节紊乱症、“旋转牵拉松解法”治疗肩关节周围炎、“理筋八法”治疗慢性腰肌劳损，不仅独具一格，而且疗效卓著。他开辟了无需手术，用中药能治好骨伤科疑难病的新途径。

刘柏龄经常以继承先贤、启迪后学为己任，半个多世纪笔耕不辍。他在诊疗之余，教学之暇，致力于理论著作和实践经验总结，在国内外医学刊物上发表学术论文50余篇，其中有关“肾主骨”理论在骨伤科临床应用方面，形成了自己的独特风格，在国内居领先地位，在骨伤科手法治疗和理论与临床方面，也形成了自己的一派，并在全国范围内得到公认。不仅如此，他还以充沛的精力著书立说，先后编著、主编（其中全国高校教材4部）、参编学术著作24部，这些著述中渗透了刘柏龄60多年医疗实践理论和50余年的教学经验，为现代中医临证提供了系统的理论和实践技术，在理论和疗法的阐述方面，颇有见地，对继承发展中医事业，做出了卓著的贡献。

刘秀芬

名人小传

刘秀芬，女，汉族，中共党员，1946年12月生，河北唐县人，1970年7月毕业于天津中医学院，河北省人民医院中医科主任中医师、教授。河北省中医药学会妇科专业委员会副主任委员。河北省第二批老中医药专家学术经验继承工作指导老师。

1965年9月-1970年7月在天津中医学院读大学，1970年8月-1981年9月先后在河北省尚义县基层医院、卫校，河北省中医院工作，1981年10月至今在河北省人民医院中医科工作。期间，多次学习进修：1972年10月～1973年7月在河北医学院跟随母校老师王云翩教授进修中医内科；1976年3月～1977年3月在河北医学院附属二院进修西医内科；1980年1月～1981年1月在河北医学院师资进修班学习中医四部经典、日语和古汉语；1985年3月～1986年3月在河北医学院中学西班学习西医基础课程及西医内科；1990年遴选为全国首批老中医药专家学术经验继承人，师从中医学家高濯风，1994年正式出师，之后继续随诊先后达十年。

临床经验

从事中医临床工作40余年，擅长内科、妇科疾病的中医诊治，尤长于心脑血管病、急慢性气管炎及女性不孕、盆腔炎、功能性子宫出血、更年期综合症的治疗，继承高濯风先生学术思想，衷中而不薄西，坚持中医整体观念和辩证论治精髓，辨证与辨病相结合，辨证论治与专方专药相结合。通过跟师及反复临床实践，对病毒性心肌炎形成一套行之有效的辨治方法，独具特色。慢性充血性心力衰竭属本虚标实之证，临证主以甘温，益气挟阳，补虚固本，兼佐活血化瘀，行水逐饮，每获佳效。认为更年期综合征主要病机为肾精亏虚，天癸将竭，阴阳失衡，脏腑功能失调，遵五行学说“金水相生”理论和“虚则补其母”的治疗原则，主张肺与肝肾同治，自拟“加味三才汤”，取得了理想的临床疗效，并获得实验研究的支持。

更年期综合征属中医绝经前后诸证范畴，肾虚为致病之本。刘秀芬随诊于名老中医高濯风先生多年。每见高老遇腰酸、脚软、肝肾不足的中老年患者，无论男女，常常用吴鞠通三才汤加味治疗，收效甚捷，感悟颇深。汲取高老的宝贵经验，依据中医学“肺主治节”以及五行学说中金水相生的传统理论和虚则补其母的治疗原则，临床治疗更年期综合征采用从肺肾论治。肺属金，肾属水，金能生水，肾为肺之子，肺乃肾之母，充分认识肺与肾的密切关系，尤其肺肾之阴液可互相滋养，肾阴又为一身阴液之根本。肺肾阴液充足，使肝木得涵，心阴得济，则心肝之火自然平稳。运用吴鞠通三才汤为基础，加味组成“加味三才饮”，全方滋而不腻。温润不燥，补中寓通，共奏益肾填精，补气养血，阴阳并调之功效。验之临床多年，收效颇验，可明显改善或消除临床症状，使很多月经紊乱，停经3～8个月的患者恢复了月经周期。由此推测，中医药的治疗，对尚未衰退仍可逆转的卵巢功能有促进和调节作用。刘秀芬指导学生用自拟加味三才汤治疗更年期综合征66例，药物组成为：太子参、生地黄、天冬、黄芪、当归、淫羊藿、山茱萸、炒酸枣仁、生龙骨、生牡蛎。加减：心烦少寐者，加柏子仁、夜交藤；月经量多者，加白芷、鸡冠花、炒杜仲；40～46岁月经后期或停经者，加香附、益母草、牛膝；腰膝酸软者，加桑寄生、川续断；头晕(血压偏高者)加牛膝、钩藤、天麻。每天1剂，水煎至400mL，早晚各服200mL。：治疗66例，近期痊愈14例，显效22例，有效24例，无效6例，总有效率90.91%。

围绝经期不寐，是中年女性比较苦恼的病症。围绝经期妇女经历了胎产和月经，阴血损耗，肾精亏损，天癸将绝，阴阳失调是其根本病机。不寐与营血不足，心失所养；阴液不足，浮阳上越；真阴亏虚，不能潜阳有关。刘秀芬等运用加味三才饮方治疗该症60例，结果临床治愈16例，显效15例，好转6例，无效3例。总有效率95%。所用方药为：太子参、生地黄、天门冬、黄芪、当归、淫羊藿、山茱萸、炒酸枣仁、生龙骨、生牡蛎。每天1剂，水煎2次，早晚分服。加减：心神不宁、夜寐易惊加柏子仁、茯神、琥珀粉；易醒加夜交藤、远志；心烦燥热不寐加黄柏、知母；头晕头痛甚加菊花、钩藤、白芷；汗多加浮小麦；月经量多加白芷、鸡冠花、炒杜仲。15天为1个疗程。方中太子参、生地黄、天门冬益气养阴；黄芪、当归补血养心；淫羊藿、山茱萸滋肾填精；炒酸枣仁、生龙骨、生牡蛎宁心安神。本方滋而不腻，温润不燥，补中寓通，共奏益肾填精、补气养血、阴阳并调、宁心安神之功。

主要成果：

在省级以上刊物发表论文30余篇，分别刊登于《中医杂志》，《中国中医药学报》，《河北中医》，《杏林传真》等。主编、参编著作有：《中医应试指南丛书•中医内科学手册》（副主编），1999年中国中医药出版社出版；1998年香港医药出版社出版；参编《中医痛证诊疗大全》中国中医药出版社出版。

主持的科研课题："中药强心汤治疗心衰的临床与实验研究"，2005年获河北省卫生厅科技进步一等奖（第一主研人）；"消痤玉容液治疗寻常痤疮的临床与实验研究"，1998年获河北省科委科技进步三等奖（第一主研人）；主持完成的"加味三才汤治疗更年期综合症的临床与实验研究"2007年获河北省卫生厅科技进步一等奖。

担任学术继承指导老师带徒2名，均已晋升主任医师。

龙国日

名人小传

龙国日，男。我国蟒针唯一传人，国家高级特色疗法师，中国特种针法研究会秘书长，加拿大传统医学理事兼国际医事顾问，香港国际中医院课题教授，香港中西医结合学会注册研究员。曾任中国医疗队队长出访俄罗斯、马来西亚、泰国、越南、柬埔寨、英国、爱尔兰等国进行学术交流，代表国家医疗队进行了长达九年的医疗援助，曾给多个国家政要和知名人士做蟒针治疗，获得广泛好评。回国后龙国日教授发扬光大蟒针疗法，治病救人，先后在海南、广东、湖南、北京、浙江、江苏、云南等地医院巡回给各类疑难杂症病人治疗。他擅长蟒针治疗脑梗塞及脑出血后遗症、小儿脑瘫、四肢萎缩麻木、颈肩腰腿痛、骨关节病、强直性脊椎病等多种疑难杂症。蟒针是比较长粗的针，粗细有各种类型，长短不少种类，主要应用内经皮部的原理，多沿经络针刺，如蟒行草中. 一往直前。以十二正经和奇经八脉为直达穴道的准则，"宁失其穴. 勿失其经"。其特殊的针法有：对峙针法、分流针法、直捣针法、三叉针法、提皮针法、弧形针法、搭桥针法等。手法复杂多变. 各尽其妙。蟒针外形粗长，针长24寸. 以"长"取效，针粗1毫米，以"粗"去病。

龙教授所掌握的特种针灸的治疗方法与一般

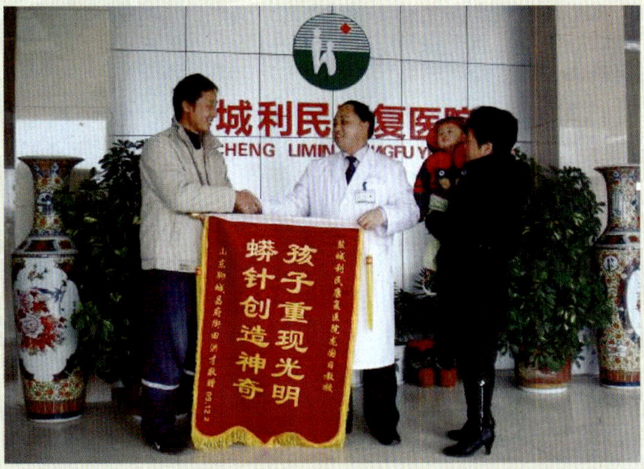

的针灸不同，主要表现在以下几个方面：（1）一般针灸多是针刺一个或两个穴位，而特种针灸沿经络而走，以“十二正经和奇经八脉为直达穴道的准则”疏通经络。（2）特种针灸粗而长，故具有刺激强，得气快的特点，效果立竿见影，且无疼痛。（3）特种针灸手法复杂多变，可以上下纵横刺，可以孤行，随症变化，认症而选，尤其适合用于中风偏瘫，小儿脑瘫，脊椎炎，颈椎病，肩周炎，偏头痛，坐骨神经痛，肌肉萎缩，肌无力，脑溢血后遗症，老年关节退化，痛风、风湿、类风湿，绿色减肥。特种针灸与有毒生物、生物医药进行中西结合疗法对早、中期癌症，甲、乙、丙肝，静脉曲张、脉管炎、先天性脑瘫、脑血栓、哮喘、慢性气管炎、神经衰弱、性功能障碍、脑出血、脑血栓、脑积水、咽炎、紫癜、糖尿病、红斑狼疮等与神经相关的病能收到显著疗效。经多年研究，龙国日认为导致小儿脑瘫的原因是母亲怀孕时重度贫血以及小孩出生时大脑受到损伤或孩子出生一个月内受到一些感染所致，因此，3岁以内治疗效果最好。

学术经验

1、小儿脑瘫病案举例：

1.1 田××，男，1周岁，山东聊城人。据其母代述，因出生时产程较长，致使大脑缺氧，四肢萎软无力、双眼不能视物，瞳孔对光反射不灵敏，不能坐立行走，经北京四家最有名大医院检查确诊小儿脑瘫、视神经萎缩，治疗无明显效果。于2009年3月16日经人介绍而求诊。经蟒针、普针、红外线、中频脉冲电、推拿、功能训练、中药对症治疗，治疗50次后（每10天休息2-3天），现已能视物，能坐站二小时，而且还在治疗期内长高了二十厘米。

1.2 广东盐田颜女士女儿月月，其母代述：月月1岁多的时候，身形特别消瘦，而且不会说话，也不能站立。带着女儿求医广州各大医院，几经辗转治疗，不见好转。经朋友介绍求诊。经检验确诊为小儿脑瘫、继发性癫痫、消化不良。然后给月月制定了一整套治疗方案，先后用蟒针、普通针灸、中医推拿医技中西医综合调治，对她作针对性的治疗。仅仅两个疗程（20天）时间，月月就可以站立，并能行走一段距离。40天时间里，月月的身体日渐恢复，小脸蛋慢慢红润起来，体重也增加了不少，尤其是能自主站立、行走，还能开口叫爸爸妈妈了，言行已经接近正常同龄人的状况，颜女士的家人们又恢复了往日的欢笑。孩子两岁生日时特赠送一面锦旗，以表谢意。

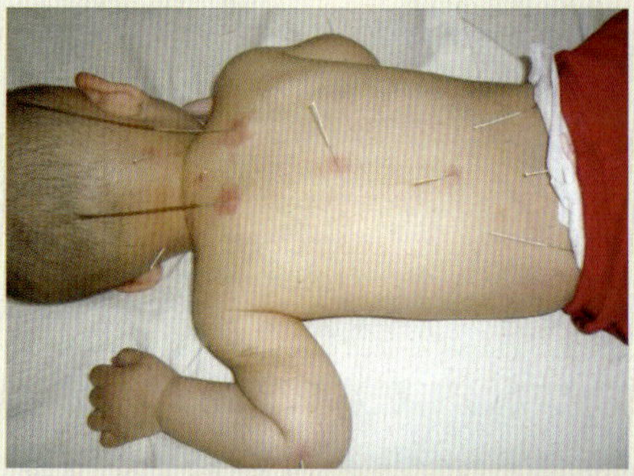

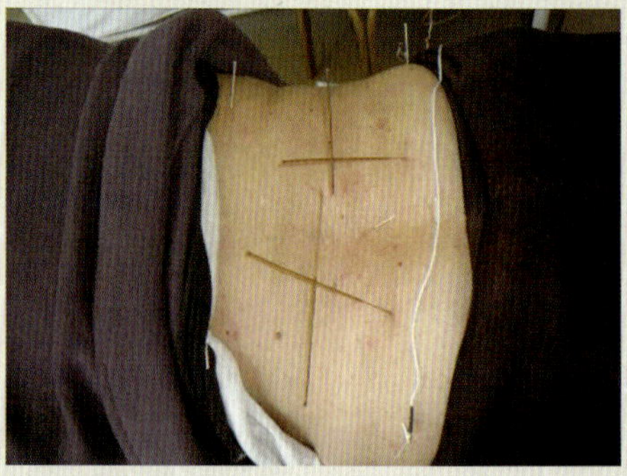

讨论：小儿脑瘫是指胎儿在出生前、出生过程中或出生后，由于各种原因引起的中枢运动功能障碍综合征，归属中医学“五迟”、“五软”范畴。所谓五迟，是指语迟、发迟、齿迟、行迟、智迟；所谓五软，是指口软唇驰、手软下垂、足软驰缓、项软、肌肉软。蟒针疗法，正是通过强刺激使睡眠状态的脑组织细胞再度起来，这种对神经具有激活作用的强刺激可反射性地兴奋大脑皮质，加速血流，使受损细胞复苏，甚至达到正常脑细胞的代谢作用。针灸治疗所刺的部位以督脉为主，在《庄子•养生主》记载有“缘督以为经，可以保身，可以全生，可以养亲，可以尽年”，指出了属于头与背部中央的督脉在养生保健方面的重要性，背三针所针刺的穴位基本涵盖了督脉在背部的所有穴位。这些穴位受到针刺的激发，有扶助阳气、通达经脉、上升脑户、旁振四肢的作用。因此，对于大脑发育不全与肢体偏废的治疗，祖国医学宝库给我们留下了药物无法替代的传统的针灸与蟒针疗法。

2、坐骨神经痛病案举例：

李××，女，57岁，深圳市人。自诉左下肢疼痛阵发性加剧20天，近几日大腿后侧，小腿外侧麻木，咳嗽时症状加剧，原有腰痛病史。查见腰骶左侧压痛，直腿抬高试验左下肢阳性，俯卧屈膝试验阳性。证属：左坐骨神经痛，腰椎间盘突出症。

取穴：志室通秩边，承扶通浮郄，委中通承山，阳关通外踝尖，环跳通腰俞，阳陵泉通悬钟。

治疗方法：局部常规消毒，根据疼痛部位选择针具大小，选用直捣法和对峙法，补泻兼施以补为主。几组交替使用，每日选穴道2-3组，留针20分钟，隔夜一次，10次一疗程。本例经一疗程治疗后，自觉症状明显好转，9次时症状基本消失，2疗程痊愈，随访3个月无异常。

讨论：祖国医学认为坐骨神经痛是由感受风寒湿邪，经络气血瘀滞所致，气血不通，不通则痛。采用蟒针深刺、透刺以通其经脉，调其气血，达到通则不痛之目的。蟒针治疗不同类型的坐骨神经痛160余例，有效率95%以上，治愈率80%以上。

主要成果

多篇论文先后在《世界名医论坛》、《中国获奖名医宝典》、《世界医药研究》、《老年病防治新进展》、《世界论文集》等国内外著名刊物或专集上发表，其中《中西医配合穴位注射治疗急性阑尾炎68例》被评为99“紫荆花”国际医学金奖。《小儿脑瘫患者的希望》论文荣获二十世纪杰出医家国际金奖。

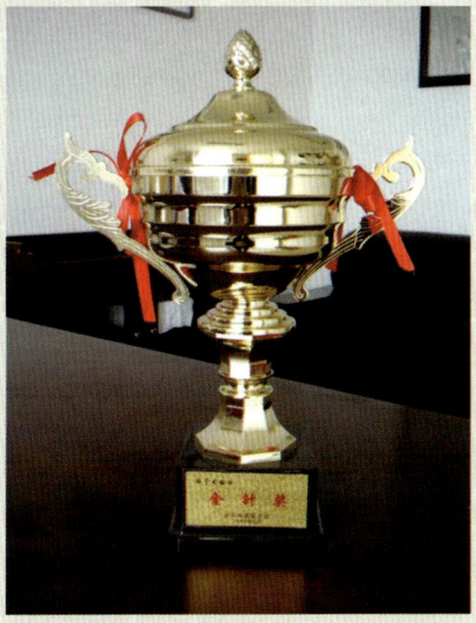

22009年8月被中华传统医学会授予“金针奖”

鲁沿坪

名人小传

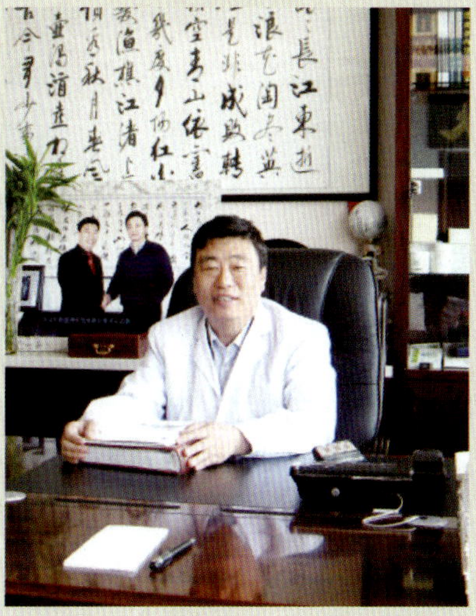

鲁沿坪，男，1958年8月出生于中医世家，系吉林省农安县人。毕业于中国中医研究院北京西苑医院（1977-1980），吉林大学MBA硕士研究生系。现为主任医师，省、市劳模。1998年被中华人民共和国人事部科学院与中国人才研究院体能开发部聘为教授。吉林省政协第八、九、十届委员；吉林省科学技术委员会委员；吉林省健康协会副会长；2008年创办百草堂中医门诊部，并担任法人代表。1998年长春市政府授予其“长春市劳动模范”的称号；1999年吉林省政府授予“吉林省劳动模范”的称号；鲁沿坪中医诊所被省卫生协会、省卫生厅、省消费者协会、长春市消费者协会评为“五好诊所”、“文明诊所”、“百佳诊所”、以及“最佳信誉单位”、“消费者信得过诊所”的称号；其中“五好诊所”的荣誉连续荣获9年。他个人被省卫生协会授予“患者信得过的名医”称号。

学术经验

1、治肝病肝脾两调

《金匮要略》载：“见肝之病，知肝传脾，当先实脾。”鲁沿坪根据肝脾的传变关系，采取肝脾两调的思路治疗肝病，他发明的疏肝解毒中药方，组方有：醋炙柴胡、薄荷、牡丹皮、半边莲、虎杖、败酱草、蒲公英、焦栀子、黄芩、当归、白芍、甲珠、白术、茯苓、丹参、枳壳、郁金、鳖甲、鸡内金、麦芽、山楂。全方既疏肝又理脾，肝脾两调；既行气又活血，气血调和；既治本又治标，标本兼治。

2、治胃病整体调理

治疗胃病从整体观念出发，既健脾益气、养血柔肝、又补气补血，全面提高抗病能力，增强免疫功能，调整脏腑阴阳平衡，扶正祛邪。发明治疗胃病的益气薄荷散中药制剂，药方由党参、白术、茯苓、生地、当归、赤勺、金银花、防风、荆芥、薏苡仁、车前子、蝉退、薄荷、枳壳等组成。

3、填精益髓补肾治疗不育。发明一种中药制剂，由熟地黄、山萸肉、枸杞子、山药、牛膝、人参、北黄芪、全当归、菟丝子、覆盆子、肉苁蓉、车前子、五味子、石菖蒲、柏子仁、远志、泽泻、茯苓、天冬、杜仲等制成。全方填精益髓，益气养血，肝肾双补，心肾两调，滋而不腻，补而不滞，有利于全身脏腑功能的恢复，可用于治疗体弱不育，亦可用于延缓衰老。

4、宣肺为主治疗疫毒温病本。发明一种清疫解毒汤，由水牛角丝、金银花、连翘、野菊花、鱼腥草、藏红花、桃仁、当归尾、赤芍、川芎、桑白皮、厚朴、生薏苡仁、炙甘草等，针对由冠状病毒异株引起的严重急性呼吸道综合征疾病，中医诊断为“温病”进行治疗。采用清热、泻火、解毒、利湿、凉血、活血、化瘀、救阴等治法，做到气血兼顾，解毒与化瘀并用，肺心同调、而以肺为主。使热清、湿除、毒去、瘀化，则肺能恢复主气，司呼吸，主宣发肃降，通调水道之功效。

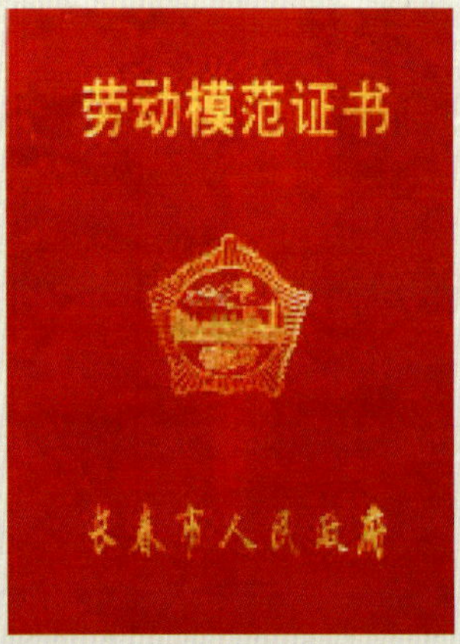

主要成果

1992年10月，他与胡杰一同志联合编写了《精神疾病问答》一书；

1993年9月，“浅谈蛋白尿治疗六法”一文在东北三省第三届中医肾病学术会议上作为大会交流并获得证书；

1994年5月，“浅谈癫狂病的治疗”一文在吉林省第四届医药卫生学术会上作为大会交流并获得证书和与会专家教授的一致好评；

1994年7月，《吉林省民间医生特色医疗指南》一书中收录了他的“浅谈乙型肝炎辩证治疗”一文；

1988年创办了鲁沿坪中医内科诊所；

2005年6月编著《精选吴式太极拳 剑》；

2008年创办鲁沿坪医馆，法人代表；

2010年编著了《皇帝内经研究》。

2009年12月被中医药学会评为全国基层优秀名中医。

发明，并已审批的专利技术产品共6项：（1）疏肝解毒中药组合物，专利号01106229.0；（2）填精益髓补肾制剂，主治男女不孕，专利号01106234.7；（3）定痫止痉中药制剂，专利号01106231.2；（4）益气薄荷散中药制剂，主治胃肠胰疾病良方，专利号01106231.2；（5）治疗阳痿的中药泡酒，专利号0110236.3；（6）清疫解毒汤，专利号03127625.3。

罗富春

名人小传

罗富春，男，74岁，出生于北京市平谷县峪口乡大官庄村，现任北京市顺义区京顺医院男科副主任。

1955年初中毕业于平谷县第一中学，因家庭生活困难无力继续上学，经人介绍到顺义县基层卫生所学习。初学投师，四大名医施今墨弟子、乔洪选为师（华北国医学院毕业），而后又投师北京名医方伯平老先生的弟子李兆熊跟师学习。1958年在基层社区医院，脱职一年学习西医基础知识。1959年又到县卫生局主办的干部训练班脱职一年，学习中西医基础与临床知识课程后，返回原公社医院工作。1961年经北京市卫生局统一考试晋升中医师，从此开始走上行医道路。而后晋升主治中医师。因主攻男科病，1998年晋升为中医男科副主任医师至今。

1986年到北京宽街中医医院进修一年，师从多位名医，如关幼波、王为兰、吉良臣、李乾钧、鲍友林、张炳厚、周老成、孙伯阳等。1987年又到北京市鼓楼中医院跟师国家级名老中医、全国男科专委会主任委员、著名男科专家教授陈文伯学习一年半，受益匪浅。因陈老当时是北京市中华医学会副理事长，在北京华侨大厦开设京城名医馆，为国际友人看病，名医馆内大约有20余名都是北京医学会理事、副理事、秘书长等职。轮流到名医馆应诊，经陈文伯老师搭桥引线又到华侨名医馆投师，例如关幼波理事长，赵松泉等名医跟师学习。罗老认为那段时期是自己一生难遇的良机，令人一生难忘。受老师无私的教导、真经的传授，获益终生。

学术经验

男科病种很多，如男孩一降生，就可能先天性生理缺如，后天继发延误治疗，例如睾丸下降不全、阴茎发育畸形，阴茎尿道下裂，小阴茎等。到了青年时遗精、阳痿、早泄。到了成年时，不育症、少精子、死精子、畸形精子、不射精症、前列腺炎等。到了老年前列腺增生、前列腺癌、尿失禁等等。罗富春致力于男科病诊治，取得一些成绩，被区科委评为男科医生带头人。1992年为北京市男科病专业委员会常委、全国男科病专业委员会委员。男科临床方面，由于早年跟师多位名医，学得一些大家之长，如关幼波擅长诊治肝病，罗富春则从肝论治阳痿颇有心得，并发表专论。他认为，阳萎病因器质性而引起的比较少见，而功能性较为多见，尤其情志精神因素引起者更为多见。根据其发病原因和症状表现大致可分四型；怒郁、惊恐、悲忧、思虑等。

一、怒郁：《杂病源流犀烛 说：“又有失志人抑郁伤肝，肝木不能宣达，亦导致阳萎不起 ”过怒则伤肝， 肝气郁结、疏泄失常，气机逆乱，血行不畅， 经脉阻滞， 则宗筋失养而致阳萎。

二、惊恐：《素问•阴阳应象大论 说：“恐则伤肾”。《素问一举痛论 说：“恐则精却”。惊则气乱。内动心神， 神志被扰， 则情志不宁。恐则气下，惊恐伤肾， 则肾气亏虚，气血不足，宗筋失养，导致阳萎。

三、悲忧： 灵枢”说：“悲哀忧愁则心动，心动则五脏六腑皆摇”。故肺气虚，心情不快，神志倦怠， 性欲淡薄， 则阳萎不举。悲忧亦可伤脾， 悲忧者， 经脉阻滞，则宗筋失养而致阳萎。

四、思虑：《素问•萎论 说：“阳明虚刚宗筋纵。” 景岳全书》说：“凡思虑焦劳忧郁太过者， 多致阳萎，盖阳明宗筋之会 若以忧思太过，抑损伤心脾， 则病及阳明冲脉，气血亏虚而阳道不振”。过思则伤脾， 脾为后天之本，脾虚则生化之源不足引起肾气不充，气血衰弱，阴精衰少， 宗筋失养， 而致阳萎。由于所致之阳萎的因素不同。根据不同的情志因素，解除思想顾虑，消除病人怒郁、思虑、惊恐，悲忧的不同因素， 使病人心情舒畅，气机条达，精血调和，坚定信心， 是阳萎病人尽快治愈的前提和主要环节。除此以外，治疗阳萎， 应先从肝着手。因为男性生殖系统功能和病理变化都与肝有着密切关系， 肝主疏泄能使人体气机调和， 同时肝又主藏血， 司血之贮藏与调节，治肝即是治气、治血。男性生殖器官的功能活动也离不开气血。所以， 在治疗过程中，配合应用疏肝理气活血之中药是很重要的。

罗富春自拟疏肝活血汤， 目的是改善患者机体气血不畅的状态， 以使气血畅达，顺行至阴器， 充润宗筋， 阳气宣通， 则其萋立起。处方： 柴胡15克．郁金12克， 香附20克，木香10克， 川I芎15克， 白芍15克， 蜈蚣2条，王不留20克， 何首乌20克，甘草10克。柴胡、木香、香附、郁金舒郁行气；川芎、王不留行理气活血，蜈蚣取其入肝经走窜力最速， 凡气血凝聚之处，皆能升之；白芍柔肝养血；何首乌养血益肝， 固肾益精健壮筋骨；甘草调和诸药，以后天养先天， 垒方有补有通， 共奏疏通肝经郁闭， 使肝气调达，血脉运畅而振萎。

临症加减：（1）悲忧， 肝气虚者， 两肢无力， 腰膝酸软，精神萎靡，暖气呻吟，加党参20克、黄芪30克、熟地15克、五味子I2克。（2）惊恐， 阳事不举或举而不坚，心悸易惊属心伤神不守舍， 恐则伤肾者，加熟地20克、炒枣仁20克、茯神15克、琥珀2克冲服。

罗富春认为在情志引起的阳萎病的诸多因素中．郁怒伤肝是很关键因素。因肝为刚脏， 体阴而用阳．肝主疏泄．藏血主筋．肝脉绕阴器抵小腹．情志郁怒．所欲不遂．肝气郁结．疏泄失职．宗筋驰缓．故阳萎不举。自拟疏肝活血汤．正是为解除郁怒伤肝型阳萎之症。通过临床100多例治疗观察．收到了较为满意疗效。

主要成果：

多年来主攻男科病，在此领域发表论文20多篇，摘要如下：

1、阳痿从肝论治一文，刊登在北京中医，1991年4月25日第二期第4页。而后在首页全国中西医男科学术研讨会上发表并收入男科现状与发展论文集一书内。

2、五步法治疗不射精80例一文，1995年我国贵州省贵阳市召开的《国际男性学、学术研讨会》进行大会宣读、交流，入编：中外男科荟萃一书，贵州科技出版社出版，第161页。

3、辩证治疗老年性前列腺肥大50例分析一文，刊登在湖南中医杂志1997年4月13日第2期。

4、中西医结合治疗不射精症80例分析一文，第五届全国男科专委会在北京召开，为大会宣读、交流。入选陈文伯主编“男科新编”一书，由中国人口出版社出版，1996年2月第一版199页。

5、辩证治疗阳痿100例分析，1992年在陕西省西安市开全国第三届男性病专委会发表，在大会宣读。被入选生殖医学临床研究一书，主编董协良由陕西科学技术出版社出版，第331页。

6、利湿活血汤“自研方”治疗前列腺增生和前列腺炎80例临床分析，在全国第四届男性病专委会发表。1996年9月28日被欧洲共同体组织录取并邀请参加“中国东方中医代表团”出访欧洲五国进行学术交流，为欧洲朋友看病，这篇论文获得“98博统医学治疗慢性疑难病症国际交流研讨会，优秀论文奖牌”，入选中医治疗男性疑难病症，国际交流研讨会论文集第56页，由中国中医药发展研讨会主编，1998年12月10日出版，主办单位德国亚太医学会。

7、中西医治疗尖锐湿疣60例对照分析，1990年3月29日发表后被入选中国世纪名医学术论著，新编一书编号A-6577，因该书遗失，无法详写。

孟祥英

名人小传

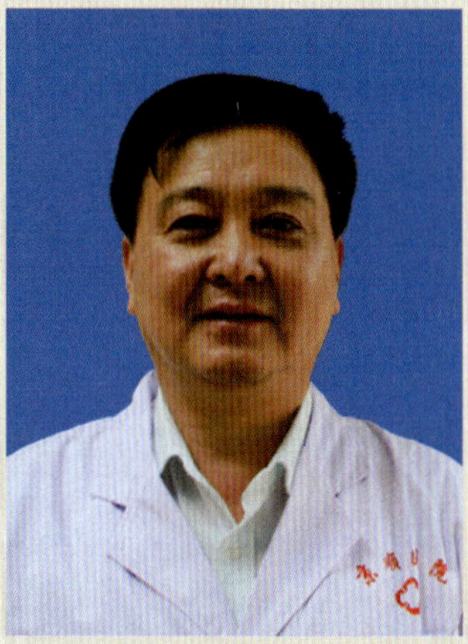

孟祥英，男，1957年4月出生，汉族，河北省曲阳县人。留日华侨、研究生毕业、医学硕士、副主任医师，曾任天津市第三医院中医科主任、天津市老年医学研究所副所长、日本医科大学客座研究员。现任北京京顺医院中医科主任。

1981年毕业于河北省张家口医学院中医系，1984年考入天津中医药大学研究生班，在已故全国中医妇科学会主任、天津中医学院院长、著名教授哈荔田的门下，学习和研究中医妇科，对中医妇科和哈荔田教授的学术思想有一定的研究和继承，并对妇科經、孕、产、乳及其杂病的诊治积累了相应的临床经验。1987年分配到天津市第三医院（三甲）中医科后，从事内科杂病的临床和科研工作，特别对脑血管病、中风偏瘫、头痛、眩晕、耳鸣、失眠、焦虑、抑郁症、痴呆、巴金森氏症、癫痫、肌无力等神经科杂病，积累了一定的经验。

学术经验

1、捏脊疗法治疗小儿消化不良

小儿消化不良是临床的常见病证，药物疗法虽有效，但效果往往不够理想，再加上幼儿服药困难，许多患儿常经久不愈。孟祥英采用捏脊疗法治疗本病98例，总有效率96.94%。具体方法如下：

患儿俯卧位，脱衣暴露整个背部，术前先在患儿背部由上而下轻轻按唪，使肌肉放松，然后术者从尾部长强穴开始，用拇指和食指的二、三节将患儿皮肤捏起，双手交替捏脊至大椎穴，如此反复进行3次，在第4次和第5次的术中，每捏3次后用力将皮肤向上提1次，有时会听到响声，此为得法的表现，最后以双手拇指分别按揉双侧的脾俞、胃俞、肾俞各3～5次，一般每日治疗1次，连续6日为1疗程，若病程长者可休息1～2日后再进行下一疗程。

捏脊疗法具有时间性，以上午10～11时为施术的最佳时间。因为此时近于日中，为阳中之阳，心火主运，火生土而助脾阳，因势利导，效果显著。捏脊疗法一般用于8岁以下小孩。临床中发现，年龄越小，病程越短，效果越好。

2、中药治疗脑血管病

在西医常规治疗的基础上加用中药方剂，能明显提高疗效。曾临床对照观察加用中药治疗急性脑梗塞31例，并与西医常规治疗31例对照观察，结果西医组总有效率78%，加用中药组总有效率为97%。所用中药为经验方制剂释凝331胶囊，处方由黄芪、地龙、三七、玄参等7味药组成，以活血通络为主．加入了益气养阴之品，全方活血以促血运．化瘀以释血凝．益气以帅血行，养阴以防温燥之弊。适用于高粘血症和中风偏瘫治疗。

主要成果

研制出了预防和治疗高粘血症.脑梗塞的纯中药制剂“释凝降粘胶囊”，作为院内制剂，被广泛用于临床，取得了较好的疗效，1997年被天津市卫生局评为先进科技成果。1999年作为日本医科大学的客座研究员，赴日本进行无证候性脑梗塞的防治研究，其成果论文在日本已发表。2002年开始，在日本东京开办中医按摩诊所近十年，对颈肩综合症、五十肩、急性腰扭伤、椎间盘脱出、慢性腰腿痛等骨关节和肌肉疾患的治疗，积累了较丰富经验，临床疗效也较好。自创‘颈部综合治疗术’，通过对颈动脉和椎基底动脉及其周围组织的推拿和点穴，对脑血管病、帕金森氏综合症、老年痴呆、头痛、眩晕、颈椎病、颈肩综合症的治疗和预防具有较好的疗效。

先后发表论文10余篇，主要有：

1、捏释凝331胶囊辅助治疗急性脑梗塞的临床观察，中国中西医结合杂志，1998年8期；

2、脊疗法治疗小儿消化不良98例，中国民间疗法，1998年4期；

3、中医、西医、中西医结合对照治疗急性脑梗塞92例，中国民间疗法，1996年1期。

南　征

名人小传

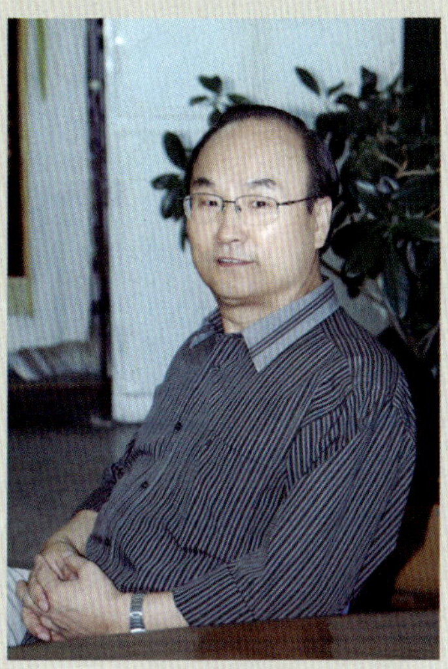

南征，男，1942年1月生，朝鲜族。1965年毕业于长春中医药大学，国家级名中医。1992年开始享受国务院特殊津贴，1995年7月获吉林省名中医称号，2000年1月获长春名医称号，1994年4月获全国高等中医药对外教育优秀教师，2007年1月获优秀研究生导师奖，2009年 获长春中医药大学终身教授。

曾担任北京中医药大学博士生导师、长春中医药大学博士生导师。现任长春中医药大学附属医院主任医师，教授，全国中医名词审定委员会专家、全国民族医药文献整理项目专家、国家科学技术奖励审评专家、全国老中医药专家学术经验继承工作学术指导老师。兼任中华中医药学会理事、内科分会常委、消渴病专业委员会主任委员，国家新药评审委员会委员，吉林省中医学会副理事长、长春市中医学会名誉理事长、中医老年病、糖尿病、络病专业委员会顾问。

学术经验

南师教授临症时谨守病机，灵活变通，博采众长；强调中医临床思维，提倡辨证求因，审因论治；医病先医人，强调“治未病”；重视中医内科疾病的外治法；擅治糖尿病及其多种合并症，提出新说；肾病上下同治。擅治心、脑、肾、消渴病、消渴肾病等疑难杂症。

南征教授在临床实践中对糖尿病、糖尿病肾病等治疗上有了很大进展，临证经验丰富，思路独特，形成了一套独特的理论体系。糖尿病方面，南征教授结合临床实践，推崇国医大师任继学教授“散膏”为其病位的理论。散膏为其病位的理论提醒我们在治疗上应重视调理脾胃、散膏的生理功能，合理控制饮食，适当锻炼。辩证施治中创立了 “滋阴清热、益气养阴、活血化瘀”三法为一法的综合疗法，并研制成功国家级新药（国家准字（1999）Z-20号）“消渴安胶囊”，获省科技进步三等奖。现已批量生产，并纳入国家基本药物目录中，为国家中医药管理局重点推广的2000年科技成果之一。

糖尿病肾病论治方面，首次以消渴肾病命名（本病名已纳入全国中医药名词规范中），并首次提出“毒损肾络”是消渴肾病主要病因病机。毒邪盘伏于膜原是消渴肾病迁延不愈，传统疗法难以奏效的根源所在。根据这一理论，调散膏，达膜原可成为临床治疗消渴肾病的新路径。可以丰富消渴肾病中医病机理论，为中医药治疗消渴肾病提供新的思路和方法。并成功的研制了“益肾解毒通络胶囊”，试验证明此方剂有裂解AGEs的倾向，并在临床上应用“益肾解毒通络胶囊”治疗糖尿病肾病，取得突破性进展，疗效满意，取得了可喜的成果，受到广大患者好评。

糖尿病肝病辨证定位于肝，然其病源于消渴，而后及于肝脏。因此，虽然病多表现出疼痛、腹胀等之类症状，但其本已虚，而且不同证侯之间渐次转化可成前因后果，所以本病形成后容易加重消渴本病，因此应及时未病先防，用行气药宜醋制，积聚多责于实，肝病当实脾养胃阴。善用榛花、黄连、双花等解毒保肝之品，成功研制成治疗肝胆疾病的国家级新药“复方榛花舒肝胶囊”，已经上市，给广大患者带来福音。糖尿病性脑血管病，识病首分标本，治疗糖尿病性脑血管病，无论是中脏腑还是中经络，辨证应治病求本，以阴阳为纲。重用麝香治疗中风、脑血栓的“麝香抗栓胶囊”现已编入2011版的“中国药典”。

慢性肾炎的证治，南征教授认为本病病在腰而根在咽喉，咽喉为足少阴肾经所过之处，亦为胃经、肝经脉所经之处，为一身之要，当外感六淫之邪侵入咽喉，邪气久留，盘踞不除而成毒，日久毒邪沿肾经进犯于肾，从气街处起，引起气血逆乱，伤及肾间动气，继而损伤肾之体用。毒邪日久伏于膜原，当膜络失去肾气顾护，命门温润，毛脉无力固血，血液外渗，形成血尿；肾失封藏，脾不升清，精微物质外漏而形成蛋白尿。故治以解毒利咽，益肾通络，方药常用金荞麦、木蝴蝶、马勃、郁金之类解毒利咽；善用穿山甲、血竭之类活血化瘀，益肾通络。并研制“榛花解毒通络益肾胶囊”，已完成二期临床试验工作。

水毒症的证治，南征教授认为，本病的发生发展主要是由于早期肾脏疾病失治误治，造成水邪蓄积日久，湿浊、痰、瘀毒壅聚，发为水毒症。水毒为患，是肺、脾、肾三脏衰竭，以肾为本，肺脾为标，肝木失养，脑髓失润而成的肾厥之侯。故以益气养阴、解毒通络保肾、泻浊的思路选方用药，口服以大黄、厚朴、枳实、牡蛎、土茯苓为主药，配合大黄、厚朴、枳实、牡蛎、土茯苓、附子、双花等保留灌肠以通腑解毒。

学术成果

教学方面，本科生以及博士、硕士研究生教学和指导方面有了重大改革措施。已毕业博士生11名，在校生5名，已毕业硕士生80余名，在校生11名。

科研方面研制成功国家级新药3项，准字号、健字号多项，为吉林医药事业创利润千万元以上。曾获吉林省科技进步奖三等奖、发明奖各3次，优秀新产品奖3次，获吉林英才奖一枚、省科委、省教委科技进步杯一等奖一枚。

著书20余部，著有《消渴肾病研究》，主编过《难病中医治验》、《简明中医学丛书》、《中医食疗精品》、《中医药继续教育教材中医内科分册》、《中医性医学》、《糖尿病中西医综合治疗》、《中医养生保健学》、《国医大师任继学》等。在省级以上杂志发表的论文200余篇，国家级优秀论文8篇、省级优秀论文8篇、国家级优秀图书奖1部。亚太地区图书金奖1次。并到前苏联、美国、日本、韩国、马来西亚的等国讲学，并参加国际性学术会议，发表论文10余篇。

欧阳恭华

名人小传

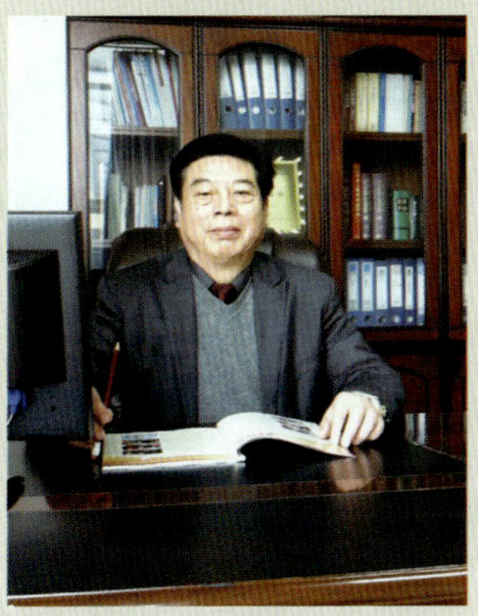

欧阳恭华，1953年3月1日出生，南昌市人。同天乐公司董事长。江西共大南昌分校医学专科毕业，从事内儿科临床工作20余年，擅长肝炎治疗研究，经验颇丰，其自制之验方“肝必泰”口服液，能迅速消除黄疸、恢复肝功能。紧随改革开放，1993年弃医从商，至今从事企业管理领导工作20载，相继完成了工商管理MBA全课程及诸多高规格专业课程学习。主要从事妇幼保健产品的研究开发和生产，成功开发出了一批优秀专利新产品，并为企业和个人均赢得了不少荣誉及奖励。如曾获得过江西省新产品二等奖，2002、2003、2004年连续三年被南昌国家高新区评为先进企业、先进个人，诚信企业家、杰出创新人物、医药行业优秀企业家、中国妇女儿童事业发展先进个人等荣誉，且以特约嘉宾荣誉走进中国科学家论坛及央视频道。他20年如一日，始终把用户健康利益放在第一位，把产品质量技术安全、有效放在第一位，并以“追求用户满意度百分百，质量零事故率”为质量管理方针。

学术经验

预防治疗新生儿黄疸。应用“内病外治”的中医思想，引新生儿黄疸之病因与胎毒理论综合研究，以临床治黄经验与现代生物技术有机结合，科学独创“润肠通便、排毒祛黄、抗菌愈脐”防治法则。其愈脐胎毒清处方设计选用具有高效润肠通便、排毒祛黄功能且无任何毒副作用的制麦麸、大蒜粉、蜂胶粉等，与具有高效抗菌消炎的甲壳素/壳聚糖等生物原料经高新技术精制，利用其有效药物分子经脐部透皮吸收和对神阙穴位刺激作用，促进胃肠蠕动，加速胎便(包括胆红素及胎毒致病因子)排出，减少胎便中胆红素肠道重吸收，并激发肝脏葡萄醛酸基转移酶活性，促进胆红素代谢，从而有效降低黄疸发病率/减轻黄疸病情；并利用甲壳素/壳聚糖的生物抗菌活性直接作用于脐创面，对脐带残端起到抑菌、吸湿、止血、加速脐带干燥脱落愈合作用，从而有效防止脐部感染；且利用专配之乳胶扎脐环的紧缩结扎功能，起到扎脐止血作用，保证脐带自然干瘪、脱落、愈合。由之融清胎毒、祛黄疸、速愈脐三大功能三位一体，集预防新生儿黄疸与脐感染作用于一身。

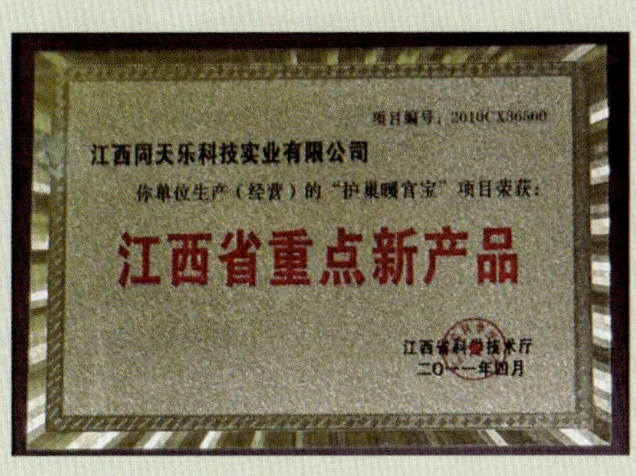

项目编号：2010CX36500

江西同天乐科技实业有限公司

你单位生产（经营）的“护脐暖宫宝”项目荣获：

江西省重点新产品

江西省科学技术厅

二〇一一年四月

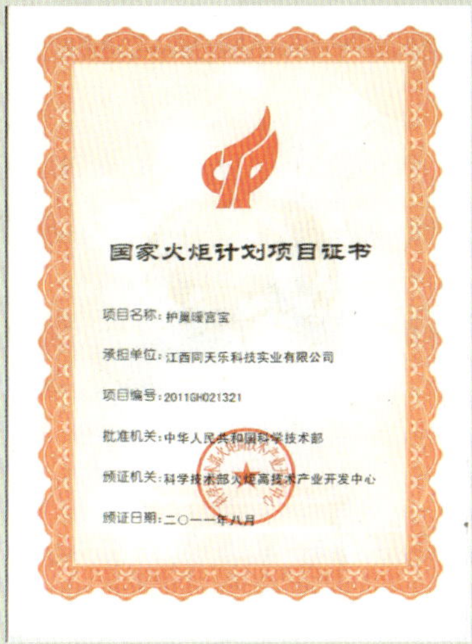

国家火炬计划项目证书

项目名称：护脐暖宫宝

承担单位：江西同天乐科技实业有限公司

项目编号：2011GH021321

批准机关：中华人民共和国科学技术部

颁证机关：科学技术部火炬高技术产业开发中心

颁证日期：二〇一一年八月

主要成果

发明专利及产品：

1、通用护脐带，专利号：CN200420068061.3。一种新生儿脐带灭菌包扎用的通用护脐带。

2、暖宫保健带，专利号：CN200520049801.3。一种暖宫保健带，用于女性经期、产后可温经驱寒。

3、护巢暖宫带，专利号：CN200520052049.8。一种护巢暖宫带，由主带和副带组成，可用于女性痛经治疗。

4、负离子远红外护脐带，专利号：CN200620052167.3。一种负离子远红外护脐带，用于对新生儿脐部护理排毒。

5、生物活性愈脐带，专利号：CN200720064595.2。一种防止新生儿脐感染、促进脐愈合的生物活性愈脐带。

6、一种治疗新生婴儿胎毒的愈脐胎毒清及其制备方法，专利号：CN200710035869.X。一种治疗新生婴儿胎毒的愈脐胎毒清的药物，它是以麦麸、大蒜粉、蜂胶粉、高分子吸水树脂为原料，混合后恒温干燥箱中干燥，再将上述所得药粉用热茶纸袋采取定量分装，形成药末袋，将已制好的药末袋采用钴灭菌。

由以上专利开发的产品“同天乐牌愈脐胎毒清”、“同乐牌护巢暖宫宝”获江西自主创新产品、江西省重点新产品、江西省优秀科技新产品及国家火炬计划项目。

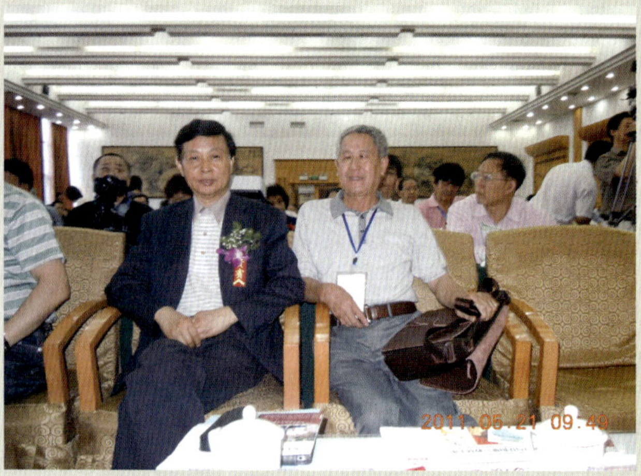

彭耀诗博士与中华中医药学会常务会长兼秘书长李俊德教授在一起

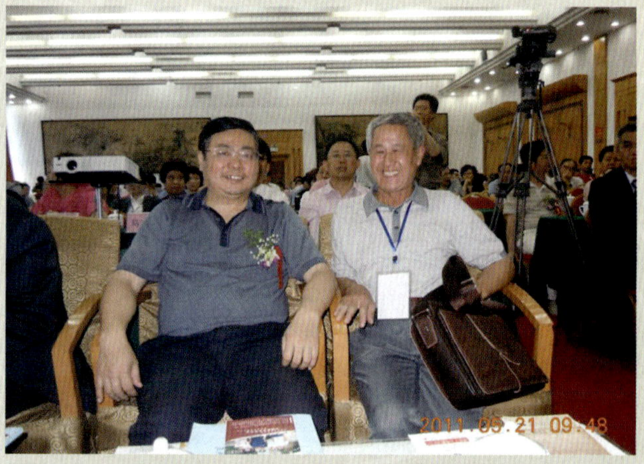

彭耀诗博士与湖南省中医药管理局邵湘宁局长亲切交流

彭耀诗

名人小传

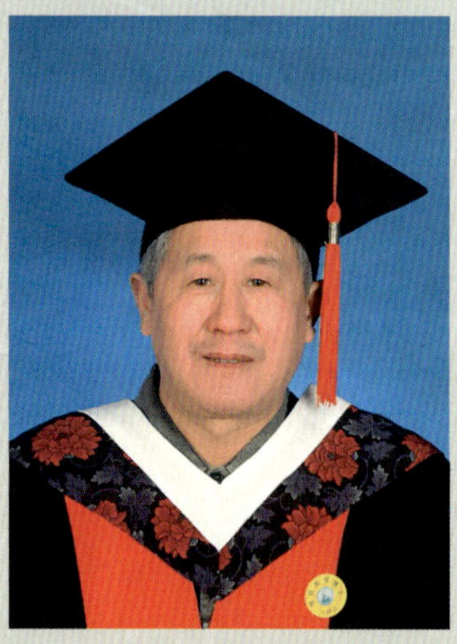

彭耀诗，男，生于1957年。中医世家。中华全国难治病研究专家委员会委员及肿瘤专家协作组成员、南方民族民间医药研究会副会长，湖南湘潭老中医医馆负责人、首席坐堂医师。

彭氏先祖彭馨常为清咸丰年间御医，其后一直以医传家，彭耀诗是彭氏中医世家第五代传承人，其家学渊源，幼承庭训，深得先祖用药遗方之奥秘。业医30余年，勤求古训，博采众方，遍览医籍药典，精研《皇帝内经》，探究仲景学说，广泛萃取现代医学名家之精华，并潜心研究挖掘民族民间医药，曾深入边远民族地区学习民族民间医疗绝治数载，又入青城山道院钻研道家医学3年，对中医内科、妇科、生殖医学造诣颇深。尤善医治肿瘤及神志病，治疗良、恶性肿瘤（肿块、症积、囊肿、肌瘤、息肉、增生）、癫痫（羊癫风）、精神病（狂妄症、抑郁症）、失眠（神经衰弱）、不育不孕、痹症等有独特的临床经验。曾先后在多家医刊杂志发表学术论文，其中多篇论文荣获中华中医药学会“优秀论文奖”，“学术贡献奖”，“国际中医药优秀成果奖”；入编2012卷《国医年鉴》“世家传承”篇：“湖南彭氏世家”。

学术经验

1、以地道野生草药拟方治疗良、恶性肿瘤

凡体内体外新生肿块、肿物，性质不论良恶，临床都从癥积论治，清热解毒、活血逐瘀、破结消癥之药在所必用，而很多草药具有如此功效及作用，故边远民族地区民间草医郎中常以此类草药用之治肿瘤、化癥积、消肿块。彭耀诗先生广泛萃取民族民间医家用药之经验，以地道野生中草药为主拟方临床治疗肿瘤、肿块、体内外增生物疗效卓著。基本方是：白英、猫爪草、七叶一支花、白花蛇舌草、喜树仁、多儿母、奶参、地莳菇、独角莲、破石珠等，随病加减化裁，对各种症积瘀血表现的良性或恶性肿瘤、肿块，在改善临床症状，抑制肿块发展方面有确切之效果。如肺癌加金荞麦、杏仁、山豆根、沙参；食道癌、胃癌、膀胱癌、直肠癌、胃息肉等加威灵仙、山野葡萄根、龙葵；肝癌、肝硬化加柴胡、半边莲、败酱草；脑癌加全虫、蜈蚣、壁虎；乳腺增生或乳腺纤维瘤加威灵仙、皂刺、炮山甲等。

2005年曾治一伍姓妇女，32岁，患乳腺纤维瘤，以基本方加炮山甲、皂刺、王不留行、水杨梅等，进退加减服药两个月，患者经医院B超复诊，纤维瘤完全消失。

2010年曾治疗一申姓患者，男，55岁，患者因无明显诱因而出现咳嗽、痰中带血，经某医院痰细胞学查到癌细胞（腺癌），X线摄胸片、活检等有关检查，诊断为右下肺周围型肺癌伴右肺门淋巴结转移，病属肺癌晚期，患者拒绝化疗而要求服用中药。症见咳嗽、痰稠，右胸肋隐痛，痛处固定，口干、便秘，舌质瘀暗，苔薄白，脉弦细。证属肺热津亏，痰瘀内阻，拟基本方加沙参、山豆根、杏仁、山莳菇，服药两周后症状明显改善，守方加减服药，病情稳定，前后服药300余付复查，胸片等有关检查提示：肺部肿块基本消失。

2、以地道野生草药为主拟方治疗癫痫（羊癫风）

癫痫是以突然意识丧失，继则仆倒，不省人事，两目上视，口吐涎沫，四肢抽搐，或口中怪叫，移时苏醒，醒后一如常人为主要临床表现的一种发作性疾病。民间又称“羊角风”，“羊吊风”，“羊癫风”等。本病发作时的临床表现可概括为两个方面，一曰失神，如卒仆不知人，或呆木无知，不语不动；二曰生风，如两目上视，四肢抽搐，口吐涎沫。常常反复发作，还会出现以精神障碍为主的各种临床表现。是中医疑难痼疾之一，治疗颇为棘手。彭耀诗先生在30余年的临床实践中，立足于家学五代传承的经验，常以高原野生草药为主治疗本病往往得心应手。基本方药是：三步跳、打蛇棒、七叶一支花、野葛根、千条根、南蛇藤、鸡矢藤、奶参、石菖蒲莲、铁树叶等。根据中医辨证分型进行加减：肝气郁结型加柴胡、赤白芍、香附、枳壳以疏肝解郁；风痰瘀阻型：加天竺黄、白僵蚕、防风、祛风豁痰；血虚型，加党参、黄芪、当归、炙甘草以益气养血、扶正固本；久病而肝肾亏虚者加紫河车、龟板胶、地黄、山药、枸杞以滋补肝肾。

典型病例：易某，男，25岁，患病7年，时发时缓，每3～5日发作1次，甚者一天一发或一天数发。每当发病则狂叫，继则仆地抽搐，牙关紧闭，咬舌出血，神昏闷乱，少刻而醒，醒后头痛、恶心、口干口苦、浑身疲倦乏力。处上方加天竺黄、地龙，全虫、蜈蚣、白僵蚕等，服药两个星期痫病未作，后守方加减化裁继续服用3个月而病愈。

3、以地道野生草药为主拟方治疗抑郁型精神病及老年痴呆

彭耀诗先生少年时曾在云南西双板纳景洪农场生活过3年，当年与农场一位治疗精神疾病的草药郎中的儿子是同龄，两小一起上学一起玩耍，每当草药郎中外出采药时也总喜欢带着两个小孩一起去，一边采药一边讲解所采之药的药性及功效，还告诉他们如果哪一种药无法采到时可以用另外哪一种药去替代，草药郎中去病人家中看

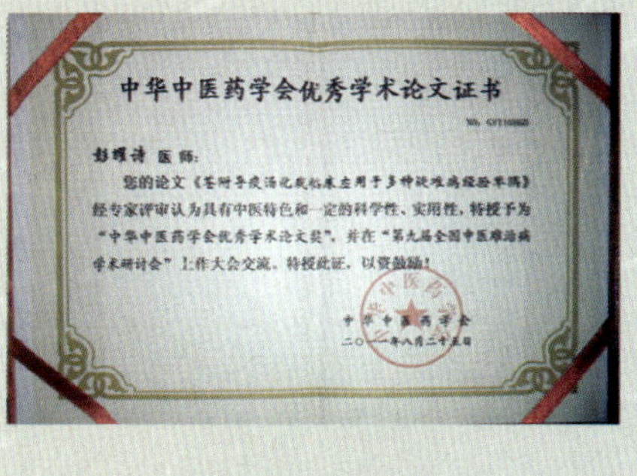

病时也常常带领他们一起去，如何配药，如何用药，病者服药后出现特殊情况时应该怎样处理等等都会仔细地讲给孩子们听，当时草医郎中应该是为了让儿子早日学会他那治病用药的经验与方法。草医郎中不治别的病，专治精神病，且对精神病也很有研究，治愈率非常高，三年间彭耀诗亲眼见他治愈好几位精神病，所用草药也就只十几味，彭耀诗出生于中医世家，对于医、药本有极高的悟性，那些草药给他留下了深深的记忆。自己当医生并研究民族民间医药时首先研究的就是年少时所学到的那些草药，且采集、配制用于临床，经三十余年数百病例的临床治验，对抑郁型精神病及老年痴呆症有确切疗效。基本药物是：铁包金、三白草、银杏叶、萱草、合欢皮、远志、郁金、野葛根等。

典型病例：章某，女，32岁，因工作与同事口角，顿感屈无处伸，怒不得泄，气憋胸闷，下班回家后不吃不喝不睡觉，第二天即神志错乱，喃喃自语，哭笑无常，时而疑神疑鬼，惶惶不安，时而痴痴呆呆，形如木偶。处上方加石菖蒲服药5天神志即清，但晚上无法入睡，守方再加酸枣仁、夜交藤继服1月而病愈。

又治一易姓病人，男，19岁，因高考落榜而患病，初时闷闷不乐、不欲见人，继而神魂颠倒、幻听幻视，悲泣歌笑无常、亲疏秽洁不分，亦以前法前方治愈。

2007年，治疗一老年痴呆患者，男，67岁，初始头晕头痛，失眠健忘，继之表情淡漠，反应迟钝，举止乖违。一年后病情日渐加重，或缄默不语、不进饮食，或语无论次、昼夜不分，无法正确计数，外出不知归途，分不清兄弟大小、记不住子女姓名，生活不能自理。予上药守方服用3个月，患者神志、记忆力均恢复，生活亦能自理，两年后随访，病未复发。

主要成果

彭耀诗先生潜心研究民族民间医药，以地道野生草药临床于多种疑难病的治疗取得了不俗的成绩，以几十年的临床经验及研究心得在医刊及学术会议上发表学术论文，其中“野生葛根应用于多种疑难病的临床研究”获优秀成果奖；“苍附导痰汤化裁治疗疑难病经验举隅”获中华中医药学会“优秀学术论文奖”。“银杏叶治老年神病初探”获中华中医药学会“学术贡献奖”。

人生格言

仁爱为怀，剂世为本，服务社会。

孙秀清

名人小传

孙秀清，女。中医副主任医师。1976年，因十年内乱，全国大学亦处于非正常时期，少量的招生需要从“工农兵”中推荐，直到1977年才恢复全国高考。无缘于“推荐”的孙秀清就读于中医中专毕业。国家拨乱反正以后，求学的途径多了，1993年孙秀清就读北京中医药大学大专毕业。获评中医副主任医师，从事中医临床工作近40年，退休于顺义区中医院。

在中医院工作20余年，曾在针灸科、中医神经内科、中医综合内科、脾胃科工作，所以接触患者面广，接诊病种多，积累了丰富的临床经验，善于运用多种治疗手段，临床疗效显著，在当地享有一定声誉。曾多次到乡级卫校讲课，在讲课过程中自学了头针分布区域、耳针、子午流注在临床的应用，真正践行了教学相长，教诲别人的同时也提升了自己。其治疗特点：以内科杂病为主，各种疑难症、神经衰弱、脾胃病、脑中风、糖尿病、咳喘、爆头疼、月经失调等。治疗手段：采取多种治疗与病象符合的手法，中药与针灸、穴位注射（此法治疗各种病症均有相应的药物与相关的穴位）、埋线疗法（现主要针对夜尿症），聒丸治疗减肥、月经不调、失眠、糖尿病、耳鸣、高血压、近视等多种疾病。头针相对的区域治疗与偏瘫症。外用敷剂与内服相结合。

学术经验

1、针刺、刺血疗法治疗带状疱疹

穴位刺血疗法，不论疱疹起于何部位，首选

均为穴位放血法。选穴主穴为龙头(疱疹发展方向的前面)、龙尾(疱疹起始部后面)、龙眼(手小指远侧指节关节尺侧横纹端)。配穴膈俞(双)、委中(双)、阿是穴(对中末期及遗留痛者根据疱疹消退及疼痛情况，选疱疹病灶周围或疼痛较重的阿是穴点刺放血)。如疱疹起于头颈部取耳尖穴(双)、中冲(双)，点刺放血。穴位放血方法：先作常规消毒后，三棱针点刺或挑刺放血1～2mL，如皮下脂肪较厚而出血不畅，可在刺处加罐，留5～6分钟，起罐时要细心 防血流至衣物上，先用干棉球将血擦净，再用75%酒精消毒，最后用干棉球压在针眼处，胶布固定以防感染。肌肉不丰满如头皮、手指等处可用三棱针点刺后医生在点刺处用手挤压出1～7滴血即可，并瞩患者不能当时洗澡，防止感染。

配合针刺：刺血后根据辨证循经取穴施加针术．进一步疏通经络。① 如属于足少阳胆经或足阳明胃经，主穴阳陵泉，配穴取曲池、足三里、太冲均选用双侧放血，手法以泻患侧，平补平泻健侧，亦可根据病患位置取相应2～3个夹脊穴。②手少阴心经主穴取内关、曲池；配穴取三阴交，均取双侧以泻为主。⑧ 足太阳膀胱经主穴取外关、风池、昆仑，选双侧以泻法为主。针刺外关穴时针尖稍向上倾斜以向病所；配穴取相应的2～3个夹脊穴平补平泻，也可用三棱针点刺后加罐见血。以上穴位大多采用泻法，但适于初中期．后期不论何经病证均可加用曲池、血海平补平泻以活血，加太溪补其不足。治疗每天1次。

外用药；轻度的外涂植物油，如水疱破溃分泌物外溢者可外涂龙胆紫，水疱破溃溶合成片局部感染较重者用生理盐水清洗后滴入庆大霉素注射液，20分钟后可用生大黄面香油调成糊状外涂，也可用鲜车前草洗净捣烂如泥外糊局部。

注意事项：针具和刺血部位必须严格消毒，保护疮面以免磨损，以防感染。

以上方法治疗58例。其中新发病50例中3～5天痊愈者22例，6～10天痊愈者26例，14天痊愈者2例。遗留痛8例中平均6次疼痛消失。

2、自拟大黄黄芪荷芷汤治疗上消化道出血

上消化道出血属于中医学血证、吐血、便血范畴，起病急，多为突然发病。病因多为饮食不节、消化性溃疡、情志失常、过劳或气候等因素。病理性质有虚实之分。实证气火旺盛，血热妄行；虚证有阴虚火旺和气失摄血。

治疗原则：先止血，并针对不同证型采取凉血止血、降气止血、益气摄血等治疗方法。对于中度有其它病史、出血量较大者配合液体疗法。在出血得以控制、正气亏损调剂期可给予健脾养胃剂继服，巩固疗效。

基本处方：大黄、黄芪、荷叶、白芷，各研成粉剂，单包备用。使用剂量根据病情配量后冲服。

辨证治疗：（1）胃热壅盛型：呕血紫暗或咖啡色，混有食物残渣，便黑，口干而苦，胃灼痛，舌红苔黄，脉滑数。清胃、凉血、止血。处方：大黄粉6g，荷叶4g，白芷3g，黄芪3g。将上述药混在一起，分3包，早中晚各服1包，冲服。1周为1个疗程，若症状未完全消失，隔2天可继服1个疗程。（2）肝火犯胃型：呕血鲜红或紫暗，便黑，烦急，胁肋灼痛，失眠多梦，头疼，舌红苔黄，脉弦数。治法：清肝、降逆、止血。处方：大黄粉6g，荷叶3g，白芷3g，黄芪3g。服法同上。（3）脾虚失摄型：呕血暗淡，便黑而溏，神疲乏力，纳差，心悸气短，胃脘隐痛，口干，舌淡，脉细弱。治法：补气、止血。处方：黄芪6g，荷叶5g，大黄3g，白芷3g。服法同上。

以上方法治疗15例患者，痊愈9例，显效4例，有效2例，有效率100%。

3、自拟消溃灵治疗十二指肠溃疡

消化性溃疡病属中医“胃脘痛、嘈杂、吞酸”范畴。中医认为脾胃虚弱是十二指肠溃疡的发病基础，气滞血瘀是关键病机，胃络损伤是基础病变。气滞血瘀既是病理产物又是致病因素，导致本病缠绵难愈；邪郁日久化热则形成气滞血瘀兼肝胃郁热证。自拟消溃灵，组方：黄12 g，乌贼12g，旱莲草12g，川楝10 g，白10 g，木香10g，荷叶15g，元胡12g，公英12g，浙贝10g，甘草g。水煎服，早、晚于饭前30min温服1剂。6周为1个疗程。临床观察97例，总有效率98%。

方中选用黄芪、乌贼骨为主药，补气升阳、制酸生肌，保护胃粘膜屏障。川楝子与元胡为金铃子散，行气活血、通络止痛；乌贼骨与贝母为乌贝散，有较强的制酸止痛功效；共为辅药。公英苦寒而不伤正，清热而不伤阴，对幽门螺杆菌有一定的抑杀作用；荷叶质轻主升，可引发胃中清阳之气，有很好的增进食欲和助消化功能；旱莲草滋阴凉血止血；白芷引药入胃，并有生肌、解痉止痛功效；木香行气醒脾，共为佐药。甘草调和诸药而补中为使药。诸药相伍，空腹入胃，可直接作用于溃疡灶，具有行气活血、祛瘀生新、泻热和胃、定痛敛溃、标本兼施之功。本研究显示，消溃灵服用6周溃疡愈合率明显优于西药组，并能迅速缓解溃疡病的胃脘痛等症状，从而提高了溃疡的愈合作用。研究还发现消溃灵用6周后，HP清除率为69%，略低于对照组的71.8%，但在停药4周后对HP阴转患者随访，治疗组的复发率明显低于对照组。中药对HP清除作用可能是通过中药调节作用，使被损组织得到了有效的修复，通过对胃环境的改变，HP失去了生存条件而被清除，因此复发率低，疗效持久。

学术成果：

撰写20余篇论文，在学术期刊发表的主要有：

1、葛根汤加味治疗强直性脊柱炎15例临床观察，《中国社区医师》，2005年19期；

2、自拟消溃灵治疗十二指肠溃疡97例近期疗效观察，《北京中医》，2005年3期；

3、线粒体脑肌病的临床特点及误诊原因分析，临床误诊误治，2005年3期；

4、自拟大黄黄芪荷芷汤治疗上消化道出血15例临床观察，北京中医，2004年2期；

5、门脉高压症的非手术治疗进展，中华实用医学，2003年24期；

6、大承气汤加减治疗胃柿石7例，实用中医内科杂志，2002年6期；

7、针刺、刺血疗法治疗带状疱疹，新中医，1995年9期。

王文远

名人小传

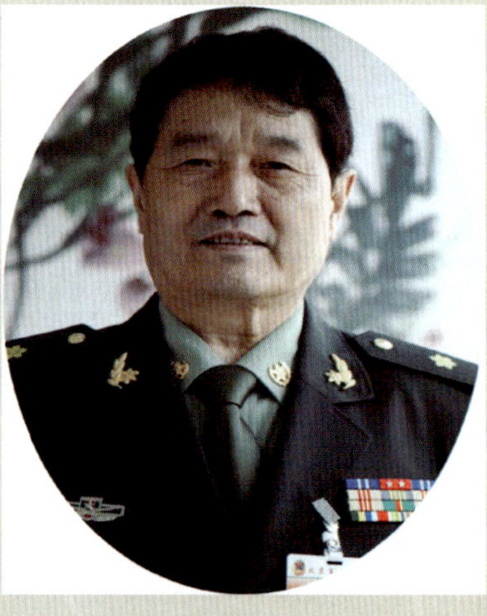

平衡针灸学是由享受国务院特殊津贴的针灸专家，北京军区总医院全军平衡针灸治疗培训中心创始人王文远教授经过40余年潜心研究，数万次针感体验，全国4000多家医院的临床验证，成功创立的一门现代针灸学。

王文远，男，1945年出生于山东临沂市罗庄区。主任医师，1961年师承于鲁南名医刘春启门下，成为中国第一批师带徒的学生。荣立二等功2次，全军中医药工作先进个人，北京军区文职干部标兵，育才有功专家，优秀共产党员，科技先进个人，中华中医药学会中医药传承先进个人，北京市精神文明奖章获得者，享受国务院特殊津贴。兼任中国针灸学会常务理事，中国老年学学会平衡针灸学委员会主任委员，全军中医药学会常务理事，北京中医药大学教授，钓鱼台养生保健中心特聘专家。

学术经验

王文远教授提出：“人体本身就是一个自我平衡系统，具有自身的调节修复功能。按照遗传基因程序，在大脑中枢调控下，通过周围神经实施对各系统的功能管理。若大脑中枢平衡系统发生失调，就会启动各种疾病的发生。平衡针的作用机制就是：通过针刺外周神经靶点（靶穴），利用传入信息通路至大脑中枢，使失调紊乱的中枢系统瞬间恢复到原来的平衡状态，通过中枢靶轴应激整合后，再通过传出信息通路完成对病变靶位新的平衡”。

平衡针灸的重大创新提出了一个理论核心：以心理平衡为核心；两个理论来源：（1）中医的心神调控学说。（2）西医的神经调控学说；三个理论定位：（1）平衡针灸的治疗定位在大脑高级中枢。（2）疾病定位在大脑高级中枢。（3）病因定位在大脑高级中枢；四个理论学说：（1）中枢调控理论。（2）基因修复理论。（3）能量平衡理论。（4）心理失衡致病理论。

平衡针灸三大技术优势：第一，突出技术安全。第二，突出临床疗效（90%以上的病人3秒钟见效）。第三，突出单穴疗法（一人一针，一穴多病）。四大技术特点：第一，不选择病人；第二，不选择病种；第三，不选择时间；第四，不选择地点。

平衡针灸学突破了几千年传统针灸模式，直接进入现代神经体系。提出了区域性、特异性、交叉性、对应性的取穴原则。在平衡针灸的基础上又推出了平衡心理学、平衡保健学、平衡推拿学、平衡火罐学、平衡药物学、平衡膳食学等平衡医学系列。

主要成果

先后开展新技术500余项，发表学术论文380余篇，获得科技进步奖20项，治疗国内外60余万高血压、高血脂、高血糖、冠心病、脑血管病后遗症、肩周炎、颈椎病、腰椎间盘突出、骨性膝关节炎、肋间神经痛、带状疱疹后遗症、面神经麻痹、偏头痛、三叉神经痛、痛风、帕金森氏病、莱姆病、顽固性失眠、慢性前列腺炎、过敏性疾病、神经性耳鸣等800余种疾病的患者。举办

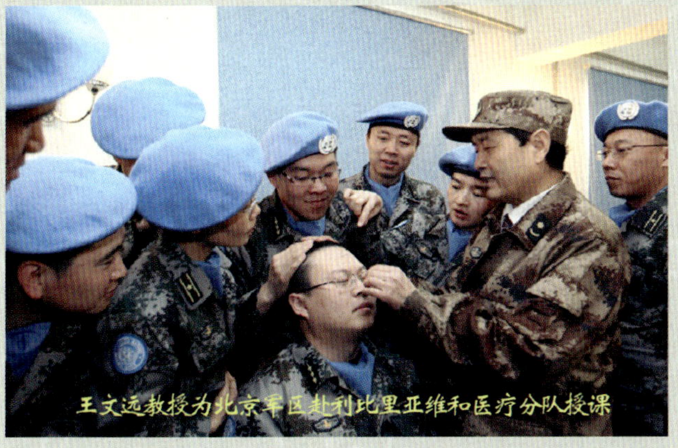
王文远教授为北京军区赴利比里亚维和医疗分队授课

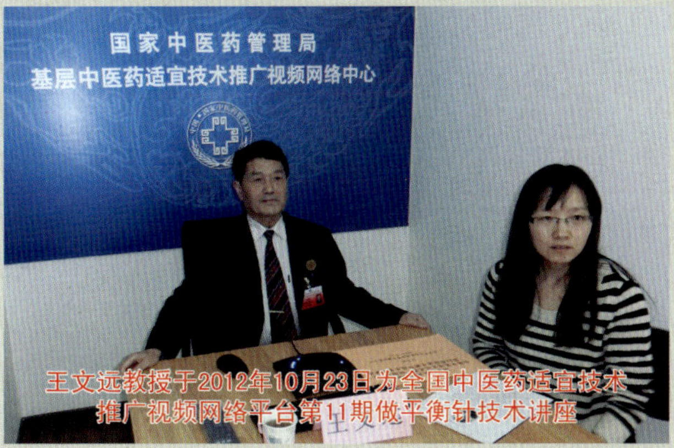

王文远教授于2012年10月23日为全国中医药适宜技术推广视频网络平台第11期做平衡针技术讲座

200余期培训班，培养了军内外3万余名针灸人才遍布于50多个国家和地区。创办了《中国平衡针灸平衡医学杂志》和平衡针灸国际网站，成功召开了10届全国与国际平衡针灸平衡医学学术会议。

平衡针灸学科1995年12月被总后卫生部批准为“全军平衡针灸治疗培训中心”。 2002年10月被评为国家中医药管理局重点针灸专科。2001年被评为北京中医药大学教学医院，2002年被列为北京中医药大学硕士学位授予点。2001年中标国家中医药管理局“十五”中医药标准化研究招标课题；2005年被评为国家卫生部第二批十年百项农村与基层适宜技术推广项目；国家中医药管理局中医药科技成果推广项目；钓鱼台国宾馆养生保健中心保健项目；2006年被评为国家中医药管理局第一批向全国农村与社区适宜技术推广项目；北京军区“十一五”部队训练伤招标课题；2007年被列为“十一五”民政部平衡针灸针刺降压穴治疗原发性高血压的研究课题；2008年被列为民政部平衡针灸治疗Ⅱ型糖尿病的研究课题；2007年中标国家“973”计划中医理论基础研究项目招标课题。2009年中标国家中医药管理局科技支撑计划课题。2012年国家中医药管理局中医医疗技术协作组项目。

吴登清

名人小传

吴登清，男，1962年2月生，江苏盐城市亭湖区人。大专文化，中共党员。2008年1月当选为市人大代表；2008年2月，当选为区残联副主席 ；

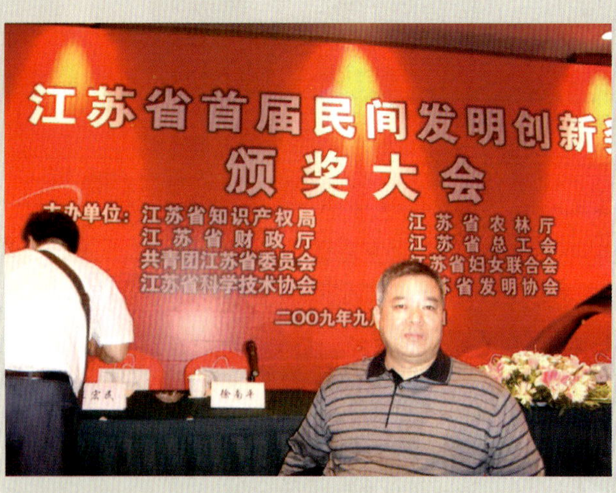

2008年6月，当选市肢残人协会主席。他两岁患小儿麻痹症，双下肢瘫痪。但他以手扶脚，就地爬行，读到初中。1979年秋，他虽盐城县考头名，却读不了高中。 1982年3月，被他顽强自救精神感动的镇江军医破例收治。3年中10次20多刀手术治疗，瘫爬21年的他得以站立。靠拄拐摇轮椅，他遍访京沪宁名中医。1985年5月至1989年4月，他日均往返40多公里，去市卫校学习光明中医函授大学课程，并赴京参加提高班学习。1989年7月创办盐城市光明中医诊所（现为盐城吴登清中医诊所）至今。原国家中医药管理局局长吕炳奎先生亲笔题写诊所牌名，嘉许他“珍惜生命，残而不废，矢志学医，为民造福”。经过20年的艰苦努力，吴登清以治疗骨质增生以及内科多种疑难杂症的实力，被患者称为“轮椅上的名医”。当年名不经传的这所中医诊所已蜚声省内外，先后收治了全国各地的慢性骨性疼痛和关节疼痛患者数万人。吴登清（光明）中医门诊部也发展成为集临床、咨询、保健为一体的民办科技型医疗机构，主要从事骨刺，颈椎病，腰椎病，肩周炎，腰腿痛，腰椎间盘突出，坐骨神经痛，腰肌劳损，风湿性关节炎，类风湿关节炎，面神经麻痹以及内科多种疑难杂症的临床诊治和研究工作，与北京、上海、镇江等地的医疗科研单位都建立了合作交流关系，发明的“登清痛敌膏”已申请国家专利（证号：200710110832.9），现正紧张开发中。

吴登清中医诊所，接待病人语音亲近谦和，态度真诚热情，施治辩症精细，药品质优价实，即便当下商业处方几乎是行业潜规则，吴登清却坚持行医的操守，开处方追求效好价廉，杜绝开大处方，避免用新而贵的药、尚未广谱群适性的药，深受平民的由衷信赖，社会和政府也赞誉有加。吴登清因其良好的医术，仁德的善心、谨细的把诊而令患者们心仪。他曾获评省市残疾人自强模范、全国爱心模范大使、市新长征突击手、亭湖区十大杰出青年等诸多荣誉。

学术经验

1、自拟寄生鹿角汤治疗腰间盘突出症。临床应用逾千例，疗效满意。方药组成主要为：寄生、鹿角、炮姜、肉桂、杜仲、白芍、黄芪、甘草等。痛甚加制乳香、制没药；腰痛加威灵仙、淮牛膝；腿痛加伸筋草；偏寒加制附片；偏湿加苍术、陈皮；肾虚加山萸肉；汗多重用黄芪。

2、五藤二仙汤治疗类风湿关节炎。吴登清认为，类风湿性关节炎，因病变部位常在四肢关节处，为了使药力直达病所，提高疗效，处方应以藤类药为主。他自创的经验方，用了5种藤类药：海风藤通经络，祛风湿；钩藤清热平肝、缓急止痛；络石藤祛风通络、舒筋解拘；鸡血藤舒筋活络、补血活血；夜交藤养心安神、通络祛风。再辅以威灵仙祛风除湿、通络止痛；仙灵脾补肾、振奋阳气以抗邪。经临床应用于风湿类关节炎患者218例，总有效率超过90%。

主要成果

1、2000年4月，受邀参加国际传统医学大会并宣读论文——“自拟寄生鹿角汤治疗腰间盘突出症1986例”，获“优秀科技成果奖”，并被译为英文传世。

2、1996年12月，受中国中医药出版社之邀，参编《中国中医特治新法大全》等多部医学专著。他的“自拟方‘骨质灵’治疗骨质增生”入选《中国中医药优秀学术成果文库、中国名医特技精典》。

3、1995年3月，盐城市中西医结合学会特将“加减术防己汤治疗湿热痹疗效好”，“阳和汤化裁治疗腰椎间盘突出症128例”两篇论文，作为该会1994年年会的经验交流。

4、1995年度的《辽宁中医》杂志将“骨质灵治疗骨质增生628例”，评为优秀论文一等奖。

5、1996年12月，“乌桂伸筋草汤治疗坐骨神经痛”等篇，被中国中医药出版社编入《中国中医特治新法大全》，并获该书的“优秀论文一等奖”。聘作者为编委。

医学感悟

“医术，仁术也。救死扶伤是医生最基本的医德。对每一位患者，我都以一种朋友的身份与他们相处，尽量消除他们的心理障碍。也只有得到患者的信任，才能取得最佳的治疗效果！”

阎洪臣

名人小传

阎洪臣教授，祖藉山东，1936年5月出生于黑龙江省海林县横道河子镇。1944年至1948年在黑龙江省尚志县读私塾。1953年至1957年在德惠县从父学医。1957年经考试获得中医师资格并就职于德惠县联合医院任中医师，1958考入长春中医学院中医师资班进修，1959年结业留校任教至今。1972年晋升主治医师，1978年晋升副教授、任内经教研室主任，1983年晋升教授、任中医系主任，1990年任长春中医学院副院长。同年中华人民共和国人事部授予“中青年有突出贡献专家”，并享受国务院政府特殊津贴，1991年被评为“吉林省有突出贡献的中青年专业技术人才”，1993年中共吉林省委、吉林省人民政府授予“吉林英才奖章”，1995年被吉林省人事厅评为吉林省中医终身教授。2003年长春市卫生局授予“长春资深名医”，2007年被聘为“吉林省中医药学会科技评审与咨询专家库”专家。2008年国家中医药管理局确定为全国名老中医第四、五批传承导师和全国名老中医传承工作室建设项目专家。2012年被省人事厅评定为二级教授。曾任香港国际中医药研究院名誉教授、辽宁中医学院名誉教授、仲景国医大学名誉教授，国家自然科学基金委员会评委，吉林省卫生系统高职评委，吉林省高校高职评委会委员和省高校高职评委会中医药学科组组长。上世纪70年代创办《吉林中医药》杂志并担任主编，《长春中医学院学报》主编和《中华医学论文集》主编。曾担任过全国人大代表、全国政协常委、农工党中央副主席、吉林省政协副主席。

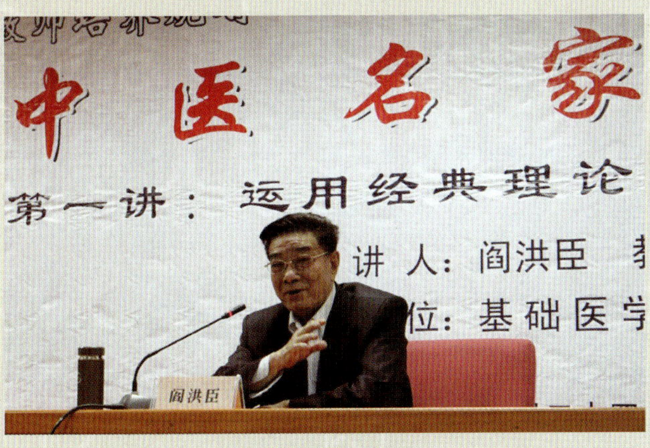

阎洪臣教授学术报告

在长春中医药大学从事教学、科研、临床工作五十余年。先后为本科班、西学中班系统讲授过《中医学基础》、《中医诊断学》、《黄帝内经》、《伤寒论》、《针灸学》、《中医学史》等六门基础课和专业课，以及《各家学说》、《中医内科学》等部分课程。还为研究生班讲授了“五运六气”、“ 病机十九条”以及理论与临床等方面的专题。曾应邀到黑龙江、辽宁、山西、河南、浙江、陕西、湖南等多所中医院校讲课，曾给中国中医研究院西苑医院研究生班、全国临床优材班（哈尔滨）、中华医学会脑病专业委员会、全国五运六气培训班、吉林省中医药学会及吉林省各市（县）医院，分别做过“运用经典理论，指导临床实践”、“病机十九条的临床应用”等专题报告。1994年出席在美国召开的“世界杰人大会”期间，应美“今日世界电视台”邀请做了题为“中医药学的发展与展望”报告。由于教学效果卓著，深受学生和教师的欢迎，故多次被评为吉林省优秀教师、先进工作者和省、市劳动模范。

学术经验

1、掌握辨证论治精髓，突出中医治病特色。

《素问·异法方异论》说："黄帝问曰：医之治病也，一病而治各不同，皆愈何也？岐伯对曰：地势使然也"。而"地势使然也"可引申为"辨治使然"。只有"谨守病机，各司其属，有者求之，无者求之"，方可收到显效。

2、整体观是中医防病治病的核心。人体中各个组成部分，在生理上相互联系和制约，在病理上相互影响和传变。因而，主张中医治病必须着眼于全局，不仅要因时、因地、因人制宜，更要从整体出发，全面了解和分析病情，通过调整人体阴阳、气血、脏腑的平衡，增强机体自身免疫功能，已达到祛邪扶正的目的。

三、以经为镜，正其所施。四大经典著作既是中医理论的精华，也是临床经验的结晶。古代医家在漫长的医疗实践中总结出了丰富的临床经验，再经过反复验证使之上升为理论，用于指导实践。可以说运用经典理论，调整辨治的思路，深究其病理变化和前贤遣方用药的原理，从中领悟出诊治疾病的规律，方能收到如桴应鼓之效。

四、"论治"是"辨证"的延续。论治，是在辨证基础上有针对性地进行立法，并选用与法相适应的有关方剂及药物，理、法、方、药四者必须环环相扣。"论治"不能把它简单地理解为"治疗"或"施治"。"论"也含有分析、判断之义。就是说，通过"辨证"把一个证候辨析清楚后，在立法、选方和用药上仍需要作进一步研究，如以气虚为例，立法当宜"益气"为主，而补气的方剂很多，应针对病机和具体证候来选用。忽略了"论治"，即便大法适宜，也难以收到满意的疗效。

五、临证中从不以"奇" 取胜。善取经方之精，时方之特，准确认证，往往在平淡中使疾病有所转机。正如清代名医费伯雄所说："天下无神奇之法，只有平淡之法，平淡之极，乃为神奇"。20世纪70年代曾与白求恩医大一院合作，以温病卫、气、营、血辨治规律，成功抢救了十七例流行性出血热患者。

六、治痿应以补肾为主，兼以健脾。《素问·痿论》曰："论言治痿者，独取阳明何也？ 岐伯曰：阳明者五脏六腑之海，主润宗筋，宗筋主束骨而利机关也"。20世纪60年代，诊治一例脊髓空洞症病人，以健脾法治之，收效甚微。后参照西医对脊髓空洞症论述，认识到该症病位在髓，髓又为肾所属，故以补肾填精生髓，健脾法治之，收到了满意效果。按此治则，通过大量实践及病理药理研究，发明了治疗脊髓病新药，填补了医学治疗脊髓病的空白。1988年创办了全国第一家脊髓病科研医院。

主要成果

公开出版了《内难经选释》、《针灸处分集》、《中医证候鉴别诊断学》、《伤寒论析要》、《温病学析要》、《名医奇方秘术》、《传统疗法大成》等著作，在国内外期刊上发表学术论文数十篇。其中，《内难经选释》是建国后的第一本《内经》类编书籍，它将《内经》、《难经》，按人与自然、阴阳学说、脏腑经络、病因病理、诊法、治则六个部分进行归类，在每条原文之下，加了"注"、"释"、"按"，特别是在按语中除对原文进一步阐释外，重点讲述了经文在临床上的运用，将理论与临床相结合，这对当时学习和研究《内经》具有重要的参考价值，1979年以22万9千册的发行量畅销全国，很多中医院校以此书作为教材。《针灸处分集》（1983年出版）一书的特点，在于把难以掌握和运用的"子午流注"与"灵龟八法"针法，经推算写入了每个病症的配方中。该书出版后颇受欢迎，并于1985年再版。

在中医中药治疗脊髓病方面做出了卓越的历史性贡献。1986年吉林省卫生厅召开科研成果鉴定会时，专家在技术鉴定书中写道："脊髓空洞症是疑难病症，经查新所知：目前国内外尚无理想的治疗药物。该药的研制为治疗脊髓空洞症等脊髓病症，提供了有效的新药"，"该药为国内首创，是一项具有国内先进水平的科研成果"，1990年全国著名神经内科专家刘多三教授主动为其做了病理实验，他和林世和教授（医大一院神经内科专家）看到实验数据后，为该项成果做出了学术评议，认为："阎洪臣教授发明的益髓系列药物是脊髓空洞症药物治疗方面的独创性成果及重大进展”，该药“明显优于国内外已知其它药物，因而在治疗脊髓空洞症方面具有国际先进水平，具有重要的理论意义和应用价值”。2008年北京301医院神经科张远征教授致函说：“我看过在您那儿治疗过的病人复查的片子，您对脊髓疾病的高超治疗方法，很是令人折服。由于对同一种疾病的理论解释不同，西医中医的治疗方法也就不同。神奇的中医中药在您的调配下取得如此神奇的效果真是不可思。我曾在全国专业会议上把您治疗过病人的片子展示过，同样令同行们惊叹！”。该项目在1987年获“吉林省科技成果二等奖”（吉林省卫生厅 ）；1987年获“第三届全国发明展览会银牌奖（中国发明协会）；1987年获“长春市发明与革新三等奖”（长春市第二届发明与革新展览会）；1988年获“中医药科学技术进步奖”（国家中医药管理局）； 1992年获长春市总工会“功臣功勋杯”奖；1992年获“长春市科技成果暨高新技术展览会优秀科技成果二等奖”（长春市科学技术委员会、高新技术产业开发区管委会）；中央广播电台、中华人民共和国国际广播电台、北京国际广播电台、中央电视台等做了多次报道。各报刊、杂志 以“攻克‘脊髓空洞症’第一人” 《人民日报•海外版》（1992.1.21.）等为题给予高度评价。1993年至1994年美国《侨报》以“征服脊髓空洞症的第一里程碑” 为题等七家报纸也作了专题报道。1990年10月9日新华社以“长春中医学院教授阎洪臣征服了世界一大顽疾——脊髓空洞症”为题，下发了通稿。

医学感悟

一、把传统和现代习医方法结合起来，中医药学才能得到真正地传承。中医药学是我们珍贵的民族文化遗产，前人为了把这门瑰宝传承下来，四大经典等医学著作多以音韵形式写成。因此，传统的医学教育常以背诵为主，受教育者功底深厚而知识面窄；现代医学教育，学医者知识面宽，但基本功较差，要想使中医药学真正得到传承，必须把传统的习医方法和现代医学教育有机地结合起来，才能培育出新型的中医人才。

二、博学笃志是中医成才的必由之路。《内经》中把医者分为上工、中工、下工三个层次，学习中医读一读汤头歌、四百味、脉诀、医宗金鉴可以行医，属于下工，临床上只能诊治一些小病或单纯性疾病，对复杂证候则辨析不清，束手无策。唐朝医学大家孙思邈对名医所具备的条件在《千金要方•大医习业》中作了明确的界定，“凡欲为大医，必须谙《素问》《甲乙》《黄帝针经》、明堂流注、十二经脉、三部九候、五脏六腑、表里孔穴、本草药对、张仲景、王叔和……。若不尔者，如无目夜游，动致颠殒”，说明只有精通经典理论和具有渊博的知识及丰富的实践经验方能成为中医的大家。

三、衷中参西是中医学的发展方向。当今世界西医学发展迅速，而西医各大医院检查设备齐全。如果中医能按着自身固有的医疗体系，遵循辨证论治的治疗原则，掌握一些现代医学知识，或借助于有关理化检查，对诊治疾病极其有利。中医固守言其“纯”不符现实.衷中参西，必以中为本，参照西医，丰富诊疗知识，提高医疗水平。

四、端正医风，树立良好的中医形象。中医是一门科学，从事中医工作的人必须要用科学头脑、科学态度处理有关问题，不可“巧言乱德”（孔子语）。就脉诊而言，该诊法为四诊之一，所得的脉象，与其它诊法相和，对判断疾病的位置、病变的性质，有一定参考价值，但绝不能以独取“寸口”故弄玄虚，信口开河，给中医造成不良的影响，《素问•征四失论》以医者“四种过失”对此加以批评，原文指出：“诊病不问其始，卒持寸口，何病能中，妄言作名，为粗所穷”，值得我们重视。

五、构建和谐的医患关系，真正为病人解除疾苦。《素问•汤液醪醴论》指出：“病为本，工为标，标本不得，邪气不服。”临床上病人不相信医生或持有抵触情绪，医生又不耐心地给病人医治，疾病难除。只有医者体贴关心病人，而病人又要尊重和信赖医生，双方配合才能把病治好。

杨才德

名人小传

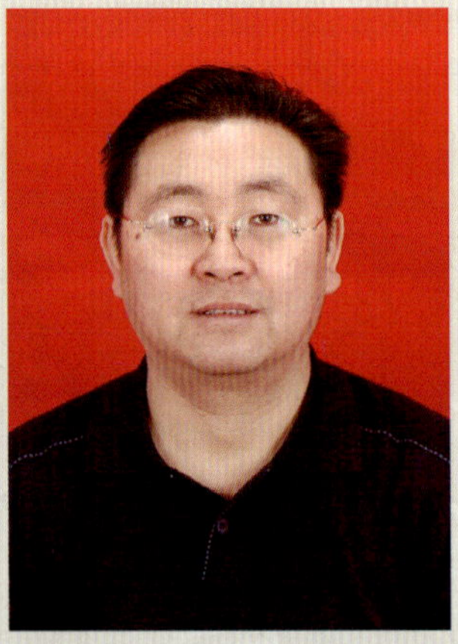

杨才德，男，1969年3月出生，甘肃省民勤县人，副主任医师，毕业于甘肃中医学院，研究生学历。现就职于兰州大学第一医院东岗院区，院长助理兼中医疼痛康复科主任。

中华中医药学会疼痛学分会委员、中华中医药学会亚健康分会委员、中华中医药学会针刀医学专业委员会理事、世中联针刀医学专业委员会理事、中华传统医学会埋线医学专业委员会常务理事、甘肃省针灸学会副秘书长、甘肃省针灸学会穴位注射埋线专业委员会主任委员、甘肃省针灸学会微创针刀专业委员会常务副主委兼秘书长、甘肃省中医药学会针刀医学专业委员会副秘书长、兰州市中医药学会副会长。

2008年获得兰州市科协第十三届学会先进工作者称号；2010年获得全国针刀医学“最具发展力大奖”； 2011年获得中华传统医学会埋线医学专业委员会“优秀会员”称号；2011年获得全国“埋线医学专家”称号。个人业绩被世界针灸学会联合会《针行天下——全球针灸风采录》收录入“人物篇”， 代表甘肃省医疗界，在2010年国际针法灸法技术演示大会上演示了“穴位埋线技术”。获得广泛好评，同年10月，牵头创建了甘肃省针灸学会穴位注射埋线专业委员会。

学术经验

1、针刀配合穴位注射治疗椎动脉型颈椎病

椎动脉型颈椎病是指椎动脉的颅外段受颈部病变的影响导致血流障碍引起的眩晕综合征，又称椎动脉压迫综合征、椎动脉缺血综合征、颈后交感神经综合征。

穴位注射疗法是以中西医理论为指导，依据穴位作用和药物性能，在穴位内注入药物以防治疾病的方法 。穴位注射旨在利用针、药、穴的协同作用。

针刀疗法是将针灸的“针”和西医外科的“刀”融为一体的治疗方法，一方面可以利用“针”的作用刺激局部穴位、疏通气血，调节局部阴阳平衡，达到通则不痛之目的；另一方面，又可发挥外科手术“刀”的作用，将粘连松解、压迫解除，恢复组织功能。

穴位注射配合针刀治疗椎动脉型颈椎病，既能针对病因治疗，又能改善其病理改变，恢复颈椎管内外的力学平衡，纠正骨关节的轻微移位，解除对神经、血管的刺激和压迫 ，恢复骨关节的稳定性，消除对椎动脉的刺激或压迫，促进局部病变修复，使椎基底动脉供血得到适度改善，从而消除临床症状、恢复正常的生理功能。

穴位注射液以2%利多卡因注射液、复方当归注射液、维生素B12注射液、曲安奈德注射液按一定比例混合备用。穴位注射：皮肤常规消毒，戴手套，铺无菌巾，在定点部位触清骨点或阳性点，用手指压住，穿刺针直达穴位、病灶或骨面，同时回吸，无回血后退出式注入配制好的穴位注射药液。

针刀操作：阳性点，选择性进行治疗，刀口线与躯干纵轴平行，刀体与皮面垂直，快速刺人皮肤，直达病灶或骨面，刀下有松动感后出刀；头后大直肌与头上斜肌止点，刀口线与躯干纵轴平行，刀体与皮面垂直，快速刺人皮肤，直达枕骨骨面，切开头后大直肌与头上斜肌的肌腱2～4刀，刀下有松动感后出刀；头后大直肌与头下斜肌起点，刀口线与头后大直肌平行，刀体与皮面垂直，快速刺人皮肤，直达第二颈椎骨面，调整刀锋达棘突侧缘骨面，行纵行疏通、横行剥离，刀下有松动感后出刀。针眼压迫止血，用创可贴贴覆即可。注意颈部保暖和制动。3次为1个疗程，每次一般间隔5 d。（详情可见《世界中西医结合杂志》2012年10期）

2、埋线治疗慢性疲劳综合征

埋线疗法是根据针灸学理论与现代物理学相

结合的产物，是集针刺、放血、埋针、穴位多种方法为一体的复合性治疗，它通过针具与羊肠线在穴位内产生的生理物理作用和生物化学变化，将其刺激信息和能量经经络传人体内，以达“疏其气血、令其条达”的治疗目的。

取穴：主穴取足三里、三阴交、关元、百会、印堂、膻中、气海、血海、膈俞。随证配穴：脾气不足型加中脘；肝气郁结型加风池、合谷、太冲；心血不足型加神门，兼心阴虚者用阴郄代替神门；肾气不足型加气海、太溪；痰浊内阻型加丰隆，兼痰热者加内庭，兼风热未清者加曲池、合谷。

操作方法：常规消毒穴位局部皮肤。用9号注射针针头作套管，0.35mm×50 mm的毫针剪去针尖作针芯，镊取一段约1～2 cm长已消毒的00号羊肠线，放置在针头的前端，后接针芯，左手拇食指绷紧或捏起进针部位皮肤，右手持针，刺入到所需的深度；当出现针感后，边推针芯，边退针管，将羊肠线埋植在穴位的皮下组织或肌层内，针孔处覆盖创可贴。3次为一疗程，每次一般间隔15～20日。（详情可见《中国针灸》2007年11期）

主要成果

发表论文：国家和省部级杂志15篇，《埋线治疗慢性疲劳综合征81例》2008年被兰州市科学技术协会评为“兰州市自然科学优秀学术论文一等奖”；《针刀配合腰椎夹脊治疗第三腰椎横突综合症》获得“兰州市自然科学优秀学术论文二等奖”。《平刃针埋线法治疗神经根型颈椎病疗效观察》获得甘肃省中医药学会2012年度学术年会优秀论文三等奖。

完成科研6项：其中获奖3项，1项获得甘肃省中医药皇甫谧科技进步三等奖；牵头负责完成的科研《穴位注线法对慢性疲劳综合征疗效的临床研究》2008年获得中国金属学会冶金医学科技进步三等奖。《微创穴位埋线治疗心悸的临床观察》2012年获得庆阳市科技进步二等奖。

主持在研甘肃省卫生厅项目《针刀枢椎棘突松解术对椎动脉型颈椎病疗效评价》，《“三风穴”为主埋线治疗慢性荨麻疹临床研究及对IgE水平的影响》。

学术会议：A、参加国际性学术会议等40余次，发言交流20余次。B、2009年成功承办甘肃省中医药学会针刀医学专业委员会学术年会。C、2011年成功举办甘肃省针灸学会穴位注射埋线专业委员会学术年会、甘肃省穴位埋线与穴位注射培训班。D、2012年举办了首届中国西部穴位埋线学术交流大会，同时举办了全国“针刀医学与穴位埋线技术培训班”。

基地建设：成功创建“甘肃省中医药学会针刀医学临床示范基地”、成功创建“甘肃省穴位埋线临床示范基地”。

出版专著3部：《微创穴位埋线实用技术》副主编，《微创埋线美容技术》副主编，参编中国中医药出版社《针灸临床治疗精粹》丛书之《针灸治疗前列腺炎》、《把健康握在手中》等。以上均由中国中医药出版社出版。

医学感悟

做专业如烹小鲜，慢工出细活。

做学问如同做人，功到自然成！

张　林

名人小传

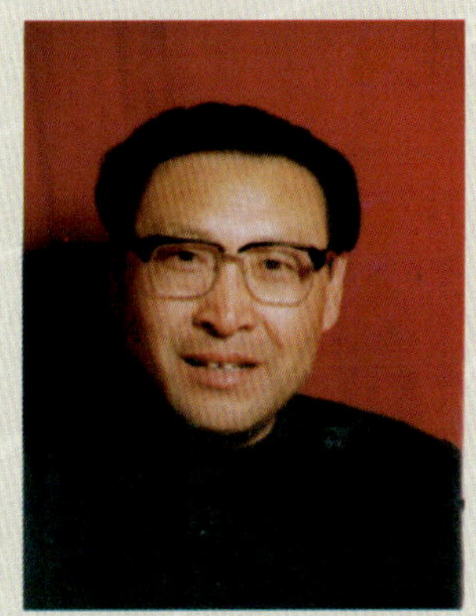

张林，男，1941年9月生，吉林省洮南市人，中共党员。1958年9月考入长春中医药大学，1963年毕业后，曾在洮南市中医院、卫校、万宝医院等单位任中医师、教师并主管医教业务。1976年以来任白城中心医院主治医师、副主任医师、主任医师、中医科主任、党支部书记；并任原白城医学高等专科学校、长春中医学院兼职教师。1995年被评定为白城市及吉林省名中医。1997年被二部一局确定为全国老中医药专家学术经验继承指导老师并任长春中医药大学客座教授。曾任世界华人交流协会常务理事，省中医药学会常务理事、省中医老年医学专委会副主任，白城市政协委员、市科协委员、市中医学会副理事长兼秘书长等职。2001年退休后任白城激光妇产医院名誉院长。2005年创办白城市洮北区张林诊所任所长。2010年11月受聘为长春中医药大学附属医院特聘教授专家。除从事专家门诊的医疗工作外，还担任临床传承带教、科教创新以及ICO病房的医疗抢救工作。

由于对中医药事业的孜孜以求，无私奉献，他曾多次获省、市科技先进工作者、科普创作积极分子奖。1995年荣获吉林省“有突出贡献的中青年专业技术人才”称号，2001年获二部一局“为培养中医药人才做出贡献”奖和省中医药学会“贡献奖”。近年还获全市优秀老科技工作者，“吉林省老科协农村科技致富工程优秀组织工作者”，“全国基层优秀名中医”等奖。特别是2012年他还荣获“吉林省老科协‘二次创业，银龄行动’优秀老专家”、“吉林省老干部先锋岗”等荣誉称号。

由于他对中医药事业的酷爱和努力工作，所以各级学术团体和领导机构现在仍推选和聘任他为中华中医药学会科普专委会委员顾问、民间传统诊疗技术与验方整理研究分会副主任，中国名医疑难病研究所特邀研究员，省中医药学会顾问、科普专委会顾问、肝脾胃病专委会名誉主任，省民营中医医疗机构协会副会长，白城市科协委员、市老科协副会长、中医药专委会主任、经济开发区幸福街道老科协会长、市中医学会名誉理事长，长春中医药大学附属医院特聘教授、专家等职。

他建议及早创办一个从儿童少年抓起，兼取两长，实施本硕博连读，把传统师承教育与现代院校教育结合起来，以平时学习成绩决定升学、毕业、就业的金字塔式的培养适应现在和今后社会对中医的医疗和发展两个需求的各级新型中医人才的中华特色医校。

学术经验

1、治冬令瘙痒

张林认为本病多因禀赋不足，气血亏虚， 或年迈体弱，营卫失和，肌肤失荣，总言为虚。 故内因为正虚。其外因多属素嗜烟酒， 辛辣肥甘，湿热内蕴；或因异物毒瘀伤营阻络；更有起居不慎，衣着不适，劳汗当风，坐卧潮湿； 或感六淫之外邪侵及营血、肌肤。更因肺主皮毛， 肌肤受邪， 肺气不宣， 腠理不密，风血燥热而致其瘙痒。本病症虽在肌肤，却与肺及大肠经气不疏，营血失和有关，按“治风先治血，血活风自灭”，“风消痒自除”之理，立以活血和营，宣肺疏风，润燥解毒止痒之法；并本着“异病同治”的原则，以活血疏风汤辨证化裁，组治痒主方而调之。

治痒主方：当归20g，川芎15g，赤芍15g，红花15g，麻黄10g，桂枝15g，荆芥15g，苍术15g，黄芩10g，防风25g，羌活20g，蝉蜕10g，地肤子25g，苦参25g，胡麻仁10g，白鲜皮20g，甘草5g。每日1剂，水煎服。

可将药渣用纱布包成数包，趁热擦洗或热敷患处。

服药期间忌食辛辣、生冷、鱼虾海鲜、酒类及刺激性较强的食物。

辨证加减：上肢痒重者加浮萍、桑枝；下肢加木瓜、川牛膝；头项加白芷、白蒺藜、独活；胸背腹躯干痒重者加桔梗、葛根； 皮肤粗糙脱皮、色素沉着者加丹参、桃仁、蛇蜕； 流血渗液痒疮者加金银花、蒲公英；大便秘结者加杏仁、大黄； 阴囊、肛门、女阴痒重加蛇床子、土茯苓， 重用苦参、地肤子；气血不足者加黄芪、党参、丹参。

2、治精索静脉曲张

精索静脉曲张多发于青壮年，大多在左侧；初起阴囊及患侧腹股沟坠胀不适， 睾丸及少腹抽痛，活动、劳累及行房后加重， 卧则减轻；逐渐阴囊肿大，可见精索蔓状静脉丛扩张、弯曲、伸长，并可触扪到蚯蚓状曲张性静脉团，无压痛，无波动，可压缩， 平卧后曲张的静脉缩小、消失。病久或甚者，常伴有神经衰弱以及头晕、神疲、乏力、畏寒肢冷、阳痿、早泄、阴囊潮湿等，面暗少泽，舌淡，苔白腻，脉沉弦细。

治疗方法：内服自拟鸡血藤汤：鸡血藤25g，红花15g，肉桂10g，小茴香10g，乌药15g，当归20g，丹参25g，仙灵脾20g，菟丝子20g，香附15g，赤芍15g，橘核10g，川楝子10g。每日1剂，水煎服。

忌食辛辣、生冷油腻、酒及刺激性强的物品。辨证加减：体虚阴囊肿坠重者，加黄芪、升麻；睾丸、阴囊肿痛重者，加元胡；阳痿、早泄、神疲乏力重者，加淫阳藿叶、桑椹、枸杞子。

椒艾已香汤外敷：川椒5g，艾叶15g，，防己20g，木香10g。每日1剂，将其兑入煎好的内服药渣内，用沙布包成2包，，加水适量，再煎数滚，趁热轮换外敷患处半小时左右，每日1～2次。

3、治肝硬化腹水

肝硬化腹水相当于中医学的臌胀、蜘蛛臌、单腹胀、肝水等病症。张林教授拟加减人参鳖甲汤调治。

加减人参鳖甲汤的基本方：炒白术30g，茵陈25g，白参20g，泽泻15g，赤茯苓15g，赤芍15g，当归15g，川芎10g，柴胡10g，蝼蛄10g，猪苓10g，鳖甲10g，丹皮10g，甘草5g。1日1剂。将鳖甲捣碎，加水适量先煎半小时，再兑入其他药，慢火煎2次，剩药液300ml分2～3次空腹温服。忌食辛辣、酒、醋、肥腻油炸、生冷之品，切忌房事、过劳、恼怒、吸烟及不良刺激等。

主要成果

主持和参加省市级科研5项，其中“莱菔子降压片治疗高血压病临床疗效观察”，获卫生部重大医药卫生科技成果乙级奖。

主编及参编出版《金匮证治心法》、《简明中医内科手册》等医著。

发表“补中益气汤治疗阳虚外感”、“补中益气汤辨证治疗肝胆脾胃病的验案举隅”等学术论文62篇；“食药兼用蒲公英”、“萝卜佳蔬更治病”等科普文章310多篇。

学生弟子布满省内外并已成为各单位的骨干。

医学感悟

张林说：“我是传统学徒4年出师后，又考入长春中医药大学（医疗系本科5年制），中西医全学过的医生。一辈子用中西两法诊治疾病，真的救活不少人”。他认为钱学森说的很对：“医学的方向是中医现代化，而不存在其他途径”。

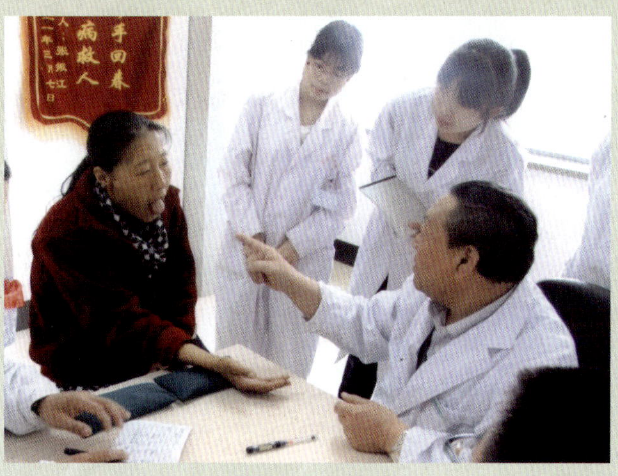

2011年5月，在受聘长春中医药大学附属医院特聘教授、专家期间，临床中向学子们传授四诊合参的经验。

赵　原

名人小传

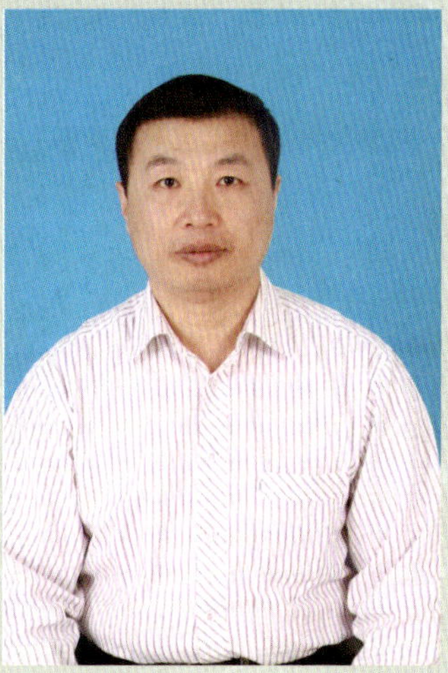

赵原，男，现年43岁，主任医师。现任山东省潍坊市赵原中医诊所所长，中华医药实用新技术岗位职业标准修订工作专家，中华中医药学会肿瘤分会委员，山东省潍坊市中医药学会委员。

赵原毕业于辽宁省中医药大学，1996年取得医师资格，1999年取得国家执业医师资格，2012年取得主任医师资格。赵原出身于医学世家，先祖赵壁，曾为清代皇宫太医院供职御医，留世有秘传手抄本手卷，

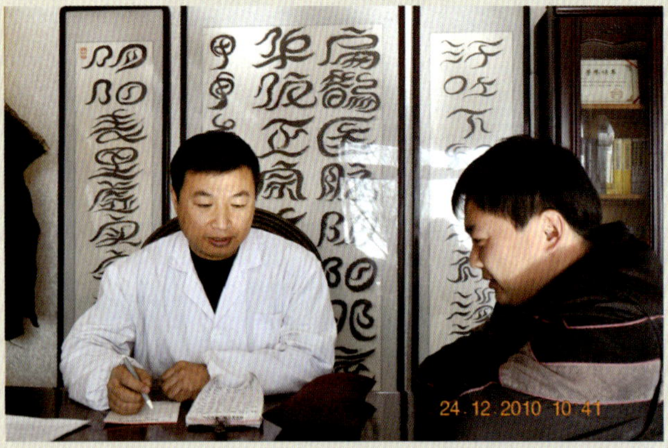

六册十二卷“赵氏家传针灸”秘笈。

赵原自幼聪敏好学，对医道有着与生俱来的悟性，少逢慈母重病，群医束手。乃发奋学医，刻苦研习家学，治愈母病，从此走上了行医之路。并先后有缘师从清代宫廷御医传人李秀岩、王儒泉名医门下修道学医，朝夕研习参悟，尽得业师真传，彻悟医道神髓。

学术经验

赵原从8岁起学医同时习武，16岁开始诊脉治病，27岁就已正式悬壶济世，治病救人，愈人无数，声名远播。赵原先后在辽宁、山东等地济世行医，在数十年的研医生涯中积累了大量宝贵临床实践经验。赵原对传统中医药经典及古今中草药学有着多年的应用研究，擅长治疗无菌性股骨头坏死、风湿性关节炎、类风湿性关节炎、病毒性乙型肝炎、帕金森氏病、脑积水、腰椎间盘突出症、颈椎病、心脏病、高血压、乳腺增生、卵巢囊肿、顽固性失眠、顽固性神经性头疼、各种胃炎、胃溃疡、慢性结肠炎、再生障碍性贫血、白血病、过敏性支气管哮喘、痛经、不孕症、慢性咽炎、过敏性鼻炎等多种疑难杂症。

主要成果

在这些年中，鉴于赵原在中医药学领域和武术界所做的显著成绩，于 2007年在北京荣获“中国名医”称号，2008年奥运会入编《中华武术名家名校通鉴》，2010年入编《中国中医名医名科名院品牌博览》大型史册，荣获“中国中医名医”称号，2011年接受《中国报道》独家专访，2012年做客央视华人频道《华人会客厅》录制华人名医专访节目。

医学感悟

赵原将救死扶伤、治病救人作为自己人生的追求轨迹，这是他所热衷与喜爱的，并且将中医药学传承发展、发扬光大，这才是真实体现了赵原人生真正的意义与价值，“人间正道是大医，不做良相为良医”，要做一个明医，而不只是名医，这也是赵原内心的声音。

2013

國醫年鑒

GUOYI NIANJIAN

六 中医药传人

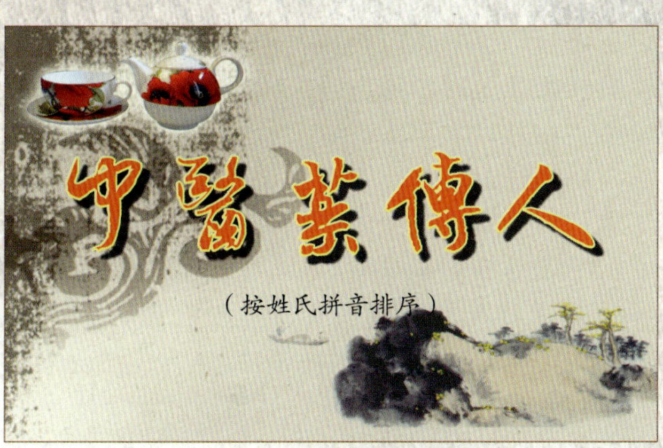

蔡昌晋

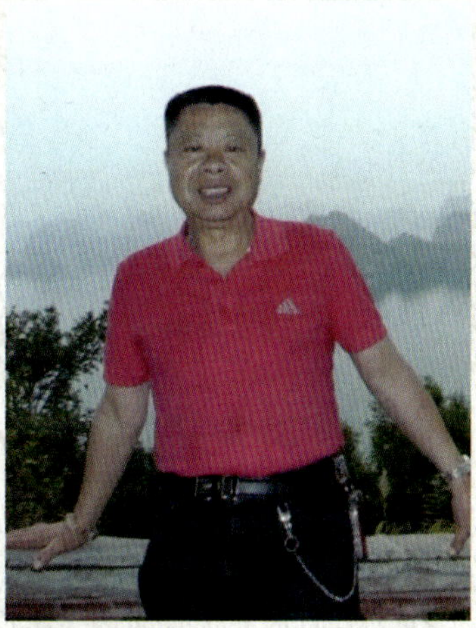

蔡昌晋，男，出生于1945年12月，执业医师。成立了晋康医院并担任院长。

蔡昌晋1963年在成都供电局参加工作。1968年到上海广慈医院、中医学院附属医院做护工，在此期间利用业余时间到针灸科学习针灸。两年后回单位，利用业余时间给同事和邻居免费治疗。1971～1984年先后在山西中医学院自修大学就读，在山西中医学院附属医院和一医院进修学习，主要研习穴位注射，后成为单位的卫生员，将所学用于实践。1985年离开单位，开办个体诊所、医院至今。曾多次代表四川青年联合会参加扶贫救治工作，因工作积极努力而受到表彰，当地媒体予以报道。在40多年的工作中，利用中西医结合（穴位注射加输液的同时配合口服中药）成功治疗很多病案，其中部分病例已随访20年以上，证实有明显的远期疗效，并且有延年益寿、美容的功效，显著改善疑难重症患者的生活质量。

蔡昌晋擅长经络微循环整体疗法。他以中医经络学为基础，以人体五脏（心、肝、脾、肺、肾）对应的穴位和任、督二脉为中心，在这个以经络为通路的微循环系统中选10～20个穴位，注射活血化瘀中药针剂的同时配合静脉输液，用以治疗各种疑难杂症和保健美容，取得较好的效果。

微循环是微动脉与微静脉之间毛细血管中的血液循环，是循环系统中最基层的结构和功能单位。它包括微动脉、微静脉、毛细淋巴管和组织管道内的体液循环。人体每个器官，每个组织细胞均要由微循环提供氧气、养料，传递能量，交流信息，排除二氧化碳及代谢废物。

微循环障碍主要有血液成份的改变，使管腔狭窄，血液流速或减慢或血栓形成，使局部组织缺血缺氧甚至坏死，引起一系列临床症状。健全的微循环功能是保证体内重要脏器执行正常功能的首要前提，医学已证明：人体的衰老，肿瘤的发生，高血压、糖尿病及许多心脑血管等疾病、主要是微循碍环障所致，因此微循环正常与否，是人体是否健康的重要标志。正常情况下，微循环血流量与人体组织、器官代谢水平相适应，使人体内部各器官生理功能得以正常进行。若微循环不通畅，就好像一块秧田的水渠堵塞，禾苗得不到水分就会枯死一样，人体脏器也会因新陈代谢不正常而出现疾病和衰老等。人的毛细血管极细极长，而且其中的血液流速极慢，每秒只能流动0.41毫米。在这么长的血管中，经常有杂质混浊在血液中，如胆固醇、酒精、尼古丁、药物残渣、化学残留物等，它们不但使血管壁变厚，有时经常堵塞血管，造成血液运行不畅。因此，人体如果不注意保健预防，微循环很容易发生障碍，产生淤滞，新陈代谢不能正常进行，轻则造成机体功能退化，严重时就导致疾病的发生。现今的生活方式、饮食、压力、污染等都是造成微循环障碍的主要外部原因。随着年龄的增长，人体的细胞和血液会逐渐衰老，功能也自然随之退化，这是造成微循环障碍的内部原因。微循环发生障碍会使很多人处于亚健康状态。那么微循环障碍会起哪些疾病呢？

当脑的微循环发生障碍，脑部发生供血不

足，脑细胞得不到充足的氧气、养料，代谢产物不能充分顺利排除，会导致头晕、头痛、失眠、多梦、记忆力下降、神经衰弱，重者会发生脑梗塞、中风等症。当心肌微循环发生障碍时：心脏发生微循环障碍，引起心肌供血不足，产生胸闷、心慌、心律不齐、心绞痛等冠心病的症状，甚至发生心肌梗死。呼吸系统发生微循环障碍时，则会发生胸闷、气短、咳嗽、哮喘、支气管炎等。胃是后天之根本，如果胃部微循环发生障碍，就会引起胃的功能紊乱，营养吸收不良，发生胃炎、溃疡病以及其他胃部病变。当肝微循环障碍时会出现腹痛、腹胀、食欲不振等；严重者会出现肝硬化、肝腹水，甚至肝癌的发生。当内分泌系统发生微循环障碍时，可导致各种激素分泌紊乱，引发甲状腺功能亢进、糖尿病、乳腺炎、小叶增生等。当肾循环发生障碍时，导致腰痛、血尿、蛋白尿、肾炎、肾衰、水肿；女性盆腔炎、月经不调；男性前列腺炎、膀胱炎等症状。肌肉、关节微循环障碍，代谢产物堆积，会产生全身肌肉酸痛、麻木、冰冷、四肢微血管堵塞不通，会造成脉管炎、下肢静脉曲张，严重出现跛行，刀割样痛。颈、肩、腰、腿痛退行性病变。有许多妇科病均与微循环有关，如痛经、月经不调、小腹下坠感、附件炎、子宫肌瘤等，都与气血不通、气滞血瘀有关，气滞则痛，血瘀则肿。随着年龄增长，皮肤的微血管减少，供血、供氧不足，表现皮肤营养降低，出现皮肤弹性下降，出现松弛和皱纹、黄褐斑、瘀斑、老年斑、手足麻木、身体上有蚁走感、眼周过早出现鱼尾纹、眼袋等，如果注意面部皮肤保健，均可改善上述情况。

改善微循环有助于身体的强健和疾病的康复，寻求好的改善微循环的方法一直为医学界所重视。蔡昌晋运用穴位注射活血去瘀通经络的中药针剂＋静脉点滴相结合的方法，通过改善机体的微循环实现治病、保健。此法药物沿经络循环直达病变局部，加之穴位注射过程中针刺的机械刺激，穴位的开阖传导药物的药理性能，三者协同的综合效应构成治疗作用。此法不仅普遍适用于内、外、妇、儿、五官、皮肤、神经精神等各科，还可用于肝硬化、肝腹水、急慢性肾炎、股骨头缺血性坏死、骨质增生、抑郁症等多种疑难顽症。

经络是由经脉、络脉及其连属部分构成的，是运行气血联系脏腑和体表及全身各部位的通道。经是主干，深而在里，贯通上下，沟通内外。络是分支，浅而在表，纵横交错，遍布全身，蔡昌晋运用经络循环整体疗法-穴位注射疗法治疗的患者，其中部分病例已随访四十年以上，证实有明确的远期疗效。

蔡氏经络循环整体疗法—穴位注射疗法中，穴位注射疗法是比较重要的一个环节。穴位注射又称“水针”，是相对于原来针灸所采用的“金针”而言，始创于20世纪50年代。由于使用了现代提纯的药物，这种疗法又不同于传统的针灸。药物进入经络，其治疗规律和传统的针灸治疗规律不尽相同。蔡昌晋认为穴位注射对人体的消化、呼吸、循环、泌尿、代谢、免疫系统等均有不同程度的调整作用，且多呈整体、双向调整，如对消化系统的调整作用，主要表现在可解除胃肠平滑肌痉挛，调整消化液分泌，调整胃肠蠕动等方面，当功能亢进时，通过穴位注射使其功能缓解；当功能低下时，通过穴位注射使其功能增强。

穴位注射疗法还有其综合作用优势，表现在（1）即时效应，在进针数分钟及1小时内产生。多为针刺和药物注入对局部刺激而引起；（2）慢效应，可在治疗1小时至数小时内出现，与药物在穴位进行生物化学作用有关；（3）后效应，是在前两个治疗效应基础上调动和恢复患者自身的调节功能而实现。这种初期为机械刺激效应，通过经穴的传导得到即刻效应，中期为药物化学效应及后期的后效应，则使经络穴与活血化瘀药物的综合作用得到发挥。这就必然使穴注后疗效的有效期得到延长，使疾病在这个较长的治疗过程中得到更彻底的治疗。穴位注射时药效的发生与持续，有经穴功能的参与和协调。在这个过程中，经穴和药物的亲和性、归经性、直达性、趋病性、速效性及延长性等特殊功能，促成了穴注的高效和速效，在穴位注射活血化瘀的中药针剂治疗机理中起到了关键作用。相当于把含细菌、病毒，高粘、高脂的血液，通过活血化瘀改造成高氧、高能量、高营养的健康纯净血液；把流速较慢的血液改造成流速较快的血液；把老化呆滞、缺乏活力的血液改造成年轻活化具有活力的血液；如同把黄河水改造成长江水，水流清澈，河道自然通畅。

陈　华

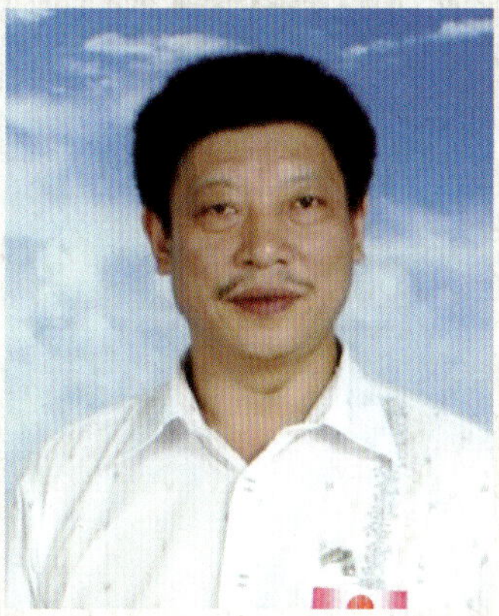

陈华出生于浙江仙居县湫山乡沙地村。少年时弟弟患脑膜炎昏迷，医院表示已经无能为力，后经伯父用草药方子治愈，陈华从此迷上中医中药，拜师学艺还四处搜集民间验方。后来参军入伍，但念念不忘学习中医，热心部队的卫生工作。退伍回地方后，有了些治病经验积累，更加坚定了学医的想法，并自费报读北京中医学院，经过5年系统学习本科毕业。在校期间，他发挥自己具备一定行医经验的特长，多次报名参加学院组织去偏远省份的医疗队。在基层，他感受到中医药的重要作用——不但能有效解决实际问题，还能为患者省下不少钱。由于能理论联系实际，课业优秀，陈华多次被选为课代表，这促使他学习更为认真投入。

陈华1995年开始研究中草药，经常上山挖草药，在缙云仙居浙江本地发现老百姓喜欢喝热茶，爱吃发酵和熏制的食品，同时当地食道癌发病率较高，中药使用率却很低。一方面老百姓饱受疾病的折磨，另一方面，缙云地处山区，这里有着丰富的中草药资源。为了解除病人的痛苦，中医出身的陈华苦读中医典籍，参与编写中草药志。他潜心研制利用当地中草药防治食道癌的方剂，取得了显著的临床疗效。他多次送医送药上门，还不失时机地大力宣传不良饮食习惯与癌症发病的关系，使得当地百姓对健康的生活方式有了初步的认识，对肆虐多年的食道癌也不再一味地惊恐和绝望。

在给患者治病的过程中，看到有些食道梗阻患者水米不进，瘦得连静脉注射都找不到血管，他推广了直肠滴注给药补充营养的方法，使水分及电解质通过大肠吸收，一试验果然奏效。此法在当地推广后，不少患者的病痛减轻了，寿命也得到了延长。

当时为普查食道癌，医务部门要求40岁以上的群众都得到全面体检。为了方便检查和减轻痛苦，陈华想到了中医的脉诊。他为很多群众进行了把脉诊断，他通过中医脉诊，为许多癌症早期和晚期的患者发现了病情。自从得到了这一规律，普查不仅减轻了百姓的痛苦，还节省了人力和物力。

回家乡后，陈华越发觉得中医虽然古老，但直接简便，病人少受罪，于是他深入探讨脉诊与肿瘤的关系，写成了题为“中医中药治肿瘤”的文章，并且在中国妇女报上刊登。

有了较深的脉诊造诣，陈华将其与望诊、舌诊结合，用于判断补液时机，这比单纯按照化验单和千篇一律的治疗流程操作输液，更加有利于患者康复。他总结出：望诊发现舌面津液减少、出现燥苔或发生阴虚舌显示电解质及补液量不足，舌苔厚腻表明水分多了，应调节水液平衡。还有患者舌色由紫色转向淡红，舌

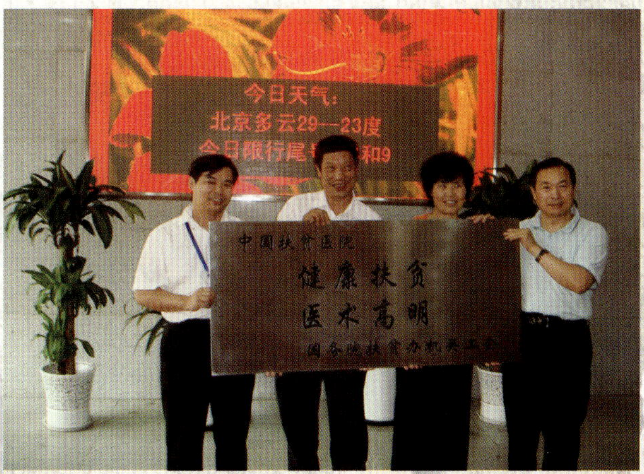

苔由厚转薄或由无苔转向薄舌苔，说明疾病正在朝好的方向发展，以此丰富了中医四诊在临床上的应用。

他展开调查研究，总结50多例无痛已终的肝癌患者，曾服中药的数量明显高于重度疼痛的150例患者，他还分析了1000多例扶正固本方药治疗消化道肿瘤副反应的情况，从而摸索出不少减轻放化疗毒副作用反应的中医治疗方法和饮食保健方法。

丽水地区的韩女士患了晚期肝癌，陈华对症开了中药，她服用了半个月后，病情明显得到了控制，从开始服用中药到现在已经有六七年了，还能干一些农活，其寿命奇迹般地得到了延长。这样的例子有很多。

凭借多年的学养积累，陈华不但研发了消肿瘤散治疗恶性肿瘤所致喉返神经麻痹，还重金购置细胞培养仪器，观察不同中药对癌细胞的影响，从2千多种中药里筛选出20多种抗癌效果最明显的。近年来，他把中草药内服外用相结合作为主攻方向之一，因为“药物透皮吸收直达病所，不受口服及注射给药途径的限制，又避免了消化道的灭活作用”。他以天竹、野天参等制成肿瘤散，使一些中晚期癌症患者的便秘、发热、咯血和腹泻等症状得到了缓解。取得了良好的效果。英国最大一家临终关怀医院的院长来参观时，见到一位垂危的癌症患者安详地躺在病床上，上前问道：“你有什么痛苦吗？”患者平静地摇摇头，这位专家不禁赞叹道：“我做不到这点。我们对临终患者只能祈祷，在缓解痛苦方面你们是世界一流水平。”2011年3月18号，《浙江日报》发表了“感动浙江”的报道，文章记录了陈华医师“妙手仁心系寒门”，免费为部分看不起病的肿瘤患者治疗的感人事迹。

在北京中医学院求学期间，陈华曾应家乡委员之邀为两会代表治病，由于治好了某代表的多年顽疾，口口相传，后续又有两会代表邀请治病，得到广泛好评，并获得多位代表的题词鼓励。

陈伙荣

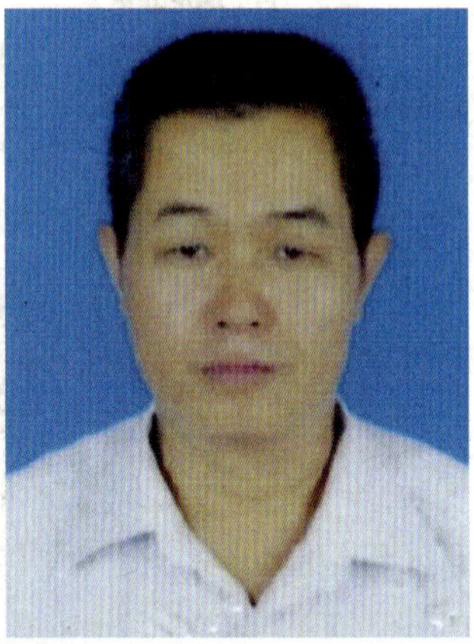

陈伙荣，副主任医师，中国医促会全国名医理事会常务理事，中华医学会肿瘤分会委员。投身于医药工作20多年来，秉着对中医药的刻苦钻研，不断创新，先后研制发明了能彻底快速治愈风湿骨痛的“治疗风湿、跌打损伤的外用药膏（专利号：2006101572910）”，“治疗糖尿病的中成药及其加工方法（专利号：200810216903.8）”以及能彻底根治高血压、高血脂的“治疗高血压药及其制备方法（专利号：200910038950.2）”等专利项目，为不少患者解除了痛苦。并总结多年的用医用药经验，在2010年编写了《中医实用治病手册》。书共分4册，以科分卷，内容丰富。集中药、针灸、按摩、气功、拔罐、熏洗、热熨、捏脊、发泡等180多种临床的治疗成果和经验，按其疗效，进行归类，去粗取精，一病多方，一症多治，同病异方，异病同方加以治疗，使内科疾病、科分卷疾病、骨伤科疾病、妇产科疾病，儿科疾病、肿瘤科疾病等得到快速有效的治疗。

发明专利名称治疗风湿、跌打损伤的外用药膏，商品名为“雷速贴—静电理疗贴”。主要用于骨伤后遗症、骨关节炎、腰背肌劳损、跌打损伤引起的疼痛；肩周炎、颈椎病、腰椎间盘突出引起的疼痛、麻木；风湿性关节炎、类风湿性关节炎、骨质增生、坐骨神经痛引起的酸沉、疼痛等，对癌肿瘤也有治疗功效。下面列举几个病例：

病例1：陈XX，广东省罗定市人，2011年5月，经罗定市中医院检查发现晚期肺癌。2011年9月1日，患者疼痛难忍求治。首先开了中药给他吃，无法止痛。于是建议他贴用雷速贴静电理疗贴，贴了半小时后，患者告知疼痛开始减轻了，一小时后完全不痛了。连续贴了4天后发现癌肿瘤较之前变软了，且缩小了。

病例2：王XX，广东省肇庆市人。患癌症一年多，疼痛难忍，打止痛针和服用止痛药也止不了痛。2012年3月经朋友介绍找到陈伙荣医师。做检查时发现，癌肿瘤已经扩散到了乳腺、背部淋巴等。给他用了雷速贴静电理疗贴，结果贴了雷速贴之后，没再痛过。同年5月底，回到医院做检查，发现癌肿瘤部位变小了。

2012年7月20日在深圳召开的2012年中华医学会肿瘤分会年会上，陈伙荣大夫认识了湖南省怀化市的一位肖姓肿瘤专家，说及自己患有颈椎病，陈大夫送了一盒雷速贴静电理疗贴给他用，并介绍了雷速贴静电理疗贴的疗效。几天后他打电话告知：膏贴非常见效。

2011年陈伙荣先生在广东肇庆成立了德沐医药科技有限公司，集医药、食品、保健品研究于一体，先后研究开发了雷速贴—静电理疗贴、德沐抑菌膏、赵佗饮茶叶等多种产品。

陈民桂

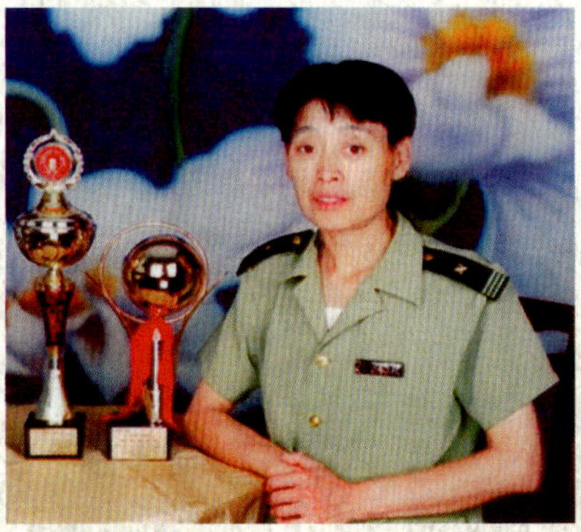

陈民桂，女，1948年出生，辽宁省瓦房店监狱医院中医科医师。二级警督，国家公务员主任科员。现北京陈民桂中医诊所负责人。14岁开始学医，至今行医51年。由辽宁瓦房店市监狱医院送往辽宁省中医院在瓦房店市镇医院办的中医中药临床医学中专班学习，后又送大连市卫生局委托瓦房店市中医院办的中医骨伤、软伤、针灸、按摩大专班学习，1980年全国考试普针灸医士，1988年普针灸医师。擅长推拿按摩，经过几十年的经验积累和不断学习钻研，形成了富有个人特色的按摩技术和方法，主要有：（1）体内体外整形按摩（适用于脑瘫儿角弓反张，哈腰抬不起脏器移位）。（2）阴道盆腔二指肛肠中指诊断及治疗方法（适用于瘫痪蹲不下，瘸。子宫横斜顶出腰间盘，乙状结肠下降顶拉出腰间盘，盆腔肛肠筋包结瘤垫挤顶压磨股骨头引发坏死）。（3）手纸胶布扶位固定组合件（用于脑瘫肢残和脊柱大弯斜、X型腿和O型腿、髌骨外移、脚内外翻足、厥歪臀等几十种形体不正，以及正常人骨移错位整形扶位固定用）。

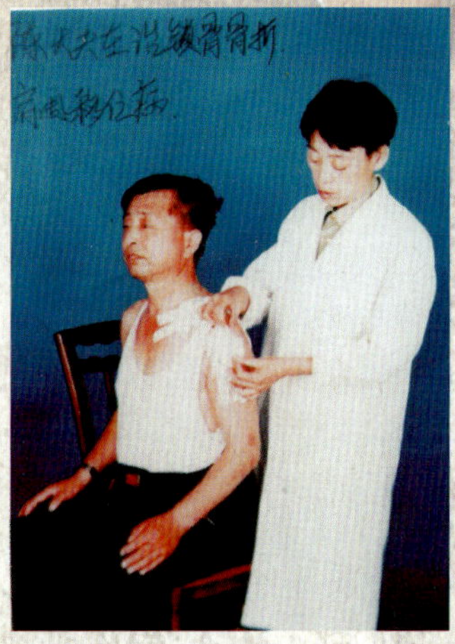

为了提高临床疗效，还发明两项实用专利。（1）骶结节骶棘韧带病治疗液。证书号99745号。药液由3～8%的水、10～30%的酒精、4～12%的碘酊和50～70%的香油混合配制成。该药液用棉球为载体，放入肛内骶结节韧带或骶棘韧带病灶处，进行上药，配以按摩，对治疗骶结节韧带和骶棘韧带疾病有明显疗效，另外对治疗前列腺增生和子宫后倾引起的疾病也有良好的疗效。对残疾人也有治疗方面的辅助作用。（2）治疗各骨及关节错位移位病，用卫生纸胶布组合件。证书号129653号。由一个或多个纸卷和一个或多个医用不干胶布带组成。不干胶布带中部分别与纸卷粘结在一起，不干胶布带没与纸卷粘结部分扣合并粘结在一起。本发明可广泛应用于治疗人体及动物的各关节、骨、颈椎等，错位或移位扶正后的定位用，以替代石膏夹板和小夹板，可在各医疗单位推广使用。本发明结构简单、使用方便、定位牢固、不影响血液循环，有利于创伤的恢复和愈合。两项发明专利均有相关论文参加学术会议交流，并被收入论文集。1981年开始，根据自己的治疗经验整理编写“陈民桂新五法”专著。专著的第一部分内部教材，陈民桂为了方便学生记住症状和治疗方法。每法均编了歌赋。现将歌赋部分介绍给大家，希望同道能有所鉴借。

“陈民桂新五法”适应症及治疗方法：

睑垂眉板玻璃花，上翻斜眨对眼睛，瞪眉左右转眼珠，脑梗栓瘫点摇头，紧鼻夹眼嘎巴嘴，自医按摩穴揉耳。

口眼歪斜先正骨，上药拨穴口寻肿，结巴语蹙脸抽动，人中迎香八窦揉，廉泉耳下正喉节，呲鼻鼓耳七窍通，泪囊管通眼不花，摇头点头脑窍灵。

耳背聋响胸锁肌，下关耳根鼻鼓耳，嘎巴嘴活外耳道，振膜鼓室通声音，颈椎移硬短歪脖，胸锁乳突肌按摩，椎韧增窄骨凹凸，轻拨自对低仰转，望天上下自牵引，开缝筋活骨能活，肱骨移位肩周炎，一星主四和摇肩，斜肩胸椎移错位，抖肩揉抓纸柱胶，上下肢肌短硬缩，痹炎结垫聚应分，痉挛肌肉增厚包，上药按摩手法轻。

脑瘫屈肘先跳舞，拐筐手按床上滚，屈腿摇腿30度，蹬跟指张抓顿跟，臀疼腿疼骶上翻，厥歪臀加向前进，内外韧根阳陵泉，扒拨到脚麻疼好，手脚肿疼要划地，地磁感应互相通，风寒湿痹骨坏死，罗圈瘸踮内外八，内翻外翻脚背高，髂胫束硬髌外移，腿麻不蹲滑囊炎，摇腿蹬跟轻要记，气行血行脚法揉，皮筋肌骨四层分，前庭前列腺窄硬，增生尿频包便秘，芦荟牙膏淋巴包，中心腺包不能尿，尺骨前髁二缠筋，脚揉髁肚力要轻。

竖拇指是关节移，关节扭转手脚同，又拉舟骨手心凹，揉正手纸和胶布，天枢穴硬腿不抬，乙状结粘前庭列，粘连宫肠炎盆腔，重板结硬挤心脏，呼吸困难脉搏少，合外内痔淋筋瘤，肛诊分离轻弹抖，一次手套药操作，溃疡麻面只上药，轻分上药防出血。

尿频闭揉八髎穴，便秘加轻揉长强，腰大肌硬肾盂区，摸似大包摩要轻，胃口硬缩顶心肋，瘀阻呼吸慢脉搏，横揉竖揉扣转圈，手纸胶布贴翻肋，脂肪垫和假骨硬，肛内肉上长硬骨，淋巴聚包筋膜包，筋结韧结肛皮结，肛内韧带弓弦缩，炎包块软瘢痕硬，阴道棍和肛门棍，弹筋包聚慢揉分。脚揉肚和蹭蹭颠，疼重踝下贴纸块。

眼球凹瘪别手术，揉穴上药能复出，腰间盘出别手术，指推纸挡胶布固，肱骨脱臼摇伸归，手纸胶布来固定，股骨头坏死扭转，不动局部远处按。

芦荟牙膏肛内外，还原细胞痛炎消，冻结膝和罗圈腿，摩三摇三必须停，窄粘硬重不急开，急里内裂出血肿，臀疼内外芦荟膏，骨络神经血器官，治此连彼整体观，闭嘴七窍都半堵，微笑唾液养体颜。

典型案例

1、郑××，女，6岁。头角弓反张，因喉节颌下筋膜类包结淋巴太多太硬顶得头只能往后反张，动不了其它方向。日久颈椎插入气管硬堵气管呼吸困难，饮食困难。产伤脑缺氧医生叫扔掉，家人不舍。不会自动。看似发软，但一动就发硬。双上下肢扭曲不伸，双手脚向后外翻重度。用陈五法头角弓反张，基本治愈，双上下肢，双手基本恢复正常解剖位。会站迈小步走，正在保持效果性治疗和训练走路。

2、于××，某医院诊：右腿股骨头坏死，本人不同意手术换股骨头。用手搬右腿走路，右腿发软不会迈步，右后厥臀，阴道盆腔指诊：盆腔筋膜包结节多个，缠降子宫底，致子宫横斜顶拉降乙状结肠增厚，和直肠压扁成圈垫，硬挤顶压磨股骨头致坏死。骶结节韧带上筋膜炎包结垫缠绕。直堵坐骨大孔血液神经都通不过去，股骨头整腿失养致腿软不会抬腿迈步。做阴道盆腔肛诊分离术10天5次腿会走路了。

没治股骨头坏死症好了一半，说明筋膜炎包结瘤垫骶棘骶结节韧带病，子宫位置不正是股骨头坏死很重要的原因。陈五法继续治疗近20次治愈。

数十年行医，体会到这是个特殊的职业，既需要技术，更需要善良正直的心。医生的微笑安慰人，契机的良言能救人，精湛的技术能活人，正行的良心生存人。

陈清洁

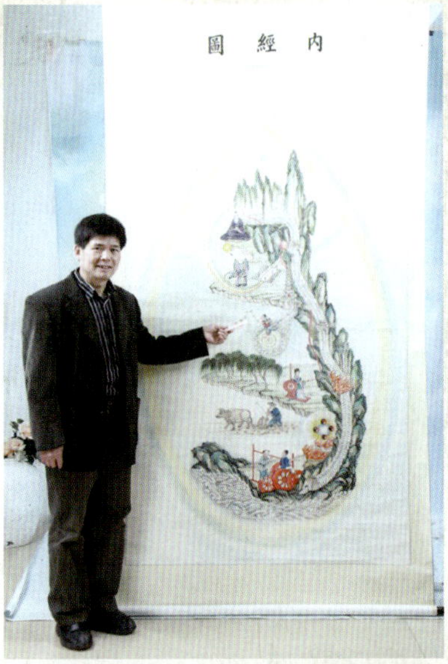

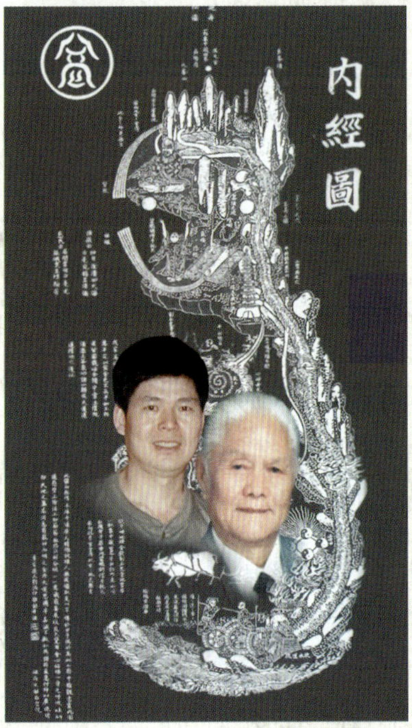

陈清洁，男，1959年7月生，福建省厦门市同安人，国家公务员。海峡两岸文化协会《内经图》医学文化研究院常务院长兼学术部主任；世界自然医学组织执行局委员，北京景藏健康研究院中医真气运行学科带头人，北京市道教协会道教文化研究会委员，天津市抗衰老协会自然疗法分会《内经图》实修实证指导老师。曾被北京大学“中国国情研究中心”聘为中医真气运行研究专家。其论文“真气运行的核心——注意呼气”一文被编入《首届全国民间名中医经验交流论文集》和《李少波教授百岁华诞暨中医真气运行国际学术研讨会论文集》；“〈内经图〉真气运行治未病”一文获首届全国民间中医医药科学发展大会十佳论文奖。

陈清洁自1992年积劳成疾，中、西医药少效后，幸得《内经图》和中医真气运行学说，自学自练自养，重新获得了健康，从此立志弘扬传统中医文化，医己医人，坚持义务为乡村父老传授真法，这一坚持就是二十年。2009年以来，先后在全国多所院校和相关学会教授《内经图》全真导引摄生实践课程。2011年在他的发起下，成立了“海峡两岸文化协会《内经图》医学文化研究院”，为两岸四地专家学者对《内经图》医学文化的研究、开发、利用、非遗保护和活态传承，搭建了一个互相交流学习的平台。

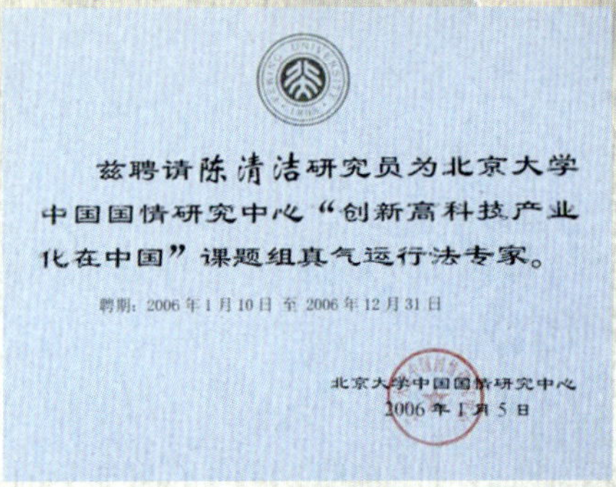
兹聘请陈清洁研究员为北京大学中国国情研究中心“创新高科技产业化在中国”课题组真气运行法专家。

聘期：2006年1月10日 至 2006年12月31日

北京大学中国国情研究中心

2006年1月5日

《内经图》，又名延寿仙图，亦名《内景图》。藏于中国中医科学院中国医史博物馆的为清代彩色纸版本，是最成熟的一张人体内炼“全真导引”摄生指导说明书；藏于北京白云观的黑白拓本，也是清代的产物，是一个叫“素云道人”（俗名：刘诚印）传出来的，木刻版已毁，石刻版是近期观内所刻，其文字内容与彩色版相比有些更改，但素云道人更进一步点明了内炼“全真导引”而能祛病、健身、长寿、无疾而终的要旨；武当山版本和“明善书局”版本内容与上述二版相近。

《内经图》为人体侧面内视图，是人体高度静态下经络气血运行、脏腑功能活动和精、气、神运化规律的图解。百岁著名养生泰斗、中医学家李少波教授解释说，“《内经图》是丢失的《黄帝内经·素问》第七·一章的配图，今世《内经》诸

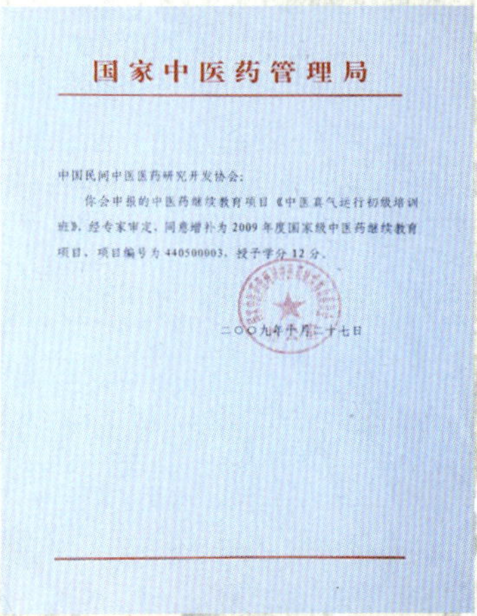
国家中医药管理局

中国民间中医医药研究开发协会：

你会申报的中医药继续教育项目《中医真气运行初级培训班》，经专家审定，同意增补为2009年度国家级中医药继续教育项目，项目编号为440500003，授予学分12分。

二〇〇九年十月二十七日

版本均未见此图”。她是古圣先贤性命双修智慧的结晶。“中医真气运行学术”准确地诠释和印证了她秘藏中医治病之核心，包含道、儒、释、医、阴阳、五行、太极、八卦、内丹术、前三田、后三关、藏象、经络功能活动等摄生益寿延年之智慧；突出培养真气、调理阴阳、沟通任督二脉、固命修性之规律；是开启人体经络神秘通道的“金钥匙”。

《内经图》的核心必须从中丹田入手，也即中医真气运行的核心——“呼气注意心窝部”，才能够解读她，才能够得到实修实证的效果。“中医真气运行学术”已于2009年起每年都被国家中医药管理局继续教育委员会批准列入国家级执业医师一类继续教育项目。科学有序地传播、弘扬《内经图》全真导引摄生学术，在解决百姓看病难、看病贵和全民健身等民生问题上，将起到积极的作用，希望在不久的将来成为医学院校教学科目。

陈清洁作为《内经图》中医文化传播使者、百岁养生泰斗李少波教授早期授业弟子，其研究《内经图》主要贡献有：

1、首次发起成立《内经图》医学文化研究院。

2、首次披露《内经图》实修的奥秘必须从“中丹田”下手，才能获得满意的即快又安全的效果。

3、首次提出《内经图》应用应有“中鹊桥”的概念，即“肝与肺”必须以胆为“鹊桥”（魂魄相依）；心与肾相交必须以脾为“鹊桥”，实现水火既济；以及上丹田与下丹田相连必须以中丹田为“鹊桥”的奥秘。

4、首次将《内经图》与“中医真气运行学术”的核心—“注意呼气”高度结合起来，进行实修实证。

5、首次将《内经图》医学摄生知识与中医真气运行学术治未病理念结合起来传入首都高校，并在北京中医药大学扁鹊医学研究会和中国中医科学院老干处进行实修实证。

6、首次在中国医史文献研究所和中国道教协会所在地-北京白云观进行《内经图》医学文化摄生专题演讲。

7、首次以国家公务员的身份，公派出席在韩国首尔召开的亚洲区第十三届身心医学学术交流大会，并展示国宝《内经图》。

高大伟

高大伟先生毕业于长春中医学院针灸骨伤专业，在中医学院附属医院、中国中医研究院、省中医研究院都留下他学习的足迹，受到老一辈医学专家指点和亲传。多年临床实践以来，高大伟先生刻苦钻研，勤求古训，博采众长，潜心研究，大胆创新，创立了以中医、中药、针、刀、灸、推、拿、整复手法为特色的一体化综合治疗法，总称高氏疗法。

高大伟先生现任延吉市铁南中医风湿骨病门诊院长，联合国世界自然医学基金会延边副主席，撰写多篇论文编入各种文集，代表作有“梅花疗扣刺外用中药治疗通痹”，“高氏疗法治腰椎间盘突出合并椎管狭窄临床思考”，“大剂量运用威灵仙治疗增生性关节炎100例报告”等。

高大伟先生自1995年出诊以来，接待了国内外众多严重风湿骨病患者，在医疗实践中形成了专用于颈椎病，头晕，耳鸣，四肢麻木，腰间盘突出，椎管狭窄，骨坏死，滑膜炎，风湿，类风湿等疑难骨病的个人经验方剂。不开刀，不手术运用高氏疗法治愈疑难骨病是高大伟先生追求的目标。他深知，“梅花香自苦寒来，宝剑锋从磨砺出”，没有过硬的本领和医疗技术，在日后发展的社会里是无法立足的。高大伟先生每年在百忙之中抽出时间到北京开会，与到会专家交流学习，始终走在医疗前沿，把更新、更高的理论研究成果转化到临床实践中来，真正做到为患者解除痛苦，为患者提供更快更好的治疗方法而不屑努力。

李国华

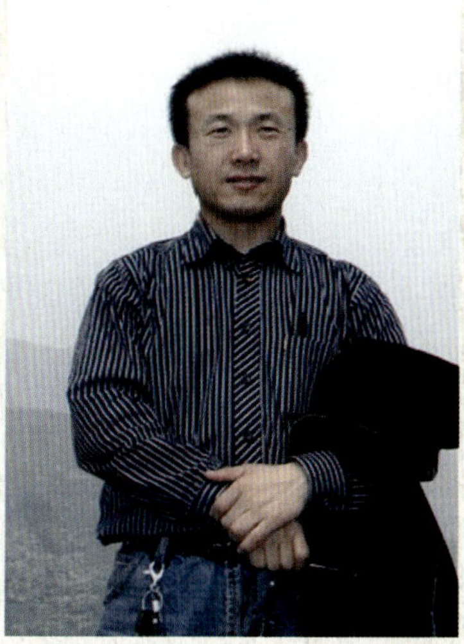

李国华，男，汉族，中国针灸学会会员，中国医疗促进会健康协会副主任，中国中医药研究协会特邀研究员，中国企业家协会会员，高级电子工程师，河北世康富昌健康电子科技有限公司（以下简称世康富昌）董事长。李国华和他执掌的公司，是一家以普及中医知识、中医养生理念、继承和发扬传统中医针灸技术为载体，以健康电子科技产品的研发、生产、销售为龙头，以普及科学健康理念和继承发扬我国传统中医针灸技术和中医养生文化为载体，以提高我国国民整体素质、健康水平、增强国民疾病预防观念为宗旨，为国民提供综合健康管理、疾病防治服务的高新技术股份制企业。

李国华1997年毕业于哈尔滨船舶学院（现哈尔滨工程大学）电子应用技术专业本科，毕业后一直致力于健康电子应用技术研究。在电子应用领域开发出系列健康电子产品，获得了国家二类医疗器械准字，并在中医防治慢性病方面取得了突出的成果。

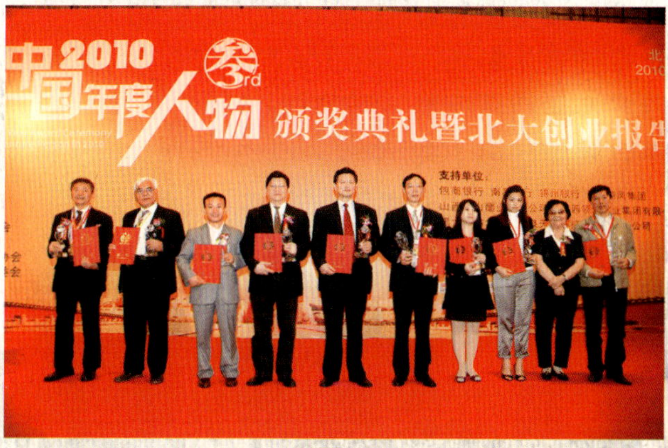

大学毕业后，李国华一方面走访了诸多隐藏于民间的老中医和过去的赤脚医生等民间医疗工作者，学到大量珍贵的针灸技术和临床应用技法，并通过大量研读针灸著作及中医药，西医解剖和检查等方面的知识，丰富了对中西医结合治疗各种疾病的经验，另一方面，致力于电子应用技术与传统针灸术结合的研究，相继开发出系列健康电子产品。在康复治疗膝关节增生、老年性退行性病变、滑膜炎伴随积液囊肿方面取得巨大的成果，多数患者完全可以不用手术达到理想康复治疗效果，使很多患者免除手术之苦，节省了昂贵的手术费。

他研制成功的“国华针灸仪”，获得国内、国际两项专利。该针灸仪秉承传统中医针灸技术精华，在融入现代高新电子技术的基础上形成自己独具特色的、安全合格的特种针灸高科技产品，拥有完全自主知识产权。其特种针灸技术，克服了传统中医针灸技术发展的壁垒和障碍，可快速促进气血循环，疏通经络，增强新陈代谢；疏通“十二经脉、奇经八脉、快速补充人体元阳之气”，使人体阴阳平衡、气血调和，实现快速康复之效果。“国华针灸仪”通过一等甲级医院的严格临床验证，取得国家二类医疗器械和医疗器械准字批准文号。

李国华独创的“经络五行腧穴——针灸疗法”，响应国家疾病预防工程和国家卫生部“防重于治”的医疗卫生原则，采取截断急慢性疾病传变根源、对五行所对应脏器进行养护调理的方法，以固本培元，激活患者自身气血循环，增强患者病变脏器功能和体质，恢复患者自身康复系统，使其充分发挥自我调节功能，配合科学营养饮食配伍方式，实现中医治病、防病、保健养生之功效。

通过十多年的研究和临床实践，李国华在颈椎、腰椎间盘、高血压、糖尿病、滑膜炎、女性宫寒不育症、乳腺增生及各种早期癌症等疾病的针灸康复治疗和中医防治慢性病方面取得了突出成果。比如，60岁的郝女士身患老年性退行性病变、积液、囊肿，同时伴随滑膜炎、骨质增生，由于病情严重，她膝关节肿得比碗口还粗，上下楼梯需扶着护栏一步步挪动。在李国华针灸的调理下，只用了6天时间，她就感到病症明显减轻，膝关节处疼痛消失了，能够像以往那样自如上下楼梯了。

李国华目前正在紧锣密鼓筹建的世康富昌中医科技园区，位于石家庄开发区，占地近500亩，是集健康生态园、中医技能培训学校、中医康复医院、星级中医健康生态疗养院、产品研发生产为一体的省级高新技术科技园区。据行业人士瞭望，随着世康富昌中医生态康复中心的建成，必将引起全国乃至世界的注视，也将会引领全国乃至全世界各国人民的健康需求，形成世界健康领域导向标！李国华自信满怀地表示，“我们努力争做国家的重点项目，为中医争光、为中医针灸事业的发展添砖加瓦、为中医人才的培训贡献力量！”

李亚周

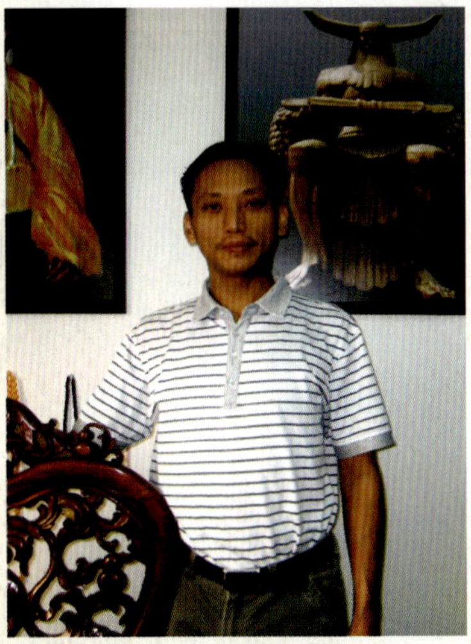

李亚周（祥云居士）生于广东粤西医药之家，尊父李嘉济是当地专治疑难杂症的行家。自小亚周便看到尊父风里来，雨里去悬壶济世，足迹踏遍粤西大小城镇乡村。在上世纪八十年代初，1985年建起珠海第一家民营药店“回春堂”。经数年合家胼手胝足的奋斗，以店为家，勤省节俭，终于1997年在珠海盖起一幢8层的大楼并成立首家民营医院珠海嘉济医院。李嘉济为医习武、乐善好施，认识他的人均称李老医师为“珠海黄飞鸿”。落地生根珠海拼搏近30年，创立了珠海嘉济医药集团，成为珠海第一家有一定规模的医药行业民企。回眸八十年代初，还是懵懂少年的他，就已潜移默化接受尊父的影响，尊父的人品风格深深地影响着亚周的成长，更使他早对中华医药心存好奇与敬畏，对中药有更深的了解。

三十而立的年华，李亚周参与创建珠海市企业联合会、珠海市企业家协会，6年来他为企业服务成就别人，但父亲更希望他继承自己的事业。每当接触父亲的眼神，发现尊父慈祥的眼里总满怀一种期待，那眼神使孝顺的亚周内心阵阵波澜。亚周开始反思如何继承父业，与兄长合力共兴家业，延续“嘉济”那份传奇荣光。入夜后他常常在家门的前山河旁漫步，海面上月光留下那一串串光晕，仿佛是他说不清的愁绪。

但要回归家族传统行业就要清楚首先从哪下手。多年来受尊父、兄长崇佛的影响，心中早已与佛结缘。亚周不自主地背起行囊前往内蕴深厚的西藏，到离天最近的地方同时又是受佛光照耀最近的地方去寻找创业灵感。经历远行的洗礼，返珠海后他成立“珠海市吉莲神农医学药物研究所”，专注于以收集、汇总、挖掘、提升中医、中药、藏医、藏药领域的科研与开发新成果，结合西藏之行的收获，开始“佛莲”系列药品的研发并取得良好成果，多项科研成果已申报国家专利。

“佛莲”一号膏贴是与遵循传统医药外治法使药物通过皮肤直接吸收（不打针、不吃药、不手术、绝无麻药成份）以达到治病的安全疗法，运用该疗法药效更能有效地发挥直达病灶，修复、激活坏死细胞，对治疗由于骨质增生、腰肌劳损、骨折旧伤、骨刺、关节炎、陈年风湿、腰椎间盘突出、滑膜炎、骨结核、骨髓炎、腱鞘

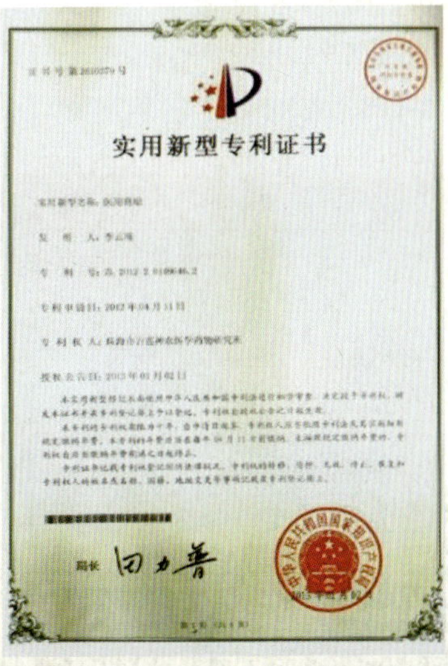

炎、脊柱炎、肩周炎、脊柱管狭窄等而引起的肿痛、灼痛、疼痛、坐骨神经痛、痹痛等症状取得相当显著效果。

人们都说中国古代有四大发明——火药、造纸、印刷和指南针，李亚周进入民族医药行业后，他在研发中更深切地领悟到，其实祖先的伟大发明还应该加上中医——中医是第五大发明。中医学几千年来护佑着亿万炎黄子孙的健康，中医是中华五千年文化孕育下发展的一种特殊的医学，中医的魅力与中医智慧，都是西医所无法替代的。中医还是一门哲学，一门关于人生的哲学。学好了中医不仅可以治病救人，还可以修身养性，成就人生。

5年来，亚周他的思绪已云开月朗，家族医疗企业的优越环境让他的工作如鱼得水，良好的医药知识底蕴以及对中医药的敏感与天分让他体会了“无上甚深微妙法，百千万劫难遭遇”的深意。“佛莲”问世，犹如药师佛发愿，普济众生，惠及一切。

“人登高峰方知小，行善种德心地宽”。他知道自己在中医药领域还是初出茅庐，应诊之余所有时间，他拜名师广结医缘，广阅医案，攻读博士，深居简出，励志修行。因为他对中医药事业有着与生俱来的情结；要立志成为传统中医药领域的传承者；他更知道自己的生命并不完全仅仅属于他自己，他的生命既是尊父意志的延续，他的生命更是依附在万千众生之中，修德、修业、修心，用自己的努力使别人减少疾苦生活更美好，这是李亚周对自己生命的愿景。

林宗全

林宗全，男，汉族，出生于四川三台忠孝。1955年3月1日应征入伍，考入陆军卫校。卫校毕业后，再次学习，西医大学本科；中医大学本科；深造2年；出国3年。持之以恒科研与实践相结合，主攻老年性痴呆、癌症、尿毒症。1969年10月，内蒙古突泉县水泉镇水泉医院工作，1971年5月，内蒙古突泉县人民医院工作，1983年3月，解放军81101部队医院中医疑难病专科，主任医师。1990年8月，解放军87032部队医院中医疑难病专科，主任医师。1993年10月，解放军吉林省军区医院第四分院中医疑难病专科，主任医师。1999年1月至现在，解放军总后勤部第二医院，客座主任医师，以中药治疗疑难病和老年性痴呆等。

1999年1月22日，申请专利：991心肾康——一种治疗老年性痴呆制剂，其特征在于其组成为罗汉果、佛手、柴胡、八抓金龙、海燕、九仙草、海风藤、千年健中的一种或多种各0.5g～3g；玫瑰花、四花青皮、海藻、密香、紫苏、桑叶、万年青中的一种或多种各0.5g～6g，以扶正祛邪、调整阴阳、养心安神、清痰开窍、升清降浊为治则，既能延缓衰老又能治疗各类老年性痴呆的纯中药制剂。获得国家发明专利，专利文号：99100223.7。

2003年3月20日，创办成都肽蕾生物科技有限公司。研制、开发、生产、销售、国家专利、生物制品。2009年7月，获邀参加在人民大会堂举办的庆祝建国六十周年中医药名家高层论坛。2010年5月，获邀参加“全国人大会议中心”“第二届中医药名家高层论坛”。2011年1月，获聘国医网健康顾问委员会主任委员。

龙建明

龙建明，苗族，男，生于1973年5月，湘西花垣民族医。

湘西苗家艺人，学艺都是口口相传。外曾祖施老光（1875～1912），少时即随父亲四处行医采药做法事。7岁时拜入一游方道人高人，随师云游行医，直至成年返乡。在湘，黔，川，鄂，桂五省交境的山区颇有声名。外祖父施七光（1900～1985），法名法胜，在严父的言传身授下，自幼随父学医识药，研习符法禁咒，针灸推拿，七八岁时便在父亲的指导下看诊，熟背82

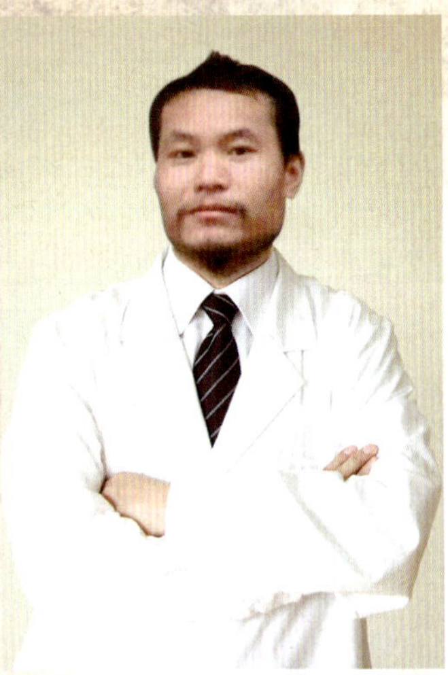

脉，精通手相面诊。十多岁起即可独立行医，小有声名。龙建明医生，系施七光长女之幼子，是其医术嫡系传人。自识字起，便跟随外祖习医采药。龙建明酷爱医术，采药时外祖父每提及以前未曾识得的草药，龙建明会格外用心记下。寒暑假随外祖父外出巡诊，外祖父总会悉心讲授病人病情，用方用药原理。浸淫日久，为龙建明日后练就良好的医术本领打下了扎实的基础，其日后行医思路颇得施老先生医术之精义。未及成年，家庭迭遭变故，先是施老先生病故，稍后母亲身染重疾不久去世，家庭生计维艰，无奈中途辍学，苦力维生。但龙建明学医之心不减，闲暇自学不辍。后因缘入药店工作，得以结识诸多湘西老中草医，便一一尽心求教，获得不少行医知识。后入北京一中医专科学校学习，得以系统学习中医理论。不久，经花垣当地卫生部门审批认可，开设“建明民族医诊所”，开始行医。

2012年10月曾在“苗医苗学会”上发表一篇关于“苗医掌纹诊断学”论文，得到与会学者的肯定。

龙建明医术传承自其外祖父，其后又深受湘西民间中草医的熏陶，其辨证思路近似火神派观点。龙氏认为，治病扶正祛邪，奥妙之处在于扶阳，以肾阳为本，临床善用附子，对姜等药物。对阴症的认识十分全面，对阴火（包括各种血证）的辨识，尤其深刻，独具慧眼。

龙氏强调以阴阳为纲领，判分万病，认为阴阳是人身立命之根本，但是在阴阳两纲中，表面看阴阳在互动为用的关系中处于同等地位，互为消长，缺一不可，但在相互消长的过程中，表现出的都是“阳统于阴”“阳主阴从”的现象，因此认为阴阳二者之间，关键在于阳气。阳气为主，阴为从，只有阳气致密于外，阴血才能固守于内，二者虽说互根，但又有主次之分，所以注重阳气。这与郑钦安“阳者阴之根”“有阳则生，无阳则死”的观点本质上是一致的。其外祖父施七光老先生生前为人诊病时曾强调再三“外感内伤，本此无有损也”，“病有三端，亦非数十条可尽”。其用意大概在此。据此指导临床，龙建明医生取得了较好的施诊效果。

龙建明医生临床案例：

例1：某女，45岁，住湖南省花垣县煤炭堡。月经错乱，时有血带或黄水或瘀血，小腹内觉有包块，面色晦暗。入本县人民医院妇科检查认为所属子宫颈癌，感觉气坠异常，时有疼痛。后求诊于龙医生。察之，印堂与山根青黑，是为生者不化，化者不生，地道将坏，冲任不调；诊其脉，两脉尽而细致，两关紧缩，两寸虚浮。闻之，自言初由月信衍期，其后逐变生他症状，食服困难，已1年有余。

根据以上症候，知其由月信之时，突遭寒湿，气凝于胞室，久久不解，酿成下腹虚冷，阴阳失调，以致气化不行，殃及脾肝，寒气不统血，血不容内，且病既久气血大亏，应宜扶正为主，使正复邪消，瘀血自化，若专化瘀，血亏更难起，邪更难除。

处方：制附子50g（先煎久煮），米术，砂仁，获神，桂枝，莴长莴塔（苗药）各30g，干姜25g，韭子10g，制黄芪20g，当归15g，伏龙肝15g，葫巴24g，枣仁12g，人参12g，炙国草15g。

上药3剂服食后，饮食增加，气坠减轻，自小便时，有经状杂物排出，唯独仍有白带黄或黑水。遂开第二处方：附片70g（先煎），米术15g，砂仁10g，茯苓15g，桂子10g，干姜25g，韭子15g，制黄芪30g，莴长莴塔（苗药）30g，细辛10g，炙国草20g，枣仁12g，益母草15g，莴都笛（苗药）15g。

上药3剂后，感觉腹中包块时有时无，面色好转，气坠感无，白带少，小便排的杂物特别多，精神与饮食都比以前好转。其后再开第三次处方：

附片90g（先煎），米术15g，砂仁10g，茯苓15g，桂子15g，�姜60g（先煎），韭子20g，制黄芪10g，莴长莴塔30g，细辛12g，炙国草30g（先煎），人参20g，枣仁12g，坤草30g，莴都笛15g。

服3剂后症状基本消失。后以处方二加苁蓉，制黄芪减量为用18g，�姜用干姜，连服3个月，身体完全好转。

总评：此例首先“拨通阴阳道路”，然后用“阳化阴之法”，用药虽稍有出入，但原则未变，一直加用韭菜10根，筓姜和干姜换着用，所用药物多数为强壮气血之药，健胃扶阳之类，以整体功能的调整达到祛邪扶正标的。

例2：石某，患银屑病多年，曾到过州县医院皮肤科治疗无效而有加重之势，心情苦闷不敢出门。后求诊于龙建明医生。察之，方知患者全身无一块好皮肤，包括脸上，从头到脚都一样，不痒不痛，脱屑现象反复不止，并有水泡，局部皮损潮红，糜烂，脉濡数，苔薄黄，证属风湿类型。治宜用桑菊饮加减。

处方：桑叶10g，九月10g，双花15g，黄珠子15g，荆芥10g，连翘10g，白芍10g，垩实10g，蝉蜕9g，苦参15g，珍珠母30g（先煎），代赭石10g（先煎），夜交藤10g，莴都笛15g，地龙10g，苍术8g，甘草9g，地丁15g，蒲公英15g。并用外敷药。

服食3剂药后，患者自述，人觉得舒服，病情大有好转，身上红点缩小，没有痂结。再开3剂上方，去代赭石，甘草改为炙甘草，去黄珠子，地丁，苍术，地龙，垩实（苗药），加黄柏，玄参，防风，制首乌。

服药后病情基本稳定，嘱按方继续吃药，直至病好为止。前后共治疗40天，病痊愈，至今不发。

例3：石某，男，62岁，花垣县民乐镇人，2008年8月求诊。自述自腹起全身瘙痒，抓起白屑，边缘清楚，遇热痒甚。曾经草药治疗，所用药全是搜风，如全蝎，蜈蚣之类，无效。经人介绍来诊治。察之，全身皮肤瘙痒难受，且有疮如黄豆大小，红点，头部除面部外其余都是。脉诊，脉浮而散，舌滑润，苔薄有黄腻，属风湿燥热型，治宜散风止痒除湿。

处方：桑叶10g，九月10g，双花10g，黄连5g，黄芩15g，黄珠子15g，苦参20g，赤芍15g，苍术15g，甘草5g，桃仁10g，红花10g，蛇蜕1条，莴都笛10。煎2次分3次服。每天1剂。

自述吃完3剂药后，病减轻，但不太明显，嘱再进3剂药，上方加茯苓15g，瞿麦10g，苡仁20g。

自述吃完第二处方后，痒大减，红点缩小，脉好转，舌苔更薄，嘱继续按方捡药，前后治疗1个月痊愈，至今不复发。

吕久东

吕久东，男，1969年生，1985年8月跟随父亲吕兴夫在海成滑石矿职工医院学习祖传中医骨科技术3年。1988年9月份考入鞍钢职工医学专科学校学习临床医学。1991年毕业后分配海城市牌楼卫生院中医骨科。1998年跟随父亲在海城市开设辽南吕氏正骨宗兴久扶正堂，并进修于鞍钢总医院骨科学习开放性骨科手术。2005年考入辽宁中医药大学中医专业本科班，完成学业后毕业。吕久东深得中医济世活人的要义，对老红军，老八

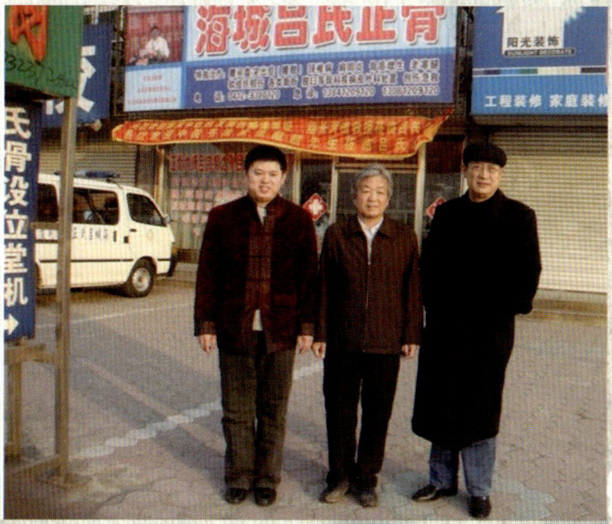

左一吕久东中间贾谦教授、右一张殿超

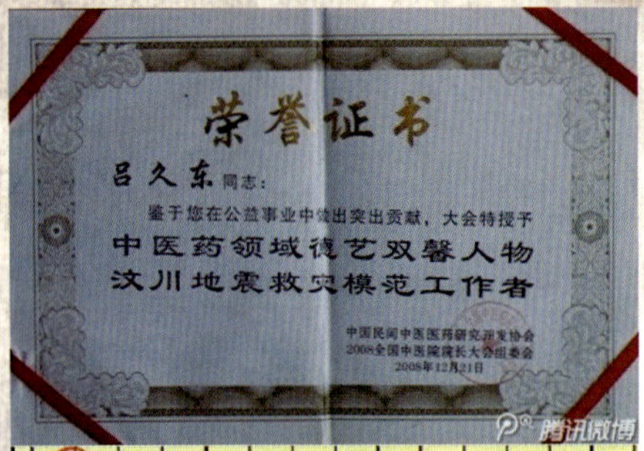

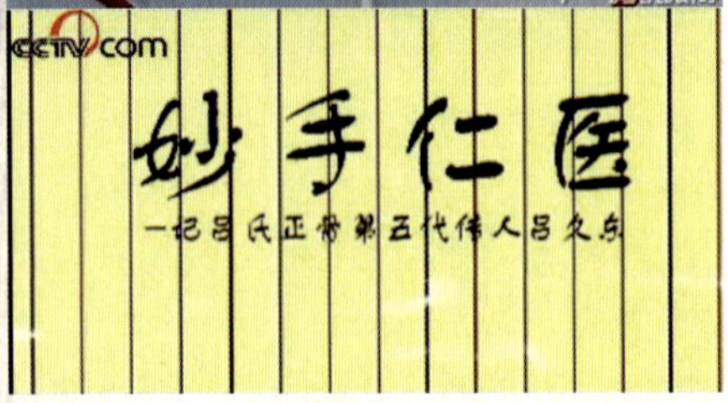

路，现役军人，双下岗职工，特困户，五保户，残疾人等免费治疗骨科疾病。2008年5月12日四川汶川大地震发生后，吕久东奉行救死扶伤的医学要旨，放下诊所业务，亲临汶川义务救灾，每天行走在残垣断壁间，亲手救治了几百名伤者，获得广泛的社会赞誉。

吕久东认真总结吕氏正骨经验做好传承工作，练就了一身蒙眼接骨的绝活，作为吕氏医学传承者，吕久东为解决国民就医难，看病贵，从社会广招对中医有爱心的广大中医院校毕业生，教他们学习吕氏正骨技术，为更多的父老乡亲服务。

吕久东对开放性创伤的救治尤有心得，对老年骨折病（股骨颈骨折）徒手复位，经皮牵引，取得了良好的疗效。运用手法复位（旋转法，折顶法）治疗脊柱疾病得到了经治患者的认可，疗效显著。他还撰文总结临床病例，介绍桡骨远端科雷氏骨折治疗，全文如下：

桡骨远端伸直型骨折复位与固定

桡骨远端伸直型骨折伴尺骨茎突骨折，是腕关节最常见的骨折病，多发生于老年人。老人跌倒时手掌扶地，骨质疏松，易于造成骨折。拍片确诊后应立即治疗。桡骨远端伸直型骨折是临床常见的损伤，治疗上复位较易，而固定维持复位较难。本人采用吕氏正骨法的小夹板固定治疗100例，效果满意，报告如下。

1、临床资料

我门诊2002～2010年收治桡骨远端伸直型骨折100例，其中男58例，女42例，受伤年龄16～75岁，左侧53例右侧47例。其中儿童骨折16例（男10例，女6例）。

2、治疗方法

100例均采用双人牵引旋转法复位，用自制的杨木或柳木小夹板外固定。按固定方法分2组，对照组51例采用传统方法腕掌屈前臂旋前或中立位固定。观察组49例采用腕背伸，前臂旋后位固定。两组固定时间均为4～6周，所有患者在首诊后3天复查1次。解除外固定销夹板后，拍x光片了解复位与愈合情况，开始功能锻炼。必要时以外擦、理疗等措施促进功能锻炼。治疗中，不定时调节夹板松紧度，观察有无神经压迫症状。拍片复诊，可以看见有连续性骨痂通过骨折线，上肢向前平伸，持重1公斤达1分钟者连续观察两天骨折不变型，外固定即可解除。

小夹板采用杨木或柳木片，两块上下板宽约4.5cm，长约18cm，尺侧和桡侧板分别宽约2cm，长约18cm。随患者肢体粗细增减夹板宽度。

3、治疗结果

随访时间1年，对照组51例，观察组49例无再移位。小夹板外固定无1例神经损伤和再移位的发生。

4、讨论

本组结果采用任何一种手法复位小夹板外固定术，不仅有利于骨折复位后骨折的稳定，还避免了发生再移位，有利于骨折愈合。同时由于符合手部生理要求，而有利于手腕功能的恢复，达到功能与骨折愈合过程基本同步的治疗目的。

辽宁海城吕氏正骨法对治疗骨折采用蒙眼接骨法，治疗桡骨远端伸直型骨折复位固定体位无一例发生再移位。应用吕氏蒙眼接骨法治疗桡骨远端伸直型骨折及尺骨茎突骨折，病人痛苦少，而且并发症少，疗效显著。

马朝富

马朝富医师，生于1944年4月，从医45年。自幼酷爱医学，早年在昆明有幸跟随名医张仕杰习医多年，对中医造诣较深。而且利用家乡天然的

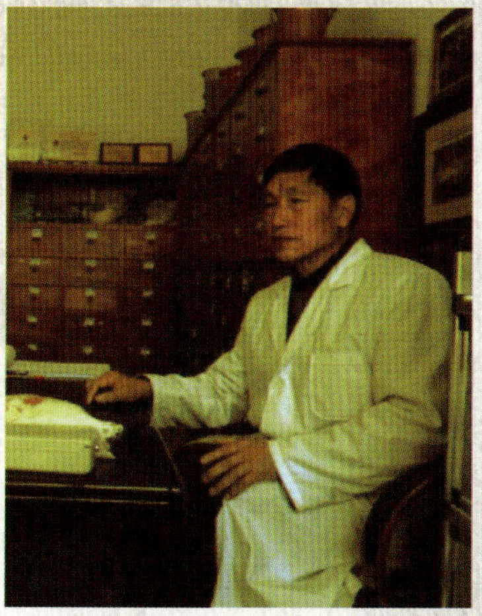

药材资源，采集野生中药配合中医针灸、推拿、拔罐疗法等，无偿或低偿为当地人民群众治病。

1980年，国务院批准卫生部报告（卫生部141号文），国家实行三种体制办医（全民、集体、个体），允许极少数考核合格的医生开业。经寻甸县卫生局的严格考核，以理论实践平均分98分的优异成绩名列全县第一，获得云南省卫生管理部门颁发的医务人员开业执照，得以开设“寻甸县马朝富诊所”，批准在寻甸县城挂牌行医。

2002年，寻甸县全面展开整顿医疗机构，对执业人员要求符合新的医师法规，以前发的云南省医务人员开业执照作废，行医还必须考执业医师。由于年近花甲，加之考试内容的确有一定的难度，马朝富一度也想放弃。但是大半辈子为老百姓诊病配药，一旦放弃，几十年的治病经验将失去用武之地。马朝富决定继续走从医这条路，日夜苦读温故知新，加之功底深厚，2004年，在云南省昆明省会考区以150:1的优异成绩考得中医执业医师资格证书，这番考试，为寻甸县马朝富诊所赢得了更多的信誉。

现在的寻甸县马朝富诊所，已有继承者次子马勇智（昆明学院中医专业毕业）为助理，另聘有三名护士，设有病床12张，拥有中药500多味。以中医为主结合西医，每日接治数十人乃至上百人次患者。马朝富根据自己几十年探索、实践总结出来的丰富独特经验，于2009年撰写“我的十证疗效定论”，在第四届中医药发展论坛获“2009年中医特色疗效法奖”。先后被聘为中医药发展论坛会员、产学研常务理事。

2010年受世界医药卫生理事会、中国管理科学研究院、企业发展研究中心特邀参加“第八、九届中国医学专家、专科专病经验交流会议”。同年11月，受邀参加中国医学专家学者赴日本医学访问团到日本进行中日医学友好访问考察，获赠日本前首相林山富市所题“马朝富先生、日中文化访问学者”之纪念牌。2010年11月受邀参加中国老教授协会、医药专业委员会高峰论坛，2010年又受国家医学教育发展中心之邀，参加在广西桂林召开的全国医学经验交流会。

如今，虽然年近古稀，马朝富不认老，他对中医药的情感很深，为人民群众治病、治好病的信心很足，有一颗不甘落后的进取之心。作为一名老中医，他要求自己：一要教好带好下一代接班人；二要继续为人民群众好好治病、治好病，真正让人民群众得到实惠和收益；三要继续发掘中医学的效能，让它更加发扬光大，走向世界、服务全人类；四要把自己宝贵经验、医集、医案写出来，更好地用于服务人民大众。“雄心犹在，老当益壮”，这是马朝富的自勉。

孟建华

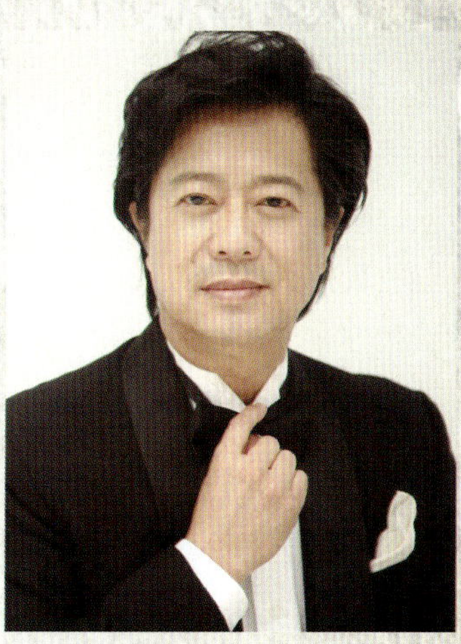

菲利普•孟（孟建华），男，1957年出生广州。现为北京市保护健康协会专家委员会委员，北京市自然疗法专业委员会负责人之一，PM人体自然恢复法创始人。由于自幼受到家庭的影响，菲利普•孟从6岁开始，就跟着当年被称为中国手术第一把刀的父亲走进工作室，观看人体标本，并在父亲的指导下，给各种小动物做接骨手术。后来在母亲的影响下，菲利普•孟却成为了一名芭蕾舞演员，并且在18岁那年获得了中国舞蹈大赛的最高奖。然而这时，父亲却对他说：“舞蹈是属于青春的事业，金奖管不了你一辈子，既然你这么热爱舞蹈，懂得身体的每一块肌肉和骨骼，索性就学习一些运动医学，我想今后对你一定会有帮助的。”

随后不久，由于长期超负荷的训练和演出，当时还叫孟建华的他患上了严重的腰椎疾病，以致无法正常地行走，他最热爱的舞蹈事业只能被迫暂时中断。接下来，单位邀请了国家顶尖的骨科专家为孟建华会诊，结果是必须进行手术！而一旦手术，孟建华可能再也无法重返舞台了，这对孟建华来说简直就是个晴天霹雳。幸运的是，正在孟建华准备接受手术治疗的前期，经人介绍认识了满清御医刘寿山老先生。经过刘老一个多月的精心治疗后，孟建华的腰椎完全恢复到了正常，昔日的冠军又重新回到了舞台上。

重生的喜悦使孟建华瞬间爱上了中医，毅然坚定地要拜刘老为师，只为能够帮助到更多跟他同样的患者。刘老也被眼前这个年轻人的真诚所感动，将自己的全部绝活毫无保留地传授给了孟建华。同时，孟建华开始中医学院的旁听和函授学习，在国内外演出之余，孟建华还会寻找当地最有名的民间医生和运动医学专家，体验各种手法，并且与之相互切磋。长时间的学习和交流，使孟建华的医学功底与日俱增。

1984年，孟建华以全额奖学金到美国旧金山芭蕾舞艺术学校留学，刻苦的学习和天生的悟性，使他一举成为一百多年来西方芭蕾舞台的第一位东方芭蕾舞王子。除此以外，更让人惊奇的是，孟建华治疗颈腰椎病的绝招使他在芭蕾舞团大受欢迎，经过他的调理，演员们因颈腰椎病请假的次数越来越少，以至于使华盛顿和纽约芭蕾舞团的医疗保险费因此一度降低。消息不胫而走，很多受颈腰椎病困扰的明星大腕们纷纷慕名而来，其中有《泰坦尼克号》的女主角凯特•温丝莱特（KateWinslet）、美国棒球国王米克•曼陀（MickeyMantle）、美国著名的服装设计师达诺•凯瑞（NYDK）、著名的芭蕾舞之父鲁道夫•努列耶夫（RudolfNureyev）、世界著名男高音歌唱家多明戈、美国著名歌唱家莱兹•玛荼丽等，菲利普•孟也因此被大家亲切地称为“明星大夫”。

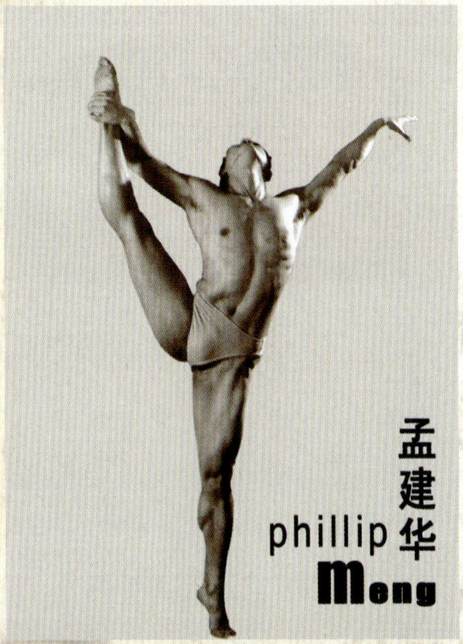

1989年，孟建华加入美国国籍。移民法官给了他一个响亮的名字PhillipMeng。这大概就是天意。PM人体自然恢复疗法就在那一刻孕育诞生了。

1997年，PhillipMeng退出芭蕾舞台。褪去了明星光环，很多演员都会一时难以适应，但PhillipMeng很快调整角色，毅然肩负起解决脊椎病痛的神圣使命。随后，PhillipMeng被纽约医科大学骨伤科主任格兰•格尔德斯汀医生邀请成为他诊所里唯一的中国大夫。在一起共事的15年时间里，他这样评价PhillipMeng：在长期的实践中，他对人体的理解和他特有的推拿按摩手法，在确诊方面，像核磁共振那样准确；在治愈脊椎、颈椎和腰椎病方面，他具有不可言语的神奇功效。我认为他是我所见过的最棒的自然恢复师。他的存在，充分地说明了中国传统医学的博大精深，值得世界关注。

作为一名运动医学专家，PhillipMeng在传承刘寿山宫廷理筋术之“手摸心会”的基础上，吸收古人“天人合一”的哲学思想，充分将祖国传统医学与国内外各种物理、心理和精神疗法相结合，打破传统的二维治疗空间，把握精确的时空定位，通过引导呼吸吐纳使得患者从丹田发出的元气能够贯穿全身，从而打开人体的先天自愈功能，在有效的心理疏导下，使医者和病人在意念上达成两体合一，在两者形成联动的同时，运用意念的力量，根据患者椎骨的偏移方向，适时将人体拉长并不断地调整用力的角度，并首创了“由里向外”的无痛剥离法，即在神经根的粘连部位“由里向外”地进行剥离，通过手法的共振效应和扩大效应，让肌腱、神经与骨骼相粘连的部分重新拥有各自的空间，从而打开人体的信息和能量通道，促进人体的新陈代谢和细胞再生，迅速恢复人体内外的平衡关系，将淤结之气推出患者的体外，从而一通百通。经过数次调理以后，使脊柱处于一个横平竖直的最佳状态，从而消除病痛，恢复健康。

此外，为了保证PM手法的远期治疗效果，PhillipMeng将芭蕾人体力学和瑜伽进行结合，在1995年创立了“PM人人瑜珈”和“PM舞疗”，在颈腰椎病的临床康复方面效果显著，受到了广大患者的一致好评。

医学和艺术是没有国界的两门科学，看似没有关联却又紧密相连。细数古今中外，能够在这两个领域出类拔萃，并且能将芭蕾艺术和运动医学完美结合的，孟建华当之无愧是第一人。

驻德国前特权大使、中国中华医药国际交流中心的负责人卢秋田先生在体验过孟建华的PM人体自然恢复疗法之后，深有感触地说道：PhillipMeng是舞者中的思想家，医者中的艺术家。中医要走向世界，中医的推拿按摩是最好的推手。像孟建华这样既懂得中国医学，又懂得西方文化；既擅长心理沟通，又擅长英语交流的多面手，将会成为一名传播中国中医文化的杰出使者。

前卫生部副部长何界生在亲历PM自然恢复疗法之后，也慨叹不已，并挥毫题词：PM人体自然恢复疗法是“天人合一”的结晶。

生物学家、海普瑞药业股份有限公司董事长李锂这样评价PhillipMeng和他的PM手法：世间最高的学问是关于智慧的学问。在生物治疗中，最高的境界是天人合一的境界。即个体生命与宇宙密不可分，单个细胞与整体生命密不可分。PhillipMeng创造的PM人体自然恢复疗法，道法自然，通过对脊椎、心理、神经的整理及引导，与生命本身的周期、方向与频率达到共振，调动起人体各种植物神经元，完成从肌肉、脊椎、运动神经、交感神经、到心灵层面的一个整体治疗，从而使我们的身心灵体得到最全面、最有效的痊愈。

PM既是PhillipMeng（菲利普•孟）的英文名字缩写，也是物理（Physics）和精神（Mind）的英文缩写。人类发展的今天，我们应该深刻地警醒到，手术和药物并不能治愈所有的疾病。也许是上天给了PhillipMeng这样的使命感和灵感，通过三十年不断地实践，他认为人类应该向自然学习，所以独创了道法自然的PM人体自然恢复疗法，即人体本身就有自然（Physical）疗愈的能力，我们只需要通过向自然学习，过一种符合道（自然规律）的生活，不断地完善自己的德性（morality），人类才能有真正意义上的身心灵体的健康。

潘才豪

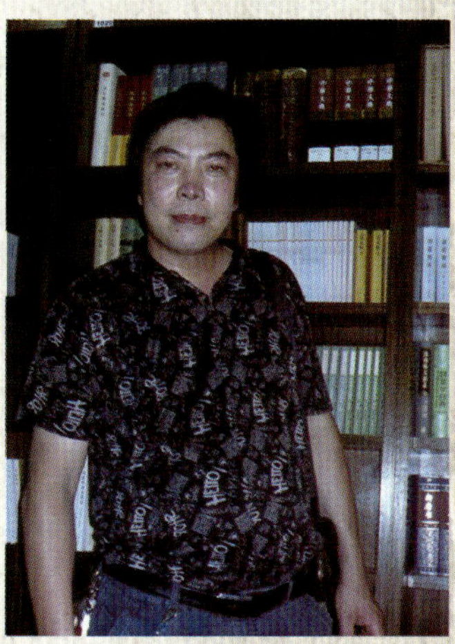

潘才豪，1965年生，号虚空居士，浙江省台州人。三门县潘一堂保健养生医馆创办者。祖传中医世家出身，毕业于北京中医药大学。中华中医药学会会员、中国抗癌协会会员、中国特色医疗医药协会专家委员、卫生部《健康新生活》杂志社首席顾问、中医治未病专家讲师团讲师、亚健康检测咨询师、中医中药中国行首届中医全科医师骨干班“优秀班长”，《中国中医医疗机构全书》，2011年《国医年鉴》收编者。

三门县潘一堂保健养生医馆，位于中国民营经济发源地——台州。是一家集中医体质养生、疑难杂症临床和保健为一体的民营服务机构，由有着30多年中医临床经验的国医潘才豪常年把诊。以望、闻、问、切四诊结合八纲辨证为依据，因人、因地、因时而对症施药，纠盛衰、和阴阳、资四气，治已病，防未病，健身延年。潘才豪注重研习中医药养的学术思想，如孙思邈《千金方》载：“药能恬神养性，以资四气”；

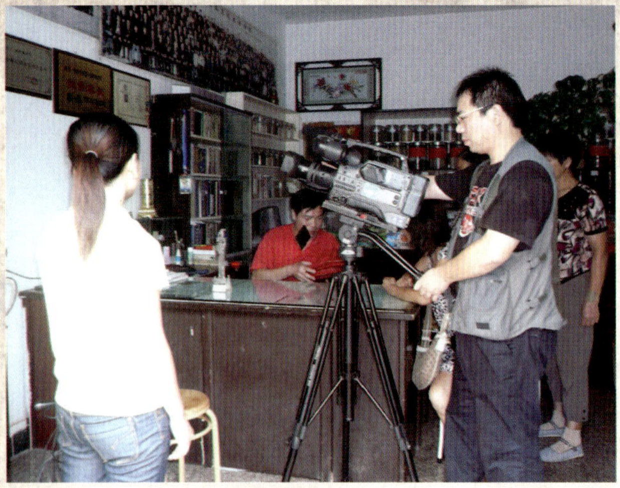

浙江省电视台采访潘一堂养生馆

宋金元时期，著名医学家陈直、邹铉明确指出，老年药物保健，应着眼于培补先、后天之本。用以补肾益精、健脾理气之品。这个时期，方剂学有了高度的发展，出现了以《圣济总录》、《太平圣惠方》、《妇人大全良方》等为代表的许多部著名的医药方剂学著作，收集了许多延寿方药。为后世抗衰老方药的研究留下了宝贵遗产。到了明代，进入延寿药物发展的鼎盛时期，以赵献可、张景岳为代表的温补学派，主张用温补药物峻补真火；万密斋主张以阴阳平衡、五味既济的中和之法，为中老年保健用药制方的原则。清代统治阶级热衷于服用长生不老方药。这些医方，为时世研究延缓衰老药物提供了宝贵的资料。民国时期的上海名医秦伯未祖师以膏滋方来补其不足，以生津、益气、固精、养血来平衡机体阴阳作为理论基础。更以“心存好生之德不为成佛，志在人民健康振兴中医”为指导思想。潘才豪学不厌精，曾拜学多位国医大师，虚心领教，并学习大师风范，少计较利益，多追求疗效。

数十年来，受生态环境的影响，肿瘤患者不断递增。潘才豪经几十年的临床总结了“肿瘤疼痛液”、“潘氏乙肝汤”、“子宫肌瘤散”等经验方。还有用于骨病的“骨质增生散”、用于糖尿病的“降糖散”等。他把自己的这些治病经验都撰写成论文与同道分享。先后写成了“原发性肝癌的辩证治疗”、“原发性支气管肺癌的中医辩证治疗”、“半身不遂的中医辩证施治”、“潘氏肿瘤疼痛液”、“潘氏乙肝汤”、“颈椎病的治验”、“潘氏疗癌煎治愈肺癌属阴虚热结型的报道”、“治疗腰椎间盘突出症的祖传验方分析”、“不孕症的中医辨证施治”、“中医体质养生”等数十篇，多次获得优秀论文奖。

潘才豪医师认为，中医药服务规模小、适用性强、效便验廉、集治疗与保健于一体，对器具依赖少，大力发展中医药有利于解决高速增长的卫生费用与国民经济承受能力的矛盾。中医药从业者应该努力钻研，提升疗效，为国分忧，为民除疾。

彭群凌

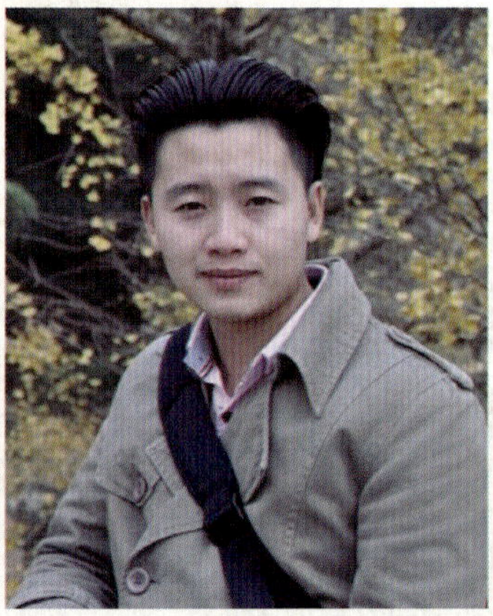

彭群凌，生于1985年，清代御医之后，湖湘彭氏中医世家第六代传承人，桂林彭氏中医馆首席坐堂医师。

幼承庭训，家学渊源，自幼酷爱中华传统古文化——中医，武术，年少时即习医练武，并得多位民间拳师指导，初中入武术散打兴趣班接受武术老师正规训练，中学毕业后入读成都体育大学传统武术系本科并自修中医。结业后师承家父专业学习中医临床，早晚于健身俱乐部教习武术强健体魄，白天随父侍诊习医，深得家父言传心教，完全领悟彭氏中医世家数代用药遣方之精髓，自2010年独立担纲坐堂接诊病人以来，博极医源，参化古今，临证治病，融古法合今理，见识卓然；遣药组方，每以新奇取胜，常以出人意料外之药，疗诸医棘手之病。临证处方之奇，有胆有识，每能给人惊叹其用药之妙。

彭群凌跟随父亲彭耀诗学习中医理论及家学

临床经验，并刻苦钻研《黄帝内经》，《本草纲目》，《医学衷中参西录》，《石室秘录》等，又深得名医，家叔彭路嘉精心指导，通过对各种病例的临床实践，努力实现家学经验与传统中医理论相结合，同时配合武术点穴，推，拿，按，摸，经络筋骨理疗，治疗中风偏瘫，痹症，高血压，高血糖及老年神志病等取得重大突破，很多病例在不用服药的情况下都能取得一定的疗效。

病例1：谭××，男，65岁。四肢震颤麻木失灵活，右重，下肢乏力不能健步，不任劳动。头晕眩，睡眠欠佳，形胖痰甚，颜面青黄微浮。饮食尚可，二便调和，嗜酒。病因为壮年饮酒过度，湿甚生痰，经络凝寒，痹而不通，筋失濡养，以致震颤，手足运动失灵。彭群凌医师为其点穴畅通血脉，再进行推拿按摩疏通经络，每天早晚各理疗1次，只半月震颤减轻，四肢渐渐灵活，坚持1个半月的治疗，病人完全康复，没有服用任何药物。

病例2：秦××，男，56岁。素有烟酒嗜好，患高血压病7年，经常头痛头晕，两月前偶然肢体麻木，肿胀欠温，步履艰难，活动不利，口角右歪，时流涎沫，舌强语蹇，神疲体瘦，饮水难咽。经某医院检查，诊断为"脑血栓形成"。彭群凌医师每天为病人点穴并行经络，经脉，筋经按摸推拿，早晚各1次，同时仿王清任补气活血，化瘀通络之法处方用药。方药：黄芪40g，赤芍15g，红花10g，当归12g，地龙12g，木瓜15g，桑枝20g，鸡血藤30g，牛膝15g，苡米30g，乳没各10g，三七粉6g（冲服）。

二诊：上方服用15剂后，左侧肢体觉温，肿胀消退，稍能活动，流涎亦少，但仍见口角歪斜，舌蹇语涩，原方黄芪加至50克再服20剂。

三诊：左手能握，扶杖可行，流涎全止，言语清晰，再宗前法，黄芪增至80克守方又服30剂，言语清晰，步履如常，诸症消失。

彭群凌医师在深刻领悟、传承、弘扬家学经验的基础上，广泛萃取现当代中医名家之精华，博采众方，临症时配合武术点穴，按摩推拿，为广大病患缩短治疗时间，节省医药开支，深得患者的好评。

孙福强

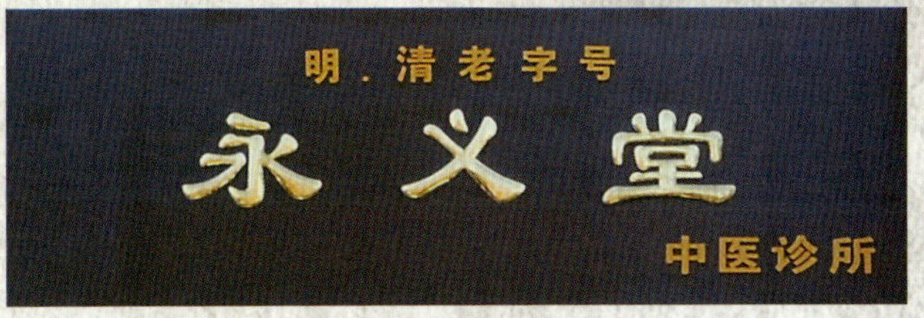

孙福强，男，1960年1月出生于中医世家，河北省雄县人。现主持祖传老字号永义堂中医诊所。诊所以治疗关格、肾劳（慢性肾炎和尿毒症）为特色。

孙福强认为，按照中医理论，世上万物本来是相生相克的，有些疾病之所以难治，根本原因是没有找到相克的对症药。因此，面对难以治愈的慢性肾病，他结合祖上传下来的治疗肾病经验，采用"康肾宝散剂、丸剂"系列方药就是治疗各种慢性肾病，取得较好的效果。

1996年4月份，收治一位贺姓女患者，她是北京中国运载火箭技术研究院东高地生活区的，患的是慢性肾小球肾炎，多方医治疗效不佳，听朋友介绍雄县永义堂诊所以治疗肾病为其特色，抱着试试看的念头找到诊所，获得了较为满意度治疗结果。这位患者欣喜之余又介绍了其他患者前来就诊，绝大多数患者都获得很好的疗效。

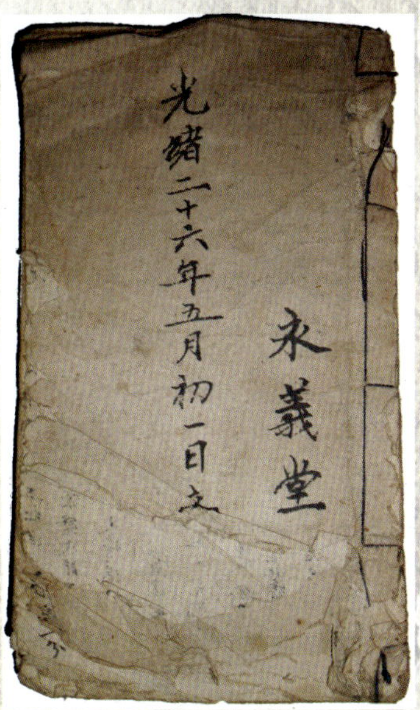

永义堂始终坚持一个"义"字，施舍的药品不计其数。河北省涞源县北屯村的尿毒症患者王某，长期患病造成家庭困难，无钱治病。2011年1月底来诊所就医，他当时肌酐1341、尿素28.96、尿酸

522、无尿，每周透析两次，属肾功能不全尿毒症期。孙福强接治后免费给他服用“康肾宝”系列药两个半月，肌酐降到了422、尿素22.04、尿酸388。2011年4月9日是王某最后一次透析，以后就不再做透析了。到2011年10月31日的时候他的肌酐降到了301、尿素14.30、尿酸365，到2011年底的时候各项指标已接近正常值，现在他已到江苏扬州的工厂打工，至今常有电话过来报平安。

为了使“康肾宝”系列方药得到更规范的使用，孙福强对方药进行了现代分析研究。经代谢组学图谱实验数据分析表明，该药具有多巴胺、同工酶、番泻甙等生物活性。能清热解毒、活血化瘀，增加肾血流量及肾小球虑过率，恢复肾功能。因此用于治疗各种慢性肾病取得了较好的效果。“康肾宝散剂”经中国医学科学院药物研究所检测，无毒副作用；各项指标符合国家相关规定。检测号：【中医科药检（11333）号】。

孙曼之

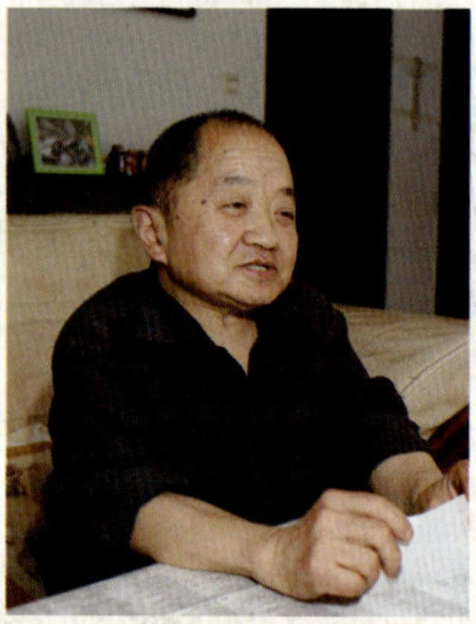

孙曼之，男，出生于1947年。原籍陕西省韩城市，曾经上过不到一学期的小学一年级，因为身体残疾原因再也没有继续上学，为了开发和实现自己的人生价值，后来在家自学完小学至高中的各门文化课程。上世纪60年代末开始自学中医，七十年代开始临床实践，身体残疾使他格外能体会疾病给人的痛苦，也格外珍惜求诊患者对他的信任，总是竭尽全力为患者着想，这种以心换心的执业方式使他赢得了更多的实践机会，医术不断进步，1980年参加国家个体医生资格考试并取得合格后，正式挂牌行医工作至今。

在长期的行医过程中，孙曼之认真研究古代各家医案，努力把中医理论与临床实践结合起来，因而疗效逐日提高，并在繁忙的日常门诊之余，写出了多篇学术论文，先后四次出席国际和国家级、省级学术会议，受到了中国中医研究院专家们的好评。

经历过独自探索的曲折与艰辛，身体的残疾使他对生命的意义有更深刻的理解，他愿意与有相同追求的人分享自己的经验。2006年孙曼之开始在网络发表中医学术论文和医案，把自己对中医经典的心悟以及临床应用的经验得失都传之于网络，由于网文都以自己的医疗实践为基础，解读经典理论或医案也结合自己的真实体会，拥有一批忠实的读者，并应邀担任中国中医药论坛、伤寒论坛总版主。在积极参与中医网站的学术活动中，他深感近代中医教育的失误导致中医的临床能力普遍下降，形势十分严峻。同时也认识到，在目前的市场经济大环境下，中医院校毕业生苦熬几十年，熬白了头发才能够学有所成，远水不解近渴，导致报考中医专业的学生越来越少，中医教育远远不能适应社会形势发展的需要。如果中医教育再不改革，长此以往，中医势必后继无人。为此他先后发表呼吁进行中医教育改革的多篇文章，由此引起了很多呼应。

为了给中医教育的改革提供先行经验，为了用事实来证明中医教育改革的可行性，他自2009年开始免费招生，进行个人的中医师承教育活动，按照“必须打破中医人才成长周期过长的历史传统”和“中医教育必须以古代经典医案为中心”的思路，提出了“在3至5年的时间内培育出具有全面的中医理论知识和临床能力的中医人才”的培训目标。在教学方法上，鉴于现行中医统编教材中医基础理论部分过于浅显的缺点，他要求学员精读中医经典著作原文，同时在临证辨证中随时演示运用这些基本理论的具体方法。他要求学员全面地学习中医各家学说，一定要熟练地掌握从《伤寒论》到李东垣张元素刘完素朱丹溪张景岳薛立斋尤其是叶天士等温病诸家的临床知识。三年来先后培训了全国各地中医人才一百余名。其中，除了他早年的弟子赵红军已经事业有成外，还有熟悉各家学说和治疗方法，能够代替老师独立应诊的董红昌、孟飞、朱志宏、陈振斌、陈盈霖、李建、孙乃雄等人，其中有一些人已经在当地具有一定的医疗声望，还有的人还写出了学术专著、发表了个人医案。为了使中医师承教育能够长期坚持下去，他又请学习成绩优秀的学员参加教学工作，让他们代课，取得了很好的效果，也锻炼了他们的教学能力。

2010年以来，应中国中医药出版社的建议，他们师生陆续整理了教学讲稿十余种，包括已经出版的《朱丹溪医案评析》和《叶天士医案评析》及其门生赵红军、董红昌和孙乃雄写作的《谢映楼医案评析》、《薛立斋医案评析》，目前这套丛书还在陆续出版中。

孙曼之有个心愿：把自己一生中经过几十年才领悟到的中医理论知识和目前已经濒临失传的临床实践操作技能传授下去，让更多的人掌握这些知识，以造福于人类，同时也为目前陷于困境的中医教育改革摸索出一条出路，从而为挽救中医目前的衰落趋势，作出自己的微薄贡献。

谭　静

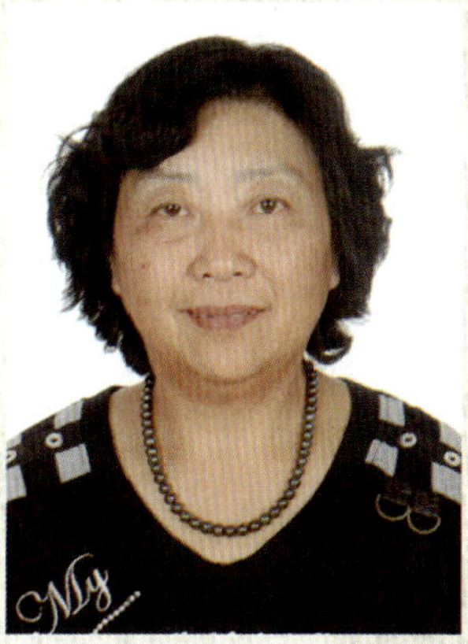

谭静出身中医世家，现任泰安博爱医院院长。高中毕业后服从国家统一安排“知识青年下乡上山”，在大队保健站做赤脚医生。当时村里有不少血吸虫引起的肝硬化，那时农村缺医少药全靠上山采药治病，谭静用自家治疗水鼓气鼓的特效方剂加以不断研究改进，针对当时严重危害百姓健康的血吸虫肝硬化及肝腹水病，获得明显的疗效，曾在当地产生较大影响。恢复高考后，为了提高自己的理论和技术水平，谭静回城学习4年西医。

当谭静认识到西医对肝硬化，只能保肝不能根治，而且肝硬化不能逆转只能换肝的治疗缺陷后，回想当年在农村保健站运用中草药治疗肝病的良好效果，决心继续钻研中医治疗肝病，谭院长相信在中医3000多年的历史中，有很多宝贵的经验值得发掘并加以利用。她经过30多年的探索研究和经验积累，已经摸索出一套采用纯中医有效治疗肝硬化及腹水的方法，为了能潜心研究中医治疗肝病，1983年丢掉铁饭碗，在青岛成立中医肝病门诊。由于疗效好很快打开局面。后来在泰安自筹资金成立泰安博爱医院。

谭静于1992年撰写论文“活血化瘀治疗肝硬化”，呼吁人们用中医中药，采用活血化瘀的治疗原则，能明显改善肝硬化。她积40年临床经验，总结研究出治疗肝炎肝硬化的系列方剂“复肝汤”，根据患者病情的不同，选择不同的方剂。包括复肝1号，复肝2号，消水汤，消癌汤，转阴散。它们各有各的功效。也可相互搭配协同治病。因其所用为天然药物，采用中医治疗原理全面调节机体免疫功能，清除血中病毒，促使体内产生肝细胞再生素，促进肝细胞再生，保护正常肝细胞，改善肝内微循环，有效防止网状纤维支架塌陷，抑制纤维组织增生，分解已增生的纤维组织，从而有效阻止肝硬化，恢复肝功能，对各种急慢性肝炎（甲肝，乙肝，丙肝，丁肝），酒精肝，脂肪肝，瘀胆性肝硬化及各种肝硬化并发肝腹水，消化道出血，肝癌等并发症，取得明显的疗效。治疗肝病所取得的成效，全在于谭大夫对肝病有比较深刻的认识，并能运用中医中药的特色，扶正祛邪。谭静中医药治疗肝病的经验特色体现在以下几方面：

1、从中医角度分析肝炎发展到肝硬化的发病机理。乙肝急性发作期肝脏的病理变化，是由于乙肝病毒侵入肝细胞内而发生了自体免疫反应，使肝细胞水肿，充血、渗出及肝细胞坏死、增生这一病理变化，伴随这一病理变化会引起血瘀，此期如果即开始应用活血化瘀的药，改变病理环境，坏死的肝细胞就会得到修复。但目前大多数中医大夫，受西医理论的影响，一味地清除病毒，在此期用大量清热解毒的药治疗，这些药性寒凉，短期应用疗效还可以，若长期应用必然加重肝脏瘀血状况，易使急性肝炎转为慢性肝炎。慢肝由于肝细胞反复坏死、增生，新增生的肝细胞破坏了肝小叶正常结构，使肝血窦受压变窄，甚至闭塞，毛细血管扭曲造成血液在肝内流通不畅而瘀滞。长期瘀血导致肝细胞长期缺血缺氧，使纤维细胞大量增生，最终导致肝硬化。随着瘀血的加重，纤维细胞不断增生，肝硬化的程度日趋严重，最终由肝内瘀血发展成全身多脏器瘀血，使本来应该流入肝脏的血液不能进入肝脏，门静脉回流受阻，引起门脉高压，不能流入肝脏的血只能改道流入脾脏，使脾脏充血，肿大导致脾功能亢进，从而引起全血细胞减少。脾因内压增大使胃底食道静脉曲涨，严重者可使血管破裂出血，脾脏早期瘀血状况如能及时缓解，肿大的脾脏可以恢复。如果脾脏长期瘀血使脾细胞长期缺血缺氧，脾细胞也会纤维化，而形成巨脾。从急性肝炎发展到肝硬化的一系列病理改变中，可以看出肝病在发展过程中有两个重要环节：一是由于病毒的侵入，引起机体的免疫反应，导致肝细胞的坏死。二是由于肝细胞的坏死和增生导致肝脏瘀血，瘀血又加重肝细胞缺血、缺氧而变性坏死这一系列的恶性循环。肝病治疗也要从这两点着手：一是要清除病毒终止肝细胞坏死。二要清除瘀血尽快使肝内外血流畅通，帮助肝细胞恢复正常，使肝脏变软。根据这两个主要问题，谭静研究了几代人的治肝经验，分析各种肝病不同治法，研制成与其它中医不同的治疗原则，即不需要将肝病按症状分成几种类型治疗。其实所谓分型实质就是根据肝脏瘀血时间的长短和程度的轻重在各个不同时期的临床表现。谭静采用早期治疗以活血化瘀药为主配以清热解毒药，后期以滋阴补肾，扶正固本、同时重用活血化瘀药物治疗，由于组方合理在治疗肝炎和肝硬化上取得显著的疗效。

2、“谭氏复肝汤”配方特点：①活血软肝药物独特，其活血化瘀力特强，使肝脏瘀血迅速消除。②严遵古训肝木不宜用苦寒药物一味砍伐，故复肝汤虽有清热解毒的功效却剂量搭配合理，不寒不燥使人服后舒服，既有利于消除病毒又不使人元气受损。③肾为先天之本，根据肾为肝之母，子病补其母的原则，“复肝汤”中加入滋阴补肾之药使肾水充足，肝木得其濡养，犹如枯木逢春再生嫩枝，坏死的肝细胞亦将再生，肝功能必然恢复，先天之本得以涵养，并能双向调节人体先天免疫力，使人体阴阳平衡，祛病复健。

3、谭氏“复肝汤”的主要作用机理：

一号：以滋阴补肾药为主，活血生血药为辅，加适量的清热解毒药。滋阴补肾药能扶正固本提高机体免疫力，利于病毒清除。活血则能化瘀，生血方能柔肝，清热解毒才能清除病毒。本药具有清热解毒、舒肝理气、活血化瘀、滋阴补肾，提高机体免疫力的作用，用于治疗急慢性乙肝、丙肝的发作期能迅速降酶、降浊、恢复肝功能，改善症状，连续服药三个月后，乙肝病毒活性指标转阴率达50%以上，半年后可达70%以上。

二号：以活血化瘀为主药，以滋阴补肾药为辅，加少量清热解毒药。复肝二号药加强活血力度，服后全身发热，血流加快新陈代谢增强，使红细胞、白细胞、血小板、白蛋白均有明显升高，肝功得以恢复，症状减轻或消失，体重明显增加，不少易患感冒的患者抵抗力明显曾强，服药后很少感冒。这都是由于提高机体的免疫力，激活了机体的两大免疫系统，加强吞噬细胞的作用将坏死的纤维化和一切不正常的肝细胞、乙肝病毒等清除掉。同时肝细胞具有很强的再生能力，所以即便是已经硬化的肝脏通过治疗也可逐渐变软恢复正常。此方用于治疗慢性肝病及各期肝硬化。

4、药物服法与用量：每天1剂，水煎服。每天服2次，早饭前半小时、晚睡前各服1次。

该药“一号”、“二号”因配方及作用不同，应视病情选择方剂，多数患者需要协同治疗。

服药注意事项：①服药后，部分患者因活血理气后，感到小腹隐痛，大便稍稀，肝硬化患者在服药第二个月，肝脾开始变软时，肝脾也会轻微疼痛，全身不适或肝功能异常等现象，这是正常的反应，约持续10～20天消失，肝硬化严重者上述反应可能出现几次，不需特殊处理，应继续服药。②肝炎患者约需服“复肝汤”3～6个月，肝硬化患者约需服“复肝汤”6个月以上，根据肝脏变软的情况决定是否停药。停药后作全面检查，治愈者在每年立春、立秋两节气开始时各服2个月，连服3年，以巩固疗效，避免复发。乙肝活性指标未转阴者，加服“转阴散”，肝硬化未愈者休息半月继续服药直至临床治愈或遵医嘱服用。

“复肝汤”系纯中药，无毒副作用。患者一定要有战胜疾病的自信心，保持乐观的人生态度，脱离悲观情绪、摆脱繁多药物的治疗。因为人们对乙肝这种疾病缺乏认识，导致心中印上惧怕乙肝的阴影，因而造成心理上的压力，包括：不安、恐惧、生气、憎恨、嫉妒等。这些都是人类所具有的负面情感，而这些阴影将带来内心的不安，因而造成心绪不正常，使得病情加重。人的精、气、神均可以影响人体的免疫系统，可以通过释放神经递质、内分泌激素或其他因子，对免疫功能和全身各器官系统发生影响。中药可激发中枢神经调节机体免疫功能，而精神神经也可激发中枢神经调节机体免疫功能，所以患者应该有战胜疾病的决心，乐观面对人生。

5、通过改善饮食结构提高机体免疫力。要少摄取热量，不吃高脂肪食物和减少菜肴中的脂肪成分。少吃动物脂肪，不食用人造黄油，饮食以植物油为主。多吃鱼类、豆制品和动物蛋白质食品。多吃新鲜水果、蔬菜，如：蘑菇、香菇、西红柿、胡萝卜等。多吃全谷物以及全谷物制品。最好吃绿色食品。禁食：①生凉〔吃水果需加温〕辣、烟、酒。②不吃海中无鳞鱼〔金枪鱼、带鱼、沙丁鱼〕，淡水鱼均可食用。③避免生气、感冒、忌房事。④不用人参、桂圆、大枣。这些措施既可以辅助治疗，提高药物疗效，也可以预防肝病，维护健康。

唐远福

唐远福，男，汉族，1948年出生，陕西省勉县人。8岁发蒙，1966年毕业于勉八中。文化大革命开始停学务农。其祖父唐喜才四川人，是当时很有名气的中医，留下了许多古老的黄表纸印刷的书籍，在文革中被搜去了一部分遭焚毁，还残留一部分留于至今。唐远福从1978年开始学习中医知识，对传统中医有着极大地热情，由于家境困难，都是白天劳动，晚上在煤油灯下苦读医书，并坚持上山采挖中草药，学习相关的中草药知识。在艰苦的道路上，终于于1996年申请开设中医中草药诊所，以精湛的医术和良好的医德赢得了众多患者的信赖，慕名前来求医的患者总是络绎不绝。

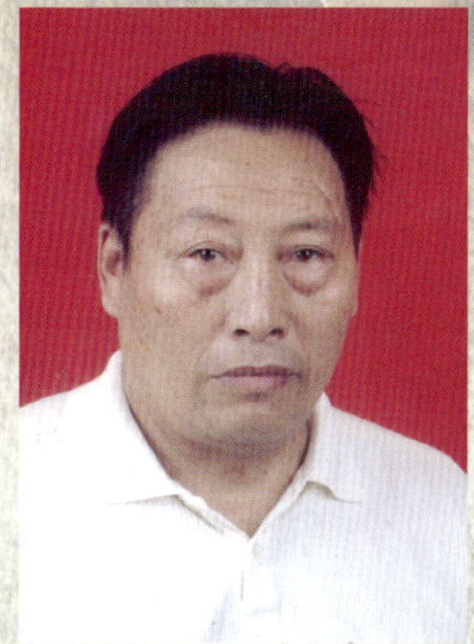

唐远福医师还在西安古城八仙庵古书收藏点学习八年，不断学习研究，结合临床经验总结，研究出了治疗皮肤外科疾病的外用膏药和内服药物，以及治疗心脑血管疾病、半身不遂的独特药方，通过了国家知识产权局的受理获得国家专利：

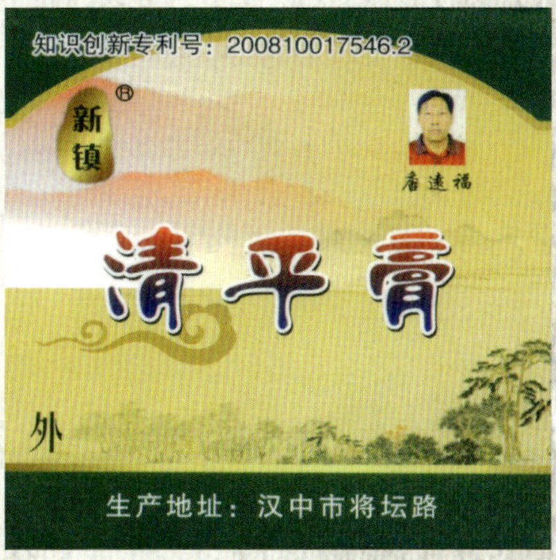

治疗疱诊外用药膏——清平

1、发明专利“治疗疱诊外用药膏”，专利号200810017546.2；

2、发明专利“治疗疱诊的内服药”，专利号200810017547.7；

3、发明专利“治疗心脑血管中成药丸”，专利号200810017548.1；

4、发明专利“治疗心脑血管中药丸”，专利号200810017549.6。

唐远福医师多年来为病患的健康所付出的辛勤努力和为中医药事业所做出的积极贡献，获得一些行业学会的荣誉称号，如2012年在中华医学会荣获荣誉证书，并获全国“杏林德技双馨模范人物”荣誉称号。

王　钰

王钰，男，生于1956年3月。现就职于临淄区治未病调理中心。1977年开始从事乡村卫生工作，1995年考取了山东省农村卫生技术人员执业证书，并参加了一体化管理。2002年病退，开始研究学习中医，2004年经培训学习考取了中华人民共和国高级按摩师职业资格证书，多次参加中医治未病论坛及相关学术会议。2011年8月通过人力资源社会保障部中国就业指导中心1+N复合型人才培训项目，中医治未病高级调理师专业课程的培训、考核，具备了相关知识和技能。也许由于自己身体欠佳，学习中医时常因切身体会而有所感悟，加之长期从事卫生工作，虽然系统学习中医不过十来年，但对一些影响生活质量的慢性病探索出有效方药，分述如下：

1、顽固性失眠，用中药速眠饮（远志、枣仁、生地等是几种药物）调理有很好的效果。

2、冠心病、心绞痛，速效化瘀缓痛散（丹参、黄芪、三七、冰片等是几种药物）能快速缓解症状。

3、咳嗽、胸闷、咽痛（伤风、病毒等原因引起），中药以清热解毒、祛痰宽胸、清肺热、养肺阴、降肺浊气组方，一般3～6剂可愈。方药：沙参、寸冬、连翘、杏仁、石羔、麻黄、双花、浙贝母、甘草、双皮等24味药，每天1剂，水煎服。服药期间禁忌：鸡肉、猪肉以及辛辣食物。

4、眩晕、恶心、心慌、胸闷、偏头痛症状，王钰有自己的独特见解，认为一般是由于颈椎骨质增生、颈椎受伤等原因的影响，使颈动脉受压致使脑供血不足，导致植物神经功能紊乱。调理以：黄连素片、谷维素片、胃复安片、眩晕停片等，根据症状可加相应药物或输液，如天麻素注射液、丁咯地尔、能量等药物，切记根据症状以辩证进行治疗为宜。

王福林

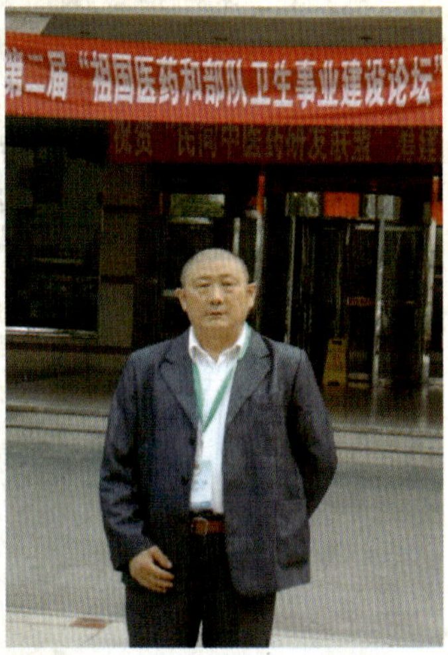

王福林，男，1956年6月生，汉族，辽宁省铁岭市开原市前石村人。中医骨伤科医师。中国民间中医救援队队员。中国红十字会会员，志愿者。现任黑龙江省绥芬河市圣洁正脊推拿中心主任，中国民间中医药联盟盟员。

王氏祖籍辽宁铁岭，自幼跟随舅舅学习中医正骨技术，多年坚持通读中医经典和本草等名著，阅览数百种中医药书籍。通过跟师学医、研读古籍，加上自己的实践经验积累，整理出临床经验方和脊柱疾病按摩手法，2012年9月在北京参加第二届祖国医药与部队卫生事业建设论坛军地专家大会，王福林现场展示中医正脊技术，得到与会专家的高度好评。

凭借个人特色技术，王福林一手创建黑龙江绥芬河中医正脊门诊，带领儿子王立军专业治疗脊柱疾病。他一方面尽心向儿子传授医术，同时教导儿子为医的根本要有活人济世之心，若有远道慕名而来看病的人在门诊取药时钱不够了，他都会根据实际情况予以减免费用。他教育儿子，治病救人是医家的第一天职，赢得患者的信任，才能光大家传的医术。儿子王立军秉承家训，跟随父亲王福林学习行医8年，成为高级按摩师，高级针灸师，专长治疗骨病、骨伤。

病例1：2007年，俄罗斯，某男，40岁，肥大性脊椎炎。在绥芬河正脊中心经过王福林和儿子王立军医生的矫正脊柱侧弯，旋转复位法，中药内用，外敷，加中药熏洗，2个月治愈。

病例2：2008年，黑龙江省五大连池市，白某，男，68岁，原乡镇书记。因双侧股骨头坏死，无法行走。经过王大夫辨证治疗，内服中药补肾活血化瘀，外用膏药，针灸推拿手法，3个月后经拍片可见有新骨形成，5个月后下地行走，随诊可以生活自理。

病例3：2011年，黑龙江绥芬河商务局，贺某，女，49岁。增生性颈椎病造成头昏，恶心，双上肢麻木，疼痛难忍影响睡眠。经过王立军大夫牵引法，旋转复位法，膏药外用，针灸电疗，20天痊愈。

病例4：辽宁铁岭王某，系王福林大夫堂兄。左侧股骨颈骨折，经过王大夫治以手法复位，皮牵引，外用膏药，58天后拍片可见骨痂生成，3个月可以行走，6个月正常工作。

王和见

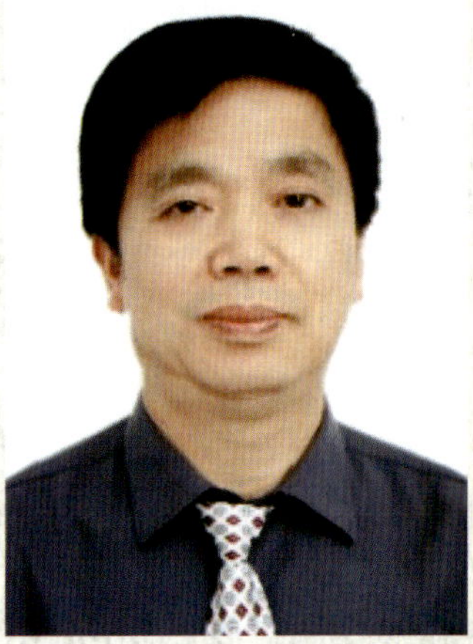

王和见，男，重庆市永川人，1949年出生，副主任医师，1968年元月参军，毕业于解放军第七军医大学（现第三军医大学前身）。现就职于中国化工集团北京橡胶工业研究院设计院门诊部。为中华医学会会员，中国医师协会会员，中国针灸学会会员，全国耳穴诊治专业委员会成员，北京市中医疑难病研究会专家技术委员会委员。

从事临床医学工作40余年，在部队医院工作期间主要从事耳鼻喉科疾病的诊治工作，同时也对部队常见病多发病以及地方病人开展诊治工作。在工作中认真学习钻研专业技术，学习传统医学和新的治疗方法，为当时所在部队医院专科填补多项技术空白。1982年在解放军304医院耳鼻咽喉科进修时，曾带领因耳廓断裂伤就医的战士返回工地找回断耳并再植成功，获中央人民广播电台多次播报。在为患者治疗时，擅用中西医结合的方法，为其消除病痛，尤其热爱耳医学之耳穴诊疗法。由部队转业到化工系统后其工作是负责老干部的医疗保健，更加强了对耳医学的学习与研究，并幸得耳医学界几位知名专家的指导，在专业上大有提高。1992年被全国耳穴诊治学术交流大会推荐为全国耳穴诊治专业委员会成员，耳穴临床治疗研究学组秘书长，2006年被国际耳医学研究培训中心任命为北京分中心理事长，2012年在中国台北召开的世界耳医学大会上被推选为世界耳医学学会常务理事。自20世纪80年代以来撰写和发表有关耳穴诊断和治疗的学术论文数十篇。协助国际知名耳医学专家黄丽春教授编辑出版了《耳穴诊断治疗学》、《耳穴诊断学》、《耳穴治疗学》、《耳穴诊断彩色图鉴》等多部耳医学专著。首创了耳穴刮痧疗法，在1995年第二届国际耳穴诊治学术研讨会上发表了“耳穴刮痧疗法研究”的论文，并在大会上发言交流，引起同行们极大的兴趣。大家在后来的临床应用中体会到，耳穴刮痧疗法在诸多耳穴治疗方法中不失为一种上好的治疗方法。

王和见还在耳穴诊治专业人员的培训方面做了大量的工作。从20世纪90年代初起，在全国化工系统医务人员，中华中医药学会，中华预防医学会，北京光明中医函授大学，深圳市职业技术学院等举办的耳穴诊治技术学习班授课。近两年在北京市海淀区妇联举办的应用技术进社区活动中，被邀为其各镇政府妇联、各街道办事处妇联、社区市民学校等组织的学习班，讲授耳穴保健与亚健康调理方法和技术，受到主办方与听课者热烈的欢迎。平时，对来自全国各地的耳医学爱好者，以及来自国外的求学者都热情接待并无私地传授技术。

耳穴疗法是指通过耳廓诊断和治疗疾病的一种方法，是中国古老的针灸学的一个重要组成部分，是中国医学宝库中的一份珍贵遗产，在我国古代文献中早有记载。近代应用耳穴诊断、治疗、预防疾病和保健等方面的研究在深度和广度上都有新的发展，并已逐渐发展成耳穴诊断治疗学体系，成为别具一格的医学新科学。

《灵枢·口问篇》曰："耳者宗脉之所聚也。"宋代杨士瀛说："十二经脉，上终于耳，其阴阳诸经适有交并。"诸如此类，比比皆是，由此可见耳与十二经络关系最为密切，耳廓虽小，却是诸经通过、终止、会和的场所，这些论述为后来耳针的发展奠定了理论根据与研究基础。上世纪五十年代，法国医学博士诺吉尔发现：外耳并非单纯唯一弯曲软骨，它与内脏器官存在密切关系，内脏患病时在耳廓上有相应点出现。并首次提出耳廓形如"胚胎倒影"的耳穴图。北京平安医院许作霖大夫发表临床应用耳针疗法的科学论文，更重要的是在耳廓上发现了15个刺激点，临床试验效果很好，特别是精、气、神三穴，展现了中医精华。

随着耳穴研究的深入，耳穴诊治法广泛应用于临床实践中。在耳穴诊断方面，除望耳法（视诊法）、压痛法外，还出现耳穴电测法、耳穴触摸法、耳穴压痕法，在此基础上提出了耳穴综合系列诊断法，即一视、二触、三测听、四辨证。在耳穴治疗方面，用耳穴治疗的病种达200多种，这些病症涉及内、外、妇、儿、五官、骨伤科，不仅能够治疗功能性疾病，而且可以治疗器质性疾病，以及病毒、细菌、寄生虫等所致的疾病，并用于防病、美容、保健、抗衰老、戒烟、戒酒、戒毒。

用于防治疾病的耳穴刺激方法，有毫针法、埋针法、耳电针法、耳放血法、耳梅花针法、耳按摩法、耳穴割治法、耳穴药物注射法、耳灸法、耳夹法、耳穴压丸法、耳穴综合法等20余种。目前最盛行的是耳穴贴压法、耳尖放血法、耳穴按摩法。20世纪80年代末对耳针的命名改成耳穴疗法。1999年及2002年在美国拉斯维加斯召开的世界耳医学学术大会上，已公开声称不再用"耳针"名词而称"耳医学"。

中医思想，首重预防。《四季调神大论》说："圣人不治已病，治未病，不治已乱治未乱，此之谓也"。耳穴不但能防病于未然，而且也可以防止疾病的发展。耳穴在防止晕车、晕船、输血输液反应、竞技综合症等都取得了显著效果。此外，耳穴在防治胃溃疡、十二指肠溃疡、肺炎、心肌炎、肝炎、流感、红眼病、听力下降等疾病的发展和促进健康恢复方面都卓有成效。过去人们往往过分强调微生物对人体的侵害，以及寻找消炎的药物，而现在是通过各种刺激耳穴的方法来调动人体内在的防御机能，抵抗疾病，调节机体的各项功能趋于正常。耳穴治疗可广泛应用于疾病的前趋期，矫正可逆性疾病，提高机体健康水平。因此，耳穴刺激法，在预防医学中有重要的意义。

目前，耳医学的研究已得到迅速发展，耳医学在世界上得到了普遍的应用。耳医学是一门具有发展活力的学科，在未来基础研究和临床实践将会有更大发展，为人类医疗卫生保健事业发挥更大作用。

王景安

王景安，男，1964年生于山西省闻喜县。副主任医师。现为山西省运城市人口与计划生育服务中心不孕不育科主任。1985年山西医学院中医大学班五年本科毕业。从医近30年，临床效验颇多，拥有多项发明创造与科研成果，其中"枳实消孕液及其制备方法"1998年获得国家发明专利，尤其对试管婴儿技术中的"配子输卵管内移植术"研究颇有心得，有开创性的理论改进与丰富的临床实践。曾分别在"全国第三届中医男性

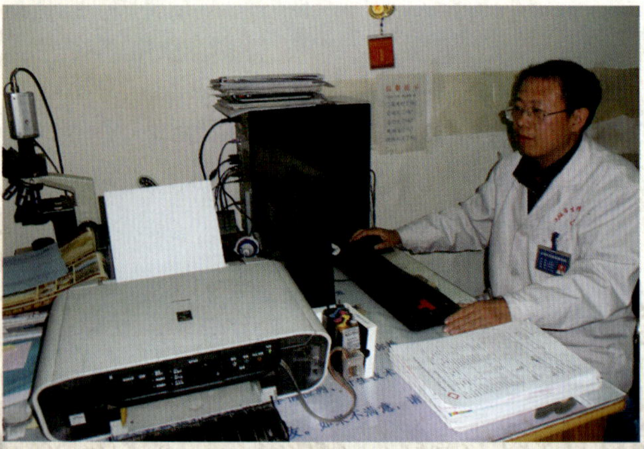

病学研讨会”和“中国第六届性学学术会议”发表“辩证论治不孕症”、“不孕临床与定性孕育”、“定向孕育的探讨”等多篇论文,并在中国中医药学会男性学专业委员会组织的评审会上被评为三等奖。2010年应邀参加上海世博会荷兰文化馆中医药发展国际论坛，发表论文演说并获荣誉奖牌。在国内首次倡议“签协议治不孕”，不让老百姓花冤枉钱。以古方化裁的“闻喜孕子汤”调经助孕为主，清理疏通输卵管，调整优势卵泡的生长速度；以验方“如意还阳露”补肾壮阳为辅，及时有效提高精子活力，迅速增强青壮年生育能力，当月解决问题怀孕者很多，大部分都在三俩月之内成功。近年来与运城市计划生育协会共推“生育关怀行动”，让每一个育龄妇女都享有做母亲的权利。

王景安获得的主要科研成果有：

1、发明专利“枳实消孕液及其制备方法”。中国专利局于1998年10月24日经5年审查后正式授予发明专利权，专利号为：ZL93112893.5。1998年10月初,在北京参加卫生部召开的改革开放二十年中国医药卫生科技成就展览会,被列为优秀项目。1998年11月9日《科技日报》对该项目作了专题报道。评价“枳实消孕液专利技术在世界上首次完成了‘将孕妇的早中晚各期流产引产问题揉合在一体研究,统用一种外用的简易方法即可安全堕胎’的大课题,是继天花粉蛋白、芫花萜之后的第三代中药抗生育药物。项目研究至少领先世界二、三十年”。2005年11月入录中国人口出版社出版的《中国计划生育/生殖健康产业市场指南》。

2、发明专利“复方苦楝杀虫剂及其制备方法”。该成果已于2006年2月20日经中国知识产权局受理发明专利，专利号：200610007594.4。本发明使中草药植物农药技术有了新突破，攻克了当前中草药植物农药广谱性差、速效性差、保质期短三大难题，同时发挥了中药低毒、无残留、无公害、药液吸附力强、药效持续时间长等特点。经试产证明，复方苦楝杀虫剂项目完全可以达标生产。该项目工业化生产无废水、废气和废渣，药渣可以全部利用生产新型有机肥料。属绿化环保、循环经济项目，符合国家大力提倡的产业政策。

3、发明营养补品如意还阳露，纯中药组成，没有添加任何西药成分。有滋阴壮阳、提神益智、强身健体、延年益寿之功效。能及时有效提高精子活力，明显增强青壮年生育能力；还能有效缓解中老年高血压、前列腺疾病等相关不适症状。尤其适宜于中老年性功能的促进和快速恢复。

王　森

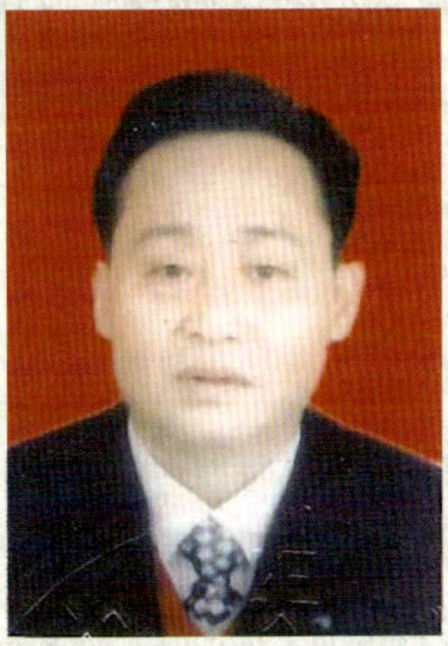

王森，又名王学林，男，1949年生，四川省遂宁市人。出生在中国观音圣地广德寺西北面一华里的东堂沟，那里雨量充沛，日照期长，土地肥沃，植被茂密，生长着四百多种中草药材。王森兄妹七人，排行老大，父母不识字，是纯粹的农民，兄妹七人都要上学读书，当时光是学费父母都无力支付，三分之二靠国家减免，好在王森的家离县城仅有三华里，可以挖些中草药进城卖点钱，做些小零花和交学费。王森的叔公常年以采药为生，也能治一些小毛病，王森经常抽空跟着他的叔公上山采药，年方十来岁，就能叫出两百种药物的名字。还学会了用仙鹤草、马蹄草等药物给乡亲们治肠炎、痢疾。用藿香、青蒿、荷叶治暑热病等。从小就与医药结下了不解之缘。1966年文化大革命开始，大中学校停课“闹革命”，王森失去了继续读高中升大学的机会，要学医治病救人，在家乡找不到合适的师傅带。困难吓不倒有心人，他不随大流赶热闹参加“文攻武卫”，趁编制还在学校，生产队不会叫他回队务农的有利时机专心专意学习中西医知识。父母拿不出钱给他买医书，他就在家乡挖中草药进城换钱，几角几元凑起来买书。由于“文化大革命”停刊了绝大部分医学书籍，为了书，他和收荒师傅们结成了至亲好友，凡是收到医学方面的书籍都给他留着任他去挑选，为多凑些钱买书，他口渴了连五分一杯的凉水也不舍得喝。作读书笔记，用的是中小学学生的废旧作业本翻转去写背面。有些古代作品和大中专教材还是找不齐，于是就写信托各地亲戚朋友到处去找，有时拿不出钱买就帮人家干活换书，多少次为了几本有价值的医书，不惜长途行走几百里也要把书弄回家。四五年时间他收集了古今中外的各类中西药书籍六百多册，他的九平米的小卧室变成小书房，四壁墙上布满了书架。在1969～1981年当回乡知青期间，他白天给生产队干活，工余时间出诊看病，晚上挑灯夜读到深夜，有时为了弄懂一个疑难病通宵不眠，连翻许多书本也要看到领会为止。学医五年他共度过一百多个不眠之夜，功夫不负有心人，1981年国家政策放宽，他顺利地考上该县的个体开业医师，正式成立了自己的合法诊所，终于成了全县一百万人口中仅有的十几名个体医生之一。由于他医学功底踏实，业务比较兴旺，深受广大患者好评。1990年经朋友推荐应聘去重庆一所医科学校，担任了医学教员和校医。1994年经卫生局考核取得初级医师资格证。1999年考取了国家医师资格证和执业医师证，受到了当地卫生主管部门的重视。

王森现为中华中医药学会会员，业余行医14年，参加教学工作兼校医2年，专业行医29年，总计开展了医疗工作45年，积累了丰富的临床经验，对十多种疑难病的治疗很有专长。

一、发明中医干燥疗法医治各种烧伤疗效显著，一度和浅二度伤，因阻断了伤口黄水的渗出。细菌、病毒无法生存，一至二天内伤口全部干疤结壳七至十二天受伤后死去的上皮组织能全部蜕去，愈后不留任何疤痕，三至六月后颜色完全恢复正常，深2度伤口能迅速控制感染，大大地缩短了疗程。减轻病人的痛苦和经济负担，愈后疤痕比其他专业医疗机构还小得多。几十年共治愈了各种烧伤逾千例。

二、采用中西结合内外同治法加烧灯火之法，根治带状疱疹，不留神经根痛的后遗症，疗程最长的没超过半个月，收费极低，深受患者的欢迎和好评。

三、在治疗各种急慢性胃炎方面，以平胃散加白及，白芍为主方，随症加减，中西药有机搭配，运用灵活。长达数年的慢性胃炎，总的治疗的时间没超过一个季度，大大地减少了胃溃疡、胃穿孔和胃癌病的发生。

四、在治疗冠心病、心肌缺血下肢肿胀方面，以补肾健脾、利水消肿治其标；以活血、化瘀疏通、软化血管，恢复全身血液循环之法治其本，并吩咐以低盐、素食为主，不吃动物油、肥肉和动物内脏，长期坚持。治愈冠心病人千余例。

五、在结石病方面，以鸡肉金、虎杖、海金砂、冬葵子为主药，肾结石病加茯苓、车前、瞿麦、扁蓄。肝胆结石病加柴胡、栀子、茵陈、青皮，为许多人化除了痛苦难忍的胆肾结石，不住院，不开刀。为病人减少很大的经济负担。

六、在治疗各种已成脓的外科疮疡方面，采取不开刀，不上药纱条和药捻子，只用气罐或火罐拨脓加内服药疗法，小疮三至五天痊愈，大疮七至十天痊愈。

七、注重养生保健和亚健康调理，主张要苗条就要减肥少吃油、多吃素，要长寿必须长期合理饮水。根据医疗实践和自身体会，撰写“养生保健歌”和“合理饮水是养颜美容延年益寿的秘诀”。

王玉玺

王玉玺，男，1953年3月出生，蒙古族，河北省龙门所镇人。大学本科学历，副主任中医师。从事中医诊疗40年，为患者服务，弯下身子，甘当小学生，虚心向名老中医学习，向患者学习，将偏方验方整理成册。三十多年搜集主治各种疾病偏方验方三千多个，三是总结经验，写读书

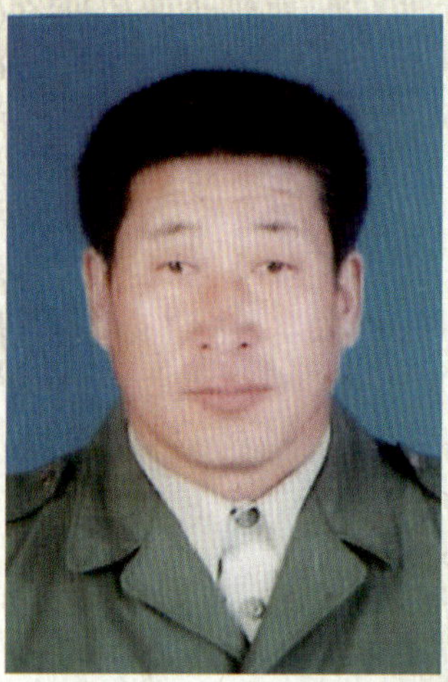

笔记、现已写三十二开本100页装笔记本45本、达150万字，1996～2005年在河北赤城县龙门所镇创办中风病研究所，后应聘进京务工至今。被中国发明协会吸收为会员。先后在全国学术会议发表论文8篇，报刊上发表论文多篇。1993年“独活寄生汤治风湿性关节炎”被评为优秀学术论文二等奖编入中国古籍出版社出版的《当代中医必效奇方秘术》一书。1994年8月，论文“中风病的中医诊治”被首届中韩学术研讨会录用。“中药治疗高血压效果好”，刊登在2012年3月中国中医药发展论坛会刊上。2005年编著《中风真传》著作，由知识产权出版社出版。2009年撰写“就‘客观看中药’一文的观点与李璐瑒老师商榷”，由《首都医药》杂志社加以编者按全文发表。编者按语说：本刊2009年10月上半期“视点”栏目刊登了记者李璐瑒的“客观看中药”一文，引起社会各界关注．河北省张家口市赤城玉玺中风病研究所读者王玉玺给本刊来信，对文中的观点表达了不同看法。本刊在此刊登这封来信，对这种认真求是的精神表示赞赏……”

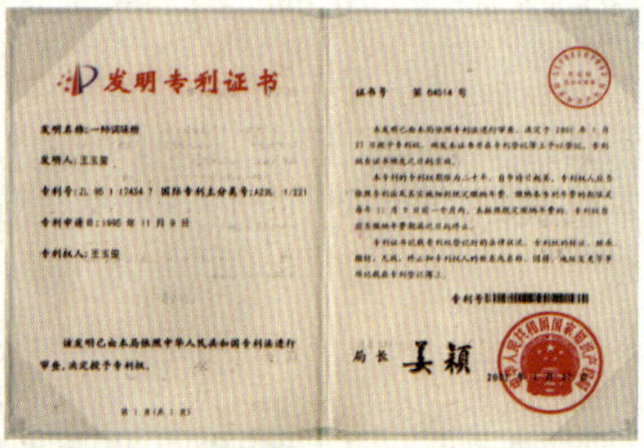

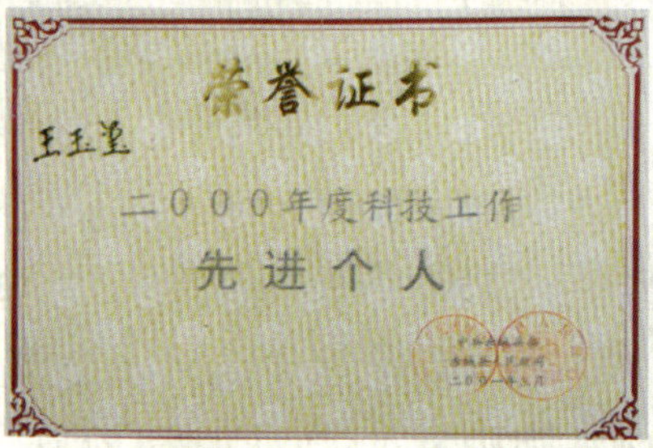

研制一种调味粉1995年11月申请国家发明专利，2001年1月授予专利权专利号ZL95117434.7。2001年9月在中国国际专利技术与产品交流会上获奖。

研制的“植物降压茶”对降低高血压，预防脑血栓形成有明显效果。该茶荣获赤城县科技进步二等奖。

天酬正道，地谢勤民。二十世纪九十年代中共张家口地委、张家口地区行政公署，中共赤城县委、赤城县人民政府授予王玉玺先进扶贫工作者称号。进入2000年后，坚持不懈科研创新，积极用中医中药为人民群众防病治病，为群众的健康服务，不断把中医发扬光大，受到群众广泛赞誉，中共赤城县委、赤城县人民政府又授予王玉玺先进科技工作者称号。患者送来了一面又一面锦旗，还有的送来牌匾。这些鼓励支持，将会激励王玉玺继续努力为人民大众延年益寿做出自己的努力与奉献。

向成东

向成东，男，土家族，重庆石柱县人，1958年出生，毕业于重庆三峡医药高等专科学校，祖传针灸世家。现任重庆康复医学工程研究所点穴疗法研究室主任。向成东发明的“针刺点穴药物夹持器”已经获取国家专利，专利号为：（200820100235．8）。向成东系中国针灸学会会员，中国针法灸法分会理事，重庆市针灸协会会员。2002年，在庆祝中国针灸学会与大韩针灸师协会缔结姊妹学会十周年暨全国针灸新疗法新技术现场演示会和疑难病症针灸治疗经验交流会上，他作为特邀代表，在会上作了“针刺点穴疗法的临床应用”经验交流和现场演示。向成东在肯定灸法重要的同时，指出了传统灸法的三大不足，即渗透力不强，体位不固定，不便操作。随后他介绍了自己采用针灸结合药物点穴治疗风湿、类风湿病的经验和成功案例。

2011年12月28日上午，向成东来到北京大卫中医医院，同张占宗院长一同探讨针灸治疗肺癌的疗效情况，并对肺癌患者进行临床试治。向成

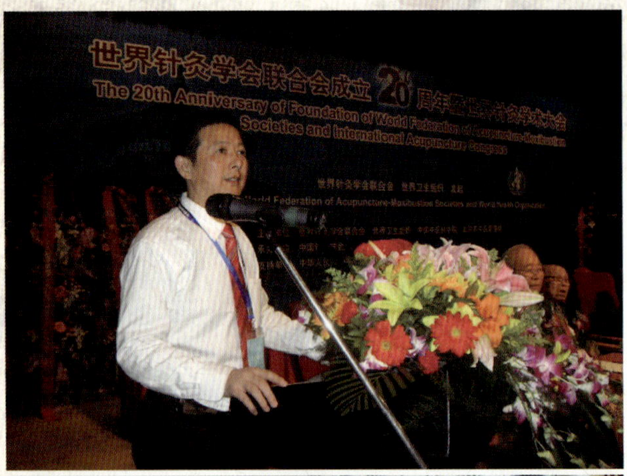

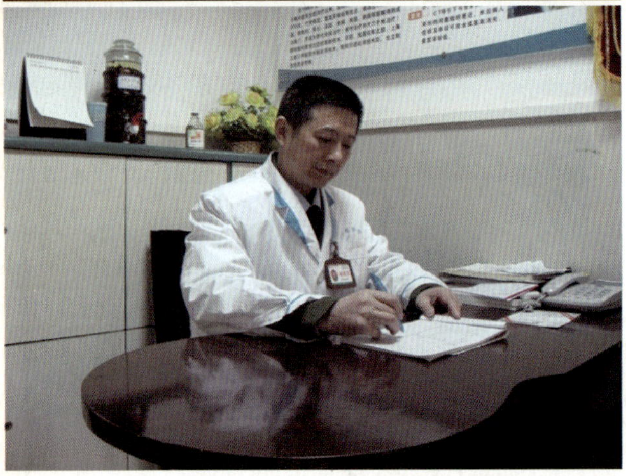

东在对两位肺癌患者进行了检查之后，利用针刺点穴疗法分别对他们进行了治疗，改善症状的效果十分明显。

2012年2月18日，唐××，重庆市黄泥磅人，患“打嗝”症大半年之久，遍寻良医无效，后经人介绍来到重庆市黄泥磅东和门诊。此症西医称膈肌痉挛，中医叫呃逆，轻者偶然发作，常可自止，重者则并见于其他急慢性疾病以及癌症、中风、流行性出血热等危重疾病中，非常顽固难愈，称为顽固性呃逆。向成东为其取穴上脘、中脘、下脘加翳风，用针刺后再加药物点穴，半小时后即止。患者欣喜不已，终于可以睡个好觉了！

几十年的探索与耕耘路，向成东赢得了众多荣誉。自2002年以来，向成东已被中国医师协会第六次确定为中国名医论坛特邀嘉宾。向医师把荣誉作为一种激励，继续在医学的道路上探索。生活确有困难的患者，向医师都对他们实行免费的治疗，用向医师的话说“治病救人乃医者的天职”。

许彦民

许彦民，男，62岁。中医主治医师。河北省唐山市人。1970年因病开始自学中医，成功地用中医针刺疗法治好了自己的“风湿性心肌炎”。从此步入中医典籍中耕耘不辍。苦读伤寒、温病、内经、脉经等中医书籍，收获颇丰，1979年全国招考一万名民间中医充实国家中医队伍，以唐山地区第一名的成绩被录取。进入唐山市房管局卫生所。

1990年参加全国高等教育自学考试，1993年毕业于河北中医学院。

自1987年，由于本单位中医就诊范围限制，留职停薪在唐山郊区栗园乡自办诊所，由于诊断技术有特色，能够凭脉象和舌象诊断出许多西医病种，深受乡民欢迎，在治疗常见病与疑难病方面，如各种胃病、脑血管病、哮喘、颈椎病、腰椎病、肝炎、胆结石、三叉神经痛、结肠炎等，都取得了较好的效果。

至2002年回本单位工作，2005年于本单位内退。2006年在唐山市花园街自办诊所。2007年参加北京的英国三灵中医连锁店国内招考，因为成绩优异，以超龄的年纪被老板破格录取，遂赴英在伦敦牛津街51号中医馆及weste—hampstead诊

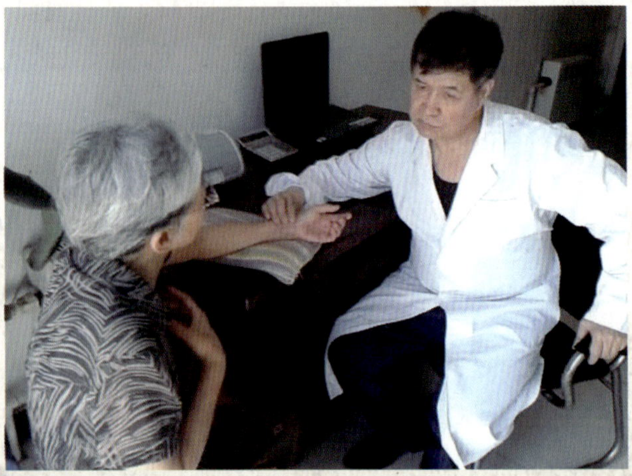

所工作，工作业绩受到连锁店同行称赞和伦敦患者的好评。至2010年春回国。2010年夏，受乌克兰卢甘斯克某中医诊所邀请，在乌克兰卢甘斯克儿童医院中医诊所工作，以精湛的针刺技术受到乌克兰患者欢迎。2011年春回国。

2002年登网络参加中医讨论，主要活动在中国中医药报办的“中国中医药论坛”，2004年被推举为总版负责人，在论坛上有自己的特色专栏。

2011年秋在唐山市自办“涌泉中医诊所”，50岁以后在冠心病以及食道癌、贲门癌等癌症的治疗中取得显著疗效。在应用中药治疗三叉神经痛方面，有着极高的治愈率，治疗脑栓塞发作不超过半年者，有显著的效果。在治疗重症肌无力方面取得可喜的成绩。在中药治疗风湿性心脏瓣膜病方面也有突破性进展。

曾在《亚太传统医药》等中医杂志上发表文章5篇，代表作品有“天人相应是祖国医学的精髓”“足三里考”等。

2012年7月8日，被央视网华人频道邀请，在央视网华人频道《名医堂》做客。座谈主题是“中医什么病治不好”。以自己为患者治病的亲身实例驳“中医不能治病”的妄断。7月10日，在央视网《养生频道》“人物访谈”做客，座谈主题是“开启疑难病的钥匙”，主要谈了治疗冠心病、癌症和三叉神经痛的经验和关于如何正确养生的内容。

许彦民脉诊花絮：

我给病人诊病，一般不需要病人先主诉病情，而是先诊脉，根据脉象判断病人病情。

最近一个郭姓青年妇女来诊脉，我发现她的脉沉潜至骨，于是我大胆的一问：“您有时无缘无故昏厥吧”。话说出口，我感觉有些唐突，因为除了脉象，在其他症状上，实在找不到征象来印证这个诊断，舌像是正常的。面色也无病色。没想到的是，病人应口回答：“是，有时昏厥，到大医院检查过，脑电图、脑血流图都做过，没有发现异常，颈椎也检查了，稍有一点增生，医生说这点问题绝不会引起晕厥。”周围坐着几个患者，听到她的回答，议论说这脉诊了不得。

对于这种昏厥，我治疗了多个病例，无不应手而愈，只需要十几付药。我给她开出了方剂。

她的丈夫在旁边，看到我的诊断很惊奇，本来他没想看病，临时决定也要我诊断一下，我摸着他的脉，感觉右关尺脉博动强硬，但是有些涩滞，根据我的经验，没有练过武功或者气功的人，很难有这样的脉象，于是我又大胆地问：“您练过小周天吧？”对方回答说“没有”，但是他又说“我练过散打功夫，也要赔补丹田之气，不是意守丹田，而是用木板拍击小腹丹田部位。”我说“你如果练气功形成丹田气充足，不会有涩滞的脉象，而你用木板拍击小腹，这种培补太猛，会造成丹田气的瘀滞，事实上你已经形成了丹田气瘀滞病理，你的小腹现在有时感觉胀痛，是不是啊？”对方点头说是。我告诉他，只要服用些消旋山莨菪碱片就可以。

或许有人问，是不是小病脉搏容易摸出，大病不容易摸出?回答是相反的。越是病大，病情严重，越容易摸出，因为病情严重时，脉搏变化很明显，容易得出诊断，而病情轻浅，脉搏变化不明显，就不容易摸出。

如同所有检查一样，脉诊也不是万能的，我的准确率大约在百分之八十左右，确实有些病不易从脉搏上诊出，为什么呢？因为中医的脉诊大约属于模糊科学的范畴，在一个很小的范围内，要判断很多疾病，譬如右尺脉，应该是肾的诊断区域，右尺脉瘀滞，可以由数十钟疾病形成，肾炎，泌尿系感染、前列腺病、肾结石、腰间盘突出、男性的性功能障碍、女性的妇科疾病，甚至耳病、股骨头坏死、血液病等等，都与右尺脉的变化有关。诊出肾血瘀滞，却难以分清是哪种疾病。需要进一步结合病人的主观症状。

也就是说，一个中医的证，要囊括许多西医的病，要仔细地分辨是哪种疾病，还需要结合病人的主观体会和感受，才能进一步确诊。

不过，通过脉诊这种粗线条的过滤，您检查疾病可能要少走很多的弯路，譬如您感觉头部不适，脉诊中我感觉您脑动脉有硬化，提示您应该做一个脑血流图印证一下，其结果有百分之九十以上都能证实我的诊断。这要比您手里拿一摞西医给开出的检验单，又是CT，又是核磁共振、又是脑血流多普勒，又是血常规，要少花多少费用？西医的检查是普遍排查法，实在说这种检查笨拙了点。使患者无形中花费了许多冤枉钱。而诊断技术过硬的中医可以使您避免曲折，直达病所。节约了您的开支还不耽误治病。

中医的脉诊价值无可估量，只是不容乐观的是，现实中中医队伍里真正懂脉诊的为数不多了。

杨仁坤

杨仁坤，男，汉族，1957年3月出生于贵州省绥阳县一户农民家庭。1972年中学毕业见邻居父女俩相继死于肺结核而立志学医。

1972年～1984年在家边劳动边自学，理论联系实践，免费为人看病。1984年6月考取县乡村医生开业证书。同年10月变卖电视机、自行车等物，自费到贵阳中医学院“中医理论提高班”学习。1985～1987年在贵阳中医学院“中医函大预科班”学习。1987年在家开了个简易诊所，用自行车带药赶三个集。1990年在县城郊正式开业，取名“乾坤医社”。1992年负责云星村卫生室的防疫妇幼工作。1993年受聘到雅泉乡卫生院工作。1996年5月担任乡卫生所副所长。1998年-2012年8月在云星村卫生室工作。同年9月为更好的继承和发展中医，正式申请离开村医开办“杨仁坤中医诊所”。其间从1990年10月-2005年12月参加自考15年，先后获得汉语言文学单科合格证书8科和贵阳中医学院专、本科毕业证书。2006年12月考取中医执业医师资格证书。2012年5月考取中医内科中级职称。先后拜本县名医邢玉屏、李野桥等人为师，深得恩师指点。

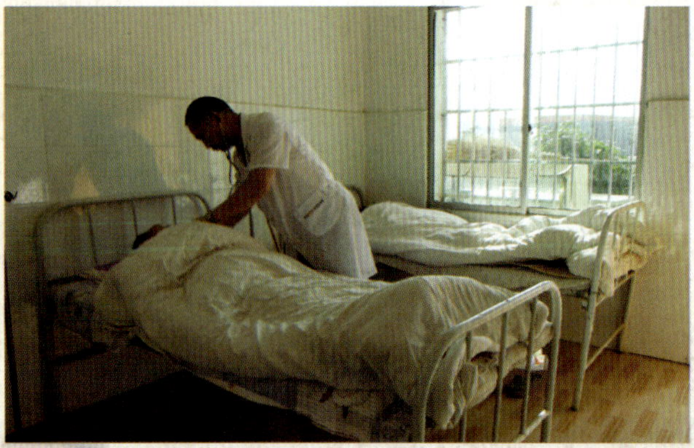

长期临床实践中，注重对危害较大的常见多发病如脑血管、肿瘤、肝、肾、胃、神经等杂病的研究和治疗。临床治疗颇有心得。

危害较大的中风病有出血性和缺血性之分，以死亡、致残、复发率三高为特点，榜居我国三大疾病死因之首，也是业界研究的热点和难点。余以为“急性脑出血”对人类生命健康极大，经过多年临床经验总结，发现该病属中经人脏门槛期，此时若治疗及时得法，可不出现脏证且经证也可较快消失。其病因病机多由肝阳暴亢痰、瘀、水互结，导致脑络破损，血溢脉外，瘀阻脑窍，形成血肿；血不利则为水，瘀积为痰为水，积于脑中而致脑水肿。治法分三期：出血期（1期），血瘀期（2期），体虚血瘀期（3期）。方用自拟丹地汤加减治疗，处方：1期，重用牡丹皮、地龙、茯苓，清热凉血，不止血而血自止；利水消肿，不脱水而水自消。其余症状，针对靶点，以攻为主，以补为辅，相应用药。2期，在确保不再出血情况下，重用水蛭、鳖甲，活血祛瘀，软坚散结，使瘀祛坚散，脉通血畅而不致残。3期，止血祛瘀，瘀未散尽，久则身体必虚，不只是气血虚而肝肾均虚，在2期基础上重用人参、龟板、补气和血肉有形之品以加大扶正力度，使瘀血逐渐散尽而重归于脉道，失调之脏腑功能逐步恢复而至正常，患者也自然得以康复。

近两年开始总结临床经验，先后在健康报、中医杂志增刊等杂志及国家级学术论文集上发表文章和论文10篇。其中，“运用中药大方治疗中风病122例的临床体会”一文，被2010年10月的《中医杂志》增刊录用；“自拟丹地汤治疗脑出血38例的临床体会”一文，在第九届全国中医难治病学术研讨会上，被授予“中华中医药学会优秀学术论文奖”；“中西医结合分型辨治囊癖病的体会”一文，被收入2011年12月在北京召开的

“中西医治疗外科男科疾病专家高层论坛”大会论文集；“自拟丹伏汤治疗肝硬化腹水验案2则”一文，被2012年1月《中国民族民间医药》杂志刊登；“中西医结合治疗颈椎结核伴冷脓肿一例验案”一文，被录人2012年7月在深圳召开的“全国中医药肿瘤临床研究学术大会”论文集；《补阳还五汤加减加量治疗急性脑出血25例临床体会》一文，被录入2012年9月在北京召开的“第三届全国方药量效关系与合理应用研讨会”论文集。

通过多年勤修钻研和全心全意为患者解除疾苦，赢得了较好的口碑，也先后获得一些荣誉：2011年8月被聘为中华中医药学会难治病研究专家委员会委员及中风研究协作组成员；2011年9月被遴选为贵州省首批民间名中医；2012年5月被吸纳为中华中医药学会会员；2012年7月，被邀请为全国中医药肿瘤临床研究学术大会特邀专家。

殷 杰

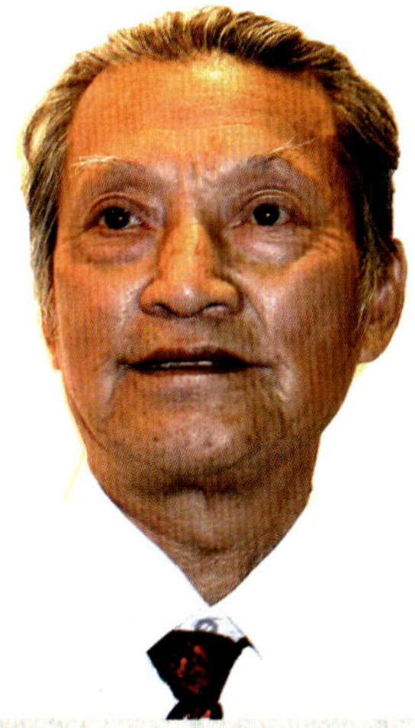

殷杰，男，78岁。气功信息书画家、全息风水大师、书画家、诗人。现任华夏意象文化艺术书院院长、中国书画学会副主席、全息医学全息养生讲坛、全息时空文化艺术讲坛主席。

殷杰先生原创的有三极全息医学、灵境功能医学，遥疗、神疗，还创造了多种文化艺术养生法、疗法。国际睡眠医学学术大会，殷杰先生入选论文《怪症初论——睡眠疾病怪症三型全息机制》中，论及怪症、全息、遥疗。

“‘怪症’，实属常规之外，是一种新的奇特类型；怪症，似乎非学术性称谓，……首次使用，暂且如此名之。”

“……怪症的机制实际为健康状态的破坏和变异：其一，分解为二的全身太极阴性全息封闭场，健康时是一个球状整体全息场，包裹全身，患病则一分为二成两个椭园状的全息场，一上一下；分解的全息场呈聚集态，因而从上方、下方将人体封闭，信息流上下都受阻遏，不能向外发散，健康时，整体全息场呈扩散态，上下内外自由通畅。其二，全息场的中轴，相当于气功的中脉，其间信息流向中间聚集、收缩，健康时，则向上下扩张。其三，人体的上方信息流向下受阻，不能进入体内，而健康时，自由由上而下流畅进入。其四，人体下方信息流也同样受阻，不能上升进入体内，健康时则相反，上升的信息流并和上方下降的信息流相连接。其五，神不受舍，神离宫外，健康时神居宫中，脑内。其六，后膀有一生命力场，受损害向内凹陷乏力，健康时，则外凸发力。其七，脑封闭小场，在大脑中间，有一个小的场，呈聚集态，健康时则不存在。其八，颈封闭小场，同前，在颈根中。其九，胸封闭小场，同前，在胸腔中。其十，腹封闭小场，同前，在腹腔中。”

殷杰先生多年来，研究、探索生命现象、生命规律、生命扩展，生命力、生命态，有了全新发现。发现多种生命力和生命态，并应用于生命的提升、养生、治疗。

殷杰先生力主发展中医，对传统中医有诸多挖掘、发现，他主张弘扬养生文化，传播优秀养生理念，营造良好养生环境，人人能调控自己的健康，人人能管理自己健康。殷杰先生提出“全生、全息、全元、全员、全民超大养生工程”，推出“长寿宫”工程和长寿修炼工程及长寿俱乐部。为了扩展研究成果并加以普及，几年来，殷杰教授开创了三个论坛：“全息医学养生长寿论坛”、“全息时空文化艺术论坛”、“全息乾坤创意智库论坛”，他亲自担任论坛主席。

于春泉

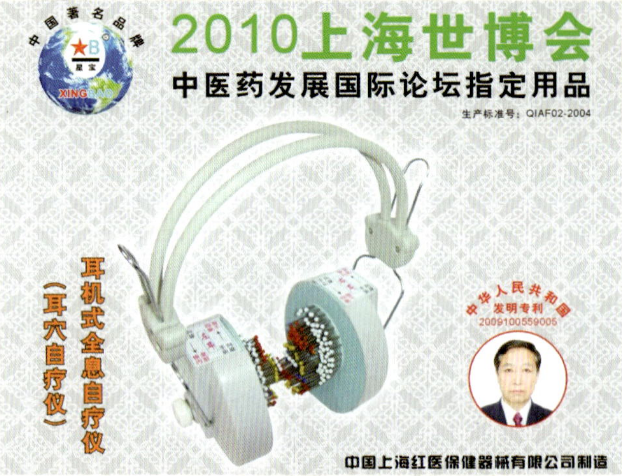

发明的专利“耳机式全息自疗仪”被2010年上海世博会选定中医药发展国际论坛指定产品

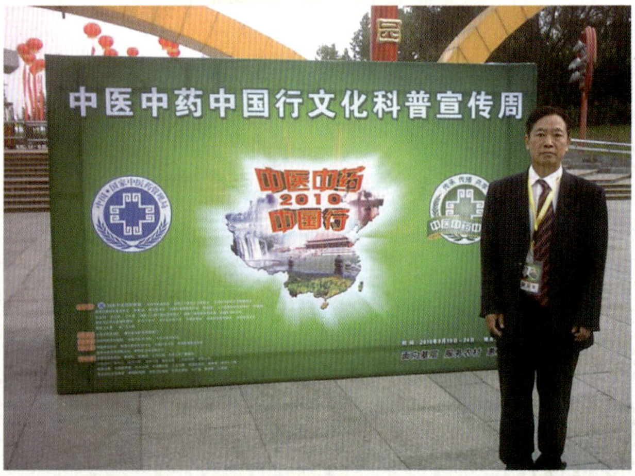

于春泉同志参加“中医中药中国行文化科普宣传周”活动

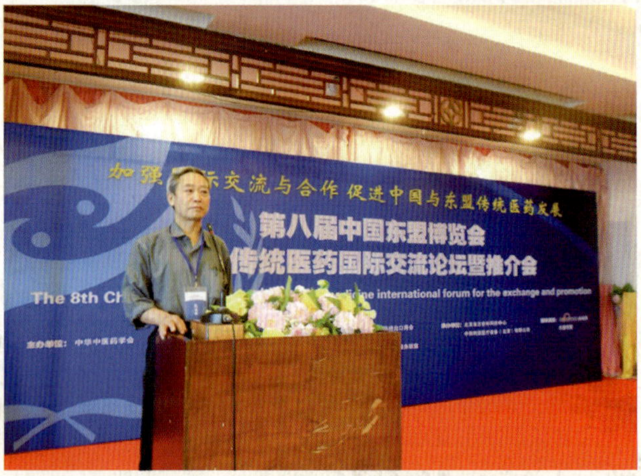

于春泉同志2011年10月参加第八届中国东盟博览会——传统医药国际交流论坛既推介会，荣获优秀论文一等奖

于春泉，男，1947年12月出生。哈尔滨市人。1965年毕业于黑龙江延寿中医卫校，1967年在中国人民解放军3293部队卫生队从事医务工作，1982年毕业于黑龙江中医学院。1994年出任山东省青岛中医药学会专家门诊部坐诊专家。现任上海红医保健器械有限公司总经理。

于春泉从事中医经及其相关工作50年了，多年来始终坚持对中医经络理论的研究工作。经络理论是中医学理论的重要组成部分，它与阴阳、五行、营卫气血、脏腑等组成了中医学的系统理论，对生理、病理、诊断、治疗、防疫等方面起着重要的指导作用。《灵枢•经别》篇中载：“人之所以生存、病之所以发生和形成、人之所以防疫、治疗和保健、病之所以痊愈”，都与经络的功能有着密切的关系，阴阳的调解、五行的变化、营卫气血的运输、五脏六腑的气血供应和内脏、五官、骨肉、皮毛之间的联系等，基本上是由经络来完成的，因此有“经脉者，所以决生死、除百病、调虚实、不可不通”之说。

40年前于春泉是一名中国人民解放军医务工作者，在解放军医疗队为广大工农兵患者治疗，自己每天要接待100多名患者，这些病人来自四面八方，每天都要起早贪黑地排队，按疗程接受新针疗法治疗，医疗队攻克了许多疑难病慢性病，受到了广大患者的好评，但是整天排队给那些忙于工作的患者带来了很多的困难，其中有一名中年患者开玩笑地对于春泉说：如果把你的技术发明成一种产品，往人身上一戴就能治病，我们把它买回家在家里自己给自己冶病，我们方便了你也不用这么累了，那该多好呀！

他的玩笑话提醒了于春泉。经过20多年的努力，在中医经络理论的指导下，于春泉终于发明出来了往人身上一戴就能治病保健的发明专利，它们就是“耳机式全息自疗仪”和“经络自疗带”产品。该两项专利产品，节能环保，不打

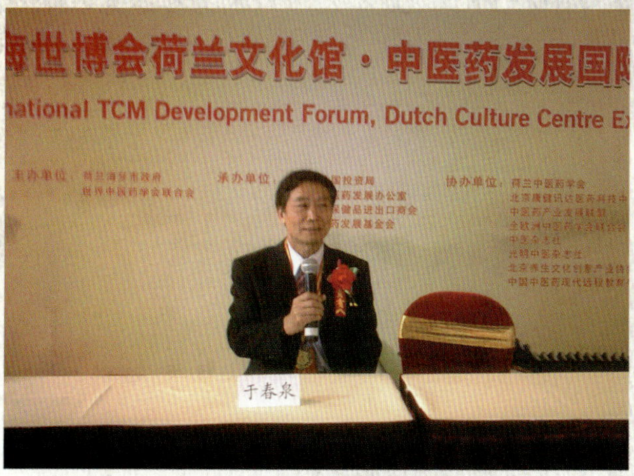

上海红医保健器械有限公司总经理于春泉

针，不吃药、不用磁、不用电，最适合自我保健治疗，对在医院和用其它疗法长期治疗无效的多种慢性病、疑难病有辅助作用，大多数有症状的患者，可在半小时左右见到效果。根据试验观察，极敏感型体质可在1分钟左右见效，占人群中的百分之50%左右，敏感型体质可在15分钟左右见效，占人群中的40%左右，迟钝型体质可在30分钟左右见效，占人群中的7%左右，顽固型体质可在几天或更长时间见效，占人群中的3%左右。

人体发生疾病是因某种原因造成经脉不通，而导致脏腑功能失调，使其免疫力下降，抗病能力丧失，失去了自我修复的功能。耳机式全息自疗仪和经络自疗带，对人体进行全方位的调理，快速打通经络调节脏腑功能，提高自身免疫和抗病能力，恢复人体自我修复的功能，很快能使病人的症状得以改善，坚持使用病人可逐渐恢复健康。

以下是于春泉就“耳机式全息自疗仪”和“腕踝经络自疗带”两项专利产品所共有的创新性、实用性特点。

1、产品的创新性

产品的创新性在于它发扬了几千年传统针灸疗法，使经络疗法操作简单方便实用更便于普及。

2、产品的实用性

大多数患者不用出门，只要把它佩戴在耳部和腕踝部就可以进行自我保健治疗。对人体进行全方位的调理，对多种常见病，多发病，多种疑难病，大多数有症状的患者，可在半小时左右见到效果，敏感型体质见效更快，远期效果更好，真正起到了一机治多病的作用。

3、产品特点

本产品经济实用节能环保，不用重复消费，经久耐用，便于维修，使用寿命长。不用磁不用电，无辐射，无痛苦，不破损皮肤，无交叉感染，安全可靠，携带方便，操作简单不用找穴位，是一种傻瓜自疗仪，不分国界，老少皆宜。人要每天吃饭，不吃就会饿，经络要经常疏通，不通就会生病。贴近生活，带上他不影响做其它事情，如：吃饭、睡眠、乘车、走路、工作、运动、旅游等，均可进行保健治疗，有病治病无病防病，使保健治疗过程简单化。

五、产品的工作原理

本产品充分体现了中医经络理论的精髓。人体的生命活动，都是在经络系统的协调下完成的，疾病的发生和痊愈都离不开经络的作用。经络通一通百通，通则不病不通则病。经多年对经络的研究，于春泉得出的结论是，经络就是存在于人体内的一种无线信息网络系统，看不见摸不到，如这个网络信息畅通人体就健康，如某种原因使某一经络受阻，即网络信息传递终断，导致气血停滞淤阻，气血营养得不到补充，造成某一部位失养，功能失调，而发生疾病（网络信息发生故障人体就会生病）。耳穴自疗仪按耳部反射区的规律分部的数以百计的高低不等以科学方法处理的耳穴刺激头，和按十二经络走行规律以科学方法处理的经络刺激器，利用人体十四皮部的敏感性和十二经络的传导作用，快速促使网络信息畅通，使其恢复信息和气血营养的运送功能，来维护人体的正常生命活动，达到保健治病的目地。人活着，网络信息存在，人死亡，网络信息自然消失，不复存在。于春泉的这一理论观点，专利论文发表在很多大型刊物上。

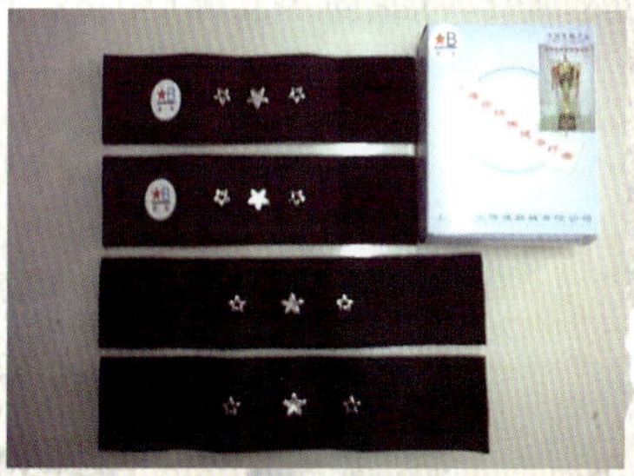

张福民

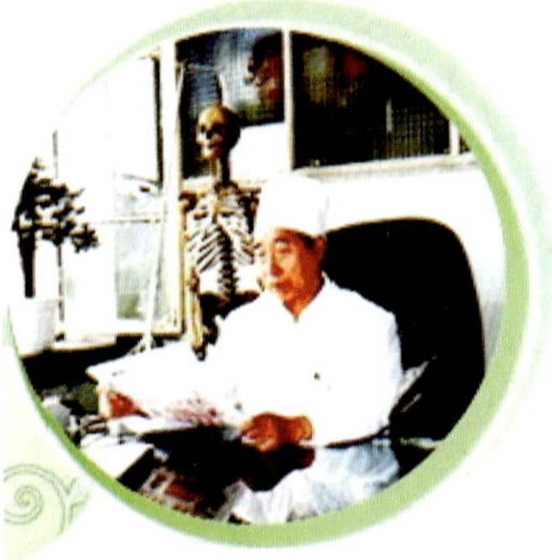

张福民，男，1931年8月生。副主任医师。毕业于辽西省军区卫生干部学校，现任吉林省福民椎间盘脱出复位技术研究所所长。从事椎间盘脱出症治疗与研究40多年。1962年发明木杵针疗法，在当时引起轰动。在多年研究基础上，于1963年研制出腰间盘复位机，并获国家4项专利和1995年国家专利局十年成就展金奖、获1999年吉林省科技进步三等奖。1997年在省医药管理局获复位机生产注册权。最近又研制成二型复位机。这种复位机疗效的独特之处在于，能够实现使突出的髓核还纳，从而达到根治效果，成为世界首创。至今治疗已达7653例，治愈率94.5%，好转率5.38%，无效率0.12%，复发率0.2%。治疗效应轰动国内外。中国专利报、中国中医药报、吉林日报、中国卫生信息报、科技经济导报、长春日报等媒体作了宣传介绍

张教授是国家离休干部，1945年参加革命，曾赴朝鲜参加抗美援朝医疗队。1958年错划右派，在劳教期间，不卑不亢、潜身研究“木杵针疗法”，顶着“右派”的压力，于1962年在“山东医刊”上发表了题为“指针、木杵针疗法的疗效体会”，得到了医学界的认同。离休后积40多年的临床实践上升到理论，于1993年研制出腰椎间盘复位机，并于当年获国家发明专利，专利号z193116644和z193222950，1995年获国家专利局十年成就展金奖。1997年在省医药管理局获生产注册权（复位机）。1999年获吉林省科技进步三等奖。2004年被国家列为火炬项目。

张氏椎间盘复位机的问世，在国内外尚属首例，是治疗腰间盘领域里又一新的创举。到目前为止没有哪一个国家用任何办法能使突出的髓核还纳，张福民报告在1994年4月6日，3个间盘突出的患者，有两个间盘髓核还纳，另一个间盘突出髓核缩小。此复位机经白求恩医大、中医学院、空军461医院专家鉴定，已具备国内领先水平。此法不打针、不吃药、不牵引、不按摩。根据生物学原理采取局部杵压的方法，直接起到治疗作用，使突出的髓核还纳（复位），以达到标本兼治的目的。

“张氏间盘复位疗法”利用椎间盘复位机的杵针压在病变的脊椎两节横空之间，通过可调外力扩大两节椎体之间的间隙，拉伸后纵韧带。扩张椎间隙后利用髓腔内的负压抽吸髓核使突出的髓核还纳，复位同时还可使粘连的组织和痉挛的韧带拉开，两侧狭窄的椎间孔也同时被撑开，从而缓解或消除对神经根的压迫与刺激，减轻肢体的麻木和疼痛，达到治疗的目的。

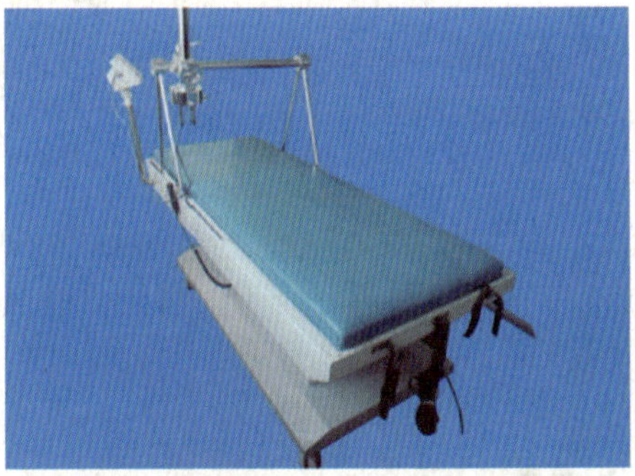

目前该疗法已正式通过医药管理局科技成果验证；吉林省电子产品监督检验所检测，各项检测指标均符合行业标准；白求恩医科大学第一临床学院骨科生物力学研究证明其完全符合生物力学原理，安全有效；长春中医学院附属医院、中国人民解放军四六一医院临床验证，疗效显著。该疗法解决了医学界认为突出椎间盘不能还纳的医学难题，为颈、腰椎病开拓出一条新的治疗途径。

适应症：各型颈、胸、腰椎间盘突出，膨出（伴疝）椎管狭窄，间盘退变，后纵韧带钙化，骨化，游离体形成，许莫氏结节等。

禁忌症：脊椎结核、骨结核、各种恶性肿瘤、感染、严重心、肝肾等内脏疾病，骨质疏松、及重度椎体滑脱。

张特奖

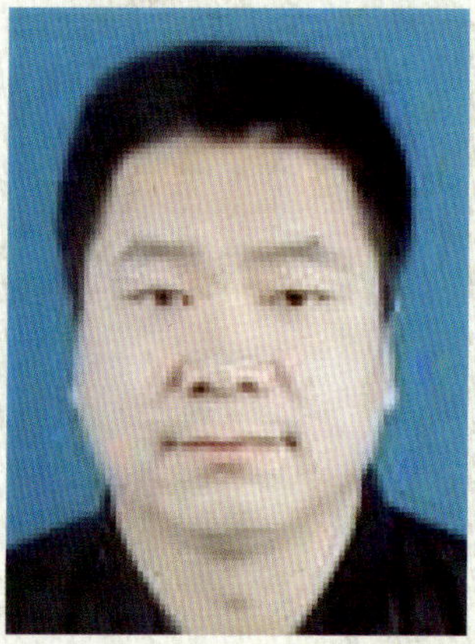

张特奖，男，43岁，河北三黄中医药信息公司总经理，多处中医门诊坐堂。自幼酷爱中医药以及相关的传统文化，久练传统气功，并跟随其爷爷张俊峰修习道教混元派，成为其传承人。混元教派秉持混天思想体系，将人体头部以喻应天，腹部以喻应地，将人体的任督二脉以感应天地之气。设百会为先天之鼎。修炼就是要生化，返聚先天真一之气于后天鼎中，以求返还之机。该派的传法思想是“行法布气度人救人。以炼己返还，培元固本，再行罡布气，治病救人”。张特奖认为，直到现在还有混元派的小组织，但医学人物却很少，留下的只是民间方术（即心理疗法）。并回忆说：“当时我年幼，跟师父李子莲学习，留下《八十难脉决一套》、《黄帝内经》、《中医外科》，口授《外经》（但没有见此书）。《黄帝内经》有母子说，《外经》有父女说。听老师讲《黄帝内经》、《外经》、《旁经》、《易经》等大量医书，但现在已不知去向。听说《外经》已落西安道观有名道士手中，按年龄推算老人已故。”

在道教混元派治病救人思想影响下，张特奖8岁跟民间名医侍诊学习，拜过数位名医为师，学习他们的临证经验，后为系统学习医学理论，进入安国东山卫校读书毕业。自从学成行医，在民间治病至今25年，对中医药治疗各种疑难杂症颇有心得，尤其擅长呼吸系疾病，如咳嗽、肺炎、肺癌等。

出师独立行医以后，张特奖仍然不忘继续学习，行医期间参考大量医药资料不断提高自己的业务水平，被中国中医药名医绝技秘方藏典编委会聘为学术顾问，集得中医药书二千余本，并倡议“为天下人做善事，救天下苍生而献书、献药方”，自己捐献了《竹林寺秘方》（石印版）、《验法新编秘方》（石印版）等。

在现代文化背景下如何认识中医，张特奖有自己的个人见解。他认为，即使是现代科技暂时无法解释的中医理论，现代人因为对古代文化陌生而无法理解的学说，不应武断地认为是糟粕而舍弃。张特奖表示：“糟粕”二字，让好多人理解成“迷信”，这是错误的。应该这样理解：人吃的都是好东西，吸收的都是精华，排出的都是糟粕。但是“糟粕”改变其使用环境和方法，通过转化又是另外一种好东西，那就是无毒无害的农业肥料，经过农作物吸取精华，变为滋养生命的食物。所以对中医理论及其当时的相关时代文化，暂时不能得到现代科学解读的，如中医祝由十三科，风水学：《地理直决》、《阳宅三要》，不应以简单地判为“迷信”而否定，他认为，这些学说都与健康有关系。一个人的见识和理解与大自然相比是及其有限的，一个人的寿命与历史相比是及其有限的，因此，不能轻易去掉暂时不理解的文化。张特奖概叹：西方药物进入中国，换走了经济效益，而我们中国的中医药却不能走出国门换取外汇。西方医学培养了大量的中国人才，我们还能不用西药吗？中医药人才紧缺，必然制约中医药发展。西医来到中国，通过人才培养，建立了庞大的西医执行队伍和执行体系，就像外来物种嫁接中医大树上，开了西医的花，长满了西医果实，用尽了中国中医能量。他期盼中医药也通过文化传播走出国门，嫁接在西医之上，结中医药之花果，通过造福人类而富国强民。

张维栋

张维栋出生于中医世家，父亲张耀先是中医，擅长针灸。因为家学背景，于1964年进入顺义城关卫生院，师从老中医吴树桐先生，系统学习中医理论、药物学、方剂学，并观摩学习中医临床。此后一直边工作边进修学习，1987年毕业于北京中医学会第四期针灸提高班，1991年毕业于北京中医学会针灸主治医师进修班，1992年发表“针灸治愈色素膜炎一例报告”，收集在北京区县中医医院论文集，获第一届学术、学会科技进步二等奖。1999年，依照中华人民共和国执业医师法，经审核合格，取得执业医师资格。从事临床中医、针灸40余年，开展了中医、针灸的应用，治愈了大量的各科患者。如内科和神经科中风、半身不遂、痦痱（假性延髓麻痺）、癃闭、眩晕、头痛、面痛、癒瘕、腰椎病、颈椎病等；皮肤科的荨麻疹、湿疹、痤疮、缠腰火丹（带状疱疹）等；五官科的鼻炎、咽炎、牙痛、耳鸣、耳聋等；妇科的经闭、痛经、子宫脱垂、子宫内膜异位症等；眼科的视一为二（麻痹斜视）、眼睑下垂（动眼神经麻痹、肌源性疾病）、暴盲、青盲、目劄、瞳仁缩小等。在长期的实践中，积累了丰富的诊疗经验。1988年从事临床带教工作，至2011年，在区中医院曾带教中专生、大专生、本科生、硕士研究生和外国留学生。因严谨求实、条理清晰，受到校方、学员及中医院领导的好评。

张维栋认为，针灸学是多学科的总汇，与各科都有密不可分的关联。中医又是辩证唯物论的典范，如眼科疾病的诊治，就是根据中医辨证论治，及中医的五轮学说辨证，经络合参后，辩证准确，理法方穴正确，即得心应手，手到病除。他曾在京顺医院1年，内科病房请其会诊，中风病人伴癃闭5例，其中2例并有痦痱，通过中医的脏腑辨证，合参而治，5天即可撤除鼻饲管、导尿管，进食正常，追访多年未复发。

张现清

张现清，男，福建省漳州市平和县小溪镇古楼村人，1958年3月出生。目前在厦门市开办“湖里现清诊所”。1999年5月原国家卫生部部长崔月犁亲笔为“张现清诊所”题词；原商业部部长胡平也亲笔为现清医师题词：“现代新医，清风送暖”。张医师系福建近代名医沈国良的关门弟子，其跟师期间虚心好学，尽得其传。其师父在证书中写道：“张现清同志经平和县城关卫生院安排，随从我学习中医整五载（从1982年1月至1986年12月），已修完中医本科基本理论，掌握了较丰富的临床诸症治疗经验，具有独立门诊工作之能力。特给此证。”可见其师对学徒的充分肯定。

张现清本着“弘扬祖国医药学，为人类健康服务”的理念，在二十余年的门诊生涯中，不断探索，遵古而不泥古，积累了丰富的临床经验，善于审证明辨，探本求因，断病精细，对症下药，从不开大处方，处处为病人着想，常常无偿为人治病，特别是二十余年如一日为湖里消防五中队官兵义务治病，被湖里消防五中队官兵称为编外好军医。其自创的小儿散、消积散、健脾散，疗效显著。张医生擅治各种疑难杂症，如妇科杂病，依据妇科生理特点，强调养血为先，理气为要，经病以调为主，崩则不专止涩，闭则不敝攻法；特别在治疗女性输卵管堵塞引起的不孕症，更是远近闻名。其撰写的“用师传烧烫伤油膏治疗烧烫伤的经验体会”一文在2011年8月首届中医外治创伤军地专家论坛获二等奖；其撰写的“中医治未病与国民健康”在2011年11月18日首届中国健康产业发展论坛上交流。其撰写的《把祖国医学精华，科学养生观溶入国民素质教育》一文在2012年国医国学岳麓论坛，荣获一等奖。

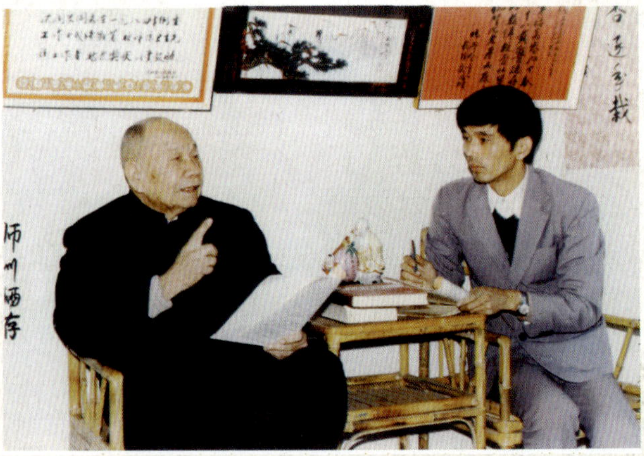

张现清早年在听近代福建名医沈国良师傅讲课

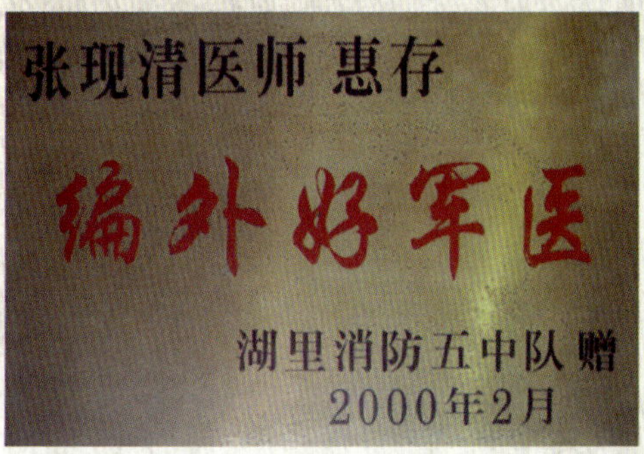

张医生认为其目的不是为了得奖，如能有朝一日，其提倡的观点，能真正溶入国民素质教育内容，这对整个中华民族而言是一大幸事，而且会带来两个提高：第一个会提高整个中华民族的健康水平，第二个会提高整个中华民族的平均寿命。真能如愿，此乃中华民族之大幸，望有识者共同疾呼！

把养生列为国民素质教育的必修课

上古之人，其知道者，法于阴阳，和于术数，食饮有节，起居有常，不妄作劳，故能形与神俱，而尽终其天年，度百岁乃去；今时之人不然也，以酒为浆，以妄为常，醉以入房，以欲竭其精，以耗散其真，不知持满，不时御神，务快其心，逆与生乐，起居无节，故半百而衰也。

这一节引自黄帝内经上古天真论篇第一，其内容是说明养生之道的重要性。如懂得养生，效法于阴阳，调和于术数，饮食有节制，作息有常规，不妄事操劳，所以能够形体与精神都很健旺，可以活到上百岁。现在的人就不是这样了，把酒当做水浆那样贪饮，把不正常的事当做经常的生活，酒醉以后还肆行房事，纵情色欲，竭尽精气，消耗散失了真元，不知道保持精气的充满，经常地过分使用精力，贪图一时的快心，违反养生而取乐，作息没有一定的规律，所以到五十岁左右便衰老了。这段精辟论述，正道出当今社会人们的生活习惯，

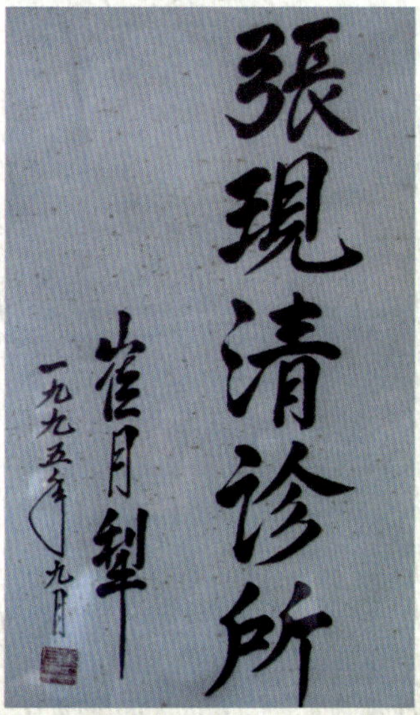

特别是城里人的生活习惯。当今都市一到夜幕降临，到处五彩缤纷，流光溢彩，歌舞升平，而人们（不懂养生之人）认为这是社会文明发展的象征，常常是饮食无度，起居失常，照这样下去，我们国人的健康状况堪忧，而一些以前我国发病率很低的疾病，如糖尿病、高血压，呈逐年上升势头。那么，如何养生，如何通过饮食调节身体？为何情绪能影响人的健康？怎样在没生病的时候预防疾病的发生，如何随着季节的变化来调整养生的步骤？这些有关养生和健康问题，都能在我们的祖先留下来的科学养生论述中找到答案。当前，托名“养生”的书籍鱼目混珠，令读者为之目眩，无从分辨。然真正阐述养生之道的书籍，就是《黄帝内经•素问》。就养生而言，我们的祖先阐述得非常精辟：过食五味，储精的五脏可能因此而受伤；过食酸味的东西，会使肝气偏盛，脾气因而受到克制，而呈现衰弱；过食咸味的东西，大骨就要受伤，肌肉萎缩，心气会抑郁；过食甜味的东西，会使心气烦闷，气喘、面色黑，肾气不能平衡；过食苦味的东西，会使脾气受伤，消化不良，胃部就要胀满；过食辛味的东西，会使筋脉渐渐松弛，精神也就颓废。所以五味应当调和适当，使骨骼强健，筋脉柔和，气血流通，腠理固密，使骨气更刚强。我们的祖先养生强调阴阳平衡，人的生命之气与自然界相通相和是养生的根本，这就是阴阳平衡，因而天地之间，上下东南西北，无论是地之九州，还是人之九窍，五脏六腑，都和天、地之气相通，天地阴阳衍化为金、木、水、火、土五行，表现为湿、燥、寒三种阴气和风、暑、火三种阳气，如果人们屡次触犯五行及三阴三阳之气，邪气就会伤害人体，所以，领悟养生的实质，按照古人的养生方法去做，顺应天气，调和阴阳，就可以健康长寿。因此，把我们古人的那套科学实用养生观，发扬光大，势在必行。靠谁呢？靠我们中医人去努力。同仁们，能行吗？我说行，通过我们中医人每天的传播，至少可以使我们周围的人受益，领悟到保健养生要靠自己，但是要提高整个中华民族的健康水平靠

我们中医人却感到势单力薄。因此，我想通过这个平台，建议相关政府部门，把养生列为国民素质教育的必修课，在初中阶段实施教育，让我们的国民从小就懂得养生，这对强我中华，提高整个中华民族的健康水平和延长平均寿命具有深远的意义。当今世界正处在经济全球化，知识全球化，信息全球化时代。我们深信，我们祖先传下的宝贵遗产，科学的精华养生之道，通过我们及我们的子孙的不断努力，必将传播到地球村的每个角落，使地球村的人们都懂得中国的养生之道，让地球村的村民都健康快乐地生活，长命百岁。

张玉明

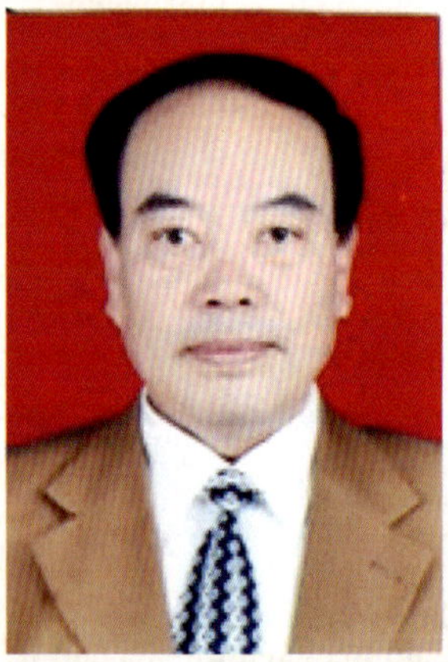

张玉明，男，苗族，1947年7月出生。从1960年开始，历任化工玻璃厂职工、昆明军区156部队战士、贵阳市装卸公司党委副书记、驻赞比亚大使馆工勤、驻乌拉圭大使馆工勤、贵阳中国旅行社副总经理。丰富的职业经历，既开阔了眼界，也提升了生活追求，2000年，张玉明以半百之年正式报读贵阳中医学院中西医结合学科，于2005年7月获本科毕业。此后以主要精力钻研中医药理论和方药，为亲朋好友治病疗伤小有成就。对医药的爱好和悟性，大概与童年生活有关。张玉明回忆说：“我出生在苗族家庭，从小就跟随苗医婆婆、姨妈、姨爹、舅舅们上山识药采药。这些苗亲戚们各家都有世代相传的秘方绝活治病疗伤，又摸索总结了系列苗方灵药。在母亲和苗亲戚的精心传授下我已继承了前辈的经验方。我从小受苗医苗药的熏陶，成年后越来越喜爱苗医苗药，尤其是帮人治好病，看到患者解除痛苦，那种愉悦令人乐此不疲。”

苗族医药历史悠久，源远流长，贵州苗族人数占全国苗族总人口的二分之一，多数苗族聚居黔岭山区，长期以来，苗族人民利用黔山苗岭丰富的药材资源，巧用草药治病疗伤。苗族是草医草药知识最丰富、最普及的民族之一，苗地百草皆药，人人会医。但苗族人民没有自己的文字，丰富的诊疗经验全靠世代口口相传。在苗族家庭成长的张玉明，经常有机会看到苗医苗药的神奇。1985年初，他在中国派驻赞比亚大使馆工作期间回国休假。到家时见到岳母一只手因摔伤而骨折。经骨伤专科医院医治，手臂在胸前悬吊了九天仍不见消肿好转，上肢右手腕灼热肿胀，肿及五个手指。他将此事告诉母亲，母亲立即上后山挖回各种新鲜草药，舂细后让他去给岳母包扎。这是他第一次体验行医。第二天，准备为岳母换药时，发现苗族草药“接骨丹”的疗效的确很不一般，消肿散瘀疗效特别明显。看上去很不起眼的野草、根茎、藤本植物，经过配伍和简便的加工就能治疗骨折，原本肿得发亮的手掌，用药一整天(24小时)就能恢复到正常手的粗细，而且已经不疼痛。后经证实，岳母的右上肢尺骨骨折只用过一次草药包扎就逐渐康复。“接骨丹”神奇的疗效再次触发了他对苗族新鲜草药浓厚兴趣。苗医用药喜爱鲜品，鲜药可以就地取材，无需加工贮藏。鲜药中的有效成份未受干燥过程的破坏，效果常较一般干药为好。故不少苗药未进行干燥加工炮制而以鲜品入药。苗医也富于自身的特色，苗医要能识药，能采药、能种药、能制药，治病还要做到药品自备，上门行医，送药到手。概括地说就是要医药合一，医护合一，医药相兼上门服务，这些做法深受贫困的人民群众的欢迎，特别是长期因伤病卧床在家和行动不便的病痛患者更是感激万分。但是，走出苗山以后，随着服务范围的扩大，求诊人数增加，现采药治病已经无法满足需要。因此，张玉明研究配制了“接骨丹、烧烫伤、托毒消炎”等药，主要采用酊剂型，主要外用于包、敷、贴、泡，全部采用地道药材加工而成，这些药物既经济实惠，使用方便，受到广泛赞誉，并被推荐参加卫生部组织的“中医中药中国行”大型义诊活动和接受中国中药报记者采访。如今，为了继承和弘扬祖传苗药这支奇葩，已近退休的张玉明医师在街道社区和有关部门支持下，在贵阳三桥开设了“苗乡洞天”康复中心，应用自己的一技之长，为更多的人们消除病患获得健康。

张占宗

张占宗，男，1962年2月生于河北省定州市。2003年张家口卫校药学专业毕业；2009年张家口教育学院中西医结合专业毕业；1999年中央党校经济管理专业本科毕业。北京大卫中医医院创始人、医院院长；中国民族卫生协会防癌、抗癌试点医院负责人；中国中医科学院培训中心临床教学医院负责人；中国民族卫生协会常务理事；中国中医健康养生学会常务副会长兼秘书长；中国长寿促进会副会长。

张占宗系清朝宫廷御医张福海之后。张福海是祖传中医，撰有《张氏祖传秘方》、《福海妙方实见》、《中医脉象新解》、《中药炮制与配伍》、《中药外治》等著作流行于世。张占宗自幼随祖辈学医，勤奋刻苦，精细琢磨祖传秘方，认真体察临床实践。博学强记，融汇贯通。秉承祖辈善良宽厚，悬壶济世人品。以后又入医药院校，受正规系统教育，并投师名门虚心求教，中医药知识技能不断长进。

他创建的北京大卫中医医院，是非营利性医院，是中国中医科学院培训中心临床教学医院，

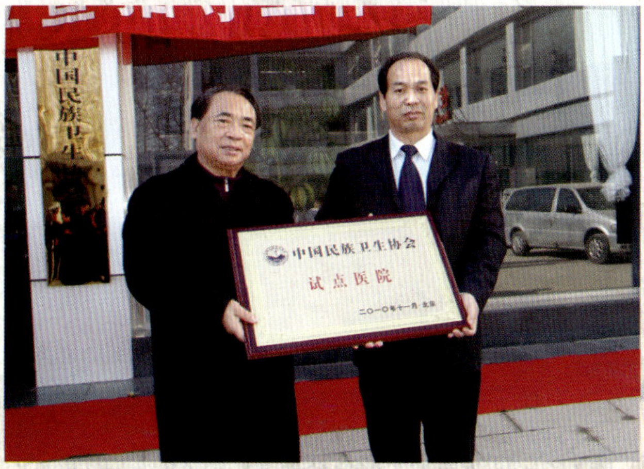

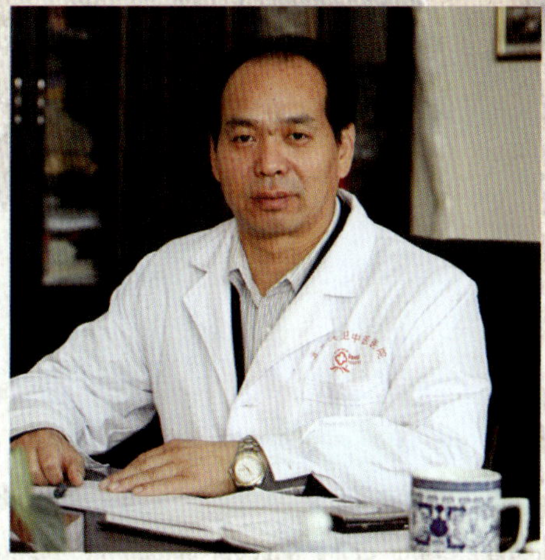

是中国民族卫生协会试点医院，中国民族卫生协会防癌、抗癌试点医院。以中医治疗癌症，疑难杂症为主，以治疗常见病，多发病为辅，集医疗、科研、保健、预防、体检及健康管理等为一体。设有门诊楼、病房楼，开放病床200余张。医院这几年在北京市以及昌平区医疗行政部门指导下，在中国民族卫生协会关心下，坚持以人为本，为社会民众服务的宗旨，做了大量力所能及的工作。受到社会的肯定和百姓的欢迎。医院积极扶持革命老区卫生健康事业。为老区患者免费提供医疗和健康养生服务。医院与河南新县爱国工程联合会签约，每年免费为老区困难家庭患者住院诊治3名。目前仍有一位患者在住院治疗，医疗及生活费用已达2万余元。至今每年为革命老区和困难群众免费提供医疗累计达200余万元。积极参与并组织医学研讨会，为健康养生提供理论支持。开展义诊，免费为“五老”及社区群众健康查体。利用重大节日或群众周六周日休息日，深入社区、农村、工矿企业义务宣传卫生保健知识，送医送药上门。不定期为老干部、老党员、老模范、老专家、老军人免费查体，提醒有病患者及时到医院诊治，解决群众医疗方面的困难。坚持执业行为法制化，管理方式制度化，基础质量规范化，临床检查、用药合理化，规范消毒、灭菌、隔离与医疗废物管理工作，加强医保信息系统管理，改进服务流程，改善医疗环境，提高服务意识，注重诚信服务，构建和谐医患关系，维护患者合法权益，公开收费项目和标准，主动接受社会和病人监督，在一些具体的工作方面做了大量切实有效的工作。

赵建春

赵建春，女，1963年出生于吉林省长春市。自幼爱好中医，便跟随父亲赵彦武老中医学习，熟读《皇帝内径》、《伤寒论》、《本草纲目》等大量中医古籍。历经34年理论研读和临证实践，治疗了大量难治病，取得很好的疗效，并积累了大量宝贵临床资料和丰富的治疗经验。古人说，医为仁术；医者父母心。作为大夫，常怀体恤之心，把患者的疾苦放在心上，才会用心探究有效的治病方法，才能更快地成长为优秀的大夫。赵建春就有一颗医者的仁心。她热心公益，是中国红十字会会员，中国民间中医救援队队员，中国民间中医联盟盟员，中华中医药协会会员。

赵建春之父赵彦武今年79岁，系辽宁省台安县人，早年毕业于辽宁中医学院，参加抗美援朝在309部队卫生营工作，为军内和国内高级领导诊病。现在是长春老干修所军医。赵建春随父学医，主要研习中医外治方法，2006年3月获得中国中医药研究院基础理论研究所中医学校颁发的高级中医按摩师证；2006年5月获得中国就业技术培训指导中心颁发的保健刮痧师职业培训资格证书；2008年9月获得了中国特效医术颁发的针灸按摩师证；2009年2月获得中国特效医术颁发的艾灸技术指导老师证书。2006年开始致力于艾灸技术研究开发，创立了自己的一套艾灸治疗方法，并研究了无烟艾灸且疗效显著。

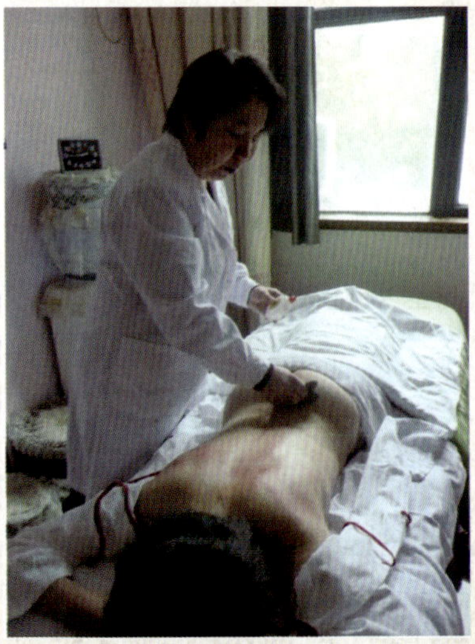

成功案例：

姚女士，现年50岁，2007年患劲椎病和腰椎病，在吉林省长春市经过赵建春大夫给予推拿；牵引、刮痧、艾灸等治疗20天获愈。

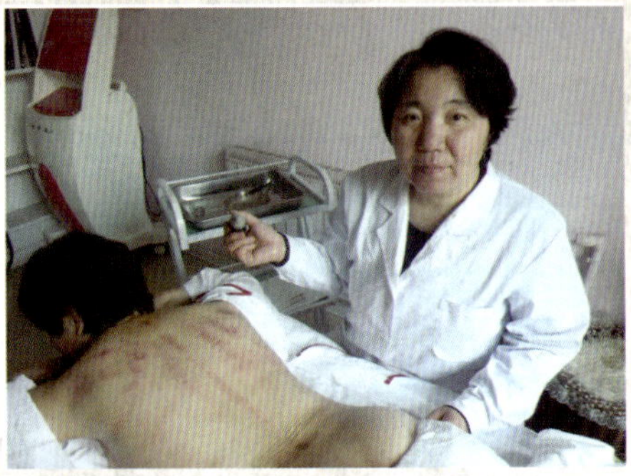

一男士，现年51岁，2010年患鼻咽癌。经朋友介绍到赵建春处进行治疗，治疗10天后去医院检查发现白细胞升高红细胞下降，白细胞趋于正常，减少了患者的放化疗的次数。

刘女士，现年56岁，2011年患肌无力病症。在河南省南阳市经多方治疗无好转，经朋友介绍就诊于赵建春，共治疗3次。患者自述，这3次治疗相当于以往一年打针吃药的治疗效果。治疗后好转至今没有再犯。

王先生，30岁患严重腰间盘突出，卧床不起。赵建春大夫采取针刺环跳、殷门、委中、承山、阳陵泉、阴陵泉等，加上艾灸、刮痧，治疗10天获愈。

以上病例均用内病外治方法，采用点穴按摩及灸疗所治。

周金昌

周金昌出生于农家，祖上曾是地方伤科名医，因隔代失传，于是从小一边念书，一边向民间医生学习中医，但当时的社会风尚非常崇尚入伍从军，读完中学后进入军营。在部队期间曾拜南少林德善禅师为师，学习点穴、推拿按摩，回地方参加工作后得到江西省著名武师罗细娥传授武林骨伤科医技，从此走上医学之路。此后又得到武林界多位名宿的指点，在骨伤科及筋骨疑难病方面获得了突破性进展，于1991年着手编写“常见伤科疾病的中医治疗”一书，1993年定稿，1993年9月参加宜昌市“中国首界丹功学术研讨会”期间，数位大学教授审阅后，见书中图文并茂，将现代医学理论与武林秘传治伤药方融于一炉，给予了积极肯定，尤其是武林界伤科秘方多为单传秘传，很少公开示众，具有收集整理的价值。可是，因资金筹集困难，至今未出版问世。

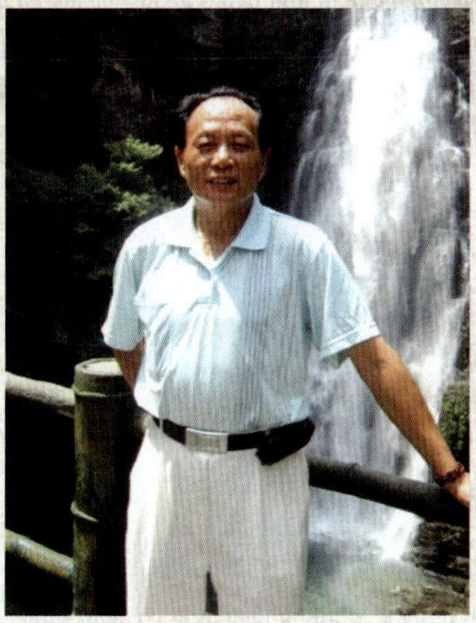

周金昌是师传、自学走上医学之路的。数十年来，在他的生活中没有节假日，他从未上过麻将桌，没有进过舞厅，所有业余时间都用在研究医学上。从上世纪80年代初开始，自学研读《黄帝内经》、《难经》、《华佗神医秘传》、《医宗金鉴》、《金匮要略》、《伤寒论》、《医林改错》、《针灸大成》、《针灸聚英》、《本草纳目》等许多古典医籍和《现代中医肿瘤学》、《中西医肿瘤诊疗大全》、《临床医师诊疗技巧》等现代医学专著。为了提高自己的综合医学理论水平，1989年参加中国古典医术培训中心为期1年的强化培训班，仅用三个月时间以优异成绩通过考试。1992年被该校聘任为指导教师并颁发聘书，1997年5月报考北京师范大学继续教育学院中医学专业专科涵授，此间一边学习，一边工作，两年学完全部课程，以优异成绩通过考试，获得大专学历毕业证书。

通过30多年的学习研究和实践，帮助亲朋好友中患有肿瘤者数百人改善症状、减轻痛苦、延长生命。通过中药内服和手法整复等措施，帮助更多的腰椎间盘突出和髓核膨出症患者重返工作岗位。几十年坚持义务性地为贫穷的百姓服务，如外治：刮痧、拨罐、针炙、针刀、原始点推拿按摩等，不仅耗费大量的精力和时间，周金昌每年用的自制刮痧药和擦油卫生纸其成本费就需数百元。毛泽东同志曾说过：“一个人做点好事并不难，难的是一辈子做好事……”周金昌几十年不收治疗费义务帮助患者，他的事迹江西南昌市电台曾于1991年做过专题报道，每天早上五点三十分至五点五十分连续播放过一周。

回乡定居后十三年中，周金昌主要把精力集中在编写各科疾病医治验方专辑工作上，已完成了内、外、妇、儿、皮肤、骨伤及筋骨疑难病、传染病和疑难杂症的专辑编写工作，肿瘤病专辑正在重新编写中，目前已完成三分之二。这些专辑虽未出版，但已成了他义务帮助乡邻的实用的工具书。

周金昌从事医学临床及研究，已耗去了大半生心血，搜集了不少散落民间的特色经验，虽然取得了一些成果，但因缺乏资金，不能将这些成果公之于众，造福社会。因此，迫切盼望能得到有关部门的大力支持和帮助。

2013

國醫年鑒

GUOYI NIANJIAN

七　中医药教育与文化

一 教育

1 重庆巫溪县编小学推广中医知识教材

重庆巫溪县将在小学推广中医养生教材。由巫溪县中医学会及城厢小学举办的《养生中医健康》教材编写研讨会日前召开，明年2013年4月完成教材初稿。

教材的编写将遵照生活化、趣味化和深入浅出的原则，内容包涵“古今中医故事”、“简单的中医常识”、“生活中常见的中药名”、“中医方面的格言、谚语”、“含有中医名的诗歌、现代歌曲”等7个方面，用孩子喜闻乐见的形式，将中医常识形象化，以激发孩子对中医药的兴趣，加深对中医药的了解和认识。

该套教材将由县中医学会、城厢小学共同编写，并在后者开设中医课程予以推广，力争两年内在全县小学推广。教材拟分为上下两册，上册为启蒙内容，下册为兴趣内容。为达到更深入的教学效果，会议还决定定期选派中医专家到城厢小学举办科普讲座。

2 上海将建15个海派中医流派传承研究基地

2012年6月13日召开的海派中医流派传承研究基地项目启动暨上海市中医药三年行动计划推进会上，上海市将在未来2～3年内，建成15个海派中医流派传承研究基地。

此次启动的15个海派中医流派传承研究基地包括：丁氏内科（丁甘仁）、石氏伤科（石兰亭）、顾氏外科（顾伯华）、陆氏针灸（陆瘦燕）、徐氏儿科（徐小圃）、张氏内科（张元鼎）、朱氏妇科（朱南山）、蔡氏妇科（蔡杏农）、夏氏外科（夏墨农）、丁氏推拿（丁凤山）、魏氏伤科（魏指薪）、颜氏内科（颜亦鲁）、董氏儿科（董延瑶）、杨氏针灸(杨永璇）、恽氏中西医汇通（恽铁樵）等。

海派中医流派传承研究基地项目是上海市中医药三年行动计划最大的建设项目，通过2～3年的建设，将以提高临床疗效为核心，形成一批学术底蕴深厚、特色技术鲜明、人才梯队完备、群众影响广泛的中医特色流派。

3 中和亚健康服务中心与广州中医药大学亚健康专业培训项目合作签字揭牌仪式举行

中和亚健康服务中心与广州中医药大学共建“亚健康专业培训示范基地”合作签字揭牌仪式于2012年6月20日下午在广州中医药大学基础楼423会议室举行。中和亚健康服务中心孙涛主任、广州中医药大学校党委孙晓生副书记、广州中医药大学职业技术学院黄水清院长、中和亚健康服务中心培训部黄博明主任、广州中医药大学基础医学院郑洪院长、洪创雄书记、贺振泉副院长、

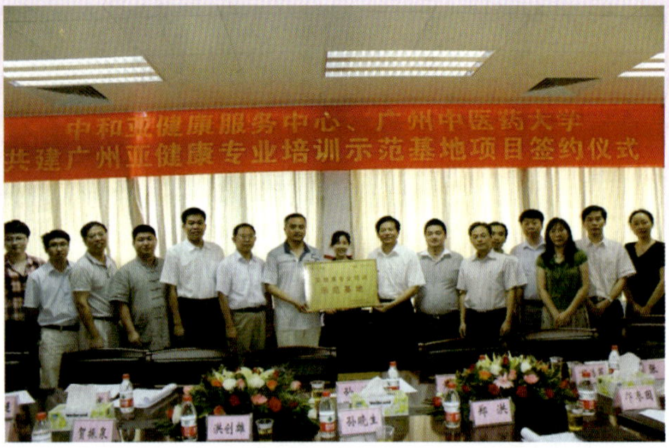

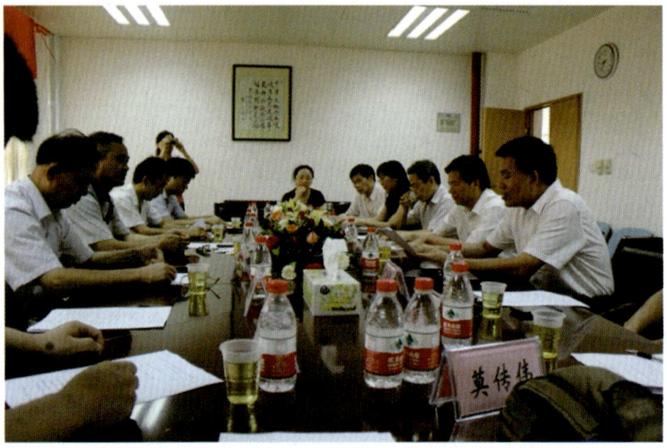

邝枣园副院长、黎晖副院长、山西运城中医小儿推拿学校孙德仁校长等出席了此次合作签字揭牌仪式。

为贯彻落实国家中医药管理局关于构建具有中医药特色的预防保健服务体系的精神，作好预

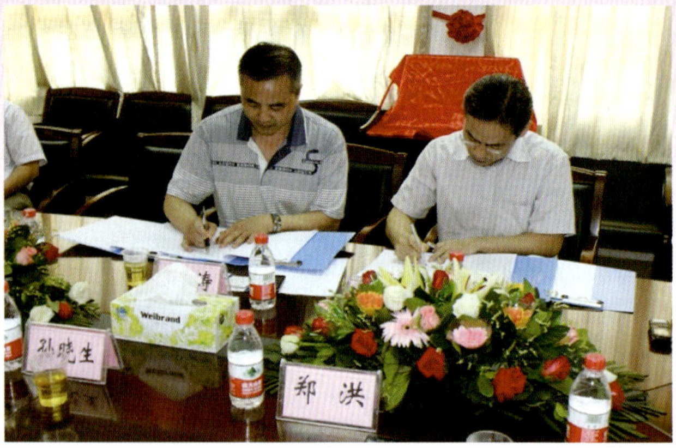

防保健服务体系的中医药技能型人才的培养，中和亚健康服务中心在采取联合办学的人才培养模式下，经过几年积极探索和实践，取得了优异成绩，并继续推广实施。为此中和亚健康服务中心和广州中医药大学，经友好协商，决定共同建立亚健康专业培训示范基地、共同培养能适应社会需要，素质高，技能强的应用型亚健康专业人才。

协议的签署标志着亚健康专业培训的品牌建设又向前迈进了一步。亚健康专业培训在广东省的发展进入了一个新阶段，对亚健康事业的发展具有重要而深远的意义。根据协议，双方将在大学不定期举办亚健康系列培训班，推动亚健康培训高质量、高效率的向前发展，共同促进亚健康事业的发展、传播与繁荣。

4 中医痹病学科创新发展模式

刘健　安徽中医学院第一附属医院

安徽中医学院第一附属医院中医痹病学科，在中医整体观指导下，秉承新安医学的学术思想，在医疗、教学、科研等方面取得了丰硕的成果，在实践中建立了中医痹病学科科技创新模式，取得了一定成效。

挖掘整理新安医学精华，实现理论创新

在中医痹病学科文献研究的基础上，进一步挖掘整理凝练新安医学精华，实现理论创新。本学科开展了从《内经》痹病理论探讨RA（类风湿关节炎）中医病机研究，总结了国家级名老中医韩明向教授治疗痹病的学术经验，提出了RA从脾论治的学术观点，形成以中医理论为指导，以新安医家学术思想为依托的痹证理论，实现痹证研究的理论创新。

深化研究层次，实现学术技术创新

1．围绕提高临床疗效开展中医痹病科研工作。本学科开展了基于临床实践的古籍文献的挖掘整理、中医健脾单元疗法治疗类风湿关节炎、强直性脊柱炎等系列研究，为提高临床诊疗条件

和水平、解决疾病的难题而提供更科学、有效的手段和理论指导。

2．开展符合循证原则的大样本、多中心中医痹病学科临床研究。本学科建立了中医痹病临床研究协作网，对RA患者的生活质量进行多中心、多学科、多方位、多层次的开放式研究，为临床实践提供最佳证据，壮大实力扩充了学科的学术影响。

3．全面深化研究层次，从整体、器官、细胞、分子、组学等进行中医痹病的机制研究。本学科重视宏观与微观、综合与分析相结合，从整体、系统、器官、细胞和分子水平多层次揭示中医药治疗痹病的整体规律和整体调节，逐步达到学术技术创新的高层次。

在整体研究方面，关注气象、环境、地理、社会、职业、心理等因素对痹病发生、发展、传变的影响，对RA等病患者的生活质量、抑郁、焦虑、社会支持等进行了综合研究，探索了健脾综合疗法对其的干预作用，体现中医认识疾病的整体观。

在器官研究方面，除关注运动器官关节本身以外，本学科还关注与此相关的其他器官，如免疫系统、心血管系统、呼吸系统、代谢系统、血液系统等，从功能、代谢、形态三个方面，探索多系统影响风湿病发生、发展的基本规律，体现中医药治疗疾病的整体观。

研究层次深入到分子、基因和信息系统。本学科先后采用先进的仪器设备和现代化的技术，观察了AA（佐剂性关节炎）大鼠模型的心功能、肺功能、血小板、行为及脑组织、胸腺及脾脏、细胞因子及细胞凋亡等指标的变化及中医健脾法的干预作用机制，受到学术界的关注。

开展多层次评价研究，实现疗效评价体系创新

1．整体观念是中医治疗痹病临床疗效评价的指导思想。本学科在中医治疗痹病研究中，以“整体观念”作为疗效评价的指导思想，研究能够反映痹病整体生存质量的指标体系，重视调整和改善整体机能状态，用机体整体的综合反应全面、系统地评价中医临床疗效。

2．辨证论治是中医治疗痹病临床疗效评价的核心内容。本学科将辨证论治的中心内容“证候”的改善情况，纳入中医治疗痹病评价体系当中，建立了一整套既符合中医学基本特点的中医痹病疗效评价标准，为全面、系统评价中医临床疗效打下基础。

3．现代医学指标是中医治疗痹病临床疗效评价的必要补充。中医治疗痹病的疗效评价体系应借鉴现代医学疗效评价指标，本学科在注重观察中医临床疗效的同时，还引入了现代医学的一些指标作为佐证，全面反映中医治疗痹病的效果，作为其疗效评价的必要补充。

4．卫生经济学评价可体现中医治疗痹病临床疗效评价的突出优势。卫生经济学评价是应用技术经济分析与评价方法，在重点学科建设方案中将卫生经济学指标作为临床评价内容，纳入研究范围，认真总结分析中医痹病治疗的投入与产出，从而凸显中医治疗痹病的卫生经济学优势。

加强学科科研协作，实现科研工作机制创新

科研协作是科学发展需求的必然结果，是现代科技研究工作的一种主要组织形式，在中医痹病研究中，通过科研协作包括医药协作、医科协作、医教协作，医技协作、医文协作，通过与高校、医院、企业、研究机构、社区及国外的交流沟通，可以达到痹病研究的知识互补、人才互补、设备互通，可以化劣势为优势，科研早出成果、快出成果、多出成果。

在中医痹病学科科技创新的具体实施中，将研究关口前移，注重痹病中医预防养生保健在社区、农村、家庭的普及推广工作；开展大样本流行病学调查，调查痹病发病前、发病后的基本证候特征，利用现代技术方法，探讨痹病证型以及证候演变规律，为痹病的预防康复提供支持。同时，将研究重心下沉，加强研究生和高学历人才的培养和科研培训。强化激励机制，使科研奖励成为学科建设发展的助推器、风向标。

目前，中医痹病学科科技创新取得了一定成效。本学科是国家中医药重点学科和重点专科、国家药物临床试验认定专业，是安徽省重点实验室，发表相关研究论文272篇，包括SCI收录、中文核心期刊论文50篇。承担科技部科技支撑计划

项目、国家自然科学基金等政府资助的研究课题22项，取得了国家发明专利2项。获省级科技成果7项，中华中医药学会科学技术二、三等奖等学术奖励6项。

5 中国中医科学院与美英联合培养博士后

2012年10月17日，中国中医科学院中医临床基础医学研究所召开中美、中英联合培养博士后开题报告会。通过中外联合培养博士后的形式，可以让博士后进一步开拓国际视野，提高国际化的科研能力，同时也可以密切中国中医科学院与英、美等国名校的联系，是一种与国际科学前沿接轨的培养模式，在中国中医科学院乃至中医药界尚属首次。

两位博士后的中方合作导师是王永炎院士、谢雁鸣研究员，外籍合作导师分别是美国华盛顿大学周晓华教授和英国南安普敦大学尼古拉•罗宾逊教授。周晓华是统计学专家，曾荣获中国自然科学基金杰出科学基金，是美国联邦政府FDA医疗器械和放射健康委员会成员；尼古拉•罗宾逊是结合医学专家，曾任英国国家补充替代医学执行委员，是欧洲结合医学杂志的主编。他们在各自的学术领域都具有很高的学术影响力，这对于培养具有国际视野的高层次研究人才、加强中医药科研工作的国际交流与合作具有重要意义。

中国中医科学院名誉院长王永炎表示，希望通过此次探索，开拓一条培养中医药科学研究高级人才的新途径。

二 文 化

1 2012年：十八大记者关注中医药，王国强接受中外记者集体采访

2012年11月11日下午，应多家媒体申请，十八大代表、卫生部副部长、国家中医药管理局局长王国强在十八大新闻中心接受了中外记者的集体采访。中华全国新闻工作者协会书记处书记王冬梅主持了采访。

王国强表示，近年来，在党中央、国务院的高度重视和正确领导下，中医药事业发展取得了显著成就，中医药医疗、保健、教育、科研、产业、文化等工作均取得了可喜进展，呈现出良好的发展态势。中医药行业充满信心在十八大精神指导下更加繁荣发展。

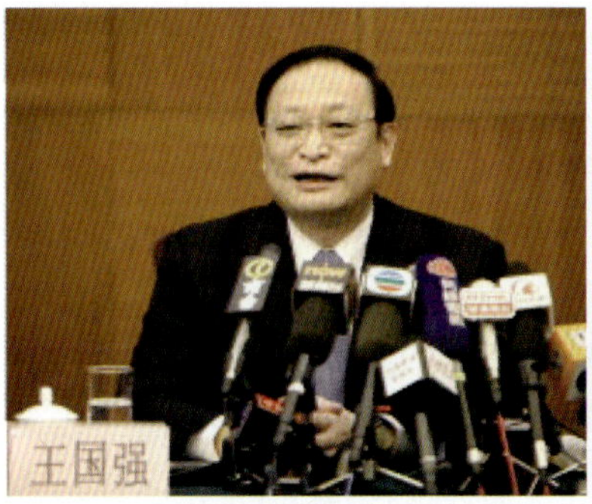

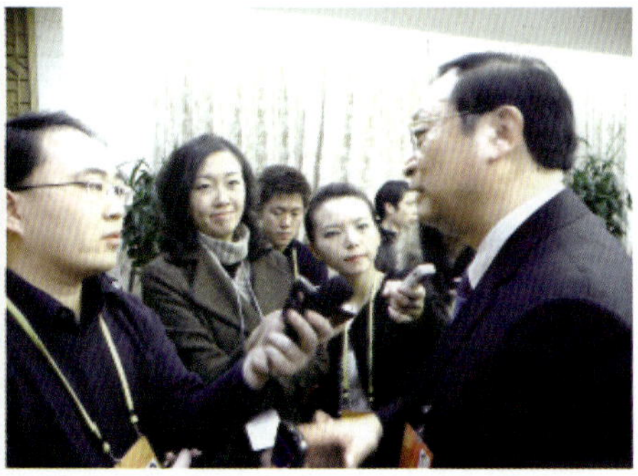

王国强随后就中医药传承、中医药在医改中的作用、中医药走向世界、当前医患关系等问题，回答了中外记者的提问。

现场人民日报、中央人民广播电台、人民网、中国网、央视网以及港澳台和海外媒体记者踊跃提问，气氛热烈，采访持续了1个小时，散场后许多记者围上主席台继续提问。

2 全面建成小康社会，中医药当有作为——专访十八大代表、卫生部副部长、国家中医药管理局局长王国强

王淑军　中国中医药报记者

“十八大报告提出到2020年实现全面建成小康社会宏伟目标，并对中医药事业再次强调‘坚持中西医并重’、‘扶持中医药和民族医药事业发展’，围绕报告对实现全面建成小康社会目标的部署，中医药事业可以也应当有所作为。”2012年11月12日，党的十八大会议期间，十八大代表、卫生部副部长、国家中医药管理局局长王国强接受本报记者专访，畅谈学习领会十八大报告精神时这样表示。

王国强说，十八大是在我国进入全面建成小康社会决定性阶段召开的一次十分重要的会议，报告主题鲜明、实事求是、立意高远，深刻总结了过去五年和十年的工作和经验，全面部署了党和国家各项事业发展。特别是将十年来提出并实践且为实践证明正确的科学发展观，确定为党必须长期坚持的指导思想，写进党章，反映了全国人民的共同心愿。

这十年来，中医药事业之所以获得长足发展，就在于我们很好落实了科学发展观，并结合中医药工作实际，形成了中医药事业“整体思维、系统运行、三观互动、六位一体、统筹协调、科学发展”的工作理念和方法，实践证明这一理念和方法是正确的，也是科学发展观在中医药行业贯彻和实践的结果。

王国强表示，为全面建成小康社会，夺取中国特色社会主义新胜利，在五位一体的总布局中，社会建设是重要组成部分。“提高人民健康水平”又是社会建设部分的重要内容，提出“要坚持为人民健康服务的方向，坚持预防为主、以农村为重点、中西医并重，按照保基本、强基层、建机制要求，重点推进医疗保障、医疗服务、公共卫生、药品供应、监管体制综合改革，完善国民健康政策，为群众提供安全有效方便价廉的公共卫生和基本医疗服务”。

尤其是，报告在“提高人民健康水平”部分再次强调“扶持中医药和民族医药事业发展”，具有重要的意义。十七大报告首次提出这一要求，过去五年中医药系统认真贯彻落实，中医药工作呈现良好发展态势，受到各级党委政府的重视和人民群众的欢迎。十八大报告再次予以强调，体现了党中央对中医药和民族医药事业发展的高度重视和支持，并把其作为党的重要工作来部署和要求，对未来推进深化医改、推动经济发展和社会和谐，乃至实现全面建成小康社会，意义深远。

而且，这一部分提出“坚持预防为主、以农村为重点、中西医并重”的基本方针，都与中医药密切相关。“预防为主”，中医治未病积累起丰富的经验和方法，可以在防病上发挥很好的作用；“以农村为重点”，中医药的根基在民间，农村对中医药有着广泛的社会需求，当前正在实施的“基层中医药服务能力提升工程”也是着眼于此；“中西医并重”，则强调了中医药在中国特色医药卫生事业中的重要地位，当前形势下落实“并重”方针，中医药要在“扶持”的基础上有所作为。

王国强表示，从党的五位一体布局角度，要认识到中医药不仅是医疗资源，还是科技创新资源，是优秀传统文化资源，是转变经济发展方式并有望成为新经济增长点的经济资源，在生态文明建设中也有可为。

在报告提出的实施创新驱动发展战略上，中医药是我国最具自主知识产权的原始创新资源，要把企业和医疗机构作为创新主体，医疗、科研、企业相协调，把创新成果转化群众看得见、摸得着、享受得到的中医药服务。

在推进经济结构战略性调整上，既要推动作为战略性新兴产业的中药产业的发展，又要把中医药作为健康产业的重要内容积极推进，尤其随

着人们对中医养生保健需求的增长，中医很多特色方法在健康服务业潜力巨大，不仅可增加就业，还能拉动内需。

在文化强国建设上，中医药作为中华民族的瑰宝，蕴含着丰富的哲学思想和人文精神，是我国文化软实力的重要体现，可以在报告提出的“建设优秀传统文化传承体系，弘扬中华优秀传统文化”上有所作为，还可以作为中华文化的优秀代表走向世界。

在生态文明建设上，中医药的理论和实践就体现出天地一体、天人合一、天地人和、和而不同的思想和理念，与生态文明建设的理念是一致的。中药材种植还可以与实施生态修复工程、增强生态产品生产能力、治理水土流失等结合，在生态建设上直接发挥作用。

“中医药系统学习十八大报告，领会十八大精神，要把中医药工作放到中国特色社会主义伟大事业全局中，放到全面建成小康社会宏伟目标中，放到五位一体建设总布局中，去谋划、贯彻和落实。”王国强强调，中医药系统还应很好领会贯彻报告中“始终把人民放在心中最高位置”的精神，时刻把满足人民群众对中医药服务的需求作为中医药工作的出发点和落脚点，为维护人民群众健康服务。

王国强表示，当前和今后一个时期，中医药系统要把学习好、宣传好、贯彻好、落实好党的十八大精神当作头等大事和首要任务，迅速在全行业掀起学习贯彻落实党的十八大精神的热潮，推动中医药事业科学发展，为实现全面建成小康社会作出贡献。

3 中医是弘扬中华文化的重要载体

曹洪欣　中国中医科学院

党的十七届六中全会提出建设社会主义文化强国的战略目标，指明了党和国家文化发展的前进方向。2011年12月26日，国家中医药管理局发布了《关于加强中医药文化建设的指导意见》，是推进中医药文化发展的纲领性文件。加强中医药文化建设已成为整个中医药界的重要任务。

中医学凝聚着中华优秀文化的精髓

中华优秀文化的精髓，无论是“天行健，君子以自强不息”的拼搏精神、“地势坤，君子以厚德载物”的宽容理念，还是“通变”、“和合”的整体思维，或是仁、义、礼、智、信的文化修养等，在中医理法方药中都有鲜活的体现。

中医学的哲学思维

以天人合一、形神统一为核心，强调人体内部、人与自然社会是一个有机的整体的生、长、壮、老、已的动态生命观，认为人体的生命活动是一个不断变化的动态过程。以阴阳平衡为理论基础的人体动态平衡观，认为“阴平阳秘，精神乃治，阴阳离决，精气乃竭”。疾病的发生是阴阳“两者不和”所致，强调“谨察阴阳所在而调之，以平为期”而达到“阴平阳秘”的人体平衡状态。

中医学的诊疗理念

“治未病”的养生防病治病思想；司外揣内、以象测内的逻辑思维与悟性思维相结合的辨证逻辑为主的诊断思维模式；以人为本的以辨证论治为主的个体化诊疗思维；实现平衡阴阳、协调脏腑、扶正祛邪的整体治疗观念。

中医学的道德伦理观

一是“仁者寿”的道德养生观；二是“恬惔虚无，真气从之，精神内守，病安从来”的心理养生理念；三是“医乃仁术”的价值取向；四是“大医精诚”的医德医术追求。简言之，道德与心理健康既是个体养生的追求，也是社会进步的体现。治病救人是医生职业道德的底线，医德修养是衡量医生素质基本要求，大医精诚是医生的医德医术至高追求。

中医学是弘扬中华优秀文化的重要载体

中医学根植于中华民族，中华文化是中医萌生、成长、发展的土壤。如《周易》、《河图洛书》等形成的哲学观、宇宙观、整体观、变易观，就是中医学理论体系形成的哲学基础。

《黄帝内经》把中华文化应用于认识健康与疾病，是中医学理论体系形成的标志。中医学的许多理念受《周易》影响，并逐步融入儒、释、道的文化精髓，吸收了自然科学成果，逐渐形成独特的医学理论体系。中医学有关医德的观念，深受儒家文化的影响，如“主中庸、倡中和”、“仁者寿”的理念，形成中医道德养生文化。

中医学许多养生方法、技术和丸散膏丹的炮制与佛家、道家文化密切相关。如佛家“禅定”、道家“道法自然”、“恬惔虚无”与重视“精、气、神”的练气、保精、存神的养生方法以及倡导内丹（静功）、导引（动功）等促进了中医养生理论的发展。

《伤寒杂病论》确立了中医辨证论治的理论体系，把中医理论应用于临床实践。其诊治疾病体现了整体思维、辩（辨）证思维与中和思维。如“千般疢难，不越三条”的病因观，“见肝之病，知肝传脾，当现实脾”的整体治疗观，“观其脉证，知犯何逆，随证治之”辨证治疗观等。

历代中医名著的问世与重要中医理论的形成，既汲取了当时中华文化的先进理念，又有机地结合了对人的整体把握与疾病发生发展规律的认识，促进了中医理论与实践的丰富发展。

中国医学史上，有“不为良相，愿为良医”的以张仲景为代表的医学大家；也有许多著名的跨文化学者，如亦道亦医者葛洪、孙思邈，亦僧亦医者鉴真、慎柔，亦儒亦医者朱丹溪、陈修园等，他们以深厚的文化底蕴和精湛诊疗技术，对中医学术的发展起到积极的推动作用。

中医学与中华优秀文化水乳交融，从医家到病人，从养生到治病，从理论到实践，中医学有效地传承着中华优秀文化，尤其是在防病治病的医疗保健实践中，使中华文化不断传播并弘扬光大，为维护民族健康发挥了重要作用。

可以说，中医学承载着中华优秀文化又不同于其他传统文化。中医学基于人的健康与疾病的认识，融合于人的防病治病知识与人文理念，与生命规律、疾病的发生发展息息相关。

如中医养生文化与道家、佛家养生文化的区别在于：中医养生追求的是健康防病、延年益寿，而道家与佛家养生追求的是成仙与成佛，不同的目标，成就了各自不同的养生理念与方法。再如中医和西医的区别：中医学是治人的医学，在人身上发现问题，解决问题，更重视人文艺术与整体观念在防病治病中的作用，从人的整体上把握健康维护与疾病的防治；西医是治病的医学，是建立在科学实验的基础上，从动物到人，从微观上分析健康状况与疾病治疗。

中医学具有广泛和深厚的民众基础和社会共识。之所以经几千年的历史而不断丰富发展，且日益受世界医学界重视，一方面，是由中医理论与实践的先进性所决定，集中表现在至今仍有效地指导人们的养生保健、防病治病。另一方面，中医学蕴含着丰富深厚的中华优秀文化底蕴，凝聚着中华民族从传统走向现代过程中追求维护健康、抵御疾病的智慧，得到中华民族的广泛认同，是有效传承、传播与弘扬中华优秀文化的重要载体。

维护健康，促进中华文化走向世界

正确认识中医，坚持中医理论与实践的主体发展，使中医学在维护健康、防病治病与繁荣发展中华文化中发挥更大作用。首先要深刻认识中医理论和实践的先进性与深厚的中华文化底蕴；其次要科学评价中医学在维护健康和弘扬中华文化中的重要作用；第三要致力传承创新，提高中医防病治病能力，不断丰富发展中医理论体系，使中医学在服务人类健康中传播弘扬中华文化。

传播中医知识，繁荣中华文化

采取民众看得见、听得懂、喜闻乐见的形式，科学推广中医知识，提高社会对中医知识的认知度。组织中医专家走基层、进社区、进农村、进家庭。通过为广大民众普及中医防病治病知识和方法技术，使民众了解中医药人文信息，掌握中医药防病治病方法，熟悉中医防病治病理念，冬病夏治机理、煎药流程、理疗途径、针灸推拿作用、中药膏方服用方法与中医养生知识等，让百姓真正体会到中医药方便、快捷、安全有效与整体调节的优势。营造社会重视中医药的良好氛围，引导民众早期应用中医防病治病的技术和方法，达到不得病、少得病、晚得病的目的，促进中医学在民众医疗保健服务中发挥更大作用。

高度重视中医文化建设的重要作用，加强中医药文物、古迹的保护，做好中医药非物质文化遗产保护传承工作，加大对国家非物质文化遗产名录项目的保护力度，为中医人才传承培养创造条件，确保中医学术后继有人、代代相传。

积极围绕文化体制改革的发展方向，加强中医文化建设，弘扬大医精诚的职业道德，开展中医文化普与教育，加强宣传教育基地建设。加强中医文化资源开发利用，打造中医文化品牌。加强舆论引导，营造全社会尊重、保护中医知识传承与创新的氛围，通过中医知识的传播，繁荣发展中华优秀文化。

发挥中医防病治病作用，弘扬中华文化

中医学体现了以人为本、早期干预的个体化诊疗模式。这种诊疗模式对健康维护与治疗原因不明或多因素导致的疾病具有独特优势。因此，不断提高中医传承创新与防病治病能力，特别是在临床实践中，坚持中医在“治人”（而非治病）中升华理论，突出人文与生命活动结合的理论特色以及整体观念、辨证论治的优势，通过临床实践与研究，不断创新丰富中医理论，升华中华文化。

坚持中医主体发展，推进自主创新，不仅是发展中医学的根本途径，也是弘扬中华文化的有效措施，更是不断满足人类健康需求的巨大动力。必须以提高防病治病能力为根本，以提高自主创新能力为核心，以服务人类健康为目标。坚持基于中医临床实践的自主创新，坚持基于文献与理论研究的传承创新，坚持有效利用现代科学技术，引进、消化、吸收后再创新，在传承创新中进一步发挥中医防病治病作用，使中医理论承载的中华文化不断赋予时代精神，传播弘扬中华文化。

服务人类健康，推进中华文化走向世界

中医学为中华民族繁衍昌盛做出了重要贡献，对世界文明进步产生了积极影响。随着全球社会经济进步、人类生存环境、健康观念、疾病谱与医学模式的变化，一方面中医理论与实践的优势更加凸现，另一方面也对中医学创新发展提出了更高的要求。

因此，首先应立足国家层面规划中医学国际发展战略，探索中医文化走向世界的有效途径，展示中医药安全性、有效性、科学性、特殊性及其与西医药的互补性，使中医学与中华文化得到世界广泛认同。

二是倡导中医外交理念，创造条件，通过中医防病治病的优势领域，为国外人民健康服务，实现中华文化的有效传播。

三是有计划地建设一批与孔子学院相适应的高水平中医临床基地，构建中华文化可持续传播的有效载体。

四是充分利用现代信息技术和网络技术，构建中医与文化信息平台，大力推进中医知识与中华文化传播。

五是加大对中医药学术期刊国际化进程的支持，促进中医药期刊走向世界。

六是加强世界非物质文化遗产和世界记忆工程中医药项目的保护与传播。

七是着力培养造就一批临床能力强、科研水平高、具有对外交流能力的人才队伍，为中医走向世界、弘扬中华文化奠定坚实的人才基础。

综上所述，中医理论与实践体现了中华优秀文化的核心内涵，如能发挥中医药在养生保健、防病治病中的作用，将对弘扬中华文化具有不可替代的作用，是促进中华民族伟大复兴的战略选择。

4 国家中医药管理局确定两中医药文化宣教基地

2012年，国家中医药管理局组织专家对“津门医粹——中医药文化博物馆”、“乐家老铺药酒工坊”进行评估，并确定为全国中医药文化宣传教育基地。

专家组认为，“津门医粹——中医药博物馆”注重将中医药文化与中国津味文化相结合，通过对中医药文化文献资料和中医药实物的展示，很好地宣传了津门名老中医的历史以及当地的中医药文化特色。“乐家老铺药酒工坊”作为国内第一家以药酒为主题的博物馆，通过实物、文献、图片、资料、器具、彩塑、影像等形式，形象地展示了药酒的发展进程、独特功效和文化底蕴。

5 世界中医药学会联合会成为“非遗”保护咨询机构

中医药领域首家获联合国教科文组织认证的咨询机构

从世界中医药学会联合会（简称世界中联）了解到，6月4～8日联合国教科文组织《非物质文化遗产保护公约》第四届缔约国大会在法国巴黎联合国教科文组织总部召开，世界中联通过该大会认证，正式成为联合国教科文组织《非物质文化遗产保护公约》第四届缔约国大会认证的咨询机构，接受非物质文化遗产的有关咨询。

根据联合国教科文非物质文化遗产委员会公布资料显示，委员会共收到来自世界各国申请共计888份，59家非政府组织获得本次缔约国大会认证，成为联合国教科文组织非物质文化遗产保护委员会的咨询机构。

世界中联相关负责人表示，世界中联申报联合国教科文组织非物质文化遗产保护咨询机构的认证，是在国家文化部和国家中医药管理局的支持和指导下，历经2年的资料准备和申报审查过程，最终得到批准。这是中国传统医药机构首次得到联合国教科文组织《非物质文化遗产保护公约》缔约国大会的认证，成为联合国教科文组织的咨询机构，将有利于中医药文化的交流与合作，推动中医药国际认可与传播，为中医药文化进一步国际发展注入新的活力。

6 《中医药在俄罗斯》拍摄完成

2012年10月，大型电视记录片《中医走向世界》之“中医药在俄罗斯专题片”拍摄完成。摄制组赴西伯利亚、圣彼得堡和莫斯科，通过介绍中药贸易、中医药科研、中医教育培训等，反映中医药在俄罗斯的发展状况，展示中医药文化在海外的魅力及发展前景。

该项目由国家中医药管理局支持，计划在五大洲进行记录片拍摄。2011年初，已完成的《中医药在欧洲》在中央电视台国际频道播出，在国内外获得较好反响。

从存废之争到走向复兴——新中国成立初期中国共产党发展中医药事业述论

韩洪洪　中央文献研究室

近现代历史上中医存废之争

鸦片战争之后，西方医学传入中国，中医药学在中国的统治地位受到挑战，虽然仍在国家的卫生保健系统中占有主导地位，但却失去历史上一统天下的优越感。在医学界开始出现一种崇新排旧的倾向，著名中医何廉臣曾评价说："现在政府及各社会渐有扬西抑中之概，故东西接踵而至，留学欧美日本医科之学生源源回国，将来新旧激战，必然之势，政府已有整顿太医院改用西医之说，中医汲汲可危已可概见。"

辛亥革命之后，北洋政府大力推行西方医学。北洋政府教育部于1912年11月颁布"医学专门学校规程"和"药学专门学校规程"，医学科目48种，药学科目31种，均无中医药学内容，完全将中医药学排斥在医学教育系统之外，由此引发了中医药界争取教育合法化的抗争，各地舆论反应强烈。1913年，教育部公布"大学规程"、"医学专门学校规程"和"药学专门学校规程"，中医药学仍被排斥在国家正规教育之外。

1928年11月，国民党政府卫生部成立。在1929年召开的第一届中央卫生委员会议，通过了余云岫等人提出的"废止旧医以及扫除医药卫生之障碍案"，另拟"请明令废止旧医学校案"呈教育部，要求在全国禁止中医中药开业，禁止中医办医院、办学校，取缔中医书刊。这就是历史上著名的"废止中医案"。此案一出，迅速在全国引起了声势浩大的反废止请愿运动。虽然这次斗争取得了胜利，但国民党政府反中医药的基本政策却没有改变。

1933年6月，在国民党中央政治会议上，国民党中央委员石瑛等人提出制订《中医条例》（草案），但是行政院长汪精卫却反对该提案，认为"中医言阴阳五行，不懂解剖，在科学上实无根据；至国药全无分析，治病效能渺茫"，主张"凡属中医应一律不许开业，全国中药店也应限令歇业。以现在提倡国医，等于用刀剑去挡坦克车"，致使该提案被压制两年之久。直到1935年，经过冯玉祥等人的再次呼吁，《中医条例》才于1936年1月颁布。但是，《中医条例》中仍然存在许多歧视、排斥中医药的内容，并没有从根本上解决中医药的发展问题。

抗战胜利后，在抗战中曾发挥巨大作用的中医药学受压迫的状况仍无改观。各省的救济物资不发给中医药业；一批中医学校被勒令停办；卫生行政会议决议严禁中医使用西药；设立审查国医资格委员会，在不公正的审查制度下，绝大部分中医无法继续营业；规定中医大夫一律称"医士"不得再称"医师"，种种限制中医药发展的手段，不一而足。

可见，在新中国成立前，中医药事业一直处于备受政府歧视和排斥的地位，中西医之间的隔阂、重西抑中的矛盾不断激化。之所以会对中医药学是否属于科学，该不该保护、继承和发展的问题进行社会大争论，是因为中国在近现代社会发展中一直积贫积弱，一批具有西学背景、崇尚科学的医生、知识分子和执政者认为中医药学缺乏科学依据，属于封建医药，为了彻底地否定旧传统、旧文化，就应该否定、批判中医药学，并通过在学校体制、国家医疗体制等领域驱除中医药学的影响和作用来达到让中医药学逐渐消亡并为西医所取代的目的。但历史却证明，这些做法超越了时代和传统，脱离了中国的现实和国情，从而陷入了民族虚无主义和全盘西化的泥淖。其直接后果就是压制了中医药学的健康、良性发展，延滞了国家卫生保障体系的完善和健全，影响了人民大众健康水平的提高。

中国共产党发展中医药事业的政策路径

与国民党政府歧视、排斥中医药的状况恰恰

相反，早在革命年代，中国共产党就高度评价中医药事业的现实价值，重视发展、开拓中医药事业。对于如何对待中医药学的问题，毛泽东就曾多次作出重要指示，强调必须团结中医，发挥中医的作用。中共领导的革命根据地不仅积极用中医药为军民疗伤，而且还开办中医师培训班，组建保健药社，制定“国医优待条例”，成立中西医药研究总会，倡导加强中西医团结合作。从客观角度讲，这是因为在革命年代，中共及其所领导的革命军队极度缺乏西医西药，而中草药却漫山遍野，随手可取；从主观角度讲，这是因为以毛泽东为首的共产党人能够根据中国的国情、民情做出实事求是的科学判断，能够正确对待中医药在中国社会中的作用和地位，正确认识中医药的科学价值。这就为新中国成立后，中国共产党重视发展中医药事业打下了坚实的思想基础。

（一）客观、科学审视中医药学的历史地位和现实价值

新中国成立之初，我国的卫生工作面临疾病丛生、缺医少药的严峻局面。据1949年统计，全国中西医药卫生技术人员只有50.5万人，其中高级技术人员（即高等医学院校毕业的医药人员）仅有38875人，而且绝大部分在大城市工作。全国有医院2600所，病床8万张。根据当时乡村的一般调查，全国约有80%的病人未得到正规的医疗服务，其原因是几十万人的中医没有发挥其应有的作用。但是，由于历史的原因，中西医之间的隔膜依然存在，甚至在新中国成立前后还有进一步加深加大的趋势。

为了尽快改变这种严峻局面，毛泽东、刘少奇、周恩来等中央领导同志对中医药学的历史地位和现实价值进行了科学、实事求是的审视。1949年9月，新中国成立前夕，毛泽东在接见全国卫生行政人员代表时，从保护和发展中医药的角度着重指出，只有很好地团结中医，提高中医，搞好中医工作，才能担负起几亿人口艰巨的卫生工作任务。他还进一步强调指出：“卫生工作方针问题……要以预防为主，发挥中西医药人员的作用，这个方针是对的。”1953年12月，毛泽东发表对卫生工作的意见：我认为中国对世界上的大贡献，中医是其中的一项。中医是在农业、手工业的基础上发展起来的。中医宝贵的经验必须加以继承和发扬。他还指出：“中国对世界有三大贡献，第一是中医”，将中医的历史地位提高到中国对世界的一大贡献的高度，足以说明毛泽东对中医药学的重视。1958年，毛泽东同志亲自批转了卫生部党组《关于西医离职学习中医班总结报告》指出：“中国医药学是一个伟大的宝库，应当努力发掘，加以提高。”刘少奇也曾高度评价中医药的历史地位。1951年6月，他在给成秉真的信中指出：“中医是中国数千年来一种伟大发明，解决了人民中许多疾病痛苦，是我们祖国的一种宝贵的遗产。”在一次谈话中，刘少奇还高度评价了中医在历史上的重大贡献。他说：“中医在中国有几千年的历史，西医只有几百年，如果没有中医，中国几亿人口怎样延续下来。”1955年，中国中医研究院建院，周恩来亲自为其题词：“发扬祖国医药遗产，为社会主义建设服务。”可以说，这一题词激励了新中国几代中医工作者。

正是由于党中央对中医药学的关心和重视，党和政府很快就制定了一系列促进中医药事业发展的政策，才使中医药事业的政治地位和学术地位较之解放前发生了根本变化。

（二）及时纠正限制中医发展的错误主张，引导中医药事业走上健康发展轨道

新中国成立伊始，卫生部的个别领导并没有对毛泽东“团结中医，提高中医，搞好中医工作”的指示进行认真领会和执行，认为中医“落后”、“不科学”，片面地提出“中医是封建医，是封建社会的产物，应该随封建社会的消灭而消灭”的错误主张。这一错误观点在当时流传甚广，并得到一些人的支持，成为有些卫生行政部门的干部实行排挤和逐步消灭中医的理论依据。

在这种错误观点的指引下，在许多方面开始对中医进行限制发展，从而引起广大的中医师和人民群众的不满。例如，卫生部于1951年公布的《中医师暂行条例》、《中医师暂行条例实施细则》和1952年公布的《医师、中医师、牙医师、

药师考试暂行办法》，对中医师的入职条件进行了苛刻的界定，规定只有持有公私立四年学制以上之中医学校毕业证书者、经中央卫生部或中央卫生部授权大行政区卫生部考试及格者、经省和直辖市以上人民政府卫生主管机关发给中医师证书或考试及格文件者，才能经大行政区卫生部审核并转呈中央卫生部核发中医师证书。此外，中医师的资格考试内容必试科包括生理解剖学概要、细菌学概要、传染病概要等，选试科包括如内科（包括妇科、儿科）、外科、眼科、针灸科、正骨科、按摩科等。这些考试内容完全超出了传统中医所掌握的医学知识，将绝大多数中医师挡在了国家许可行医的大门之外。以江西省为例，1950～1951年，江西省卫生厅先后进行了两次全省中医师登记审查换发执照工作，总登记人数为8728人，而被承认为正式中医师的仅424人，审定为临时中医师的3648人，其余实际上被取消了行医资格。1950年曾将审查不及格的1355人通知由专署考试，由于没有充分考虑许多中医提出的“缓期考试”的要求，结果报考者仅727人，有327人没有通过。在医疗政策制定方面，也对中医药事业的发展处处进行限制。例如，未将中医纳入公费医疗范畴，吃中药不予报销；大医院不吸收中医参加工作；片面鼓励中医改学西医；对中药的产销无人管理等等。1953年3月7日，四川老中医李仲愚给彭真写信说：师徒授受之途久绝。因师徒授受，其子虽受师业，而非正式学校毕业，政府不准予行医；国家举办西医院校占多，中医院校占少，每年招生数字大为悬殊，故西医日多，中医日少。

这些片面甚至错误对待中医药发展的思想和做法，引起了毛泽东、刘少奇等中央领导同志的警惕和批评。1953年，毛泽东在对卫生工作的指示中指出：“看不起中医是不对的，把中医说得都好太好，也是错误的”，“我们对中医须有全面的正确的认识。必须批判地接受这份遗产。必须把一切积极因素保存和发扬”。1954年6月底7月初，毛泽东对中医药工作发表讲话，指出，“中西医比较起来，中医有几千年的历史，而西医传入中国不过几十年，直到今天我国人民疾病诊疗仍靠中医的仍占五万万以上，依靠西医的则仅数千万（而且多半在城市里）。因此，若就中国有史以来的卫生教育事业来说，中医的贡献与功劳是很大的。祖国医学遗产若干年来，不仅未被发扬，反而受到轻视与排斥，对中央关于团结中西医的指示未贯彻，中西医的真正团结还未解决，这是错误的，这个问题一定要解决，错误一定要纠正。首先各级卫生行政部门思想上要改变。”

1954年7月，刘少奇专门召集卫生部司局长及各大区医学工作者代表座谈中医工作。他严厉批评了医疗界歧视和排斥中医的错误做法，指出“看不起中医，是奴颜婢膝奴才式的资产阶级思想；歧视、排斥中医是一种极端卑鄙的恶劣的资产阶级心理的表现，这种状况，极大地阻碍了我国医药学遗产的研究和发扬”。他还在不同场合要求给予中医以应有的地位。例如，他要求卫生部“要主动团结中医，欢迎他们，给他们以应有的地位”，“对中医和西医要一视同仁”，“不能鄙视、歧视中医，要尊重中医，国家要给中医以帮助”。

为了全面纠正影响中西医团结的错误倾向，毛泽东和党中央采取了一系列重大措施。1954年7月，成立了由中宣部、文化中央教育委员会、卫生部指定人员组成的中医问题临时工作组，向各地卫生行政负责人和北京、天津的中西医传达中共中央关于中医问题的指示；召开了中共中央、华北和北京市各有关部门的中西医座谈会，反复讨论了关于学习和研究中医、扩大中医业务、出版中医书籍等问题。1954年10月20日，《人民日报》发表了题为《贯彻对待中医的正确政策》的社论，认为发展中医就是“如何通过认真的学习、研究和实践，逐渐使它和现代科学理论相结合的问题，就是要根据现代科学的理论，用科学方法来整理中医学的学理和总结它的临床经验，吸取它的精华，去掉它的糟粕，使它逐渐和现代医学科学合流，成为现代医学科学的重要组成部分”。1954年11月，中共中央批转国务院文委党组《关于改进中医工作的报告》，进一步阐明了党的中医政策，提出了改进中医工作的具体措施。卫生部对自身不能正确对待中医的思想和做法进行了反省和检查，并于1955年2月2日发出《关于取消禁止中医使用白纸处方规定的通知》，旨在取消对中医行医的限制。1956年11月27日，卫生部发布了《关于废除中医师暂行条例的通令》。至此，中医药事业开始走上稳步发展的轨道。

（三）提倡中西医结合，为中西医的团结合作指明方向

早在延安时期，毛泽东就谈过“中西医结合”的问题。1944年5月24日，他在延安大学的开学典礼上就讲到：“我们边区政府的副主席李鼎铭同志是中医，还有些人学的是西医，这两种医生历来就不大讲统一战线。我们大家来研究一下，到底要不要讲统一战线？我不懂中医，也不懂西医，不管是中医还是西医，作用都是要治好病。治不好病还有医术问题，不能因为治不好病就不赞成中医或者不赞成西医。能把娃娃养大，把生病的人治好，中医我们奖励，西医我们也奖励。我们提出这样的口号：这两种医生要合作。”

新中国成立后，毛泽东更加重视“中西医结合”、“团结中西医”这一问题。1950年8月7日，第一次全国卫生会议在北京召开，会议提出了“面向工农兵”、“预防为主”、“团结中西医”三大卫生工作方针，毛泽东亲自为会议题词：“团结新老中西各部分医药卫生人员，组成巩固的统一战线，为开展伟大的人民卫生工作而奋斗。”毛泽东的这一指示为中西医结合、彼此间团结合作指明了方向。1951年6月，刘少奇也表示：“政府目前的政策是团结中医西医，共同为人民服务，同时设法提高中医……使他们能更多的解决人民疾病问题。”

1956年8月，毛泽东在《同音乐工作者的谈话》中更加详细、全面地阐述了“中西医结合”思想。他指出，“要以西方的近代科学来研究中国传统医学的规律，发展中国新医药学。”“要把外国的好东西都学到。比如学医，细菌学、生物化学、解剖学、病理学，这些都要学。也要把中国的好东西都学到。要重视中国的东西，否则很多研究就没有对象了。”

1959年11月，刘少奇再次谈到中西医结合问题。他说：“中医是我们的传统医学，是我们民族文化的瑰宝，已有几千年的历史了，而且造就过许多医术高明的杰出人物。西医没有传入我国以前，我们中国人还不是全靠中医药治病。将来，我们的中医中药也会在西方推广开来，到那时他们就可以叫西中医结合了，就像我们现在叫中西医结合一样。”不难看出，刘少奇不仅肯定了中医应有的历史地位，而且还预言中医药学必将会走出中国，走向世界，为世界医学的发展作出应有的贡献。正是在毛泽东、刘少奇等中央领导同志的关怀和指导下，我国的中西医结合工作起步迅速，创新了一批行之有效的具体措施，有力推动了我国医疗卫生事业向前发展。

可以说，新中国成立后，党中央对中医药事业发展问题的重视，对相关政策的选择和制定，为新中国的卫生事业的发展奠定了基础。几十年后，一位老中医在评价当年新中国的中医政策时感慨地说，新中国卫生工作方针的制定，使广大“中医获得了新生的希望”。

中国共产党发展中医药事业的具体措施

虽然在新中国成立伊始，卫生行政部门曾出现过限制中医发展的思想和措施，但在党中央的高度关注和引导下，全社会正本清源，逐渐统一了要重视、发展中医药的思想认识，党和国家也采取了一系列行之有效的具体措施，中医药事业开始走出争论，迎来了较大的发展机遇。

（一）成立机构，建章立制，加强对中医药事业的管理和规范

为了加强对中医药工作的领导，促进发展，党和政府十分重视中医管理机构的建设。1952年，在卫生部医政局内设立了管理中医的行政机构中医科；1954年，卫生部设立了中医司。各省、市、自治区卫生厅（局），相应地设立了中医处，地、市卫生局设立了中医科，有些县卫生局还设立了中医股。

为了给发展中医药事业提供法律保障，新中国成立初期，就开始了相关建章立制工作，制定和通过了一系列法令、条规。1951年5月，卫生部

发布了《中医师暂行条例》和《中医师暂行条例施行细则》，11月，分别发布了《中医诊所管理暂行条例》和《中医诊所管理条例施行细则》，下达了《关于组织中医学会的指示》和《关于组织中医进修学校及进修班的规定》；1954年7月，卫生部向中央递交了《关于加强中医工作的请示报告》；1956年3月，卫生部发布了《关于改进中医工作的报告》，同年4月，下达了《关于开展中医带徒工作的指示》；1958年，卫生部印发了《关于改进中医工作的报告》、《关于组织西医离职学习中医班总结报告》、《关于继承发扬民族医药学的意见》。可以说，虽然最初有的法规有限制中医发展之嫌，但经过党和政府的及时干预和引导，后来的法规在很大程度上有力保障了中医药事业的健康、科学、快速发展。

（二）整合力量，壮大队伍，造就中医药人才培养、诊疗科研新气象

新中国成立前，中医药人才的培养主要靠家传、师授、私人办学、自学成才等途径。国民党政府统治时期，还一直采取消灭中医的举措，中医药人才的培养工作岌岌可危。新中国成立后，党和政府通过多种渠道来巩固、发展中医药人才队伍。

1. 有步骤、有计划地整合中医药人才队伍。为适应国家大规模建设的需要，国家逐步组织、吸收28万余名中医分别参加了全民和集体所有制医疗机构的工作，1952年登记在册的中医有30.6万人。根据卫生部中医司的报告，到1957年3月，全国有20万中医参加了联合中医医院、联合诊所，农业合作社的保健站等单位的疫病防治工作，并有29000余位中医参加了各公立医疗机构工作，中医的社会地位和学术地位得到了大规模的提高。同时，国家还积极壮大、发展中医学术团体，各地纷纷成立以中医为主的“卫生工作者协会”，大部分省、市、区的中医学会陆续开展活动。1955年，中华医学会吸收了第一批中医会员。

2. 多种途径、有效培养中医药人才。首先，国家开办了不同层次的中医学校。自1949—1955年，全国共创办20所中医进修学校和143个中医进修班，并采取函授教育的形式对在职中医进行培训提高。①1956年，周恩来在谈到发展我国中医药事业时，提出必须加强中医队伍建设：“光带徒是不够的，还得办中医学院，先在东西南北各办一所”②随后，中央决定在上海、北京、广州和成都各建一所中医大学。针对各地中医学院初创时期的实际困难，1957年2月刘少奇指示卫生部“要赶快整顿中医学院，首先要解决教材问题”。③卫生部在1958年组织编写了全国中医学院统一教材，并先后进行过4次修订。1959年制定了全国统一的教学计创，明确规定了中医院校的培养目标和课程设置。其次，尊重和提倡中医授徒这一特殊的人才培养方式，对此不加限制。1956年初全国卫生工作会议决定，允许中医药师采取传统的带徒方式培养人才，特别鼓励中医药师多带自己的子女为徒。1956年4月，卫生部颁布了《1956至1962年全国中医带徒弟的规划》，计划在7年内以带徒弟的方式培养新中医48万。1958年2月卫生部指示各级卫生行政部门立即着手为各自地区的名老中医安排青壮年中西医作徒弟。1957～1958年，刘少奇在对卫生部的有关指示中两次肯定了中医授徒人才培养方式。他指出：“凡是有本事的中医，都要让他们带徒弟。你们要搞一个中医带徒弟的办法，师徒关系、师傅收益、什么人可以带徒弟、带徒弟要具备哪些条件等等，都要详细规定”。中医带徒工作开展起来之后发展非常迅速。据统计，到1958年底全国已有52000多名中医学徒随师学习。④到1960年，全国中医学徒已达8万多人，前两年出师的已有14500多人。

3. 大规模创办和发展中医药诊疗和科研机构。新中国成立后，在经历过短暂波折之后，国家开始鼓励并创办大量中医药诊疗和科研机构。自1955年卫生部取消禁止中医用白纸处方和1956年宣布废除《中医诊所管理条例》及《中医诊所管理条例实施细则》等对中医机构规定的不合理限制后，全国农村乡镇，城市街道迅速组织起数万个联合诊所，有的进而发展为中医医院或中医门诊部。到1960年，中医医院已从新中国成立初期的寥寥数所发展到330所，中医病床增至14199

张。1955年12月，卫生部中国中医研究院宣布成立。1956年，一些省、市、区也相继成立了中医研究所。到1958年，全国共建有中医研究院、所17所。

（三）打破界限，开展中西医互学运动，走出一条中国医学文化新道路

在“中西医结合”、“团结中西医”指导方针的引导下，新中国成立后，很快在医疗界兴起了中西医互学运动。

关于中西医互相学习的重要性，刘少奇曾一语中的地指出：“只有这样，才能把一切积极因素调动起来，为广大人民的健康服务；也只有这样，才能利于祖国医学、现代医学在发展过程中互相渗透，相互结合，取长补短，不断创新，发展具有我国特点的新医学，为人类作出较大贡献”。1959年4月，周恩来在第二届全国人民代表大会第一次会议上的政治报告中指出：“应当团结中西医，组织他们共同为人民卫生事业服务，共同发扬祖国医学遗产和发展医药科学”。

1951年5月，中央人民政府卫生部发出关于医药界团结互助学习的决定。主要内容包括：中医西医均应加强政治与业务学习；中央卫生部应设立中医、中药的研究机构，用科学方法来整理、研究中国医疗方法及中国药物；各地卫生机构应动员经过进修与训练的中医参加预防工作，各地县以下的卫生机构并得吸收经过进修与训练的中医参加诊疗工作，使中西医在实际工作中互相学习，以收取长补短之效；对于私人开办中医学校（或带徒弟），可不加限制，但这些学校课程中应加基础的医药科学课目；全国各地得根据需要和可能成立医药界联合会或医药界座谈会，作为中西医的共同组织；在省级以上的卫生行政机构中，根据需要可设立处理中医事务的机构，担任关于中医的登记、团结、进修、训练等事宜。

关于中西医互相学习的问题，毛泽东不仅从宏观上积极倡导，而且提出了许多具体措施。毛泽东认为，中西医互相学习的中心环节首先应该是西医学习中医。他认为，西医学习中医是光荣的，因为经过学习与提高，就可以把中西医界限取消，成为中国统一的医学，以贡献于世界。1954年，毛泽东发出了“西医学习中医”的号召并提出具体措施。例如，要抽调100名至200名医科大学或医学院的毕业生交给有名的中医，去学他们的临床经验，而学习就应当抱着虚心的态度。1956年3月，刘少奇在听取卫生部工作汇报时感慨地说：“中西医互相都不懂，盲目反对就好似自己人打自己人。目前不要互相批评。要大力开展西医学中医的运动，在全国应组织三千名青年医师在职学习中医。”1956年8月，毛泽东在《同音乐工作者的谈话》再次谈到“西医学习中医”的问题。他指出：“如果先学了西医，先学了解剖学、药物学等等，再来研究中医、中药，是可以快一点把中国的东西搞好的。”“你们是‘西医’，但是要中国化，要学到一套以后来研究中国的东西，把学的东西中国化。”1958年10月11日，毛泽东在给杨尚昆的信中还谈到西医离职学习中医的问题，“我看如能在1958年每个省、市、自治区办一个70～80人的西医离职学习班，以两年为期，则在1960年冬或1961年春，我们就有大约2000名这样的中西结合的高级医生”。

毛泽东对“西医学习中医”的重视，在当时鼓舞了一大批西医投身到学习中医的浪潮之中。1955年12月，在中医研究院成立的同时，全国第一届西医离职学习中医研究班开学，从全国调来76名有经验的西医脱产两年半学习中医。从1955年底到1956年初，卫生部在北京、上海、广州、武汉、成都、天津等地举办了6期西医离职学习中医班，从全国范围内抽调部分医学院校毕业生及有一定临床经验的西医参加，系统学习中医理论和治疗技术两年半，参加学习的共有300多人。1958年11月18日，毛泽东在该班总结报告上作了重要批示，肯定了这一做法，说举办西医离职学习中医班“是一件大事，不可等闲视之”，并预言“其中可能出几个高明的理论家”。据统计，1960年，全国范围内西医在职学习中医的约有3.6万多人，一些高中级医药院校出现了一批认真学习中医的积极分子，并已有一些一流的西医专家开始钻进中医药学的伟大宝库，着手进行了一些理论探索，从而有力地促进了中医药事业的发展

和繁荣。

关于中医学习西医，李德全在1950年2月卫生部召开的中医座谈会上号召广大中医要抛弃成见，接受新的东西，学习科学知识，利用科学方法；并与西医合作，努力充实自己，改造自己，忠实地为人民服务。刘少奇在1951年6月也曾指出：中医有一些办法原来就是不好的，特别是由阴阳和金、木、水、火、土所说明的一些理论，绝大部分是无根据的，而西医的理论则大部分是科学的，因此他主张要“使中医逐步学习一些近代医学知识，……用西医来改造和提高中医”。他还认为“没有西医的帮助，中医就不能改造与提高，祖国的这部分遗产也就不能发扬光大，行之长久”。1959年11月，刘少奇还说到“传统的中医药学要与近现代科学相结合，才能得到发展”。

在当时，中医学习西医的主要途径就是举办各类中医进修学校或中医训练班。例如，1950年7月，吉林省长春市立中医进修学校正式创办，至1951年12月，共招收了两期、167名中医进修，除开设针灸学、中药学和方剂学三门中医学课程外，进修学校主要开设了解剖学、生理学、卫生学、病理学、诊断学等大量的西医课程。到1951年底，各地人民政府卫生机关共建立中医进修学校17处，不同名称的中医进修班101处，1953年发展为中医进修学校27处，中医进修班131处。可以说，开展中医向西医学习的活动对提高广大中医的政治思想认识、促进中西医之间的团结、促使广大中医行医方式和组织形式的变化等方面发挥了重要作用。

（四）整理中医典籍，采集民间药方，发掘中医宝藏

毛泽东十分重视有代表性的中医典籍的整理工作，他还希望知名老中医能够将中医理论和临床经验传授下来，并严肃地指出，如果做不好这方面的工作，将是我们的罪过。他还和老中医刘惠民讨论过组织有学问的老中医，有计划重点地将某些有用的中医典籍从古文译成现代文。为此，中国中医研究院一成立就组织专家整理中医典籍，并编写中医教材9种。在此基础上，1960年，卫生部组织北京、上海、广州等5所中医学院，又编写了《中国医学史讲义》、《医古文讲义》、《中医诊断学讲义》、《中药学讲义》、《中医方剂学讲义》、《中医内科学讲义》、《针灸学讲义》、《中医妇科学讲义》、《中医儿科学讲义》等。1958年2月，卫生部发出《关于继承老中医学术经验》的通知后，各地组织大批中医工作者对古典医籍和老中医的经验进行了整理、总结、研究工作。为了切实整理民间秘方、验方和认真推广应用，《人民日报》还发表了《采集民间药方，发掘中医宝藏》的社论。于是在全国范围内，收集到大量的秘方、验方、单方。例如，河北省为配合1958年在保定召开的全国中医中药工作会议，特在保定市举办了“河北省中医中药展览会”，共展出实物1388件，祖传秘方、验方163754个，著作73部。此外，各地还抓了对中医各科民间疗法的发掘、继承与研究工作。为继承和研究平乐郭氏正骨术，1956年后陆续成立了正骨医院、正骨学院和研究所，有近500名医务工作者从事科研、诊疗工作，还编写出《郭氏正骨学》等专著。

（五）产需结合，教研结合，加强中药的科学研发与中药学教育

中药是中医师治疗疾病的主要药物，中药学亦是祖国医学不可分割的组成部分。新中国成立后，党中央十分重视中药的生产经营、科学研发与传统中药学知识的发掘整理。1950～1954年，药材的收购和批发，私营商业起主要作用，国营商业只有土产公司和供销合作社参与，国家对中药的产销经营缺乏统一领导与管理，中药材生产恢复比较慢，供不应求的状况逐渐突出，已不适应国家医疗卫生事业发展的需要。为了改变这种现状，1954年，中财委批转了中央商业部党组和全国供销社党组《关于中药材经营问题的报告》，决定成立中国药材公司，加强中药经营，统一中药的领导与管理，有重点地设立中药制药厂，试办中药的加工、提炼和改进剂型的工作。为了便于协调工作，国家还成立了中药管理委员会，由卫生部负主要责任。1955年3月，商业部成立了中国药材公司，从此结束了中药材分散经营

和私营商业起主要作用的局面。

药材公司成立不久，就抓住了中药经营的基础——中药材生产。党中央、国务院十分重视中药材生产，1956年中共中央颁发的《全国农业发展纲要（草案）》第17条提出，“发展药材生产，注意保护野生药材，并且根据可能条件，逐步进行人工栽培。”1958年，国务院发出了《关于发展中药材生产问题的指示》，并逐步将中药材生产纳入国家计划指导的轨道，改变了千百年来中药材盲目生产的局面。

与此同时，国家开始建立中药工业体系，逐渐改变了中成药传统的前店后场的生产形式，将店场分开，集中组建药厂。1955年以后，建厂工作进一步广泛展开，部分大、中城市相继建立了中成药加工厂和饮片切制厂。

在中药科学研究与教育方面，国家先后建立了一批中药研究机构，这些机构在本草学，中药栽培及饲养，中药鉴定，中药方剂，中成药新品种等方面的研究得了较大的成绩。同时，国家还在中医学院中普遍开设了中药系或中药专业。

结语

在医疗卫生条件还不是很发达的新中国成立初期，重视发展中医药事业的成效很快就显露了出来，最终得实惠的还是广大人民群众。据统计，新中国成立初期，农村几乎全部是由中医来进行疾病预防和诊治的，城市约占一半。使用中药治病的人数，约占全国总人口的80%。又如，1954年新华社曾报道，四川省自贡、长寿等36个县市组织的779个巡回医疗组中，中医占总人数的85%以上。他们深入偏远山村为农民治病，仅仪陇、洪雅等17个县的200多个农村巡回医疗组在约两个月内治疗的病人就达3万多名。可以说，中医在预防接种、医疗预防、妇幼卫生、防汛救灾等方方面面都发挥了重要作用，这也说明中医药并不是走向灭亡的封建事物，只要辩证对待、科学利用，完全可以发挥其独特的作用；这也证明了新中国成立初期所制定的中医药政策及措施，符合中国国情和民情，代表了人民群众的根本利益。

回溯新中国成立前国民党政府对中医药事业的歧视和排挤，再回顾新中国成立初期前十年中国共产党重视发展中医药事业的历程，新旧对比，我们不难看出，只有中国共产党及其领导下的新中国能够从保护人民健康的角度出发，辩证地继承和发扬祖国医药学遗产，为社会主义建设服务。虽然这个过程并不是一帆风顺的，但是以毛泽东为核心的党的第一代中央领导集体能够及时纠正一些卫生行政部门走过的弯路，制定科学、长远的中医药政策，系统地构建起中医药医疗、教育、科研机构，并使中医药事业能够保持和发扬自己的特色，形成独特、完整的理论体系，更加有效地保障了人民群众的身体健康，有力地促进了我国社会主义医学文化的诞生，稳步推进我国社会主义卫生事业不断向前发展。

2013

国医年鉴

NIANJIAN

八　年度成果

一、规　范

《国家药品安全“十二五”规划》印发将提升3800个中药标准

《国家药品安全“十二五”规划》提出“十二五”期间，提高中药（材）、民族药（材）质量标准与炮制规范；完成2800个中成药、350个中药材、650个中药饮片的药品标准提高工作；探索建立中药材流通追溯体系；大力扶持中药、民族药发展，促进继承和创新。

《规划》提出“十二五”时期国家药品安全发展的具体目标：药品标准和药品质量大幅提高，药品研制、生产、流通秩序和使用行为进一步规范，药品安全保障能力整体接近国际先进水平，药品安全水平和群众用药安全满意度显著提升。

规划指标包括，全部化学药品、生物制品标准达到或接近国际标准，中药标准主导国际标准制定等。

规划提出将提高国家药品标准，参照国际标准，优先提高基本药物及高风险药品的质量标准。提高中药（材）、民族药（材）质量标准与炮制规范；将完成6500个药品标准提高工作，其中化学药2500个、中成药2800个、生物制品200个、中药材350个、中药饮片650个。

鼓励开展常用中药材规范化生产技术研究，推动实施中药材生产质量管理规范，鼓励中药生产企业按照要求建立药材基地。严格药品流通监管。探索建立中药材流通追溯体系。健全药品上市后再评价制度。重点加强基本药物、中药注射剂、高风险药品的安全性评价。完善药品再评价的技术支撑体系等。

规划还提出大力扶持中药、民族药发展，促进继承和创新；到“十二五”末，所有零售药店法人或主要管理者必须具备执业药师资格等具体措施等。

ISO/TC249第三次会议在韩国召开
——吕爱平教授担任中方代表团团长

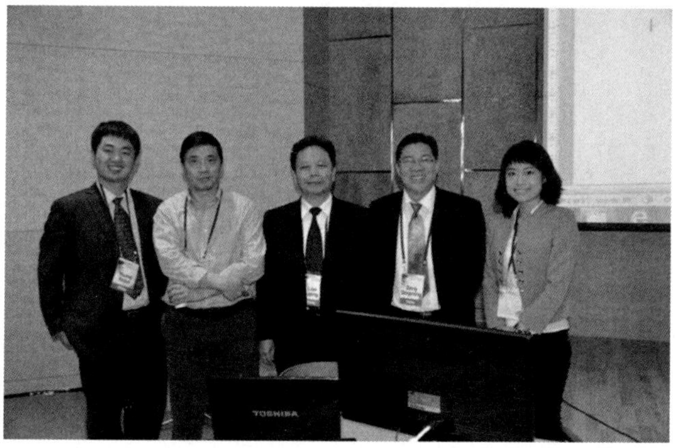

中方代表团团长吕爱平（左二）与部分中方提案项目负责人合影

2012年5月21日至24日，ISO/TC249第三次会议在韩国大田召开。来自澳大利亚、加拿大、中国、德国、意大利、日本、荷兰、挪威、韩国、新加坡、南非、西班牙、泰国、美国、蒙古等14个成员国参加了会议，世界中医药学会联合会、世界针灸学会联合会作为A类联络组织出席了会议。会议正式代表124人，列席的观察员42人，共166人参加了会议。中方代表团由来自全国9个省、市及特别行政区的20余家单位、共51名专家组成，中国中医科学院中医临床基础医学研究所常务副所长吕爱平教授担任中方代表团团长。临床所规范标准中心主任韩学杰研究员、史楠楠、戴雪珂作为ISO/TC249国内技术对口单位人员参会。

此次会上，中方“针灸针”和“人参种子种苗”2个已正式立项的ISO国际标准提案，经本次会议讨论，顺利进入委员会草案阶段。“艾灸具”、“电针仪”、“煎药机”、“传统药材重金属限量标准”、“中药材基本名词术语”、“中草药编码系统”等6个新工作项目经过会议讨论后顺利通过。

本次中方代表团的参会组织工作由临床所ISO/TC249国内技术对口单位具体负责。会前，在国家中医药管理局和国家标准化管理委员会的指导下，中国中医科学院临床所作为ISO/TC249国内技术对口单位多次组织召开中方工作协调会，并积极承担中国代表团内部沟通、协调、联络的任务，为中方代表团统一思想、沟通信息做了大量工作。此外，对各项目提案负责人开展了有针对性的培训，为中方提案做了充分技术准备工作，使中方提案在技术内容、汇报演讲等方面占得先机，为中方赢得了主动工作局面。会议期间，担负起中方代表团内部沟通联络、协调工作，为工作信息流通顺畅和工作效率的提高提供了保障。（中国中医科学院）

229项中医常见病诊疗标准发布

2012年7月14日，中华中医药学会在北京召开中医常见病诊疗指南系列标准发布会。中医外科、妇科、儿科、眼科、耳鼻喉科、皮肤科、肛肠科、骨伤科共8个临床专科229项标准正式发布，《中医古籍整理规范》10项标准同时发布。卫生部副部长、国家中医药管理局局长、中华中医药学会会长王国强出席会议并讲话。

据悉，截至目前，中华中医药学会已发布了11个临床专业397个病种的标准，初步形成了中医常见病临床诊疗技术规范体系。系列标准的发布实施标志着中医常见病临床诊疗有了基本的、可遵循的规范和依据，对于促进中医药学术发展、提高中医药临床疗效、发挥中医药在深化医改中的作用、促进中医药走向世界等具有重要和深远的意义。

王国强指出，标准化在中医药事业发展中具有基础性、全局性、战略性作用，是国际社会认识、认可中医药的重要基础。中医药标准化能够进一步推动中医药资源优势转化为科技、文化和经济优势，能够进一步促进中医药国际传播与发展。

王国强要求，中医药行业要以发布实施中医常见病诊疗指南系列标准为契机，进一步提高对中医药标准化建设重要性的认识；以发布实施中医常见病诊疗指南系列标准为抓手，进一步提升中医药学术发展水平；以发布实施中医常见病诊疗指南系列标准为动力，进一步加快中医药标准化建设步伐；以发布实施中医常见病诊疗指南系列标准为起点，进一步推进中医药标准的应用推广，将中医药标准作为重大项目的立项、实施建设和评估、验收评审的基本要求，形成中医药标准应用推广的工作机制和激励机制；以发布实施中医常见病诊疗指南系列标准为基础，进一步发挥学会在标准化工作中的重要作用。

深圳经济特区中医药系列标准与规范正式实施

2012年7月9日下午，市市场监督管理局、市卫生人口计生委、市药品监督管理局联合召开《深圳经济特区中医药系列标准与规范》实施动员大会，这标志着我市中医药系列标准与规范进入了正式实施阶段。全市医疗机构、医药企业、各主管部门代表等500余人参加了大会，卫生部副部长、国家中医药管理局局长王国强，深圳市副市长吴以环、市市场坚管局副局长邝兵、市卫人委副主任许四虎等出席了大会。

在徐友军局长和邝兵副局长的高度重视和大力支持下，市市场监管局标准化处会同市卫人委相关部门积极工作，在短短的一年时间内，即推出了深圳经济特区技术规范《中药处方与中药调剂规范（第1、2部分）》、《中药饮片与中药方剂编码

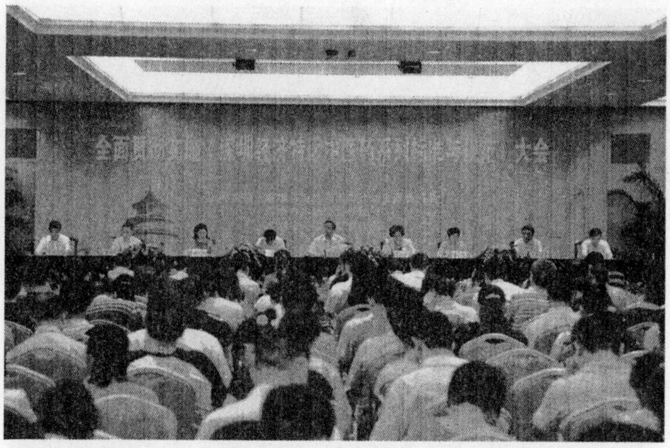

规则（第 1 、 2 部分）》和深圳市标准化指导性技术文件《中药采购规范》、《中药养护规范》、《中药方剂给付饮片规范》、《中药饮片煎煮规范》及《中药饮片在供应链管理中的编码与表示》等共九个文件。这些文件的制定和发布，填补了我国中医药领域标准化工作的空白，对于推动深圳中医药事业的发展，全面提升中医药领域服务质量具有十分重要的意义，将会在全国产生积极的影响并发挥引领和示范作用，为实现我国中医药标准化和信息化、规范和提高中药产品质量、促进中医药事业的发展、保障人民群众用药安全作出了积极的贡献。

中医药系列标准与规范的主要创新之处，是以数字化为切入点，自主研发出了一整套中药饮片编码和中药剂编码规则，将繁琐杂乱的中药名用简明的数字编码（条形码）来表达。条形码的内容承载了中药来源、用药部位功效、加工炮制方法、规格要求、中医辨证论治、理法方药、临证加减、中药调剂、医疗技术水平以及医疗管理质量等信息。“一物一名”、“一名一码”，1298 味中药饮片和 703 首方剂都拥有固定、唯一的“身份代码”。此外，我市中药流通领域也衔接了中药饮片编码，实现中药饮片的追踪溯源。这项信息化技术不仅保障市民用药安全有效，而且有助于中医药走向世界。

我市将以市中医院、市人民医院、罗湖区中医院、宝安区中医院、友和医药公司等单位先行试点，积极探索在实践中运行的途径、及时发现和解决问题，逐步建立中药饮片编码的准入和退出机制，以点带面，逐步推进，条件成熟时推广到全市各医疗机构及生产经营企业，

以此来构建和保障中药饮片安全使用的防控信息化体系。

二、政　策

我国公共卫生服务体系建设效果明显

2012 年 2 月 8 日，卫生部召开新闻发布会介绍公共卫生服务体系建设与发展情况。发言人介绍，“十一五”期间，特别是医改以来，公共卫生服务体系建设效果明显，公共卫生服务和突发事件卫生应急处置能力不断增强，基本公共卫生服务均等化水平进一步提高。

发言人介绍，公共卫生服务体系建设的成效包括：疾病预防控制体系建设进一步加强，能力显著提高。基本形成了以国家、省、地市、县四级疾病预防控制机构为主体，农村乡镇卫生院、村卫生室、各级各类医疗卫生机构和城市社区卫生服务组织共同构建的疾病预防控制工作体系。突发公共事件卫生应急体系建设的成效包括。初步建立了国家、省、地三级突发公共卫生事件信息决策指挥系统，组建了卫生部突发事件卫生应急专家咨询委员会和 4 大类 27 支国家级卫生应急队伍。县级以上疾病预防控制机构突发公共卫生事件网络报告率 100%。卫生监督能力不断提高，人民群众健康权益得到有力保障。基本建立了适合我国国情的食品安全标准体系。放射卫生、环境卫生、学校卫生等公共卫生的监督管理工作不断强化。妇幼卫生服务体系进一步完善。2005-2010 年，全国妇幼保健机构工作人员由 18.8 万人增长至 24.5 万人，妇产科和儿科执业（助理）医师数由 22.4 万人增长至 36 万人。

温家宝主持召开国务院常务会议，研究部署深化医改工作：“十二五”期间在三方面重点突破

国务院总理温家宝2012年2月22日主持召开国务院常务会议，研究部署“十二五”期间深化医药卫生体制改革工作。

会议指出，2009年3月《中共中央 国务院关于深化医药卫生体制改革的意见》和国务院《医药卫生体制改革近期重点实施方案（2009—2011年）》发布以来，医药卫生体制五项重点改革取得明显进展。一是覆盖城乡全体居民的基本医疗保障制度框架初步形成。职工基本医疗保险、城镇居民基本医疗保险和新型农村合作医疗三项基本医保参保人数达到13亿，覆盖95%以上的城乡居民。保障范围从大病延伸到门诊小病。二是国家基本药物制度初步建立，政府办基层医疗卫生机构全部实施基本药物零差率销售。三是覆盖城乡的基层医疗卫生服务体系基本建成。2200多所县级医院和3.3万多个城乡基层医疗卫生机构得到改造完善，全科医生制度建设开始启动。四是基本公共卫生服务均等化水平明显提高。向城乡居民免费提供预防接种、健康档案等10类国家基本公共卫生服务，全面实施国家重大公共卫生服务项目。五是公立医院改革试点积极推进，政事分开、管办分开、医药分开、营利性和非营利性分开等体制机制创新稳步展开。

会议指出，当前医改还面临一些较为突出的矛盾和问题，特别是体制性、结构性等深层次矛盾尚未解决。必须进一步加强组织领导，把改革持续推向深入。“十二五”期间，要以建设符合我国国情的基本医疗卫生制度为核心，在三个方面重点突破：一是加快健全全民医保体系。巩固扩大基本医保覆盖面，重点做好农民工、非公有制经济组织从业人员、灵活就业人员，以及关闭破产企业退休人员和困难企业职工参保工作。提高基本医疗保障水平，到2015年，城镇居民医保和新农合政府补助标准提高到每人每年360元以上，三项基本医保政策范围内住院费用支付比例均达到75%左右。改革完善医保支付和医疗救助制度。积极发展商业健康保险。二是巩固完善基本药物制度和基层医疗卫生机构运行新机制。基本药物制度实施范围逐步扩大到村卫生室和非政府办基层医疗卫生机构。继续支持村卫生室、乡镇卫生院、社区卫生服务机构标准化建设，为基层医疗卫生机构培养15万名以上全科医生。三是积极推进公立医院改革。深化补偿机制改革，破除“以药养医”机制，推进医药分开、管办分开。建立现代医院管理制度，规范诊疗行为，调动医务人员积极性。2015年要实现县级公立医院阶段性改革目标，全面推开城市公立医院改革。

会议要求在重点突破以上三项改革的同时，统筹推进相关领域配套改革。继续推进基本公共卫生服务均等化，逐步提高人均基本公共卫生服务经费标准，2015年达到40元以上。加快人才培养和信息化建设，推进药品生产流通领域改革，积极发展医疗服务业。鼓励各地结合实际大胆探索、先行先试，不断完善政策，积累改革经验。要加强医疗卫生服务行为和质量监管，加强医德医风建设和行业自律。制定完善相关法律法规，健全行业、人员、技术、设备的准入和退出机制。

会议要求放宽社会资本举办医疗机构的准入，扩大和丰富全社会医疗资源。鼓励有实力的企业、慈善机构、基金会、商业保险机构等社会力量以及境外投资者举办医疗机构，鼓励具有资质的人员依法开办私人诊所。进一步落实政策，改善执业环境，对各类社会资本举办非营利性医疗机构给予优先支持。

中医药行业职业分类修订完成前期工作

2012年，国家中医药管理局职业技能鉴定指导中心顺利完成了国家职业分类大典中医药行业职业修订工作的信息采集。

中医药行业职业修订工作，是正在进行的国家职业分类大典修订工作的一部分，也是事关中医药事业发展的一项基础性、长远性、前瞻性工作。国家中医药管理局职业技能鉴定指导中心为此组建了27个调研组，完成了专业技术类、职业技能类，包括已有和新增职业在内的共计45个职业的信息采集和实地调研，并汇总形成了中医药行业职业分类体系名单及各职业描述信息建议表。各有关材料经专家委员会和工作委员会审核通过已上报人力资源和社会保障部。

据统计，本次修订信息采集表总数近2.2万余份，采集地区涉及全国31个省级行政区域，参与调研专家130余人次，信息采集单位900余家。

中华中医药学会发布五年规划

2012年4月14日，在广东省佛山市召开的中华中医药学会第五届常务理事会第四次会议上，中华中医药学会印发五年规划并部署落实。规划内容涉及中医药学术发展、人才培养、继续教育、科学普及、文化建设、国际交流、组织建设等各个方面，对推动学会工作科学发展、全面提升学会工作水平具有十分重要的意义。卫生部副部长、国家中医药管理局局长、中华中医药学会会长王国强，中华中医药学会副会长兼秘书长李俊德等领导出席。

规划在任务与措施中提出，坚持学术特色，发挥中医优势，继承学术特色，加快传承创新重点项目，5年内，建立10~20个中医药学术流派代表医家研究工作室，系统整理、发掘、总结各学术流派思想，培养中医药学术流派传人；全面开展以“读经典、跟名师、做临床”为主题的读书活动；5年内，依托学会现有网站，建成覆盖广泛的远程网络继续教育平台；5年内，开展300场次的“百名中医科普专家讲科普”活动，推出100名中华中医药科普专家；围绕国际重大医疗卫生事件及重大中医药前沿学术问题，组织中医药国际学术交流会，提高中医药学术的国际影响力；充分利用学会的组织优势，投身到国家创新体系建设中，通过自身力量或寻求合作，选择10家中医医院、10家中医药企业，采取提供技术支持的方法，开展合作共建，加强厂会合作，促进企业的创新体系建设。

王国强对学会2012年的工作提出四点建议：一是认清形势，明确任务，切实增强做好学会工作的责任感使命感。从深化经济体制改革、社会管理体制改革、科技体制改革、文化体制改革等方面入手。二是突出重点，紧紧围绕发挥中医药特色优势，大力推进中医药学术发展。切实把加快推进中医药学术发展和科技进步，作为学会创新发展的战略重点。创新大思路，始终把握中医药的原创优势，在建设创新型国家和解决好人民群众健康的突出问题中发挥应有的作用；凝炼大项目，凝炼出有利于促进经济社会发展、解决制约中医药发展的科技大项目；实现大联合，通过机制创新构建上下联动、内外结合的科研模式；搭建大平台，搭建有利于学科交融、成果共享的可持续发展的中医药科技大平台；取得大成果，在推动中医药学术进步、改善民生、促进健康、壮大产业、促进经济社会发展方面取得标志性成果；开拓大市场，积极促进产学研合作，把科研成果转化为惠及百姓的产品和服务，开拓包括中医医疗、预防保健、文化传播等在内的大市场。三是统筹协调，真抓实干，落实好各项重点工作任务。四是内增素质，外树形象，切实抓好学会自身建设。

本次会议由中华中医药学会主办，广东祈福医院、广东省中医院承办。

三级医院评审有了新标准

三级医院评审有了新标准，分级标准和评审核心指标明确，发挥相应服务功能成重点。

2012 年 5 月，国家中医药管理局印发了《三级中医医院评审标准（2012 年版）》、《三级中西医结合医院评审标准（2012 年版）》和《三级民族医医院评审标准（2012 年版）》，三个评审标准将发挥中医药服务功能、中西医结合服务功能、民族医药服务功能列为重点，从中医药（中西医结合、民族医药）特色优势的措施、队伍建设、临床科室建设、重点专科建设、中药（民族药）药事管理、中医（民族医）护理、文化建设、“治未病”服务等方面进行了细化，规定了医院的综合服务功能等。三级中医医院、三级中西医结合医院、三级民族医医院的分等标准和评审核心指标同时出台。

三个评审标准要求，要依据功能与任务，确定医院的发展战略，制定中长期发展规划，体现发挥、中医药（中西医结合、民族医药）特色优势的医院发展方向，有明确的发展目标，重在提高中医药（中西医结合、民族医药）临床疗效；围绕医院中长期发展规划制定医院年度工作计划，有发挥中医药（中西医结合、民族医药）特色优势和提高中医药（中西医结合、民族医药）临床疗效的具体措施，并按照年度进行定期评价。医院管理体系中建立引导发挥中医药（中西医结合、民族医药）特色优势和提高中医药（中西医结合、民族医药）临床疗效的考核和奖惩激励制度，科室综合考核目标中将发挥中医药（中西医结合、民族医药）特色优势和提高民族医药临床疗效作为重要指标。积极开展中医药（中西医结合、民族医药）对口支援工作，并制定鼓励措施。

在队伍建设方面，三个评审标准均明确，人员配备要符合要求、积极开展突出相应特色的继续教育和培训；在临床科室建设中要求执行相关的病历书写规范，民族医医院应使用本民族文字书写、民族药处方格式及书写符合相关规定，并应用民族医特色疗法；在重点专科建设中要求确定的优势病种应有明显的中医药、中西医结合、民族医药特色优势，加强学术经验继承工作；在文化建设中要求要建立并不断完善行为规范体系，形成富含中医药（民族医药）文化特色的服务文化和管理文化等。

《三级中医医院评审标准（2012 年版）》的核心标准包括：中医类别执业医师占执业医师总数的比例不低于 60%；或中医类别执业医师占执业医师总数的比例未达到 60%，但比上年度增长超过 5 个百分点。非药物中医技术治疗人次占门诊总人次的比例不低于 10%；中药处方数占门诊总处方数的平均比例应超过 60%等 22 项。

《三级中西医结合医院评审标准（2012 年版）》的核心标准包括：中医类别中医及民族医专业医师资格执业医师和中西医结合人员占执业医师总数的比例不低于 60%；非药物中医技术治疗人次占门诊总人次的比例不低于 7%；中药处方数占门诊总处方数的平均比例应超过 40%；具有提供中医预防保健服务的平台；人员配备满足治未病服务功能的需要等 21 项。

《三级民族医医院评审标准（2012 年版）》的核心标准包括：中医类别民族医或中医专业医师资格执业医师占执业医师总数的比例不低于 70%；医院和临床科室命名要突出民族医药特色，非药物民族医技术治疗人次占门诊总人次的比例不低于 8%；民族药处方数占门诊总处方数的平均比例应超过 70%等 22 项。

湖南出台中药材市场专项整治方案

为进一步加强中药材市场监管，2012年6月，湖南省食品药品监督管理局制定下发《2012年湖南省中药材专业市场专项整治工作方案》，大力加强长沙高桥、邵东廉桥两个中药材市场监管。

该《方案》分为工作目标、工作任务、工作步骤、工作要求四部分。其中工作步骤分为安排部署阶段（2012年5月）、整顿治理阶段（6～8月）和督查阶段（8月下旬至9月上旬）。其工作要求：一是加强领导，落实责任；二是突出重点，严格执法；三是加强宣传，营造气氛；四是总结经验，规范管理。该《方案》的出台，明确了湖南省中药材专业市场整治的工作目标和任务，使专项整治工作更具有针对性。

河北新推四项新农合中医优惠政策

2012年，河北省卫生厅就深化医药卫生体制改革，进一步发挥中医药在新型农村合作医疗中的作用提出四点意见。

一是提高各级各类定点医疗机构住院参合农民应用中医药（包括中成药、中药饮片、中医诊疗项目、列入新农合报销目录的中药制剂）的补偿比例。二是大力推广应用中医药适宜技术。将新农合诊疗项目目录中中医药服务项目，特别是针灸、推拿等中医非药物疗法纳入住院和门诊统筹补偿范围，引导医生和参合农民积极选择运用中医药。三是合理降低定点中医（中西医结合）医院新农合补偿起付线。起付线原则上介于县级定点医疗机构与乡镇卫生院之间。四是将新农合定点医疗机构中符合条件的中药院内制剂纳入新农合报销药物目录。

三、科　研

中药DNA条形码：将带来中药材流通监管大革新

中药材金银花的正品忍冬金银花在市场卖到160～200元一斤，但山银花仅20多块钱一斤。在药材市场上，不法商贩几乎都是以山银花冒充金银花，一般人很难辨别，但如果用中药DNA条形码技术就可以鉴定。“这种技术大大加快了中药鉴定标准化的进程，在中药生产和流通环节的成功应用必将给中药材流通管理带来巨大的革新。”中国医学科学院药用植物研究所所长陈士林教授如是说。

中药DNA条形码一小段，中药鉴定迈出一大步

DNA条形码技术是国际上近年来发展起来的生物物种鉴定新技术。该方法由于不受环境因素的影响以及样品形态和材料部位的限制，可为中药原植物和中药材的品种鉴别提供更加准确可靠的手段，是中药分子鉴定方法学上的一个创新，近年来，我国中药DNA条形码技术发展快速，在中药基原植物及中药材鉴定等方面均成功应用，加快了中药鉴定标准化的进程。

DNA条形码，简单地说就是利用标准基因片段对物种进行快速、准确识别和鉴定的新技术。加拿大科学家保罗·赫伯特（Paul Hebert）等在2003年首先提出这一概念，随后发起了“国际生命条形码计划”，并于2009年1月正式启动，第一期目标是5年内取得代表着50万个物种的500万号标本

的DNA条形码记录。目前，DNA条形码已成为生物分类和鉴定的新方向，为生物学领域发展最迅速的学科前沿之一，在物种鉴定方面显示了广阔的应用前景。

科学家认为，从分子遗传学角度来看，物种的差异归根结底是基因型的差异，即在DNA序列上的差异。因此，当我们测出一份样本中的特有DNA序列后，将它与已经测定完成的序列相比较，就可以知道该样本是否属于某个已知物种，而不需要再利用传统的鉴定方法进行鉴定。这一DNA序列就像是给每个物种打上的条形码，又像是每个物种独有的一个“身份证”编号。

陈士林介绍说，DNA条形码鉴定技术具有6大优势：只需选用一个或少数几个基因片断即可对某个属、科甚至几十个科的绝大部分物种进行准确鉴定；监督过程更加快速，可以在短时间内鉴定大量样本；重复性和稳定性高；实验过程标准、操作简单，更易实现物种鉴定自动化；可有效缓解分类鉴定人才缺乏的现状；可通过互联网和信息平台对现有物种序列信息进行集中统一管理，并可实现共享。

“我国中药材种类繁多，资源丰富，由于来源复杂，真伪难辨；中药材市场混乱，多有以假充真，以次充好的情况，难以保证临床用药的安全，制约了中药产业现代化的进程。采用DNA条形码技术可以很好地解决多年来令人们头痛的监管难题。”

再有，“中药有1万多种药材，每一种药材有很多种来源，用现在的分类学知识和化学手段，要鉴定到原药材物种基本上是不可能的。比如，拿一小块皮类药材来鉴定是哪个物种，即使生化学家、药理学家、分类学家，也是不可能鉴定到种的。因为他们鉴定的依据是靠花和果实等繁殖器官。而采用条形码可以很好地对所有皮类药材进行鉴定。我们已对药典里非常容易混乱的品种，都应用这个技术进行了鉴定。”陈士林告诉记者。

目前，由陈士林带领的课题组已经对人参、西洋参、三七、大黄、石斛、重楼、金银花、丹参、天南星、红豆蔻、肉苁蓉、京大戟、麻黄、高良姜、何首乌、吴茱萸、连翘、甘草、玉竹等常用中药材和饮片进行了DNA条形码研究，可有效鉴定其各种混伪品。

“中药鉴定是研究中药品种、质量，制定中药标准，寻找和扩大药源的前提和基础。DNA条形码识别技术为中药材真伪鉴定标准化、自动化提供了技术支持，将为中药鉴定迎来一场新的技术革新。条形码一小段，导致我们分类鉴定迈出了非常大的一步。”陈士林感慨地说。

找到有效的植物DNA序列，中药鉴定变简便

DNA条形码识别技术的核心部分是找到能区分各物种的序列片段。理想的条形码应具有通用性，同时应具有足够的变异以区分不同的物种。DNA条形码被首先用于动物鉴定研究，COI基因已经确定为动物条形码鉴定的基础片段，但不能用做植物DNA条形码。因此，筛选有效的植物DNA条形码成为了国际生命条形码研究的首要任务之一。陈士林介绍说。

2005年至今，美、英、韩等国多个研究组提出了若干个植物DNA条形码或条形码组合的动议。2009年，国际条形码协会植物工作组建议将rbcL+marK组合作为植物通用条形码。同年11月，在墨西哥召开的第三届国际条形码大会上，与会代表一致认为应对ITS / ITS2和psbA-trnH序列进行进一步评估。

2010年，陈士林带领的课题组在药用植物DNA条形码序列筛选研究中，通过对7个候选DNA条形码比较分析、对753个属4800个物种6600多个样品进行研究后发现，ITS2序列在物种水平的鉴定效率高达92.7%，显著优于国际植物工作组推荐的序列组合。据此他们首次提出将ITS2序列作为药用植物标准DNA条形码，同时建议ITS2作为新的通用条形码用于鉴定更广泛的植物类群。

陈士林告诉记者，他们已经建立了一个完备的中药DNA条形码鉴定体系，即以ITS2序列为核心，加上psbA-trnH为补充序列，作为植物类中药材的DNA条形码；以COI序列为核心，ITS2为辅助序列的动物类中药材DNA条形码。“2011年，中国DNA条形码植物工作组进—步验证了ITS2的鉴定能力。现在植物界的鉴定也是在用我们推荐的这个ITS2为鉴定序列。”

目前，他们已有30多篇有关条形码的研究论

文发表在国际顶级杂志；起草了中国药典药材DNA条形码鉴定指导原则，使DNA条形码技术进入应用层面；编辑的《中药DNA条形码分子鉴定》，选取208种常用中药材、1000余种混伪品和近缘物种进行了DNA条形码鉴定，日前已于由人民卫生出版社出版发行。

二维DNA条形码，将让我们不再买到假冒药材

中药DNA条形码技术的广泛应用，还需要存储海量数据的数据库作支撑。也就是必须对全部已知药材进行测定、输入，这样检测出的条码才能找到相应结果。这需要大量的资金和人力投入。

陈士林告诉记者，中国医学科学院药用植物研究所在2006年就建立了我国药用植物的种质资源库，现在已经保存了上万份以上的种质资源。为进一步加快中药DNA条形码鉴定研究步伐，该所已建立药用植物DNA条形码数据库和基于ITS2和psbA-trnH的中药DNA条形码鉴定网站。该数据库鉴定系统是以《中国药典》2010版收载的植物和动物为研究对象，将DNA条形码技术和生物信息技术相结合而建立的用于中药鉴定的网络信息化操作平台。该平台可用于中药资源信息检索、查询以及比对鉴定，如中药种植基地种质资源的真伪，种子种苗的鉴定，现有种质资源库样品的真伪，中药资源野生变家种过程中种源的鉴定和中药生产、流通环节的真伪鉴定等。

谈到未来中药DNA条形码的研究方向，陈士林认为，我国中药材质量差异很大，导致了市场的不平衡以及不正当竞争，同时还造成了中药资源的浪费。中药材市场流通中缺乏符合生产实际、与市场流通配套的中药材质量评价标准。针对市售中药材在流通领域可能面对的各种问题，可以将二维DNA条形码技术运用于中药材流通管理领域中。

陈士林介绍，二维码自动识别技术已经得到了广泛应用。可将DNA序列转换成二维码图像，赋予不同物种不同的二维码图像，类似超市中不同物品的不同条形码。二维DNA条形码技术将二维码作为DNA的信息载体，并利用日益普及的携带摄像/扫描功能的通信终端、带宽以及覆盖面积不断扩大的无线网络，使待鉴定对象的信息采集与传输都变得更加简单方便，是一种物种移动鉴别系统，能够实现以移动方式进行物种信息的采集和识别，让物种鉴别更为方便快速。

陈士林表示，目前，他们联合北京航空航天大学突破了DNA条形码序列与二维码之间的编码与解码技术，建立了相应的数据库和网站，将DNA条形码技术应用于实践。这种二维DNA条形码识别方式在中药生产和流通环节的成功应用必将给中药材流通管理带来巨大的革新。

不远的将来，或许我们只需将一小部分药材放到DNA条形码扫描仪里“扫描”一下，就可知道是不是自己所要的药材，再也不必为买到假冒药材而担忧了。

经穴循经特异性规律973项目启动

2012年1月12日，国家973计划“经穴效应循经特异性规律及关键影响因素基础研究”项目在成都启动。该项目成都中医药大学为第一承担单位，研究经费2800万元，汇聚中国中医科学院、广州中医药大学、复旦大学等多家单位的研究人员开展多单位联合攻关、多学科人才协同作战。

启动仪式上，国家973计划中医理论专题专家组李振吉教授，天津中医药大学附属第一医院石学敏院士，首席科学家、成都中医药大学梁繁荣教授等10余名专家对该项目的六个课题组的研究方案做了现场咨询。

2006年，由梁繁荣担任首席科学家的973计划“基于临床的经穴特异性基础研究”项目是我国第一个针灸领域的973计划项目。通过5年的研究，项目组从经穴与非穴位、本经穴与他经穴、本经特定穴与本经非特定穴三个层次初步证实了经穴效应特异性的存在，为经穴效应特异性的国际学术争议提供了客观证据，在初步回答国外学术界关于经

穴特异性的质疑方面取得了突破。并且提出经穴效应具有循经性、相对性、持续性和条件性等特点，而循经性是其最基本的规律。

根据该项目对经穴效应特异性基本规律、影响因素及生物学基础的研究周期，国家科技部于2011年再次批准设立针灸973项目——“经穴效应循经特异性规律及关键影响因素基础研究”。项目组将在五年的具体实施中，以中医针灸理论为指导，运用多学科研究方法与手段，进一步证实经穴效应循经特异性基本规律；揭示经穴效应循经特异性的生物学基础和科学内涵；探讨针刺手法、穴位配伍、得气关键影响因素对经穴效应循经特异性的影响特点及机制，为针灸临床合理选穴配方提供科学依据。

据悉，该项目是成都中医药大学牵头的第二个“973 计划”，梁繁荣也成为了中国针灸界首个连续承担两个“973 计划”的首席科学家。

中华中医药学会成立五运六气专家协作组

2012年，中华中医药学会批准成立“五运六气研究专家协作组”，旨在汇聚国内专家资源，加强五运六气学说的发掘整理，构建多学科交叉的研究平台，推动相关研究深入开展。

该协作组由国家中医药管理局中医学术流派传承工作室（基地）试点项目龙砂医学流派传承工作室负责筹备。协作组确定由江苏省江阴市致和堂中医药研究所所长、安徽中医学院教授顾植山任组长，同时确定了学术顾问、专家成员及秘书组成员名单，制定了发展目标和建设规划。

在协作组成立同时，中华中医药学会与国家科技重大专项“中医疫病预测预警的理论、方法和应用”课题组还共同主办了“五运六气理论与疫病预测、临床应用培训班”，顾植山、孟庆云、张登本、王行甫、范莉峰做了相关学术报告。

红外成像检测技术可助中医诊断

李洪娟 北京中医药大学

红外成像技术被用于中医研究已经有 20 多年的历史，特别是在经络研究中取得丰硕成果。但利用红外成像技术辅助中医临床辨证的研究，尚属罕见，笔者用5年时间，潜心钻研，根据经典中医理论和现代物理理论，创立了脏腑定位，寒热秩序偏离定性的红外分析方法，把脏腑经络穴位热态与中医证候紧密联系到一起，实现了红外成像检测辅助中医临床诊断的设想，本文简单介绍这项新技术的原理、临床研究和技术优势。

红外成像中医检测原理

根据中医诊断学教材，将人体热图划分为 16 个区域：即胸膺、虚里、左右胁、胃脘、大腹、小腹、左右少腹、左右腰区，根据《经络腧穴学》教材，对任督脉躯干段、三焦进行定位。根据黑体辐射定律“斯蒂芬-波尔兹曼定律”：E=σT4（σ是射线频率，在人体是一常数），采用温差算法，算出各个区域热态△T，通过比较健康人平静状态下的脏腑热序列曲线，评判区域对应脏腑的寒热偏离。比如健康人督脉热态高于任脉热态 1.5℃左右（阴平阳秘状态），当人体阳气不足，或阴虚内热时，两经温差减小，这一现象与“督为阳脉之海，任为阴脉之海”理论吻合。健康人三焦热序列为上焦凉，下焦热，中焦居中，三焦温度差小于0.2℃~0.3℃，当三焦脏腑功能下降，体质偏颇或疾病状态，三焦热秩序紊乱。三焦热结构从能量角度诠释了“上焦如雾，中焦如沤，下焦如渎”（《灵枢·营卫生会》）

这种描述。《灵枢》阴阳系日月篇："其于五藏也，心为阳中之太阳，肺为阳中之少阴，肝为阴中之少阳，脾为阴中之至阴。"我们的研究结果是：健康人五脏热秩序为肺-心-脾-胃-肝-肾-命门，温度由低到高，与经文的阴阳关系完全一致。

十九世纪匈牙利化学家普里高津提出耗散结构（能量开放系统）理论，他认为世界上存在许多开放能量结构，结构从外部获得足够的负熵与其内部能量消耗的正熵平衡，在这体系中就会形成稳定的能量结构，比如手机电池，需从外界充电（获得负熵），使用中消耗电能（正熵），假设手机充电与耗电电量平衡，蓄电池内部的电能结构（正负极）就是稳定的。人体也是一复杂的能量开放系统，人体从饮食和呼吸氧气获得负熵，生命代谢后产生热量从体表散发（正熵）。健康人的产热散热达到平衡，脏腑之间能量产生有序运动（阴平阳秘），一旦人体受到内/外环境能量干扰，脏腑功能紊乱，个别脏器应急性产热增加，或散热不畅，脏腑热态改变，呈现出藏热序列紊乱，比如上焦最热，下焦最凉等，或小肠凉偏离、肺热偏离等异常的能量结构。结合中医"阳盛则热，阴盛则寒"；"阳胜则阴病，阴胜则阳病"；"阳虚则外寒，阴虚则内热"，可以对应解释这种寒热偏离的脏腑热态结构（阴阳失衡），并与中医证候进行比对，如脾胃虚寒、大肠实热等。

在研究中我们发现：正常人体脏腑热态结构，在不同年龄、性别、体质、季节、时间都不同，分析每一个体脏腑热态的标准要因人而宜，必须结合中医整体观理论进行分析。

临床研究

为了研究脏腑热态与中医证候的对应关系，我们采用统计学方法，采集大量临床样本资料，完成了正气强弱、寒热证候和九种体质脏腑热态差异三项研究。

督脉热态与人体正气强弱相关性研究

以冬泳、艾滋病感染者和平和质人群为研究对象，通过比较他们热态差异，寻找正气强弱的脏腑热态特征。58例HIV/AIDS患者、54例冬泳三年以上人群和52例相对健康平和质人群三组的横断面研究，观察督脉、任脉、神阙、肾与命门、三焦等脏腑的热态，运用单因素方差分析进行数理统计。研究结果：冬泳组、平和质、艾滋病人三组督脉热态△T呈递减，且两两比较均有统计学意义 $P<0.01$；神阙穴和命门相对热态差值△t平和质和冬泳组均明显高于艾滋病组；艾滋病人组任脉热态△T明显高于平和质和冬泳组；冬泳组、平和质、艾滋病人三组的肾热态△T呈逐级递减，且两两比较均有统计学意义 $P<0.01$。结论：督脉、任脉、神阙、肾与命门等热差值变化，在本次试验中表达了人体正气强弱，也符合中医理论对正气的论述，督脉为阳经之海，神阙、肾与命门为元阴元阳之本的观点。

寒热证候脏腑热态差异性研究

HIV/AIDS证候研究中，对120份舌象、脉象、红外成像及问卷表资料齐全的病例，按照舌象仪采集资料和结论并结合人工识别和四诊资料进行寒热证候分组，剔除寒热错杂明显的病例，获得寒证组45例、热证组45例，与118例平和质人群（对照组）进行三组人群的脏腑热态比较，将三组数据进行T-test统计学处理。结果：①寒证组在督脉、任脉、神阙、中焦、下焦等区域与对照组有明显差异；②热证组在督脉、中焦、下焦等区域热态与对照组有明显差异。③寒证组肝、神阙区域热态明显低于热证组。结论：HIV/AIDS患者与平和质人群比较属于元阳不足。寒证组表现为下焦元阳亏虚，小肠能量代谢下降；热证组肾与命门能量下降，说明其真阴真阳耗伤。热证组肝区热态高于寒证组，推测存在炎症病理改变，是中医邪热盛病机的体现。

九种体质人群脏腑热态差异比较研究

用2009年国家中医药管理局颁布的《九种体质量表》为体质评判标准，对1021例体检人群进行体质评估，同步采集人体红外热像。筛选出体质单一资料552份，其中平和质330人，气虚质57人，阳虚质39人，阴虚质37人，痰湿质18人，湿热质29人，气郁质27人，瘀血质9人，特禀质6人，按照不同体质分组，用方差分析方法比较各组热态差异。研究结果：不同体质存在脏腑热态差异性。

我们还将166例偏颇体质（除平和质以外的其他八种体质）与111例平和体质的热态进行比较，

发现偏颇体质在督脉、下焦和左腰区域存在凉偏离特征，说明元阳不足是体质下降的主要原因。

利用红外成像中医检测技术，我们在临床诊治了一些病人，如宫寒不孕案、高热待查案等，都获得良好临床验证。

红外成像检测技术用于中医临床的优势

中医临床辨证准确性一直是影响中医疗效的关键。目前，临床病人用药复杂，疾病发展错综复杂，所以病人的证候寒热虚实夹杂不清，临床辨证非常难。而现代中医多采用传统四诊辨证，四诊主要靠医患主观信息为主，描述模糊，主观性太强，无法量化，诊法技术的落后，严重制约了中医的发展。红外成像检测技术，将寒热症状客观化、数据化，并且同时显示出脏腑经络腧穴的全身信息，完全符合中医诊断“知外揣内，见微知著，知常达变”的基本原理，结合临床四诊，辅助中医临床医生对病人进行证候辨识和疗效评价。值得一提的是，该技术在某种意义上也能反映出现在医学病理改变，包括炎症、肿瘤、循环障碍等。

红外成像检测技术对人体没有损伤，检测过程方便简单，不污染环境，检测价格低廉，并且已经进入医保目录。经过多家医院使用，已经受到许多临床医生认可，有望成为当代临床中医师辨证论治的工具。

中医女性生殖节律研究获江苏科技进步一等奖

2012年，在江苏省科学进步表彰大会上获悉，江苏省中医院妇科病学家夏桂成的“中医女性生殖节律理论创新及临床应用”研究成果获江苏科技进步一等奖。该成果证实了中医在治疗女性不孕、多囊卵巢综合征、更年期综合征（卵巢早衰）、先兆流产、子宫内膜异位症等方面确有良好的临床疗效，使传统中医与现代医学创造性地在生殖内分泌理论上有了贯通交点。

夏桂成历时20多年潜心科研，在中医妇科领域独创性提出“女性生殖节律理论”、“月经周期调节法”及“心—肾—子宫轴”的创新理论，在其理论指导下，他的团队开展调经、助孕、安胎、抗衰等六大系列治疗验方的反复研究，确定治疗最佳环节、将诸方法因人、因时、因地运用，形成不孕症等生殖障碍疾病的诊治路径和代表验方；创新研究的“调整月经周期节律法”作为治疗女性疾病的特色疗法，其中“经间期学说”和“心—肾—子宫轴”在月经周期节律法中的核心调控作用更是一大突破。

经过数十载的临床研究结果表明：应用夏桂成中医女性生殖节律理论治疗不孕症的妊娠率、多囊卵巢综合征月经周期的重建率、先兆流产的抱婴率都有较好的疗效，同时这一理论用于临床，能较好地缓解更年期综合征、子宫内膜异位症主要症状。

合成中药活性成分研究获突破

丹参活性成分丹参酮类化合物的研究证实了中药药用活性成分单一化合物异源生产的可行性。

2012年中国中医科学院首席研究员黄璐琦与中国科学院大连化学物理研究所研究员赵宗保联合，在国家自然科学基金委和科技部863、973项目的资助下，在中药活性成分合成生物学研究方向取得重要进展，近期，该成果全文发表在顶级化学杂志《美国化学会志》上，在多学科领域引起很大反响。

黄璐琦、赵宗保研究团队在杨胜利院士的帮助指导下，以中药丹参这一常用大宗中药为目标，开展获取丹参活性成分丹参酮类化合物的研究。丹参酮类化合物是丹参中一类松香烷型去甲二萜醌类化合物的活性成分，具有心血管、肝损伤以及保护抗肿瘤等生物活性，是丹参治疗心脑血管疾病、感染性疾病、抗肿瘤和糖尿病等的物质基础。这类活性成分目前主要通过从丹参根茎中提取得到，产量低，需要消耗大量药材。由于提取物成分复杂，不利于阐明药效机制和进行新药研发。

因此，解析丹参酮的生物合成途径，进行单一化合物的异源生产，具有重要科学意义和应用价值。在黄璐琦前期首次克隆丹参酮生物合成途径上2条关键酶SmCPS、SmKSL全长基因的基础上，研究团队以丹参酮为目标，开展合成生物学理论指导下的二萜类化合物异源生物合成研究。建立了“模块途径工程”策略，显著提高酵母细胞中代谢途径快速组装效率。在此基础上，通过设计模块组合方式，系统考虑途径中涉及的前体供给、限速步骤、底物传输和代谢流分配等问题，对编码SmCPS、SmKSL、法呢基焦磷酸合酶（FPS）、GGPP合酶和甲羟戊酸还原酶等5个蛋白的基因进行了操作，发现基因间融合表达及其融合顺序对产物产量有明显影响，二萜合酶SmCPS、SmKSL的反向融合表达顺序有利于终产物产量的提高，最终得到的最优工程菌株在15-L发酵罐中培养，次丹参酮二烯产量达到365mg/L的国际先进水平。得到的菌株材料不仅可用于制备次丹参酮二烯，也为进一步解析丹参酮合成途径奠定了基础，而且对设计和改造萜类化合物代谢途径，生产其他高值活性成分具有重要的借鉴意义。

业界专家认为，该项成果证实了中药药用活性成分单一化合物异源生产的可行性，具有重要科学意义和应用价值，是推进中药现代化研究的重要环节。

由于我国经济社会飞速发展、城市化进程加快、自然环境污染的加重及可耕地面积的锐减，药用植物产生也深受影响。近年来大宗中药材短缺时有发生，对我国健康产业的发展形成了严重制约。为应对这一不利形势，一方面要加强中药材种质资源的保护、提高中药材科学种植水平，另一方面要加大寻找替代资源的力度。多年来对中药开展的深入研究，已经发现多种中药药用活性成分，如能人工合成这些物质，无疑将成为中药材的理想替代资源。

灵芝全基因组精细图谱发布

灵芝全基因组精细图谱发布，首次实现中药研究在基因组尺度寻找新的代谢功能基因及调控元件。

2012年10月从国家中医药管理局亚健康干预技术实验室传出消息，我国科学家2012年5月在美国PLoS ONE杂志上发布了灵芝全基因组精细图谱，灵芝全基因组也是目前世界首个公开发表的兼性寄生药食用真菌的全基因组。

专家指出，灵芝全基因组图谱的成功绘制首次实现了中药研究在基因组尺度寻找新的代谢功能基因及调控元件，为代谢网络重构及灵芝种质保护与创新奠定了基础，将推动灵芝成为第一个“模式药用真菌”，为真菌中药的研究提供系统工具，是中药现代化的又一创新成果。

此次研究由国家中医药管理局亚健康干预技术实验室主持，联合作物种质创新与资源利用国家重点实验室培育基地（湖南农业大学）、湖南万源生物科技有限责任公司、华大基因公司共同完成。PLoS ONE杂志（《公共科学图书馆·综合》）是由多名诺贝尔奖获得者及慈善机构支持的开放获取性杂志，旨在推广世界各地的科学和医学领域的最新研究成果，是国际顶尖水平的科学期刊之一。

灵芝为异宗结合担子菌，为探究其遗传、变异、性征等现象，实验室以单个孢子为研究对象，首先完成了灵芝单孢子的分离、培养及萌发。提取纯度好、浓度高的灵芝全基因组DNA，构建插入片段大小不同的文库，测定灵芝全基因组序列。本次测序深度达灵芝基因组大小的31倍，测序结果覆盖了93.9%的全基因组，结果表明灵芝全基因组大小为39.9兆，编码1.2万个蛋白，在灵芝全基因组图谱的基础上首次提出了完整的灵芝三萜合成途径。

亚健康干预技术实验室成立两年来，以传统中医理论为指导，运用基因组学、代谢组学、蛋白组学及转录组学等系统生物学技术开展亚健康物资组基础和中药材资源保护与可持续利用关键技术研究，完成了灵芝全基因组的研究，已启动了红豆杉的全基因组及灵芝的转录组（鉴别野生与栽培灵芝）研究；完成了药物重症过敏的代谢组学研究；利用细胞反应器等异源表达技术获得了紫杉醇、石杉碱甲及虫草素等珍稀药物原料；获得国家发明专利4项。

四、著作·论著

《赵绍琴医学全集》

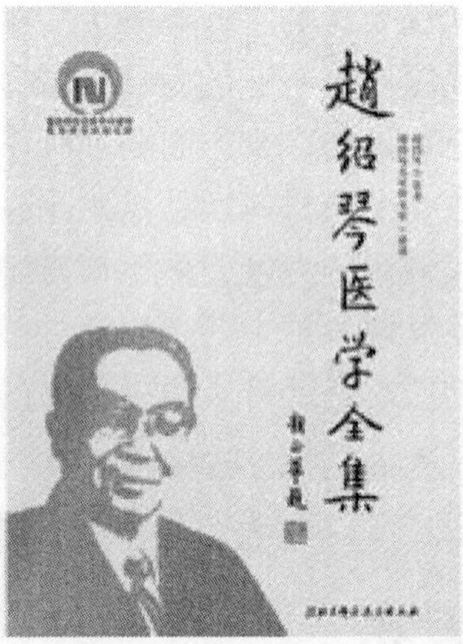

《赵绍琴医学全集》，北京科学技术出版社，第1版（2012年1月1日）。《赵绍琴医学全集》收录了先生的8部著作：《温病纵横》、《温病浅谈》、《文魁脉学》、《赵文魁医案选》、《赵绍琴临证验案精选》、《赵绍琴临证400法》、《赵绍琴内科学》和《赵绍琴温病讲座》。这8部著作除《温病讲座》外，全部是先生生前亲自审定的。《温病讲座》则是根据先生的讲课录音整理，皆为先生原著。

《赵绍琴医学全集》全面反映了先生的独特学术思想和宝贵的临床经验。概括起来，可分为三部分：中医内科学、中医温病学、中医脉学和医案。这三部分内容构成了赵绍琴特色医学，或者更确切讲，构成了一个系统的、完整的、独特的赵绍琴医学体系。

《现代科学破解元气阴阳千古之谜》

《现代科学破解元气阴阳千古之谜》一书于2012年初由中国科学技术文献出版社出版发行。该书是我国首部对于中医先天之精、元气、阴阳概念和学说进行理论创新并进行现代科学破解和诠释的学术专著。从理论上论证了先天之精、元气和阴阳学说的现代科学本质，揭开了其神秘面纱，架起了现代科学（现代医学、系统论）通往古代自然哲学（中医学）的桥梁，从而结束了我国百年来学术界普遍认为中医理论无法用现代科学知识进行诠释的历史，翻开了中医学史上新的一页。

本书的理论创新和突破主要体现在如下五个方面：一是提出中医理论总体研究方案、思路和具体方法；二是对于中国古代哲学层面的精、气、阴阳概念、学说内涵进行了溯源、梳理和统一；三是对于中医古籍中先天之精、元气、阴阳概念、学说内涵进行了溯源、梳理和统一；四是将先天之精、元气、阴阳概念、学说从中国古代哲学层面的精、气、阴阳概念和学说中分离出来，加以补充、完善和创新，建立了完整意义上的古代自然科学（中医）层面的元气理论体系和阴阳理论体系；五是应用现代科学理论（现代医学和系统论）破解和诠释了古代自然科学（中医）层面的先天之精、命门、元气、阴阳学说的科学本质。全书中涉及问题 130 多个，提出了一系列新观点、新学说和新理论，在许多重大理论上都具有创新和突破。

附：作者简介

王锡民，男，山东人，56 岁。主任医师、教授。现任中国未来研究会医学委员会副会长兼中西医结合专家委员会主任委员、中华中医药学会亚健康分会常务委员、佳木斯大学临床医学院康复医学科主任、康复医学教研室主任。

《中国近代中医药期刊汇编》编纂出版

2012 年 5 月 23 日，《中国近代中医药期刊汇编》出版座谈会在北京人民大会堂召开，这标志着历时 5 年、首次大规模系统整理出版的中医药近代期刊文献集面世。全国人民代表大会常务委员会副委员长韩启德、新闻出版总署副署长邬书林、国家中医药管理局副局长吴刚等出席会议并讲话。

文献集经过 5 年的收集、整理、编纂，共收入 1897 年至 1949 年间，在温州、上海、绍兴、苏州、无锡、北京、重庆、香港等地出版的具有重要影响的中医药期刊 49 种，12 万页资料，汇编成五辑，精装 212 册出版，其中包括《利济学堂报》、《医学报》、《绍兴医药学报》、《中西医学报》、《中医世界》等，均为近代中医学界的重要医学杂志。《中国近代中医药期刊汇编》由上海中医药大学终身教授段逸山担任主编，由上海中医药大学和上海辞书出版社共同编纂出版，裘沛然、邓铁涛、路志正、何任、张灿玾、马继兴、余瀛鳌等我国中医药学界的国医大师、著名医药及文献学家担任学术顾问。

近代中医药期刊内容丰富，包括医案验方、经典阐释、医家介绍、医籍连载、讲义选登、医事新闻、行业动态、政府法规、批评论说，全面反映了近代中医药的状况，是中国近代中医药学术研究的宝库，也是研究中国近代医学不可或缺的资料。期刊涉及的有关西学东渐对中医药的影响、中医存废之争、中医界为谋求生存与发展所作的种种努力，以及与医药相关的社会、教育，乃至逸闻、小说、诗词、书法等多方面内容，更是超越了纯医学的范畴，对于社会人文学科研究同样具有重要价值。

《新编本草纲目》将出版

2012 年在湖北蕲春县举行的《新编本草纲目》编审会上，约 500 万字的《新编本草纲目》将作为献礼，在李时珍诞辰 500 周年之际出版。

编审会上，编委会以及相关专家就《本草纲目》及其研究、《新编本草纲目》编写工作进展、主编与副主编撰写范围等工作内容，向与会专家进行了汇报。参会的 60 名撰稿专家及 18 位审稿专家根据汇报情况，就撰写体例范围、意义和目的展开了热烈的交流与深入的探讨，进一步明晰了编写内容，充分体现了相关专家的团队精神及创新思维。在编审会前，编审专家还在蕲州李时珍陵前举行了祭拜仪式，以表达对李时珍的缅怀与景仰之情。

《中药熏蒸疗法》出版

我国第一本系统论述中药熏蒸疗法的专著《中药熏蒸疗法》，2012 年由中国中医药出版社出版。

本书分总论和各论两部分。总论扼要介绍了中药熏蒸疗法的历史沿革、作用机理、特点和适用范围、种类及具体操作方法、使用注意及熏蒸疗法器械等。各论部分以常见疾病为纲，以中药熏蒸方为目，介绍了内科、外科、骨科、妇科、儿科、男科、皮肤科、五官科及肛肠科140多种常见疾病的中药熏蒸疗法。

《金匮要略临床应用与研究》出版

2012年，由上海中医药大学附属曙光医院蒋健和朱抗美两位教授主编的《金匮要略临床应用与研究》由上海科学技术出版社正式出版。

该书选取了《金匮要略》中的146个经方，按照“原文摘录”、“临证发挥”、“现代研究”、“应用要点”和“参考文献”的编写体例，从临床和研究两个方向，从传统和现代两个不同角度全面阐释经方的临床疗效。

《张其成讲读周易》丛书获国际易学奖

2012年，北京中医药大学张其成教授撰写的《张其成讲读周易》丛书荣获第五届国际易学伯崑奖（学术奖），这是我国唯一获得该奖的学术著作。该丛书经国际易学联合会国际易学奖评审委员会评定，共分《易学与中医》、《易道主干》、《易图探秘》、《象数易学》、《易经感悟》、《周易人生智慧》等六种。

国际易学联合会是在中国民政部注册、由中国社会科学院主管的国际易学学术组织，1997年设立国际易学奖，每4年评选一次，每次评审各国易学著作1至2部为国际易学伯崑奖（学术奖）。

《青海省藏药炮制规范》藏文版出版

2012年9月25日从国家食品药品监督管理局获悉，青海省首部地方性藏药生产企业及民族医疗机构藏药材炮制规范——青海省藏药炮制规范》（2010年版）藏文版近日出版发行。

《青海省藏药炮制规范》（2010年版）藏文版经青海省食品药品监督管理局组织相关专家学者历时两年编译完成，由青海民族出版社发行。规范共收载常用动物药、植物药、矿物药藏药材炮制品种244个，并收载36种青海道地、主产藏药材特色炮制品彩图。该规范是该省藏药炮制品生产、流通、使用、检验、监管的法定技术标准，对于保证藏药炮制品质量、保障公众用药安全有效、促进藏医药事业发展具有重要的作用和意义。

《贵州名医名方选析》出版

2012年，一部由国医大师朱良春，中医大家连建伟、王新陆、陆鸿宾作序，黔医（或称贵系）流派开创者石恩骏教授编著，石氏门人何钱、赵阳整理的《贵州名医名方选析》由人民卫生出版社正式出版。这是继《石恩骏临证方药经验集》之后贵州中医界的又一部力作，标志着黔医流派学术体系已逐步形成，是贵州中医界的重要里程碑。

本书以病统方，分内、外、骨伤、水火烫伤、妇产、儿、皮肤、五官、肿瘤科诸医方等9个部分，共40余万字。将近百年来贵州十多位名医所创制的临床用方尤其是石氏有临床体验者约700余首，进行分门别类，从医理、药理、病理等多方面加以谨慎而客观之评析，冀图方义更加明晰，能为学者提供寓意深邃，切于临床运用之良方，能为科研工作提供一些珍贵资料。

五、交流合作

越南卫生部部长访问广州中医药大学

由越南卫生部部长阮氏金进女士率领的越南卫生部代表团近日访问了广州中医药大学。

广州中医药大学副校长许能贵向阮氏金进一行介绍了该校的基本情况，并与来宾就中西医异同、医学培训、传统诊疗等共同关心的问题进行了深入探讨。阮氏金进对广州中医药大学在教学、科研、医疗、管理等方面取得的成就表示赞赏，感谢广州中医药大学在青蒿素防治疟疾、培养高素质人才等领域对越南作出的贡献，表示此行目的是了解中国中医药教育发展、中医医疗管理等情况，进一步推动传统医药在越南的发展。

会见结束后，越南卫生代表团先后参观了广东中医药博物馆和广东省中医院。

王国强会见香港医院管理局代表团

2012年2月9日，卫生部副部长、国家中医药管理局局长王国强在京会见了香港医院管理局董事局代表团一行，双方就进一步加强合作及经验分享进行交流。国家中医药管理局副局长于文明陪同。

王国强对香港医院管理局一直致力于推动香港中医药的发展表示赞赏，并对香港医管局、卫生署多年来对内地中医药工作的支持与帮助表示感谢。他表示，香港医院管理局作为香港负责管理公立医院及诊所的法定机构，在管理公立医院、规范医院管理、执行香港政府的公共医疗政策，为政府提供相关政策咨询和建议，开展医院服务相关研究等方面体系成熟，管理完善。20多年来香港医管局的演变及累积的经验值得内地学习与借鉴。

会谈中，王国强介绍了内地医改五项重点工作的推行情况及中医药立法工作现况，双方就当前内地公立医院改革、公共卫生均等化等问题的难点与重点进行了讨论与经验分享。双方都表示将充分利用各自的优势，进一步加强中医药的交流与合作，以期达到信息互通、资源共享、优势互补、经验分享，共同促进中医药事业的发展。

陈竺会见法国专家时表示：全力支持中法中医药合作

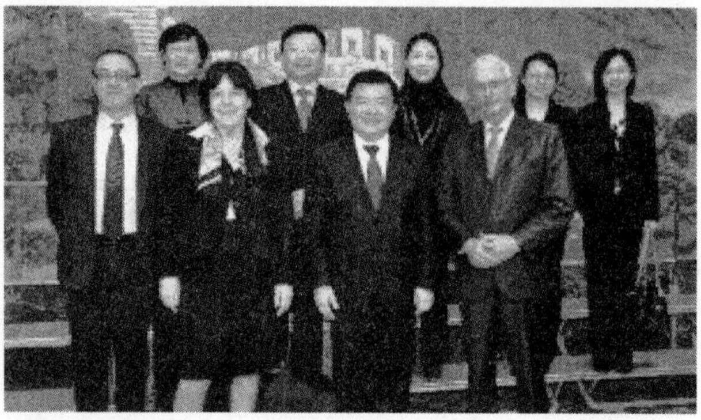

图为陈竺（前右二）与布希尼娅克女士、基诺先生等合影

2012年2月21日，卫生部部长陈竺会见法国科学院技术与创新特使卡特琳娜·布希尼娅克女士（Catherine Bréchignac）和法国工程院名誉主席、中法中医药合作委员会法方主席基诺先生（Francois Guinot），就中法中医药合作等交换了意见。

陈竺感谢法国专家对推动中法中医药合作提出的建议，并祝贺中法中医药合作委员会一年来取得的实质进展。他表示，卫生部将继续全力支持中法中医药合作委员会框架下的各领域合作，并鼓励法方与已建立合作关系的中方合作伙伴以及中国医学科学院和协和医科大学加强中医药临床技术研究合作，特别是基础临床研究方面的合作。他指出，中国深化医改取得重大进展，医保覆盖面有了极大改善，中医药地位和作用得到加强，这为医学研究的发展奠定了重要基础，相信未来将有更多的中医药合作研究成果为世界所认可。

卫生部国际司、国家中医药管理局国合司有关负责同志参加了会见。

中医科学院与美国华盛顿大学举行中药注射剂上市后安全性监测培训

2012年4月7～8日，由中国中医科学院与美国华盛顿大学联袂召开的首届国际中药注射剂上市后临床安全性监测培训会在北京举行。

在为期两天的培训中，中外专家将就美国FDA药物审批程序和过程概览与上市后安全性研究概貌、药品上市后安全性监测的现状与法规、中药不良反应监测研究与分析等主题进行专场报告。并针对培训中发现的问题及时沟通、答疑。

当前，社会对中成药安全性问题越来越关注，引起了我国政府和中医药界的高度重视，科技部开展了重大新药创制专项——中药注射剂上市后临床安全性监测。对中药注射剂这种特殊的中成药进行上市后临床安全性监测在我国是首次，尚无现成的模式，所以必须引进该领域当前国际先进方法和技术，美国华盛顿大学在这方面积累了丰富的经验，项目组成员与华盛顿大学的专家在前期已进行多次接触，所以此次邀请这4位专家参与该项目的培训工作。

匈牙利交流团访问唐山市中医院

为加强国际间医学交流与合作，2012年，匈牙利佩奇大学、匈牙利医学针灸学会交流团一行20余人，来到河北省唐山市中医医院参观访问，学术交流。

以匈牙利针灸学会教授高博瑞拉为团长的代表团成员听取了医院情况介绍，参观了医院针灸、推拿科和中医院骨伤分院，并现场观摩、亲身体验了针灸、推拿疗法，就中医特色针灸治疗失眠、抑郁，推拿治疗颈肩腰腿痛疾病等学术问题进行了相互交流。

高博瑞拉患有肱骨外上髁炎，俗称“网球肘”，疼痛时不能提拎重物。针灸科主任杨轶通过针灸、激光针现场治疗，疼痛症状明显减轻。高博瑞拉直夸“very good！”

匈牙利医学针灸学会交流团曾四次来唐山市中医医院访问，为加强两国的中医药学术交流发挥了积极作用。

ISO 副主席考察中医药国际标准化工作

2012 年 4 月 13 日，国际标准化组织（ISO）副主席伊丽莎白博士在国家标准委、国家标准研究院、上海市质量技术监督局等有关领导陪同下，专程访问落户在上海的国际标准组织/中医药技术委员会（ISO/TC249）秘书处并考察工作。

ISO/TC249 秘书长沈远东教授对伊丽莎白博士的来访表示热烈欢迎，并向其介绍了中医药在世界范围内的发展背景及秘书处工作情况，就目前秘书处国际标准化工作中遇到的重要问题与其进行沟通。伊丽莎白博士充分肯定了秘书处的工作，希望将来能够取得更大的成就。

会后，伊丽莎白博士一行参观了上海中医药大学及曙光医院。伊丽莎白博士对我国传统医学完善的医疗、教育、科研体系表示赞赏，对各种先进的中医药现代化诊疗设备表现出浓厚的兴趣和由衷的赞叹。

俄罗斯希望把中医纳入健康工程

- 目前俄罗斯约有中医师 2.3 万人；
- 67%的人相信包括传统中医在内的传统医学；
- 乡村和小城市中草药用药占 40%~50%；
- 有 3.5 万余人接受过正规的气功培训。

“俄罗斯政府希望把中医纳入‘为了健康的俄罗斯’工程计划里。”俄罗斯莫斯科市实践意象医学学院教授欧丽嘉·斯米尔诺娃教授，在近日由中国国际贸易促进委员会、国家中医药管理局主办的“第六届中医药国际发展论坛”上介绍中医药在俄罗斯的发展近况时说。

中医机构日益增多

欧丽嘉教授介绍，俄罗斯人口有 1.3 亿，俄罗斯国家社会研究所的统计数据显示，有 67%的人相信包括传统中医在内的传统医学。在俄罗斯，中医师目前估计已达 2.3 万人，其中大部分是针灸师；很多城市都有私人中医诊所；大城市里设有国立中医针灸研究与治疗机构。

“在俄罗斯，开设的中医学院和中医研究机构日益增多。”欧丽嘉教授说。“值得一提的是 2005 年初，俄罗斯医学科学院、俄罗斯营养医学院、俄罗斯传统医学院以及其他医学研究和教育机构组建了‘东方医学研究院’，从临床应用、学术研究、医学教育等多方面来认识和应用中医学，把地道的中医引进俄罗斯。2005 年 9 月，该机构在莫斯科、圣彼得堡、新西伯利亚建立了中医门诊部，作为试点基地已开始投入使用。”

欧丽嘉教授是俄罗斯意象医学与运动医学研究员，研究运用意象医学手法十余年，长期临床运用中国和其他国家的草药预防和治疗疾病。她说，“古中医”意象医学在俄罗斯独树一帜。“与其他派别不同，它用中医原创理论象思维去解读人的生命和所生疾病，对疾病进行诊断和治疗。临床经验证明，意象医学拥有一个完整的健康恢复体系，可以很好地结合西医和中医，为治疗提供指导，提高疗效。”

目前，意象医学专家在俄罗斯有 600 多位，分布在俄罗斯的 80 个城市。许多开展意象医学诊疗的私人诊疗中心逐渐得到客户的认可，接受调理的客户越来越多。

重视传统草药研究与应用

欧丽嘉教授说，“俄罗斯很重视传统草药研究。草药资源丰富，有4000多种，有些中药在俄罗斯广泛分布。民间应用广泛，在乡村和小城市，中草药会占到用药的40%~50%。俄罗斯直接应用在临床的中草药有谷精草、牛膝、五味子、大黄等。”

据介绍，在前苏联药典中，植物药占24%，并且包含有现代药理研究。新版药典内容变化不大。据统计，到1991年苏联解体之前，研究人员已对3200多种植物药进行了化学成分分析。而近年来未做最新统计。

随着中国中药企业产品进入俄罗斯，正式申报俄罗斯药品许可证的已有十几种中成药，如华佗再造丸、三九胃泰、虫草胶囊、冬虫夏草口服液、银杏叶胶囊等。但更多在俄罗斯注册的中药，申报的都是保健食品许可证。

中医针灸发展迅速

据介绍，在前苏联时期，中医针灸曾得到法律认可，从20世纪50年代开始，国家有关机构对其进行过系统地研究，1976年起，在一些医学院校中设立针灸专业。

“针灸被命名为针刺反射疗法，它虽源于中医，但又不完全是中医针灸，而是结合了西医反射作用原理，其方法与中医针灸相似，但临床应用时期和适应症则有所不同，如脑出血性中风，半年后才能用针刺，因为西医认为，早期应用会使血压升高，导致脑部再次出血。”

“在俄罗斯医院的针灸部通常采用激光穴位治疗仪和大型穴位电疗仪；而很多俄罗斯本国研制的小型家庭型电疗仪，常见于私人诊所里。这些仪器颇受民众欢迎。”

“目前，俄罗斯有《康复医学》和《针灸治疗法》两个影响力较大的核心期刊。翻译发行了俄文版中医经典《黄帝内经》、《难经》。还新出版了《新针灸学》、《中医基础理论学》、《时间针灸学》等书籍。”欧丽嘉教授说。

尚无中医培训完整体系

欧丽嘉教授谈到，俄罗斯的医疗规章制度十分严格。在俄罗斯只有在拿到西医院校毕业证书基础之上，再通过继续教育才能拿到其中一种传统疗法的专业证书，才有资格在这个领域合法行医。对针灸来说，还需要在神经科进修1年并接受3个月以上的专门培训。

而有一所专门的学院——圣彼得堡国家健康学院附属意象医学发展学院，令那些没有医学教育背景学员，毕业后也可以取得行医许可证（限于传统医学领域），准许在意象医学治疗领域从业。该院在2003年获得俄罗斯教育部的专职教育许可证，可以培养意象医学调理师、食品保健师和按摩师。

此外，中国的中医专业因目前在俄罗斯尚没有完整的中医培训体系，找不到相同的专业和学历，所以中医专业毕业证书还得不到官方承认。而医学院校西医学历较容易被俄罗斯教育部承认，通过执业考试就能从事临床工作。

中医保健功法受欢迎

“气功和中国其他传统的自我保健和自我调理功法，如八段锦、易筋经等，很早就引起俄罗斯人的兴趣。很多人已把这些功法作为自己的主要保健手段，据说，目前有3.5万余人受过正规的气功培训。在新一代医师中，把气功作为临床治疗的辅助手段的医生比较常见。”欧丽嘉教授说。

一直以来俄罗斯人和中医就有着亲密的接触。欧丽嘉教授还特别介绍，1992年，中国曾派一个中医师代表团到俄罗斯北极城市穆尔曼斯科，为当地患者进行调理，得到了广泛认可。1996年，时任俄罗斯的总统叶利钦接受了中医的系统调理，疗效明显。前任俄罗斯大使也是坚定的中医支持者和拥护者，经常采用中医治病调理。

她还透露，根据内部资料，俄中两国政府之间正在筹划几个方面的合作：建立中草药标准，协助中草药注册，规范在俄罗斯境内中医诊疗活动，规范中医师的行医资格等事项，与在俄罗斯行医的中医合作，共同开发研究项目。俄罗斯政府希望把中医纳入“为了健康的俄罗斯”工程计划。（中国中医药报记者：张东风）

两岸携手共商中医药发展

2012年6月17~18日，2012海峡中医药发展与合作研讨会作为第四届海峡论坛的配套活动在厦门举办。国家中医药管理局副局长于文明、国务院台湾事务办公室交流局局长程金中出席开幕式并致辞。

于文明就新形势下两岸中医药的发展提出两点建议：第一，进一步完善两岸中医药沟通、交流与合作机制，共同推进海峡两岸中医药事业发展。在两岸医药卫生合作协议框架下，从两岸民众的需求和中医药发展需求出发，通过已搭建的两岸卫生管理部门沟通联络机制，在两岸医药卫生合作协议框架下中医药工作组开展两岸中医药交流与合作，共同研究制定两岸中医药战略合作发展框架。扩大交流范围，提高合作层次，在中医药医疗、保健、教育、科研、产业、文化以及标准规范等方面，开展全方位、多层次的交流合作。第二，两岸中医药界密切合作，优势互补，共同促进中医药国际传播与发展。大陆中医药资源丰富，体系完善，中医药在医药卫生中的地位作用等优势显著。台湾在医院管理、养生保健、中药产业等许多方面具有独特的优势。要充分发挥两岸在中医医疗保健服务、教育培训、科学研究、产业发展、文化传承等方面的特色和优势，相互借鉴、资源共享、紧密合作，共同搭建中医药国际交流新平台，促进中医药文化国际传播，推动中医药服务贸易的发展，推进中医药国际化进程。

本届会议主题是“加强两岸中医药交流合作，促进两岸中医药互利共赢”。与会代表表示，中医药事业如何迎接机遇，应对挑战，需要海峡两岸业界同仁联合起来，发挥各自优势，共同研究促进现代中医药发展的战略，探讨解决制约中医药发展的关键问题，打造两岸中医药交流合作的平台，建立两岸中医药交流合作长效机制，共同继承和弘扬中华传统医药文化，使中华传统医药文化薪火相传、发扬光大。

本届研讨会由国家中医药管理局和厦门市政府共同主办，国家中医药管理局对台港澳中医药交流合作中心、中国中医科学院等单位承办。

中非加强中医药领域合作

2012年8月14日，北京中医药大学与南非医学研究理事会在开普敦签署协议，加强两国间的中医药合作。

根据协议，双方将加强在中医药研究方面的培训和交流，为联合开发创新药物或保健产品创造条件。据介绍，这是中国与南非两国政府首次在中医药领域签署的由双方投资的合作项目，目的是发挥双方优势，通过中国中医药专家的技术输出和南非中医药资源，进行学术、人员等方面的交流。

马建中率团访问阿根廷、墨西哥和法国

2012年9月，国家中医药管理局副局长马建中率中医药代表团访问阿根廷、墨西哥和法国。

代表团与阿根廷卫生部就中阿开展中医药领域合作方面进行了会谈并签署《关于在传统医学领域的合作谅解备忘录》。马建中在会谈中介绍了我国中医药的发展现状，认为谅解备忘录的签署建立起了两国在传统医学领域的沟通交流机制和合作平台。阿方表示此次访问对推进两国在传统医学领域的交流与合作具有开创性意义。

访墨期间，代表团与墨西哥外交部、卫生部就中墨两国继续加强传统医药领域的交流与合作，继续落实《关于传统医药领域的合作谅解备忘录》等

事宜作了深入交流。马建中表示，中墨建交 40 周年之际，中方将继续加强与墨方在中医药各领域的交流与合作，并在谅解备忘录框架下为墨方来华人员接受中医药培训提供支持。

代表团与巴黎医院管理集团签署了《国家中医药管理局与巴黎医院管理集团在中医药领域的合作谅解备忘录》，马建中在签署仪式上说，中法两国政府中医药合作协议框架下，双方在科研、医疗和教育等领域开展了丰富务实的合作，取得了良好的社会效益，为两国人民的健康做出了贡献。此次谅解备忘录的签署，必将使双方建立更广泛的合作。

于文明会见瑞士中西医结合代表团

2012 年 10 月，国家中医药管理局副局长于文明会见了来访的瑞士联邦医学会法语区中西医结合会主席罗赛-科什·安娜一行。

于文明重点介绍了中医药和中西医结合在治疗新发性传染病方面的情况，强调中医药在疾病防治和卫生保健中的疗效和作用，如青蒿素的发现、中医药在防治 SARS 和甲型流感方面取得的成绩等。于文明表示支持瑞士联邦医学会法语区中西医结合会与中国中医药机构开展合作，发挥中医药和现代医学的各自优势，为民众服务。

代表团此行将访问中医药医疗、教育和科研机构，学习我国中医药和中西医结合方面的经验。

卢森堡代表团访问国家中医药管理局

2012 年，应国家中医药管理局邀请，卢森堡国家健康研究中心主任施密和卢议会议员摩根率代表团来华访问。代表团在华期间，双方进行工作会谈，并共同举办中卢中医药合作与欧盟第七框架肿瘤项目研讨会。

会谈中，卢健康研究中心主任施密简要介绍了中心概况，重点介绍了当前与中方科学家共同开展的中医药项目的进展。国家中医药管理局国际合作司司长王笑频高度赞扬了卢方对中卢中医药合作的支持，表示希望与卢方一起，继续支持已有合作、拓宽合作领域，使中医药更好地服务于两国民众。卢驻华大使柯意赫出席研讨会并致辞。会上，来自中国、卢森堡和挪威的专家就中医药科研等方面的问题进行探讨，并就下一步合作交流意见。

代表团在华期间，访问了中国中医科学院、广安门医院、北京中医药大学和中国医学科学院药用植物研究所等机构，考察和了解了中医药的科研、教育、医疗等情况。

2013

九 特色医案

路志正治顽固性失眠经验

毛宇湘　河北省中医院

失眠中医学称“不寐”，又称“不得眠”、“目不瞑”、“不得卧”等，中医对此病认识较早，《灵枢·大惑论》论述“目不瞑”的病机，认为是“卫气不得入于阴，常留于阳，留于阳则阳气满，阳气满则阳蹻盛，不得入于阴则阴气虚，故目不瞑矣”。后代诸医家有所发挥，至上世纪八十年代方药中等主编的《实用中医内科学》问世，把不寐分为心脾两虚、阴虚火旺、心肾不交等七型，以补益心脾、养血安神、滋阴降火、清心安神、交通心肾等十一法治之，可谓全矣！

失眠为临床上所常见，失眠重症，顽固性失眠亦不少见，中西药频投，反复不愈，颇为难疗，痛苦万分，严重危害人们的身心健康。国医大师路志正教授临证 70 余年，经验宏富，诊治失眠，尤其是顽固性失眠，疗效颇佳，侍诊于侧，获益良多，不揣愚陋，管窥如下：

法自心出重圆机

近一年来，随路老特诊数十次，诊治顽固性失眠或原有其他疾病但以失眠为主症的病人共 73 人次，其中男 47 例次、女 26 例次，年龄以 40～60 岁患者最多，为 52 人次，占总数的 71.1%，所伴疾病以高血压病、高脂血症、胃肠病、肝胆病、糖尿病、肿瘤、冠心病等为多见。在诊治这 73 人次中，路老亲拟治法 30 余法，处方主方 73 张。所拟之治法，常用的依次为：益气养血（阴）法、疏肝和胃法、调理心脾法、调理肝脾法、调理脾肾法、和解枢机（少阳）法、交通心肾（泻南补北）法、运（醒）脾和胃法、温胆安（育）神、和胃降浊（逆）法、清心宁神法、疏肝解郁法、益气固卫法、养血柔肝法等 15 法。

从脏论治，重视脾、肝两脏，从脾论治为主的有：调理心脾、调理肝脾、运（醒）脾和胃、调理脾肾（健脾益肾）、柔肝理脾等法共 47 次。从肝论治为主的有：疏肝和胃、调理肝脾、养血柔肝、疏肝解郁、柔肝理脾、清肝益肾等法共 42 次。而涉及心（神）的 23 次，肾 20 次，最少是肺 1 次；从腑论治，重视胃、胆两腑，涉及胃论治的有：疏肝和胃、运（醒）脾和胃、和胃降浊（逆）、温胆和胃等法共 28 次。涉及胆论治的有：和解枢机（少阳）、温胆安（育）神、温胆和胃等法共 25 次。无明确涉及大、小肠及膀胱者。

综上述治法出现的频次分析，路老治疗失眠，首先，重视五脏功能的调理。在脏腑方面，更重视脏，依次是脾、肝、心、肾，最少是肺，在腑方面，主要为胃、胆，基本不涉及大、小肠及膀胱。从脏腑相连表里考虑，首先重视脾胃，其次是肝胆，再其次是心肾，这与路老治疗疑难杂病，重视调理脾胃的学术思想是相一致的。其次，重视气、阴、血精微物质的顾护，长期的失眠会耗伤气阴血，导致气阴血虚衰，气阴血虚损可致阳不入阴、阴阳失和而导致失眠或使失眠加重，所以益气养血（阴）为单次出现最多的治法。其三，路老所列 30 余法，是因所治之病例，绝大多数是长期的、顽固性失眠并都伴有一种或几种疾病，病情复杂，病机多出，一种治法难以控制病情，往往是两三种治法并用而取效，所以辨证论治，法自心出，圆机活法是关键。

用药如兵贵灵活

在路老所开 73 张主方处方中，用中药 184 味，应用频率在 25 次以上的由多到少依次为：生牡蛎 42 次，薏苡仁 38 次（炒苡仁 36 次，生苡仁 2 次），炒苍术 37 次，白芍 36 次（桂白芍 19 次，炒白芍 14 次，白芍 3 次），白术 35 次（炒白术 31 次、生白术 4 次），生龙骨 34 次，半夏 33 次（竹半夏 24 次、姜半夏 7 次、法半夏 2 次），黄连 32 次，茯苓 32 次，厚朴 31 次（厚朴花 19 次，厚朴 12 次），炒杏仁 30 次，枣仁 28（炒枣仁 27 次、生枣仁 1 次），西洋参 28 次，五爪龙 27 次，太子参 25 次，共 15 味。184 味药中只用一次的中药为 44 味，二次药

20 味，三次药 16 味，既广泛，又灵活，用药如用兵。

特点之一是注重调理脾胃，用药以调理脾胃药频次最高，如薏苡仁、炒苍术、白术、半夏、茯苓、厚朴，其次为镇静安神药，如生牡蛎、生龙骨。清心泻火药中的黄连和理气化湿药中的炒杏仁亦常选用；特点之二注意调理气血，益气药占十五味药中的后三位，益气药频次最高的为西洋参，其次为五爪龙、太子参，西洋参与太子参功效均为益气养阴，特性是补而不燥，养而不腻，而五爪龙味甘、微苦、性平，不单是补气强壮药，具祛风除湿、散瘀消肿之功，并有黄芪补气之功而无黄芪壅滞之弊。柔肝养血药中的白芍和养血安神药中的枣仁亦为常用之品；特点之三是选药精细，注意炮制，如应用白芍，根据不同病情分别选桂白芍 19 次，炒白芍 14 次，白芍 3 次，应用半夏根据不同病情分别选竹半夏 24 次、姜半夏 7 次、法半夏 2 次，以及白术、厚朴、薏苡仁等药炮制的应用等；特点之四是注重配伍，常用对药，如炒杏仁与炒苡仁、生牡蛎与生龙骨、苍术与白术、黄连与肉桂、茯苓与泽泻、知母与黄柏、藿梗与苏梗等；特点之五是药物内服外用相结合，应用茶饮及浴足药，提高疗效。

典型病例

刘××，女，56 岁，2009 年 12 月 6 日初诊。

主因 10 余年前因感冒后出现怕冷恶风失眠，加重 6 年就诊，入眠难，易醒，每晚只能睡 3～4 小时，有时彻夜难眠，经服多种中西安眠药物，未见好转，易患感冒，稍遇冷即感咽哑，咳嗽，发憋，畏寒恶风，头部昏沉，神疲乏力，双目干涩，纳差，胃脘胀满隐痛，嗳气嘈杂，大便溏薄，每日 1～2 次，小便频数，夜间起夜 4～5 次。

既往患慢乙肝，脂肪肝，高脂血症，糖尿病，近日查 ALT55u/l，AST86u/l，TG3.1mmol/l，GLU7mmol/l。形体偏胖，面色晦黯，口唇黯，舌体胖，质暗红，满布裂纹，苔黄腻花剥，脉沉弦细。

中医诊断：不寐，胃脘痛，消渴病（证属气阴两虚、湿浊中阻、气滞血瘀）。西医诊断：失眠，慢乙肝，脂肪肝，高脂血症，糖尿病。

治法：益气固表，和胃降浊。

处方：五爪龙 30 克，生黄芪 12 克，炒杏仁 9 克，炒苡仁 30 克，厚朴花 12 克，石斛 12 克，炒山药 15 克，炒防风 12 克，内金 12 克，黄连 10 克，炒苍术 15 克，桂白芍 15 克，合欢皮 15 克，醋香附 12 克，炒枣仁 20 克，生龙牡各 30 克（先煎），娑罗子 10 克，竹沥汁 30 毫升为引，24 剂，每日 1 剂。

茶饮方：小麦 30 克，百合 15 克，炒山药 15 克，生炒苡仁各 30 克，竹节参 15 克，合欢皮 15 克，绿萼梅 12 克，紫石英 30 克（先煎），7 剂。2 日 1 剂，水煎代茶，频饮。痹消散浴足每晚一次。

二诊：2010 年 1 月 9 日，睡眠稍好转，易醒，头部昏沉及神疲乏力减轻，怕冷，脘腹稍胀满，大便软，每日 1～2 次，舌暗红多裂纹，边有齿痕，苔淡黄腻花剥，脉弦细滑。处方：既见效机，上方去山药、香附、竹沥汁，加竹半夏 10 克，炒枳实 15 克，生姜 2 片，14 剂，痹消散浴足每晚 1 次。

三诊：2010 年 1 月 23 日，入睡好转，晚上可入睡 5～6 小时，夜尿 2～3 次，有尿不尽感，精神转佳，面色转润，神疲乏力均减轻，口唇黯减轻，纳可，大便稍稀，有时腹胀肠鸣，感冒咳嗽今冬未再发作，仍有背冷畏寒，舌淡暗，边有齿痕，有裂纹，苔白稍腻花剥，脉弦小滑，双寸略大。

治法：益气固卫，养血柔肝，理脾滋肾。

处方：生黄芪 20 克，炒防风 12 克，炒杏仁 9 克，炒苡仁 30 克，厚朴花 12 克，葛根 15 克，蔓荆子 10 克，炒柏子仁 30 克，茯苓 30 克，炒苍术 15 克，炒白芍 15 克，夜交藤 15 克，丹参 15 克，川芎 10 克，知母 12 克，枸杞 12 克，山萸肉 15 克，炒枳壳 12 克，生龙牡各 30 克（先煎），生姜 1 片，21 剂，煎服法同前。

四诊：2010 年 3 月 20 日，经治疗今冬至春感冒咳嗽未再发作，稍有畏寒乏力，偶有心悸胸闷，睡眠好转，晚上可睡 6 小时，夜尿 1～2 次，精神转佳，面色转润，口唇黯好转，双目稍干涩，纳食可，舌暗淡，边浅齿痕，有裂纹，舌苔薄白稍腻，花剥，脉弦小滑。

治法：益气养阴，和胃消痞，温胆宁心。

处方：南沙参 15 克，太子参 12 克，炒杏仁 9 克，炒苡仁 30 克，藿苏梗各 12 克（后下），玉竹 12 克，黄连 10 克，炒黄芩 12 克，炮姜 8 克，竹半夏10克，茵陈12克，枇杷叶12克，黛蛤散12克，娑罗子12克，甘松6克，炒枳壳12克，生龙牡各30克（先煎），炙甘草8克，竹沥水30毫升，14剂，煎服法同前。五月后回访睡眠如常。

按：本案患者患有多种疾病，久治不愈，导致气阴两虚、湿浊中阻、气滞血瘀、脾肾不足而失眠兼诸症，久病及肾，证情复杂，久治不愈。一二诊路老先以益气固表、和胃降浊法两法合用，方用玉屏风散和三仁汤加炒枣仁、黄连、生龙牡等药，以扶正固表，化湿降浊，和胃安神，扭转病势，达到益气固表，和胃化湿以安神。《素问·逆调论篇》曰："阳明者胃脉也。胃者六腑之海，其气亦下行，阳明逆不得从其道，故不得卧。……胃不和则卧不安。此之谓也。"

三诊继以益气固卫、养血柔肝、理脾滋肾三法并施，方用玉屏风散和三仁汤及杞菊地黄汤化裁顾其本，终又以益气养阴、和胃消痞、温胆宁心三法合璧，方选养胃汤、黄连温胆汤和三仁汤加减善其后，治疗4个月，十年顽疾向愈。纵观本案治疗，条理清晰，层次分明，前后呼应。所以治病求本、标本兼顾、辨证论治、圆机活法、用药精细、内服外用结合，是路老治疗失眠的宝贵经验。

路志正治疗白塞氏病经验

毛宇湘　河北省中医院

白塞氏病是一种全身性慢性血管炎性疾病，临床上以口腔溃疡、生殖器溃疡和眼炎及皮肤损害为突出表现，又称眼、口、生殖器综合征，常累及神经系统、消化道、肺、肾、关节、附睾等器官。西医学认为该病原因不明，缺乏针对性的有效治疗，治疗目的在于控制现有症状，防治重要脏器损害，减缓疾病进展，病情严重时可选用激素及细胞毒性药物，疗效欠佳，反复不愈，痛苦万分，严重危害患者的身心健康。国医大师路志正教授治疗疑难杂症经验宏丰富，疗效卓著，我随路老侍诊，获益良多，不揣愚陋，管窥如下。

病机为五脏相因、湿毒为患

路老认为白塞氏病属于中医学之狐惑病范畴，如《金匮要略·百合狐惑阴阳毒病证治第三》中谓："狐惑之为病，状如伤寒，默默欲眠，目不得闭，卧起不安，蚀于喉为惑，蚀于阴为狐，……蚀于上部则声嗄，甘草泻心汤主之，蚀于下部则咽干，苦参汤洗之，蚀于肛者，雄黄熏之。"并谓："初得之三四日，目赤如鸠眼，七八日目四黑，若能食者，脓已成也。赤小豆当归散主之。"对狐惑病的临床表现、治疗方法、脓成与否判断方法、方剂用药都有较为完整的论述。隋代巢元方、元代赵以德对此病都有阐述和发挥。

路老认为该病发病与肝、脾关系密切，涉及心、肾、肺诸脏。病因病机为肝郁化火，耗伤阴津，虚火内扰，气阴两伤，或久病脾虚，或苦寒伤脾，或肝郁脾虚，脾虚失运，水湿不化，湿热内蕴，蕴久化毒，湿毒熏蒸三焦脏腑，流注经脉，腐蚀为患，病机错综复杂，涉及多个脏腑，同时或先后发病，五脏相因，湿毒为患，为本虚标实、虚实夹杂之证。

治疗辨病辨证结合、内服外用并行

狐惑病治疗，明清以前多宗仲景之法，以甘草泻心汤为主方，而清《医宗金鉴》认为《金匮要略》中的外治法尚属合理，而甘草泻心汤用于本病却"与病不符"。清代唐容川《金匮要略浅注补正》却认为甘草泻心汤用于本病疗效卓著，谓："余亲见狐惑证胸腹痞满者，投此立效。"于临证中得来，应属不虚。路老根据多年的临床经验，认为该病治疗应兼顾五脏之因，湿毒为患，虚实兼顾，标本同治，以益气养阴、疏肝健脾、化湿解毒为法，仲景之甘草泻心汤仍为该病之主方，临床治疗要辨病辨证论治结合，圆机活法，内服外用并行，内外同治，内服与茶饮相继，熏洗与足浴相配，使病情缓解向愈。

典型病例

患者刘某，女性，26岁，教师，汉族。2010

年1月9日初诊。

患者10余年前无明显诱因出现口腔溃疡，黏膜糜烂，伴两膝关节疼痛，活动困难，在当地医院检查诊为“关节炎”，经治疗后关节疼痛好转，但口腔溃疡反复发作，近一年来出现外阴部溃疡，多在经前发作，两眼酸痛，时有视物模糊，2009年12月到北京某医院诊治，诊为“白塞氏病”，治疗一月，病情未见明显缓解而来就诊。现口腔溃疡，两眼酸痛，眼眵较多，时有视物模糊，关节疼痛以两膝关节为著，稍有肿胀，夜寐不实，易醒多梦，脱发，纳食尚可，大便偏干，每日一行，外阴有一点状溃疡，月经量少，周期尚调。形体中等，颈部稍增粗，面色稍暗，有痤疮。舌及口腔黏膜各有一处溃疡，舌体适中，质红，苔薄白腻。右脉弦，左脉细弦，尺稍弱。13岁时曾患青春期性甲亢，经治疗痊愈。

西医诊断：白塞氏病。中医诊断：狐惑病。

中医辨证：湿毒内蕴、气阴两伤。

治法：益气养阴、化湿解毒，仿甘草泻心合半夏泻心汤化裁。

处方：生炙甘草各12克，半夏12克，干姜10克，黄芩12克，黄连10克，藿香12克（后下），防风12克，桔梗12克，玉胡蝶12克，枇杷叶12克，炒杏仁9克，茵陈12克，草决明12克，炒薏仁30克，密蒙花12克，桃仁10克，娑罗子10克，生姜1片。水煎服，14剂。

茶饮方：西洋参6克（先下），麦冬10克，桔梗10克，青果10克，川贝10克，凤凰衣10克，甘草6克。水煎服代茶频饮，14剂。痹消散浴足，每日晚1次。建议调情志，适劳逸，及辛辣油腻饮食。

2010年1月26日二诊，服药后口腔溃疡较前减轻，外阴溃疡消失，关节疼痛好转，膝关节肿胀消失，夜寐转安，眼眵较多，纳食可，大便转软，每日一行。舌体中，舌质暗红，边有齿痕，苔薄白腻，脉弦细滑。既见效机，以上方加减。上方黄芩改炒黄芩12克，去茵陈、草决明、桃杏仁，加炒苍术15克，黄柏10克，川牛膝15克，枇杷叶改15克，水煎服，28剂。茶饮方加素馨花9克，西洋参2克（先煎），水煎服代茶饮，每2日1剂，14剂。痹消散浴足，每日晚1次。

2010年2月27日三诊，服药后口腔溃疡消失，关节疼痛好转，膝关节肿胀消失，夜寐多梦，面颊、口周、胸背泛起粉刺，纳食可，大便成形，每日一行，小便气味重，月经量少，经前乳房胀痛，阴部瘙痒。舌体胖，质暗红，苔薄白，脉弦细滑。

治法：养阴益气、清热解毒、健脾化湿。

处方：生炙甘草各12克，麦冬12克，干姜10克，炒黄芩10克，黄连10克，藿香10克（后下），炒防风12克，密蒙花12克，炒苍术12克，枇杷叶12克，炒杏仁9克，椿根皮15克，草决明10克，炒薏仁30克，怀牛膝15克，川牛膝15克，知母10克，水煎服，14剂。

茶饮方：西洋参6克（先下），麦冬10克，桔梗10克，青果10克，川贝10克，凤凰衣10克，甘草6克，水煎服代茶饮，每2日1剂，7剂。痹消散浴足，每日晚1次。

2010年3月13日四诊，服药后口腔及外阴溃疡未作，关节疼痛减轻，膝关节肿胀消失，夜寐转安，面颊粉刺减轻，口周、胸背粉刺消失，纳食可，大便转软，每日一行，小便气味减轻，月经量少，有少量血块，舌体中，舌质暗红，边浅齿痕，苔薄白腻，脉弦细滑。既见效机，以上方加减续用，以巩固疗效。

处方：前方去麦冬、炒苍术、草决明、椿根皮、炒黄芩，知母改12克，枇杷叶改15克，加生石膏30克，丹皮12克，紫草12克，炒白芍15克，当归12克，陈皮9克，水煎服，21剂。

茶饮方：西洋参6克（先下），麦冬10克，桔梗10克，青果10克，川贝10克，凤凰衣10克，甘草6克，玫瑰花10克，荷叶12克，水煎服代茶饮，每2日1剂，10剂。浴足同前。2010年6月10日随访，治后口腔及外阴溃疡未作，一般状况良好，现在巩固中。

按 本患发病已十年，已有口腔、外阴溃疡，眼部症状已初现，并有关节肿痛，已近中晚期，郁火内扰，气阴两虚，湿毒熏蒸，烽烟欲起，有眼目化脓失明之虞，路老以甘草泻心合半夏泻心汤化裁，加藿香、防风、枇杷叶、炒杏仁、茵陈、贝母、炒薏仁化湿解毒，加桔梗、玉胡蝶、桃仁、娑罗子理气活血，西洋参、麦冬、草决明、密蒙花益气养阴、明润眼目，尤甘草生、炙各半，独具匠心，清代医家邹澍谓："甘草之用生、用炙确有不同。如《本经》《别录》（甘草）主治，大率'除邪气，治金疮，解毒'皆宜生用；'缓中，补虚，止渴'宜炙用。消息意会之可矣"。加之调和诸药，和百药之长，一药两用，一举三得，为方中主将，一贯到底。益气以西洋参之清润易人参之温燥，非大师不能洞察秋毫也。二诊时口腔溃疡较前减轻，外阴溃疡消失，关节疼痛好转，膝关节肿胀消失，大便转软，舌质暗红，边有齿痕，苔薄白腻，脾虚湿滞证现，去草决明、桃杏仁，加炒苍术、黄柏、川牛膝，与炒薏仁成四妙散，加强健脾化湿，清化湿热。三诊口腔溃疡消失，关节疼痛好转，膝关节肿胀消失，夜寐多梦，面颊，口周，胸背泛起粉刺，小便气味重，月经量少，经前乳房胀痛，阴部瘙痒，舌质暗红，苔薄白，脉弦细滑，以清热解毒、健脾化湿，养阴益气为法治疗而建功。四诊时去麦冬、炒苍术、草决明、椿根皮、炒黄芩，加生石膏、丹皮、紫草、炒白芍、当归、陈皮清热凉血，活血养阴固本收功，巩固疗效。

茶饮方代茶频频饮服，连绵不断，配合汤药，益气养阴，升清润疡，谓久病不可急攻，欲速不达。足之三阴三阳经交汇于足，足部六条经脉的井、荥、输、原等穴位均位于足部，在这些经脉上双足部共有60多个穴位，这些穴位对各种刺激都非常敏感，穴位又与全身各脏腑器官密切相连，痹消散浴足，活血通经，促进血运，引热下行，排解湿毒，调整阴阳的作用，配合主方及茶饮方的治疗，起到了事半功倍的效果。

朱良春益肾蠲痹法治疗强直性脊柱炎的经验

朱婉华　南通良春风湿病医院

1、朱良春益肾蠲痹法简介

朱良春益肾蠲痹法是我国首批国医大师朱良春先生在传承先师章次公学术经验的基础上结合自身70余年的临床经验总结而成。国医大师朱良春先生从1959年开始用益肾蠲痹汤治疗风湿病的基础上研制成"益肾蠲痹丸"（医院制剂），在临床应用二十余年后，其女朱婉华教授在传承朱良春先生治疗风湿病经验的基础上，按新药申报要求和中国中医科学院合作，1989年1月获新药证书，由江苏清江和广东华南制药厂生产，1990年获国家中医管理局科技进步三等奖。现为全国医保用药。1985年其女朱婉华和中国中医药科学院合作利用现代科学技术，在国内首创Ⅱ型胶原加不完全佐剂加寒湿因素所致的大鼠动物模型上证实"从肾论治"和"善用虫药"论点的科学性和实用性。1987年获江苏省科技进步四等奖。1985年其女朱婉华等和南京中医药大学合作，将朱良春先生治疗风湿病的经验研发成《朱良春痹证（风湿病）诊疗软件》，人机符合率达98%。1988年获江苏省科技进步四等奖。朱良春益肾蠲痹法是在上述科研成果的基础上，通过临床不断地完善归纳而成。"益肾蠲痹法治疗风湿病"2005年度被国家中医药管理局定为科技成果推广项目，2010年被定为南通市非物质文化遗产。

朱良春益肾蠲痹法的理论基础：

诊断上：朱老提出"辨证与辨病相结合"。"病"和"证"是一种因果关系，两者具有不可分割的有机联系，疾病是证候产生的根源，证候是疾病反映的现象，否定或肯定病和证的任何一方面，都是片面的、不完善的，而两者结合起来研究则相得益彰，有利于提高诊断准确率和疗效。

治则上：朱老创立"益肾壮督治其本、蠲痹通络治其标"。朱老认为顽痹具有久痛多瘀、久痛入络、久病多虚，久病及肾的特点。同时患者多有阳气先虚，病邪遂乘虚袭踞经络，风、寒、湿、热之邪内侵，气血为邪所阻，壅滞经脉，留滞于内，湿停为痰，血凝为瘀，痰瘀交阻，凝涩不通，深入骨骱，胶着不去，邪正混淆，如油入面，肿痛以作。五体痹久治不愈，累及内脏，又可转为五脏痹。既有正虚的一面，又有邪实的一面；且病变在骨，骨为肾所主，又督脉统督一身之脉，故确立“益肾壮督治其本、蠲痹通络治其标”的治则。

用药上：朱老主张“虫类药与草木药相伍”。朱老积多年潜心钻研之功，应用虫类药得心应手。认为虫类药既能极大提高疗效，又具有其他药物不能替代的作用，总结出虫类药具有攻坚破积、活血祛瘀、熄风定惊、宣风泄热、搜风解毒、行气和血、壮阳益肾、消痈散结等十大功效。虫类药与草木药融为一炉，起到协同加强作用，功效更胜一筹。

朱婉华教授在继承其父朱老学术思想的基础上，不断完善发展，根据益肾蠲痹法研制开发了一批相应的药物，摸索出一套相对标准化的使用规范，并在临床实践中不断进行验证修订，以使得“益肾蠲痹法”技术临床应用更符合客观实际，更有利于大范围临床推广应用，益肾蠲痹法分 A、B、C 三种方案：

A 方案　辨证加减+浓缩益肾蠲痹丸+蝎蚣胶囊

B 方案　辨证加减+浓缩益肾蠲痹丸+扶正蠲痹胶囊

C 方案　辨证加减+浓缩益肾蠲痹丸+金龙胶囊

A 方案中蝎蚣胶囊为干品动物药，B 方案中扶正蠲痹胶囊为干品动物药与鲜动物药混合品，C 方案中金龙胶囊为纯鲜动物药，价格 C > B > A，起效时间 A > B > C，根据患者的病情及经济条件酌情选择，临床观察证实三方案均是较为安全有效的治疗方法。

2、强直性脊柱炎典型病案

我院朱良春益肾蠲痹法治疗强直性脊柱炎的诊疗方案列入国家中医药管理局“十一五”重点专科 AS 的验证方案，在江苏省 5 家医院临床验证 120 例，总有效率达 86.67%。临床上我们观察 66 例放弃 MTX、SSZ 治疗的 AS 患者，经朱良春益肾蠲痹法治疗后 BASDAI、BASMI、BASFI 指数积分显著下降，ESR、CRP 明显下降；骶髂关节 X 线片有 4 例由 I 级好转为 0 级，其余 57 例骶髂关节面模糊均有明显好转，其中有 24 例患者 HLA-B27 基因表达转阴。目前西医界对 AS 的治疗广泛使用生物制剂，但其价格昂贵，远期疗效并不肯定，兹举应用朱良春益肾蠲痹法治疗的典型病例 3 例如下：

（1）吴某，男，20 岁，1997 年 5 月 29 日初诊。在当地确诊“强直性脊柱炎”三年，经多方治疗无效，由于病痛折磨，体重由 130 多斤下降到 90 多斤，周身肌肉萎缩，持续发热、自汗、盗汗、眩晕、食欲不振。97 年 4 月起终于卧床不起，连续三天三夜不能动弹。广州南方医院风湿科主任建议他来我院治疗，5 月 28 日由家人用单架抬着乘飞机来诊。血沉 168mm/H，CRP：39.6mg/L，IgG：27.3g/L，IgM：4.3g/L，RF：阴性，HLA-B27：阳性，X 线摄片：提示强直性脊柱炎。患者就诊时腕关节、膝关节、踝关节肿胀疼痛伴滑膜囊肿，脊柱、骶髂关节僵硬疼痛，不能站立，翻身困难，神疲乏力，体温 38.5℃左右，肌肤灼热，给予补益气阴、退热止汗的中药和蠲痹通络的浓缩益肾蠲痹丸、金龙胶囊（益肾蠲痹法 C 方案），并嘱咐患者配合进行功能锻炼，饮食忌口。治疗三个月后，患者能下床行走，半年后全身情况明显好转，12 月底自行乘飞机回湛江。继续通过函诊服药治疗，98 年 9 月第二次专程来南通复诊，面色红润，体重恢复到 130 斤。复检 HLA-B27：阴性（14.30U/ml），血沉、CRP 正常，脊柱和骶髂关节 X 线摄片与 97 年相比明显好转。1999 年初开始正常上班。2000 年 10 月打电话来告知，髋关节已能自如下蹲，非常兴奋地称为“六年第一蹲”！复查 X 线片显示“脊柱 S 型侧弯较前片明显变直”。该患者 2008 年结婚，2009 年 8 月喜得贵子，2010 年 4 月发来一家三口的幸福照片。

（2）严某，男，20 岁，苏州昆山人。2009 年 7 月 14 日初诊：患者 2008 年 7 月份开始出现右侧腰臀部疼痛，在上海第六人民医院查：HLA-B27 阳性，CT 示“右侧骶髂关节髂骨缘骨髓水肿伴右髋少量积液”，诊断为“强直性脊柱炎（早期）”，予“英夫利西单抗（类克）”注射治疗，疼痛缓解，劳累后偶有发作。由于治疗费用高昂，药物远期疗效并不确定，经人介绍前来我院就诊。查 HLA-B27：阳性（38.30U/ml），CRP 6.8mg/L，关节疼痛不明显，偶劳累后右腰背部酸痛，伴早搏，自服心律平，辨证给予益肾蠲痹法 B 方案治疗。服药 1 个月，未使用类克，出现一次右髋疼痛，持续 1-2 天后缓解，早搏频率降低，继续原法治疗。服药 2 个月后，早搏明显好转，心律平已停用，关节疼痛未曾发作。

继续巩固治疗。2010年1月2日在昆山市第一人民医院检查肝肾功能正常，HAL-B27阴性，血沉1mm/H，CRP：0.1mg/L，关节无明显疼痛。目前患者一切正常，仍在巩固治疗中。

3、赵某，男，16岁，2004年1月初诊。患者2002年起出现腰骶疼痛，在宁夏银川各大医院诊治，未能明确诊断。治疗一年余，病情逐渐加重，腰背、双膝关节疼痛僵硬，行走不便，后经宁夏中医院介绍来我院就诊。患者由其父亲背着前来就诊，双膝关节、腰骶部疼痛明显，不能站立行走。朱婉华教授根据患者提供的2002年8月9日的骶髂关节片以及患者的症状提出可能是“强直性脊柱炎”，经化验 $HLA\text{-}B_{27}$ 90.00U/ml（阳性），血沉65mm/H，CRP 21.6mg/l，确诊为AS，采用益肾蠲痹法A方案治疗。患者服药初期，关节僵痛感有增无减，服药2周后，症状逐渐减轻，信心大增，通过电话函诊坚持治疗1年余，骶髂关节及膝关节疼痛缓解，行走下蹲活动自如，唯久坐后腰骶部酸痛。2005年7月25日，乘暑假期间前来面诊，复查X线片：“骶髂关节炎征象较前片明显改善”，$HLA\text{-}B_{27}$ 12.50U/ml（阴性），血沉2mm/H，CRP 5.2mg/l。考虑患者腰骶部仍有酸痛感，再加上高考压力，嘱其继续坚持服药治疗。2007年3月份，患者情况良好，给予停服中药汤剂，予浓缩益肾蠲痹丸和蝎蚣胶囊巩固治疗。目前该患者北京中医药大学硕士研究生在读，成绩优秀，每年暑假期间均前来我院跟随朱婉华教授抄方学习。目前各项指标均正常，X线片骶髂关节骨密度清晰，关节间隙稍有狭窄，较前明显好转。

李佃贵治疗慢性胃病经验

孟宪鑫　刘小发　河北医科大学中医院

李佃贵（1950~），男，主任医师，教授，博士研究生导师，全国著名胃病中医专家，第三、四、五批老中医药专家学术经验继承指导老师，河北省首届十二大名中医，郭春园式的好医生，白求恩式好医生，河北省中医院名誉院长。现任中华中医药学会理事，中国中西医结合学会理事，中华中医药学会脾胃病分会副主任委员，河北省中西医结合学会会长等职。享受国务院政府特殊津贴，获得首届中医药传承特别贡献奖，第四届中国医师奖。从事中医教学、临床、科研工作40余年，擅治多种疑难杂病，其中对慢性萎缩性胃炎的治疗有较深的造诣。主持完成了“胃痛宁胶囊的药理实验研究”，“康胃胶囊治疗萎缩性胃炎癌前病变实验与临床研究”等多项课题，并获得科技进步奖。代表著作有《实用中医肝胆病学》、《绞股蓝的研究与应用》，发表学术论文100余篇。

李佃贵教授擅长于慢性萎缩性胃炎、癌前病变的治疗。李教授认为，慢性胃病病程较长，病机错综复杂，很难以一方一法取效，必须谨守病机，治疗上顺应，恢复脾胃的生理特性，截断逆转胃病病理改变，多法并用方可取效。现将李教授治疗慢性胃病经验归为以下6法。

1　治疗大法

1.1　化浊解毒法

慢性萎缩性胃炎，尤其是伴有重度肠上皮化生和不典型增生者，被视为癌前病变，癌变率可达1.9%～5.4%。李教授依据中医理论和长期的临床实践经验，提出了解毒化浊法治疗慢性萎缩性胃炎的辨治观点。慢性萎缩性胃炎患者多因情致不舒，饮食内伤，导致肝气不舒，气滞犯胃（脾），脾失健运，胃失和降。脾失健运则水谷不化，水反为湿，谷反为滞，日久积为湿浊；胃失和降则胃热内蕴，日久热日久热盛为毒，最终浊毒相互搏结为害，气滞、血瘀、湿阻、浊聚、痰结、食积、火郁、阴伤、阳衰等诸证蜂起。治疗上应首先解毒化浊，以防癌变。药用黄芩、黄连、苦参、藿香、砂仁、茵陈，并随病情轻重加减用药。轻度肠上皮化生和不典型增生者用白花蛇舌草、半枝莲、半边莲；肠上皮化生和不典型增生属中度者用黄药子、白英；不完全型大肠上皮化生和重度不典型增生或疑为癌变者药用三棱、皂角刺、王不留行，甚或用全蝎、蜈蚣、壁虎防癌抗癌。瓜蒌皮和生薏苡仁药性平和，且现代医学证明也可逆转肠上皮化生和不典型增生，可加用。经临床验证，采用此法治疗慢性萎缩性胃炎患者，可截断大部分癌前病变的继续发展，甚或逆转。

1.2 养肝和胃（脾）法

本病病程较长，久虚不复，木本克土，此时更是乘虚而入，所以见肝之病，知肝传脾，当先实脾。李教授抓住病人主要临床表现，四诊合参，联系有关脏腑，确定诊断，从实践中摸索出固护正气之养肝和胃（脾）法，恢复肝胃（脾）正常生理功能。养肝和胃（脾）法适用于胃脘隐痛、胃中痞塞、嗳气、纳呆、食少、腹胀、体重下降等消化道症状，上腹多伴有明显压痛，舌质多为紫红、紫暗，舌苔黄厚腻、薄黄或根部黄厚腻，脉弦滑。临床多采用百合乌药散合当归芍药散。若脾胃气虚则兼加太子参、山药、扁豆、薏苡仁健脾益气助运；脾胃阳虚兼加荜茇、高良姜以温运；胃阴虚加用沙参、麦冬、石斛、玉竹、天花粉等滋阴助运。

1.3 疏肝理气法

慢性胃病患者多因情志不舒，肝气郁滞，气滞犯胃，引起胃病，胃病的痛苦症状反过来又影响患者情绪，甚则悲哀厌世，加重病情。这时不但要在思想上开导患者，还要运用疏肝理气法，以畅达气机。疏肝理气法适用于脘胁胀满、胸闷、善太息、精神抑郁、甚则急躁易怒、头眩或上腹痞满、嗳气、纳呆、恶心呕吐、口苦、大便溏泄，舌红苔薄黄，脉弦细。临床常用枳实术散加川厚朴、姜黄。辨证加用能升降诸气的三焦气分药广木香；功善行气宽胸利膈之瓜蒌、薤白；畅达中焦之槟榔、莱菔子；行气散结之荔枝核、乌药。如此三焦气治，气行则血行，气血调和，病易恢复。若气郁化火，以口干、口苦为主要表现者，取龙胆泻肝汤之意，选用龙胆草、黄芩、栀子，清泻肝火；以大便秘结不通为主要表现者少加入芦荟泻下清肝。

1.4 和胃降逆法

由于饮食不调，胃火上逆，或痰浊中阻使胃的通降功能受阻，则胃失和降，胃气上逆。症见胃脘部胀满作痛，嗳气、恶心、呕吐、呃逆，不思饮食。临床常用香苏散。因胃气上逆而嗳气明显者加丁香、竹茹、旋覆花、代赭石加强和胃降逆之力。

1.5 活血止痛法

慢性胃病患者病程较长，“胃痛久发，必有聚瘀”，董建华教授在治疗本病时也指出：不一定要见舌质紫黯才用活血化瘀之药，既然是慢性，从病机分析入手，其实就有血运不畅存在，遣方用药时，佐以活血通络之品才可灵通。活血止痛法适用于慢性胃病病程较久，以疼痛为主要表现的患者。临床常用失笑散加元胡、白芷。

1.6 清心和胃法

胃为阳腑，生理上非热不能化食，病理上阳道实，易从热化。若多种因素造成胃失和降，饮食不化，积于胃脘，日久化热，热郁胃脘则胃中热，甚则疼痛。清心和胃法适用于以烧心为典型表现的慢性胃炎患者。用药要在清胃热的基础上辅以化湿、理气畅中之品。清热药常用生石膏、黄连、栀子等。湿重者选加砂仁、紫豆蔻、藿香、佩兰、荷叶、茵陈、滑石等化湿药；热盛化毒而出现肠化、不典型增生等癌前病变者选加白花蛇舌草、半枝莲、半边莲、虎杖等清热解毒之品。理气药常用香橼、佛手等平和之品。热消湿除，气畅纳化则症状自除。若患者伴有明显反酸，喜加用瓦楞粉、乌贼骨制酸。

2 用药特点：用药轻灵贵在和

李教授强调在慢性胃病的诊治中应注意中焦脾胃的功能特点，脾胃两者同居中焦，脾主升清，宜升则健；胃主通降，通降则和，中焦为气机升降之枢纽，升降失职则现“滞”，纳化失常则不运，因此治疗时重点强调一个“动”，因此，在药物选用上，李教授认为药性的轻灵、平和、运动，才能达到调整脾运胃降、调整气机的作用，因此李教授治脾胃病贵在和，用药多用轻清之品。理气用理气而不伤阴之香橼、佛手等；活血用药性平和、活血而不伤正之丹参、三七粉；化湿浊痰用藿香、砂仁、陈皮等辛温而不燥烈之品；消食积用莱菔子、内金等亦食亦药之品；清热用性淡气薄大清胃热之石膏；解毒用甘寒具有较强清热解毒，又能抗肿瘤作用的白花蛇舌草、半枝莲；滋阴用补而不腻的百合、石斛等；调补脾胃用平淡之太子参、山药、扁豆。如此则滞、瘀、湿、浊、痰、积、热、毒、虚得以消除，胃气得和，病情逆转，逐步痊愈。

3　病案举例

李某，男，59岁。主因间断胃脘胀满疼痛10年余，加重10天就诊。患者于2005年3月9日无明显诱因出现胃脘胀痛，食后加重，伴烧心反酸，口干口苦。2005年3月23日于海军总医院查电子胃镜示：贲门炎，胆汁反流性胃炎，十二指肠球炎。后间断口服药物治疗，具体用药不详。2006年3月12日于第二炮兵总医院就诊，于当月16日查电子胃镜示：慢性萎缩性胃炎伴肠化，（胃角）中度慢性萎缩性胃炎伴中度肠化；（胃窦）中度慢性萎缩性胃炎伴肠化。经住院治疗后疗效不著，遂要求出院。10天前患者因饮食不慎出现胃脘胀痛加重，遂于河北省中医院门诊就医。就诊时患者胃脘胀痛，嗳气，口干口苦，烧心反酸，两胁胀满，二便调，舌紫红有瘀斑苔薄黄，脉沉弦细。查体腹软，胃脘部触之有结节颗粒状感，剑突下轻压痛。证属胃脘痛 浊毒内蕴，治以解毒化浊，理气和胃。予蛇舌草15g，半枝莲15g，黄药子6g，枳实12g，厚朴12g，生石膏30g，砂仁15g，紫蔻15g，瓜蒌皮15g，薏米15g，全虫9g，蜈蚣2条。七剂，水煎服，日一剂。11月13日复诊，患者胃脘胀满减轻，右胸背时有憋闷隐痛，余证尚存，舌红苔薄黄，脉弦滑。前方去枳实、川朴消胀之品，加元胡15g，柴胡15g以疏肝理气，活血止痛。12月4日三诊，患者烧心反酸缓解，但出现右胁下及右肩部疼痛不适，前方加丹参20g增强活血化瘀之力。12月28日四诊，药后右胁及右肩部疼痛不适减轻。2007年2月27日，患者于解放军总医院复查电子胃镜示：非萎缩性胃炎。（镜下描述：胃底胃体粘膜光滑，未见溃疡，糜烂及新生物。胃窦粘膜可见散在点状红斑，未见糜烂及溃疡。故未作病理）3月19日来我院复诊，诸症均有明显好转，腹部柔软光滑无压痛。治用养肝和胃法，善后调理，巩固疗效。

马融"从肾论治"小儿脑病经验

张喜莲　天津中医药大学第一附属医院

马融教授为天津市政府授衔"中医小儿神经内科专家"，从事小儿癫痫、多动症等脑系病证研究30余年，积累了丰富的经验，并逐渐形成了"从肾论治"小儿脑病的学术特色。

小儿癫痫、多动症、儿童铅中毒是儿科常见的脑系疾病，脑功能受损是其共同特征，而由其引起的认知损害更是备受关注。在我国小儿癫痫患病率为3‰～6‰，其中40-50%伴有认知障碍；儿童多动症发病率为4%-9%，临床以认知障碍为主要表现；儿童铅中毒发生率为20%～40%，铅的嗜神经毒性引起的认知障碍成为突出问题。认知损害在临床常见的表现有注意力不集中、学习困难、记忆力下降、多动冲动等，严重时可引起青少年犯罪、成瘾行为、反社会行为的发生。目前西医对疾病的控制方面取得了肯定的效果，但对其引起的认知损害问题常缺乏有效的治疗手段。导师马融教授充分发挥中医药优势，提出了"从肾论治"的学术观点，以"益肾填精法"为主治疗，不但有效地控制了癫痫、多动症、铅中毒等疾病，同时明显改善了患儿的认知功能，取得了良好的效果。

马融教授认为，小儿脑病伴认知障碍者，其病位虽在脑，但其本在肾。因中医肾-精-髓-脑密切相关，脑为髓之海，亦为"精明之府"、"元神之府"，统御着人的记忆、认知、思维、智力、意志等功能。而脑发挥功能活动的基本物质为髓，髓之生，源于肾，为肾中精气所化，以肾精之奉养为根本。而小儿具有"肾常虚"的生理特点，肾精未充，肾气未盛，若遇早产、遗传、外伤等因素，及疾病本身或家庭社会环境等不良因素的影响，均可致脑髓受损，肾精耗伤，精亏髓空，导致认知损害。故"肾精亏虚、脑髓受损"为其病机共性及根本，益肾填精为主要治法。但疾病特点不同，治疗同中亦有异，如：①小儿癫痫强调风痰闭阻，气机逆乱，因此益肾填精的基础上注重豁痰熄风、化瘀通络，据此研制了茸菖胶囊，方中以血肉有情之品鹿茸生精补髓，养血益阳，合菟丝子补肾益髓以增强益肾填精之功能；配石菖蒲、胆星豁痰开窍、清化热痰；清夏、陈皮、茯苓健脾和中，燥湿化痰，以绝生痰之源；天麻、全蝎熄风止痉，共奏抗痫增智之功。②儿童多动症则为阳动有余，阴静不足，心肝火旺，以益肾填精为主治疗的基础上重视清心宁神，平肝潜阳，据此研制了益智宁神颗粒，方中以紫河车合熟地以益肾填精，生髓补脑，滋阴补血，凝聚精神，增强注意力，以达治动之本；石菖蒲、远志开窍定志、宁心柔肝，辅以黄连泻心肝之火热以达治动之标。全方共奏益肾填精、清心平肝之功，以补阴之不足，制阳之有余，达调和阴阳之旨。③儿童铅中毒神经损害，强调铅邪在人体的郁积，导致肝的疏泄及肾的气化失常，影响铅的排泄，因此侧重补肾利水、疏肝利胆促进铅的排泄。据此研制了利胆补肾颗粒，方中何首乌、枸杞子益肾填精，合柴胡、茵陈、郁金等疏肝利胆，解郁行滞，辅以泽泻、土茯苓利湿泻浊，从而使肾气化充足，肝疏泄有常，气机畅和，二道得利，邪自得去。马融教授“从肾论治”小儿脑病的观点充分体现了中医异病同治的辩证思想，及控制疾病本身的同时，注重改善认知、提高生存质量的“整体治疗观念”，而异病同治、同中有异的特色体现了导师把握玄机、灵活变通的用药特点。

为了进一步证实益肾填精法治疗小儿脑病伴认知损害的疗效及作用机制，我们先后承担了4项国家级课题，15项省部级课题，开展了系统的临床及实验研究。临床研究采用流行病学调查方法，通过对小儿脑病证候规律的研究，为"肾精亏虚"的病机及“益肾填精”治法提供了依据。并以小儿癫痫、多动症、儿童铅中毒为例，采用随机、平行、阳性对照及自身前后对照等试验方法，建立了包括疾病疗效、中医证候疗效、认知测试、安全性指标等的综合评价体系，结果证实，“益肾填精”法不但能有效控制小儿癫痫强直-阵挛性发作，改善多动症患儿多动冲动、注意力不集中等行为，降低铅中毒儿童血铅含量，同时还可显著改善患儿的认知功能，提高注意力，增强记忆，提高学习成绩，疗效显著，安全可靠。为“从肾论治”小儿脑病提供了可靠的临床依据，同时临床综合评价体系的建立，为中医药多重效应的疗效评价提供了示范作用。

实验研究分别以戊四唑点燃、SHR大鼠、醋酸铅灌胃制作癫痫、多动症及铅中毒大鼠病理模型，通过对病模大鼠行为学观察及Morris水迷宫实验，证实了"益肾填精法"在有效控制癫痫发作、改善多动冲动、降低血铅含量的同时，可显著改善病模大鼠的认知功能；其作用机制与抑制MFS和进行性可塑性的重建，拮抗海马结构损伤，调节神经递质失衡，提高M受体的结合量及ChAT活性，促进NOS的活性与表达及内源性NO的合成与释放，抑制脑内NMDA受体活性及c-fos蛋白过度表达等有关。为小儿脑病“从肾论治”提供了可靠的实验依据，同时从病理、生化、基因等多角度系统的实验研究为中医药治疗脑病的机制研究起了带动作用。相关研究成果获天津市科技进步一等奖。

临床采用“益肾填精”法治疗小儿癫痫、多动症、铅中毒等小儿脑病10余年来，不仅能有效控制或减轻疾病的症状，还能显著改善认知功能，提高注意力，增强记忆，提高学习成绩，疗效显著，安全可靠，深受欢迎。病源广及天津、北京、河北、河南、山西、内蒙、山东、吉林等国内多个省市及日本、新加坡、美国、澳大利亚等国家，专科年门诊量达14000余人次。不但对保障儿童心身健康、减轻家庭社会负担、促进社会和谐发展起到了重大作用，而且促进了专科及学科建设与发展，取得了较好的社会经济效益。相关成果在河南中医学院第一附属医院、上海市中医医院、黑龙江中医药大学附属二院、山西中医学院附属医院、中国人民解放军北京军区总医院、中国人民武装警察部队医学院附属医院等多家医院推广应用，取得良好效果。并在期刊发表论文50余篇，文献被他人引用96次；在世界中医药学会联合会第1、2届中医儿科学术交流会，第25届、27届、28届全国中医儿科学术研讨会进行大会交流13篇，促进了成果的进一步推广应用。

兹举验案二则，与大家共享。

一、益肾填精、豁痰熄风抗癫痫

验案1：周××，男，4岁，2006-12-21初诊，门诊号11031。

主诉：间断抽搐伴注意力不集中、反应迟钝2年余，加重7个月。

现病史：患儿于2年前突觉下肢无力，易摔跤，1月后突发抽搐，躯干颈项强直，伴双目直视，意识障碍，呼之能应，无发热，无叫喊及二便失禁，持续约30秒左右自行缓解，后即啼哭，倦怠入睡，外院查脑电图示：右侧病灶，高幅慢波，偶有尖波。查脑CT平扫示纵裂稍宽。未予明确诊断与治疗。1年半前又发作一次，症状同前，近半月来无明显诱因先后发作7次，发作时猝然扑倒，两目上视，口吐白沫，手足抽搐，喉中痰鸣，持续约30秒左右自行缓解，不伴发热及二便失禁。发作后嗜睡乏力，发作间期诉腰膝酸软，遗尿、畏寒，四肢不温，腹胀，厌食，便溏，伴有智力低下，运动发育迟缓，注意力不集中，反应迟钝等临床表现，未服用过抗癫痫药物。

患儿为G1P1，足月剖腹产（脐绕颈1周），生后无窒息，生长发育较正常儿童稍迟缓。否认颅脑外伤、脑炎脑膜炎、脑血管疾病、高热惊厥、惊吓史及CO中毒史。否认家族遗传史。

查体：神清，精神反应好，呼吸平稳，面色少华，体态自如，头颅无异常，咽不红，双侧扁桃体无肿大，未见分泌物，颈软，心肺未见异常，腹软，肝脾均未及，神经生理反射存，克氏征（-），布氏征（-），巴氏征（-）。舌淡红，苔白腻，脉滑。

辅助检查：（2006.12.10外院）颅脑CT：脑外间隙增宽。24小时EEG：异常脑电图，枕区8.5-9.5c/s中高位位α波节律，发作间期：醒睡各期于右-中央顶区见多中-高波幅尖慢波、棘慢波，监测中发作6次，同期EEG见双侧额区低-中电位β活动。韦氏智商测定（2006.12.21本院）VIQ：75，PIQ：73，FIQ：68

诊断为癫痫（强直-阵挛性发作），中医属痫病（肾虚精亏、风痰闭阻证）。治以益肾填精，豁痰熄风。予茸菖胶囊（鹿茸、石菖蒲、菟丝子、胆星、天麻、全蝎、僵蚕、清夏、陈皮、茯苓等）6瓶，1次3粒，1日3次。并嘱预防感冒，避免不良刺激，忌食牛羊肉、无鳞鱼。患儿服药近1月发作2次，症状同前，持续约1分钟可自行缓解，下肢较前有力，腰膝酸软、畏寒、腹胀较前减轻，食量增加，大便渐成形，日1次，舌淡红，苔白腻，脉滑。继前法治疗，每月复诊1次，期间患感冒1次，配合中药汤剂银翘散以疏风清热止咳，3剂而愈。

2007-12-20第11次复诊：患儿服用茸菖胶囊1年，发作次数由治疗前半月内发作7次减少至半年内发作4次，近半年来未发作。发作间期腰膝酸软、乏力、遗尿、四肢不温等症状消失，精神不集中，烦躁等好转，学习认知功能较前改善，纳可，眠安，二便调，舌淡，苔薄，脉滑。PE：神清精神好，咽（-），心肺（-），腹软。复查脑电图：轻度异常EEG，右-中央顶区见少量可疑尖慢波发放，过度换气（-），视反应α波部分受抑制。韦氏幼儿智商测定：VIQ 82，PIQ 85，FIQ 80。继以茸菖胶囊前法治疗，至目前已5年半未发作，期间复查脑电图已正常，茸菖胶囊已逐渐减停，停药1年未复发。

按：小儿癫痫反复发作及长期应用抗痫药物导致认知损害的发病率已达30%-40%，抗癫痫的同时改善认知功能已成为治疗的最终目标。马融教授根据中医肾-精-髓-脑的密切关系及小儿“肾常虚”的生理特点，提出癫痫伴认知损害的病机关键为“肾虚精亏、风痰闭阻”，肾精亏虚为致痫之本，风和痰为痫作之要，二者相互为患加重癫痫。肾精亏损，髓海空虚，风痰之邪乘虚上扰清窍而发痫证；肾精亏虚，气不化水，聚液为痰，上逆阻塞窍道，绝其脏腑气机升降之路，阴阳不相顺接，而作痫病。痫病抽搐，风痰闭阻，清窍不利，神明失司则失聪；癫痫反复发作，耗伤正气，气血生化失常，肾精失充，脑髓亏虚，骨失所养，神无所依，则生长发育迟缓及学习、记忆等认知障碍。腰膝酸软、遗尿、畏寒、四肢不温均为肾精亏虚之证。故以“益肾填精、豁痰熄风”为治疗大法，研制了茸菖胶囊，重在抗痫与益智并举。方中鹿茸为血肉有情之品，生精补髓，养血益阳，石菖蒲豁痰理气，开窍宁神，同为君药；菟丝子补肾益髓，配合鹿茸填精充髓，补脑益智；胆星清化热痰，熄风定惊，合全蝎、僵蚕熄风止痉，化痰通络，是为臣药；清夏燥湿化痰，陈皮理气健脾，茯苓健脾补中，三药相合仿《济生方》涤痰汤之意以绝生痰之源，并配合石菖蒲、胆星健脾顺气，涤痰开窍，是为佐药。另用冰片取其芳香走窜，开窍醒神，并能有效促进药物透过血脑屏障，以领其他药物直达病所，是为佐使药。诸药合用，共奏益肾填精、豁痰熄风之功，以达抗痫增智之旨。

二、益肾填精、清心平肝治多动

验案 2：患儿杨××，女，9 岁。主因“注意力不集中 2 年加重半年”于 2004 年 4 月 12 日就诊。患儿自幼多动淘气，家长自觉比同龄儿童难以管教，上学以后表现出上课时注意力集中时间短暂，易转移，小动作多，学习效率低下，学习成绩不佳。且随着年级的增长，各症状呈渐加重趋势，一直未予药物治疗。查体：身高 135cm，体重 25kg，发育正常。神经软体征阳性：肌张力忽高忽低，轻度的协调运动障碍、动作笨拙；扣纽扣、系鞋带等精细运动不协调；闭目难立等。轻微躯体异常：眉间距过宽、发际低窄、通贯掌、第 5 指短而弯曲等。舌红，苔少，脉细弦。韦氏智商测定：IQ 85；划销试验漏报率为 30%；性格趋向：偏外向型；多动指数评分为 19 分；中医证候积分：25 分。诊断为儿童注意缺陷多动障碍（肾精亏虚、心肝火旺证），治以益肾填精、清心平肝法为主，予益智宁神颗粒剂（紫河车、熟地、菖蒲、远志、泽泻、黄连等），每日 1 剂，分 2 次服。

服药 6 周（1 个疗程）后，家长叙述患儿偶有活动过多，多言多语，经提醒能自检。上课时可以坚持到 20 分钟，学习效率低下，用脑易疲劳，成绩刚及格，偶有手足心热。情绪较前稳定，但仍容易发脾气，爱哭闹，行为欠考虑，自控力与其年龄不相适应，但提醒后已经能够缓解。较一般儿童饮水多，好冷饮，盗汗，舌红，苔薄白，脉细。多动指数评分减至 15 分，中医证候积分减至 20 分。继予益智宁神颗粒剂口服。

服药 12 周后，患儿食欲明显增加，饮水量较前减少，可主动要求饮用温水。仍偶有手足心热，但盗汗不明显。注意力集中时间延长，上课可以勉强坚持 45 分钟，冲动行为减少。舌质淡红，苔薄白，脉平。多动指数评分减至 8 分，中医证候积分减至 12 分，继前治疗。

服药 18 周后，患儿偶有多动行为，注意力达到正常儿童水平，可以顺利完成学校的各项要求。无烦渴盗汗，无五心烦热，无冲动任性，与父母及同学交流良好。学习成绩明显提高，达到同班级中等水平，语文、数学两门主课期末考试成绩较期中平均提高 17 分。神经软体征复查：肌张力正常，精细运动基本协调。多动指数评分减至 4 分，中医证候积分减至 4 分。疾病疗效及中医证候疗效评定均为显效。停药 3 月后随访，病情无反复。

按：多动症患儿的特点是在精神、行为及性格等方面表现幼稚、不成熟，临床表现为注意力不集中、任性、多动、学习成绩较差，主要由大脑皮层发育落后所致。而导师认为，病位虽在脑，其本在肾，率先提出了“髓海发育迟缓”病机学说，认为病机关键在于“肾精亏虚，髓海发育迟缓，阴阳失调，阳动有余，阴静不足”。因脑为“精明之府”，“灵机记性均在脑”，“脑为髓海”，小儿的注意力、学习能力、记忆力及智力等与脑髓密切相关。而髓之生本于肾，肾藏精，主骨生髓通于脑。故肾中精气的盛衰，直接影响脑髓的充盈和发育。肾精不足，精亏髓空，则出现学习困难、注意力不集中、记忆力下降及认知功能障碍等表现。另外，肾为一身阴阳之根，各脏腑阴阳之本，以肾精为物质基础，肾精亏虚，阴阳失调，阴静不足则注意力不集中、记忆力差、学习困难；阳动有余心肝火旺则多动、冲动、任性、易怒、烦躁。故“肾精亏虚、髓海发育迟缓”是多动症的病机关键，治以益肾填精、清心平肝为主，研制了益智宁神颗粒，方中紫河车入肾经养血益精，熟地滋阴补血，二者共为君药，益肾填精，生髓补脑，可以凝聚精神，增强注意力，提高认知功能和学习效率，以达治动之本。石菖蒲入心肝经，开窍、豁痰、理气、活血，远志入心肾二经，安神益智，解郁，共为臣药，宁心柔肝，开窍定志，以达治动之标。泽泻引诸药归肾，并佐制诸药之辛温，以免温燥太过。黄连泻心肝之火，交通心肾，为使药。诸药合用，共奏益肾填精、清心平肝之功，最终平衡阴阳，协调脏腑功能，使精气充足，脑神得养，记忆力提高，情绪稳定，学习效率提高。

总之，小儿癫痫、多动症同属小儿脑病，临床均可出现注意力不集中、学习困难、记忆力差、智力水平下降、多动、冲动、任性等认知功能障碍表现，肾精亏虚、脑髓受损为其共同的病机属性，因此导师提出“小儿脑病从肾论治”的学术思想，以益肾填精为主要治疗法则，体现了中医异病同治的辩证思想。在抓住共性异病同治的同时，注意辨析各自的疾病特点，针对个性，同中求异。如病机方面，均以肾精亏虚为本，小儿癫痫强调风痰闭阻，气机逆乱，因此益肾填精的基础上注重豁痰熄风、化瘀通络；多动症则为阳动有余，阴静不足，心肝火旺，以益肾填精为主治疗的基础上重视清心宁神、平肝潜阳，充分体现了导师把握玄机、灵活变通的治疗思想。

马继松临床验案三则

马继松　安徽中医药专科学校

案一：弥口溃烂，夜寐不安，变用连胶汤

陈男，22 岁，温州人。2012 年 9 月 18 日初诊。

素无酒力，然百日前赴宴，饮酒致醉。当夜尿淋沥难排，灼热刺痛，起夜近 10 次。后服清淋颗粒虽溲渐正常，但夜寐仅 2 小时。自购安神补心丸效欠佳，西医予黛力新，虽可眠 5 小时，但白昼烦躁神疲，且数载未愈的口腔溃疡，又严重复发，口舌灼痛，纳少便艰。观其形体消瘦，舌红，苔薄黄少，诊脉细滑无力。详询其不食果蔬，喜食油炙烘烤，时作遗泄，偶有便血。四诊合参，证属心肾不交。当下滋肾水，上清心火，令其坎离互济，心肾交通：

茯神 50g，龙齿、女贞子、合欢皮、旱莲草各 30g，生地、白芍、合欢花、柏枣仁各 15g，阿胶（烊化）、炒知柏各 10g，川芎、生草、酒大黄各 7g。5 剂。

9 月 24 日：随极秽大便之畅解，口溃渐弥，黛力新由日 1 粒减为半粒能睡 7 小时。去大黄，加酒黄连 5g。5 剂。

9 月 30 日：停黛力新可卧近 8 小时，口糜未再发，要求丸剂缓图：

茯神 50g，煅龙牡、柏枣仁各 20g，生地、白芍各 15g，阿胶（烊化）、炒知柏各 10g，川芎 7g，酒黄连 5g。 5 剂共末，以女贞子、合欢皮、旱莲草各 100g，合欢花、竹叶各 75g，生草 50g 同煎浓汁泛丸，如梧子大。于卧前以百合 20g、莲子 10g 煎汁送服 15g，同时嚼服百合、莲子。

按：陈男原系阴虚之体，酗酒又助湿生热，更伤肾阴，使心火失养而上亢，故仿《伤寒论》少阴病热化证，投黄连阿胶汤。虑《药性赋》云“黄连……且厚肠胃而止泻”，故取酒大黄易之，引湿热从大便出。为加强治不寐的药力，辅以《金匮》专治虚劳虚烦不得眠的酸枣仁汤。黄柏与二至丸在滋阴同时，又有止遗泄作用，且名医祝谌予治失眠必用二至丸。复诊时便已溏，故予酒黄连易大黄。另百合可滋肾阴，莲子可清心火，余常将二药合用，令心肾不交患者作夜宵服用（温州人喜吃夜宵），对失眠颇佳。

案二：开音哑，消肿物，合用咽痛方。

余男，55 岁，安徽宁国市人。初诊于 2012 年 10 月 22 日。

嗜烟 30 载，每天包余，饮酒亦 20 年，日约三两。高血压 10 年。4 年前因脑梗住院约半月。现长期服吲达伯安片，故血压尚可（140/90）。平时自恃身壮而体劳不息。但月余前突声嘶咽痛，10 月 4 日市医院喉科诊为右侧声带新生物，予头孢拉定、地塞米松、甘桔冰梅片乏效。一周后医用雾化吸入法 3 天，经妻弟毛以林博士介绍我诊治。刻诊除声嘶如扯烂布音外，咽干喜饮，时咯白痰，BP150/95。察舌略胖印多，舌下静脉如蚓，脉弦滑。知痰瘀之体被深秋燥邪遏伏而为患。

白茯苓 30g，丹元参各 20g，银花、白僵蚕、白蒺藜、白术芍、土牛膝、山豆根各 15g，桔梗、生草、射干、诃子、法夏、浙贝、木蝴蝶、凤凰衣、白芥子、藏青果各 10g。10 剂。

药煎成打入鸡蛋清一个，搅匀，再加醋一汤匙，冰糖半两，化后缓缓咽下。

11 月 8 日：药尽 7 剂，音哑渐开。10 剂服完，喉镜复查，右侧声带前 1/3 新生物较服药前显缩且痛减，舌边齿印与舌下静脉亦淡化缩小。去射干、豆根，加夏枯草 7g。20 剂。服法如前。

12 月 3 日：声音清亮已如常人，昨日复查喉镜，声带新生物亦仅残存不足初诊时的 1/3，血压正常。按上方略出入，作围棋子大蜜丸 2kg，日含咽 10 次，每次 1 丸。

按：《伤寒论》311 条曰："少阴病二、三日，咽痛者，可与甘草汤。不瘥，与桔梗汤"，312 条更明言："少阴病，咽中伤，生疮，不能语言，声不出者，苦酒汤主之"。故余以上二方为主，参入程钟龄的消瘰丸（元参、大贝、生牡蛎）。并考虑患者酗酒嗜烟，且体胖壮，结合其舌、脉，当遵今贤董汉良所倡"痰瘀同源、痰瘀同病、痰瘀同治"的痰瘀相关学说，配入自拟的新制八白散（弃白芷、白附子之辛燥）。为加快复音速度，又佐银、射、诃、膝、豆根、青果、木蝴蝶、凤凰衣，故 7 剂则音开，且声带新生物缩小。醋即仲师方中的苦酒，其与鸡蛋清、冰糖合用，协助前药收润喉、开音、缓痛之效。八白散与消瘰丸、射、膝、丹参、豆根相合，可软坚化痰，祛瘀散结。国医大师朱良春喜用生半夏合白芥子、白僵蚕、生牡蛎、夏枯草等消各类痰核所致奇难怪疾，药店无生半夏，只得用法半夏。因药丸噙化其药力可直接作用于病变部位，服药丸效好，故在喉咽症状缓解后采用之。

案三：愈鼻炎，除昏睡，桂枝玉屏散

向女，51 岁。湖南常德人。2012 年 9 月 14 日初诊。

15 年前行子宫肌瘤摘除术后，形体遂渐丰。血压升高近 6 年，久服北京 0 号降压药。10 年前赴温州打工，在某厂任炊事员，体则更丰。现身高 1.58 米，体重却达 72 千克。整日昏沉欲睡，记忆力明显减退，稍动则汗出，脱衣则感冒。小溲偏少，暮则腿微肿。尤苦于鼻塞不辨香臭，涕浊难出。舌胖苔白浊，脉软滑无力。血压 160/100。

泽泻、黄芪、白茯苓各 30g，白术、白芍、郁金、石菖蒲各 15g，桂枝、防风、白芷、白菊花、白僵蚕、白蒺藜、辛夷花、苍耳子、石胡荽、厚朴花各 10g，炙甘草 7g，生姜 5 片，红枣 3 个。7 剂。

复诊：药后鼻通涕畅，汗减神振。遂去白僵蚕、白蒺藜、苍耳子，加生远志 10g，苡仁 50g。7 剂。

三诊：随溲之畅排，体颇轻松，已无身沉昏困之感，血压 154/96。限于经济，予二诊方 10 剂为丸缓图。

按：患者摘除子宫肌瘤后，体渐丰，乃内分泌紊乱，加之服寒凉清镇的降压药达 6 年，气阳日虚，体劳又甚，此汗多易感冒之由也。反复外感，使鼻炎日重一日。故治当标本兼顾。吾师朱良春言："桂枝汤具有双向调节功效，体气虚寒者有温经作用，血压低者可升压，高血压可降压，对自汗者可止汗而不留邪等。桂枝汤的复杂作用，有可能是通过对丘脑、神经、消化道、机体整体功能等中介环节的调理，产生效应。是针对'证'调节人体脏腑、经络、气血间的协调与平衡的结果"。而玉屏风散黄芪三倍量于防风，且白术亦为补气止汗佳品，故该方堪称益气止汗第一方。两方合用，对内分泌紊乱的亚健康状态者妙不可言。白芷、辛夷、苍耳子（即《济生方》苍耳子散（去偏寒且发汗的薄荷）加石胡荽（即鹅不食草），既可开窍排涕，亦有益于防困醒神。另郁金、远志、石菖蒲合安神养心药能疗失眠，也可配益气通窍药醒神防困。此方还寓五苓散意，气化尿多后，则肿消身轻。另《灵枢·本神》曰："肺气虚则鼻塞不利"。《华佗中藏经》亦曰："肺实则鼻流浊涕"。读者如能理解上两句话，恐对本案之速愈，即不会有奇怪之感了。

陈勇论消渴不应做阴虚治

陈勇（长沙）

将消渴辨证定为“阴虚证”是一个伪理论。中医谓之消渴，属于何证？一千多年来中医界存在巨大的分歧，张仲景在所著《伤寒论》曰：“厥阴之为病，消渴。”

消渴，张仲景将其辨证为厥阴证，是根据消渴的临床症状确定的。《伤寒论》曰“凡厥者，阴阳气不相顺接，便为厥。厥者，手足逆冷者是也。”糖尿病患者临床症状大都有手足逆冷。《金匮要略》曰：“寸口脉浮而迟，浮即为虚，迟即为劳，虚则卫气不足，劳则营气竭。趺阳脉浮而数，浮即为气，数即消谷而大坚，气盛则溲数，溲数即坚，坚数相搏，即为消渴。”这些脉象，也见于临床，尤其是病程较长、年龄偏大的慢性患者。

但是金元刘河间、及后来的朱丹溪辨证为阴虚证，提出“滋阴之说”，刘河间在《三消论》中曰：“补肾水阴寒之虚，而泻心火阳热之实，除肠胃燥热之甚，济身中津液之衰，使通路散而不结，津液生而不枯，气血利而不涩，则病日已矣。”朱丹溪的秉承河间的“滋阴论”，说：“真水不竭安有化消渴病”。尽管理论说的是头头是道，临床已证明是伪理论。

张仲景辨证消渴为厥阴证，有病机、有主症、有脉，样样齐全。不象刘、朱就凭一个上热就断定是阴虚证！我接诊的糖尿病患者均有脉浮、溲数、便坚，如病久也有便溏者。张仲景所述的主症临床均可见！为了论证消渴是厥阴证，我认为张仲景的辨证无疑是正确的。

明末清初名医喻昌曰：“昌观戴人吐下诸案中，从无有治消渴一案者，可见无其事，即无其理矣。”也就是说刘河间并没有能应用自己的“滋阴论”在临床上治愈一个病案。现代中医界治疗糖尿病仍然遵从刘、朱的“滋阴论”，用“滋阴论”指导治疗糖尿病，刘、朱的“滋阴论”已遗祸千年！清代名医陈修园批评滋阴派是“伪君子”，并说：“若以滋润甘寒为生津养液，实所以涸精液之源，而速其死也。”千百年临床证明初用有效，用久了不但无效，反而会加重病情。

为什么说刘、朱所论述的消渴的根源是阴津不足的理论，用“滋阴论”治疗消渴是一个伪理论？

消渴在临床上一个重要的症状，就是“口渴多饮，小便频数”。阴虚在临床上虽有“口燥咽干欲饮”的症状，但阴虚是“小便短黄”而不是“小便频数”！大家知道“阴虚”必有“阳亢”，有虚热的症状，但消渴临床上是“上热下寒”。喻昌曰：“上消之火，燎原之火，水从天降可灭”，正如自然界的天旱，是由于天末降雨，只有上天降雨，旱情才能缓解。肺为人体水之上源，肺的一个重要功能是通调水道，肺气宣发，将水液“若雾露之溉”以充养、润泽护卫人体各个组织器官。天要下雨必须有水蒸气形成云，喻昌曰：“夫地气上为云，然后天气下为雨，地气不上，天能雨乎？故亟升地气以慰三农，与亟升肾气以溉三焦，皆事理之必然者耳。”张仲景用肾气丸以蒸发肾水，以救上焦之火。此为“通天手眼”。无论是从临床的辨证，还是治疗的机理刘、朱有关治疗消渴的“滋阴论”都是一个伪理论！

笔者运用脐疗治疗糖尿病，取得了超乎一般人想象的治疗效果，就是没有走滋阴这个套路。

中医学这一伟大的宝库中，蕴藏着现代医学所没有的很多独特有效的治疗方法，这也正是中医学的独特优势所在。针灸穴位外治疗法，之所以能够得到国际认可，靠的是临床疗效，尽管西方至今不理解、不承认中医的经络理论，但是并不防碍他们接受针灸疗法。脐疗是又一个具有发展前景的独特疗效的穴位外治疗法。

肚脐中医称为神阙穴，何谓神阙穴？变化莫测谓之神，阙为重要之处。众所周知，精子与卵子结合在子宫内发育成长成婴儿，依靠的是脐带这一唯一的营养渠道，婴儿出生后脐带虽然被剪断，但肚脐部位与人体的整体联系的广泛渠道仍然存在。神阙穴是一个结构最特殊、定位最明确的腧穴。

《难经·六十六难》曰："脐下肾间动气者，人之生命也，十二经之根本也，故名曰原"。《难经·八难》曰："诸十二经脉者，皆系于生气之原。所谓生气之原者，谓十二经之根本也，谓肾间动气也。此五脏六腑之本，十二经脉之根，呼吸之门，三焦之原。"《灵枢·九针十二原》曰："凡此十二原者，主治五脏六腑之有疾也"。

应用中药外敷神阙穴治疗各种疾病有着悠久的历史，清代外治名医吴尚先著《理瀹骈文》曰："中焦之病，以药切粗未炒香，布包缚脐上为第一捷法。"《理瀹骈文》可谓脐疗法大全。我运用纯中药制剂【糖渐康外用散】外敷神阙穴治疗二型糖尿病，取得重大进展，第一个疗程一个月，有的患者血糖降低三个单位以上，一般 4-6 个疗程，即 4-6 个月可达到临床治愈。

有人会问脐疗为什么能够治疗糖尿病？《灵枢·师传》曰："胃中热，则消谷，令人悬心善饥，脐以上皮热"。这就是说神阙穴是糖尿病的一个穴位反映点，故神阙穴是外敷治疗糖尿病最佳的穴位。

清代外治名医吴尚先曰："外治药中多奇方，学识未到，断不能悟。"应用中药外敷能治愈现代医学都无法治愈的糖尿病，似乎令人不可思议。用几根银针在皮肤上扎几下，也能治病，用艾灸在皮肤上灸几下也可治病，用刮板在皮肤上刮几下也能治病，用手在皮肤上按摩几下也能治病等等，如果不是临床验证，真是不能令人相信，这就是中医药的神奇之处。这种无创伤、无疼痛的穴位外治疗法，一定能成为世界医学发展的另一个方向。

验案举例：

1、在深圳工作的一位旅美华人刘某，他早年在深圳经营房地产，后移居美国，但是深圳的生意仍然在做，大部分时间住在深圳，深圳美国两边跑。我与他是多年的朋友，他患糖尿病已经三年了，开始"三多一少"，体重一下瘦了 20 多斤，于是用西药控制血糖，是美国生产的，空腹血 135mg/dl，也就是 7.5mmol/L 左右。口渴症状没有缓解，多饮必有尿频，多食善饥，乏力等症状无法改善。当他知道我研究出【糖渐康】外用散时，当然也想试试，但是还是半信半疑，还是没有使用。后来知道我剂型已改为膏剂，而且有不少治愈的病案，特地从深圳赶来长沙找我。要求使用【糖渐康】脐疗膏治疗，一周停止服用降糖西药，三周血糖竟然下降到 101mg/dl，也就是 5.6 左右。他对我说："原来是半信半疑，现在完全相信了。真神奇！"他 2012 年 12 月 19 日从北京打电话告诉我，他明天回美国，要把【糖渐康】脐疗膏介绍到美国去。刘某 2013 年元月 15 日从美国打来电话对我说："现在完全好了，空腹血糖 100－101mg/dl，餐后二小時血糖 147mg/dl。痊愈！"

2、北京密云的张某女士，51 岁，二型糖尿病患者，患糖尿病 4 年多了，前两年服用二甲双胍，由于毒副作用大改服中药，是北京中研院管理中心东城中医院，中医专家开的方剂是：生黄芪 30 克，炒白术 10 克，茯苓 10 克，炒神曲、葛根、葛花、天花粉、丹参各 30 克，三七、红花、桃仁、小通草、滑石、法半夏各 10 克。空腹血糖一直在 8－9 之间。现在临床症状口渴多饮、小便频数、多食善饥、体重下降、到了晚上两腿发沉。2012 年 11 月 20 日开始敷用【糖渐康】脐疗膏，三周后血糖下降到 6.7 左右。关键是所有的三多一少、两腿发沉等临床症状全部消失了。2013 年元月 2 日，她短信报告空腹血糖 5.9，元月 22 日电话告诉我："空腹血糖 5.3"。

3、骆××，北京某部局机关，男性，68 岁，有 18 年糖尿病史，已对胰岛素产生抵抗，在每日早、晚各使用胰岛素 18U 的情况下，餐前空腹血糖 17.80mmol/L，餐后 2 小时血糖 27.86mmol/L，临床症状有全身骚痒、口渴、小便起泡沫、恶臭、下肢麻木等等。2011 年 12 月 1 日使用【糖渐康】外用散治疗，第一疗程血糖下降 3.3mmol/L，全身骚痒症状消失，口渴症状缓解，小便泡沫消失，不臭了，患者非常高兴。第三个疗程，餐前血糖降至 13.0mmol/L 餐后血糖降至 19.8mmol/L，下肢麻木症状消失。第四个疗程后，患者自动停止使用胰岛素，他说我现在没有任何症状，人很舒服，第五个疗程，餐前血糖降至 6.9mmol/L，餐后血糖降至 12.4mmol/L。患者第六个疗程使用一半时，因心脏病住院 21 天，住院期间停止使用【糖渐康】外用散，患者空腹血糖 6.0mmol/L，餐后 2 小时血糖 11.0mmol/L，完全康复，住院 21 天到出院现有 4 个多月了，未使用任何降糖药物，餐前空腹血糖 6.0mmol/L，餐后 2 小时血糖 11.0mmol/L，保持稳定，未出现反弹。这打破了西医所谓糖尿病不可治愈的神话。患者有十八年糖尿病病历资料，现在血糖检测数据是北京大医院检测的。骆某病案再一次告诉广大患者，糖尿病不是不治之症，糖尿病是可以治愈的。

4、大连另一位二型糖尿病张某，最近发来短信说："用药后效果非常好，空腹血糖已经 6.3，前几天下午空腹血糖 5.3，感谢老中医。"该患者比上述患者早用药 12 天。

5、朱某，62 岁，患糖尿病近三年。刚开始发病时，喝水很多，尿多，尿急，他到北京调理。经按摩督脉，用山药和南瓜食疗，并服用六味地黄丸，降糖效果很明显，四周之内血糖从 17.8 下降到了 7.8，于是疏忽大意，回深圳继续上班。继续服用六味地黄丸。服用了几个月地黄丸后，读医术书发现，滋阴可能有重大问题，可能扶阳才行，于是改吃桂附地黄丸，吃了一段时间，发现血糖仍未正常。于是去深圳市中医院找杜医生看了好几个月病，无明显进展，于是又到北京找名医看病。

基本症状：脉细无力，舌头中央有纵向裂纹，舌边有齿痕，舌苔颜色偏白；大便干燥，小便清长无泡沫；人消瘦，原来是 130 斤，现在是 100 零几斤；口渴，饮水厉害（现比以前有所好转，但喝水量与常人比仍不正常）；容易饥饿，饭量较大，尤其早晨吃的较多；小便频繁，有尿急的症状；现在脸色较暗；几年前在性方面已经无能；牙龈之间已露出很大缝隙。

2012 年 8 月 5 日，找北京名医看病，第一次测空腹血糖：14.1，开中药有：生石膏 30 克，生龙骨 12 克，生牡蛎 12 克，黄芩 10 克，天花粉 15 克，天冬 12 克，麦冬 12 克，桂枝 8 克，生地 30 克，丹皮 10 克，丹参 10 克，柴胡 18 克，生白芍 12 克，党参 20 克，干姜 10 克，茯苓 12 克，炙甘草 10 克，五味子 6 克，附子 10 克。6 剂。

药后基本无什么反应，口依然很渴，喝水多。

第二次 2012 年 8 月 12 日，测空腹血糖：13.7，方药：生石膏 30 克，生龙骨 12 克，生牡蛎 12 克，天花粉 15 克，天冬 12 克，麦冬 12 克，桂枝 6 克，生地 40 克，丹皮 10 克，丹参 6 克，生白芍 12 克，党参 20 克，干姜 10 克，茯苓 12 克，炙甘草 10 克，五味子 6 克，附子 10 克，黄芪 30 克，补骨脂 15 克，山萸肉 12 克，桃仁 10 克。6 剂。药后仍基本无什么反应，口依然很渴，喝水多。

第三次 2012 年 8 月 19 日，测空腹血糖：15.4，开药：生石膏 50 克，生龙骨 12 克，生牡蛎 12 克，天花粉 15 克，天冬 12 克，麦冬 12 克，桂枝 6 克，生地 40 克，丹皮 10 克，丹参 6 克，知母 12 克，生白芍 12 克，党参 20 克，干姜 12 克，茯苓 12 克，炙甘草 10 克，五味子 6 克，附子 10 克，黄芪 30 克，黄芩 10 克，大黄 6 克。6 剂。

药后反应：一剂后口渴大减，感觉很有效。但是吃了两天药后，感觉全身消瘦得很快，皮肤枯萎厉害，于是向老医生请教，被告知减药或停药，因怕身体吃不消，遂停药。待周末换方子。停药后，口渴症状有所回升，但比之前尚有好转。

第四次 2012 年 8 月 26 日，测空腹血糖：15.4，开药：生龙骨 12 克，生牡蛎 12 克，天冬 12 克，麦冬 12 克，桂枝 6 克，丹皮 10 克，丹参 6 克，生白芍 12 克，党参 20 克，干姜 12 克，黄连 15 克，茯苓 12 克，炙甘草 10 克，五味子 6 克，附子 10 克，黄芪 30 克，黄芩 10 克，大黄 5 克。6 剂。被告知日常不再喝生开水，开始以熟米汤当水服用。

药后反应：口渴症状比第一次找老中医看之前还是有好转，以前总觉得口里有咸味，粘味，好像变淡，有所好转。其他症状仍无明显变化。

第五次 2012 年 9 月 2 日，测空腹血糖：15.1，开药：生龙骨 12 克，生牡蛎 12 克，天冬 12 克，麦冬 12 克，桂枝 8 克，丹皮 10 克，丹参 10 克，生白芍 12 克，党参 20 克，干姜 12 克，黄连 5 克，茯苓 12 克，炙甘草 10 克，五味子 6 克，杜仲 15 克，附子 12 克，黄芪 30 克，黄芩 10 克，大黄 5 克，吴萸 3 克，葛根 15 克。6 剂。

服药后，无明显进展。患者求救于余。于是用【糖渐康】外用散治疗了 2 个多月，测血糖为：6.8，患者及其家人非常高兴，感谢之情溢于言表。患者全身感觉很舒服，没有不舒服的症状，口不渴了，喝水很正常，大便也很顺畅了，体重也回到120斤了（1.66米的身高）。

王叔和主张上消用白虎加人参汤，中消用调胃承气汤加天花粉、黄黄连、生地、葛根等。从上述某老中医的组方用药均是用滋阴派的套药，如果从临床症状去辨证，望、闻、问、切四诊都是一派阴寒内盛阳虚之征，据患者介绍，该老中医口碑很好，就是说这位老中医治病医术应该是不错。我认为如果没有王叔和与刘、朱的滋阴论的影响，决不会开出上述方剂。

该患者的儿子求诊于我，用【糖渐康】外用散治疗两个疗程达到临床痊愈。糖渐康用的何理、何法、何方、何药？我曾说过是用的六经之理、仲景之法，伤寒之方。即以六经辨证消渴为厥阴证，法用仲景温肾之法，方药取金匮肾气丸加减，临床应用其疗如神。

糖尿病的并发症的糖尿病足坏疽，也是现代西医无法解决的医学难题，我用外用陈氏膏药，也取得了非常好的效果。

国内治疗糖尿病坏疽与各种慢性溃疡的药物很多，为什么【陈氏烧伤愈疡膏】的疗效独具特色？在于它的治病机理与理念。自古以来中医外科治疗疮疡都强调要“祛腐生肌”，如何理解“祛腐”这里存在很大的分歧。有人主张所谓“祛腐”就是用具有腐蚀的升丹一类中药将创面腐烂的组织烂掉，1992年天津科学技术出版社出版的由李競主编的《中国疡科大全》，将“祛腐生肌”改写成“去腐生肌”将“祛”字一律改为“去”字。据查《康熙字典》，“祛”字意为“遣也，逐也，散也”，而“去”字意为“离也，行也，弃也”。中醫的用字是非常讲究的，很显然“去”字完全曲解了“祛”字的字意，如果用“去腐生肌”一词取代“祛腐生肌”一词，使用带腐蚀的药物去腐蚀溃烂的组织就成为有了合理的理论根据。

我祖父是坚决反对慢性溃疡创面使用腐蚀性一类药物，祖父说：“腐蚀性药物既能腐蚀腐肉，也能腐蚀好肉，对患者来说无疑是雪上加霜，不使用腐蚀药物，坚持扶正祛邪之法，同样可以使腐肉脱落。这就叫做肌生腐自去。”其实这就是人体的自洁功能。用【陈氏烧伤愈疡膏】换药时，创面坏死物、分泌物都沾附在纱布上而随之被清除，创面相当的干净，我在省红十字会医院作一期临床时，主治医师卜谷庆教授称之为：【陈氏烧伤愈疡膏】具有“溶痂功能”。祖父也不是完全不使用腐蚀性药物，对于瘘管、窦道一类疾病使用药捻去清除管道内的腐烂组织，这相当于外科手术清创。祖父这种治疗机理与理念在临床应用中证明完全正确，这大大缩短了病程，减少了患者的痛苦，使创面更容易愈合。由于【陈氏烧伤愈疡膏】治疗机理与理念的先进，故使临床疗效大大优于同类产品。

石家庄行唐县（国家级贫困县）一名患者，女，68岁，务农。糖尿病10多年，9月20日左脚坏疽，由县中医院转到省城某医院“糖足专科”住院，近一个月花去27000元，手术剖开导浓，未见好转，说将来要截肢。其亲友得知我的治疗方法之后，决然用【陈氏烧伤愈疡膏】局部敷药，并结合中药调理，逐渐愈合。住院期间，患者口干，口苦，便秘，服两剂中药缓解。出院后上热下寒，小便频数，一天10多次，大便时塘时秘，辨证治疗，服8剂中药基本消失。舌象由红绛无苔，到白苔隐现，舌质由绛变微红，气色好转，嗳气症状缓解，精神舒畅喜欢说笑。敷【糖渐康】散20天，血糖由原来的20多，降到14左右（空腹）。自11月14日开始，停胰岛素，双肢较以前有力，伤口不痛，头晕消失，自己架拐能行走。

我认为，中医诊病首先必须辨证，辨证是中医的灵魂，只有辨证准确，才能有正确的立方，遣药，治愈疾病。

消渴的临床症状为：口渴多饮、小便频数、多食善饥、体重减少、乏力等症状。证候分析：厥阴证，厥阴禀风木而寄相火，性喜条达，上接君火成子母相应，下连肾水，乙癸同源。若病及厥阴，肝失疏泄，一方面木火上炎，木火刑金，而致上热，口渴多饮，饮水以自救，另一方面火不下蛰，温养肾水，而致水寒，故小便频数，肝气横逆，加剩戊土，故见多食善饥，脾主肌肉，主运化，运化水湿精微，肝气横逆，加乘己土，脾失健运，不能运化水湿精微滋养肌肉，故消瘦。

糖尿病的总病机是阴阳失调，升降失常，该升不升，该降不降。《内经》称消渴为脾瘅，是内热中结，病在中焦。中焦为升降之枢纽，抓住了中焦就能掌握全局。我治疗糖尿病就选治中焦，并且解决升降失常，穴位选神厥穴。

纯中药制剂【糖渐康】脐疗膏，外敷神阙穴治疗二型糖尿病，患者敷药三个小时后，会感觉到腹部肠子的蠕动，有患者反映左边有叽叽蠕动声，有患者反映在右边，有患者反映肠子有抽搐感，一句话中焦的升降运动开始启动。原来的大便溏稀三天可以成型，原来大便干结，三天可以变得通畅，二型尿病患者一般用药一周左右即可停止注射胰岛素或者是降糖的西药，原有的口渴多饮、多食善饥、下肢怕冷、乏力、身痒、下肢麻木、男性阳萎、女性阴道干涩等并发症状也逐渐消失，体重也能逐渐恢复，患者感到浑身都很舒服。

为什么肾气丸治疗消渴有如此好的疗效？宋代许叔微曰："譬如釜中有水，以火暖之，其釜若以板覆之，则暖气上腾，故板能润也，若无火力，水气则不能上，此板则终不得润也。火力者，则是腰肾强盛也。"明末清初医家喻昌曰："上消之火，燎原之火也，水从天降可灭。"正如自然界的天旱，是由于天末降雨，只有上天降雨，旱情才能缓解。肺为人体水之上源，肺的一个重要功能是通调水道，肺气宣发，将水液"若雾露之溉"以充养、润泽护卫人体各个组织器官。天要下雨必须有水蒸气形成云。喻昌曰："夫地气上为云，然后天气下为雨，地气不上，天能雨乎？故亟升地气以慰三农，与亟升肾气以溉三焦，皆事理之必然者耳。"张仲景用肾气丸以蒸发肾水，以救上焦之火。此为"通天手眼"。我遵仲景之法，故糖渐康脐疗膏有奇效。

彭坚治妇科病验案五则

彭坚　湖南中医药大学

一、少女血崩

刘某，女，长沙市人，1999 年 4 月出生，13 岁半，2012 年 7 月 12 日初诊。

患者三年前即 10 岁半初潮，一年后月经失调。月经每次提前七八天，经期十多天，刚开始量多，有少许血块，后期拖拉，呈现咖啡色血。2011 年 7 月在某医院妇科经 B 超诊断为双侧 Pcos 改变，接受该院"国家科技部'十一五'国家科技支撑计划中医治疗常见病研究"，用协定处方不间断治疗整整一年多，花费五六万，没有任何疗效。本月一周前月经才干净，现在又来三天，量多，颜色鲜红，有少量血块，不痛。舌红，脉弦数。用犀角地黄汤合三黄汤加减：

水牛角 30 克　生地 15 克　赤芍 10 克　丹皮 10 克　黄连 10 克　黄芩 15 克　黄柏 30 克　茜草 30 克　蒲黄 10 克

三剂，每剂加山西陈醋 100 克同煎。

7 月 19 日二诊：服上方三剂，血即止住，没有拖拉，小腹微微隐痛。舌淡红，脉弦细。用上方加减为丸：

玳瑁 50 克　生地 90 克　赤芍 30 克　丹皮 30 克　黄芩 60 克　黄柏 60 克　黄连 60 克　茜草 90 克　乌贼骨 30 克　阿胶 60 克　艾叶炭 30 克　蒲黄炭 60 克　白术 60 克　乌梅 90 克

一剂，研末，加陈醋一瓶为丸。每天两次，每次 5 克。

11 月 10 日三诊：服上方后，连续两个月稳定，月经按照正常时间来，量也不多。10 月底，因为参加运动，又提前来月经，仅三天止住。不到半个月，又来月经，今天已经两天，量不多，色鲜红，无血块，舌淡，无苔，脉弦细。用犀角地黄汤加减：

水牛角 30 克　生地 15 克　赤芍 10 克　丹皮 10 克　黄芩 15 克　茜草 30 克　蒲黄炭 10 克　枣皮 30 克　七剂

11 月 17 日四诊：没有完全干净，有少量咖啡色，拖拉了两天。用不补补之方：

熟地 30 克　熟地炭 30 克　续断炭 30 克　黄连 10 克　白芍 30 克　枸杞子 30 克　五剂

11月25日五诊：服上方三天后，血完全止住，仍然用犀角地黄汤合三黄汤加减为丸：

玳瑁50克　生地90克　赤芍30克　丹皮30克　黄芩60克　黄柏60克　黄连30克　茜草90克　乌贼骨30克　阿胶60克　艾叶炭30克　蒲黄炭60克　白术60克　乌梅90克　枣皮60克　知母30克　熟地60克　熟地炭30克　续断30克

治疗心得：本案少女10岁半即来月经，一直不规则出血。从生理来看，属于垂体和内分泌系统尚没有健全。某医院最初诊断为多囊卵巢综合症，后来又认为是功血症，按照科研协定处方治疗一年多，没有任何疗效。初诊时见月经来后又来，色红、量多，不痛，血块不多，显为血热，气分亦热，用犀角地黄汤合三黄汤加茜草、蒲黄止血，很快止住。二诊为图治本，采用一诊方，合《内经》“四乌贼骨一茹藘丸（茜草，阿胶，乌贼骨）”，加艾叶、白术、乌梅，在清凉之中，兼以温、补、涩，为丸剂缓图，连续稳定了两个月。又因参加激烈运动再次血崩，再用一诊方仍然有效，但月经后几天，血量少，如咖啡色，用“不补补之方”收尾，并将此方合到前方中，使“截流，清源，固本”三者合一，制成药丸，继续服用。

用药心得：我治疗血崩症，凡是大量出血，颜色鲜红，没有血块时，常在对证药方中，加山西陈醋100克同煎，有止血、散瘀作用，酸收而不留邪。有小量碎血块时，用之不妨，但血块大，腹部疼痛剧烈时，则宜慎用。

二、闭经

吴某，女，38岁，广东江门市人，已婚，生有一女，2009年5月7日初诊。

患者于25岁结婚，婚前曾经三次药物流产，近三年来，月经量逐渐减少，每次仅一、二天，今年没有来过一次月经。用西药黄体酮、达英三五等，效果不佳，昨天经妇科检查：子宫内膜偏薄，仅0.4厘米。睡眠欠佳，大便偏干，白带少，下阴干涩，口干口苦，舌偏红，无苔，脉弦细。此为阴虚，精血不足，用两地汤加减：

生地90克　地骨皮60克　玄参60克　麦冬60克　阿胶60克　白芍60克　熟地30克　女贞子60克　旱莲草60克　柏子仁30克　酸枣仁50克　紫河车90克　雪蛤30克　穿山甲15克　神曲30克　山楂90克

一剂，为蜜丸，每次9克，一日两次。

6月30日二诊：服上方一个月后来月经，量不多，颜色较深，睡眠改善，下阴干涩也有好转，惟大便偏稀。仍然用原方加减：

生地90克　地骨皮60克　玄参60克　麦冬60克　阿胶60克　白芍60克　熟地30克　女贞子60克　旱莲草60克　五味子30克　柏子仁30克　酸枣仁50克　紫河车90克　雪蛤30克　穿山甲15克　神曲30克　鸡内金30克　山楂90克

一剂，为蜜丸，每天两次，每次9克。

服完上方一剂后，月经连续三个月按时来，量中等。

用方心得：从我的经验来看，凡是进行过两次以上药流的妇女，不少人在若干年后出现月经量少，子宫内膜变薄，有的导致闭经、提早绝经。本案患者即是由量少而逐渐闭经，并伴有失眠。我常用两地汤合二至丸加减。两地汤是傅青主治疗月经提前、量少的名方，以滋养阴血为主，合二至丸，以加强柔肝养阴的作用。再加柏子仁、酸枣仁养心安神，对于月经量少，或提前，或不提前，睡眠不佳，大便偏干，属于阴虚有虚热的妇女，非常适合。但方中一派滋腻养阴之品，不易消化吸收，有的人服后大便容易偏稀或腹泻，故加神曲以助运化。

用药心得：单纯用两地汤合二至丸治疗子宫内膜变薄，往往力量不够，我经常加入紫河车、雪蛤。这两味“血肉有情之品”，富含天然激素，对于不孕症、多囊卵巢综合症、子宫内膜变薄者，随证加入，均有佳效，但有乳腺增生、子宫肌瘤等增生性疾患的妇女，则宜慎重。

三、子宫内膜异位

陈某，女，32岁，已婚，小孩4岁。2012年5月24日初诊。

患者生小孩后痛经，每次在月经快完时疼痛，疼痛三、四天到一周，平时月经推后四、五天，检查有子宫内膜异位症。现在是月经第四天，即将干净，小腹开始疼痛，仍然有少量血块，手足怕冷面色晄白，舌淡，有瘀斑，脉小紧，用桂枝茯苓丸合少腹逐瘀汤加减：

桂枝 10 克　茯苓 15 克　丹皮 10 克　桃仁 10 克　赤芍 15 克　炮姜 10 克　元胡 15 克　乌药 10 克　五灵脂 10 克　没药 10 克　小茴香 5 克　炙甘草 10 克　蜈蚣 1 条　全蝎 5 克

6 月 7 日二诊：服上方后，剧烈疼痛没有发生，但仍然隐隐空痛，持续了一周，舌淡，有瘀斑，脉小弦。改用调肝汤加减，为丸剂缓图：

当归 60 克　巴戟天 50 克　白芍 90 克　炙甘草 30 克　枣皮 50 克　山药 50 克　阿胶 50 克　桂枝 30 克　茯苓 30 克　丹皮 30 克　桃仁 30 克　乳香 15 克　没药 15 克　小茴香 10 克　穿山甲 15 克　蒲黄 30 克　五灵脂 30 克　蜈蚣 30 条　全蝎 30 克　为水丸，每天两次，每次 6 克

11 月 10 日三诊：连续服上方三剂后，经历了五次月经，已经完全不痛，月经日期也趋于正常，没有血块。嘱继续服一剂后，做 B 超检查，看子宫内膜异位是否消失。

治疗心得：从我的经验来看，一般子宫内膜异位是来月经时疼痛，一天比一天痛，有大量血块，待血块排干净后，疼痛才消失。严重者，患者面色发青，眼白微带蓝色，舌青紫或有瘀斑，脉紧或脉涩。我常用震灵丹加减为丸，效果颇佳。本案不同之处在于，是月经过后疼痛，用桂枝茯苓丸合少腹逐瘀汤加减之后，虽然没有出现往常那种剧烈疼痛的情况，但仍然隐隐疼痛了一周。这说明此案病机属于虚实夹杂。虚为任脉虚寒，实为血瘀有寒，当温补与温消结合。傅青主的调肝汤，温补任脉，滋养精血，治疗月经过后腹中虚痛，极为合适。而桂枝茯苓丸合少腹逐瘀汤加减，活血化瘀，散寒止痛。三方合用，虚实兼顾，故能够取得满意效果。

四、不孕症

李某，女，32 岁，长沙市人，2012 年 4 月 15 日初诊。

患者结婚四年，因为两侧输卵管积水导致不孕，曾经在某生殖中心进行试管婴儿培植，连续 5 次没有成功。平时小腹隐痛，月经尚准时，量中等，经前乳房胀痛，白带不多。察之面色不华，舌淡红，脉弦细。用当归芍药散加减：

当归 60　赤芍 30　川芎 30 克　泽泻 30 克　茯苓 60 克　白术 50 克　红藤 180 克　败酱草 60 克　牵牛子 30 克　急性子 60 克　三棱 30　莪术 30　九香虫 30　蜂房 30　一剂，做水丸，每天两次，每次 6 克

2012 年 6 月 24 日二诊：服完上方一剂后，即已怀孕，现感腰痛乏力，舌淡红无苔，脉弦细数。用泰山磐石散加味：

黄芪 50 克　白参 15 克　炙甘草 10 克　当归 10 克　白芍 10 克　生地 15 克　川芎 5 克　白术 30 克　砂仁 20 克　续断 30 克　寄生 30 克　菟丝子 15 克　黄芩 15 克　十五剂

用方心得：当归芍药散是治疗妇科腹中疼痛的祖方。月经不调，多为血气不和；妇科炎症，多为内有水湿。而当归芍药散之当归、川芎、白芍（赤芍），柔肝和血；白术、茯苓、泽泻，健脾利湿。全方药味平和，善于流通而不滋腻，不燥烈，非常适合妇女的生理特征。但此方用于妇女慢性盆腔炎引起的腹痛，清热解毒的作用力量偏弱，故我在明确属于比较严重的盆腔炎时，往往加大剂量红藤、败酱草，能够显著提高疗效。

用药心得：我在治疗输卵管积水时，除了用当归芍药散加红藤、败酱草消除盆腔炎症之外，往往借助于三个药对疏通输卵管，消除积水。第一个药对是急性子配牵牛子，前者走血分，软坚散结，后者走气分，化气利水。第二个药对是三菱配莪术，前者活血，后者理气，具有开破作用却药性平和。第三个药对是九香虫配露蜂房，前者辛香走窜，后者咸平散结，输卵管堵塞，日久粘连，须赖虫类药入血络搜剔。严重者，九香虫改用麝香，并加穿山甲。我用此法治愈多例输卵管堵塞导致不孕者。

五、巧克力囊肿复发

李某，女，31 岁，长沙市人 2010 年 9 月 30 日初诊。

患者 2004 年因患巧克力囊肿，进行手术后，最近复发。经 B 超检查，囊肿大小为 3.0×2.7×2.5cm. 月经时间尚准确，有血块，白带多，颜色偏黄，经常腰酸，腹痛，腹胀，大便粘稠，舌红，苔黄腻，脉滑数。用二妙散加减：

苍术 30 克　黄柏 60 克　萆薢 60 克　穿山甲 60 克　露蜂房 50 克　红藤 120 克　败酱草 60 克　蒲公英 60 克　三菱 30 克　莪术 60 克　水蛭 90 克

土鳖 90 克　天龙 120 克

一剂，为水丸，每天两次，每次 6 克。

12 月 20 日二诊：服上方后，白带显著减少，腹胀减轻，月经血块也少很多，但左下腹牵扯疼痛，经 B 超检查，囊肿为 1.1×1.0×1.3，显著缩小。舌淡红，苔薄白，脉弦细。仍然用原方加减：

苍术 30 克　黄柏 60 克　萆薢 60 克　穿山甲 60 克　露蜂房 50 克　红藤 120 克　败酱草 60 克　蒲公英 60 克　三菱 30 克　莪术 60 克　水蛭 90 克　土鳖 90 克　天龙 120 克　乳香 50 克　没药 50 克　白芍 90 克

一剂，为水丸，每天两次，每次 6 克。

2011 年 3 月 1 日三诊：服上方后，左腹部疼痛基本消失，经 B 超检查，已不见复发的囊肿，尚有少量白带，颜色偏黄，少量血块，舌红，苔薄黄，脉弦。仍然用原方加减为药丸：

苍术 30 克　黄柏 60 克　萆薢 60 克　穿山甲 60 克　露蜂房 50 克　红藤 120 克　败酱草 60 克　蒲公英 60 克　三菱 30 克　莪术 60 克　水蛭 90 克　土鳖 90 克　天龙 120 克　乳香 30 克　没药 30 克　赤芍 60 克　丹皮 30 克　黄芩 30 克　黄连 30 克

一剂，为水丸，每天两次，每次 3 克。

2012 年 11 月，患者因为其他病来门诊治疗，告知药丸持续服用了半年，经过两次 B 超检查，均未复发，月经和白带的情况尚可。

治疗心得：比较严重的巧克力囊肿，口服西药、中药，都很难消除，采取手术剥离或药物注射使之萎缩是必要的。但治疗后，部分患者容易复发，动员患者再次进行手术的几率不大，同时，医生也难以保证术后不再滋生。在这个环节，用中医治疗，往往有效。根据我的经验来看，大部分患者复发的基础，仍然是盆腔内的慢性炎症，本案患者的症状表现为腰酸，白带多，大便粘稠，腹痛，腹胀，属于下焦湿热，积结为痰瘀，故一诊选用了二妙散加减。加萆薢、露蜂房，清湿热，摄带下；加红藤、败酱草、蒲公英清热解毒，治疗盆腔内的慢性炎症；加三菱、莪术理气消胀；加穿山甲、水蛭、土鳖、天龙软坚散结，活血化瘀。为药丸服用两个月后，囊肿显著缩小，左下腹牵扯疼痛，是输卵管有炎症，故二诊用原方加乳香、没药活血止痛，大剂量白芍缓急止痛。三诊时，囊肿已经完全消除，为防止复发，针对盆腔内的炎症，原方再加黄芩、黄连，清气分湿热，丹皮、赤芍清血分瘀热，为药丸，小剂量长期服用，直至最终治愈。

用药心得：盆腔内慢性炎症，是盆腔积液、卵巢囊肿。巧克力囊肿产生的共同基础，患者不一定白带多，但多数表现为腹痛。我常用大剂量红藤为主，佐以败酱草、蒲公英。红藤又称大活血，大血藤，《景岳全书》用大剂量红藤、紫花地丁治疗肠痈，民间用于治疗胃肠炎腹痛，小儿蛔虫腹痛，关节红肿疼痛。现代研究此品对多种细菌有极敏感抑制作用。红藤、蒲公英、败酱草均性味平和，不似黄连、黄芩之类苦寒燥湿，容易斫丧阳气、津液，宜于长期服用，惟剂量要大。这三味药也可以加入到当归芍药散中，止痛效果更佳。

马华诊治过敏性紫癜验案

马天成　山西医科大学第二医院中医科

硕士导师马华教授从医 30 余载，在血瘀证以及活血化瘀法等研究领域有较高的学术造诣和丰富的临床经验。对过敏性紫癜有独特的认识，现将其运用自拟凉血消斑汤治疗过敏性紫癜验案一则介绍如下。

徐某，男性，11 岁，学生，山西省五台县人。2012 年 1 月 23 日初诊。2012 年 1 月 21 日晚患儿下学归家，自诉双下肢皮肤瘙痒，家长发现双下肢散发大小不等的紫红出血点，稍活动出血点增多，渐逐渐增大，呈瘀斑硬肿疼痛，家长惊恐，急携患儿来我院皮肤科就诊。

追问病史，患儿近期无上呼吸道感染史，平素无明确过敏史，但家长自诉孩子平素喜食肉食及油腻甜食之类，尤其近期上学时常进食袋装小食品和烧烤煎炸之品。当时查体：两小腿部可见密集蚕豆大小紫红色瘀点，压之不退，还可见散在硬肿瘀斑，触之疼痛，大腿及上肢亦见散在之少许瘀点。刻下化验检查：血常规：白细胞：7.61×10^9/L，红细胞4.43×10^{12}/L，血小板248.0×10^9/L，均在正常范围，尿常规亦未见异常，西医诊断：过敏性紫癜。予大剂量维生素C片及抗过敏药物治疗，并告知家长，必要时需配合使用糖皮质激素，家长不愿使用激素治疗，求之于中医治疗，遂收入中医科。

患儿精神萎靡，两腿无力，自觉午后微热，口干咽痛，食纳欠佳，大便偏干，双下肢皮肤散发大小不等的紫红出血点，无皮肤破溃、渗出，稍活动出血点增多，渐逐渐增大，呈瘀斑，色淡红，与皮面相平，抚之不碍手，压之不褪色，舌质红，苔微黄，脉微数。发病以来，偶有咽干咽痛，便干溺黄。无腹痛、关节痛，无口腔、牙龈出血，无尿血、黑便。入院查体检查：两小腿部可见密集蚕豆大小紫红色瘀点，压之不退，还可见散在硬肿瘀斑，触之疼痛，大腿及上肢亦见散在之少许瘀点。化验检查：血常规正常，凝血系列示D二聚体812ng/ml，纤维蛋白降解产物14.40μg/ml，均较正常值增高。尿常规检查有微量镜下血尿。入院行腹部彩超、心电图、胸透等常规检查均未见明显异常。

四诊合参，根据患儿，起病突然，四肢局部可见瘀点、硬肿瘀斑，触之疼痛，尤以下肢为著，常有疲乏、身热、口干、咽痛，便干溺黄，舌质红，苔薄黄，脉细数.我师辨证为血热壅盛，复感毒邪，急宜清热凉血，解毒散结，方以自拟凉血消斑汤加减治疗，处方如下：

元参15g　生地15g　丹皮10g　赤芍12g　浙贝母12g　蝉衣8g　生苡仁15g　乌梅12g　白芷12g　蒲公英15g　陈皮12g　麦冬15g　车前子12g(布包)　竹叶3g

三剂，水煎服，一日一剂，早晚分服，嘱患儿卧床休息，多喝水，饮食清淡，忌食辛辣油腻等刺激性食物，避免剧烈活动。

二诊（2013-01-25），患儿服药尚合病机，精神稍增，咽痛渐轻，大便偏软，双下肢瘀斑、瘀点明显消退，颜色较浅变淡，且未见新起，但其自诉服药后觉胃脘略有不适，恐药偏寒凉所致，前方基础上佐加温中和胃之药，处方如下：

元参15g　生地20g　丹皮10g　赤芍12g　白芷15g　蒲公英15g　藕节20g　浙贝母15g　焦艾叶15g　小茴香12g　藿香15g　乌梅12g　蝉衣10g　生苡仁15g　炙甘草8g

三剂，水煎服，一日一剂，早晚分服，嘱患儿进食清淡温和，再次嘱咐减少活动。

三诊（2013-01-28），患儿精神好，纳食如常，二便调，但患儿突然左头皮巴掌大血肿，痛不挨枕，手背及左足局部相继出现血肿，按之疼痛，双下肢瘀斑、瘀点逐步消散，未见新发瘀点。复查尿常规更予中药以疏风清热，凉血化瘀，佐以更予中药以疏风清热凉血，加入肺经之品，以泻肺消肿，处方如下：

焦芥穗8g　防风8g　蝉衣10g　生苡仁20g　乌梅10g　丹皮10g　藕节20g　元参15g　浙贝母15g　马齿苋15g　白茅根12g　白芷15g　蒲公英20g　桑白皮15g　竹叶3g

六剂，水煎服，一日一剂，早晚分服。

服上方后左头皮、手背及左足局部相继肿消痛减，双下肢瘀斑硬结基本消散、疼痛全无，双小腿皮肤留有黄褐色色素沉着，未见新发出血斑点。复查尿常规、凝血系列、肝肾功能、离子系列未见明显异常，欣然离院。

临证思路：过敏性紫癜又称出血性毛细血管中毒症，是一种较为常见的微血管变态反应性出血性疾病。本病是一种全身性血管性疾病，是由于小动脉和毛细血管对某些物质发生过敏反应。其基本病变是广泛的毛细血管及小动脉无菌性炎症反应，引起血管壁通透性增高及渗出性出血和水肿。临床上以皮肤紫癜最多见，可伴胃肠道、关节及肾脏等器官的症状。

祖国医学文献中记述本病的资料较为分散，可参考“葡萄疫”诊治经验。《外科正宗》记载：“葡萄疫，其患多生小儿，感受四时不正之气，郁于皮肤不散，结成大小青紫斑点，色若葡萄，发在遍体。”其表现为瘀点、瘀斑、血肿等不同形态。

虽然表现在皮肤，但其发生与多种原因有关。

外感及内伤均会引起紫斑，其病因病机主要有如下3个方面：一是热盛追血，血溢脉外，尤其是初发，多由热迫血行所致；二是阴虚火旺，火灼血脉；三是气虚不摄，血溢脉外，而后两者多见于慢性病程者。马华教授认为本病例患儿急性起病，病程短，发病前时常进食袋装小食品，导致体内阳热偏盛，蕴生内热，火热熏灼血脉，致血热妄行，血从肌肤腠理溢出脉外，少则成点，多则成片，瘀积于肌肤之间，使皮肤呈现青紫颜色的斑点或斑块。又因肺主皮毛，今肺卫有热，血热互结，聚于局部，而见左头皮、手腕、足背血肿，此与西医学认为过敏性紫癜致血管受累使其通透性增加而致关节局部肿胀疼痛不谋而合，病证结合，药证合拍，急宜清热散血，扼制病机转变。再则吾师从中医整体观念，五脏相关的理论出发，认为脾主统血，脾主肌肉，肺主皮毛，肺为水之上源，宣发肃降，通调水道，而脾输精与肺，今脾胃有热，亦移热与肺，又肌肉为脾胃所主，胃热炽盛，熏发于肌肉，血液外溢而出紫斑；血热互结与局部，则见局部硬结肿胀、疼痛或关节疼痛，可见对于初发病例，肺脾有热、血溢脉外为其主要病因病机，循此病机，以自拟凉血消斑汤为基础方，方中元参、生地黄、麦冬养阴清热凉血；竹叶、蒲公英清热解毒；丹皮、赤芍活血散瘀；焦芥穗、防风、蝉衣疏风清热；藕节、白茅根凉血散血，桑白皮、白芷、浙贝母泻肺消肿，解毒散结，可酌加茜草、紫草凉血止血，化瘀消斑。陈皮、小茴香、焦艾叶、炙甘草等药皆为顾护脾胃，佐制寒凉之品。对于热毒炽盛、发热、口干欲饮、烦躁不安、紫斑密集而广泛者，可加重生地黄用量，并酌加石膏、栀子，以加强清热泻火解毒的作用；合用三七或云南白药以加强止血化瘀的作用；热邪郁滞胃肠，气血郁滞，而见腹痛者，酌加白芍、甘草、五灵脂、元胡缓急止痛；热伤肠络而兼见便血者，可加槐花、地榆凉血止血；血尿可加小蓟、蒲黄炭、藕节；关节疼痛可加豨签草、络石藤；综观全方，滋阴清热、凉血消斑，兼顾脾胃，以收全功。

基于现代药理研究，本方所含之增液汤（元参、生地、麦冬）具有降低毛细血管通透性功效，对关节肿痛具有良好的消炎作用；赤芍配丹皮、生地可增凉血化瘀之效，多用于血热引起的皮肤病，如过敏性紫癜、玫瑰糠疹、环状红斑等；藕节等药可缩短出血时间，临床多用于咳血、吐血、尿血、子宫出血等病证，荆芥炒黑有止血的功效，用以治疗一些出血性皮肤病，如皮肤紫斑、过敏性紫癜等，现代科学研究其含挥发油 1.8%，油中主要成份是右旋薄荷酮和消旋薄荷酮，能促进汗腺分泌和皮肤血循环。白茅根、桑白皮等药具有较好的利尿消肿作用，用之于此，又可预防紫癜性肾炎的发作，这也是中医“治未病”思想的体现。综观全方，活血化瘀可降低全血黏度，抑制血栓形成，还可以增强肾血流量，改善微循环，调节免疫功能，并具有抗过敏、抑制变态反应炎症的作用，此中西医异曲同工之妙！

分析本病诊治过程，过敏性紫癜西医无特效疗法，往往使用大剂量糖皮质激素治疗，可收一时之效，然远期疗效不尽如人意，且长期服用糖皮质激素，更使体内蕴生火热，致腠理疏松，易受风邪外感，而致病情反复。吾师马华凭借精湛医术和丰富临床经验，以纯中药治愈病患，而更无后顾之忧，辨证准确，服之而效如浮鼓。

血栓性静脉炎验案三则

马华整理　山西医科大学第二附属医院

案例 1

刘某，女，33 岁，干部。1982 年 8 月 17 日初诊。

某日，登高扫墙擦玻璃，忽感右胸牵拉疼痛，遂自触摸，发现右乳外有一条索状硬物，长约一指。后经诊断，确认所患系“胸壁血栓性浅静脉炎”，并嘱以热敷，理疗治之。然遵法治疗近 4 个月，其病症非但未减，条索反渐增粗，且不断向下延伸，竟及脐旁，以致日常生活多有不便。从友劝，改求中医，试以诊治。

诊见右上胸经胁至腹，有一绳状索条，平日困楚麻胀，动时牵掣疼痛，其条索物位于皮下，稍见隆起，质地坚韧，触痛明显，近期时觉心胸郁闷，动辄焦躁麻烦，入夜五心烦热，睡中乱梦不安，纳谷如常，二便自调。舌色淡红，舌苔薄白，脉象略弦。结合脉证，此患乃系营血凝聚，滞阻脉络。治当破血逐瘀，活络通脉。

当归 15 克　丹参 18 克　赤芍 9 克　桃仁 9 克　红花 9 克　乳香 9 克　没药 9 克　川芎 15 克　穿山甲 9 克　大黄 9 克　土鳖虫 6 克　水蛭 1.5 克（研末　冲服）　蜈蚣 2 条　柴胡 3 克。

上药 5 剂经煎滤汁，早晚各半温服。用药期间，嘱将滤渣以布包之（宜松勿紧），复置锅中，加水碗许，文火煎煮，小沸 10 分钟，离火，加入粮食白酒半两，稍置待温，取出药包，略拧其汁，递次遍敷患处。如药包、药汁置冷，可遂加热继用。外敷当宜半小时以上，延时多敷愈好。

1982 年 9 月 5 日四诊

前药内服外敷，收效颇为理想，故数诊守方继用。现连续施剂 15 剂，病情渐次好转：患处胀楚掣痛首先消失，继而索条质地逐渐变软，稍后，内热、躁烦、郁闷诸症亦明显轻减，除睡眠欠安，乱梦较多外，别无其他不适。舌色淡红，舌苔薄自，脉象略弦，瘀消脉通，大恙已除。施方活血疏肝宁神，巩固治效，并善其后。

柴胡 9 克，茯神 12 克，当归 15 克，白芍 12 克，川芎 9 克，丹参 15 克，炒酸枣仁 15 克，合欢花 12 克，紫苏梗 9 克，炒山药 18 克。3 剂。

案例 2

刘××，男，45 岁，工人，初诊日期 1996 年 3 月 24 日。

患者于 1996 年 3 月 10 日发现左腋下有一索条状肿物，长 7-8cm，疼痛不能抬臂。沿索条状肿物之皮肤硬韧，触之疼痛尤甚，皮色青紫。西医检查诊断为左腋下血栓性浅层静脉炎。舌苔黄腻，脉弦数。此属湿热阻滞经络，气血凝滞，瘀结成块所致，宜活血祛瘀，清热燥湿，佐以软坚散结，静脉炎汤加减主之，并用元明粉 15 克，用温盐水化开，用纱布蘸此水湿敷硬结处，每日 2 次。

川桂枝 12 克　当归 12 克　赤芍 15 克　血丹参 15 克　制乳没各 9 克　桃仁 9 克　红花 10 克　川牛夕 15 克　丝瓜络 15 克　蒲公英 30 克　生苡仁 60 克　苍白术各 15 克　川芎 15 克　土鳖虫 6 克　水蛭 1.5 克（研末，冲服）

4 月 19 日，服上方八剂后，疼痛消失，索条状肿物软化，宜原方去蒲公英再服八剂。

7 月 3 日，服上方后复查：肿痛及条索状肿物消失，局部皮肤颜色正常，病获痊愈。

案例 3

李××，女，41 岁，干部。

患者于 1998 年 10 月 21 日，开始左腰部疼痛，活动时加重。曾贴伤湿止痛膏，无好转。于 10 月 23 日，疼痛由腰部转到左下肢，尤以左下肢股内下疼痛更重。于 11 月 1 日，急诊住院。检查：体温 37℃，脉搏 92 次 / 分，血压 120/80 毫米汞柱。发音正常，营养中等，急性痛苦病容，神清检查合作。心肺无异征。腹平软，肝脾未触及。肾区无叩打痛，脊柱正常。左下肢肿胀，有压痛。小腿有可凹性浮肿，股部浅层静脉扩张。左股中部周径比右股中部周径大 2cm，左下肢活动受限。西医诊断为左下肢深层栓塞性静脉炎。经肌肉注射青链霉素及口服止痛剂治疗，症状无明显好转。于 11 月 5 日转服中药治疗。当时症状如上，舌质微红，边有淤点，苔黄腻，脉细数。此为湿热阻滞经络，气血凝滞所致，宜清热燥湿活血祛淤，仍投静脉炎汤加减主之。

川桂枝 12 克　当归 30 克　赤芍 15 克　怀牛夕 15 克　生苡仁 60 克　黄柏 12 克　丹参 24 克　丝瓜络 20 克（煎汤代水）　制乳没各 12 克　红花 10 克　鸡血藤 30 克　苍白术各 15 克　穿山甲 6 克　土鳖虫 6 克　水蛭 1.5 克（研末，冲服）

11 月 15 日，服上方十剂后，肿胀，疼痛消失，能下地活动，但活动多后，自觉左下肢有胀痛感，原方去赤芍、丹参、鸡血藤，加地龙 12 克、白芥子 15 克、木瓜 15 克。

11 月 19 日，服上方四剂后，左下肢活动较灵活，但自觉左腿有热感，宜原方去黄柏加公英 30 克。

11 月 2 日，服上方二剂后，症状消失，舌脉正常，痊愈出院。

诊治思路

现代医学所谓之“血栓性浅静脉炎”，临床颇为常见。单就此病而言，中医学理论中尚无特殊证名以应。但因其有固定不移之疼痛，坚硬条索之形成，属于中医学的“恶脉”、“赤脉”、“黄鳅痈”等范畴。早在晋·葛洪《肘后备急方》中就有明确记载“恶脉病，身中忽有赤络脉起如蚓状”，“皮肉卒肿起，狭长赤痛名𤻲”。隋·巢元方《诸病源候论·恶脉候》进一步指出了本病的病因病机及其预后，“由春冬受恶风，入络脉中，其血瘀结所生”，“久不瘥，缘脉结而成瘘”。唐·孙思邈引用时将该病改称“赤脉病”。宋代以后，对本病又有新的认识，宋·赵佶《圣济总录·恶脉》载有“治恶脉肿毒，毒气攻脉中，卒肿痛作结核，或似痈似疖．而非时使人头痛寒热气急者，数日不除”。明确指出了本病不同于一般化脓性疾病。清·吴谦等在《医宗金鉴·外科心法要诀·黄鳅痈》中称本病为“黄鳅痈”，“由肝脾二经湿热凝结而成”。历代医家对本病的认识和治疗均积累了丰富的经验。

故临证多以脉络瘀血之患辨治，本案例 1 即属是。瘀乃有形之物，源于营血凝聚；脉乃血行之道，裹血赖气以运。故脉络之内一旦瘀结作祟，非但阻气碍血，影响脉络生机，而瘀之病势亦会因气滞血停之助虐而由微至甚，复加不已。案中病患其胸外之绳状条索，经时百余日，便经胁延伸下腹乃至平脐，即因此而使然。又，心者，血脉之主；肝者，藏血之脏。脉络之中，瘀血滞塞为患，久之，其害涉心犯肝，实属必然。案中之疾，所以兼见心胸郁闷，焦躁麻烦，五心烦热，乱梦不安等，自当与其相关。

鉴于上理，论及本患之治，活血破瘀即当为其要旨。其案中首施之剂，即为我科薛秦老中医遵是所拟之经验用方。乍观其方，投药貌似杂乱，细辨立意，其构思则颇具匠心。方中归、芎配丹、芍，活血行血，疏通脉络；桃、红合乳、没，破血祛瘀，兼行气机；土鳖虫伍水蛭，峻攻瘀积，遂剔死血坚痞；大黄并山甲，疏浚脉隧，荡涤瘀血留稽；而方末所以又列蜈蚣、柴胡二味，意在率行诸药卒入身侧之肝脉血络，以使药力可径达其病所。念其本方纯属动血之品，而该女性病者又年在行经之岁，为求稳妥，故案中特嘱月事汛期免药，以防是药扰血乱经之弊；又念其本患之病位浅伏皮下，而病势之进展颇见快速，为增药效，故案中特令药渣包煎外敷患处，以强是剂攻瘀祛邪之力，加速病患痊愈。

至于本案之善后用药，一在活血，巩固祛瘀之效；二在宁神，安抚主血之君；三在舒气，调理藏血之脏。如是，血脉畅，心神宁，肝气顺，是疾余恙自然渐消，药治遂收取全功。

案例 2、3，从临床症状上看，类似祖国医学之“血瘀流注”的范畴。本病因湿热阻滞经络，气血凝涩不通所致，故拟清热燥湿，活血通络之为法，自拟静脉炎汤，治疗本病颇为应手。方中当归、赤芍、丹参，桃仁、红花、丝瓜络活血祛瘀通络；川芎辛散温通，活血祛瘀，用于瘀血阻滞之病症，尤为配当归等上药同用，治胸胁疼痛，止痛为佳。生苡仁、黄柏、苍白术清热燥湿，且生苡仁、苍白术兼可健脾补气，以助血行；川桂枝温通血脉。据近代医学研究其含有桂皮油及桂皮醛，桂皮油有解痉镇痛，促进血液循环之效；桂皮醛有扩张血管之长，甘草清热调和诸药。上肢静脉炎加川牛夕，下肢静脉炎加怀牛夕，胸部静脉炎加桔梗，以引诸药达病之处；疼痛甚加元胡、制乳香、制没药；血瘀重加鸡血藤；热象明显加白芷、蒲公英；湿盛水肿者加泽泻；深层静脉炎加地龙，白芥子、木瓜，益母草以加强其燥湿祛痰解痉温通经络之功。

关于瘀血阻脉之临证施治，我科薛秦老中医常强调川芎、土鳖虫、水蛭、蜈蚣等四药之用，尝谓：

1. 川芎乃属血中气药，因其性动不守．善行走窜，故脉隧血瘀之，药治不可缺尔。但其剂量必当重投，通常宜取 15 克乃至 20 克以上，方能呈见药力，否则难胜治任。

2，土鳖虫、水蛭皆系逐瘀强剂，二药相伍配用，其攻积破坚之力尤为峻猛。故凡瘀血结索之剔除，非此莫能为助。但须注意，土鳖虫、水蛭，均当原药径用，不得另制，因其逐瘀漂悍之力，全赖其生用之锐性耳。

3．蜈蚣虽为息风解痉圣品，但其亦具行气攻血之力。《医学衷中参西录》曾讲其“走窜之力最速……凡气血凝聚之处皆能开之”，可为佐证。另，蜈蚣味辛，专入肝经，在方内本具引使诸药之力，现复与柴胡相须，则率剂入肝脉之力愈雄。由是而论，本药一味之设，实有一箭双雕之用。

正因是理，故该经验方药之投，其他药味增一减一，似无关大局，但上述四味，不得疏漏，亟当慎待。

刘世峰医案医话 5 则

刘世峰　重庆市

笔者从医 30 余载，愈病无数。其中不少验案，疗效甚佳，并已深深印在脑海之中，虽然时隔多年，仍记忆犹新，挥之不去。于是就产生了一种将其述诸笔端，公诸于世，与同仁切磋交流之欲望。文虽简略，其病也并非大病、疑难杂症，却是余亲身历验，真实可信。其治疗思路与方法，同仁或有可借鉴之处，于后学或能有所裨益与启迪，实为吾动笔劳神之初衷也。今特择其典型验案，以飨同仁。

1.丹栀逍遥散治口苦案

某军嫂病口苦，前医以龙胆泻肝汤、小柴汤治疗不效，求治于余。寻知其除口苦外，尚有胸胁胀满不舒，此乃肝郁化火所致，遂投丹栀逍遥散疏肝清火，1 剂病减，2 剂口苦消失。

此因妇人所愿不遂，肝气不舒，气郁日久生热化火，胆热上攻而致口苦。病人以口苦为主症，前来就诊。前医问病不详，妄投“龙胆”、“小柴”泄火清热，药不对症，故难获效。余详细询问，始获知有胸胁胀满不舒佐症，投丹栀逍遥散标本兼治，故能药到病除。

2.小柴胡汤通便案

某女，大便秘结不解 3 日，伴往来寒热。《伤寒论》云：“伤寒中风，有柴胡证，但见一证便是，不必悉具。”余急予小柴汤原方 1 剂，服药后竟寒热除，大便亦通。细玩《伤寒论》第 230 条云：“阳明病，胁下硬满，不大便而呕，舌上白胎者可与小柴胡汤。上焦得通，津液得下，胃气因和，身濈然汗出而解。”可知小柴胡汤除和解少阳外，还有致津液下行，通大便之功。

3.大建中汤治腹痛案

田某，一日突患腹痛，自称痛时腹皮上有 1 包块突起。据其症状特征，认定此属大建中汤证无疑。《金匮》云：“心胸中大寒痛，呕不能饮食，腹中寒，上冲皮起，出现有头足，上下痛而不可触近，大建中汤主之。”即书原方 1 剂：花椒，干姜，党参，饴糖，覆杯而愈。余临证近 30 年，大建中汤典型病例仅见此一例，可知仲景方书实为经验之谈，非临证亲历，必不妄载。该病临证虽属罕见，今后临床必然偶尔可见，故此记之。

4.膈下逐瘀汤治“胆结石”案

杨女，患“胆石症”，右胁下疼痛，余初诊时予当归芍药汤无效。后详细询问得之，患者右胁下疼痛时，痛处可扪及一包块，遂触发灵感，此必瘀血聚积胁下形成包块，急予膈下逐瘀汤 1 剂，服药后病人疼痛得以缓解，原方再进行 2 剂，疼痛、包块均消失，数年未见复发。

随着现代医学检测技术的普及，医技检验报告对临床疾病的诊断治疗水平之提高，发挥了一定的作用，但同时也影响和左右着中医临床的辨证治疗思路和方法。如何正确把握和处理好西医诊断与中医辨证之关系，临床颇费思量。该案在完全不受西医“胆石症”诊断影响情况下，正确运用中医诊病思维，紧紧抓住患者右胁下疼痛可扪及包块这一辨证要点，认定此即为瘀血阻于胁下，而不用排石疗法，直接选用王氏膈下逐瘀汤同样取得了消除临床症状的最佳效果。进一步证实了中医药在战胜疾病、保障人民身体健康方面存在巨大潜力和作用，同时也为中医从业人员如何提高理论素养和诊疗水平提出了更高要求。

5.半夏泻心汤治咳喘案

曾某，男，50岁。患咳喘数月，遍服中西药均告无效，慕名前来就诊。刻诊：咳嗽气喘，痰多色白，口苦，舌苔白、厚、腻，脉滑数。询问得知其除以上症状外，尚有上腹部痞满，大便溏泻，日2～3次。《伤寒论》云：“伤寒五六日……但满而不痛者，此为痞，柴胡不中与之也，宜半夏泻心汤。”即予半夏泻心汤加杏仁、葶苈子。1剂病情缓解，4剂诸症悉除。

患者咳喘数月，前医只抓住咳喘这一表面现象也就是标症，故治疗罔效。而心下痞满才是本病的病理本质，此即古人所谓之“独处藏奸”。余通过详细询问，得知患者除咳吐大量泡沫痰涎外，尚有心下痞满一症。而心下痞满与仲景半夏泻心汤方症合拍，故予半夏泻心汤加杏仁、葶苈子，标本兼治，因而能如鼓应桴，随手而愈。

在临床体会中西医互补

王红霞　河北省中医药研究院

我们处于中西医并存的时代，借助于西医的知识可以发展中医的某些学术，借助于中医的临床优势，也可以抵消某些西医药治疗的毒副作用，中西医的互补性，在临床治疗过程中是很重要的。下面通过两个病例加以说明，供各位同道参考，请海内方家指正。

复方天麻制剂过敏案

患者，女，68岁，2012年3月5日初诊主诉：头晕、头痛，失眠（已有半月夜间无法入睡），口干渴，以夜间为重，气短乏力，自汗出，恶心（高血压病史6年，每日口服倍他乐克半片血压维持在130\80mmHg），纳可，二便调，舌暗红有裂纹，苔少，脉弦细。辨证为气阴两虚，虚火扰心，法当益气滋阴，养血安神，处方如下：

麦冬20g　沙参10g　元参15g　黄芪20g　白术9g　防风12g　五味子9g　葛根30g　龙骨牡蛎各20g（先煎）　丹参20g　泽泻10g　酸枣仁20g　茯苓12g　川芎12g　白芍15g　知母6g　内金9g，共7付，水煎服取汁400ml，分两次口服早晚各一次。

2012年3月13日二次复诊诸症减轻，舌脉同前，效不更方，上方基础加龙骨牡蛎各10g、丹参10g、酸枣仁10g、知母9g、生麦芽15g、川牛膝15g、合欢花15g滋阴清热安神，7付

2012年3月25日复诊，患者诉服药后一切症状好转，只是偶有阵发性头痛头晕，要求再服中药调理调理，查其舌苔脉象，舌紫暗仍有裂纹苔薄白，脉弦细。上方加桃仁12g、红花10g天麻10g、钩藤10g（后下）、生地15g、熟地20g、陈皮6g　7付

次日患者家属来电诉夜间服中药后，患者出现心慌、气短、胸闷、浑身哆嗦，休息半小时后症状好转，次日晨起喝剩余的半服药后又出现上述症状。嘱其余药停止服用。患者没听劝告继服第二付药，又出现同样症状。余考虑到熟地，天麻可能有过敏反应，令其捡出。继服余药没有发生过上述反应，至今一切正常。事实证明患者对天麻过敏。

讨论：在生活中不少人以为中药是天然的、无

副作用。殊不知，中药与西药一样可以引起过敏反应，中药治致过敏反应与用药者的体质差异有关，如用药者的遗传基因及免疫系统等差异。若患者属于过敏体质，则无论中药煎剂、中成药，还是外用、肌肉注射的合成性中药制剂，都可引起过敏反应，应引起人们的足够重视。天麻是一味常用而较名贵的中药，临床多用于头痛眩晕、肢体麻木、小儿惊风、癫痫、抽搐、破伤风等症。由于天麻对肝阳上亢引起的头痛、眩晕等效果显著，本患者之眩晕适合天麻适应症，其结果却出现不良反应，见胸闷、心慌、气短、全身哆嗦等现象。在临床报道单用天麻会发生过敏反应的较多，也有报道有的人服了含天麻的汤剂如半夏白术天麻汤等、中成药如天麻丸、天麻蜜环菌糖衣片后，同样会出现对天麻过敏的症状。对天麻的副作用或使用禁忌，古人早有认识。如《本草纲目》云："久服天麻，遍身发出红丹。"现代药理实验证明：天麻有一定毒副作用，天麻中毒剂量是 40g 以上，中毒潜伏期是 1～6 小时。 但本患者天麻用量 10g，且仅服用就引起不良反应。其机理尚不清楚，值得提醒同道在临床上加以注。

辨证治疗忧郁症药停药反跳现象

患者，彭××，男，60 岁，患抑郁症 1 年，由于 1 年前体检发现肺纤维化，而导致焦虑抑郁，反复焦虑失眠，5 个月前经西医医院确诊为中度抑郁，并给予曲唑酮片联合米氮平片，均以该药的门诊最大剂量给药，坚持服药 4 个半月，期间一直情况良好，近半个月以来出现失眠乏力，心慌，腓肠肌痉挛等抗抑郁药物的常见副作用，并呈加重趋势，患者甚为痛苦，又怕出现"撤药现象"，2012 年 12 月 5 日来中医门诊要求中医治疗。现主症：失眠多梦、头昏、视物模糊、口干、疲乏、双下肢无力，舌尖红边见小溃疡苔黄厚腻，脉弦滑数。所有症状均为服用抗抑郁药引起的不良反应。中医辨证为脾虚湿盛，虚火上浮扰动心神。给予健脾祛湿，滋阴潜阳，方药：知母 12g、石膏 30g（先煎）、磁石 30g（先煎）、制附子 6g、黄连 6g、熟地 15g、山药 15g、泽泻 12g、茯苓 12g、川芎 12g、酸枣仁 30g、麦冬 15g、合欢花 15g（后下）、牛膝 12g、杜仲 12g，3 剂，水煎取汁 400ml 分 2 次服。

2012年12月8日二诊：患者诉药后当晚即睡的很好，晨起感觉精神，昨天下午出现腓肠肌阵发性痉挛疼痛，今查舌尖边部溃疡消失，余舌脉同前。效不更方，于上方加用木瓜15g、白芍30g、甘草6g袋以舒筋止痛缓解肌肉痉挛疼痛。5剂，服用方法同前。

2012年12月13日三诊：患者诉近日诸症消失，精神状况良好。查：舌红苔黄腻，脉滑数。给与健脾祛湿药物治疗，药用平胃散加减以巩固疗效。

讨论：目前临床上，随着对抑郁症诊断率的提高，抗抑郁药物的使用日益增多，但是，由于各种原因的缘故，抗抑郁药物的过度使用也日益浮出水面，相应的不良反应也日益增多，其症状的多样性以及非特异性，是西医在治疗中急于求成，过度治疗，对于抗抑郁药物的联合用药把关不严，剂量偏大所致。尤其是老年人通常对抗抑郁药的副反应敏感一些。本案例患者为老年男性，服药4个半后几乎所有的副作用都出现了，而西医又苦于无更好的对症治疗方法，停药似乎是最好的方法，可又怕会出现"断药现象"。此时中医即可发挥其特有的优势作用，通过辨证论治取得较好疗效。抗抑郁药多为是选择性地抑制5-羟色胺的重吸收，低剂量时为5-羟色胺的拮抗剂，而高剂量时为其激动剂，患者久服长期服用均耗气伤阴，形成脾肾两虚，脾虚湿胜，肝肾阴虚，虚火上浮扰动心神，而出现失眠多梦，口干口苦，口舌生疮，腓肠肌的痉挛疼痛，则为肝血不足筋脉是养所致。本案例通过健脾祛湿，滋阴潜阳，养血安神而达到临床治愈效果。

综上所述，对于临床上久服西药后所出现的不良反应及过敏反应，现在越来越多，若是联合中医治疗可发挥中医特有的优势作用，通过辨证论治取得较好疗效，应引起足够的认识。

血府逐瘀胶囊药后不良反应 1 例

某男，46 岁，主因手足心瘙痒伴烦躁并逐渐加重，于 2012-8-25，22：36 就诊。患者述因顽固性头痛上午于当地诊所就诊，给予血府逐瘀胶囊治疗（天津宏仁堂药业有限公司，批号为国药准字 Z2020223），嘱其 6 粒/次，2/日，服用血府逐瘀胶囊 2 h 后，出现手足心瘙痒并逐渐加重，双下肢瘀点、瘀斑，并逐渐增多。两眼发红，心情烦躁，无发热、头晕，无双下肢活动障碍，无恶心、呕吐，无腹痛、黑便，无腹泻、无尿频，无肉眼血尿。查体见四肢内侧遍及鲜红色瘀斑并高出皮肤，融合成片，双球结膜充血，双下肢无肿胀，经本院初诊，并经上一级医院确诊为：皮肤型过敏性紫癜，给予地塞米松及钙剂等药物对症治疗，症状好转出院。

讨论：该患者平素体健，无有关血液系统和免疫反应疾病史，无食物、药物过敏史。此前未服用过血府逐瘀胶囊及同类药物。故疑为服用血府逐瘀胶囊所致。

血府逐瘀胶囊为血府逐瘀汤的现代剂型，血府逐瘀汤是清代王清任在《医林改错》一书中所创诸逐瘀方中临床应用较为广泛的一个。该方以桃红四物汤（桃仁、红花、生地、当归、川芎）合四逆散（柴胡、枳壳、芍药、甘草）加桔梗、牛膝二味组成，桃红四物汤为补血活血祛瘀的基本方，四逆散是疏肝理气和营之主方。功能是活血祛瘀，行气止痛。血府逐瘀汤引起过敏反应的报道非常罕见。

笔者认为中药汤剂制成胶囊，虽则在服用便利条件上得到了改善，但其引起的过敏反应，应引起同行足够的注意与认识。

寒因寒用巧治强直性脊柱炎

姬领会　山东淄博周村绿云堂诊所

风寒湿邪气引起四肢关节疼痛、屈伸不利，在《内经》之中就有深刻的论述，疏风散寒、行气活血、活络止痛等都是常用治疗方法，但是，临床上有的时候用常规治疗方法不理想，就需要深入思考，借鉴中医智慧，取得理想疗效。“寒因寒用”就是一个很好的法则，但是，临床上很少见用这个法则取得疗效的报道。

笔者前不久把这个方法用来治疗强直性脊柱炎，取得了意想不到的疗效，因此，不揣浅陋，请海内方家指正。

王某，男，44岁，公司职员，2012年7月29日初诊。

主诉：腰背疼痛16年。患者自述16年前的冬天患了一次感冒，用药后，其他症状都消失了，但是却留有腰背疼痛。由于疼痛不甚，故而也就没有在意。到了第二年的冬天，腰背疼痛就加重了，特别是晚上，平躺时间长了之后就痛苦不堪，所以，晚上夜寐不安，经常翻身，而且翻身时更疼。早上起来，腰背脖子都有僵硬的感觉。后来，患者到西医医院诊治时，才知道自己患了强直性脊柱炎。用了好多西药包括激素类药物，仅能暂时性的起到止疼作用。刻诊：腰背疼痛，白天轻，晚上重，晴天轻，阴天重；活动后好转，久坐之后加重；身体前倾，直腰挺胸时疼痛加重；伴全身困乏无力；不欲食；小便正常，大便时稀时干；舌质稍红苔白腻，脉弱。

证候辨析：

强直性脊柱炎属于西医病名，它是一种慢性炎性病变，有炎症，就有炎性渗出物，而炎性渗出物属于中医所说痰湿之邪；“脾主运化水湿，为生痰之源”，痰湿为病，当首责于脾。

从症状分析，腰脊疼痛，其机理有三：不通则痛、不营则通、不松则痛。不通则痛，人皆知之，由于气血瘀滞，疼痛也比较剧烈。“不营则通”的虚痛，则痛势绵绵。所谓“不松则痛”，主要是指关节拘紧，不能自由屈伸。动而生阳，静而成阴。关节应该动，不动是因为阳虚而阴盛的缘故。该患者疼痛剧烈，所以，应诊断为有邪气瘀滞，堵塞脉道，“不通则痛”的实性疼痛和因阴寒太盛引起的“不松则痛”。

白天轻，晚上重，晴天轻，阴天重，身体拘急——说明有阴寒引起的“不松则痛”存在。

活动后好转，久坐之后加重——活动后，阳气振奋，气血的运行速度加快，可以冲击堵塞部位，减缓“不通”程度，故而，病情缓解。从这点也可以知道患者的疼痛有“不通则痛”的因素存在。

身体前倾，直腰挺胸时疼痛加重——体位变化，使得“不通”加重，故而疼痛加重。

伴全身困乏无力——气虚，阳气不足的表现。

不欲食——脾主思，不欲食为脾虚表现。

小便正常，大便时稀时干——脾主运化，水液布散失常之后则会“大便时稀时干”。

舌质稍红苔白腻——久用激素类药物之后，可使舌质变得红嫩，故而，这里的舌红，不能诊断为热证。苔白腻，说明有寒湿存在。

脉弱——说明气虚。

纵观本证，为标实本虚之证，气虚为本，痰湿阻滞为表；病性为寒。由于疼痛是因痰湿阻滞引起，急则治其标，故而，先以化痰除湿为主，健脾益气为辅；久病必有瘀（国医大师颜德馨先生语），处方时再加用适量的活血化瘀药。

处方：茯苓 30 克　山药 30 克　生白术 30 克　陈皮 10 克　当归 10 克　狗脊 30 克　木瓜 15 克　骨碎补 10 克　威灵仙 30 克　滑石 10 克　桂枝 30 克　白芥子 30 克。七剂

同时，嘱咐患者把凉水放在冰箱里冻成冰块，然后取出放碗里，等冰块溶化后，让家人用手蘸这个水来搓擦后背的脊柱及两边肌肉部位，等局部皮肤发热后再搓 10—30 分钟，1 天 2—3 次。

2012 年 8 月 5 日二诊：患者自述服药后大便质稀，次数较多，疼痛稍有缓解。检查时发现苔腻好转，但脉仍弱。前方去滑石，加细辛 3 克。七剂。

2012 年 8 月 12 日三诊：自述前天变天后疼痛加重。诊脉时发现有紧脉出现。

处方：制附子 6 克（先煎）　麻黄 3 克　细辛 3 克　淫羊藿 10 克　白芷 30 克　生白术 30 克　茯苓 30 克　山药 30 克　陈皮 10 克　桂枝 30 克　白芥子 30 克　当归 30 克　七剂。

同时嘱咐患者从现在开始将冰水换成温开水来搓擦疼痛部位。

2012 年 8 月 20 日四诊：自述疼痛明显减轻。

变制附子的量为 15 克，麻黄的量为 5 克，细辛的量为 6 克，淫羊藿的量为 30 克，其余药味及量不变。七剂。

2012 年 8 月 26 日五诊：患者自述直腰挺胸时还稍有疼痛。

变制附子的量为 30 克，麻黄的量为 10 克，细辛的量为 10 克，其余药味及量不变。七剂

2012 年 9 月 2 日六诊：患者自述疼痛基本消失。嘱患者继用前方隔日一剂，再用一个月。

讨论：强直性脊柱炎是一种难治性的疾病，坚持用药是关键。刚开始治疗的的时候，要么先补益，要么慢慢的用药物温热机体，可绝不能直接就用大热之品，这就如给刚从冰箱里面取出的东西化冻一样，要用凉水或温水，千万不能用开水，医圣张仲景说“病痰饮者，当以温药和之”，就有这个道理在其中。

开始用冰水搓擦，同气相求，搓热之后，痰湿得化；治疗一段时间，换以温开水搓擦，“化冻”更快。辅助内服汤药，取效尤捷。

治疗此证，不能闭门留寇，而是要给痰湿以出路，应用滑石和量大的生白术之后，小便的次数和量不见增多，而大便变稀。

桂枝配白芥子，治疗痰瘀互结之证效果不错，不过，剂量要大。

淫羊藿温肾助阳，能提高患者的免疫功能，量大生用，补阳燥湿，治疗强直性脊柱炎这种慢性疾病，扶正祛邪，一药两用，甚是适合。

中药治病，讲究阴阳结合、气血结合、动静结合、补泻结合，久用之方，更需注意。由于现在的药物更多为人工种植，且患者久用其他中西药物，有一定的抗药性，故而，处方剂量有所增加。

打江山难，守江山更难，治疗此病，症状消失之后，还需继用一段时间，这是巩固疗效，防止复发的关键。

清补结合治疗慢性咳嗽

曹东义　河北省中医药研究院

经常感冒、反复咳喘，是一个常见而又难治的疾病。说它常见，是因为发病率高，尤其是年老体弱，或者处于生长发育阶段的儿童经常会有这样的疾病，既影响老年人、体弱者的生活质量，也影响少年儿童的生长发育。

林黛玉因为悲伤肺而经常咳嗽，鲁迅因为肝气犯肺也受了气喘病的危害，当然这是那个时代很普遍的情况。时下生活条件好了，抗结核药、抗菌消炎药普遍应用，结核病引起的咳嗽比较少见了，但是，喉源性咳嗽、变异性哮喘，或者慢性咽炎引起的咳嗽，支气管炎、肺气肿、支气管扩张、肺癌引起的咳嗽，也是常见而顽固的病证。很多人使用了多种抗生素、镇咳药，难以见到效果，或者虽然有了效果，而经常反复，十分痛苦。面对这一难题，笔者 20 年前开始探索，申报并主持了河北省卫生厅下达的中西医结合治疗反复呼吸道感染的临床与实验研究课题，治疗观察了几千例病例，积累了一些经验，形成了一些初浅的观点，希望提供大家参考，并就正于海内方家。

《内经》说："五脏六腑皆令人咳，非独肺也。"古人对于咳嗽的研究历史悠久，并且《素问》之中，开辟专篇"咳论"，指出了咳嗽与季节关系密切，与五脏皆有关系。一般的疾病，如果是外邪入里，往往是从皮毛入六腑，最后入五脏。《素问·阴阳应象大论》说："故邪风之至，疾如风雨，故善治者，治皮毛，其次治肌肤，其次治筋脉，其次治六腑，其次治五脏。治五脏者，半死半生也。"但是，《素问·咳论》却说咳嗽病，可以从五脏开始发病："乘秋则肺先受邪，乘春则肝先受之，乘夏则心先受之，乘至阴则脾先受之，乘冬则肾先受之。"五脏受病之后，治疗不及时，或者久治不愈，再累及六腑。"五脏之久咳，乃移于六腑。"由此可见，对于咳嗽的辨证不准确，治疗不得当，在《内经》时代也是常见的，属于疑难病症，因此才有了五脏咳，久治不愈又形成了六腑咳。慢性咳嗽之难治，于此可见一斑。

我对反复呼吸道感染的认识，立足于治病求本，不斤斤计较咳嗽的寒热属性，也不急于镇咳祛痰，而是着眼于补肺治本，润肺止咳。

肺属金，通于秋气。秋天属于燥气当令的时节，养生保健具有非常重要的作用。《素问·四气调神大论》说："秋三月，此谓容平，天气以急，地气以明，早卧早起，与鸡俱兴，使志安宁，以缓秋刑，收敛神气，使秋气平，无外其志，使肺气清，此秋气之应，养收之道也；逆之则伤肺，冬为飧泄，奉藏者少。"时光到了秋天，万物收藏，一派清肃之象，国家的死刑犯也要"秋后问斩"。大地的阳气要潜藏于地下，人体出汗减少，津液下行，进入内敛的阶段。这个时期，不注意养生，或者或过饮寒凉，或过食辛辣，就容易内伤肺气，感受寒邪，伤肺而形成咳嗽。《内经》说："形寒寒饮则伤肺，以其两寒相感，中外皆伤，故气逆而上行。"辛辣之物，其性开泄，使毛孔汗液失于闭藏，肺气过于宣泄而受伤。因此，汗孔开泄，损伤肺气。

五行与五脏的配属，肺配金、配秋天，"金曰从革"。《内经》的五运六气学说认为："从革之纪，是为折收。收气乃后，生气乃扬，长化合德，火政乃宣，庶类以蕃。其气扬，其用躁切，其动铿禁瞀厥，其发咳喘，其脏肺，其果李杏，其实壳络，其谷麻麦，其味苦辛，其色白丹，其畜鸡羊，其虫介羽，其主明曜炎烁，其声商征，其病嚏咳鼽衄，从火化也。少商与少征同，上商与正商同，上角与正角同，邪伤肺也。炎光赫烈，则冰雪霜雹，眚于七，其主鳞伏彘鼠，岁气早至，乃生大寒。"

人与天地相参，四时阴阳之气，影响人体的健康，也影响肺气的宣发肃降。逆四时之气，就会发生疾病。风寒能伤肺气，燥热也伤肺气。因此，《内经》说："政暴变，则名木不荣，柔脆焦首，长气斯救，大火流炎，烁且至，蔓将槁，邪伤肺也。"

肺气受伤之后，不仅本脏受病，而且会影响其他脏腑："夫伤肺者，脾气不守，胃气不清，经气不为使，真脏坏决，经脉傍绝，五脏漏泄，不衄则呕，此二者不相类也。"慢性咳嗽之所以难治，往往是因为脏腑之间的关系不协调。因此，治疗慢性咳嗽，不能仅仅从肺入手。

我在临床治疗咳嗽的过程之中，喜用百合固金汤，并且在此基础上划裁、加减，形成一个基本方剂"二百五润肺止咳汤"。名虽不雅，但取好记。在这个基础上，加减变化，可以治疗多种咳嗽。

方药具体运用如下：

基本方：

百合 15 克，百部 15 克，五味子 10 克。

方解：

百合是多年生草本球根植物，全球已发现有百多个品种，中国是其最主要的起源地，原产五十多种，是百合属植物自然分布中心。《神农本草经》说百合的味甘，性平。主治邪气腹胀，心痛，利大、小便，补中益气，药物的功效不少。张仲景在《金匮要略》里，用百合治病，并且把一个很难说清楚，"百药不能效"的病，命名为"百合病"，方子也有百合知母汤、百合滑石代赭石汤，有百合鸡子汤、百合地黄汤等。现代研究认为百合具有镇咳、祛痰、强壮的作用。

百部最早记载于陶弘景的《神农本草经集注》之中，他说百部，山野处处有，根数十相连，似天门冬而苦强。百部显著的功效是"去虱"，煮汤之后，洗牛和狗等动物，也可以有很好的祛除作用。他还引用《博物志》的说法，认为本品"含咽汁，主暴嗽甚良，名为嗽药。"因此，百部是一味止咳的良药。

五味子最早记载于《神农本草经》的上品之中，认为五味子"主益气，补不足，强阴，益男子精。"被当做一个补益药来使用。张仲景使用五味子治疗咳嗽，也有几个不同的方剂，分别记载于《伤寒论》和《金匮要略》之中。《本草衍义补遗》阐发说："五味子，今谓五味，实所未晓，以其大能收肺气，宜其有补肾之功，收肺气非除热乎？补肾非暖水脏乎？食之多致虚热，盖收肾之骤也，何惑之有？火热嗽必用之。"现代研究五味子能"收肺气"、"宁嗽定喘"，能增强小鼠慢性支气管炎支气管上皮细胞功能。

上述三味药配合起来，协同作用，可以起到润肺补虚，止咳祛痰的作用。

临床使用，可以根据不同病情，加减配伍，灵活变通。

急性外感，出现发热、咽痛，可加银花、黄芩、元参、牛蒡子；

秋燥咳嗽，可加桑叶、枇杷叶、沙参、麦冬；

痰湿咳嗽，可加茯苓、半夏、白术、山药；

虚寒咳嗽，可加干姜、细辛、苏子、荆芥；

还有许多兼证，比如兼食积、兼肾虚、兼心肺气虚等等，适当加减可以奏效。运用之法不限于上述所说，各位同道只要牢记辨证论治，临证活法巧治，就可得心应手，随治随效。

治验举例：

张女士，36 岁，2011 年 6 月 15 日就诊，多年以来咳嗽，四季不断，入夜尤甚，每天夜晚不能平卧，平卧则咳嗽、喘促、喉中痰鸣，痰白粘，时多时少，心悸，活动气短，手足不温，纳食一般，面色萎黄，形体消瘦，精神困倦，大便时秘，舌淡苔薄白，脉沉细。

证属脾肺气虚，肺气不宁，治以培土生金，润肺止咳。

方用百合固金汤合参苓白术散加减：

百合 15 克，生地 15 克，桑叶 12 克，枇杷叶 12 克，沙参 15 克，百部 15 克，麦冬 15 克，五味子 15 克，炒山药 15 克，炒白术 15 克，炒卜子 15 克，鸡内金 15 克，炒麦芽 15 克。

七付，水煎服，每日一付。

6 月 22 日复诊，药后证见好转，咳嗽减轻，痰也减少，效不更方，续服七付。

此后，以本方加减，调理月余，咳嗽消失，夜能安寐。

子午流注在临床的应用

毛以林　湖南省中医院

十二时辰配属十二经脉的子午流注纳支法，在辨证施治时，很有临床指导意义。惜当今很多习中医者，对此理论并不了解，然很多疑难疾病若从此辨证方法入手，可迎刃而解。

子午流注纳支法说的是：营气每天循行十二经脉一周，营气流行灌注各脏腑组织具有潮水一样的时间节律，当某时辰气血灌注到某经脉脏腑时，该经脉脏腑就处在功能最旺盛之时。其规律如下：寅时（3～5 点）手太阴肺经，卯时（5～7 点）手阳明大肠经，辰时（7～9 点）足阳脉胃经，巳时（9～11 点）足太阴脾经，午时（11～13 点）手少阴心经，未时（13～15 点）手太阳小肠经，申时（15～17 点）足太阳膀胱经，酉时（17～19 点）足少阴肾经，戌时（19～21 点）手厥阴心包经，亥时（21～23 点）手少阳三焦经，子时（23～1 点）足少阳胆经，丑时（1～3 点）足厥阴肝经。

下面看几个病案。

病案 1　巳时心痛

张某，65 岁，女性患者，以冠心病心绞痛收入我科。入院后经口服欣康、肠溶阿斯匹林、倍他乐克，静滴单硝酸异山梨醇、丹参注射液等，并予口服中药瓜蒌薤白桂枝汤加减方，治疗半月病情没见明显的缓解。时诊：病人的发病很有特点，每日上午 9～11 点感到胸闷气短，心悸心慌，心胸汗出，乏力，欲大便，过了 11 点诸症缓解，无不适。发作的时候多次做心电图，但未捕捉到心律失常、与入院的心电图相比也未发现明显的 ST 段及 T 波的变化。视其舌质淡红，苔薄白，脉沉细。断为脾气下陷，心失所养，方以补中益气汤化裁：

白参 10g，生黄芪 30g，白术 10g，陈皮 6g，当归 15g，升麻 3g，柴胡 5g，茯苓 30g，生龙骨 30g（先煎），生牡蛎 30g（先煎），炙甘草 15g。

停用静滴单硝酸异山梨醇，其他的口服西药、丹参注射液续用。

辨证思路：按照十二经脉气血流注时间规律分析，患者发病在 9～11 点当属足太阴脾，结合气短、乏力、欲大便，脉沉细，当为脾气亏虚，清气有下陷之势。《灵枢·经脉》：“脾足太阴之脉……属脾，络胃……其支者，复从胃，别上膈，注心中。”脾之清气有下陷之势，不能循经上升以养心脉，故出现胸闷、心悸心慌。方用补中益气汤益气升阳，加生龙骨、生牡蛎宁心安神，以黄芪配茯苓益气敛心汗。病人服方 1 剂，症状就明显减轻，胸汗止，5 剂而诸症消失。

病案 2　辰时咳嗽

周某，女，68 岁。2010 年 11 月 10 日初诊。诉 6 个月以来，每日上午 8、9 时（辰时）左右喉痒，胸闷，必咳出两块白色黏痰，其证方解，全天其它时间不咳，胸亦无不适。经治半年，病无改善。进一步问诊得知：平素胃脘不适，畏冷，受凉则腹部不适。舌质淡嫩，边有齿痕，苔薄白，脉沉细。断为肺胃阳虚，痰浊内阻。方以附子理中丸合苓甘五味姜辛汤加减。

附子 10g，党参 10g，干姜 6g，白术 10g，茯苓 15g，五味子 10g，细辛 3g，炙甘草 10g。5 剂。

服首剂，腹泻水样便 2 次，胃部不适缓解，感腹中舒畅，3 剂而咳止，后予前方 5 剂巩固之。

辨证思路：患者胃脘不适，感冷受凉则腹部不适，舌质淡嫩，边有齿痕，苔薄白，脉沉细，证属脾胃虚寒。手太阴肺经“起于中焦，下络大肠，还循胃口，上膈属肺”，中焦之虚寒每每循经脉上凌犯肺，损伤肺阳，阳不化津而为痰，辰时为经气流注胃经之时，故病位定在肺胃。结合脉舌，断为肺胃虚寒，《素问·咳论》有云：“其寒饮食入胃，从肺脉上至则肺寒，肺寒则内外合邪，因而咳之，则为肺咳。”故方以附子理中丸温散中焦之虚寒，以苓甘五味姜辛汤温肺化饮。一剂胃阳得振，逐阴外出，故见服泻且感舒适，药中病机，故其效也著。

病案 3　丑时脊间疼痛

杨女，70 岁，入院的主诉是两肩胛骨内缘之间的部位疼痛难忍，入院后主治医师进行了胸片、脊柱 CT、磁共、风湿全套及免疫相关抗体等检查，未能查出明确的病因，因此也就没下出个明确的诊断来。入院半月，每日静滴“血塞通”，配合口服非甾体类抗炎药。中药予以活血化瘀的方子，治疗半月，病情毫无好转。

2011 年 5 月 6 日，要求我予以中药处方。通过四诊，我发现这个病人两肩胛内侧痛很有规律性。一天 24 小时中，只是每日夜间 1 点左右发作，两肩胛内侧之间部位疼痛难忍，持续 2 小时左右症状自行缓解，体查亦无阳性发现。舌质淡红，苔薄白，脉弦。断为太阳少阳经气不利，方以桂枝加葛根汤合小柴胡汤疏利太阳，和解少阳。

桂枝 10g，生白芍 10g，羌活 10g，葛根 60g，苏木 10g，柴胡 10g，黄芩 10g，法半夏 10g，炙甘草 10g。

辨证思路：象这样局限于某个部位的病证，一定要学会运用经络辨证，在肩胛内缘内侧所循经的经脉只有太阳膀胱经，督脉是循脊而行，所以，就把病位定在太阳经。病在子时发作，根据纳支法推算，当是气血流注胆、肝经之时。所以方以桂枝加葛根汤疏利太阳经气，缓急之痛，方中另加入羌活、苏木走太阳，祛风活血止痛。另以小柴胡汤和解少阳。搞临床的人要时时记住，定时发病，调和阴阳，每以小柴胡汤效果最优。

未想，服药当天疼痛大减，次日病解，其后再也未发作，5 剂而出院。

病案 4　寅时心悸欲厥

汤某，男，61 岁，近 1 周来，每日夜间 3～5 时，起夜小便，小便后即出现心悸、心慌，感上下气不相续接，胸背汗出湿衣，随后感头晕，渐有神志恍惚感，经卧床 30 分钟到 1 小时可自行缓解，于 2012 年 2 月 27 日就诊，视其舌苔白，质淡，诊其脉沉弱。胸片正常，24 小时动态心电图示：偶发室上性早搏，但其发作时间并不在发病之时。断为心肺气虚，治以升补宗气：

黄芪 30g，党参 10g，升麻 3g，柴胡 5g，桔梗 10g，生龙骨 30g，生牡蛎 30g，炙甘草 10g。7 剂。

3 月 6 日复诊，诉服上方 2 剂后上症未再发作，舌质淡红，苔薄白，脉沉细，效不更方，前方继进 7 剂。

辨证思路：对于此病症的辨证要点有：一、发病在 3～5 时，为气血灌注手太阴肺经之失。二、心悸时上下气不相续接，提示心肺之气皆虚，心肺之气皆虚，实际上也就是宗气虚，宗气司呼吸以贯心脉。三、解小便则发病，先心悸，汗出，再头晕，神志恍惚，说明气陷为其主要病机。综合考虑，病机关键当为宗气下陷，大气下陷，致失“行呼吸”及“贯心脉”之功能。清窍失却心营之滋养，故眩晕、气短诸症便作矣。故以升陷汤升补宗气，加龙、牡固表止汗。张锡纯氏匠心独运，于大气下陷证创设升陷汤，今用之患者，药证相拍，真有桴鼓之效。

病案 5　珠网膜囊肿开窗手术后亥时颌下剧痛

患者骆某，男，11岁。2012年6月14日初诊：诉四月因蛛网膜囊肿破裂在上海做了神经内镜开窗手术，术后一月下颌淋巴结肿大并疼痛难忍已有一月，痛的时候手术部位、耳廓后部位、下颌都痛，在湘雅二医院验血没有炎症，B超下颌淋巴结有肿大。小孩他自己说痛的时候可以摸到结，不痛的时候又没有。时诊：小孩形体健壮，活泼可爱，并无明显病态。诉右侧下颌至咽部疼痛，几乎每天晚上9时后发作，疼痛极端难忍，如刀割样，必待与镇痛药物方能缓解。不发则全身无明显不适，纳可，寐安，二便调，舌质淡红，苔薄白，脉沉而有力。眼角往后两公分右颞部可视及直径0.5CM的园形手术遗痕。颌下未扪及肿大淋巴结。断为手术损伤少阳经脉，以致少阳经气不利，治以和解少阳，理气止痛，用方如下：

柴胡10g，黄芩10g，赤芍10g，生白芍15，白僵蚕10g，元胡索10g，桔梗10g，甘草10g。5剂。

7月5日二诊：诉服上方。除就诊当天发作一次疼痛外，未再发作。今晨感头顶部刺痛，舌质淡红，苔薄白，脉弦。

柴胡10g，黄芩10g，赤芍10g，白芍15，元胡10g，桃仁10g，炙甘草10g。7剂。

7月12日三诊，服上方后痛解，未再发。

辨证思路：本案有两个特点，手少阳之脉：“从膻中上出缺盆。上项，系耳后，直上出耳角，以屈下颊至. 其支者：从耳后入耳中，出走耳前，过客主人，前交颊，至目锐眦。”一是病在手少阳三焦经脉，患者痛的部位在手术部位、耳后，咽部右侧，正在手少阳三焦经循行的部位上。手术打孔部位在耳和髎和丝竹空之间，而此二穴均为三焦经穴位。第二个特点是：发病在晚上9点以后，9点为亥时，正系气血灌注手少阳三焦经之时，手术损伤，影响经气，气血运行不畅，故定时而发病。

方用柴胡、黄芩和少阳，芍药甘草汤酸甘缓急以止痛，白僵蚕、元胡索、赤芍活血通络以止痛，桔梗引药至病所。

病案 6　子时汗出浸衣

陈姣弟，女，46 岁，衡阳市人，2012 年 6 月 28 日初诊，2 月前开始，每晚 9 时入睡，入睡 2 小时后汗出浸衣，恶风。眉棱骨冷痛，周身恶寒 1 年，大便干燥，2 日 1 解，舌质黄，脉沉细。

柴胡 10g，黄芩 10g，法半夏 10g，桂枝 10g，生白芍 10g，制附子 10g，生姜 3 片，大枣 10g，炙甘草 10g，浮小麦 10g，煅龙骨 30。7 剂。

五倍子 100g，打粉，分次陈醋调，敷肚脐。

辨证思路：该患者病证有 3 特点，第一个特点是新发汗证 2 个月，每晚在子时汗出，子时为十二经气血灌注足少阳胆经之时，故子时发病，当为足少阳胆经经气不和，因此和解少阳枢机为治疗的第一要点，故方选小柴胡汤。

第二个特点，汗出，恶风，此为桂枝汤主治的证候辨证要点，说明患者存在营卫不和，卫阳亏虚，卫外不固，营阴外泄，故方合桂枝汤调和营卫，加浮小麦、煅龙骨收敛止汗。

眉棱骨冷痛，身恶寒 1 年，说明患者素有元阳亏虚。故方加附片温补元阳。

2012-7-5 二诊：服上方第 2 剂汗即止，现关节冷痛，畏寒，便秘，舌质淡红，苔黄腻，脉沉细。

桂枝 10g，白术 10g，制附片 10g，大枣 10g，生姜 3 片，细辛 5，防风 10g，生白芍 10g，炙甘草 10g，云茯苓 15，锁阳 20，当归 20。7 剂。

辨证思路：汗止，少阳经气已和，营卫已调。证见关节冷痛，畏寒，便秘，舌质淡红，苔腻，脉沉细为主。为阳虚寒湿客于经脉，故方以桂枝附子汤加细辛、防风、云茯苓，温经散寒祛湿。苔黄腻，一般主痰热或湿热，然在临床上长期便秘者，多为阳明浊气上泛于舌所致，不可随意即断为湿热或痰热证。当结合四诊加以鉴别，此患者眉棱骨冷痛，周身恶寒 1 年，说明系阳虚便秘，当舍舌从证。方中加锁阳、当归润肠以温通大便。久汗营阴亏虚在所难免，故以芍药甘草酸甘化阴。

2012-7-19 三诊：云服上方毕，关节冷痛、畏寒证除，便畅，停药 5 日又复发，其症如前。效不更方，守上方 14 剂以巩固。月余后随访未再发。

2013

十　数字中医药

一、数字化技术在中医药领域的应用

电子病历系统

医院通过电子病历以电子化方式记录患者就诊的信息，包括：首页、病程记录、检查检验结果、医嘱、手术记录、护理记录等等，其中既有结构化信息，也有非结构化的自由文本，还有图形图象信息。涉及病人信息的采集、存储、传输、质量控制、统计和利用。在医疗中作为主要的信息源，提供超越纸张病历的服务，满足医疗、法律和管理需求。

药品管理信息系统

本系统分为门诊药房和住院药房。主要包括：库房管理、门诊业务、数据维护、数据查询。

门诊药房管理系统

门诊药房管理系统的设计本着以病人为中心，以提高药房内部管理水平的原则而设计。主要包括门诊药房和药房发药两大系统。门诊药房系统包括：入库、盘点、报损、调拨及强大的报表打印和查询功能；药房发药系统可极大地方便病人取药，有效地减少病人排队次数和等待时间。

住院药房管理系统

本系统旨在对病区药房药品管理，药品申领、药库领用、其他入库、药库退药、出库处理和盘点管理。接收病区传来的药品医嘱、并进行摆药管理（生成摆药单，支持按日期、科室、发药类型等多种摆药方式），药品费用信息自动传送到住院结算系统，自动扣除住院押金等。提供住院发药、手术发药和医嘱冲减操作。

数字医学影像

医院检验系统 LIS

LIS 全称 Laboratory Information Management System，是专为医院检验科设计的一套实验室信息管理系统，能将实验仪器与计算机组成网络，使病人样品登录、实验数据存取、报告审核、打印分发，实验数据统计分析等繁杂的操作过程实现了智能化、自动化和规范化管理。有助于提高实验室的整体管理水平，减少漏洞，提高检验质量。

LIS 的工作流程：

通过门诊医生和住院医生工作站提出的检验申请，生成相应患者的化验条码标签，在生成化验单的同时将患者的基本信息与检验仪器相对应；当检验仪器生成检验结果后，系统会根据相应的关系，通过数据接口和检验结果核准将检验数据自动与患者信息相对应。能实现检验信息电子化、检验信息管理自动化的网络系统。

LIS 的基本功能：

数据采集：自动采集、接收分析仪器发出的试验数据，并与前台输入的病人资料相对应组成数据库。

资料录入：包括病人基本资料以及手工测定结果的录入和编辑等。

报告打印：实现英文报告的中文化处理，并按统一、固定格式打印各种检验报告单。可提供完整的病人资料、标本状态、结果、单位、参考值（自动套用不同性别和年龄段的参考值范围）以及超出参考范围的标记等内容。

统计学处理：对检验数据作一定的统计学处理，如对某些项目的一批结果进行病人数据均值（Patient Data Mean，PDM）的统计，以观察是否存在严重的系统误差。

实时监测：在任意工作站上可以随时对系统中任意仪器的测定结果进行实时监测，便于发现问题，及时进行处理。

对结果实现电子化查询：采用 SQL 查询技术，以单一条件或多条件组合方式进行检验结果的模糊查询，快速、准确、方便。

质量控制系统：可自动接收或手工录入质控数据，并根据相应的规则显示和打印质控图。

自动计费：对完成检查的各种项目实现自动计费，避免漏收或错收。

统计报表：可随时生成多种形式的工作量、收费、设备使用情况、试剂消耗等各种报表，加强科室的管理。

病人结果历史数据对比：在审核报告时，系统可以自动调出同一病人最近测定的结果或所有历史测定结果供对比观察，引起审核者注意：是病情变化还是其他原因导致误差？减少差错的发生。

病人结果动态图：可提供病人连续测定结果的动态趋势图。

结果长期保存：病人资料和结果可长期保存，保存量只受硬盘容量的限制，容量满了时可更换新硬盘甚至可以刻录成光盘保存。

数据实时共享：以 10/100Mbps 速率以太网卡建立的 LIS，各工作站可对同一病人资料和结果进行录入、观察、编辑、查询、打印等操作，实现数据的实时共享。

管理功能：有不断完善的科室人事、试剂和仪器设备管理功能。

电子考勤系统：每个操作者可以在任意工作站凭编号和密码签到，方便科主任随时了解科室人员动态。

自动识别系统：标本的条码化管理，实现标本信息的自动识别。

与病区联网：与病区或门诊的医院信息系统（HIS）相连， HIS 上各客户端均可实时共享 LIS 的信息。

二、网络优秀中医药文化资源

中医药电子书

《中药养生堂》

《中药养生堂》（吴圣贤主编，北京出版社，2009.5）是一本以中医药基本知识为主的养生保健类图书。《中药养生堂》中详细介绍了荷叶等 16 味常见中药的功效、主治、服法等基本知识。为了便于读者理解和掌握，辅以大量中药的传说和典故，并对涉及的相关疾病的病因、病机等也进行了详细介绍。该书内容通俗易懂，养生保健方法简单实用，是读者了解、学习中医药文化和养生保健知识的科普读物。

《首席专家话健康》

《首席专家话健康》（王奕主编，人民军医出版社，2010.9）全书主要介绍了中医养生必须要注重的两个方面：一是科学性，二是时代性。我们现在有的人过分强调古代的养生方法，并不是真正意义上的科学。养生，首先要读懂自己的身体，就是根据自己的体质类型，选择怎样吃，怎样起居，怎样度过一年四季，这才是真正量身定做的养生。

《针灸图说》

《针灸图说》（张立剑主编，青岛出版社，2010.1）全书图文并茂地介绍了针灸学的发展演变原理方法、人物典籍、现代应用、对外传播等多方面内容，从不同的视角呈现针灸发展的丰满而富于历史感的图像。本书内容生动具体，集学术性、趣味性为一体，将针灸发展的整体脉络形象地呈现于读者面前，希冀为广大喜爱针灸的读者提供一本可读性较强的针灸学读物。

《中医体质的饮食调理》

《中医体质的饮食调理》（王国玮、李建编著，军事医学科学出版社，2010.1）全书用通俗易懂的语言介绍了体质的起源、分类，以及现代学者对体质的研究成果；更详细地讲解了健康人常见的平和体质、亚健康人常见的偏颇体质的特点和养生要点；重点介绍了这些体质的饮食调养，从 66 种人们常吃食物的性味、功用、来历传说、内含营养值、现代研究、如何食用等几方面来讲述，使广大读者对这些食物能有新的了解，并且还介绍了这些食物的烹饪制作过程，具有一定的实用性。

《中国食疗大全（第三版）》

《中国食疗大全（第三版）》（夏翔、施杞编著，上海科学技术出版社，2011.8）本书共五篇三十二章。第一篇为食疗文化篇，简介了精彩的中国食疗文化，包括历史渊源、历代饮食、烹调文化、素食文化、酒文化、茶文化以及食疗原理，史料丰富。第二篇为现代营养学，简介了食疗与营养的关系及 16 种常见疾病所需的营养，科学性、指导性强。第三篇为食疗原料篇，概述了常用粮食及油、豆、水果及干果、蔬菜、禽兽虫蛙、水产海味、调料饮料、中草药类等食物的性味、作用，第四篇为食疗制作篇，概述了常用药膳、药饭、药粥、药酒、药茶、药糖药果、药点的性味与功效、制作方法、作用，可操作性强。第五篇为食疗应用篇，主要介绍了根据各种人群、体质、四季、职业特点的食物养生，同时还介绍了 400 多种内、外、妇、儿、骨伤、五官科及肿瘤等疾病的食物疗法，方便实用。

《中华经典养生名言录》

《中华经典养生名言录》（孙光荣主编，中国中医药出版社，2011.1）全书遵从《国务院关于扶持和促进中医药事业发展的若干意见》的总体部署，积极发展中医预防保健服务，充分发挥中医保健特色优势，大力推进中医药医疗、保、科研、教育、产业、文化“六位一体”科学发展。在健康需求和对中医需求日益增进的情势下，社会上各种养生理念、保健方法层出不穷，甚至泥沙俱下，鱼龙混杂。中医药工作者应站在历史发展的前沿去正确地了解需求、引导需求、满足需求，让喜爱中医以及渴望寻求养生真谛的人民大众能从正宗的、经典的原句之中了解中医养生、认识中医养生，指导人们树立科学、正确的养生理念，掌握科学、正确的养生方法，从而提高全民的健康素质和生活质量。

备注：上述书籍在各大书籍网站均有售，支持在线付费阅读。

中医药个性博客

曲黎敏的博客

（博客网址：http://blog.sina.com.cn/zhongyiqulimin）

曲黎敏，女，著名中医文化专家，健管家，北京中医药大学医学副教授、硕士生导师，北京天人医易中医药研究院院长。先后获得北京师范大学文学学士、北京中医药大学医学硕士，著有《从头到脚说健康》、《黄帝内经：养生智慧》、《中医与传统文化》、《中华养生智慧》、《易学气功养生》、《从字到人》、《把健康彻底说清楚》等。

中华养生保健王雷的博客

（博客网址：http://blog.sina.com.cn/wangleizhubian）

王雷，男，出身中医世家，中国民主同盟盟员。国家中医药管理局主管、中华中医药学会主办的《中华养生保健》杂志主编。曾获得中华中医药学会颁发的“百名优秀中医健康信使”等荣誉称号，并荣获 2010 年“全国中医药科学普及金话筒奖”。

出版作品有：《现代名中医白血病治疗绝技》、《现代名中医肾病治疗绝技》、《动一动就治病》、《生活中的神奇秘方》、《食物中的奇效良方》等。

现为河南卫视《国医养生堂》节目主编，北京大医堂养生机构养生顾问。近年来先后作为主讲嘉宾被北京电视台、中国教育电视台、山东卫视等媒体邀请做养生保健推广工作。自 2000 年开始，受邀于全国各地各单位为各阶层人士进行中医药科普演讲几百场次并获得听众好评。

刘长喜博士谈生态养生

（博客网址：http：//blog.sina.com.cn/u/1732485762）

刘长喜，博士、教授。现任北京中医药大学养生学研究所副所长，国家教育部养生学重点实验室副主任，中国海洋大学兼职教授，兰州大学公共卫生学院兼职教授。热衷于养生保健和健康科普事业，在全国大中城市举办了大型健康教育讲座 200 余场，深受欢迎。新近出版的专著《生态养生诠论》——生态养生 1236 健康新法则，在认真梳理祖国传统养生文化的基础上，用现代科学思想予以诠释，赢得业内人士的好评，深得广大读者的喜爱。与此同时对于运动养生理论与实践的研究也颇有造诣，先后拜师于北京陈式太极拳名家田秋茂大师、青城派掌门人刘绥滨大师习练传统陈式太极拳及青城玄门太极拳十余年，对传统运动养生功法的内涵以及不同人群的运动养生原则、特点以及习练方法和注意事项等具有全新的认识。既是养生保健理论的研究者，也是养生保健方法的践行者。

张树剑中医博客

（博客网址：http：//blog.sina.com.cn/njshujian）

张树剑博士，南京中医药大学中医学者。学术研究出入古今，思想兼容并蓄，针刀、针灸与方药兼擅，对颈、腰椎病、关节病、各类痛症、脊柱相关性内科病有独到之处。多次应邀在高校、电视台开展中医讲座，《青岛电视台•民生开讲》、《南京电视台•标点健康》等中医系列节目知名主讲人。

程氏针灸

（博客网址：http：//dachengzhongyi.blog.sohu.com/）

程凯，医学博士，北京中医药大学教授，中国针灸学会腧穴分会秘书长，中国医师协会养生专委会常务理事，世界中医药学会联合会康复保健专委会常务理事，北京市非物质文化遗产保护项目“程氏针灸”第四代传承人，北京市朝阳区计生协“青春健康高校行”活动形象大使。

温长路的微博

（微博网址：http：//weibo.com/u/1780635261）

温长路，笔名寓愚、文苕。现为作家、教授、主任医师，享受国务院特殊津贴专家，并担任中华中医药学会学术顾问、中医药文化分会秘书长、中医药科普分会主任委员和编辑出版、医史文献、医古文、李时珍、王清任等分会常委、副主任等职。青年时期从事专业文艺创作，有批量文艺作品问世；后入门岐黄，长期从事医学教育、临床、科研、管理工作。除有众多学术论文、科研成果、发明专利外，还连续创作、出版了一批将文与医融为一体的科学小品。已公开发表各类文章 500 余篇，出版著作 30 余种。主要事迹被国内外几十家媒体报道，并载入《英国剑桥名人录》、《中国科学家传记》等 30 余种辞书。

翁氏养生的微博

（微博网址：http：//weibo.com/u/2639843261）

翁维健，北京中医药大学中医养生康复专业，中医营养学教研室主任、教授，中国中医药学会养生保健学会副会长。著有《中医饮食营养学》、《食补与食疗》等。

三、中医药数字化成果

亚健康测评系统——“治未病”从亚健康评测开始

亚健康测评系统是中医体质评测量表与亚健康型态评测量表信息化成果，用户能够通过回答标准问卷，自动判定其体质类型与亚健康型态类型，自动生成适合客户体质的调理建议等贴合养生保健机构需求的功能。评测系统是亚健康星级评定必备评测软件之一。

第一部分 研发背景及目的

一、研发背景

1.《亚健康测评系统》是专业化的亚健康调理机构建设的必备软件之一。

2. 满足国家中医药管理局关于开展中医养生保健服务机构基本标准的需要。

3. 满足亚健康专业服务机构星级评定的需要。

星级评定核心：专业化服务模式的建立。

健全的岗位设置与人才储备——使用亚健康测评系统进行的咨询和测评是亚健康服务流程的第一个环节，是整个服务流程重要的、不可或缺的环节。

4. 满足中医养生保健服务机构中医体质辨识判定的需要。

二、标准来源

1. 中华中医药学会《中医体质分类与判定》

2. 世界卫生组织委托中和亚健康服务中心制定《中医药干预亚健康人群的适用标准和评估方法》

3. 亚健康系列教材《亚健康临床指南》

4. 亚健康服务规范《体质调理》

三、评测系统使用步骤

第一步：收集亚健康测评系统采集表

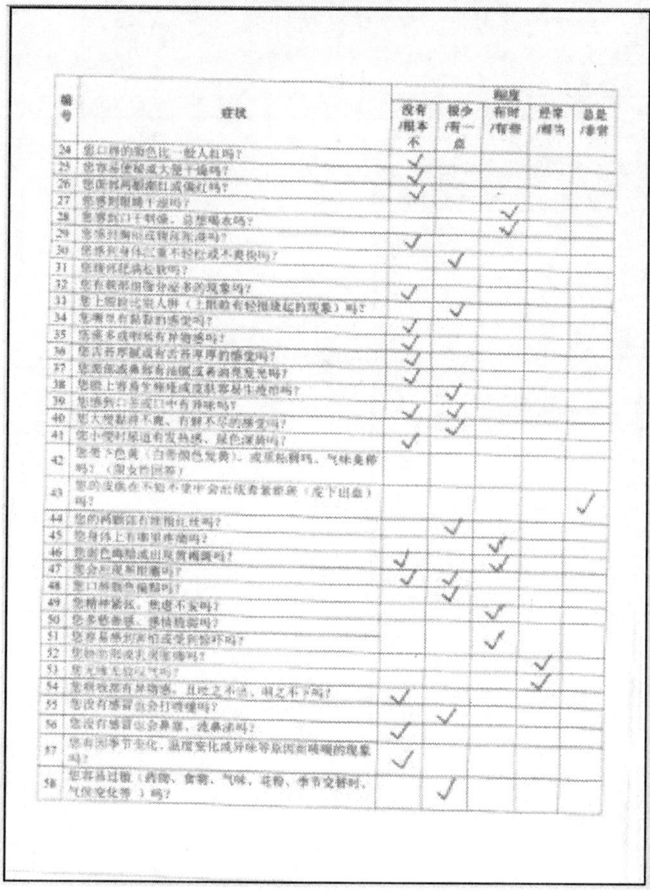

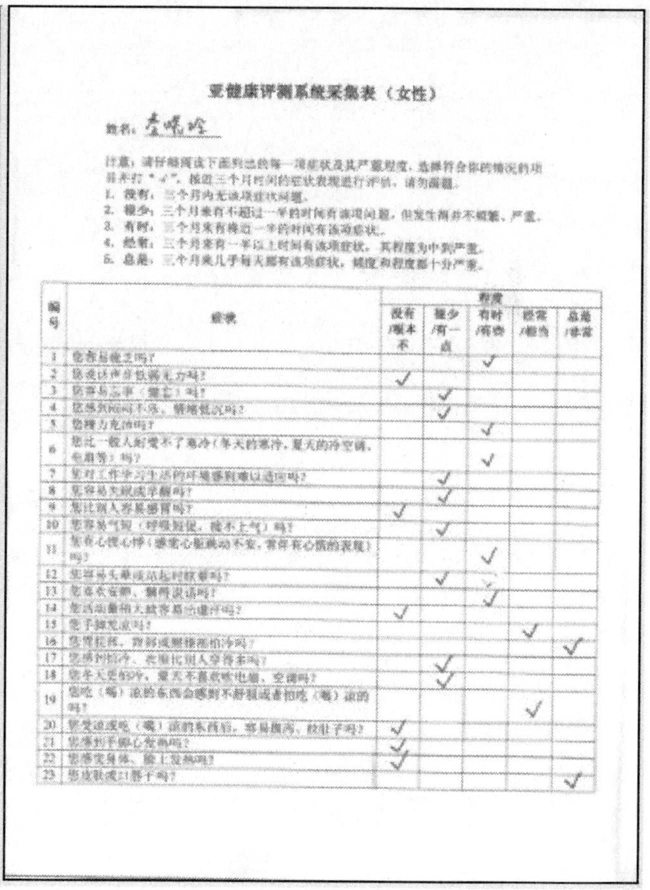

第二步：在“新的评测”中，逐项输入选项

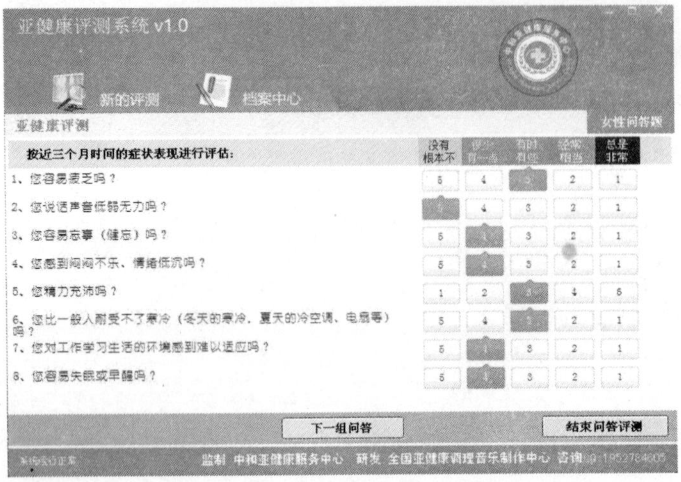

第三步：完成所有选项后，提交客户信息

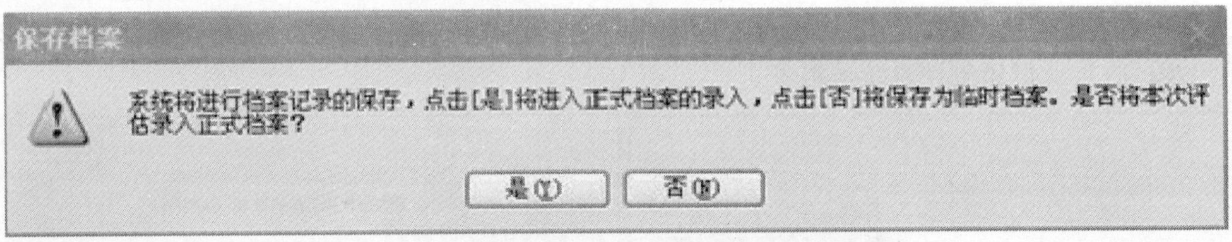

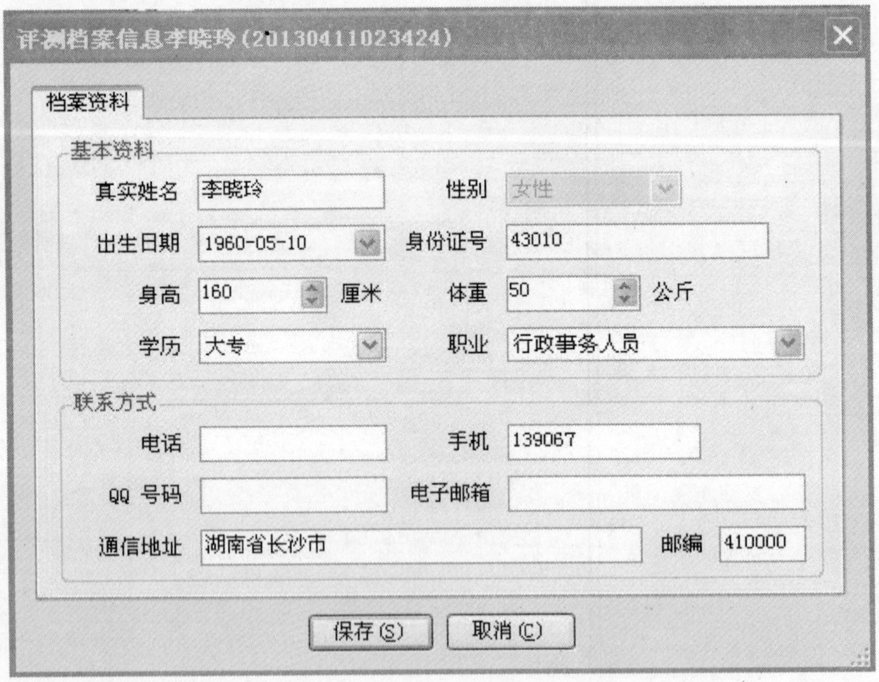

第四步：点击“结束问答评测”，输出评测报告

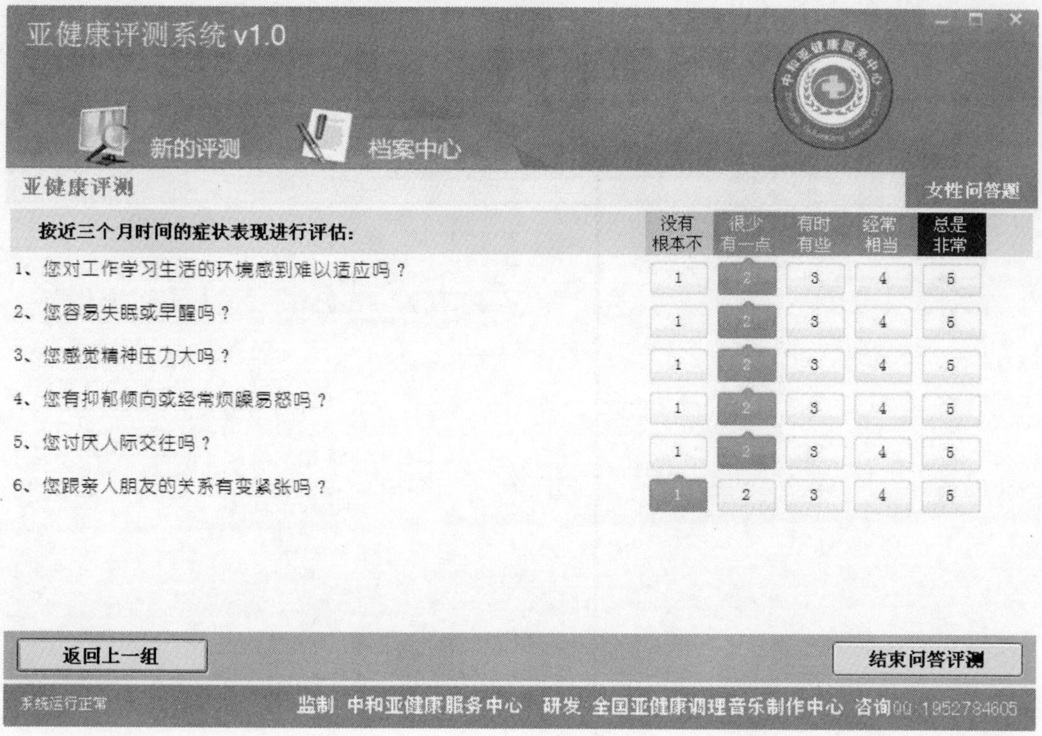

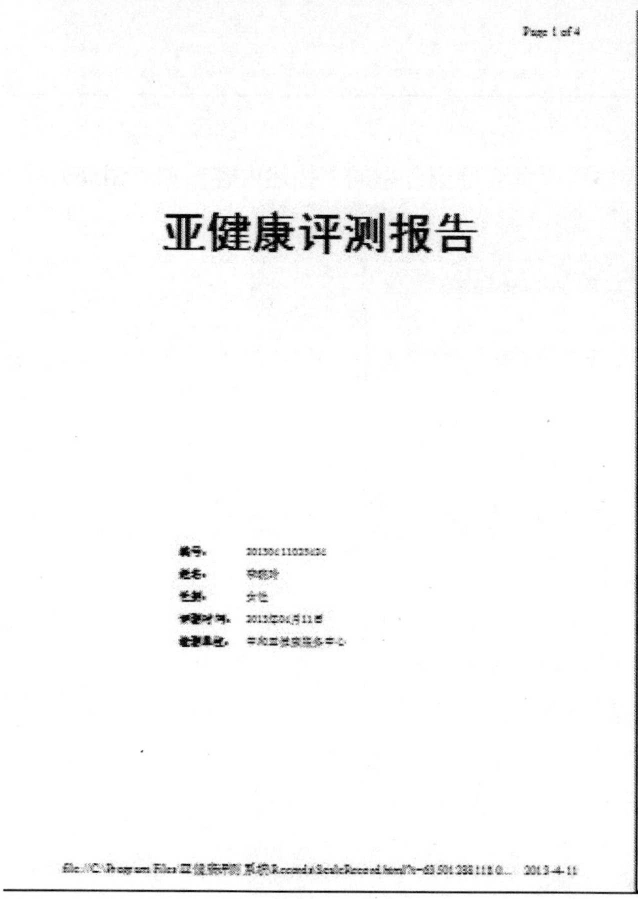
Page 1 of 4

亚健康评测报告

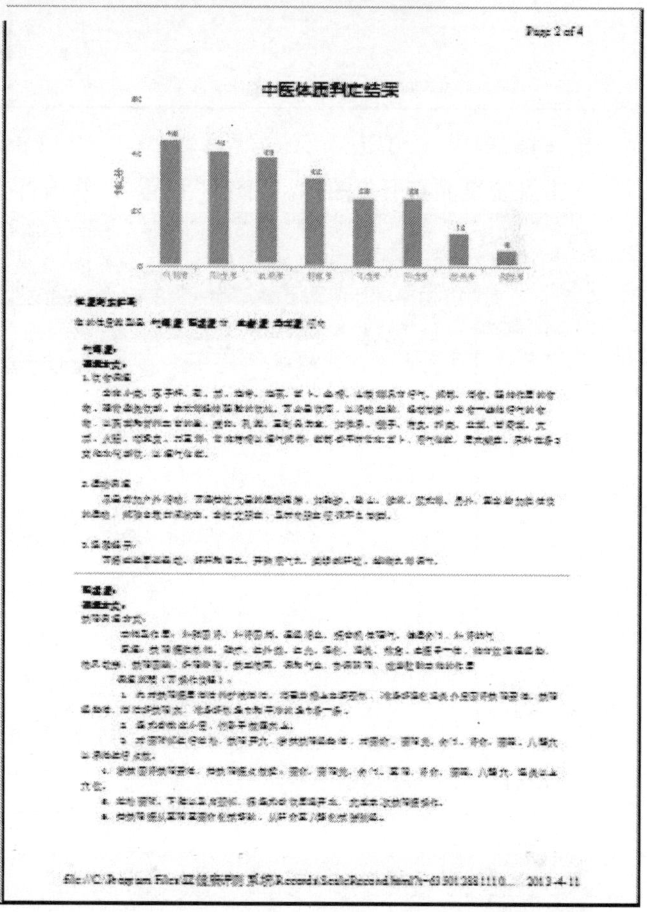
Page 2 of 4

中医体质判定结果

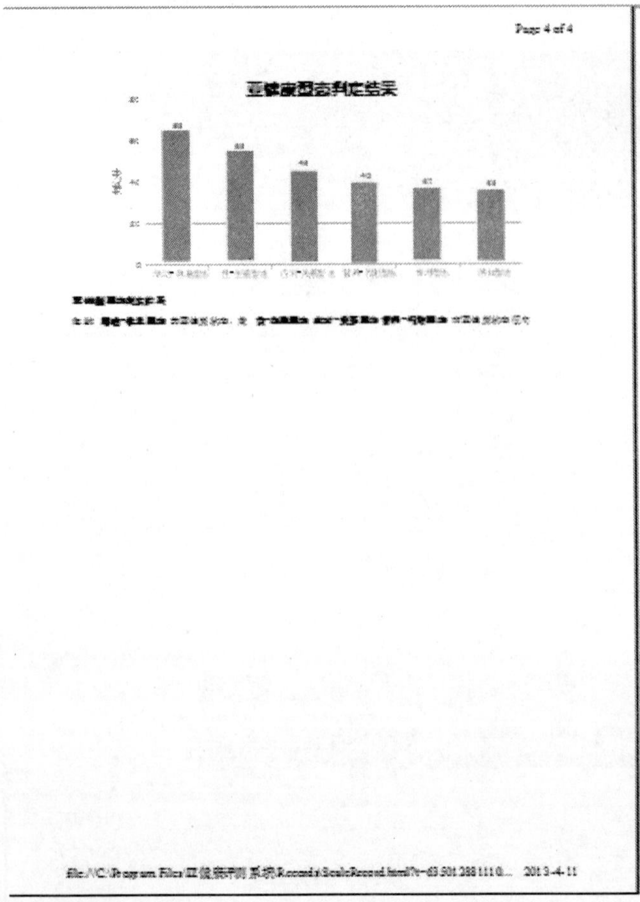

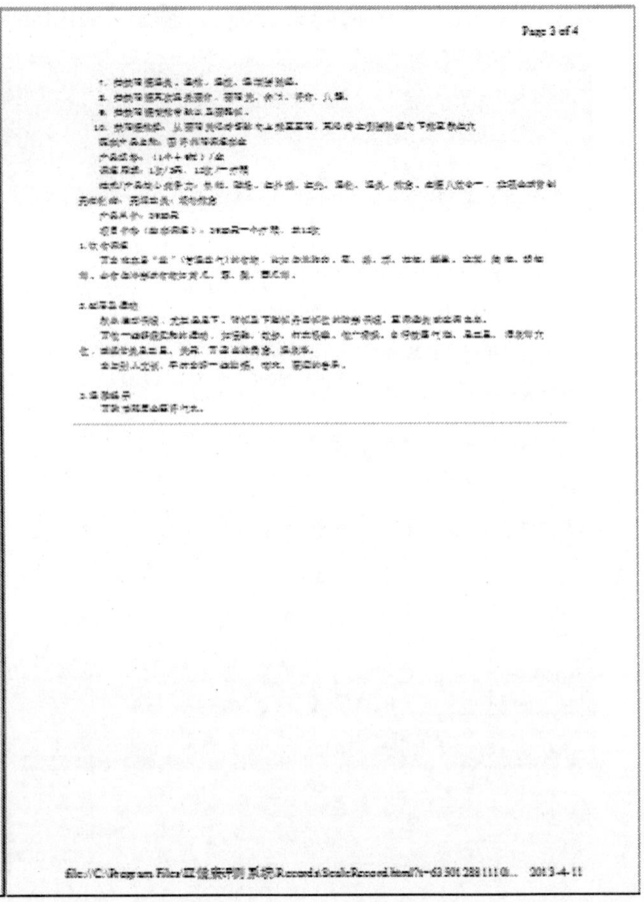

重点提示：

点击系统桌面右下角图标，出现“设置”，修改各类体质或者亚健康分型的“描述内容”和“调理方式”

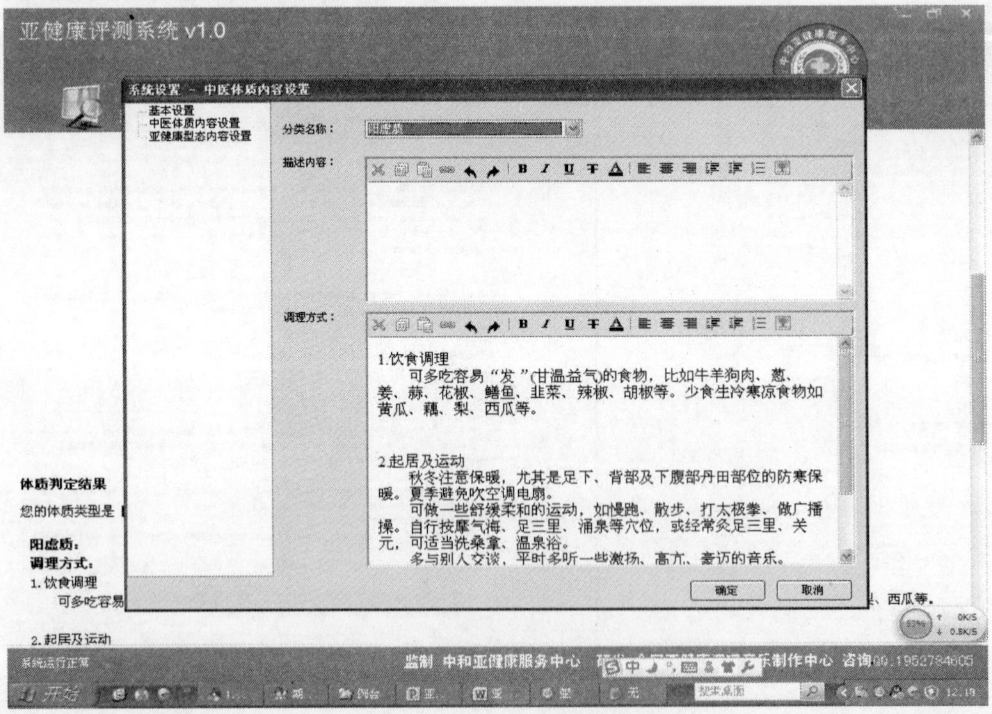

例如：“阳虚质”，我们提交“扶阳调理方式”

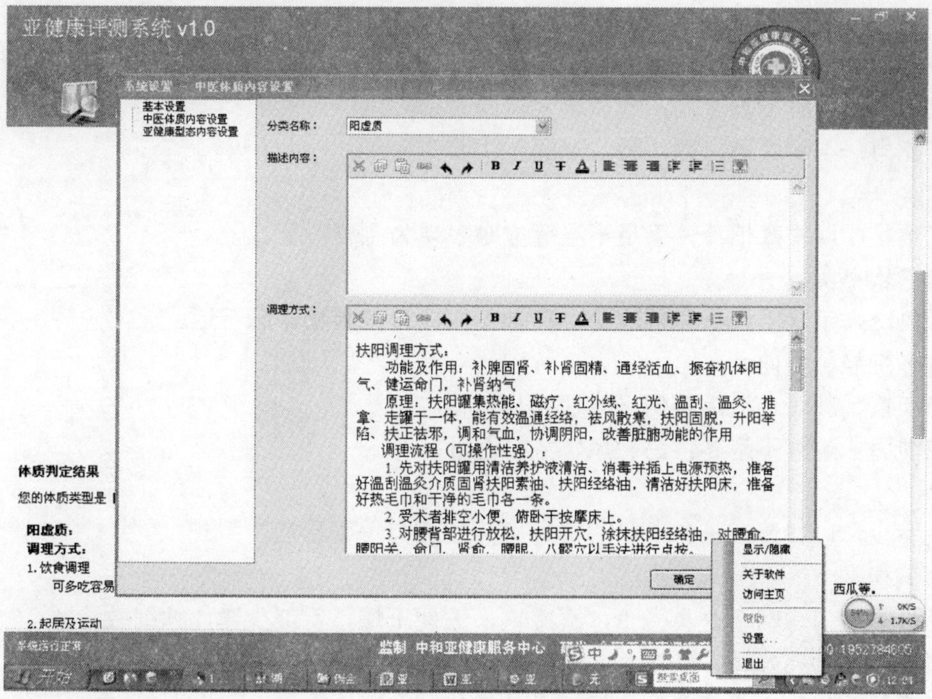

简单四步操作，轻轻松松迈出亚健康评测第一步

亚健康测评系统 V1.0 版，养生保健机构可根据自有的调理服务项目，调整各类体质和亚健康型态的“描述内容”、“调理方式”。为客户输出个性化的专业亚健康评测报告，包括评测基本信息、中医体质判定结果与调理方式、亚健康型态判定结果等。

第二部分　分类标准与调理原则

一、　中医体质分类标准

中医体质是指人体生命过程中，在先天禀赋和后天获得的基础上所形成的形态结构、生理功能和心理状态方面综合的、相对稳定的固有特质。是人类在生长、发育过程中所形成的与自然、社会环境相适应的人体个性特征。

1. 平和质

1.1　总体特征：阴阳气血调和，以体态适中、面色红润、精力充沛等为主要特征。

1.2　形体特征：体形匀称健壮。

1.3　常见表现：面色、肤色润泽，头发稠密有光泽，目光有神，鼻色明润，嗅觉通利，唇色红润，不易疲劳，精力充沛，耐受寒热，睡眠良好，胃纳佳，二便正常，舌色淡红，苔薄白，脉和缓有力。

1.4　心理特征：性格随和开朗。

1.5　发病倾向：平素患病较少。

1.6　对外界环境适应能力：对自然环境和社会环境适应能力较强。

2. 气虚质

2.1　总体特征：元气不足，以疲乏、气短、自汗等气虚表现为主要特征。

2.2　形体特征：肌肉松软不实。

2.3　常见表现：平素语音低弱，气短懒言，容易疲乏，精神不振，易出汗，舌淡红，舌边有齿痕，脉弱。

2.4　心理特征：性格内向，不喜冒险。

2.5　发病倾向：易患感冒、内脏下垂等病；病后康复缓慢。

2.6　对外界环境适应能力：不耐受风、寒、暑、湿邪。

3. 阳虚质

3.1　总体特征：阳气不足，以畏寒怕冷、手足不温等虚寒表现为主要特征。

3.2　形体特征：肌肉松软不实。

3.3　常见表现：平素畏冷，手足不温，喜热饮食，精神不振，舌淡胖嫩，脉沉迟。

3.4　心理特征：性格多沉静、内向。

3.5　发病倾向：易患痰饮、肿胀、泄泻等病；感邪易从寒化。

3.6　对外界环境适应能力：耐夏不耐冬；易感风、寒、湿邪。

4. 阴虚质

4.1　总体特征：阴液亏少，以口燥咽干、手足心热等虚热表现为主要特征。

4.2　形体特征：体形偏瘦。

4.3　常见表现：手足心热，口燥咽干，鼻微干，喜冷饮，大便干燥，舌红少津，脉细数。

4.4　心理特征：性情急躁，外向好动，活泼。

4.5　发病倾向：易患虚劳、失精、不寐等病；感邪易从热化。

4.6　对外界环境适应能力：耐冬不耐夏；不耐受暑、热、燥邪。

5. 痰湿质

5.1　总体特征：痰湿凝聚，以形体肥胖、腹部肥满、口黏苔腻等痰湿表现为主要特征。

5.2　形体特征：体形肥胖，腹部肥满松软。

5.3　常见表现：面部皮肤油脂较多，多汗且黏，胸闷，痰多，口黏腻或甜，喜食肥甘甜黏，苔腻，脉滑。

5.4　心理特征：性格偏温和、稳重，多善于忍耐。

5.5　发病倾向：易患消渴、中风、胸痹等病。

5.6　对外界环境适应能力：对梅雨季节及湿重环境适应能力差。

6. 湿热质

6.1　总体特征：湿热内蕴，以面垢油光、口苦、苔黄腻等湿热表现为主要特征。

6.2　形体特征：形体中等或偏瘦。

6.3　常见表现：面垢油光，易生痤疮，口苦口干，身重困倦，大便黏滞不畅或燥结，小便短黄，男性易阴囊潮湿，女性易带下增多，舌质偏红，苔黄腻，脉滑数。

6.4　心理特征：容易心烦急躁。

6.5　发病倾向：易患疮疖、黄疸、热淋等病。

6.6　对外界环境适应能力：对夏末秋初湿热气候，湿重或气温偏高环境较难适应。

7. 血瘀质

7.1　总体特征：血行不畅，以肤色晦黯、舌质紫黯等血瘀表现为主要特征。

7.2　形体特征：胖瘦均见。

7.3　常见表现：肤色晦黯，色素沉着，容易出现瘀斑，口唇黯淡，舌黯或有瘀点，舌下络脉紫黯或增粗，脉涩。

7.4 心理特征：易烦，健忘。

7.5 发病倾向：易患癥瘕及痛证、血证等。

7.6 对外界环境适应能力：不耐受寒邪。

8. 气郁质

8.1 总体特征：气机郁滞，以神情抑郁、忧虑脆弱等气郁表现为主要特征。

8.2 形体特征：形体瘦者为多。

8.3 常见表现：神情抑郁，情感脆弱，烦闷不乐，舌淡红，苔薄白，脉弦。

8.4 心理特征：性格内向不稳定、敏感多虑。

8.5 发病倾向：易患脏躁、梅核气、百合病及郁证等。

8.6 对外界环境适应能力：对精神刺激适应能力较差；不适应阴雨天气。

9. 特禀质

9.1 总体特征：先天失常，以生理缺陷、过敏反应等为主要特征。

9.2 形体特征：过敏体质者一般无特殊；先天禀赋异常者或有畸形，或有生理缺陷。

9.3 常见表现：过敏体质者常见哮喘、风团、咽痒、鼻塞、喷嚏等；患遗传性疾病者有垂直遗传、先天性、家族性特征；患胎传性疾病者具有母体影响胎儿个体生长发育及相关疾病特征。

9.4 心理特征：随禀质不同情况各异。

9.5 发病倾向：过敏体质者易患哮喘、荨麻疹、花粉症及药物过敏等；遗传疾病如血友病、先天愚型等；胎传疾病如五迟（立迟、行迟、发迟、齿迟和语迟）、五软（头软、项软、手足软、肌肉软、口软）、解颅、胎惊、胎痫等。

9.6 对外界环境适应能力：适应能力差，如过敏体质者对易致敏季节适应能力差，易引发宿疾。

二、 亚健康型态-证-体质三位一体分类标准

1. 概念

孙涛教授提出按照型态-证-体质“三位一体”对亚健康状态进行分级分类，即根据亚健康状态者的不适表现进行亚健康型态辨别，并与中医证、体质的相关性进行研究。这将使亚健康的分级分类和判定更加科学化、规范化，为实施个体化的判定、干预及亚健康管理提供理论和实践支持。

此分类中，型态是纲，证、体质是目。据此，亚健康可分为以下6种型态。

“性-生殖”型态亚健康是指介于性-生殖健康与生殖疾病的不稳定中间状态，即持续存在或反复发作6个月以上的性-生殖不适状态或适应能力显著减退而无明确疾病诊断，或有明确诊断但所患疾病与目前性-生殖不适没有直接因果关系的状态，分为男性“性-生殖”亚健康（男性性功能减退、男性生殖功能减退、男性更年期亚健康、前列腺增生倾向）与女性“性-生殖”亚健康（经前乳胀、月经失调、带下量多、女性更年期亚健康、乳腺增生倾向）。

“排泄”型态亚健康是指个体在排尿、排便、排汗、气体交换方面的亚健康状态。

“认知-应对-关系”型态亚健康是指亚健康者对家庭、工作、社会、环境等方面的变化和事件等应激源存在认知和应对的问题，引发过度心理压力和情绪情感反应，导致身心功能失调，其身心健康状态介于健康与疾病间的不稳定中间状态。

“营养-代谢”型亚健康是指介于正常营养-代谢平衡状态与营养代谢障碍疾病之间的不稳定中间状态，即持续存在或反复发作6个月营养失衡或代谢紊乱而无明确疾病诊断，或虽有明确诊断，但所患疾病与目前营养失衡或代谢紊乱没有直接因果关系的状态，即个体在吞咽、消化、吸收、代谢、水化方面的亚健康状态，常见表现有食欲不振、体重减轻、大便中含有不消化的食物等。包括糖尿病前期、高脂血症前期、痛风前期、胃肠道功能紊乱、营养不良倾向。

“感知”型态亚健康是指个体在视觉、听觉、味觉、痛觉、平衡觉等各种感觉方面的亚健康状态。常见表现包括：视力下降、目干涩、耳鸣、颅鸣、听力减退、口中异味、头痛、眩晕等。中医常见以肝肾阴虚证为主，兼见气血两虚、肝阳上亢等证，中医体质常见气郁质、气虚质、血虚质、阴虚质等体质。

“活动一休息”型态亚健康是指个体在活动运动、睡眠休息、能量平衡、心肺一血管性反应方面的亚健康状态，主要临床表现常见虚弱、疲劳困倦、失眠多梦、精力不足、眩晕头痛、胸闷心悸等。

三、 调理原则

1. 调理中医症状：最好的方法，但难度很大
2. 调理亚健康型态：调理靶点放大，难度相对容易
3. 调理中医体质：调理靶点更大，很容易实现

第三部分　量表采集与评测

一、量表采集流程：

1. 测评师或咨询师向顾客解释量表的意义和作用
2. 告知客户如实填写量表
3. 必要时对条目加以解释
4. 核对量表选项有无遗漏
5. 计算量表评分
6. 根据评分，向客户解释分值含义

二、通用原则

客户凭自己的第一感觉进行选择， 客户主动进行评估。

按近三个月时间的症状表现进行评估：

1. 没有/根本不：三个月内无该项症状问题

2. 很少/有一点：三个月来有不超过一半的时间有该项问题，
但发生得并不频繁、严重

3. 有时/有些：三个月来有将近一半的时间有该项症状

4. 经常/相当：三个月来有一半以上时间有该项症状，其程度为中到严重

5. 总是/非常：三个月来几乎每天都有该项症状，频度和程度都十分严重

三、信息采集与选择标准

亚健康测评系统采集表

姓名：　　　　　　　　　　　　　　性别：☐ 男　☐ 女

编号	症状	程度				
		没有/根本不	很少/有一点	有时/有些	经常/相当	总是/非常
1	您容易疲乏吗？（加注：劳累）					
2	您说话声音低弱无力吗？					
3	您容易忘事（健忘）吗？					
4	您感到闷闷不乐、情绪低沉吗？					

编号	症状	程度				
		没有/根本不	很少/有一点	有时/有些	经常/相当	总是/非常
5	您精力充沛吗？（加注：完全应对日常生活和工作）					
6	您比一般人耐受不了寒冷（冬天的寒冷，夏天的冷空调、电扇等）吗？					
7	您对工作学习生活的环境感到难以适应吗？					
8	您容易失眠或早醒吗？（加注：入睡困难、早醒或睡眠中易醒来、醒来后难以再入睡）					
9	您比别人容易感冒吗？					
10	您容易气短（呼吸短促，接不上气）吗？					
11	您有心慌心悸（感觉心脏跳动不安，常伴有心慌的表现）吗？					
12	您容易头晕或站起时眩晕吗？					
13	您喜欢安静、懒得说话吗？					
14	您活动量稍大就容易出虚汗吗？					
15	您手脚发凉吗？					
16	您胃脘部、背部或腰膝部怕冷吗？					
17	您感到怕冷、衣服比别人穿得多吗？					
18	您冬天更怕冷，夏天不喜欢吹电扇、空调吗？					
19	您吃（喝）凉的东西会感到不舒服或者怕吃（喝）凉的吗？					
20	您受凉或吃（喝）凉的东西后，容易腹泻、拉肚子吗？					
21	您感到手脚心发热吗？					
22	您感觉身体、脸上发热吗？					
23	您皮肤或口唇干吗？					
24	您口唇的颜色比一般人红吗？					
25	您容易便秘或大便干燥吗？（加注：7 天内大便少于 2~3 次，排便困难，粪便干结。）					
26	您面部两颧潮红或偏红吗？（加注：脸颊）					
27	您感到眼睛干涩吗？					
28	您感到口干咽燥、总想喝水吗？（加注：正常成人每天除吃饭以外还需要喝 1500 毫升左右的水，大约 6～8 杯水才能满足人体新陈代谢的需要）					
29	您感到胸闷或腹部胀满吗？					
30	您感到身体沉重不轻松或不爽快吗？					

编号	症状	程度				
		没有/根本不	很少/有一点	有时/有些	经常/相当	总是/非常
31	您腹部肥满松软吗？					
32	您有额部油脂分泌多的现象吗？					
33	您上眼睑比别人肿（上眼睑有轻微隆起的现象）吗？					
34	您嘴里有黏黏的感觉吗？					
35	您痰多或咽喉有异物感吗？					
36	您舌苔厚腻或有舌苔厚厚的感觉吗？					
37	您面部或鼻部有油腻或者油亮发光吗？					
38	您脸上容易生痤疮或皮肤容易生疮疖吗？					
39	您感到口苦或口中有异味吗？					
40	您大便黏滞不爽、有解不尽的感觉吗？					
41	您小便时尿道有发热感、尿色深黄吗？					
42	您带下色黄（白带颜色发黄）、或质粘稠吗、气味臭秽吗？（限女性回答）					
43	您的阴囊潮湿吗？（限男性回答）					
44	您的皮肤在不知不觉中会出现青紫瘀斑（皮下出血）吗？					
45	您的两颧部有细微红丝吗？					
46	您身体上有哪里疼痛吗？					
47	您面色晦黯或出现黄褐斑吗？					
48	您会出现黑眼圈吗？					
49	您口唇颜色偏黯吗？					
50	您精神紧张、焦虑不安吗？					
51	您多愁善感、感情脆弱吗？					
52	您容易感到害怕或受到惊吓吗？					
53	您胁肋部或乳房胀痛吗？					
54	您无缘无故叹气吗？					
55	您咽喉部有异物感，且吐之不出、咽之不下吗？					
56	您没有感冒也会打喷嚏吗？					
57	您没有感冒也会鼻塞、流鼻涕吗？					
58	您有因季节变化、温度变化或异味等原因而咳喘的现象吗？					
59	您容易过敏（药物、食物、气味、花粉、季节交替时、气候变化等 ）吗？					
60	您的皮肤起荨麻疹（风团、风疹块、风疙瘩）吗？					

编号	症状	程度				
		没有/根本不	很少/有一点	有时/有些	经常/相当	总是/非常
61	您的皮肤因过敏出现过紫癜（紫红色瘀点、瘀斑）吗？					
62	您的皮肤一抓就红，并出现抓痕吗？					
63	您颈肩僵硬吗？					
64	您容易神疲乏力或困倦吗？					
65	您身体虚弱吗？					
66	您食欲不振吗？					
67	您大便中有较多不消化的食物吗？					
68	您口臭吗？					
69	您恶心或泛酸吗？					
70	您体重异常吗？（偏轻或超重）（加注：以体重指数 BMI 衡量）；体重指数（BMI）=体重（kg）÷身高^2（m），当 BMI 指数为 18.5～23.9 时属正常，过重：24≦BMI＜27；轻度肥胖：27≦BMI＜30；中度肥胖：30≦BMI＜35；重度肥胖：BMI≧35					
71	您有小便不正常吗？（尿频尿急、尿无力、尿有余沥））（加注：正常饮水时，排尿夜间 0～2 次，白天 3～5 次为正常，次数明显增多称尿频）					
72	您大便不好吗？（大便时干时稀，或腹泻，或粘滞不爽）					
73	您排汗异常吗？（无汗或多汗、盗汗（夜里睡觉出汗）等）（加注：盗汗是夜里睡着时出汗，醒来不出汗；多汗不包括剧烈运动及天气炎热时）					
74	您感觉视力或听力下降吗？					
75	您注意力不集中吗？					
76	您情绪不稳定吗？					
77	您有孤独或自卑感吗？					
78	您遗精吗？（限男性回答））（加注：每个月 1～2 次为正常）					
79	您月经不调吗？（限女性回答）（加注：包括月经推迟：超出 7 天后还没有来月经；月经提前：周期提前 7 天以上，或 1 个月内两次来潮；颜色异常：颜色淡红、紫红、发黑；月经量少：经量					

编号	症状	程度				
		没有/根本不	很少/有一点	有时/有些	经常/相当	总是/非常
	明显减少，甚至点滴即净；月经不来：15 岁不行经，或中断 3 周期；痛经：来月经的时候肚子疼。）					
80	您白带增多或有异味或色黄吗?（正常为浅黄色）（限女性回答）					
81	您性功能异常吗？（性欲亢进或减退）					
82	您腰疼或腰膝酸软吗？					
83	您感觉精神压力大吗？					
84	您有抑郁倾向或者经常烦躁易怒吗？					
85	您讨厌人际交往吗？					
86	您跟亲人朋友的关系有变紧张吗？					

中医专业查询数据库

一、文献型数据库

1、期刊文献数据库

（1）上海市中医文献馆

根据毛泽东同志对中医工作的相关指示，1955－1956 年，上海市政府和卫生局相继成立上海市卫生局中医处、上海中医学院。同时，为了团结名老中医，充分发挥其社会影响和作用，吸收一批著名中医人士从事中医文献理论和民间医药的发掘整理研究工作，于 1956 年 7 月成立上海市中医文献研究馆（网址：http：//www.zywxg.com/）。自 81 年复馆起收藏有各类中医图书 8400 余册，其中中医古藉文献 400 余册，包括较为珍贵的《本经疏证》（清咸丰八年戊午日升山房刻本）、《名医类案》（清乾隆三十五年刻本）、《洄溪医案》（清咸丰五年刻本）、《证治汇补》（清光绪十八年刻本）、《女科经论》（清光绪十一年刻本）等，均已收入《全国中医图书联合目录》。该图书馆还系统地收藏了自 1983 年至今的全国各类中医药期刊 200 余种。具有专业性强，学科完整的馆藏特色。

（2）中华医学会-期刊杂志

中华医学会是由中国医学科学技术工作者自愿组成并依法登记成立的学术性、公益性、非营利性法人社团，已编辑出版 123 种医学、科普等各类期刊及 100 余种音像出版物。中华医学会系列杂志（网址：http：//www.cma.org.cn/qkzz/）始终走在传播最新医学知识、交流最新科研成果、引导学术发展方向、推动医学科技进步的前沿，被公认为中国医学界最有学术权威性的杂志系列，126 种期刊发行至世界 60 多个国家和地区，并与国外近千种医学期刊建立了长期交换关系。

（3）中国科学引文数据库（CSCD）

由中国科学院文献情报中心与中国学术期刊（光盘版）电子杂志社联合主办，并由清华同方光盘电子出版社正式出版。通过清华大学和中国科学院资源与技术的优势结合和多年的数据积累，CSCD 已发展成为我国规模最大、最具权威性的科学引文索引数据库——中国的《科学引文索引》（SCI），为中国科学文献计量和引文分析研究提供了强大工具。收录我国数学、物理、化学、天文学、地学、生物学、农林科学、医药卫生、工程技术、环境科学和管理科学等领域出版的中英文科技核心期刊和优秀期刊近千种。

2003年CSCD上网服务，推出了网络版（网址：http：//sdb.csdl.ac.cn/）。2009-2010版本，中国科学引文数据库共遴选了核心库期刊669种；扩展库期刊：378种。2011-2012版本，中国科学引文数据库共遴选了1124 种期刊，其中英文刊110 种，中文刊1014 种；核心库期刊 751 种（以C为标记）扩展库期刊 373 种（以E为标记）。

（4）中国生物医学文献服务系统（SinoMed）

由中国医学科学院医学信息研究所/图书馆开发研制。其涵盖资源丰富，能全面、快速反映国内外生物医学领域研究的新进展，功能强大，是集检索、统计分析、免费获取、全文传递服务于一体的生物医学中外文整合文献服务系统（网址：http：//www.sinomed.ac.cn/）。

（5）维普期刊资源整合服务平台

中国科技查新领域使用最频繁的中文期刊全文数据库，国内规模最大的文摘和引文索引数据库，国内唯一一款动态连接揭示科学发展趋势，提供科学研究绩效分析的文献计量工具，收录期刊总数12000余种，文献总量3000余万篇（网址：http：//lib.cqvip.com/）。

（6）万方医学网

医学信息整合服务、医学知识链接全开放平台（网址：http：//med.wanfangdata.com.cn/），截止2010年3月，拥有220多种中文独家医学期刊全文、1000多种中文医学期刊全文、4100多种国外医学期刊文摘（全文以电子邮件原文传递方式获得，核心期刊全部收齐），其中包括中华医学会、中国医师协会等独家合作期刊220余种，中文期刊论文近360万篇，外文期刊论文455万余篇。

2、报刊文献数据库

全国报刊索引

创刊于 1955 年，是国内最早的中文报刊文献检索工具。近六十年来，它已由最初的《全国报刊索引》月刊，发展成集印刷版、电子版以及网站（网址：http：//www.cnbksy.cn/）为一体的综合信息服务产品， 建成了时间跨度从1833年至今的一个半世纪、收录数据量超过 3000 万条、揭示报刊数量20000 余种的特大型文献数据库，年更新数据超过350万条。

目前，《全国报刊索引》编辑部已拥有全文数据库、索引数据库、专题数据库和特色资源数据库四种类型数据库。

3、专利文献数据库

中国药品专利文献数据库：收录了 1985 年至今世界各国在中国申请的中药、化学药品、保健品及其原料、中间体的发明专利文摘，目前数据量约为6万多条。可通过国际互联网进行检索（网址：http：//pharm.ncmi.cn/dataContent/admin/index.jsp?submenu=12）。

二、事实型数据库

1、中药数据库

（1）**中医药文化教育资源库：**首都医科大学继续教育数字化学习资源（网址：http：//zykf.ccmu.edu.cn/）。

（2）**中国医药信息网：**由国家食品药品监督管理局信息中心研制。共建有 20 余个医药专业数据库，提供直观、快捷的检索手段（网址：http：//www.cpi.gov.cn/），主要内容包括政策法规、产品动态、市场分析、企事业动态、国外信息、药市行情等，现已成为国内外医药卫生领域不可缺少的重要信息来源。

（3）**中国医药网：**中医药专业平台，涉及中医药基础知识、针灸推拿、名医风采、药材图谱、药膳食疗、难病诊治及保健养生等方面的内容，提供最新中医药资讯、中药材价格行情信息。（网址：http：//www.pharmnet.com.cn/tcm/）检索平台（http：//www.pharmnet.com.cn/search/）

（4）**中国医学生物信息网：**全面、系统、严格和有重点地搜集、整理国际医学和生物学的研究信息，包括各种原著、综述、web资源。通过对其加以分析、综合，为我国医学和生物学的教学、科研、医疗和生物高技术产业的开发提供信息服务。（网址：http：//cmbi.bjmu.edu.cn/）

（5）**国家医药卫生科学数据共享工程—中国药学与创新药物科学数据网：**由国家科技部研制。目前提供了国产药品数据库、药品商品名通用名称数据库、药品行政保护数据库、药品生产企业数据库、药品说明书（非处方）数据库、药物不良反应数据库、进口药品数据库、国家基本药物数据库等31个专业数据库的元数据及数据库内容查询功能。（网址：http：//www.pharmdata.ac.cn/）

2、医药学数据库

临床医药学知识互动平台： 一款开放式的临床医药学相关知识的交互交流平台，平台提供智能化的交互功能及科学严谨的临床医药学素材库，整理编撰了跟临床相关的医药学专业知识及动态。（网址：http：//cmkd.juhe.com.cn/）

中华中医药针灸大全·计算机软件系统

由北京中医药大学、中国中医研究院（现中国中医科学院）、上海中医药大学、天津中医大学、中国中医研究院广安门医院、北京中医药大学第一附属医院、北京市中医医院、中国中医研究院西苑医院、世界中医联合会、中华中医药学会、中日友好医院等单位的全国中医药针灸各科著名专家、研究员、教授百余位用近七年的时间，旁搜历代医学典籍，择精录优，探秘录宝，在德高望重的中医药针灸专家的指导下，编制了当今中国及世界最全面、内容最广泛的集文字、图片、视频等为一体的中医药针灸计算机软件系统《中华中医药针灸大全》。

本系统涵盖了中医药的所有学科，应用领域极为广泛。其中摄录了近百位老中医的独家绝学，有长达1500小时的珍贵视频资料；采集了11000多味药材标本图片；搜集整理出50000多史存经方、验方、单方、秘方；拍摄了15万余张珍贵图片；灌制了3000余人的现场录音；更汇编了全套中华传统功法、养生药膳、药茶、药酒及美容食疗古方，并系统讲解了中医针灸、拔罐、刮痧、按摩推拿等治疗方式。除了具备大量详实的中医药知识可供快速查询外，还拥有智能辨病、辨证，以及智能开方、验方等创新功能，依托文字、图像、视频形式呈现了中医理论及实践临床技巧，开创了中医药现代教育的先河。

《中华中医药针灸大全》系统特点：

一、智能性强：将深奥、根深而又广博的传统中医学理论、临床诊疗技术与现代高科技计算机编程技术相结合，化为可供用户迅速查找使用的方式应用于临床。

二、资料方面：搜集了大量的古代资料、中医针灸理论、图解、影视资料。

三、适应面广：编制深入浅出，以智能、全面、实用、易学为出发点，既是青年学生的良师益友，又是名医专家的好助手，既能使中医初学者快速入门，又可使普通使用者做到保健养生不求他人，可供不同层面的中医药工作者和中医药针灸爱好者及现代家庭使用。

四、查询敏捷：1秒钟可迅速查出你需要查找的中药名、方剂名、证型名、中药功效、方剂功效、人体经穴图、快速验方、人体正常值、有毒中草药等平时急需常用的内容。[中药名]、[有毒中草药]，可查所有药物的功效主治、性味归经、现代研究、历史文献、药品图片、解毒方药等。[方剂名]，可查该方来源组成、加减用法、功效宜忌及对该方的药物查询和方药加减。[中药功效]、[方剂功效]，可查该药性味归经、功效主治、现代研究、历史文献、药品图片等。[人体正常值]，可查明细、正常范围、临床意义等。[中医证型名]，可查各证型应有症状、病因病机、治疗原则、同时显示代表方剂及组成等，每一药方都可按当前病员实际体症进行智慧加减、存档、打印。

《中华中医药针灸大全》详细介绍：

《中华中医药针灸大全》是快速传承中华中医药文化的最佳载体，它以现代信息科技为手段，内容涵盖了中医药的所有学科，包括中华中医大全、中华针灸大全、中华中药大全、中华中医名著（古善本影印件）、中医多媒体智能诊病系统、著名专家针法、中华美容妙方、中华药膳秘方、中华药茶药酒大全、中华易经学、中华传统功法、资料汇编等十二大部分。

一、《中华中医大全》包括：中医理论、辨证论治、辨病论治、历代名方、手诊手疗、足诊足疗、中医保健、快速验方、中医名著、舌诊研究。

1. [中医理论] 全面涵盖了中医药、针灸学科的全部大学基本课程。

2. [辨证论治] 是近百位著名中医药专家、教授及历代名方根深而又广博的传统中医学理论、临床诊疗技术与现代高科技计算机编程技术相结合，化为可供用户迅速掌握的方式应用于中医临床。[辨证论治]的望、闻、问、切四诊中，用户用鼠标点出病员所诉当前身体最痛苦的症状和体征，《系统》会自动进行分析、综合、辨证。在辨出患者病症后，即出治疗方法，出患者病证型，处方名，方出何处，还可查询组方中所有药物资料、图片等，每个处方还详细介绍随症智能加减药物，并根据医师可随机存入患者档案，并可打印处方。

3. [辨病论治] 共涵盖了近所有病症处方。点击[辨病论治]方可即刻出现各科及各种病症的概述、中医处方、针灸处方、证型治法、方名、处方、功用主治、用法用量，并能即刻查询处方内的每一味药的药性、功效、用法用量、注意事项、临床应用、历史文献、现代研究及药物图片，共计 35000 个名方及经方。

4. [历代名方] 经北京中医药大学、中国中医研究院教授、研究员搜集编入了共计 26000 个名方、经方。每一个处方都有方名、来源、加减用法、方解、功效禁忌，并能迅速查询处方内每一味药的药性、功效、用法用量、注意事项、临床应用、历史文献、现代研究及药物图片等。[历代名方]还设置了快速查询，用 1 秒钟的时间就可查询到您所要查询的名方。

5. [快速验方] 它的功能是为了检验医生的基本功，可把任何医生所开的处方与《系统》中的名方、经方对比查询。

6. [手诊手疗] 系统地介绍了手部、足部的全息图、解剖图，并介绍了手、足与脏腑经络的内外关系，手穴、足穴、常见病的手、足特殊治法等。

7. [中医保健] 包涵了食补与药膳养生、保健与预防、保持心理健康、四季养生法等。

8. [人体解剖学] 包涵了人体解剖学理论部分，配有示意图，并配制了 1200 张彩色解剖图。

二、《中华中药大全》包括：

中药名称、中药产地、中药炮制学、中药药性、中药的配伍、中药的用药禁忌、中药的剂量和用法及可迅速查询近 6200 味中草药的药名、每一味药的药性、功效、用法用量、注意事项、概述、临床应用、历史文献、现代研究、图片。

三、《中华针灸大全》包括：

经络腧穴学、经络腧穴图、刺法灸法学、针灸治疗学、子午流注针法、拔罐疗法、按摩推拿学、著名专家针法、传统功法、断面穴位解剖图、刮痧疗法、资料汇编、针灸医籍选、针灸处方、各种针具展示。

1. [经络腧穴学] 包涵了经络总论、腧穴总论、十四经学、经外奇穴的理论及十二经脉的循行动画图、示意图，十四经学的每个穴位示意图、解剖图、取穴演示、针法演示，详细介绍了十四经学、经外奇穴的类别、体表定位、层次解剖、功用、主治、针灸方法、释名出处、临床举要、现代研究等。

2. [经络腧穴图] 详细制作了十四经学与经外奇穴的示意图、解剖图、取穴演示、针法演示。

3. [刺法灸法学] 详细介绍了毫针的构造、规格、针刺练习（包括实际操作演示）、灸法的理论及各种灸法的实际操作演示，三棱针、皮肤针、皮内针、电针、水针、头针疗法和耳针疗法的理论叙述及实际操作演示。另外，还用视频记录了中国著名针灸专家的特殊刺法的演示，如深刺天枢穴、深刺中腕穴、深刺精明穴、深刺哑门穴、深刺太阳穴、深刺下关穴、阳陵泉穴透阴陵泉、膝阳关穴透刺曲泉穴等。

4. [针灸治疗学] 包括了针灸治疗学、世界卫生组织推广针灸主治 43 种病症的处方、著名专家及历代针灸处方，在每个针灸处方中都可迅速查到处方中每个穴位的详解、示意图、视频演示、取穴方法、视频演示穴位刺针方法。

5. [著名专家针法] 包涵全国多位著名针灸专家的真实针灸治疗实例共 61 个病例，真实地记录了著名针灸专家的高超的针法，在编辑著名针灸专家临床治疗的实际治疗中，把专家针刺的每个穴位都标明中文、汉语拼音、国际代码，演示共计 32 小时左右。

6. [拔罐疗法] 详细介绍了拔罐的理论的文字介绍，并用视频介绍了各种拔罐操作演示。

7. [按摩推拿学] 有文字的详细讲解推拿按摩的理论，并有著名骨伤科专家的全面推拿按摩的演示（2 小时）。

8. [刮痧疗法]、[断面解剖图]、[资料汇编]、[针灸医籍选] 涵盖了刮痧疗法的作用机制、治疗原理及作用，并介绍了刮痧疗法的工具及其使用方法，还详细介绍了刮痧治疗各科疾病的方法；穴位断面解剖图包括了所有十四经许内的所有穴位断面解剖及经外奇穴部分穴位断面解剖图；资料汇编包括各种针具展示、二十四节气表、中医药词典、针灸歌赋选、各国医师法；针灸医籍选包括古代手稿甲乙善本影印件 200 余本：扁鹊针灸纂要、经络图说、针灸甲乙经、铜人腧穴针灸图经等。

四、《中华传统功法》

详细介绍了古代功法名著及图谱的影印件数十本，其中有各种古代硬功法的练习和图谱；八段锦、五禽戏、六字诀、易筋经、基本刀术、三十二式太极剑、二十四式太极拳、杨式太极拳、陈式太极拳、吴式太极拳、孙式太极拳、武式太极拳等传统功法的历史、特点、练习要领、动作说明等以及其他功法类的参考资料。

五、《中华美容妙方》

中共有 8000 多个美容妙方，每个妙方都介绍了方名来源、组成、功效主治、制剂用法等，并可迅速查询有关药物的详解。

六、《中华药膳秘方》

中约有 2600 个药膳秘方，系统介绍了各种疾病应食用的药膳秘方，每个药膳秘方包括配料组成、制作方法、功效主治、使用注意事项，并能迅速查询组成的各个药物的详解。

七、《中华中医名著》

包括了中医、中药、针灸、推拿、骨伤等古代手稿的影印件，共计 100 多本中医名著，其中 90% 属国家级甲善本、乙善本古书，还有些是中医药针灸的稀世珍宝，也是第一次展现在中医药学者面前。

八、《资料汇编》

包括了中华药茶大全、中华药酒大全、中华易经学、抗癌与食疗、保健与养生、煎服中药常识、食物搭配表、化验指标表、英汉中医词典、中国历代主要医家现存著作大系表等。

九、《中医诊病系统》

包括了辨证论治、辨病论治、针灸治疗系统、推拿按摩治疗、刮痧治疗、药膳疗法、药酒疗法、药茶疗法、美容疗法，在本系统中随时可以用各种疗法治疗患者的各种疾病，并能储存患者病案，也可迅速查询以往病案，还可迅速查询处方的每个药物的详解等。此系统可根据医生的诊所名称，设置处方标题等，并立刻予以打印处方。

脉诊、舌诊辅助诊疗系统

辅助诊疗系统是指利用计算机技术，辅助医师记录病情、参与辨证辨病、提示诊断、协助处方以及进行某些远程医疗和教学的计算机辅助系统。

舌诊脉诊辅助诊疗系统NX-Ⅱ是北京中医药大学赵翠敏教授的科研成果，设定的运行环境在中文 Windows 2000/XP/2003 下，使用 C++ Builder 开发。运行硬件平台为 Pentium IV 2.4GHz，1G 内存，显示器分辨率为 1024×768，配有彩色高清晰数码舌诊图像采集装置、多参数脉诊采集装置、舌图识别系统和中医脉诊数字化检测系统。软件运行平台为中文 Windows2000/XP/2003 及 SQL 数据库系统客户端。

中医辅助诊断系统主要实现患者基本信息（姓名，年龄，性别）采集，主要症状、次要症状信息采集，并通过脉诊仪进行脉搏信息采集，确定脉诊类型，通过舌诊设备得到舌象数据，并将得到的数据汇总，然后进行数据库比对，得到与患者病症相关的处方以及数据库中的处方与患者病症之间的相似度，然后经过医生的人工确诊，得到最终的处方，最后将患者信息、病症信息、处方信息存入数据库待查。

中医辅助诊疗系统的主要功能是参与诊断，辅助临床，但它还有一些其它功能。例如用户管理功能、基本参数管理功能、数据库管理功能、学习系统功能。

舌诊脉诊辅助诊疗系统NX-Ⅱ数据库主要模块包括：

1.患者医师信息模块 患者基本信息在数据库里是即录即存的。

2.病症信息模块 在数据库中，我们建立两个表，分别是病症信息表和患者症状表，这两个表有相关性，通过症状的输入，可以与病症信息表的相关条目对应，从而得出该患者的可疑病症列表。

3.辅助辨证模块 利用已经采集到的医生望闻问切后输入到计算机的主观信息、仪器采集到的多路脉诊信息和舌诊信息，使用辅助辨证模块进行自动辨证。辅助辨证可根据模糊判别模式模拟建库者的临床经验进行中医辨证，报告参考的诊断结果，对每一参考结果给出诊断可靠的评分，选择最佳诊断进行立法处方等，并能打印出完整的病历及处方。如果医生对结果有异议，可以随时修改和补充。

4.治则与方剂子系统 治则方剂数据库是辅助诊疗系统的重要组成部分。经过辨证分析后得到的证候，按照中医的理法方药理论，确定治则，根据《方剂学》、《中医内科学》给出相应的处方，包括相应的方剂的主治、功效、组成、用法等，可在临床门诊过程中，随时根据需要直接调用各种处方，亦可辅助中医方剂教学。

5.中药学习模块 本数据库还设置了中药学学习软件，包括四百多个常用药物的药物基源、处方名称、性味归经、药性说明、应用、功效鉴别、用法用量、使用注意及图片资料共九项内容。其中图片资料是995幅中药图片。

6.方剂学学习系统 包括常用二百一十六条方子，主要介绍了方剂名称、分类、所属剂型、组成、功用、方歌、主治、用法。

7.本数据库收集了清晰的经络走形图和针灸穴位图及由脉诊采集装置采集的特色脉图。

2013

国醫年鑒

GUOYI NIANJIAN

十一　治未病与亚健康

一、治未病健康工程进展

1 陕西首家中医“体检养生中心”成立

2012年，陕西省首家集健康体检、管理、调理、养生为一体的中医“体检养生中心”在陕西中医医院挂牌成立。新成立的中医“体检养生中心”依托陕西中医医院医疗资源，聘请该院知名中医专家教授对体检每个环节指导、把关。除对体检者提供健康评估报告外，还根据每位体检者需要开辟快捷绿色就医通道，针对亚健康个体采取针对性调理并进行全方位养生保健指导。

新成立的陕西首家中医“体检养生中心”体现了“未病先防，既病防变”的中医特色优势。在遵循中医“三因制宜”的法则下，为体检养生者提供独具中医特色的辨证施治、调理、预防、养生的保健理论及方法，变被动的疾病诊治为主动的健康促进，满足了体检养生者预防疾病、促进健康的需求。

“陕西省中医医院便秘诊疗中心”同时揭牌成立。该中心以临床为重点，以科研为突破口，组织协调脾胃病科、放射科、外科、肛肠科、针灸科等相关科室，针对便秘个体，发挥中医特色优势，制定个性化诊治方案，逐步形成特色鲜明的便秘诊治模式。

2 首期“全国百项亚健康中医调理技术培训班”圆满举办

为了响应国家中医药管理局关于中医预防保健服务体系的构建，以及国家中医药管理局在全国确定的21个试点城市的非医疗中医养生保健服务机构基本标准的文件落实。2012年2月25日，中和亚健康服务中心主办，河北省保定市卫生局中医处承办，北京康道利源国际医学研究院协办的首期“全国百项亚健康中医调理技术培训班”在河北省保定市横兴中西结合医院二楼会议中心顺利开班，更好的推进了中医养生保健机构人才技术水平。出席本次培训班的领导及专家有：国家中医药管理局机关服务局孙涛局长，中和亚健康服务中心朱嵘常务副主任，河北省中医药管理局陈振山副局长，河北省保定市卫生局中医处吴伟民处长、北京中医药大学针灸推拿学院林彩霞教授、卫生部中日友好医院魏育林教授、山西运城中医小儿推拿学校孙德仁校长等。

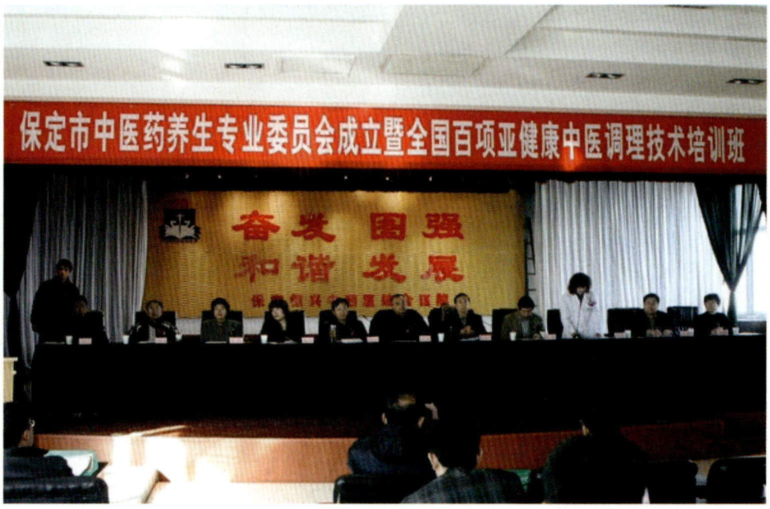

保定市各个中医养生保健机构负责人及技术骨干200余人参加培训学习，培训主要内容为：中华中医药学会及中和亚健康服务中心历年来在全国评选的百项亚健康中医调理技术。专家及技术提供单位老师传授了精彩的亚健康经络调理技术、亚健康音乐调理技术在养生保健机构的应用，进行了少儿推拿调理技术、扶阳调理技术等实用性技术的学习与交流。为中医养生保健机构人才继续教育学习及人才技术水平的提高奠定了良好的基础。计划近期在保定市举办第二期全国百项亚健康中医调理技术培训班，更好的为中医养生保健机构培养实用性、技能型人才。

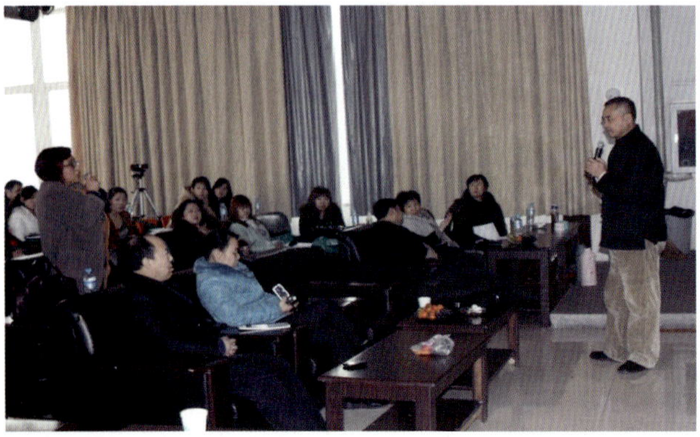

国家中医药管理局机关服务局局长、中和亚健康服务中心主任孙涛教授现场为学员答疑解惑

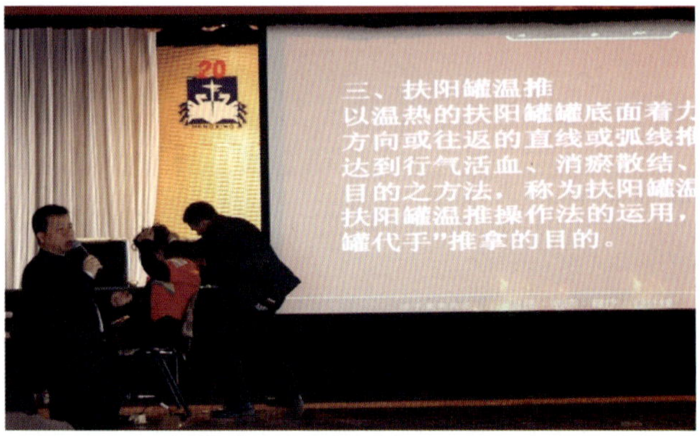

胡木明总经理现场为学员讲解扶阳调理技术在亚健康症状上的应用

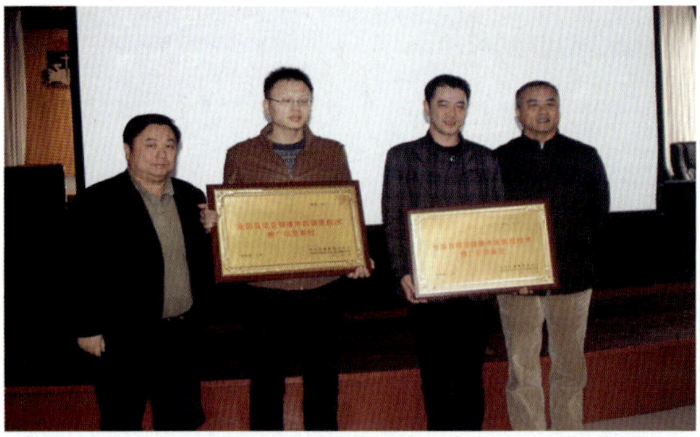

国家中医药管理局机关服务局孙涛局长、中和亚健康服务中心朱嵘常务副主任为获批百项亚健康中医调理技术推广示范单位的单位授牌

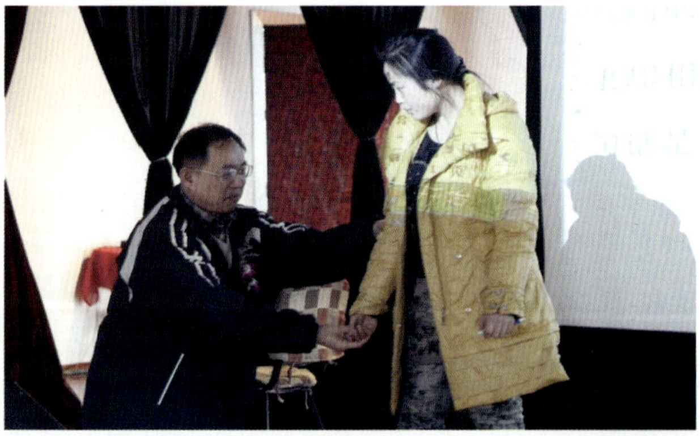

山西运城中医小儿推拿学校孙德仁校长手把手教学员学习少儿亚健康调理技术

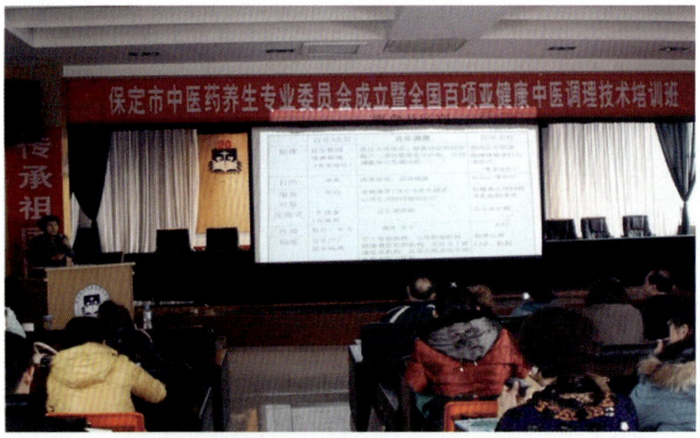

卫生部中日友好医院魏育林教授现场为学员讲解亚健康音乐调理技术在养生保健机构的应用

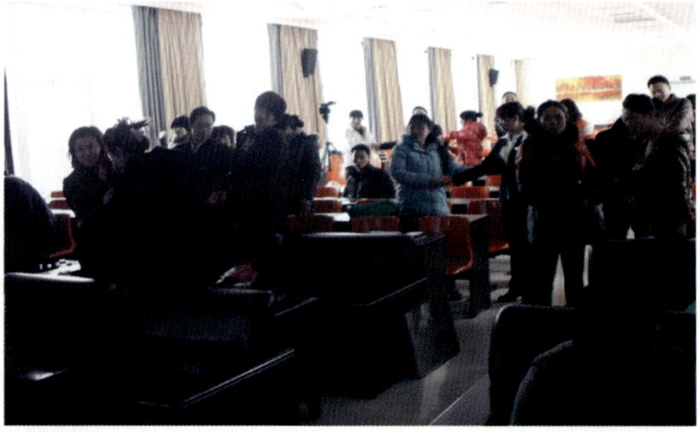

学员现场积极与老师互动，相互兴奋的演练着刚学到的新技术

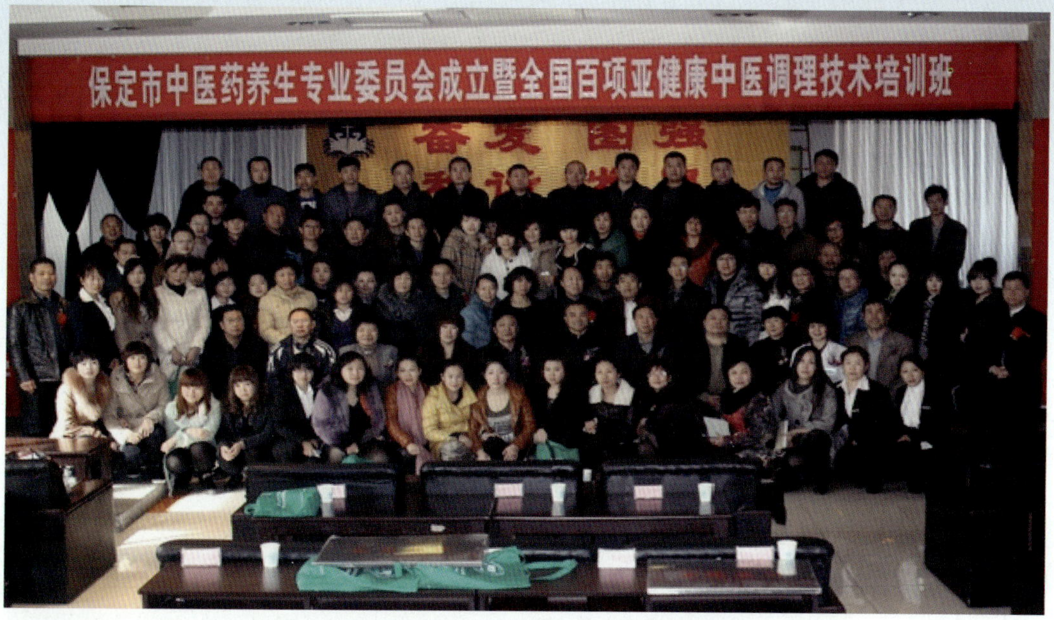

学员与领导、专家在培训班结束后合影留念

3 浙江开发中医药养生游

2012年浙江省将评定一批中医药文化养生旅游示范基地，大力推动旅游与中医药养生产业融合发展，并推出中医药文化养生旅游线路。

根据浙江省旅游局与省卫生厅、农业厅联合印发的通知，浙江省中医药文化养生旅游示范基地类别分别为中医药生态旅游基地、中医药人文旅游基地、中医药养生保健旅游基地。

据浙江省旅游局政策法规处有关负责人介绍，此举旨在更好地满足人民群众日益增长的健康养生和精神文化需求，结合“欢乐健康游”主题，积极探索旅游与养生保健的发展模式，培育新的旅游消费热点，促进全省中医药文化养生旅游业发展。

4 亚健康中医体质辨识与调理学术大会举行

2012年4月，由中和亚健康服务中心主办的“首届亚健康中医体质辨识与调理学术大会暨四季康美体质养生权威发布会”举办。

会议以学术交流和成果应用推广为主题，围绕亚健康中医体质辨识、亚健康中医体质调理、亚健康中医体质服务模式及规范等方面，交流最新的科研成果和先进经验。

会议同时举行了《亚健康中医体质辨识与调理》教材首发揭牌仪式、《亚健康服务工作规范——中医体质辨识与调理》首发仪式。会上，中和亚健康服务中心授予四季康美集团获亚健康专业培训基地、亚健康管理服务示范基地、亚健康检测示范基地、亚健康干预产品示范基地牌匾。

5 全国首家红外亚健康检测服务基地落户久美神话养生会所

2012年5月25日，全国亚健康红外检测协作网长沙服务基地正式建成，中和亚健康服务中心主任孙涛教授亲自为长沙基地揭牌。承担长沙服务基地建设的久美神话养生会所，是一家知名的亚健康专业服务机构，以服务专业、操作规范、经营稳健在湖南养生界广受称誉。此次长沙服务基地的揭牌，标志着中和亚健康服务中心主持建设的全国亚健康红外检测协作网拉开了快步建设的帷幕。

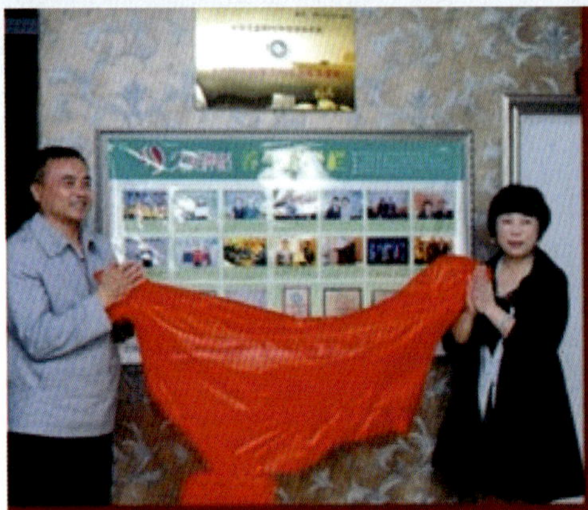

▲ 国家中医药管理局机关服务局孙涛局长为长沙红外检测基地落户长沙揭牌

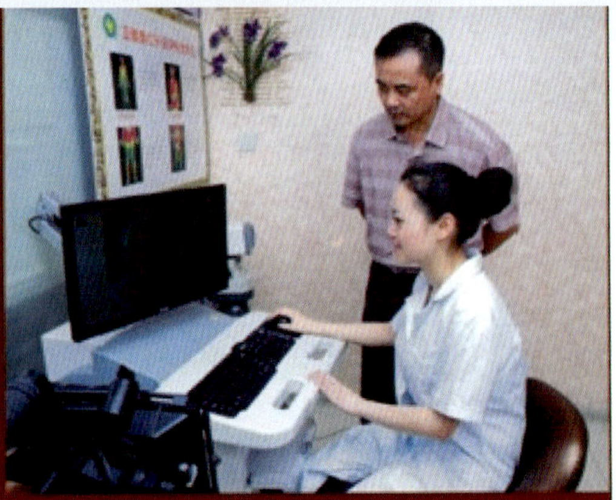

▲ 孙涛局长在观看红外检测师李敏操作

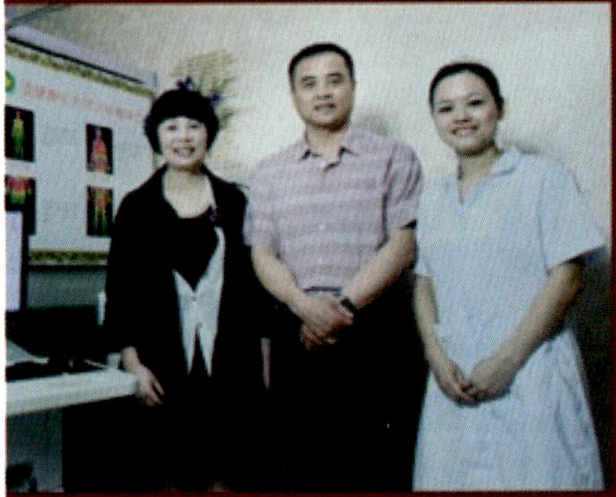

▲ 孙涛局长、毛艺竣、红外检测师李敏合影

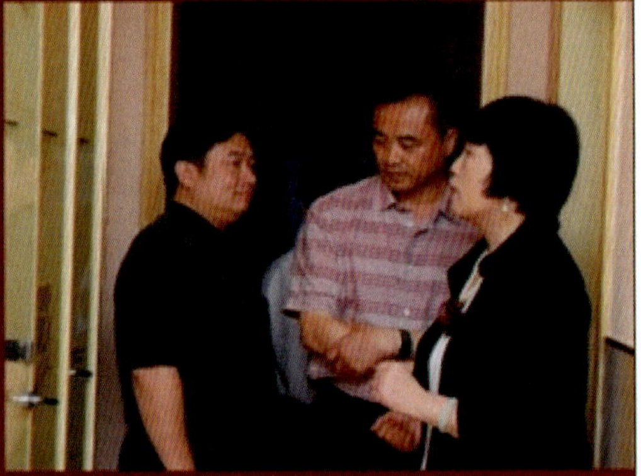

▲ 中和亚健康服务中心孙涛主任、朱嵘副主任就红外检测项目交谈

自2006年以来，国内相关研究机构开始将红外热成像检测技术与传统中医理论思想结合进行科研，在中医辨体与辨证的应用研究方面取得了初步的成效。2008年，国家中医药管理局正式立项对红外热成像技术开展研究，首期课题《热成像技术图像采集规范研究——医用摄像环境标准化研究》由中和亚健康服务中心承担并完满结题，并在此基础上陆续开展了《乳腺癌红外热图征像与中医证型关系规律的研究》等相关重大专项课题研究。

2010年7月，红外热成像检测技术以其在亚健康领域筛查无辐射、无痛、无创、实时动态及中医可视化等技术优势，作为亚健康人群的常用检测设备和干预亚健康效果的评价设备顺利入选了由中和亚健康服务中心承担的中国/世界卫生组织二期研究课题——“制定干预亚健康人群的适用标准和评价方法”。

为进一步发挥中医“治未病”优势，响应国务院2009年22号文提出积极探索构建“中医特色明显、技术适宜、形式多样、服务规范”的中医药预防保健服务体系的号召，进一步推进“十一五”国家科技工作者支撑计划设立的“中医‘治未病’及亚健康中医干预研究”重点项目的共建，规范亚健康服务模式，推广专业的亚健康检测调理技术项目与产品，推动亚健康产业发展，提高社会上亚健康服务机构的检测服务水平，中和亚健康服务中心结合目前国内亚健康服务行业的现状，提出了组建全国亚健康红外检测网络暨省、市级亚健康红外检测服务基地的规划。

建成后的亚健康红外检测服务基地将是具有国内一流的亚健康检测、评估、干预人才队伍、一流的科研条件与硬件环境；临床检测与学术科研有机结合；在亚健康检测服务的示范和创新方面发挥龙头作用的新型的现代化的综合性服务基地。建成后的基地将承担起重大、疑难疾病的早期亚健康状态的预警筛查和防治研究，亚健康临床研究重大项目的设计、组织、实施和质量控制，亚健康临床诊疗技术和干预方法、产品的筛选、评价、规范和标准研究推广，优秀亚健康临床检测、评估、干预、调理人才的培养，亚健康临床信息和数据的采集、整理和分析，亚健康对外交流与合作的窗口等任务。

【链接1】红外检测的非凡意义

避免养生乱象 建立有序市场

在红外检测出来之前，市面上的检测仪器名目繁多，虽能起一定的判定作用，但缺乏权威检测标准。导致盲目养生的乱象出现，民众信任度降低，在一定程度上遏制了养生行业的健康发展。

中医可视化 获得国际认可

一直以来中医在国际上的认可度颇低，就因为缺乏依据。中医望闻问切诊断病情是根据经验和悟性来的，因此很难被全世界复制和认同，红外检测的出现就成了中医可视化的依据，变得有据可循，有图可依，逐步获得国际认可。

消费者放心 养生机构省心

红外检测针对体质辨识更准确，并能通过经络脏腑腧穴找出问题根源，结合中医一元整体观的理念，调理见效快，消费者满意，为养生机构树立良好口碑，利于机构的良性发展。

【链接2】关于中和亚健康红外热像仪

中和亚健康红外热像仪是由中和亚健康服务中心、中电科技集团红外工程技术有限公司、北京好来医学科技有限公司、北京正雍医院管理有限公司共同研发的一种拥有自主知识产权的亚健康评估诊断系统，通过接受人体辐射出的红外线，并经过计算机处理以热图的形式客观地记录人体热场分布，用专用软件加以分析比较，以反映机体的亚健康功能状况。

红外热像技术发展到与CT、MRI、B超等形态学检测技术完全不同的一种功能影像技术，它以全新的视角锁定细胞相对新陈代谢强度，是一种反映人体生理、病理等亚健康状态的功能影像技术。

中和亚健康红外热像技术的应用是将人体作为一个相互关联的整体，对亚健康状态做出全面的综合分析，并依据此提出整体的亚健康干预方案。

6 治未病将衔接慢病管理充分发挥中医药“简、便、验、廉”的特点

2012年7月9日，卫生部召开新闻发布会，介绍我国慢性病防治工作进展情况。卫生部疾病预防控制局副局长孔灵芝在答记者问时表示，中医“治未病”工作跟慢性病防治工作关系非常紧密，卫生部和国家中医药管理局会进一步加强联系。

卫生部通报，目前我国确诊的慢性病患者已超过2.6亿人，因慢性病死亡占居民总死亡构成的85%。慢性病在疾病负担中比重达70%，已成为重大公共卫生问题和社会问题。

日前卫生部等15部门联合制定的《中国慢性病防治工作规划（2012-2015年）》中提出，在慢性病防治工作中，坚持中西医并重，充分发挥中医药“简、便、验、廉”和“治未病”的特点。现在国家中医药管理局在社区推行中医“治未病”的试点，跟慢性病的防治工作关系非常紧密，卫生部将在工作中进一步加强联系。

7 首期《少儿中医养生保健技术妈妈培训班》在上海成功举办

全国首期《少儿中医养生保健技术妈妈培训班》于2012年9月8日在上海俊辰健康咨询事务所成功举办。此次培训班还得到了北京中医药大学、广州中医药大学、山西运城少儿推拿学校等高等院校少儿及医学领域相关专家的大力支持。

中华中医药学会亚健康分会主办，中和亚健康服务中心----少儿亚健康推拿调理技术推广办公室、四季康贝（北京）健康科技有限公司、上海俊辰健康咨询事务所承办，培训班有来自上海及周边地区的多名学员参加，学员中虽然年龄跨度较大，但学习热情极高，气氛活跃，大家纷纷表示，学好少儿推拿及少儿中医养生保健技术不仅自家孩子受益，还可以惠及周边邻里，通过系统深入学习还可以就业或创业。

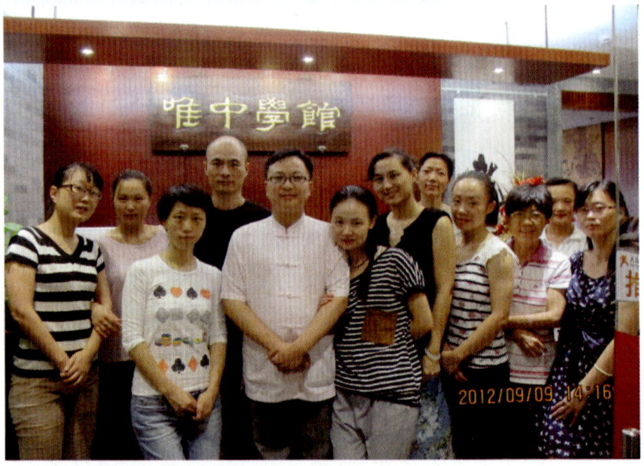

首期培训班全体师生合影照

2012年9月9日培训班在理论操作与实际操作相结合的方式完成结业考试，学员们均表示妈妈培训班虽然时间较短，但意义重大，一方面可以有效解决家长在日常生活中所面临的常见儿童健康问题，另一方面可以整体提高我国儿童身体素质，是一件利国利民的大事。部分学员表示此类培训班应当经常举办，及时向家长宣传有效的中医养生保健技术。

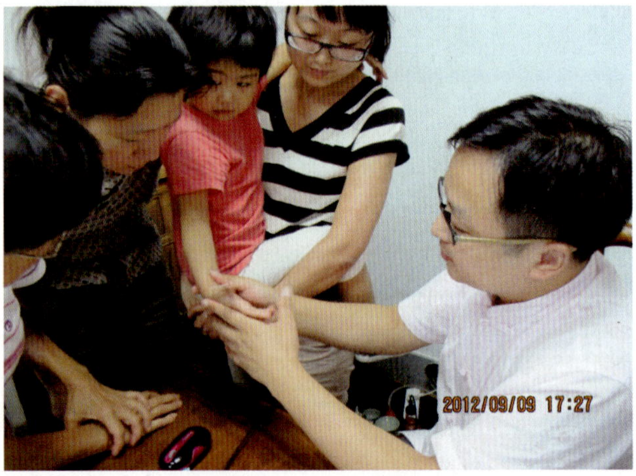

培训学员正在进行现场实操学习

举办单位上海俊辰健康咨询事务所董事长沈建表示，将积极培训中和亚健康服务中心、中华中医药学会亚健康分会，与四季康贝（北京）健康科技有限公司密切合作，共同推动妈妈培训体系的建设，为构建少儿预防保健服务体系而努力。

8 “治未病”养生高峰论坛在港举行

由香港贸易发展局、现代化中医药国际协会主办，国家中医药管理局协办的第十一届国际现代化中医药及健康产品展览会暨会议8月16日在香港开幕。围绕本届中医药专业会议“重大疾病药物研发与中医药养生保健”的主题，“治未病”养生高峰论坛同期举行，对中医“治未病”理念作了全方位的研讨，为国内外众多知名中医界养生专家提供交流平台。

国家中医药管理局副局长李大宁、美国哈佛大学医学院David Eisenberg博士、天津中医药大学校长张伯礼院士等众多国内外知名医学界领导专家共同出席论坛，并围绕“治未病”养生理念进行成果展示和学术研讨。

会上，李大宁副局长介绍了国家在“治未病”工程上制定的政策，张伯礼院士畅谈了中医治未病与养生的关系，David Einsenberg博士探讨了中医及现代医学对健康的认识。此外，大会还邀请广东省中医院副院长杨志敏教授和卢传坚教授作养生保健的主题演讲。

9 首届全国中医药与少儿健康学术大会在京成功举办

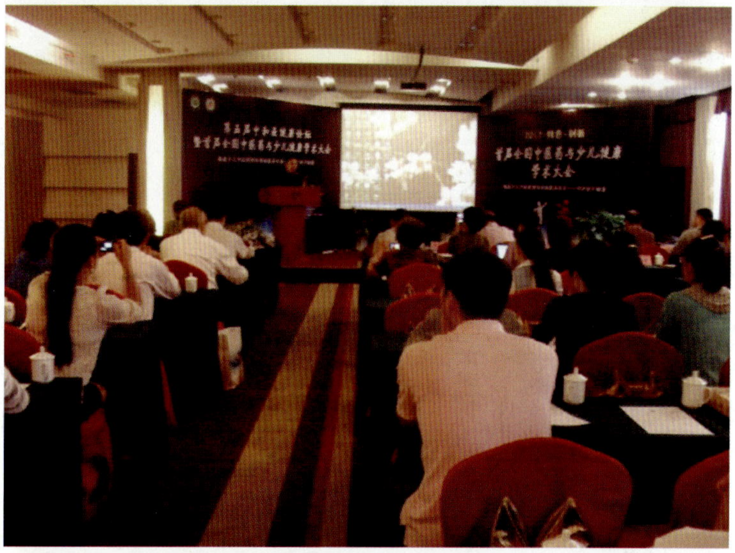

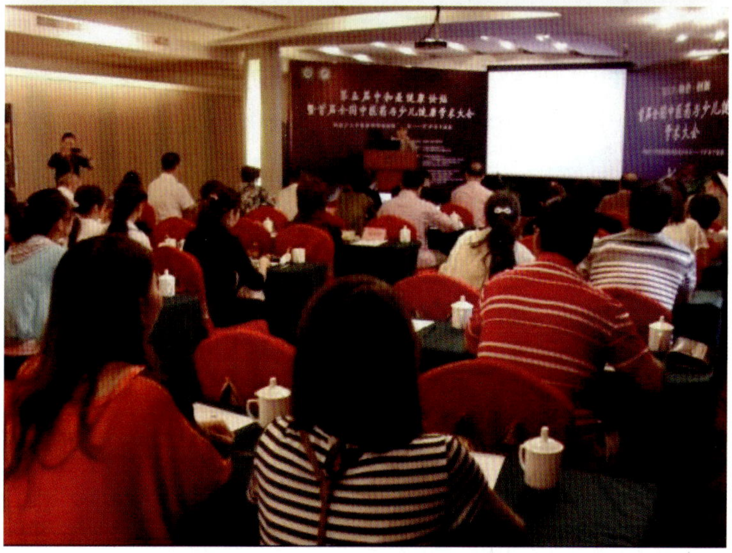

首届全国中医药与少儿健康学术大会于2012年9月22日在北京亚奥国际大酒店成功召开。本次学术大会由中和亚健康服务中心、中华中医药学会亚健康分会主办，中和亚健康服务中心----少儿亚健康推拿调理技术推广办公室、四季康贝（北京）健康科技有限公司、深圳同乐金色阳光幼儿园及山西运城中医小儿推拿学校承办。国家中医药管理局中和亚健康服务中心有关领导出席并致辞，国内资深儿科专家教授做了专题学术报告，各个治未病中心领导、中医药儿科专家、少儿健康产业相关负责人、以及来自全国各地幼儿园的领导参加了本次大会。

本次论坛的主题为：构建少儿中医药预防保健服务体系——守护孩子健康。本次论坛的目的是：探讨中医药在少儿预防保健中的新思路、新方法，增强中医药在全国少儿预防保健产业中的自主创新能力，推广少儿中医药预防保健的新技术、新方法，开发中医药干预少儿健康新技术，加快我国少儿健康产业的发展。本次论坛倡导继承创新，倡导学术交流，倡导科普宣传，倡导学科建设，倡导临床科研，倡导专业规范服务，倡导合作共赢。本次论坛分为：开幕式、主论坛和学术交流三部分。开幕式与第五届中和亚健康论坛开幕式合并。主论坛、学术交流单独举行。

会议由山西运城中医小儿推拿学校校长王建红主持，中和亚健康服务中心常务副主任朱嵘就论坛主题对少儿预防保健服务体系相关政策做了重要发言，并为少儿亚健康推拿调理技术推广示范单位、促进少儿推拿事业的单位及个人授牌。

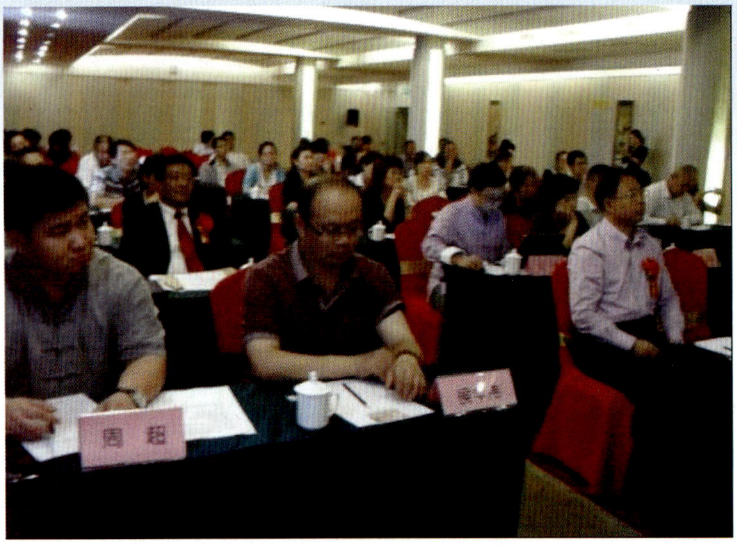

中华中医药学会儿科分会常务委员、少儿健康论坛主席孙德仁教授就构建少儿预防保健服务体系相关技术和方法做了重要报告，湖南怀化医学高等专科学校针灸推拿系主任、湘西少儿推拿学术继承人彭进教授针对“少儿五经推拿”在少儿预防保健中的作用做了精彩阐述、北京中医药大学针灸推拿学院侯中伟博士以中医膏方与少儿推拿相结合的新思路做了专题报告，中国中医科学院硕士生导师彭锦教授出席了本次会议。在本次论坛上深圳市同乐金色阳光幼儿园刘诗芬园长向参会代表介绍了健康快乐幼儿园四季预防保健运营模式，上海俊辰健康咨询事务所沈建董事长与参会代表分享了少儿健康调理中心的运营体系构建及营销模式。会场气氛活跃，时时报以热烈的掌声，论坛在大家的掌声与微笑中取得圆满结束。

9月23—24号部分代表参加了少儿亚健康推拿调理师培训，少儿推拿专家王建红教授对少儿日常养护系列推拿手法的运用及标准手法操作向培训学员耐心讲解，并积极带领培训学员现场实操，谢青云老师针对少儿四季养生中医保健操的原理、实际操作做了详细阐述，并带领大家现场操作，尹绪文老师针对少儿预防保健服务体系的构建及相关干预产品的使用做了系统的解读与培训，各位培训学员认真学习交流，积极主动提问，针对自己在技术和市场方面存在的问题与困惑与各位老师展开了广泛的交流，大家在专家的指导和探讨中掌握了少儿推拿技术操作规范。

9月24日上午，培训班举行了严格的结业考试。

10 “百项亚健康中医调理技术推广活动中国行”大型公益活动深圳站启动仪式暨第二期全国“百项亚健康中医调理技术培训班”胜利举行

为了进一步提高中医药养生保健技术在亚健康调理上的应用，建设专业化的亚健康调理机构，促进亚健康产业的发展，推动中医药产业的发展和壮大，由中和亚健康服务中心、中华中医药学会亚健康分会主办的“‘百项亚健康中医调理技术推广活动中国行’大型公益活动深圳站启动仪式暨第二期全国‘百项亚健康中医调理技术培训班’”于2012年10月26日-28日在深圳市南山区中南海滨大酒店胜利举行。

国家中医药管理局机关服务局局长、中和亚健康服务中心主任孙涛先生、中和亚健康服务中心朱嵘常务副主任、深圳市卫生和人口计划生育委员会中医处廖利平处长、深圳市亚健康学会领导于宗祥先生、深圳市抗衰老研究会李光会长、湖南省医学专科学校附属医院彭进院长、深圳市四季康贝集团周超董事长、湖南新汇科技有限公司何述金董事长、世界中医药联合会亚健康专业委员会魏育林秘书长、北京松瑞源医学研究院赵宏院长、北京太极和合科技发展有限公司郑继兵总经理、株洲扶阳医疗器械有限公司胡木明总经

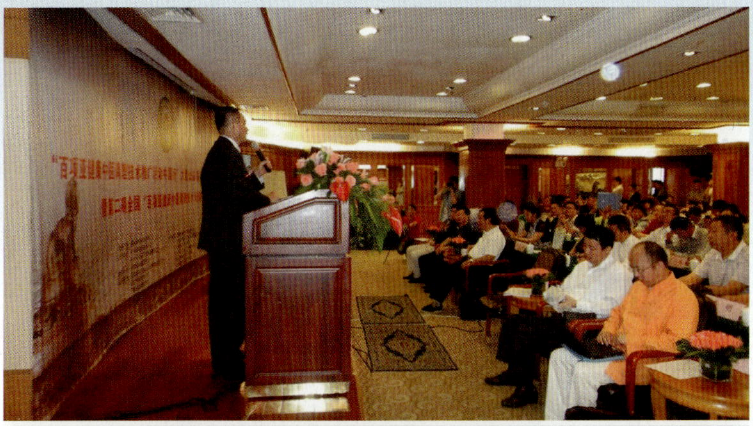

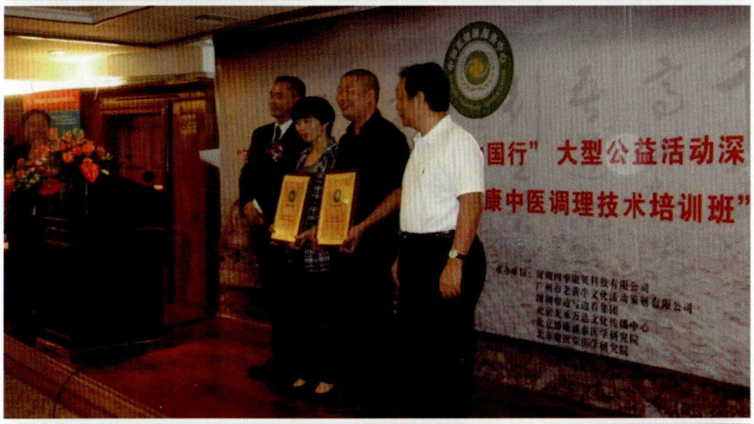

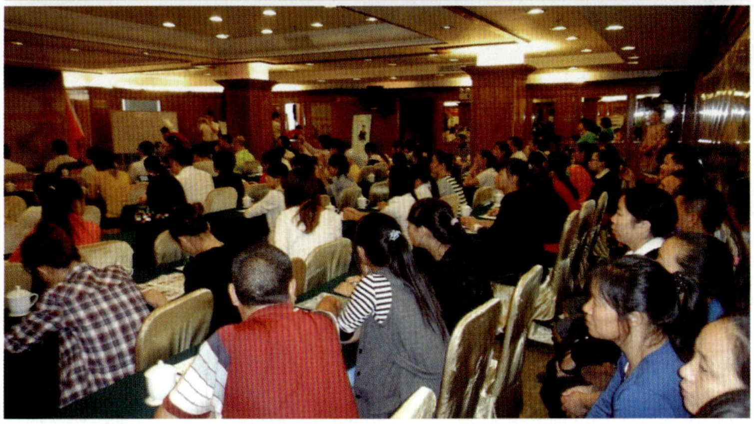

理、齐齐哈尔市祥和中医器械有限责任公司崔学总经理、海南营养学会史文凌副秘书长、广东省佛山市玉玄宫科技开发有限公司李明总经理、广西水蛭素生物科技有限公司周维海总经理、深圳边写边看集团唐巍董事长等出席了此次活动。

此次活动以落实《国家中医药管理局关于积极发展中医预防保健服务的实施意见》（国中医药发[2009]20号）文件精神为基础，详细阐述了亚健康产业在中医特色预防保健服务体系中的地位和作用，介绍了亚健康专业调理机构、百项亚健康中医调理技术推广示范单位的建设标准及运营模式。同时，对通过考评的相关亚健康专业调理机构和百项亚健康中医调理技术推广示范单位进行了授牌。

“百项亚健康中医调理技术”是由中和亚健康服务中心、中华中医药学会联合评定的惟一的国家级中医养生保健技术。在此次活动上，主办单位共推出了11项已经获评“百项亚健康中医调理技术”的技术，并组织相关入选技术的单位派遣专业的技术人员进行现场讲解、演示、交流，获得了广大学员的一致好评。

此次活动的成功举办标志着亚健康产业在深圳市的开展正式拉开序幕，对亚健康事业的发展具有重要而深远的意义。

11 湖南省首届中医“治未病”与亚健康高峰论坛暨“百项亚健康中医调理技术推广活动中国行”大型公益活动怀化站启动仪式暨第三期全国“百项亚健康中医调理技术培训班”胜利举行

为进一步贯彻落实《国务院关于扶持和促进中医药事业发展的若干意见（国发[2009]22号）》的文件要求，充分发挥中医“治未病”的特色优势，积极探索构建“中医特色明显、技术适宜、形式多样、服务规范”的中医药特色预防保健服务体系，进一步提高中医药养生保健技术在亚健康调理上的应用，建设专业化的亚健康调理机构，促进亚健康产业的发展，推动中医药产业的发展和壮大，由中和亚健康服务中心、中华中医药学会亚健康分会、湖南省怀化市卫生局中医药学会主办的湖南省首届中医“治未病”与亚健康高峰论坛暨“百项亚健康中医调理技术推广活动中国行”大型公益活动怀化站启动仪式暨第三期全国“百项亚健康中医调理技术培训班”于2012年12月23日-24日在湖南省怀化市中医医院胜利举行。

湖南省怀化市汪辉副市长、国家中医药管理局医政司中西医结合处赵文华处长、国家中医药管理局机关服务局局长、中和亚健康服务中心主任孙涛教授、湖南省中医药管理局李国忠局长、湖南省怀化市卫生局张幼亭局长、湖南省怀化医学高等专科学校马晓健副校长、湖南省怀化市中医院廉世松院长、中华中医药学会亚健康分会彭进副秘书长、湖南省怀化市民族民间医药学会李运元会长、世界中医药联合会亚健康专业委员会魏育林秘书长、山西运城小儿推拿学校孙德仁校长等出席了此次活动。

此次活动详细阐述了亚健康产业在中医特色预防保健服务体系中的地位和作用，介绍了亚健康专业调理机构、百项亚健康中医调理技术推广示范单位的建设标准及运营模式，对通过考评的相关亚健康专业调理机构和百项亚健康中医调理技术推广示范单位进行了授牌。

“百项亚健康中医调理技术”是由中和亚健康服务中心、中华中医药学会联合评定的惟一的国家级中医养生保健技术。在此次活动上，主办单位从二百多项已经获评“百项亚健康中医调理技术”的技术中筛选了十项易于推广的技术，并组织相关入选技术的单位派遣专业的技术人员进行现场讲解、演示、交流，获得了广大学员的一致好评。

此次活动的成功举办标志着亚健康产业在怀化市的开展正式拉开序幕，对亚健康事业的发展具有重要而深远的意义。

12 天津成立中医治未病质量控制中心

2012年11月，天津市成立中医治未病质量控制中心。该中心挂靠天津中医药大学第一附属医院，目的是充分发挥中医药在疾病预防保健中的特色优势，进一步推动天津市整体治未病预防保健工作的建设。

该中心将在天津市卫生局领导下，积极贯彻落实国家及天津市有关中医治未病质量管理的工作要求；拟定天津市中医治未病质量控制标准及评价指标；建立规范的服务流程和技术方案，形成涵盖中医体质辨识、检测、评估、指导、干预等环节的评价体系，加强评估指导，有效推动体系建设；开展专业技术培训。

13 湖南一会所被授"全国亚健康调理五星级服务单位"牌匾

2012年2月23日上午，被国家中医药管理局列为中医养生保健服务机构准入试点地区的怀化市，百项亚健康中医调理技术推广公益活动在此启动。国家中医药管理局机关服务中心主任、中和亚健康服务中心理事长孙涛与省中医药管理局的领导为湖南“久美神话”私密保养会所授予“全国亚健康调理五星级服务单位”牌匾，这是全国亚健康调理服务机构星级评定中首块五星牌匾。

亚健康调理机构服务水平星级评定是国家中医预防保健服务体系的重要内容。2009年7月，为贯彻落实《国务院关于扶持和促进中医药事业发展的若干意见》，国家中医药管理局下发了关于积极发展中医预防保健服务(“治未病”服务)的

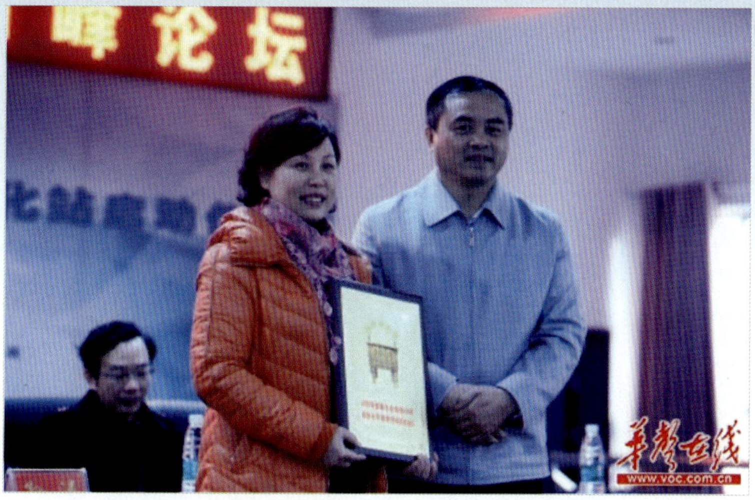

国家中医药管理局机关服务中心主任、中和亚健康服务中心主任孙涛教授为久美神话总经理毛艺竣颁发五星牌匾

实施意见，在全国确定了21个养生保健服务机构准入试点地区，今年还下文明确18家专业构为中医“治未病”服务工作协作组牵头单位。作为牵头单位之一的中和亚健康服务中心，是经民政部批准，在国家中医药管理局指导和监管下，在国内惟一从事亚健康研究、服务、管理的专业组织机构，多次承担实施中国、世界卫生组织“中医治未病”课题。为规范、发展亚健康中医调理事业，在国家中医药管理局的指导下，中和亚健康服务中心制订了严格的亚健康调理机构准入、考核标准,并按环境与规模、专业人员水平、检测与干预设备、技术、方法进行星级评定,共为五个等级，最高为五星级。12月初，在全国亚健康专业调理机构服务水平星级评审委员会专家的严格审评下，湖南久美神话私密保养会所在全国率先被评定为亚健康调理服务五星级单位。

获悉，依据河北保定市政[2012]76号文件，所有获得亚健康调理服务水平星级评定单位的中医养生保健服务项目，都可纳入医保和新农合报销范围。而北京东城区、海南海口市等多个全国养生保健服务机构准入试点地区，均已将亚健康专业人才培训、亚健康中医调理百项技术推广、亚健康专业机构星级评定纳入当地中医养生预防保健机构建设之中。

14 亚健康调理养生保健领域的引领者——上海莱香企业

“治未病”的核心是防患于未然，目的使人们不生病、少生病、迟生病提高生存质量。中医传统理论认为“正气存内，邪不可干，”预防疾病发生就是要保持良好的体质条件，使机体免受各种致病因素的干扰。“治未病”以中医学为基础，从健康指导、健康管理、健康教育等方面进行终生的指导和干预，全面普及健康知识对提高全民族综合素质，改善群众生活质量和生存状态具有重要的支撑作用。

世界卫生组织将人群化分为疾病、亚健康、健康三种群体状态，联合国在2012年9月增设了一个常设机构“联合国亚太地区亚健康干预技术联盟”……在中国大约有70%的人群处于亚健康状态……在全国范围内建立具有权威性、公信力的国家级亚健康调理养生保健示范单位，将对中国乃至世界起到深远影响……

一、莱香企业公信力战略、整合营销——塑造品牌核心竞争力

“政府倡导、学术支撑、媒体宣传、企业实践”四位一体，打造中国亚健康产业发展平台，“莱香企业公信力战略、整合营销”，努力塑造亚健康调理养生保健示范单位核心竞争力！

（一）政府力量：

1、莱香获得国家权威部门战略合作：

国家中医药管理局亚健康干预技术实验室战略合作单位

国家中医药管理局中和亚健康服务中心战略合作伙伴

2、莱香获得权威项目战略合作：

参与中国与世界卫生组织合作项目，荣获中

国与世界五大权威书籍级推荐

《漫话中医治未病》《中医治未病》（中国与世界卫生组织合作项目）

《酵素与亚健康》《亚健康经络调理》（中医药大学教材）

《国医年鉴》（2009-2013年连续五年入编；由国家中医药管理局主管）

3、莱香获得全国重点工程战略合作：

“中医治未病•亚健康经络干预调理技术”全国推广合作单位

“合力防治亚健康•健康科技中国行”全国推广合作单位

全国亚健康经络调理师培训与考试项目唯一推广合作单位

4、莱香成为国家亚健康产业服务标准主要起草单位：

中国亚健康产业服务标准：《亚健康服务规范•经络调理主要起草单位》

5、莱香获得国家级亚健康产业学术会议独家承办权：

（1）2009年10月20-22日独家承办在北京人民大会堂召开的“中医治未病与亚健康高峰论坛暨首届经络调理学术研讨会”

（2）2009年11月23-25日独家协办在澳门召开的“第二届国际中医药与亚健康学术研讨会”

（3）2010年5月20-23日独家承办在湖南长沙召开的“中医治未病与亚健康高峰论坛暨第二届经络调理学术研讨会”

（4）2010年10月24日-26日独家承办在辽宁沈阳召开的“第二届中韩传统医药与亚健康高峰论坛”

（5）2011年5月27日-30日独家承办在福建厦门召开的“首届中日传统医药与亚健康高峰论坛暨酵素技术研讨会”

（6）2011年10月27日-30日独家承办在北京钓鱼台国宾馆召开的“全国第三届亚健康经络调理学术研讨会”

（7）2012年4月25日-27日独家承办在四川成都召开的“构建中医预防保健服务体系与亚健康学术大会”

（8）2012年10月23-25日独家承办在广东深圳召开的“第四次全国亚健康经络调理学术大会暨构建中医预防保健服务体系研讨会

（9）2013年4月16日-19日独家承办在湖南长沙召开的“构建中医预防保健服务体系与亚健康学术大会”

6、2009-2015年莱香企业独家承办全国“合力防治亚健康•健康科技中国行”大型公益系列活动：

（1）以亚健康专业系列教材为蓝本，开展”亚健康科普知识宣教活动”

（2）在店内设立“合力防治亚健康•健康科技中国行”文化长廊、图书角、声像传播系统，让人们认识、熟悉、学习、传播“亚健康调理养生科普知识”

（3）以亚健康专业人才为基础，推广“亚健康调理干预技术项目”帮助美容院培养亚健康专业人才，规范推广“亚健康调理技术项目”

（4）“合力防治亚健康•健康科技中国行”大型公益系列活动——走进企业、学校、社区…融专家讲座、文艺演出、文化长廊与亚健康专业系列教材展示等多种元素于一体，邀请亚健康调理养生专家（领导、学者、全国亚健康经络调理学科组专家等）为人民大众宣讲“亚健康调理养生科普知识”等

（二）学术力量：

1、莱香获得权威机构战略合作：

湖南中医药大学战略合作伙伴、辽宁中医药大学战略合作伙伴、中华中医药学会亚健康分会战略合作伙伴、世界中医药学会联合会亚健康专业委员会战略合作伙伴、全国亚健康经络调理学科组战略合作伙伴

2、莱香获得权威专家定向合作：

莱香企业与全国亚健康经络调理学科组合作，特邀请北京中医药大学针推学院副院长于天源教授、辽宁中医药大学中医文献研究院院长鞠宝兆教授、针推学院曹锐教授、辽宁中医药大学护理学院院长田静教授、中华中医药学会亚健康分会与亚健康经络调理课题组专家周明利、迟伯乐、刘界东、徐金佐、卢继国等为莱

香专家团顾问。

3、莱香获得亚健康专业人才培养定向合作

莱香企业积极与“北京中医药大学”、“上海中医药大学”、“湖南中医药大学”、“辽宁中医药大学”等多所知名院校广泛交流合作，大力筹建亚健康学科人才教育培训基地，为全国各地输送大批优秀亚健康专业人才。

（三）媒体力量

莱香获得权威媒体战略支持，如CCTV中央电视台央视网•黄金展位合作伙伴、中国《健康报》《中国中医药报》《中国医药报》等权威媒体报道推荐等。

（四）企业力量

莱香金钻品质—文化内涵、产品技术、教育培训、营销活动、执行团队——五星级服务

1、莱香金钻品质—产品技术—“国家级技术评定”荣誉认证推荐：

《“欧宝亚健康经ANG络调理技术”入选2009年度国家百项亚健康中医调理技术》

《“欧宝泡浴调理技术”入选2009年度国家百项亚健康中医调理技术》

《“唯健堂亚健康体质调理技术”入选2009年度国家百项亚健康中医调理技术》

《“唯健堂国医本草灸疗调理技术”入选2009年度国家百项亚健康中医调理技术》

《“花姿婷妇科亚健康调理技术”入选2009年度国家百项亚健康中医调理技术》

《“莱香酵素亚健康调理技术”入选2009年度国家百项亚健康中医调理技术》

2、莱香金钻品质—营销活动—“全国大型公益系列活动”合作推广：

“合力防治亚健康•效果见证奇迹”、“亚健康科普体验宣讲会”、“无毒一身轻•快乐大本营”等

二、“中医治未病•亚健康经络调理技术”推广示范单位

（一）服务对象

亚健康人群与养生保健人群。（常见亚健康症状，如头晕、头痛、失眠、疲劳、便秘、身体疲劳、无食欲目干涩、内分泌失调、乳腺增生、情绪低落、烦躁易怒、畏寒、面色晦暗、下肢无力等症状，或痰湿等偏颇体质等）

（二）服务模式：

一看：（亚健康科普知识宣传推广）

引领顾客参观店内的“合力防治亚健康•健康科技中国行”文化长廊、图书角、声像系统等

二诊：（亚健康症状诊断分析）

通过店内亚健康诊断仪器对顾客亚健康症状进行诊断分析。

三调理：（亚健康症状系统调理，建立亚健康干预技术跟踪档案）

通过专业的亚健康调理产品与技术，由专业的亚健康调理师帮助顾客解决亚健康问题。

（三）四种特色亚健康调理技术：

1、欧宝亚健康经络调理技术：（莱香亚健康经络调理养生美容中心）

以[中医治未病]的理论为指导思想，以[莱香三养疗法]为特色，以[亚健康经络调理]为基础，精选上乘的草本植物精华为原料，采用独特的配方工艺，运用先进的生物技术，研究和生产的亚健康经络调理产品，并配合亚健康经络调理疗法，针对不同人群的各种亚健康状态和易感疾病而进行防治和调理。

2、唯健堂亚健康体质调理技术：（莱香亚健康体质调理养生美容中心）

以“中医治未病”的理论为指导思想，以“莱香三养疗法”为特色，以“中医体质学”的体质划分和体质易感疾病为依据精选上乘的植物精华为原料配合亚健康体质调理疗法针对九种体质人群亚健康状态和易感疾病而进行防治和调理。

3、花姿婷女性亚健康调理技术：（莱香女性亚健康调理养生美容中心）

以中医理论“整体观念”“辨证论治”为基础以“莱香三养疗法”为特色，运用医学仪器并配合草本植物针对女性妇科的亚健康状态进行调理，有效的预防妇科疾病，远离妇科亚健康。

4、莱香酵素亚健康调理技术：（莱香酵素亚健康调理养生美容中心）

莱香草本植物酵素以中医理论“药食同源”

为指导依据，采用先进的现代酵素生物科技技术，精选百余种草本植物名贵中草药如：桑黄、牛樟芝、当归、人参、灵芝、山药等以及百余种果蔬精华经过二到六年以上发酵而成，所生产的酵素活性极高。通过口服方法达到清除体内垃圾和毒素改善器官功能，恢复机体自愈能力。

“一枝独秀不是春，万紫千红才是春”！莱香企业愿与全国各界同仁：携手共进，积极推动“治未病”健康工程与亚健康产业发展，为国人的健康护航！

二、治未病健康技术展示

一灵砭术（砭石调理）亚健康调理技术

【原　　理】

用一灵砭石特有的活血化瘀功能，将按摩、针灸、刮痧、点穴、理疗等融于一身，取各家之长，形成独特的一灵砭术（砭石调理）。

【适宜人群】除体质极度虚弱和有明显出血倾向的人群都可以。

【适 应 症】肩背痛、失眠、疲乏、抑郁等亚健康症状。

【功　　效】疏通经络、活血化瘀、扶正祛邪、平衡阴阳、改善微循环、增加新陈代谢、提高自身免疫力。

【调理方法】

临床总结出砭术二十一法，如下：

感法：是指接近和接触泗滨浮石，即近而贴身，感受砭石，使心身宁静，从而为接下来的调理作准备。

压法：是将砭具与人体接触后，再加以一定的压力，使砭具压迫人体，以达到更强的效果。 即稍用余力，不以力取胜，重力本身透于体内。

滚法：是用砭具直接作用于人体体表部位，施加一定的压力，并沿着经络方向进行滚动的一种方法。 即循经而行，用力轻巧，疏经而缓，最宜痛者。

擦法：是指用泗滨浮石在体表上进行磨擦的一种方法。 即擦而不滞，似贴非贴，轻巧其中。

刺法：是指用砭具直接在患者身上进行循经点穴的方法。用砭刺穴针之母也，寻经通之，意必专之。

划法：是指用砭具沿着体表经络方向划动的一种方法。 即重于滚法，循经而划，最宜夹脊 。

叩法：利用砭具连续地叩击人体的砭术方法称作叩法。 用力勿过重，轻巧取之，上下相随，因人施法。

刮法：利用砭具刮擦人体的砭术方法叫作刮法。 切忌求痧，因人施法，循序渐进，不可心急 。

拍法：是指砭术师手持砭尺拍击人体体表经络穴位的一种方法。因力度不好控制，不可轻用。

揉法：是指在一定压力下使用砭具在体表肌肉层上进行揉擦的一种方法。 揉法是逆时行之，轻透于内。

振法：在压法和刺法中，砭术师手持砭具，有节奏地作上下振动，这种作法称作振法。 振法须注意两点：1.勿触骨；2.手法振时，须专心。

拔法： 用砭石拔相关部位，并配合拔罐，可祛寒湿，体虚勿用 。

温法：将砭具加热以后置于人体体表部位，用温热调理身体的方法称作温法。可扶正祛邪，活血行瘀。

凉法：作法与温法相反。将砭具放冷水中浸泡良久，然后取出擦干，再把它置于人体患部，这种作法称作凉法。可用于实热 。

闻法：是听的意思。闻法就是听磬。用磬锤敲击磬石，听它发出的悦耳声音。

挝法：用磬锤敲击的过程叫挝，和闻法一样，是容易被人误解的一种砭术方法。

补法：补法就是向心脏方向用砭刺穴位为补法。

泻法：泻法就是向远心方向砭刺穴位，切记勿过。

寻法：寻是指寻找经络上的结节病灶，再用砭石点化开。

顺法：顺就是顺着经络循行疏通经络。

截法：截就是使经脉截住不能通的太快，勿使过泻。

调理举例：

1.失 眠

失眠从古至今一直伴随在一些人的生活之中。早在《内经》便有记载，称为“目不瞑”“不得眠”“不得卧”。《难经》称为“不寐”原因有三：1.其他病证影响。2.邪气客于脏腑，卫气不能入阴所致。3.脏腑损伤，阴阳不和，则夜寐不安。经常失眠给人们生活带来诸多不便，影响工作和健康，易诱发中风、心梗、心悸、胸痹、眩晕、头痛，猝死等。

运用砭术21法通过调整人体脏腑气血的功能，疏通经络，平衡阴阳，增加新陈代谢，改善神经细胞等组织供养，使兴奋、亢进尽可能平缓。有效改善睡眠。临床上对年龄高、心血极度亏虚、脏腑功能衰弱者，须配合中药调理。

经过多年临床研究总结出砭术调理失眠的2套方法。

治则：通经活络、补血安神

方法1)：①每天用一灵砭梳刮头3次每次15分钟。②戴砭石手串，每天按揉手上六经原穴，围绕手腕即可，每次5—10分钟，每天三次。

方法2)：①用一灵砭梳刮头顶百会穴。②用一灵砭板刺神门穴。③轻刮印堂。④适度刮太阳。

『注』：神门为心经原穴，盖五脏系皆通于心，而心通五脏系也。心者五脏六腑之大主，精神之所舍，并有系从目入脑，心主神明，心脉安神明易得安，可见心经对睡眠有很重要的联系。而神门又为心经之原穴，即原气汇聚之处，原气足心脉冲，故对虚劳型失眠有很好的调理作用。再加之奇穴：印堂、太阳，更对有用脑过度及因时差失眠者，有极佳调理效果。因为本方法可直接调节脑部经络，使神经摆脱兴奋、亢进状态，使其放松进入睡眠，把疲惫状态摆脱。如效果不理想，可加⑤用砭砧擦揉背俞穴发热为度，不超过10分钟。⑥用板轻刮背俞穴，不以出痧为度，不超过10分钟。⑦躺一灵砭石床1小时，以上方法均以失眠者舒适为度，不可过用力。

附：相关穴位图

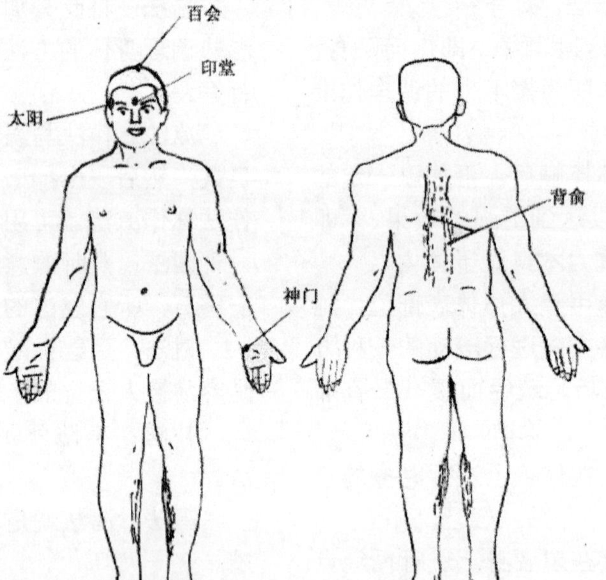

2.头痛及偏头痛

头痛是一种常见的亚健康症状，原因非常复杂。头为“诸阳之会”“清阳之府”凡六淫之邪外袭或内伤诸疾皆可导致头痛，若风邪侵袭，上犯巅顶，经络阻遏或挟湿邪蒙蔽清窍可发头痛，亦有情志所伤，肝失疏泄，气滞不畅，郁而化火，上扰清窍而致头痛；亦有肾水不足，脑海空虚，水不涵木而致头痛；亦有禀赋虚弱，营血亏虚，不能上荣于脑而致头痛；或恣食肥甘，脾失健运，湿痰上蒙而致头痛；或外伤跌扑；气血瘀滞，脉络被阻而致头痛。除外伤所至的头痛不宜用砭术调理外，上述的多种原因引发的头痛均可用砭术调治，效果明显。

偏头痛表现为反复发作的额、颞、眼眶部局限于一侧的疼痛，这种疼痛常为剧烈的跳痛、胀痛、钻痛，可持续数小时至数天。

治则：醒脑开窍，活血止痛

调理方法及顺序：

①用一灵砭梳刮头每天至少 3 次每次 15 分钟，改善头部微血管血液循环状态，缓解由供血不足、缺氧而引起的头痛。②用一灵砭板尾端轻刺头维穴、太阳穴，刺百会穴、完骨穴、风池穴、天柱穴、肩井穴、曲池穴、外关穴、合谷穴。③用砭梳部刮整个头部（梳头），从前发际到后发际处。④用砭板刃部刮颈根两侧到肩头处。⑤用砭板尾端刺血海穴、阴陵泉穴、足三里穴、三阴交穴、太冲穴、行间穴。⑥用砭板刮外关穴、列缺穴、气海穴、血海穴、足三里穴、丰隆穴、三阴交穴。⑦仰卧一灵砭石床 1 小时。

【禁忌症】

一、体质极度虚弱和有明显出血倾向者；

二、孕妇；

三、传染性疾病；

四、调理后 24 小时不能受凉，不能疲劳，不能饮酒，不能有性生活。

附：相关穴位图

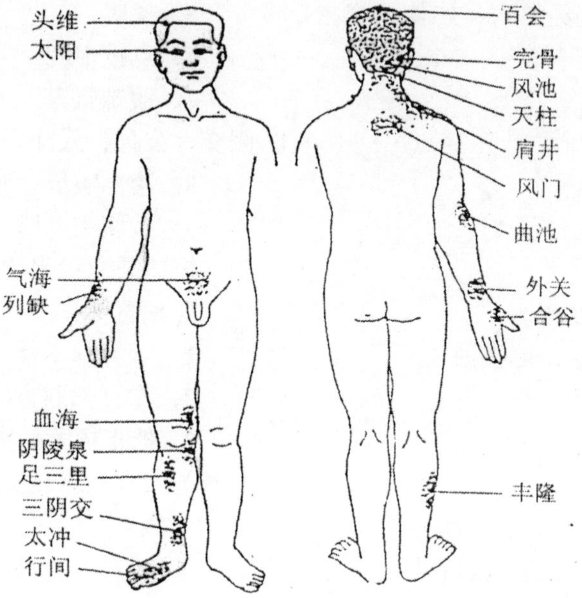

岳氏推拿亚健康调理技术

【原　理】

岳氏推拿养生是继承和发扬祖国传统中医药养生文化，以推拿为主所提出的“以人为本、以调节身体平衡为核心、以帮助人们恢复和保持身心整体健康为目标，达到长寿目的的健康理念。

【适宜人群】除体质极度虚弱和有明显出血倾向者均可。

【适 应 症】颈、肩、腰、腿痛、头痛、失眠、便秘、腹泻、肠胃不适等亚健康症状。

【功　　效】疏通经络、活血化瘀、扶正祛邪、平衡阴阳、改善微循环、增加新陈代谢、提高自身免疫力。

【调理方法】

先取俯卧位按摩腰背及下肢后侧，后取仰卧位按摩头面部，胸腹部，下肢前侧，最后取坐位按摩颈、肩、上肢。

单一部位的手法操作过程，遵守“放松→治疗→放松”即“面→线→点→面”的原则。

姿势要求：俯卧位

腰背部

1．背部按摩或双掌分推法

2．脊柱及膀胱经掌按法

3．腰背脊柱及两侧掌按揉法

4．腰背两侧骶棘肌滚法

5．沿督脉、夹脊及膀胱经第一、二侧线拇指按揉法

6．掌指拨法或肘拨骶棘

7．拇指及肘点揉，拔背俞穴。压痛点

8．腰部斜扳法

9．腰部后伸扳法

10．腰部揉法、滚法

11．掌推法推背部督脉及两侧

12．背腰骶部脊柱两侧小鱼际擦法

13．背腰骶部掌拍法

髋部及下肢后侧

1．臀部掌揉法或滚法

2．拇指点，揉骶骨外侧缘、臀中肌

3．拇指或肘点、拨臀部压痛点及环跳穴

4．掌按法、拿法、揉法、滚法放松下肢后侧及腘窝

5．拇指按揉腘窝肌腱

6．拇指点揉承扶。殷门、风市、委中、太溪

7．从背腰至足，掌推下肢后侧、外侧的膀胱经、胆经

8．拳叩臀部，小鱼际击下肢后侧

姿势要求：仰卧位

头面部

1．前额直推法（开天门）、分推法（推坎宫）、揉运太阳、点头侧头维、率谷、角孙

2．纵点按印堂至百会（头顶五经）

3．拿肉胸锁乳突肌，推胆经、推桥弓、先左后右

4．双手擦耳、捻揉耳廓

5．揉项后五经。点风池

6．推坎宫。指抹鼻旁、口周、磨面、点面部穴位

7．扫散头部两侧

8．指尖击法头顶及梳发

胸腹部

1．从胸部中线向两侧分推胸阳阴，摩胸，摩人类、摩胁肋

2．从上向下直推胸腹部

3．分推腹阴阳

4．摩腹

5．揉腹

6．点按中脘、下脘、天枢、气海、关元

7．腹部推荡、点按天突。膻中、足三里、三阴交、公孙、太冲

8．腹部震颤、腹部提抖

9．按腹主动脉。股主动脉

姿势要求：坐位

颈项背部

1．项背部掌揉法或滚法

2．拿背部斜方肌及肩井

3．拇指揉背部夹脊、膀胱经第一、二侧线（纵行线）及自大椎棘突从内到外，沿冈上肌至肩峰部（横行线）

4．弹拨、点按背俞穴及大椎、肩外俞、天宗

5．背部及相部拿法

6．拇指揉项部五条经脉，自上而下揉颈椎正中及其两侧

7．弹拨、点按风池，天柱、肩井

8．颈部拨伸法、摇法，斜板法

9．拿揉项部及背部肩井

10．小鱼际击肩井、掌拍背部、背部从上向下掌推法

肩部及上肢

1．滚肩关节周围（肩前、肩外侧及肩后）

2. 肩部拿法

3. 拇指揉肩前关节间隙，喙突至结节间沟一线肩后冈上肌，冈下肌、肩胛骨外侧缘

4. 点案件关节周围压痛点及肩髃，肩髎，肩贞

5. 肩关节扳法，摇法

6. 拿肱二头肌、肱三头肌及前臂肌肉

7. 拇指揉手三阴三阳经

8. 弹拨极泉，臂臑，小海（食指波动）点按曲池，手三里，合谷。外关，内关，劳宫

9. 肘关节，腕关节摇法，配合弹拨痛点

10. 掌推，捋上肢内，外侧面

11. 肩关节及上肢搓法、抖法

12. 摩手背，捻法理手指

【禁忌症】

1. 局部有皮肤破损、出血、感染、局部损伤肿胀严重、有骨折、脱位、结核、骨髓炎、化脓性关节炎、肿瘤、严重骨质疏松等疾病的患者，不宜按摩。

2. 身体过度疲劳、饥饿、醉酒、不宜按摩。

3. 传染病或身体极度虚弱者，不宜按摩。

4. 患有严重心、肺、脑、肝、肾等内脏疾病，或有血液病容易出血不止的人，不宜按摩。

5. 孕妇或经期妇女的腰骶部和小腹部，不可按摩。

6. 疾病本身比较严重，如疼痛严重，有严重的脊髓、神经干、血管压迫或损伤者，亦不可按摩。

王氏耳穴综合亚健康调理法

【原　　理】：

耳穴按摩法是一种全息调理法。根据耳廓胚胎倒影学说之理论，按摩耳廓如同按摩全身，按摩对耳屏、屏间切迹、耳屏、耳垂不但健脑明目，还可调整内分泌、改善睡眠、平衡情绪、调整精神神经系统、抗衰老及美容。

【功　　效】：

调节经络系统，提高免疫力，调节神经系统，调节内分泌系统等。

【适 应 症】：

用于身体疼痛、防止衰老、美容、减肥等，对青少年近视，疲劳综合症等亚健康问题都有调理作用，还能提高免疫力，预防感冒。

【应用方法】：

耳廓按摩有两种方法。

一. 耳廓按摩法：是在耳廓上不同的部位双手进行按摩提捏的一种方法。

1.全耳腹背按摩。

操作：双手掌心相对摩擦使劳宫穴发热，先将双手劳宫穴对准耳廓前面（腹面）左耳廓前面按摩，然后按摩耳廓后（背）面，将耳廓向前，按摩后（背）面；来回反复按摩 6-8 次，亦可先做耳背按摩 6-8 次。通常按摩耳前面及后面各 18-21 次为宜。此法调节经络脏腑运动系统症状。

2.全耳前后按摩。

操作：双手中指放在耳屏前，食指放在耳廓后，做上、下按摩，此法可疏通全耳前后经络；促进微循环并刺激耳颞神经；迷走神经；舌咽神经的活动。耳前以刺激听神经、耳颞神经为重；耳背主要刺激面神经、舌咽神经及迷走神经，可助听止鸣、清眩明目、美容利五官。每天按摩 3-5 次，可提高听力。

3.循环按摩。

打开耳廓小周天及大周天法使全身血气畅通。

1）循环按摩小周天法：打通任督二脉法。

操作：按摩顺序：从心血管皮质下-脑重体-脑干-甲状腺-对耳轮内侧缘经-胸-肋缘下-腹-对耳轮下脚至交感-出走外交感-沿耳轮升部下降至外耳-耳屏前-目 1-升压点，为小周天循环经络系统。（任脉相应于对耳轮前缘，督脉相当于耳屏前）。

2）循环按摩大周天法：打开大周天十二经脉。

操作：按摩顺序；从耳轮 4 颈项部开始，十二经脉，六条阳经，六条阴经均在颈项部，汇入脑络和耳中，按摩时沿耳轮 4-3-2-1-耳尖穴-上耳根-耳廓前缘-耳屏前缘-耳坠前缘-耳坠下缘-向外上方与轮 4 汇合，此法可疏通全身经络。主要按摩支配运动系统的耳大神经，枕小神经。

耳屏为耳颞神经；三叉神经支配区，按摩此循环通路，可调节运动系统，还可对脑神经有平衡作用。

4.手摩耳轮法。

操作：双手拇指。沿耳轮 4 向上至肛门穴；外生殖器即可，功效：可调理男性性功能低下、排尿障碍、腹泻、腰腿痛、颈椎痛、心慌胸闷、头晕、头痛等。古代道家在养性书中早已记载“以手摩耳轮，不拘遍数，此所谓修城郭、补其骨气、以防聋聩。亦治不睡也”之说。

5.提拉耳垂法

操作：拇指放在屏间切迹及双耳屏内侧，食指放在与拇指相对的耳背部，然后拇指向下至升压点、目 1 穴，拇指触摸聪明穴向下至神精衰弱点、睡眠深沉穴、身心穴、快活穴，至耳垂下缘外侧面颊区、内耳、肿瘤特异区 1 、上下颌、额、颞、枕、顶、晕区、神精衰弱区、脑干，至耳大神精点、轮四向外上方。提拉全耳垂而松开手指，像双凤展翅。此按摩法可反复 3 － 5 次，每日早晚各一次。

此法可调理神经衰弱、头痛、头晕、头昏、耳鸣、目眩、牙痛、颈肩背痛，并有调整内分泌、调整情绪、美容、利五官、预防感冒作用。当耳垂有炎症或严重冻疮暂不用此法。

6.醒脑开窍通经明目法

此法是治疗头痛的有效方法，可在耳穴贴压后施术，均可达到醒脑开窍、通经止痛的目的。

调理举例：

1.偏头痛

1）一手空拳劳宫穴，一手食指压住患者外交感穴。

2）施术者者深吸一口气并把丹田之气运至食指尖上及另一手的劳宫穴上施术的食指紧贴在外交感穴。先将外交感穴向下推压然后食指边压外交感边向上，以垂直方向将气推向额侧后主百分另一手劳宫对百分穴，使食指外交感之气与劳宫穴之气交合即可打开头额侧，头顶部的气血循环，可反复 2-3 次头痛缓解。

2.额前头痛：

1）一手空拳，劳宫穴对准在上星神庭穴上，食指压百会穴，中指，拇指放在头维穴。

2）另一手食指尖放在外交感穴上。同样先将外交感穴向后推压至自轮部内交感穴上，然后食指紧压外交感穴的 45°方向，经太阳至神廓、上星穴上。反复 2-3 次至头痛缓解。

3.眉心痛，视力下降，屈光不正等；

1）一手空拳，劳宫对准印堂穴，拇指和无名指放在丝竹空穴。食指放在神廓上星穴。

2）术者导引丹田之气送至一手劳宫穴，食指拇指和无名指上。另一手食指压外交感穴，同时将外交感向后推压交感穴，然后食指紧压外交感穴，以水平方位从太阳穴向丝竹空——鱼腰——攒竹穴——印堂。

4.通耳开穴法

适用于听力下降、耳、鼻咽部不适、头晕、头胀、头痛、颈椎病、血压失衡等，此法常做耳穴贴压后再做通耳开窍法，可达到清鼻、明目、通耳、利鼻功效，此法亚健康人群亦可自行保健。

操作方法：

1）双手对搓发热后，双手劳宫对准耳孔，双手掌将耳屏后压，压紧双耳廓。

2）术者深吸一口气，将丹田之气诱导到双手劳宫穴上。

3）双手紧压耳廓，慢慢呼气，并使双手劳宫之气全部灌入耳内。

4）当一口气即将吐尽后，双手需快速加压，并即快速松开双手。

【禁忌症】：

耳廓有破损者禁止使用。

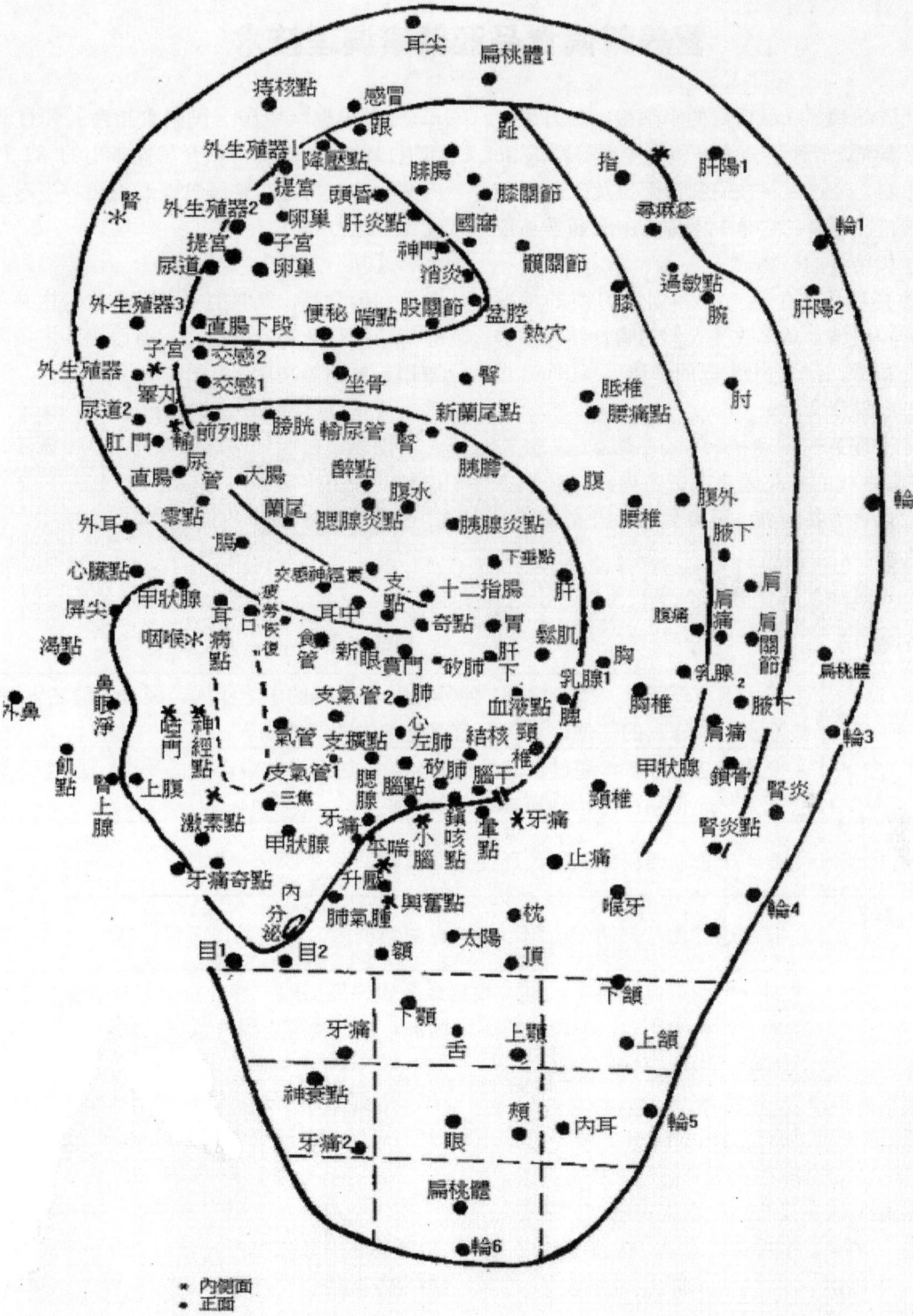

耳尖
扁桃體1
痔核點
感冒
跟
趾
外生殖器1
降壓點
指
肝陽1
腎
外生殖器2
提宮
頭昏
膝腸
膝關節
卵巢
肝炎點
國痛
蕁麻疹
輪1
提宮
子宮
尿道
卵巢
神門
消炎
髖關節
過敏點
外生殖器3
便秘
喘點
股關節
盆腔
膝
腕
肝陽2
直腸下段
熱穴
子宮
交感2
外生殖器
臀
交感1
坐骨
睾丸
胝椎
肘
尿道2
新蘭尾點
腰痛點
前列腺
膀胱
輸尿管
腎
肛門
輸
尿
直腸
管
大腸
醉點
腹
胰膽
腹水
腹外
輪2
外耳
零點
蘭尾
腮腺炎點
胰腺炎點
腰椎
腋下
膈
下垂點
心臟點
交感神經叢
支
十二指腸
肝
肩
甲狀腺
疲
耳
勞
支點
肩痛
屏尖
口
耳中
奇點
胃
鬆肌
肩關節
咽喉
病
恢
食
腹痛
點
復
管
新眼
賁門
矽肺
肝下
胸
渴點
乳腺1
乳腺2
扁桃體
鼻
支氣管2
肺
血液點
脾
外鼻
眼
咽
神
腋下
淨
門
經
氣管
支擴點
心
左肺
結核
頸
胸椎
肩痛
輪3
點
椎
甲狀腺
鎖骨
飢
支氣管1
腮
矽肺
腦干
腎上
點
上腹
腺
腦點
三焦
鎮
暈
腎炎
腺
牙痛
咳
牙痛
鎖椎
激素點
點
點
甲狀腺
平喘
小
腎炎點
腦
止痛
牙痛奇點
升壓
內
興奮點
喉牙
分
枕
輪4
泌
肺氣腫
目1
目2
額
太陽
頂
下頷
牙痛
下顎
上顎
舌
上頷
神衰點
頰
輪5
內耳
眼
牙痛2
扁桃體
輪6
內側面
正面

耳部反应区图

营养纠偏食品亚健康调理技术

以山西省品种多、品质好的小杂粮，山野菜、真菌类、海藻类、多种膳食纤维和小麦粉等精选36种食材为原料，经过高科技的独特配伍及工艺调制而成的杂粮极品膳食。它是中国传统中医药学与现代新营养学相结合的产物。

在不改变现代人生活方式和饮食习惯的情况下，通过营养纠偏食品来改变人们的膳食结构，倡导新的饮食革命，“吃出自己的健康”，让你真正拥有享受型的健康食品。

【原　　理】:

1、中国古代的中医经典《黄帝内经》强调人们的饮食应以“五谷为养，五果为助，五畜为益，五菜为充”。

2、根据《中国居民膳食指南》和目前中国城市人口的饮食状况，结合国家推出的87种“药食同源”的食材，在中医食疗理论指导下形成不同的配比、组方。

【功　　效】

纠偏食品，既具有多种营养价值，又具有食物排毒、调理、补养的功效，有改善肠道菌群，调理血糖、血脂等功用。

【适 应 症】

便秘、血脂异常、体重异常、血糖异常、痛风引起的关节疼痛等。

【应用方法】

一、纠偏食品冲调粉系列

产品名称	功效作用
清之素冲调粉（调养1号）	主要用于清理肠道，排出宿便，特别是长期便秘的中老年人。经食用清之素冲调粉后排泄水泻样恶臭的宿便，通俗而言就是常说的“洗肠”。
俏之素冲调粉（调养2号）	主要用于祛痘养颜，通过食品的纠偏功效，达到身体内环境的平衡。通常和清之素配合起来一起食用，可达到事半功倍的效果。
通之素冲调粉（调养3号）	主要用于长期便秘的人群，通便效果良好。
健之素冲调粉（调养4号）	主要是通过食品来调节血脂，改善血液粘稠度，纠正肠道菌群，减少身体内毒素。
消之素冲调粉（调养5号）	主要用于调节血糖异常人群。根据最新研究提出的“慢性疾病的肠源学说”，通过消之素冲调粉的功效，改善调整肠道菌群，减少肠道内炎性反应，调整身体内环境，来达到调节血糖的作用。

1.清之素冲调粉

主要配方：低聚因子、德国wf-200纤维、瓜胶、果胶、魔芋胶、金合欢胶、玉米纤维、番茄纤维、紫花苜蓿、螺旋藻、昆布、千里光、薏仁、茯苓、山药、百合、麦芽、木瓜、鱼腥草、大麦芽、胖大海、侧耳、牛肝菌、淡竹叶、枸杞、金银花等。

复合纤维总量>32%

主要作用：

清肠胃、去邪毒、排除宿便和体内垃圾。主要用于清理肠道，排出宿便，特别是长期便秘的中老年人。经食用清之素冲调粉后排泄水泻样恶臭的宿便，通俗而言就是常说的“洗肠”。

食用量为每次1～3袋（25g-75g），每日或隔日一次，空腹加水饮用。本品重在清理宿便，故食用前肠胃越空效果越好，还可以减少本品食用量，一般推荐在清晨空腹食用。

饮水量和水温：饮水量越大，“洗肠”效果越好，水温越低，水泻速度越快，效果越好，一般推荐用凉开水冲调饮用。每包（25g）用水量不少于300ml以上，2包（50g）饮用水量则在600ml以上，多一些更好。

【注意事项】

食用清之素后一至数小时会有短时腹胀、排气和随即产生水泻现象。因本品含多量双歧因子，在摄入本品后，会使肠道内的各种有益菌如双歧杆菌、乳酸菌迅速繁殖，同时产生大量气体（co），故会腹胀和排气，此气应无臭味（有臭味的屁乃肠道道内有害菌如魏氏杆菌和一些大肠杆菌滋生腐败产生的吲哚或硫化氢所致）。此时肠道通畅，同时会形成水泻，将宿便等肠道内垃圾一起冲出。水泻通常为1至数次，水泻后应有身体轻快之感觉。如觉有腹胀、排气而无水泻，乃食用量不够所致，可以将食用量增加至3包（75g），并加大饮水量。每次3包连续数日仍不能达到水泻时，说明不适合用此产品洗肠，不能在盲目增加食用量，可改用调养系列其他产品。

如食用2包（40g）清之素感觉水泻过度，可减为1包，以能达到水泻一至数次为度。

食用调养清之素水泻一至数次后，若不想再泻，可马上进食（面包、馒头、米饭、面条均可），水泻将迅速停止。通常，食用纠偏清之素后可在2～4小时后进食。亦可在进食（午餐）前适当食用俏之素半包或1包，可增进洗肠和补充营养、调理肠胃的效果。

因功用不同，不宜在食用清之素的同日合用调养3号、调养4号和调养5号。

清理肠道宿便（洗肠）的工作不需也不宜天天进行，食用者起始可连用数次（每日或隔日一次），以后可改为每星期或每月食用一次，即可达到清理肠道效果。

食用后情况：根据大量案例，每次只要吃1～2袋，大量喝水后，1小时内就可以排出水泻样粪便，一天可以连排3—4次，排便后身体轻松，精神愉快。

【禁忌症】

1）因清之素冲调粉含大量低聚因子（低聚糖），食用后有时会使某些糖尿病患者产生血糖暂时性升高，故不推荐糖尿病患者食用。

2）清之素冲调粉是“洗肠”产品，非润肠通便产品，有严重便秘者可选用纠偏高复合纤维食品“通之素冲调粉”。

2.俏之素冲调粉

主要配方：魔芋、金合欢胶、低聚因子、大豆蛋白、螺旋藻、千里光、胡麻、沙棘、卵磷脂、果胶、树胶、昆布、甲壳素、甘草、猴头、台蘑、侧耳、牛肝菌、茯苓、薏仁、木瓜、枸杞、田叶菊、陈皮、红花、紫苏、枣仁、金合欢、桑椹、罗汉果等。

复合纤维总量>36%

主要作用：

可去邪毒、理脾胃、养容颜、抗衰老、改善睡眠、复壮精神。主要用于祛痘养颜，通过食品的纠偏功效，达到身体内环境的平衡。通常和清之素配合起来一起食用，可达到事半功倍的效果。

食用量：

通常为每次1袋（25g），每日1～3次。饭前食用。每袋用250ml左右温凉开水，将本品慢慢倒入，边倒边搅拌，至糊状时，颗粒悬浮且未溶化前饮下，口感最佳。亦可用果汁或饮料冲服。食后应多喝水。

【注意事项】

俏之素可用于排毒养颜。每日1～3包，坚持服用可去除黄褐斑，及胸前背后、全身各处粉刺肿粒等（这是体内毒素过多的表现），且有美容瘦身之效。

俏之素用于调理胃肠，每次半至1包，于饭前食用，本品所含多种大量水溶性纤维可以保护胃粘膜，改善胃肠功能。并促进肠道有益菌大量繁殖。酒宴前食用一包，还可以大大减轻醉酒反应和过量饮酒带来的伤害。

俏之素可用于改善体质，辅助调养各种慢性病，改善睡眠，复壮精神。每日1～2包，久服可轻身延年。

调养2号可和调养1号同日食用，在早晨食用调养1号后，午餐和晚餐前可各食用调养2号半包至1包，可增进洗肠和补充营养、调理肠胃的效果。和调养1号同日使用时，调养2号每日最大用量不宜超过2包。如腹泻过度，应减少食用量。

食用建议：

通常的食用方式是：先食用2袋清之素进行肠道清理排毒，排出肠道宿便。清理肠道后再每日连续每日食用俏之素 2～4 袋，可分两次食用，通常10～15 天就可以看到痘痘萎缩，颜色变暗。在巩固阶段，建议每日坚持食用俏之素 1～2 袋并配合食用通之素 1～2 袋。效果显著。

俏之素冲调粉食用量通常为每次 1 袋（20g），每日 1～3 次，饭前食用。每袋用 200ml 左右温凉开水，将本品慢慢倒入，边倒边搅拌，至糊状时、颗粒悬浮且未溶化前饮下，口感最佳。请勿咀嚼，以免粘牙。亦可用果汁或饮料冲服。食后应多喝水。也有用小瓶矿泉水（250 毫升装），打开盖喝掉一口矿泉水后，将本品倒入，拧好盖，上下摇晃一会儿待颗粒悬浮后喝下，此法相对简便一些。俏之素冲调粉的食用方法比较特殊和复杂，请按上述方法逐步掌握。

3.通之素冲调粉

主要配方：燕麦纤维、小麦纤维、玉米纤维、大豆纤维、大豆蛋白、卵磷脂、赤小豆、白扁豆、紫苏子、咖啡豆、炒麦芽、葛根、山药、甜菊糖、薏苡仁、郁李仁、茯苓、牛肝菌、金针菇、猴头菇、百合、芡实、杏仁、桃仁、枣仁、螺旋藻、大枣、冬瓜皮、桑叶、淡竹叶、菊花等。

复合纤维总量>15%

本品每袋含卵磷脂 2.5 克，相当于 2 粒（1.2g/粒）卵磷脂软胶囊。

主要作用：具清邪祛毒、和肝调胃、宽肠通便、瘦体轻身。主要用于减肥瘦身、长期便秘的人群。

【注意事项】

每日 1～3 包（25～75g）即可，可一次食用，也可分次食用，可用热水冲调，也可以用温凉开水冲调（可减少用水量）。以保持每日至少一次通肠大便为度确定自己适合的食用量。

通之素具有针对体重的双向调节功用。用于减肥，每日食用量 4～6 包，于吃饭时同时食用，并代替部分或全部主食。食用时用大量热水冲调，每袋用热水量 200ml 以上，这样易增加饱腹感。本品食后不易饥饿。减肥是体内能量的负代谢，即摄入能量要小于支出能量。故减肥期间饮食应清淡，应以凉拌蔬菜或生蔬菜为主，忌厚味肥腻之物。减肥同时也应培养自己良好的生活习惯。在体重减到满意时，可以适当降低调养 3 号的食用量，并保持好的饮食习惯，以保持适当的体重。

增重法：特别瘦弱者的身体对饮食和营养物质处于“吃不下去，消化不了，转化欠佳”状态。调养 3 号可以调理肠胃，增进食欲，帮助特别瘦弱者增重。其方法为，每日用温开水冲调食用调养 3 号 1～3 袋，并在饮食上适当增加肉蛋奶等高能食物和新鲜蔬菜。

食用调养 3 号前，可以先用调养 1 号和调养 2 号清洗和护理肠胃数次。但调养 3 号和调养 1 号、调养 2 号作用机制不同，不宜在同日内食用。

食用说明：该通之素冲调粉是以药食同源的食疗成份，无副作用，老少皆宜。

4.健之素冲调粉

主要配方：大豆纤维、大豆蛋白、燕麦纤维、小麦纤维、玉米纤维、粟谷纤维、卵磷脂、紫花苜蓿、瓜胶、青桑叶、银杏叶、荷叶、山楂、山药、淡竹叶、白合豆、山黑豆、昆布、罗汉果、白茅根、郁李仁、金银花、胖大海、螺旋藻、草决明、葛根、麦芽、紫苏子、白果、冬瓜皮、田叶菊等。

复合纤维总量>15%

本品每袋含卵磷脂 2.5 克，相当于 2 粒（1.2g/粒）卵磷脂软胶囊。

主要作用：具生津益肺、行气散瘀、清肝明目、润肠通便功用。主要是通过食品来调节血脂，改善血液粘稠度，纠正肠道菌群，减少身体内毒素，可用于调节血脂、降低血液粘稠度、减轻脂肪肝程度等。

健之素可用于调降血脂和血液粘稠度，每日 4 至 6 包。可每日先食用 1～3 包，2～3 天适应后逐渐增至每日 4～6 包。

【注意事项】

欲降血脂者，应在食用调养 4 号前，先到医院检测血脂，做好记录。然后每日食用 1～3 包，2～3 天适应后逐渐增至每日 4～6 包。在饭前食用，可代替部分或全部主食。同时应注意饮食清淡，少食厚味肥腻之物。坚持食用，甘油三脂、低密度脂蛋白、极低密度脂蛋白等均会明显降低，而高密度脂蛋白（好胆固醇）可有明显升高。健康人维持食用量为每日 1～3 袋。

高血液粘稠者，食用方法同上。脂肪肝者，食用方法同上。

食用健之素时，应注意自己饮食习惯的调整，尽可能饮食清淡，少食肉蛋奶等肥腻之物，并避免大吃大喝。尽量少抽或不抽烟，尽量少喝酒，这样更有利于身体尽快康复。

凡身体调整至较好状态时，可逐渐减少调养4号食用量至每日1～3袋，以保持血脂正常水平。食用调养4号前，可以先用调养1号和调养2号清洗和护理肠胃数次。但调养4号和调养1号、调养2号作用机制不同，不宜在同日内食用。

5.消之素冲调粉

主要配方：燕麦纤维、小麦纤维、大豆纤维、花生纤维、玉米纤维、大豆蛋白、魔芋胶、瓜胶、果胶、卵磷脂、金合欢、南瓜、马齿苋、青桑叶、平菇、黑木耳、香菇、猴头菇、金针菇、红花、麦芽、莲籽、山药、百合、海带、枸杞、桑椹、薏苡仁、决明子、莱菔子、茯苓、陈皮、田叶菊等。

复合纤维总量>21%

本品每袋含卵磷脂2.5克，相当于2粒（1.2g/粒）卵磷脂软胶囊。

主要作用：具生津润燥、滋阴益气、调和五脏、宽肠通便功效，可有效调整血糖异常和改善糖尿病并发症。

最新研究提出导致血糖异常的“慢性疾病的肠源学说”。通过消之素冲调粉的功效，达到改善调整肠道菌群，减少身体内炎性反应，调整身体内环境，提升脏器功能，以达到调节血糖的作用。

食用方法：先每日食用1～3包，每包用300ml以上热水冲调，吃饭前先食用，可增加饱腹感，并代替部分或全部主食，2～3天后逐渐增至每日4～6包。消之素可保持血糖稳定，有效避免低血糖的发生。

【注意事项】

糖尿病患者在食用消之素冲同时，不宜同时停服或减服正在使用的药物或胰岛素。减服或停用药物应在指标完全正常时进行或遵医嘱。

食用消之素冲时，应注意自己饮食习惯的调整，尽可能饮食清淡，少食肉蛋奶等肥腻之物，在不饥饿时尽量不要多吃东西，尽量少抽或不抽烟，尽量少喝酒。这样更有利于身体尽快康复。

在血糖或身体调整至正常状态后可逐渐减少消之素冲的食用量至每日1～3袋，并辅以良好的饮食习惯，以维持身体正常的血糖代谢水平。

二、“纠偏食品”饼干及生粉系列

<table>
<tr><th>产品类型</th><th>产品名称</th><th>简要说明</th><th>适用于人群对象</th><th>包装规格</th></tr>
<tr><td rowspan="5">生粉系列</td><td>健之素馒头面条粉</td><td rowspan="3">通用型的纠偏®食品生粉，可以完全代替主食</td><td rowspan="5">适用于各类健康调理以及亚健康人群</td><td rowspan="3">1000g/袋</td></tr>
<tr><td>健之素窝头粉</td></tr>
<tr><td>消之素馒头面条粉</td></tr>
<tr><td>健之素面条添加粉</td><td rowspan="2">通用型的纠偏®食品添加粉</td><td rowspan="2">50g/袋×20</td></tr>
<tr><td>健之素馒头添加粉</td></tr>
</table>

使用方法说明：

1.健之素调养生粉

规格：1000克/袋　　每天吃一分健康多一分

特色：复合型，整体型，多功能型的排毒、调理、补养主食食品

主要成分：玉米、乌豆、白扁豆、赤小豆、卵磷脂、粟谷纤维、摩芋、瓜胶、山药、薏苡仁、桃仁、百合、麦芽、茯苓、香菇、木耳、螺旋藻、胖大海、白果、木瓜、枸杞、菊花、代代花、蒲公英、马齿苋、菠菜粉、大蒜粉、苜蓿粉、决明子、莱菔子、郁李仁、莲子、大枣、淡竹叶、海藻、枣仁、陈皮等。

食用方法：用凉水直接和粉；也可用泡打粉少许做蓬松剂蒸熟食用；也可做面食，代替主食食用。

食用量：

1）用于血糖异常、血脂异常、体重异常调理时应以此为主食，可适当吃些蔬菜和水果。当指标正常或减肥满意后，可适当调低食用量。注：本品不替代药物。高血糖、高血压、高血脂者应在指标正常或安全状态时减服和停用药物（或遵医嘱）。

2）用于通便，每日 50g—100g.

3）用于调养身体，每日 100g-150g。

4）亚健康者用于各种代谢紊乱、免疫力低下、亚健康，每日 50g-100g。

2.健之素馒头面条粉

产品特点：

健之素馒头粉面条粉均属于纠偏食品系列，通过了山西省科技厅组织的科研成果鉴定，并申报了4 项国家发明专利。本系列产品具有“缺则摄入、过则排出”的双向调节纠偏机制，能调整营养失衡，纠正便秘、肥胖、血脂异常等亚健康。

食用量：

便秘：50-150 克/天 肥胖：150-300 克/天。 高血脂：150-300 克/天。

本系列产品可以按正常饭量进食并长期食用。

3.健之素窝头粉

健之素窝头粉（配料：略）每袋 1000 克。

健之素窝头粉是通用型产品，可用于通便、体重异常、血脂异常、调降血液粘稠度和调降血糖，还能有效改善因饮食结构失衡导致的种种亚健康。

健之素窝头粉可有以下几种食用方法：

1）直接蒸：以本品加凉水和面，比例大约为 1：1，上汽后蒸半小时以上；

2）发面蒸：用酵母常规发酵后，按上法蒸熟；

3）烤熟食用：常规发酵后烤熟食用；

4）适当掺加面粉蒸熟或烤熟食用，此法味道好，适合用于亚健康人群调理。

4.健之素馒头添加粉

以本品掺和面粉（添加量为 10%），可发酵后做成馒头、面包、饼干、糕点食用。

本品内装 10 小袋，每小袋可配 1 斤面粉。每天食用量在 100-150 克左右即可。

5.健之素面条添加粉

以本品（添加量为 12%）配以高筋面粉、苦荞粉、白合豆粉，可做成各种面条、挂面、方便面食用，做面时可以加食用盐、食用碱、食用磷酸盐等辅料，但不适合做蒸烤发酵食品。本品内装 10 小袋，每小袋可配 1 斤面粉。每天食用面条量在100-150 克左右即可。

中和亚健康音乐调理-疲劳缓解综合服务专项技术

中和亚健康音乐调理项目是被中国/世界卫生组织卫生技术合作项目入选为亚健康调理技术之一。其中，中和亚健康音乐调理-疲劳缓解综合服务专项技术（简称疲劳缓解专项技术）是针对疲劳症状的亚健康者，以中医理论为基础，专门研制出集亚健康心身症状和五脏证候症状评估、音乐调理为主体的疲劳缓解综合服务技术、日常综合调养技术及调养效果评价和客户追踪管理服务为一体的、智能集成化应用系统及整合配套产品。为音乐调理师提供能够科学、规范地实施亚健康音乐调理技术的有效工具，确保亚健康音乐调理-疲劳缓解综合服务专项技术在应用机构能够安全、有效、科学和规范地应用。

【原　　理】

情志不节、脏腑功能失调、过度压力、过劳、睡眠时间不足等因素均可引发人体产生心身疲劳症状。疲劳缓解专项技术就是通过调情志、调气血、调经脉、调脏腑和静心安神，达到改善亚健康者心身疲劳症状，恢复和增进其健康的目的。

【功　　效】

1、利用亚健康者对调理音乐的情绪情感体验，达到调情志的目的；

2、利用调理音乐声波的五音-经脉腧穴-五脏的谐频共振效应，达到疏通经络，改善气血紊乱和脏腑功能失调的目的；

3、利用调理音乐，达到静心安神的作用；

4、利用音乐调理加饮食调养、自我按摩和起居调护等综合调理技术，最终达到改善疲劳症状，恢复和增进健康的目的。

【适 应 症】

疲劳症状为主的亚健康状态者。

【调理方法】

1、 疲劳专项评估：通过近期体检结果、疲劳专项标配的亚健康心身症状自评软件系统，对客户进行量化的亚健康身心状态评估。

2、疲劳症状综合调理：根据客户评估结果，制定以音乐调理为主体的综合调理方案。如聆听减压放松调理音乐+精油推拿按摩调理（15 分钟），音乐体感振动放松调理（30 分钟，咨询指导+单次调理效果评估（15 分钟）。每次共 60 分，每周 2-3 次，10 次/疗程。

3、 日常综合调养：根据客户评估结果和生活习惯，制定以音乐调理为主体的日常综合调养方案。如日常音乐调养：睡前：音乐放松静养或音乐体感振动放松调理；晨起：音乐静养或音乐导引；中午：音乐放松静养，15-30 分/次 2-3 次/日。同时进行睡眠、饮食和生活起居调护指导。

4、 调养效果评价与客户追踪管理：通过疲劳缓解专项应用系统，对被调理者进行定期症状评估，帮助其及时发现自身健康问题；定期提供调养建议，帮助其维护和促进健康。追踪管理时间为首次调养后三个月、六个月和一年，目的是确保疲劳缓解专项技术的有效性，更好地为亚健康状态者服务。

【注意事项】

1、急性炎症、内外伤活动性出血（月经期除外)、低血压、血栓症患者避免使用音乐体感振动放松法。

2、重度精神心理障碍者避免进行音乐调理，应转精神卫生专科就诊，在专科医师指导下进行治疗。

3 、音乐调理时，音响音量和音响振动器具的振动强度应调至被调理者感到舒适为止。切忌音量过大，振动过强。通常，音响音量控制控制在 50 分贝以下，音响振动适中。

4 、妊娠期间避免使用音乐体感振动放松法。

5 、放置心脏起搏器或支架者慎用音乐体感振动放松法。

中和亚健康音乐调理-失眠调理综合服务专项技术

中和亚健康音乐调理项目已被中国/世界卫生组织卫生技术合作项目入选为亚健康调理技术之一。其中，中和亚健康音乐调理-失眠调理综合服务专项技术（简称失眠调理专项技术）是针对失眠为主要症状的亚健康者，以中医理论为基础，专门研制出集亚健康心身症状评估、失眠症状专项评估和中医五脏证候症状评估、音乐调理为主体的失眠综合调理技术及其日常综合调养技术和调养效果评价和客户追踪管理服务为一体的、智能集成化应用系统并整合配套产品。为音乐调理师提供能够科学、规范地实施亚健康音乐调理技术的有效工具，确保亚健康音乐调理-失眠调理综合服务专项技术在应用机构能够安全、有效、科学和规范地应用。

【原　　理】

失眠，古称不寐。表现为不得眠、目不瞑、不得卧，少寐，多因情志内伤和五脏功能失调引发不寐（五脏不寐）。流行病学调查显示，失眠是亚健康状态者最常发生的症状。中和亚健康音乐调理-失眠调理综合服务专项技术是根据路正志教授五脏功能失调引起五脏神变而致不寐的理论及基于《黄帝内经》五音-五脏关系谐频共振学说，采用音乐循经推拿、五音体感振动放松、音乐静养、音乐导引和发音吟唱等音乐调理方法并辅以睡眠管理、饮食调养、自我按摩和起居调护进行综合调理。

【功　　效】

1、利用亚健康者对调理音乐的情绪情感体验，达到调情志的目的；

2、利用调理音乐声波的五音-经脉腧穴-五脏的谐频共振效应，达到疏通经络，改善气血紊乱和脏腑功能失调的目的；

3、利用调理音乐，达到静心安神目的，

4、利用音乐调理加睡眠管理、饮食调养、自我按摩和起居调护等综合调理技术，最终达到改善失眠症状，恢复和增进健康的目的。

【适 应 症】

以失眠为主要症状的亚健康状态者

【调理方法】

1.失眠专项评估：通过近期体检结果、失眠专项标配症状自评软件系统和失眠状态客观测评（另配），对客户进行量化的亚健康失眠状态评估。

2.失眠综合调理：根据客户评估结果，制定以音乐调理为主体的综合调理方案。如音乐循经调理或音乐导引（20分钟），音乐体感振动放松调理（30分钟），咨询指导+单次调理效果评估（10分钟）。每次共60分，每周2-3次，10次/疗程。

3.日常综合调养：根据客户评估结果和生活习惯，制定以音乐调理为主体的日常综合调养方案。如日常音乐调养：睡前：音乐导引或音乐体感振动放松调理；晨起：音乐静养或音乐导引；中午：音乐放松静养，15-30分/次 2-3次/日。同时进行加睡眠管理、饮食调养、自我按摩和起居调护等综合调理技术指导。

4.调养效果评价与客户追踪管理：通过失眠调理专项应用系统，对被调理者进行定期症状评估，帮助其及时发现自身健康问题；定期提供调养建议，帮助其维护和促进健康。追踪管理时间为首次调养后三个月、六个月和一年，目的是确保失眠调理专项技术的有效性，更好地为亚健康者服务。

【注意事项】

1、急性炎症、内外伤活动性出血（月经期除外）、低血压、血栓症患者避免使用音乐体感振动放松法。

2、重度精神心理障碍者避免进行音乐调理，应转精神卫生专科就诊，在专科医师指导下进行治疗。

3、音乐调理时，音响音量和音响振动器具的振动强度应调至被调理者感到舒适为止。切忌音量过大，振动过强。通常，音响音量控制控制在50分贝以下，音响振动适中。

4、妊娠期间避免使用音乐体感振动放松法。

5、放置心脏起搏器或支架者慎用音乐体感振动放松法。

中和亚健康音乐调理-疼痛缓解综合服务专项技术

中和亚健康音乐调理项目是被中国/世界卫生组织卫生技术合作项目入选为亚健康调理技术之一。其中，中和亚健康音乐调理-疼痛缓解综合服务专项技术（简称疼痛缓解专项技术）是针对以肌肉紧张性头、颈、肩、背、腰部疼痛症状为主的亚健康状态者，以中医理论为基础，专门研制出集亚健康心身症状及疼痛部位及疼痛程度评估、音乐调理为主体的疼痛缓解综合调理技术和日常综合调养技术及调养效果评价和客户追踪管理服务为一体的、智能集成化应用系统并整合配套产品，为音乐调理师提供能够科学、规范地实施亚健康音乐调理技术的有效工具，确保亚健康音乐调理-疼痛缓解综合服务专项技术在应用机构能够安全、有效、科学和规范地应用。

【原　　理】

慢性紧张、持续性不良姿势、肌肉负荷过度，重复性动作或过度牵张等因素可引发以肌肉紧张性头、颈、肩、背、腰部疼痛症状为主的亚健康状态。中医强调“心”的作用：心者，君主之官也，神明出焉，主明则下安，主不明则十二官危，使道闭塞而不通，形乃大伤。亚健康音乐调理疼痛缓解专项技术就是通过调理音乐的情态效应和音乐声波的谐频共振生物物理效应，使疼痛症状为主的亚健康者身心放松，同时，通过调情志、调气血、调经脉、调脏腑和静心安神，达到改善亚健康者肌肉紧张性头、颈、肩、背、腰部疼痛症状，恢复和增进其健康的目的。

【功　　效】

1、利用调理音乐的情态效应和音乐声波的谐频共振生物物理效应，使疼痛症状为主的亚健康者身心放松；

2、利用音乐导引和调理音乐声波的五音-经脉腧穴-五脏的谐频共振效应，达到疏通经络，改善气血紊乱和脏腑功能失调的目的；

3、利用调理音乐，达到静心安神的作用，

4、通过音乐调理和纠正不良姿势、自我按摩、饮食调养和起居调护等综合调理技术，最终达到缓解疼痛，恢复和增进健康的目的。

【适 应 症】

以肌肉紧张性头、颈、肩、背、腰部疼痛为主要症状的亚健康状态者。

【调理方法】

1.疼痛专项评估：通过近期体检结果、疼痛专项标配症状自评软件系统，对客户进行量化评估。

2.疼痛缓解综合调理：根据客户评估结果，制定以音乐调理为主体的综合调理方案。如音乐导引或减压放松调理音乐+精油推拿按摩调理（20 分钟），音乐体感振动放松调理（30 分钟，咨询指导+单次调理效果评估（10 分钟）。每次共 60 分，每周 2-3 次，10 次/疗程。

3.日常综合调养：根据客户评估结果和生活习惯，制定以音乐调理为主体的日常综合调养方案。如日常音乐体感振动放松调理和音乐导引调养，兼纠正不良姿势，避免肌肉负荷过度，重复性动作或过度牵张。自我按摩指导和起居调护。

4.调养效果评价与客户追踪管理：通过疼痛缓解专项应用系统，对被调理者进行定期症状评估，帮助其及时发现自身健康问题；定期提供调养建议，帮助其维护和促进健康。追踪管理时间为首次调养后三个月、六个月和一年，目的是确保疼痛缓解专项技术的有效性，更好地为亚健康者服务。

【注意事项】

1、急性炎症、内外伤活动性出血（月经期除外）、低血压、血栓症患者避免使用音乐体感振动放松法。

2、重度精神心理障碍者避免进行音乐调理，应转精神卫生专科就诊，在专科医师指导下进行治疗。

3、音乐调理时，音响音量和音响振动器具的振动强度应调至被调理者感到舒适为止。切忌音量过大，振动过强。通常，音响音量控制控制在 50 分贝以下，音响振动适中。

4、妊娠期间避免使用音乐体感振动放松法。

5、放置心脏起搏器或支架者慎用音乐体感振动放松法。

中和亚健康音乐调理—体质调理综合服务专项技术

中和亚健康音乐调理项目已被中国/世界卫生组织卫生技术合作项目入选为亚健康调理技术之一。其中，中和亚健康音乐调理-体质调理综合服务专项技术（简称体质调理专项技术）是针对偏颇体质人群，以中医理论为基础，专门研制出集中医体质评估、音乐调理为主体的体质综合调理技术和日常综合调养技术及调养效果评价和客户追踪管理服务为一体的、智能集成化应用系统并整合配套产品，为音乐调理师提供能够科学、规范地实施亚健康音乐调理技术的有效工具，确保亚健康音乐调理-体质调理综合服务专项技术在应用机构能够安全、有效、科学和规范地应用。

【原　　理】

先天遗传或禀赋及后天生长发育过程中的环境等因素可引发体质偏颇。在过度压力、情志不节及饮食劳逸失常的情况下，偏颇体质者易发相应心身症状。中和亚健康音乐调理-体质调理专项技术就是通过音乐调理的调情志、调气血、调经脉、调脏腑、静心安神作用及饮食、睡眠、起居的综合调理技术，达到改善偏颇体质，恢复和增进其健康的目的。

【功　　效】

1、利用调理音乐声波的五音-经脉腧穴-五脏的谐频共振效应，达到疏通经络，改善气血紊乱和脏腑功能失调的目的；

2、利用亚健康者对调理音乐的情绪情感体验，达到调情志的目的；

3、利用调理音乐，达到静心安神作用，

4、利用音乐调理加饮食、睡眠、起居的综合调理技术，最终达到调理偏颇体质，避免亚健康症状的发生和增进健康的目的。

【适 应 症】

偏颇体质者。

【调理方法】

1.体质调理专项评估：通过近期体检结果、中医体质评估、亚健康心身症状评估等软件系统，对客户进行量化的中医体质评估及身心状态评估。

2.偏颇体质综合调理：根据客户评估结果，制定以音乐调理为主体的综合调理方案。如音乐静养及音乐导引（30 分钟），音乐循经推拿调理或音乐体感振动放松调理（20 分钟）、咨询指导+单次调理效果评估（10 分钟），每次共 60 分，每周 2-3 次，10 次/疗程。

3.日常综合调养：根据客户评估结果和生活习惯，制定以音乐调理为主体的日常综合调养方案。如日常音乐导引和音乐静养和饮食、睡眠、起居的综合调理技术指导。

4.调养效果评价与客户追踪管理：通过体质调理专项应用系统，对被调理者进行定期症状评估，帮助其及时发现自身健康问题；定期提供调养建议，帮助其维护和促进健康。追踪管理时间为首次调养后三个月、六个月和一年，目的是确保体质调理专项技术的有效性，更好地亚健康者服务。

【注意事项】

1、急性炎症、内外伤活动性出血（月经期除外）、低血压、血栓症患者避免使用音乐体感振动放松法。

2、重度精神心理障碍者避免进行音乐调理，应转精神卫生专科就诊，在专科医师指导下进行治疗。

3、音乐调理时，音响音量和音响振动器具的振动强度应调至被调理者感到舒适为止。切忌音量过大，振动过强。通常，音响音量控制控制在 50 分贝以下，音响振动适中。

4、妊娠期间避免使用音乐体感振动放松法。

5、放置心脏起搏器或支架者慎用音乐体感振动放松法。

中和亚健康音乐调理—胃肠功能调理综合服务专项技术

中和亚健康音乐调理项目已被中国/世界卫生组织卫生技术合作项目入选为亚健康调理技术之一。其中，中和亚健康音乐调理-胃肠功能调理综合服务专项技术（简称胃肠调理专项技术）是针对以腹胀、早饱、嗳气、反酸、便秘、腹泻和焦虑抑郁状态等症状为主的、未达到功能性胃肠病诊断标准的亚健康状态者，以中医理论为基础，专门研制出集亚健康心身及胃肠功能症状评估、音乐调理为主体的胃肠功能综合调理技术和日常综合调养技术及调养效果评价和客户追踪管理服务为一体的、智能集成化应用系统及整合配套产品，为音乐调理师提供能够科学、规范地实施亚健康音乐调理技术的有效工具，确保亚健康音乐调理-胃肠功能调理综合服务专项技术在应用机构能够安全、有效、科学和规范地应用。

【原　　理】

中医认为偏颇体质、饮食劳逸失常、情志不节可致肝郁脾虚，脾胃气机升降失常引发腹胀、早饱、嗳气、反酸、便秘、腹泻等消化道症状。国内专家研究团队已经研究证实，宫音音乐调理（脾胃经循经推拿和体感振动放松调理）可改善功能性胃肠病患者的消化道症状和焦虑抑郁等负性情绪。宫音音乐调理后脾胃经主要腧穴的音乐声波接收强度明显强于调理前的实验结果表明宫音音乐调理可通过调脾胃经达到调理脾胃功能的作用。

【功　　效】

1、利用调理音乐声波的五音-经脉腧穴-五脏的谐频共振效应，达到疏通经络，改善气血紊乱和脏腑功能失调的目的；

2、利用亚健康者对调理音乐的情绪情感体验，达到调情志的目的；

3、利用调理音乐，达到静心安神的作用，

4、利用音乐调理加饮食调养、自我按摩和起居调护等综合调理技术，最终达到改善胃肠功能，恢复和增进健康的目的。

【适 应 症】

以腹胀、早饱、嗳气、反酸、便秘、腹泻和焦虑抑郁等负性情绪为主要症状、但未达到功能性胃肠病诊断标准的亚健康状态者。

【调理方法】

1.胃肠功能专项评估：通过近期体检结果、胃肠功能专项标配的亚健康心身症状评估、功能性消化不良症状评估软件系统，对客户进行量化的亚健康身心及胃肠功能状态评估。

2.胃肠功能综合调理：根据客户评估结果，制定以音乐调理为主体的综合调理方案。如音乐循经推拿调理（20 分钟）、音乐体感振动放松调理（30 分钟）和咨询指导+单次调理效果评估（10 分钟）每次共 60 分，每周 2-3 次，10 次/疗程。

3.日常综合调养：根据客户评估结果和生活习惯，制定以音乐调理为主体的日常综合调养方案。如日常音乐导引、音乐静养、胃肠自我保健按摩、饮食和生活起居调护指导。

4.调养效果评价与客户追踪管理：通过胃肠功能调理专项应用系统，对被调理者进行定期症状评估，帮助其及时发现自身健康问题；定期提供调养建议，帮助其维护和促进健康。追踪管理时间为首次调养后三个月、六个月和一年，目的是确保胃肠功能调理专项技术的有效性，更好地亚健康者服务。

【注意事项】

1、急性炎症、内外伤活动性出血（月经期除外）、低血压、血栓症患者避免使用音乐体感振动放松法。

2、重度精神心理障碍者避免进行音乐调理，应转精神卫生专科就诊，在专科医师指导下进行治疗。

3、音乐调理时，音响音量和音响振动器具的振动强度应调至被调理者感到舒适为止。切忌音量过大，振动过强。通常，音响音量控制控制在 50 分贝以下，音响振动适中。

4、妊娠期间避免使用音乐体感振动放松法。

5、放置心脏起搏器或支架者慎用音乐体感振动放松法。

莱香三养疗法·欧宝泡浴调理技术

“莱香三养疗法”亚健康调理干预技术与产品已入选我国与世卫组织合作研究《中医药“上工治未病”工程项目以及中医药对亚健康防治干预研究》项目中。

【原理】

“莱香三养疗法”，即“养气”、“养血”、“养经络”。这里的“养”不单是补养，还有调养、调理、养护的含义，如“养气”包括补气、调气、理气、行气等；“养血”包括补血、活血、祛瘀等；“养经络”包含经络调理、疏通经络等。“莱香三养疗法”的基本原理为：在亚健康调理的实践中，在整体观念指导下，以“养气、养血、养经络”为基础，运用独特的“莱香三养疗法”产品与亚健康调理干预技术，顺应四时养生，根据不同的亚健康症状辩证调理。

【功用】

疏通经络，行气活血；调节脏腑，沟通内外；平衡阴阳，补虚泻实；改善体质，使面色红润；促进新陈代谢，活化细胞；调和体内营养状态，平衡内分泌，使阻滞在人体内的毒素排出体外，使身心保持气血充盈、经络通畅、脏腑安和、阴阳平衡的健康状态。

【适应症】

亚健康状态，如头晕、头痛、疲劳、失眠、健忘、目干涩、便秘、身体酸痛、月经失调、无食欲、面色晦暗、内分泌失调、乳腺增生、畏寒、情绪低落、烦躁易怒、下肢无力等症状；或痰湿质等体质偏颇。

【应用方法】

1、 养元固本化积排毒浴

成分：荷叶、桃花、野玉桂、黑钩藤、大水枫、威灵仙等三十多种中草药按宫廷古方精制而成。

产品组成：养元固本化积排毒浴 120 克/袋

养元固本化积排毒原液 20ml

作用：活化细胞、促进微循环、改善皮肤供养、排除体内毒素，提高免疫力，使肌肤亮丽润泽。

使用方法：1）煮药：将药包放入水中煮开 3-5 分钟（或热水浸泡 20 分钟）；

2）泡药：将以煮开的药包和药汁放入浴桶浸泡并用力搓揉出药汁；

3）强化期：即强效期，前 5 次泡浴，每次将排毒原液（5-8）滴，加入药浴中以增效果。

用量：1 包/次，隔天一次，15 次/疗程。

2、 养元固本生精幸福浴

成分：荷叶、桃花、千样错、鸡脚枫、交叉、小王获、定马草等三十多种中草药按宫廷古方精制而成。

产品组成：养元固本生精幸福浴 120g/袋。

针对症状：痛经、经期综合症、性欲减退、宫寒、月经不调、子宫康复等。

使用效果：暖宫去寒、通经活络、活血化瘀、增强自身免疫力、调节内分泌、淡化皱纹、保养卵巢、提高性欲、收紧阴道、修复子宫、焕发容颜光彩、延缓衰老。

使用方法：1）煮药：将药包放入水中煮开 3-5 分钟（或热水浸泡 20 分钟）；

2）泡药：将以煮开的药包和药汁放入浴桶浸泡并用力搓揉出药汁；

3）强化期：即强效期，前 5 次泡浴，每次将排毒原液（5-8）滴，加入药浴中以增效果。

用量：1 包/次，隔天一次，15 次/疗程

3、 养元固本驱寒通络浴

成分：荷叶、鸡脚枫、交叉、威灵仙、串地香、小木通定马草等三十多种中草药按宫廷古方精制而成。

产品组成：养元固本驱寒通络浴 120g/袋

养元固本通络络原液 20ml

针对症状：颈椎、腰椎劳损、腰酸背痛、循环不畅、肌肉酸痛。

使用效果：舒筋活络、活血化瘀、促进血液循环、对各种关节疼痛有显著改善作用。

使用方法：1）煮药：将药包放入水中煮开 3-5 分钟（或热水浸泡 20 分钟）；

2）泡药：将以煮开的药包和药汁放入浴桶浸泡并用力搓揉出药汁；

3）强化期：即强效期，前 5 次泡浴，每次将排毒原液（5-8）滴，加入药浴中以增效果。

用量：1 包/次，隔天一次，15 次/疗程。

4、养元固本安神养心浴

成分：荷叶、桃花、野玉桂、黑钩藤、大水枫、威灵仙等三十余种中草药在独特气候条件下生成的珍惜中草药，按宫廷古方精制而成。

产品组成：养元固本安神养心浴 120g

养元固本安神养心原液 20ml

针对症状：疲倦、精力减退、记忆衰退、神经衰弱、失眠、心悸、健忘、皮肤皱纹。

使用效果：精力旺盛、消除疲劳、恢复体力、光泽肌肤、增强心脏供血功能，显著改善血液循环。

使用方法：1）煮药：将药包放入水中煮开 3-5 分钟（或热水浸泡 20 分钟）；

2）泡药：将以煮开的药包和药汁放入浴桶浸泡并用力搓揉出药汁；

3）强化期：即强效期，前 5 次泡浴，每次将排毒原液（5-8）滴，加入药浴中以增效果。

用量：1 包/次，隔天一次，15 次/疗程。

【注意事项】

1、泡浴前必须先沐浴洁身，以使身体在泡浴时更容易吸收中药精华，达到最佳效果；

2、选择适合自己的药池浸浴，一般每次浸泡 15-20 分钟，即稍作休息后再浸泡；

3、初次不适应者或浸泡时间过长者，会出现胸闷、口干等不适应状况，此时应立即稍作休息，饮水或饮料可舒缓不适；

4、有轻度高、低血压史、心脏功能稍差者需有人陪伴下使用。

【禁忌症】

1、饭前、饭后 30 分钟不宜进行泡浴。

2、产妇在分娩时如手术，需拆线后在进行泡浴，若无手术，可于产后三天。

3、泡浴后禁止吹空调、冷气 。

莱香三养疗法·唯健堂国医草本灸疗调理技术

“莱香三养疗法”亚健康调理干预技术与产品已入选我国与世卫组织合作研究《中医药“上工治未病”工程项目以及中医药对亚健康防治干预研究》项目中。

【原理】

“莱香三养疗法”，即“养气”、“养血”和“养经络”。这里的“养”不单是补养、还有调养、调理、养护的含义，如“养气”包括补气、调气、理气、行气等含义；“养血”包括补血、活血、祛瘀等含义；“养经络”包含经络调理，疏通经络等含义。亚健康调理的实践中，在整体观念指导下，以“养气、养血、养经络”为基础，运用独特的“莱香三养疗法”产品与亚健康调理干预技术，顺应四时五季养生，根据不同的亚健康症状辨证调理。

【功用】

疏通经络，行气活血；调节脏腑，沟通内外；平衡阴阳，补虚泻实；改善体质，面容红润。促进新陈代谢，活化细胞，调和体内营养状态，平衡内分泌，将阻滞在人体内的毒素排出体外，养气、养血、养经络，使身心恢复保持气血充盈、经络通畅、脏腑安和、阴阳平衡的健康状态。

【适应症】

亚健康状态，如头晕、头痛、疲劳、失眠、健忘、目干涩、便秘、身体酸痛、月经失调、无食欲、面色晦暗、内分泌失调、乳腺增生、畏寒、情绪低落、烦躁易怒、下肢无力等症状；痰湿质等偏颇体质。

【应用方法】

1、疏肝理气肝胆元灸套

产品组成：

A、疏肝理气元露 20ML

成份：天竺葵，伸筋草，冬青，樟树，黄酒。

功效：营养肝胆，疏肝利胆。

B、疏肝理气元液 50ML

成份：尤加利，薰衣草，马乔莲，葡萄籽油，甜杏仁油。

功效：疏肝行气，排毒净化，修复肝脏，提高肝脏解毒功能，加速堆积在肝、胆经上的毒素、淤积和湿热等排出体外。

C、疏肝理气本草元灸 100g

成份：人参，藏红花，肉苁蓉，枸杞蜂蜡，托玛琳粉，红外线陶瓷粉，粘土，火山灰。

功效：能活血调经，理气调血，清热利湿，清除体内瘀滞。

使用说明：将本草灸加热至 50 度溶后，待冷却一会，皮肤能接受的温度（温度不能低于 40°）均匀的倒在需要热敷的部位，不得小于 0.4 厘米厚度。然后缠上保鲜膜，盖上毛毯或其他物体保护温度不要很快流失，30-60 分钟后取下，每块本草灸可重复用 10-15 次。

2、 益气活血肩颈元灸套

产品组成：

A、益气活血元露 20ML

成份：透骨草，伸筋草，冬青，樟树，黄酒。

功效：改善体内微循环，祛风壮骨。

B、益气活血元液 50ML

成份：茶树，迷迭香，生姜，尤加利，薰衣草，马乔莲，葡萄籽油，甜杏仁油。

功效：行滞祛瘀，开窍透骨，舒筋活络，缓解关节僵硬，肩部疼痛，关节活动不利等问题。

C、益气活血肩颈本草元灸 100g

成份：人参，藏红花，红景天，肉苁蓉，枸杞蜂蜡，托玛琳粉，红外线陶瓷粉，粘土，火山灰。

功效：行滞祛瘀，开窍透骨，舒筋活络，祛风除湿，散寒止痛的作用，缓解肩部酸麻疼痛，活动不利的问题。

使用说明：将本草灸加热至 50 度溶后，待冷却一会，皮肤能接受的温度（温度不能低于 40°）均匀的倒在颈部部位，不得小于 0.4 厘米厚度。然后缠上保鲜膜，盖上毛毯或其他物体保护温度不要很快流失，30-60 分钟后取下，每块本草灸可重复用 10-15 次。

3、温肾固精养肾元灸套

产品组成：

A、温肾固精元露 20ML

成份：杜仲，杜松，藿香，黄酒。

功效：快速渗透经络，固肾温阳，缓解腰胀腰酸等症状。

B、温肾固精元液 50ML

成份：檀香，杜松，葡萄柚，肉桂，小麦胚芽油，葡萄籽油。

功效：排除肾部多余的水分和毒素，改善肾虚症状，增加免疫力。

C、温肾固精肾部本草元灸 100g

成份：藏红花，红景天，肉苁蓉，枸杞蜂蜡，托玛琳粉，红外线陶瓷粉，粘土，火山灰。

功效：滋阴养肾，温补肾虚，改善肾虚症状，延缓衰老，增加免疫力。

使用说明： 将本草炙加热至 50 度溶后，待冷却一会，皮肤能接受的温度（温度不能低于 40°）均匀的倒在肾俞部位，不得小于 0.4 厘米厚度。然后缠上保鲜膜，盖上毛毯或其他物体保护温度不要很快流失，30-60 分钟后取下，每块本草炙可重复用 10-15 次。

4、化瘀散寒温宫元灸套

产品组成：

A、化瘀散寒调经贴 5 片

B、化瘀散寒元液 50ML

成份：当归，快乐鼠尾草，罗勒，生姜，天竺葵，月见草油。

功效：补气活血，祛除宫寒，温补子宫，改善月经不调，痛经，白带异常等。

C、化瘀散寒温宫本草元灸 100g

成份：人参，丹参，制香附，当归，红参，土鳖虫蜂蜡，托玛琳粉，红外线，陶瓷粉，粘土，火山灰。

功效：温阳暖宫，补气活血，清除盆腔内毒素，调整女性荷尔蒙分泌，延缓更年期。

使用说明：将本草炙加热至 50 度溶后，待冷却一会，皮肤能接受的温度（温度不能低于 40°）均匀的倒在肚脐以下的卵巢部位，不得小于 0.4 厘米厚度。然后缠上保鲜膜，盖上毛毯或其他物体保护温度不要很快流失，30-60 分钟后取下，每块本草炙可重复用 10-15 次。

5、散瘀通络乳腺元灸套

产品组成：

A、乳腺散瘀通络元露 20ML

成份：伸筋草，王不留行，牛膝草，黄酒。

功效：疏肝解郁，活血化瘀。

B、散瘀通络元液 50ML

成份：天竺葵，快乐鼠尾草，茴香，石榴籽油，月见草油。

功效：针对情志不畅，经络阻塞，耗伤元气，卵巢功能下降等引起的乳腺增生，乳腺疼痛等问题。

C、散瘀通络乳腺本草元灸 120g

成份：甲珠，伸筋草，透骨草，牛膝等

功效：行气活血，通络散寒，对乳腺胀痛，小叶增生等有缓解作用。

使用说明： 将本草炙加热至 50 度溶后，待冷却一会，皮肤能接受的温度（温度不能低于 40°）均匀的倒在需要热敷的部位，不得小于 0.4 厘米厚度。然后缠上保鲜膜，盖上毛毯或其他物体保护温度不要很快流失，30-60 分钟后取下，每块本草炙可重复用 10-15 次。

【注意事项】

1.套盒中的草本灸需专人使用，防止交叉感染；

2.草本灸使用次数不得超过 15 次，后期药效会自然流失；

3.使用时温度不能过高，小心烫伤皮肤；

4.皮肤有伤者禁用；

5.灸后如有局部发红、发紫或发黑，此乃泥灸所拔之“瘀毒”溢于肌肤而致，不久即可消退；

6.微波加热时，请打开盒盖。

【禁忌症】

1.孕妇禁用；

2.局部皮肤破损或急性化脓性炎症禁用；

3.有出血倾向者禁用；

4.过敏体质者慎用；

5.使用本品出现不适或过敏者应停止使用。

永林综合治疗仪亚健康调理技术

【原　理】

本技术所用仪器已被国家药监部门注册为“综合治疗仪”，由于设备独特的结构组成和调理方法从而对人体健康实现综合调整作用。

一、独特的结构组成实现了多种物理调理方法的结合

仪器由主机和容器两部分组成。主机产生多频段复合电脉冲波，把电波引入容器的水中。容器盛装经磁化漏斗磁化过的水，并实现恒温电加热。容器中加有 3000 高斯的恒磁磁块。人体的双足放入容器的两侧，中间加有隔板，使人体经双足形成导电回路，接受电、磁、水、热等多种物理因子的刺激。从而实现多种物理方法的“综合”作用。

现代医学证明，电脉冲、磁波、水波、热能有以下作用：

A．生物电

1. 疏通经络

利用微量生物电脉冲在人体内流动来激发经气、疏通经络。经络畅通，则血脉和利，血脉和利则身体健康。

2. 促进血液循环

生物电脉冲渗透到人体以后，使皮肤的小动脉血管扩张，血液循环改善，细胞膜通透性提高，物质代谢加快，组织营养改善，提高细胞的活力。生物电可引起肌肉收缩，肌肉的收缩和舒张形成“泵”的作用，从而促进血液循环和淋巴液回流。

3. 净化身体、消除淤积

由于血液循环的加快，使体内的新陈代谢加快，加速了体内废弃物质的排除，消除体内毒素的淤积，提高机体免疫力。

4. 兴奋神经肌肉组织

当生物电流渗透到神经肌肉组织后，细胞膜电位离子转移，膜电位和膜通透性变化，形成动作产生兴奋，这种兴奋通过神经引起肌肉收缩，从而可调理周围性神经麻痹及肌肉萎缩，效果明显。

5. 镇痛、消肿

提高痛阀，血液循环加快，使致痛物质排出。

6. 镇静作用

生物电渗透可引起大脑皮层的泛化性抑制，可以抑制网状结构中的觉醒神经，从而能解除全身紧张状态，产生明显的镇静和催眠效果。

7. 电位平衡

脑有脑电、心有心电。人体内每一个细胞均含有电，且所带正负电荷是平衡的。当人体有病变，细胞电位就不平衡。电刺激可以使失衡的电位差得到调整，达到电位平衡，从而恢复健康。

B．磁疗

1. 镇痛作用

磁疗的镇痛作用机制有以下几方面：①磁疗能改善血液组织营养，对缺铁、缺氧、炎性渗出、肿胀压迫神经末梢和致痛物质聚集等引起的疼痛起到作用。②磁场能提高致痛物质水解酶的活性，使致痛物质水解或转化，达到止痛目的。③磁场可刺激穴位，疏通经络，调和气血，通过穴位下的神经反射来降低末梢神经的兴奋性，达到止痛效果。

2.镇静解痉作用

磁疗对经络和神经、体液等都有一定的调节作用。镇静作用主要表现在改善睡眠状态，促进入睡和延长睡眠时间；解痉作用主要表现在对胃肠痉挛及面肌抽搐等肌肉痉挛有缓解作用。中药磁石有镇心安神、平肝潜阳作用。

3. 消肿作用

因为磁场可以使局部血液循环加强，组织通透性改善，有利于渗出物的消散、吸收；加之磁场还能提高人体的非特异免疫力，使白细胞活跃，吞噬能力增强，故而有消肿作用。

4. 降压降脂作用

（1） 磁场能加强大脑皮质的抑制过程，对自主神经有调节作用，使人体微循环功能加强，可引起血压下降。

（2） 磁场能使胆固醇的碳氢长链变成短链，成为多结晶中心，加上红细胞转动，胆固醇易沉着于血管壁上而易于排出，所以有降血脂作用。

5. 止泻作用

（1） 磁场能减低肠蠕动。腹泻时肠蠕动增强，磁场通过降低肠蠕动起到止泻作用。

（2） 磁场有促进肠黏膜对水分、电解质、葡萄糖等物质的吸收作用。

C．水疗

水疗法主要作用于皮肤，可迅速引起人体产生对温热刺激的一系列反应，通过手、足等反射途径对深部组织器官甚至全身引起一定反应。

D．热疗

热疗可以使血管舒张而增加血液速度，增加组织的供氧和养料能力，使肌肉放松，加速受损组织的愈合，增加关节活动。

永林综合治疗仪通过多种物理因素的结合运用，提高了效果，对人体健康起到综合调整的功效。

二、独特的调理方法

本仪器是通过人体的双足和双手来调理亚健康。

众所周知，人体双足上有六条经络：阴经：肝经、肾经、脾经；阳经：胃经、胆经、膀胱经。双手有六条经络：阴经：心经、心包经、肺经；阳经：大肠经、小肠经、三焦经。

中医理论认为，经络是人体气血运行的通道，是联络全身器官（大到五脏六腑，小到四肢百骸）的桥梁。“经络通则百病不生”。人是一个整体，各个器官需互相协调，阴阳平衡。

依据“通则不痛”的理论，结合电波随着经络传导的原理，通过容器中的水电波浸润到手或脚的多个穴位，从而使阻塞的经络得以疏通十二条经络（每次调理是双足 30 分钟，双手 15 分钟）之目的。为此多种亚健康症状可得以缓解。

另外， 反射疗法即“足疗”。认为足部分布着全身器官的反射区，对足部加以机械的或电磁的刺激，可达到综合调理全身和保健的目的。

综上所述，使用永林综合治疗仪，可使全身经络畅通、血液循环改善、增加细胞活力，对多种亚健康状态进行调理。

【适宜人群】亚健康状态人群

【功　　效】疏通经络、调和阴阳、改善血液循环。

【调理方法】将容器中的磁化水（由磁化漏斗过滤），由电加热恒温控制设备加温到 36℃~48℃（自主选温），在容器中加入主机产生的各种频段的电脉冲，把双手或双足放在容器两侧水中，实现电、磁、水对手、足的按摩作用。

亚健康人群每天做 1 次，也可以每周做 3~5 次调理，半个月为一疗程，休息 2 天后继续下一个疗程，可长期使用。

【适应范围】适用于关节疼痛、腰肌疼痛、女性经期疼痛、失眠调理、血压、血脂、血糖异常及免疫力低者。

【应用举例】

失眠

失眠是亚健康人群的常见症状之一，长期失眠会对人体造成很大损害，抗病能力减弱，衰老加快，人也感到非常痛苦。所以每个人都渴望有良好的睡眠。而永林综合治疗仪治疗失眠效果好、见效快。

中医学认为，此症是心、肝、脾、肾四脏的损伤引起的，思虑劳倦太过会伤及心脏、脾脏，调理心经、脾经会宁心安神；心经、肾经受损者会造成“阳不交阴”、“心肾不交”，应调理心经、肾经。“阴虚火旺、肝阳上亢”引起的失眠应调理肝经；“心虚胆怯、心神不安”者应调理心经、胆经；“脾胃不和、夜卧不安”引起的失眠者应调理胃经、脾经。所以经络畅通、脏腑功能的健康才是治疗失眠的根本。永林综合治疗仪通过浸在容器中的双手、双足直接疏通十二经络。手上有心经、心包经、肺经、大肠经、小肠经、三焦经六条经络，脚上有肝经、肾经、脾经、胃经、胆经、膀胱经六条经络。对这些经络穴位的刺激可提高五脏六腑的功能，改善血液循环，使气血畅通、阴阳平衡，从而改善失眠状态。

从西医的观点看，认为失眠是脑功能的紊乱、植物神经的异常兴奋，故养心安神、恢复脑功能的平衡协调、抑制植物神经的兴奋性是调理失眠的关键，本技术的生物电可以刺激手足的末梢神经，通过神经系统的传感，可以刺激大脑皮质，改善局部微循环，抑制植物神经的异常兴奋，促进紊乱的脑功能趋于协调，从而收到“养心安神、镇静安眠”的良好效果。

【禁忌症】

1.孕妇禁用，妇女经期禁用。

2.脑出血及其他出血患者禁用。

3.心脏带有支架和起搏器及心脏功能严重不全者禁用。

4.高烧和急重症患者禁用。

5.扭伤者24小时内禁用。

6.恶性肿瘤患者，血栓性静脉炎患者禁用。

7.对电流不能耐受者禁用。

全息耳穴经络自疗仪亚健康调理技术

全息耳穴经络自疗仪亚健康调理技术是利用中医耳穴和经络全息的原理对身体实施调理。

【原理】

本技术是用耳穴反射区的分布规律，设计数以百计的高低不等的耳穴刺激头和按十四经脉走行规律设计的经络刺激器，利用十四皮部的敏感性和十四经脉的传导作用、利用耳穴刺激头和经络刺激器的物理作用，有限度的点压刺激耳穴反射区和十四经脉。（十四经脉选择腕踝部的三条阴经、三条阳经和颈项部的任督二脉）。快速促使经络畅通，恢复气血运输功能，维护人体的正常生命活动，达到调理亚健康的目的。

通过刺激耳部反射区和十四经脉对人体进行全方位的调理，快速刺激经络调节脏腑功能，提高自身免疫力，恢复人体自我修复的功能，使亚健康的症状得以改善或消失，坚持使用可逐渐恢复健康。

【适应症】

“十二经络均通于耳”，耳穴和经络调理适应范围很广，黄帝内经《灵枢·经别》篇中所谓：“人之所以生，病之所以成，人之所以治，病之所以起”，都与经络的功能有着密切的关系。阴阳的调节、五行的变化、营卫气血的运输、五脏六腑的气血供应和内脏、五官、骨肉、皮毛之间的联系等，都是由经络来联系完成的。因此有经脉所以决生死、处百病、调虚实，不可不通之说。人体的生命活动都是在经络系统的协调下完成的，经络的功能是人体各种功能的总的统一功能。

上述理论说明，中医讲的是整体观，不是只针对某种症状。人体在正常生命活动中，只要发生亚健康或疾病，都是因为某种原因导致经络不通，脏腑功能失调所致，只要坚持刺激耳穴和经络，调动经络与经络之间、脏腑与脏腑之间的互相协调作用，这些症状都会逐渐减轻或消失，从而恢复健康。综上所述，全息耳穴经络自疗仪亚健康调理技术可以针对大多数的亚健康症状，进行调理而使之改善。

【使用方法】

有亚健康症状表现的人，只要把全息耳穴自疗仪佩戴在耳部，经络自疗带佩戴在腕踝部和颈项部就可完成操作，不影响生活和工作。

该技术可自行操作，简单、方便、经济、快捷。每次佩戴时间10-30分钟，每天可使用多次。

【禁忌症】

只要耳部、腕踝部、颈项部表面皮肤没有破损，均可实施操作。没有副作用和不良反应。

【适应人群】

健康和亚健康人群。

云春岛气疗亚健康调理技术

本草气疗是以中医外治理论为基础，利用中药外用方式，结合汗蒸对人体进行亚健康调理的一种养生模式。

本草气疗这一方式在古代称为“熏”，是治疗特殊病人时的一种给药方式。

【原理】

人体皮肤表面积大约是1.6-2.2平方米，有毛孔和汗腺60多万个，是人体第一大吸收和排泄器官，皮下有密集的毛细血管，占人体微循环的 2/3，这些毛细血管与经络相连接，直接参与人体的吸收与代谢。用气蒸的方法打开人体的毛孔和汗腺，扩张经络，快速提高血液循环。这样可以驱风祛寒、排除毒素，让毛孔通透，达到吸收药物的效果。

【功效】

1、疏通经络：可放松筋骨，疏通人体经络，促进气血循环。

2、净血排毒：可改善人体新陈代谢，帮助排除体内废物及肝肾毒素。

3、美白肌肤：可深入皮下组织，清除污垢，帮助去死皮，使肌肤美白。

4、清除疲劳：可使全身放松，缓解压力，消除疲劳，恢复活力。

5、减肥瘦身：可帮助排汗，清除体内垃圾，消除多余热量，燃烧多余脂肪，使肌肤紧实。

6、改善睡眠：可产生部分运动效果，气疗 20 分钟，相当于 40 分钟的剧烈运动，气疗后可进入深度睡眠醒后倍感轻松、精神。

【适应症】

失眠、体重异常、免疫力低、疲劳综合症等。

【应用方法】

操作流程：

1.详细讯问使用者有无禁忌事项。

2.气疗前准备

1）消毒：确定全桶、气疗服、毛巾是否消毒。

2）查看气疗散：与使用者确认气疗散每包为一次性。

3）检查水位是否达到 1.5L 刻度下处。

4）合盖、通电：将盖合上后顺时针旋转至档位处。插上电源，打开总开关，将加热档调到 8 档进行加热。

5）加热：时间大概是 5—10 分钟，当听到排气管有气泡声，是即将烧开的前兆，半分钟内可烧开，加热期间操作者不得离开。

6）降档：烧开后将加热档降至一档，等沸腾状平稳调至 3 档预热桶。

7）查看桶内热度：烧开后 5—10 分钟查看，桶内蒸汽充盈。如满桶蒸汽即可通知使用者更换气疗服。

8）桶内座位上铺好一次性塑料膜。

9）让使用者饮用准备好的热饮（白开水、姜汤等）。

3.气疗中服务标准

1）使用者进桶：操作者指导并帮助使用者坐入桶内，将桶围好。

2）脚：让使用者将脚放在脚踏上，并询问使用者桶内温度，是否过凉，如桶内温度过凉就将加热档调至到适宜档位；如使用者感觉到桶内温度不够，脚还不能承受热度，就要告知使用者将脚抬起来或放在脚架两侧。等桶内温度升高之后，降档，脚恢复原位。

3）手：自然下垂，全身肌肉放松。

4）呼吸：闭目养神，放松进行匀速深呼吸，同时播放舒缓音乐。

5）时间：20—30 分钟，根据个体差异调整时间。

6）观察：第一次需出大汗，以后要出微汗。

7）询问：有否有不适感觉。

8）掌控：了解桶内温度、有否头晕、胸闷气短、腰腿疼、关节疼、皮肤发痒、经络疼痛等情况出现。

9）气疗前提醒使用者饮用一杯热水，气疗其间询问是否需要喝水，气疗后根据情况建议其喝杯淡盐水或红糖水（需注意是否有血压和血糖异常情况，如有异常情况需在专业的医生指导下饮用）。

10）消汗：出汗到要求程度即结束给气（关机），关机后在桶内降温、消汗。把汗沾干等到停止出汗，身体微干即可出桶。

4.结束气疗出桶

1）出桶之后过一段时间换上短衣，让使用者躺在床上休息。并告知气疗后 4 小时内注意事宜：

A、不可吃凉食、喝凉水

B、不沾凉水、不允许冲澡

C、不可进行夫妻生活。

产品介绍：

1、舒筋活络气疗散

【主要成分】采用川芎、木通、生地等二十多味名贵中草药按千年古方精制而成。

【主要作用】祛风活络、活血散瘀、舒筋通络、除湿止痛、行气强身。

【适用范围】经络不通、气血缓行、手脚冰凉、腰腿疼痛、腰肌劳损、肌肉酸痛、关节酸痛等。

【适用人群】18 周岁以上人群。

【使用方法】前 3 次 1 天 1 次，后 7 次 3 天 1 次。

2、固本益精气疗散

【主要成分】采用地黄、羌白、淫羊藿等二十多味名贵中药利用独家配方精制而成。

【主要作用】温补肾气、调理阴阳、驱寒润体、键骨养聪、养精旺神等。

【适用范围】肾气不足、阴阳两虚、腰膝酸软、精神萎靡、耳聋耳鸣等。

【适用人群】老少皆宜。

【使用方法】3 天 1 次，3 个月一个调理周期。

3、疏肝利胆气疗散

【主要成分】采用灵芝、茵陈、莪术等二十多味名贵中药利用独家配方精制而成。

【主要作用】疏理肝气、通滞解结、活血化瘀、清肝排毒、化满降脂、利胆明目、消气宽肋、固脾畅胃。

【适用范围】肝气郁结、头晕头疼、气血不通、肝脂过剩、过酒伤肝等。

【适用人群】脾气火爆、酒精肝、脂肪肝、女性乳腺疼痛等。

【使用方法】3 天 1 次，3 个月一个调理周期。

4、养心安神气疗散

【主要成分】采用茯苓，酸枣仁、桂圆等二十多味名贵中药利用独家配方精制而成。

【主要作用】旺心去火、增加血量、清理血管、加强循环等。

【适用范围】心火过旺、心肌缺血、精力不足、记忆减退、神经衰弱、失眠心悸等。

【适用人群】35—60 岁人群。

【使用方法】3 天 1 次，3 个月一个调理周期。

5、养胃益脾气疗散

【主要成分】采用石斛、三七、猴头菇等二十多味名贵中药利用独家配方精制而成。

【主要作用】升脾降胃、祛湿养燥、排湿瘦体等。

【适用范围】脾气不升、肋管胀满、脾湿肥胖、肌肉酸懒等。

【适用人群】18 岁以上人群。

【使用方法】前 3 天 1 天 1 次，以后 3 天 1 次，配合饮食。

6、润肺降火气疗散

【主要成分】采用天冬、银耳、山药等二十多味名贵中药利用独家配方精制而成。

【主要作用】润肺养膜、输气凉血、清火降热、化痰排瘀、清肺排赃、扩气平喘、缩孔美肌等。

【适用范围】易感冒体质、脾虚痰盛、肺火过旺、肺呼吸量小、肺气不输、皮肤粗糙等。

【适用人群】18——60 岁人群（遗传性肺病除外）。

【使用方法】5 天 1 次，6 个月一个调理周期。

7、灵通三焦气疗散

【主要成分】采用柴胡，黄芩，党参等二十多味名贵中药利用独家配方精制而成。

【主要作用】疏通三焦、消除痈痹、利水排湿、美颜瘦身等。

【适用范围】胸肋胀满、脘腹沉湿、尿短清黄、体雍僵持、皮肤粗糙等。

【适用人群】16—55 岁人群。

【使用方法】先：每天/1 次，共 4 次；再：2 天/1 次，共 4 次；再：3 天 /1 次， 共 4 次；再：4 天/1 次，共 4 次；再：6 天/1 次，共 4 次；再：7 天/1 次，坚持 6 个月。

8、散结乳安气疗散

【主要成分】采用党参，黄芪，丹参，王不留行等二十多味名贵中药利用独家配方精制而成。

【主要作用】行血理气、活血化瘀、通经活络、排滞祛结等。

【适用范围】女性乳腺相关亚健康症状及肝气郁结等。

【适用人群】25 岁—更年期前女性。

【使用方法】5 天 1 次，6 个月一个调理周期。

9、养巢护卵气疗散

【主要成分】采用斑褐灵芝、当归、雪莲等二十多味名贵中药利用独家配方精制而成。

【主要作用】养元固本、平衡雌雄、呵护卵巢、美容养颜等。

【适用范围】女性内分泌失调、雌激素减少、性冷淡、脸色暗黄、月经不调等。

【适用人群】卵巢不健康女性，内分泌失调女性。

【使用方法】3 天 1 次，3 个月一个调理周期。

10、祛异养香气疗散

【主要成分】采用独活、防风、乳香等二十多味名贵中药利用独家配方精制而成。

【主要作用】驱寒抑湿、通经活络、调理气血、扶正祛邪等。

【适用范围】女性宫寒、月经不调等各种女性生殖亚健康。

【适用人群】18—60 岁妇女。

【使用方法】前 10 天 1 天 1 次，以后 7 天 1 次，3 个月一个调理周期。

11、清脂生香气疗散

【主要成分】采用茯苓、甘草、香附等二十多味名贵中药利用独家配方精制而成。

【主要作用】健脾养肾、排湿下水、深度加香、增浓体气。

【适用范围】欲增加体香者。

【适用人群】18—55 岁女性人群。

【使用方法】每 7 天 1 次即可。

12、排毒养颜气疗散

【主要成分】采用蛇舌草、地黄、白茯苓等二十多味名贵中药利用独家配方精制而成。

【主要作用】清血泄毒、排水利尿、润肠通便、护肝健脾、营养卵巢。

【适用范围】肝瘀、脂肪肝、肺热、便秘、重金属超标、激素脸、三焦湿阻。

【适用人群】25——55 岁女性人群。

【使用方法】3 天 1 次，3 个月一个调理周期。

【注意事项】

气疗过程中会有以下反应，：

1、排气多且味重，这是体内正在升清降浊、排废气的表现。

2、局部皮肤痒，微循环正在疏通排毒的表现。

3、手上或身上冒凉气，正在逼出体内风寒的表现。

4、易困、怕冷，这是气血两亏、微循环差的表现。

5、出冷汗，体内寒湿重的表现。

6、头上油垢易产生，身上油垢多很多，这是血脂有害胆固醇排出的表现。

7、腰部酸痛加重，是打通腰部微循环，正在疏通经络的反应。

8、胃部不适反酸打嗝有饱胀感。

9、不出汗，经络没有打开，或者是内干症。

10、蒸后肌肉酸痛，身体无力，湿重，需一段时间，待气血运行正常之后，脾生阳气，症状消失。

11、蒸后皮肤干瘪，有细皱纹，是气血两亏，排湿后待气血充盈后症状消失。

【禁忌症】

以下情况不适合气疗：

1、有出血症：脑出血、皮下出血、眼底出血、紫癜、皮外伤

2、有各种心脏病及做过心脏搭桥手术

3、手术后三个月内

4、有精神方面疾病

5、有脑血栓及脑淤血疾病

6、血压在 140/90mmHg 以上

7、做过移植手术，有金属物植入体内

8、空腹，饭后未到 30 分钟

9、酒后

10、刚刚喝过冷饮

11、血压值不稳定

12、孕期

13、月经期

辅助调理血糖异常亚健康技术

【原　理】

据《黄帝内经》记载"行数惊恐，经络不通，病生于不仁，治之以按摩、醪酒"，本发明将该原理应用到针灸调理血糖异常，在针灸过程中配以杜仲、黄芪、血竭等中药特制而成的药酒，药酒的中药配伍中各种成分苦、甘、辛、寒、温、平相结合，补、泻、合、通相结合，通过浸针以及捻针时涂擦针灸腧穴的周边，银针通过腧穴将药力渗透到经络、穴位，增强银针的作用，加快五脏六腑的功能恢复。

【功　效】

1.滋阴补肾，益气生津，调理气血，平衡阴阳，尤其适用亚健康人群及内分泌失调人群。

2.活血化瘀，消肿止痛，适用关节疼痛。

3.增强针灸的治疗作用，加快五脏六腑的功能恢复。在针灸治疗糖尿病时，用该药酒浸针，以及捻针时用药酒涂擦针灸腧穴的周边，银针通过腧穴将药力渗透到经络，辅助治疗效果。

【适 应 症】

血糖异常亚健康人群的辅助调理。

【应用方法】

1.制备：采用中药杜仲、黄芪、血藤、十大功劳、木通、八百铜锤、麦冬、淫羊藿、血竭、黄柏、七叶一支花、草乌、法夏等。用乙醇浓度为55%的高粱酒浸泡3日。

2.使用方法：

1）针灸调理时涂抹相应穴位周边或经络上。

2）加入盆中，泡足，每次50～100ml，每日一次，每次30分钟。

【注意事项】

1.孕妇，哺乳期妇女慎用。

2.开放性伤口处慎用。

中医高频无痛整筋按摩亚健康调理技术

【原　理】

研究发现：骨相关亚健康症状多数都是筋结节（韧带硬化钙化）阻断了微循环所致。只要把结节消灭、微循环就畅通了，相关症状消除。心脏相关亚健康症状与反应区的结节有关，高频震荡可消除相关结节，恢复心脏功能；同时也使皮下组织复原。对乳腺相关结节有缓解作用，调理相关亚健康症状。

【适宜人群】因筋结原因引起的各种亚健康症状人群。

【功　效】强身健体、通经活络、消除微循环障碍、消除亚健康状态。

【调理方法】

手法与设备结合调理：

选疼痛部位或者不适部位，用手查出筋节，再利用设备高频震荡消除筋节，一般一次 20 分钟。最后在任督二脉和经络主通道上疏通一遍，一般10分钟。

【注意事项】

(一) 饭后一小时内及醉酒的忌用；

(二) 天冷时一般先做热疗效果更佳；

(三) 静脉曲张开始的顺序为远体表向近体表方向；

(四) 调理体位：以操作方便为准；

(五) 疗程和时间：　7天为1疗程，每天30分钟—60分钟

(六) 调理后，一般漫步多活动，以微汗为准，这样可加速痊愈。

泽正养生膏方亚健康调理技术

中医"治未病"，防治亚健康，已成为国内外所有人士之共识。其调理方法甚多，诸如：食疗、中药调理、膏方、针灸、推拿、拔罐、穴位敷贴、隔姜温灸、五禽戏、八段锦、气功、太极拳等。但根据当前亚健康的特征及普遍所显现的不同体征和证象，以中医整体观念辨证论治，因人而宜的调理理论原则，使用膏方调治，是一种简便的好方法。

【原理】

亚健康人群经现代科学仪器检测，虽然没有明显的征象和理化指标，但并非完全或绝对"无病"，用中医理论学说予以审视，绝大多数亚健康人群都存在不同程度的症状和异常的脉、舌反映，而表现出阴阳失调，脏腑虚衰，气血亏损等症候群。

中药膏方完全遵循中医整体观念和辨证论治的原则及"治未病、无病先防"的防治机理，按中医理、法、方、药的调理法则，针对不同的亚健康体质、证象及类型而辨证调理、个体施方。又根据人体四季不同的生理特征，即"冬令收藏滋补，来春升发健康"，故亚健康者予"膏方冬调"最为合适。另外，亚健康一般均为慢性虚弱证候，其调治并非一朝一夕可以奏功，必须有一个较长的调理周期，加之口感舒适、服用方便，所以膏方是合适的慢性调补剂。

【功用】

根据中医治未病的理论和亚健康人群的不同证型与体征，予以不同的调治法则，辨证处方用药，拟用膏方。一般均可起到平衡阴阳、燮理脏腑、补气养血、强壮体质的功效。

【适用症】

适应于各种类型的亚健康人群，如：脾肺气虚、心脾两亏、肝郁脾虚、肝肾亏损、血虚经少等阴阳失衡、气血不调者。其症状有：身体虚胖或过于消瘦，易于疲劳或感冒，经常头晕、头痛、失眠健忘、面色晦暗、畏寒肢冷、潮热多汗、情绪低落、食欲不振、内分泌失调、男子阳痿遗精、自汗盗汗，女子月经失调、郁闷易怒，以及长期腹泻、便秘、腰酸背痛等等。一般于冬令季节以蜜膏滋养或温补。

【调理方法】

对于无病欲强身健体者、亚健康调补者，均在冬令调补较为适宜，一般可于农历冬、腊两月较为合适，春节前服完。

服法：一般用 90℃左右的白开水冲化调匀口服。补方亦可含服，即将膏药含入口中，慢慢咽下，再喝一点白开水。每天口服两次，早晨空腹一次，晚睡前服一次。如空腹食用有胃肠不适感，特别是慢性病调治之清膏，可以改在饭后一小时服用。

服用量：根据患者病情，药物性质以及个体之肠胃适应力而定。以小量开始，逐渐增加，每次一汤匙，约 15-20 克。

【注意事项】

1、 调补方服用期间，要注意休息，睡眠充足，不可熬夜，减少剧烈运动，保持心态平和。如有感冒发烧等暂停服用。

2、 服用滋补膏方，如出现食欲减退，脘腹胀满，大便溏泄，舌苔厚腻等滞脾现象时，宜减少服用量，空服改为饭后服，或兼服平胃丸，藿香正气丸，香砂养胃丸等。也可以将陈皮、佛手、砂仁等泡茶饮用，以和中化湿、醒脾健胃。

3、 服用温补膏方时，如出现口渴、咽干、鼻燥等虚火现象时，宜减少服用量，或配服少量清火润肺糖浆、益胃膏，亦可用沙参、麦冬、玉竹、竹叶等泡茶饮用，以清肺、润燥、生津止渴。

4、 膏方如存放不当，或因气温过高，易出现霉变现象，其表面上有白花，若白花不多，可将其挖掉，再将余膏煮沸，冷却后，冰箱存放。如霉变严重，必须弃而不用，以免危害身体。

元和内家点穴疗法亚健康调理技术

【原　　理】

元和内家点穴疗法亚健康调理技术具有调血疏经、活血化瘀功能。将高尚仁和的内修精神与方法贯穿于点穴推拿的活动中，精确取位，饱和调理，产生能量通过信息传递，达到平衡阴阳、疏通经络、调节脏腑、改善微循环、增加新陈代谢、提高自身免疫力，达到调理各种亚健康状态的作用。

【适宜人群】

除体质极度衰竭以及癌症患者，其余人群皆可。

【适 应 症】

周身疼痛、慢性疲劳综合症、办公室综合症等亚健康症状。

【功　　效】

激活穴位、调理身心机枢功能、扶阳固脱、行气通络、活血化瘀、扶正祛邪、拔毒泄热、平衡阴阳、改善微循环、增加新陈代谢、提高自身免疫力。

【调理方法】

主要调理方法如下：

一穴通全身调理法：是指取一处穴点按，起动全身穴位使经络活跃达到身心轻安、五脏平和的方法。

头部穴位调理法：是指于头部取穴运用内家手法用力轻巧，疏经而缓，结合头部相关穴位的特殊功效综合调理身体，解除后脑、颈、肩、背、尾椎疲劳。

九宫八卦调理法：是指在患处运用八卦理论多处取穴进行调理的方法，辨证施法，可调理脏腑，胸、肋疼痛等症。

切拉法：是指以一点切入循经而行，迅速拉动湿寒风热等病气使之快速排出体外的方法，此法通过多年实践具有独创性、自然流畅性、高疗效，尤其针对湿寒等疾病。

中空拨筋法：远离患部的特殊拨筋疗法；既不造成患部拨、刮、压、击等损伤，又有非常好的效果。

调穴法：调理穴位之间能量分布比例的方法，可调理气血紊乱导致的局部亚健康。

无痛正骨法：用内力配合技法，施以轻微的外力，调整骨关节相关亚健康症状。

补法：是指运用内家手法虚而补之，改善衰弱状态以调节阴阳不足的方法。

泻法：是指运用内家手法实而泻之，通过调节达到阴阳平衡。

以上方法可根据各人亚健康症状，选择施用。

【禁忌症】

一、体质极度虚弱者不宜用点穴

二、癌症患者不宜用点穴

孟氏透皮亚健康调理技术

【原理】

孟氏透皮技术主要是通过人体的经络给药，在应用时，除了涂抹相关部位外，还需涂抹脊柱及脊柱两侧。首先，涂抹脊柱是督脉给药，督脉是统领全身经络重要的一条经脉，督脉属阳，主气，“通络灵”恰恰结合这一医学理论，涂抹脊柱，通过督脉对药物的吸收，补充人力的阳气（扶正培元）。《内经》曰：“正气存内，邪不可干。”阳气充足，风、寒、湿、邪毒侵入不了体内。其二，督脉两边是膀胱经，膀胱经排列着大量腧穴，腧穴是人体大穴，与五脏六腑是一种互为表里的关系，通过腧穴对药物的吸收，以达到平衡脏腑之阴阳、调和气血、扶正祛邪的目的。

【使用说明】

一、长泰灵（通络灵）Ⅰ型

【成分】

五倍子、儿茶、蒲公英等。

【功效及作用】

肌肉疼痛。

【使用方法】

喷涂痛处、用手揉搓拍打。

以上使用方法一般每日三至四次，每次三至四遍（干后再涂下一遍）呈水汪汪似流非流状。

【贮存】存放在阴凉干燥处，避免儿童接触。

【保质期】三年。

二、长泰灵（通络灵）Ⅱ型

【成分】

五味子、菟丝子、远志等。

【功效及作用】

人体免疫力底下，因阴阳两虚、气血不足所致的体弱乏力、腰膝酸软、神经衰弱、睡眠不好、运动机能下降、性功能下降、早衰、记忆力减退、嗜睡、易疲劳、易感冒、尿频、出虚汗、四肢冰凉等亚健康症状。

【使用方法】

涂抹脊柱（发际至尾骨）、肚脐及小腹。每天一至两次，每次二至三遍，顺肌肤纹理按摩至吸收。如果使用过程中能加强体育锻炼，合理调理饮食、起居、心态平和。

【贮存】存放在阴凉干燥处，避免儿童接触。

【保质期】三年。

三、长泰灵（利肤露）Ⅲ型

【成分】

当归、益母草、甘草等

【功效及作用】

美白皮肤、抗皱防晒、瘦身、防辐射。

【使用方法】

美白、抗皱，洁肤后，直接喷抹利肤露于皮肤表面（可配合Ⅰ型和Ⅱ型使用），每次涂抹两遍，顺肌肤纹理按摩至吸收，建议早晚各用一次，喷抹后不影响使用其它化妆品，互相不冲突。

防晒、防辐射：直接喷于皮肤表面，拍打使其渗透。

瘦身：需配合Ⅰ型同时使用，每次喷 3-4 遍，每次数量不限。

【贮存】存放在阴凉干燥处，避免儿童接触。

【保质期】三年。

【注意事项】

1. 每款产品使用时保持足够的使用浓度，根据个人病情的不同而涂抹的次数随之加减。

2. 不同人群对同一产品有不同的吸收程度，因而效果有快、有慢。

3. 部分人群使用后，相当长时间显效不大，此时如能继续坚持使用，到一定量后，会出现效果显著的提升。

4. 部分人使用后，皮肤出现红疙瘩并伴随瘙痒，这种情况多是排毒反应，可减量使用。

5. 过敏体质，酒精严重过敏者禁用。

6. 本品为外用涂擦剂，切勿内服，如不慎入眼，请用清水清洗。

7. 本产品不污染衣物。

耳穴诊疗亚健康调理技术

耳穴诊疗亚健康调理技术是由佛山市中医院吸收传统耳穴诊治精华，独立开发应用的亚健康中医调理技术，包括耳穴针刺、贴压、放血、火针、按摩等项具体耳穴治疗调理技术，起补肾强身、扶正固本、激发经气、扶正祛邪、调整阴阳作用，促进身心平衡和稳定，延缓衰老、健脑、明目、补肾、健脾、聪耳、利咽、美容等功效。应用于临床实践十余年，诊治亚健康人群两万余人次，效果显著。

【原 理】

耳穴诊疗法起源于我国古代。早在二千三百多年以前的西汉已有了耳脉诊病的记载。我国第一部经典医著《黄帝内经》中就详细的论述了经络和耳穴的关系。其中如“视耳好恶，以知其性”的记载，就生动的说明古代就知道用观察耳朵来判断人体疾病情况。经过长期的实践和研究，耳朵犹如一个倒置的胎儿形象，是人体的一个缩小，它包含着人体的全部信息，耳朵上的许多穴位就是按照这个规律分布的。这些穴位又通过经络、神经与全身各部位紧密相联。一旦机体的某一部位出现病变，与其相应的耳穴就会出现变化，通过望诊、触诊及电测诊就可进行诊断。同样，刺激某些耳穴不仅能强身健体，更可治疗相关疾病，耳穴治疗对疾病的适应范围较广，可以治疗内、外、妇、儿、五官、皮肤、骨伤等科上百种常见病和一些疾病。因此，运用耳穴诊疗法，便能涵盖“治未病”未病先防、既病防变、瘥后防复三个层面。

【适应症及使用方法】

一、 耳穴健康综合测评技术

运用耳穴视诊法、耳穴触诊法、耳穴电测法等，综合运用，相互补充，并运用中、西医理论进行辨证分析，对人体的疾病作出判断。不仅对急性病症、慢性病症、慢性病急性发作有诊断价值，而且对于既往史、外伤史、遗传病史及肿瘤的诊断更有其重要的参考意义。耳穴诊断中运用：一视（视诊法）；二触（触诊法：包括指摸法、探测法、压痕法、压痛法）；三测听（用耳穴探测仪的电脑显示、仪表、灯光、声音的变化）；四辨证（用中西医结合的理论，穴位的功能，相应部位的反应和临床经验）的耳穴健康综合诊断法。

亚健康状态下，全身内脏器官均有可能出现症状，在心血管系统表现为上楼或动则心慌、气短、胸闷、憋气；在呼吸系统表现为咳嗽、痰多、喘促、咽干；在消化系统表现为饮食减少、吃饭不香、大便不调；在骨关节系统表现为经常腰背酸痛、两膝酸软、颈部活动受限；在神经系统表现为经常头痛、记忆力减退、容易疲劳、睡眠障碍、耳鸣；在泌尿生殖系统表现为性功能低下、尿频、尿急；在精神心理表现为情绪低落、精神萎靡、焦虑烦燥等。

亚健康状态，一般在临床检验上难以明确诊断，在中医诊断方面可以体质偏颇概况之，体质偏颇即除平和体质之外的八种体质：气虚、阳虚、阴虚、血瘀、痰湿、湿热、气郁、特禀体质。亦可以人体各系统亚健康进行分类概括。耳穴健康综合诊断法能通过视、触、测及辨证方法，诊断其亚健康状态发生在什么系统器官上，即诊断其为心血管系统、呼吸系统、消化系统、骨关节系统、泌尿生殖系统神经系统等系统亚健康状态。

二、耳穴调理亚健康保健基础方

1、心血管系统亚健康

组成：心、小肠、肺、胸椎、交感、肾上腺，血压偏高者加角窝上、耳背沟。

方解：心穴为主穴，根据中医脏象理论“心与小肠相表里”，故配以小肠穴；心血管疾病症状往往伴有动则气喘，故以肺穴以通利肺气；胸腔为心肺所居，故取胸椎穴以协同作用；交感穴能起到调节植物神经功能；肾上腺穴可增强人体对来自外界与机体内在的应激能力；角窝上、耳背沟为调节血压要穴。

2、 呼吸系统亚健康

组成：肺、脾、肾、咽、对屏间、肾上腺。

方解：“肺主呼吸”、“脾主运化”、“肾主纳气”，人体水液代谢的正常与否全赖于肺气的输布、脾气的转输、肾气的排泄，故肺、脾、肾三穴为治疗呼吸系统症状的主穴；对屏间穴为止咳要穴；肾上腺穴则有抗炎之功。

3 、消化系统亚健康

组成：脾、胃、肝、胰胆、大肠、小肠。

方解：脾、胃、胰胆穴为消化系统主穴，肝主疏泄，胆汁的正常分泌全赖肝的疏泄，大、小肠有促进食物的消化、吸收与排泄等作用。

4、 骨关节系统亚健康

组成：神门、皮质下、颈椎、腰椎、膝。

方解：神门、皮质下为止痛要穴，为全耳止痛最佳的穴位；颈椎 、腰椎、膝为相应部位配穴。

5 、泌尿生殖系统亚健康

组成：肾、膀胱、内生殖器、内分泌、缘中、肾上腺。

方解肾、膀胱、内生殖器为相应部位取穴；缘中穴为人体内分泌高级中枢在耳穴上的代表区，与内分泌穴共同调节人体内分泌功能；肾上腺穴能增强人体应激功能。

6 、神经系统亚健康

组成：神门、皮质下、心、枕、内耳、外耳、肾。

方解：神门、皮质下、心三穴，针对神经衰弱引起的失眠多梦，且神门、皮质下为全耳安神效果最佳的穴位，而“心主神明”，睡眠障碍多与心气不足、心血失养有关，故心穴为安神要穴；伴有头痛者配以枕穴；伴有耳鸣者配以补肾聪耳的内耳、外耳、肾穴。

【禁忌症】

一般来说，耳穴治疗较为安全，没有绝对禁忌症。

有下列情况宜注意：

1.外耳有明显炎症或病变，如冻疮破溃、感染、溃疡及湿疹等，应暂停治疗。

2.有严重器质性疾病者或精神过度紧张者，不宜用较强烈的穴位刺激方式（如割治、放血等）和过强的毫针手法。

3.妇女怀孕期间宜慎用耳针疗法，有习惯性流产史者则禁用耳针。

飞磁宝垫亚健康调理技术

飞磁宝垫亚健康调理技术是中式整脊理疗养生保健器械产品，亚健康人群只要平躺在调理垫上，即能促进全身气血周流、心身舒畅，缓解病痛。

【原理】

飞磁宝垫亚健康调理技术是运用当代生命动力学和脉动磁场原理，标准（gauss）磁体按飞经走穴方式布阵，在变交磁场作用下，刺激相应的经穴，以“虚则补之，实则泻之”原理调整脏腑阴阳平衡，促进中医营卫系统的正常运作，达致正气内存邪气不干。

根据人体脊柱直立和颈腰椎生理弯曲的特性，以中西医“五线合壁”设定海豚样流线形之龙骨整脊装置，防治脊椎侧弯和劳损早退，腰酸背痛等，调理相关亚健康。

【功能】

舒经活络，养生保健，调理脊柱，解除疲劳．镇静镇痛

【适应症】

背部疼痛、易感冒体质等亚健康。

【使用方法】

1、先将飞磁宝垫（下称宝垫）顺置于床上；

2、用者以两脚向床尾端伸直坐于床上，使宝垫腰曲尽处紧贴于臀部：

3、缓慢向后躺下仰卧于宝垫上，使腰部搁置在宝拯腰曲之上，颈部置于宝垫之颈曲处，头部自然地枕于床上（不用枕头）。

4、躺下后轻轻挪动身躯，调整到以自我感到舒适体位为宜。

5、理疗时间为 1 5-2 0 分钟（最多不超过 3 0 分钟），每只 1—2 次。

6、躺下后，经过 2 分钟的预应期，在变交磁场作用下，即有温暖舒适，疼痛渐退，出现心身舒畅之感为宜。

【注意事项】

1、10 岁以下儿童要在家长看护下方可使用；

2、宝垫仅作养生与保健理疗器具，切勿当作床铺长时间使用；

3、为保持宝垫皮面清洁和减少磨损，外层透明胶膜，如非残缺，不必清除，如有残可自行更新，以保持宝垫整洁卫生；

4、宝垫普通分为大码、中码、小码三种型号小码适合身高 1. 5 米以下的人使用，大码适合身高 1 .7 米以上的人使用，中码适合身高 1. 6 米左右的人使用；

5、儿童由于生长发育不同，个体差异很大，或高于 1 .8 米以上的人，皆应量身订制更为合适。

【禁忌症】

1、装有心脏起搏器或金属支架或骨伤手术螺钉未取出者不宜使用；

2、对飞磁疗法敏感或脊背畸形者，不宜使用。

【优质保证】

1、飞磁宝摯绿色环保，不需任何电热装置。

2、标准永久磁体是以国产优质稀土制成，符合国际标准。

3、经久耐用，没有不良反应和副作用。

4、保养期长达五年以上．以至永久使用。

【贮存方法】

宜存放于干燥阴凉处避免高温潮湿。

普云五行艾灸亚健康调理技术

五行艾灸亚健康调理技术是一个具有功效的养生项目，引进韩国艾灸养生机构生产的五行艾灸器，针对亚健康病症人群进行理疗养生。

五行艾灸亚健康调理技术改变了传统艾灸存在烟雾熏呛，不能同时做多个穴位，易造成烫伤的问题，大大提高了安全性和效果。特点是无烟雾熏呛，无烫伤危险，五行艾灸亚健康调理技术结合了艾灸理疗、经络按摩和刮痧等理疗方案，有效的调理亚健康症状，其效果明显。

【原 理】

用点燃的艾绒，在体表或患病部位或穴位进行温灸，借助艾火的纯阳热力和药气的渗透力，通过经络腧穴的传导来调节亚健康症状。

艾灸点燃后放在灸器中，把灸器放在相应的穴位上通过穴位的渗透，经络的传导，调动人体的免疫功能，作用于人体五脏六腑、四肢百骸的病变部位，多层次、多功能、多形态的调整，在相互协同相互激发的作用下，产生倍数效应。

【适应症及使用方法】

一、 疲劳：

疲劳是亚健康的常见症状。人过 30 岁，阳气不断衰减，体力处于下降趋势，身体对疲劳的调节作用差，不能及时恢复体力。日久天长，导致机体免疫力下降，长期疲劳会加速衰老，缩短人的寿命。中医认为，疲劳与五脏失调密切相关，阳气足精力旺，若阳气虚，就容易感到疲劳。因此，调理亚健康的疲劳应以调节五脏阳气为关键。

操作方法如下：

用五行艾灸做腹部中脘，关元，神阙，天枢，配合万能灸做足三里，涌泉，大椎穴一次就有明显改善。

二、 失眠：

失眠是亚健康的常见症状之一。睡眠是预防疾病的第一道防线，身体防卫系统的增强主要是在睡眠中进行的。深睡眠，是增强人体免疫机能的最佳处方。失眠少睡，精力明显下降，衰老也就快。中医将失眠归于“不寐”“、“不得眠”范围，认为多由情志所伤，劳逸过度，久病体虚，饮食不节等。引起阴阳失交，阳不入阴而形成。通过扶阳罐可补虚泻实，引阳入阴，从阳化阴，达到阴阳平衡五行艾灸。

操作方法如下：

五行就灸腹部五个穴位，配合万能灸做涌泉，加上阴阳灸做头上的百会穴和四神聪穴在加上万能灸做神门穴一般的是一次就有很好的疗效，严重的 3 次以上见效。

三、 风寒感冒：

由风寒之邪侵袭人体肺卫引起的常见外感病，以冬春季节多见。临床表现为鼻塞、声重、喷嚏、流清涕、喉痒咳嗽、痰白稀薄、舌淡红、苔薄白、脉浮紧。中医治法以祛风散寒为主。扶阳罐温灸穴位，温刮经络能够达到扶正祛邪的目的。

操作方法如下：

用五行灸床做灸整个后背督脉和膀胱经，在配合万能灸做足三里穴一般 1 到 3 次可以见效。

四、 颈肩酸痛：

颈肩酸痛是长期伏案或整日在电脑前工作的人最常见的亚健康症状之一，中医认为是由于颈肩部气血瘀滞所致。温灸温刮疗法可以舒筋通络，活血化瘀，促进局部新陈代谢，使原本僵硬的肌肉放松。从而提高生活质量，调整亚健康状态。

操作方法如下：

用五行长寿灸做肩胛内圆配合五行万能灸做大椎穴一般一次见效。

五、 腰酸背痛：

腰酸背痛指腰部一侧或双侧以及脊椎疼痛的一种症状，是亚健康的常见症状之一。腰部是督脉和膀胱经的循行之处。腰酸背痛主要与督脉和膀胱经经气不畅有关。长期保持同一种姿势，加之风寒外袭，使腰背部经络气血阻滞，不通则痛。此外，亚健康与肾气虚损密切相关，“腰为肾之府”，肾虚导致腰部脉络失于温煦，濡养，也会导致腰痛。扶阳罐温灸温刮法可扶正固本，补益肝肾，疏通经络，祛风除湿，缓解肌肉疲劳与痉挛，从而缓解腰酸背痛。

操作方法如下：

用五行艾灸床灸整个后背配合万能灸做涌泉穴一般3次以上有明显效果。

六、 痛经：

女性正值经期或行经前后，出现周期性的小腹疼痛，为痛经，可因疼痛影响生活及工作。五行艾灸有温通经络，祛风散寒的功效。

操作方法如下：

用灸行灸做腹部九个穴位，配合五行坐熏灸会阴穴可以直接针对子宫起到祛湿散寒的功效。再配合五行万能灸做三阴交，涌泉穴。不太严重的一次就可以有很好效果。

【禁忌症】

1. 有严重心脑血管疾病（尤其带有心脏起搏器者），肝肾功能不全者；

2. 孕妇的腹部，腰骶部及月经正常的妇女月经期间；

3. 有传染性皮肤病或皮肤有破损者；

4. 血小板减少性紫癜，白血病及血友病等出血性疾病及有出血倾向者；

5. 急性外伤性骨折，严重水肿；

6. 婴幼儿；

7. 精神紧张，过饥过饱及饮酒后等。

中和亚健康红外测评—孙氏男性生殖调理技术

【原理】

中和亚健康红外测评—孙氏男性生殖调理技术，集“清理肾经”、“调理肾经”、“滋养肾经”。其基本原理为：亚健康调理的实践过程中，在整体观念指导下，以“清理肾经”、“调理肾经”、“滋养肾经”为基础，运用独特的中和男性生殖调理产品与亚健康调理干预技术，顺应四时养生，根据不同的亚健康症状辩证调理。

【功用】

疏通经络，行气活血；调节脏腑，沟通内外；平衡阴阳，补虚泻实；改善体质，使面色红润；促进新陈代谢，活化细胞；调和体内营养状态，平衡内分泌，使阻滞在人体内的毒素排出体外，使身心保持气血充盈、经络通畅、脏腑安和、阴阳平衡的健康状态。

【适应症】

亚健康状态，如头晕、头痛、疲劳、失眠、健忘、阳痿、早泄、不育、目干涩、便秘、腰酸背疼、身体酸痛、无食欲、面色晦暗、内分泌失调、畏寒、情绪低落、烦躁易怒、下肢无力等症状。

【应用方法】

一、清理肾经

1.产品组成：净化原液、清热除湿膏

2.主要成分：多种草本植物精华元液、百部、蛇床子、黑面神、菊花、荆芥、栀子、当归、藏红花、苦参等草本植物萃取液。

3.使用方法：清热除湿油按揉腹部和背部，内服清热除湿膏，切除肾经毒素。

二、调理肾经

1.产品组成：温阳强身油、补阳生精膏

2.主要成分：多种草本植物酵素精华原液，肉桂，干姜，当归，川芎，独活，牛膝，红花，白芷，人参，尤加利，肉豆蔻。

3.使用方法：温阳强身油按揉腹部、背部、脾经、督脉、肾经及膀胱经，内服补阳生精膏。

三、滋养肾经

1.产品组成：滋阴强身油、补阳生精膏

2.主要成分：多种草本植物酵素精华原液，当归，川芎，麦冬，牛膝，红花，玉竹，人参，尤加利，茉莉。

3.使用方法：滋阴强身油按揉腹部、背部、脾经、督脉、肾经及膀胱经，内服补阳生精膏。

【健康提示】

1. ①调理期：1次/2天，连续7次；②巩固期：1次/3天，连续7次；③保养期：1次/5天，连续7次以上。每21次为1个疗程。

2. 保持良好习惯，如饮食有序、劳逸结合、生活规律、坚持锻炼。

3. 每天饮水量保持2000～3000毫升，多食五谷杂粮和蔬菜水果。

中和亚健康红外测评—傅氏女性生殖调理技术

【原理】

中和亚健康红外测评—傅氏女性生殖调理技术，即“养气”、“养血”、“养经络”。这里的“养”不单是补养，还有调养、调理、养护的含义，如“养气”包括补气、调气、理气、行气等；“养血”包括补血、活血、祛瘀等；“养经络”包含经络调理、疏通经络等。中和亚健康红外测评—傅氏女性生殖调理技术基本原理为：在亚健康调理的实践中，在整体观念指导下，以“养气、养血、养经络”为基础，运用独特的中和女性生殖调理产品与亚健康调理干预技术，顺应四时养生，根据不同的亚健康症状辩证调理。

【功用】

疏通经络，行气活血；调节脏腑，沟通内外；平衡阴阳，补虚泻实；改善体质，使面色红润；促进新陈代谢，活化细胞；调和体内营养状态，平衡内分泌，使阻滞在人体内的毒素排出体外，使身心保持气血充盈、经络通畅、脏腑安和、阴阳平衡的健康状态。

【适应症】

亚健康状态，如头晕、头痛、疲劳、失眠、健忘、目干涩、便秘、身体酸痛、月经失调、无食欲、面色晦暗、内分泌失调、乳腺增生、畏寒、情绪低落、烦躁易怒、下肢无力等症状。

【应用方法】

一、清

1.“净化养宫”套盒：

（1）产品组成：净化原液

（2）主要成分：多种草本植物精华元液、百部、蛇床子、黑面神、菊花、荆芥、栀子、当归、藏红花、苦参等草本植物萃取液。

（3）使用方法：①每次月经结束后三天开始使用，用温水清洗外阴，②取出护理液，扭开盖子并剪开瓶口薄膜，再拧紧盖子去掉盖子外套，③以仰卧姿势，垫高臀部，臀部下面垫上毛巾或纸巾，以免流出的护理液滴到床单上。将5ml摆瓶护理液的喷嘴管直接伸到阴道深处，慢慢挤压，直至护理液完全放入，保持臀部垫高状态，作用20分钟，使之充分吸收，然后用毛巾或纸巾擦拭溢出的液体即可。

2.“温宫滋补”套盒：

（1）产品组成：温宫滋补按摩油50ml，温宫滋补1号油5ml，温宫滋补2号油5ml，温宫通穴精华10ml，温宫调敷液20ml，温宫草本药膜10g*6包。

（2）主要成分：多种草本植物精华元液，植物复合素、当归萃取液、人参萃取液、川穹萃取液、姜精油、乳香精油及多种草本植物精华等组合而成。

（3）使用方法：①清洁；用温宫通穴精华点压开穴，疏通经络（使用前先摇晃瓶子10下以活化其有效成分）；②去温宫滋补按摩油5ml+温宫滋补1号油和温宫滋补2号油各5—8滴混合油按摩腰部及腹部；③取温宫滋补药膜+温宫调敷液混合后敷于护理部位；④配合私密花语仪器效果更佳。

二、调

1.“护宫调理”套盒：

（1）产品组成：护宫调理1号油10ml，护宫调理2号油10ml，护宫调理3号油20ml，护宫调理4号油20ml，护宫调理5号油20ml。

（2）主要成分：多种草本植物精华元液，当归精华、藏红花精华、川芎精华、艾根精华、没药精华、姜精油等。

（3）使用方法：①护宫调理1号油，每天在温水中滴5滴进行坐浴或滴2滴在内裤进行护理；②护宫调理2号油5—10滴，点压肚脐四周相关穴位，也可于肚脐艾熏；③在月经期取5滴3号精油涂抹在背部及腹部尾椎八髎穴处，然后用红外灯加热15分钟即可；④在经期后第二个星期（即排卵期），每天取20滴在腹部及尾椎部位按摩吸收即可；⑤在经期后第一个星期（即女性安全期）使用，每天取 20 滴在腹部及尾椎部位按摩吸收即可；⑥配合私密花语仪器效果更佳。

2．“幸福女人”套盒：

（1）产品组成：幸福女人元液 50ml，幸福女人能量精元 10m，青春再造精元 10ml，幸福女人通穴精华 10ml，艾灸条 1 盒/2 支。

（2）主要成分：多种草本植物酵素精华元液，植物复合素、当归萃取液、人参萃取液、川穹萃取液、益母草萃取液、姜精油、乳香精油等。

（3）使用方法：①沐浴或清洁背部及腹部；②用艾条灸腹部神阙穴之晕红；③然后用幸福女人通穴精华 5—10 滴，点压穴位，后滴于神阙穴内；④用幸福女人元液 3—5ml+幸福女人能量精元+青春再造精元各 5—8 滴混合后按摩腹部；⑤配合私密花语仪器效果更佳。

三、补

1.“滋宫养生”套盒：

（1）产品组成：滋宫元液 50ml，滋宫能量精元 1 号 5ml，滋宫能量精元 2 号 5ml，滋宫通穴精华 10ml，滋宫调敷液 20ml，滋宫草本药膜 10g*6 包。

（2）主要成分：多种草本植物酵素精华元液，植物复合素、肉苁蓉萃取液、淫羊藿萃取液、川穹萃取液、当归精油、檀香精油、迷迭香精油及多种草本植物精华组合而成。

（3）使用方法：①清洁；②用滋宫通穴精华点压开穴，疏通经络；③取滋宫元液 5ml 加滋宫精元 1 号+滋宫精元 2 号各 5-10 滴混合后按摩；④取滋宫草本药膜+滋宫调敷液混合后敷于护理部位。

2．“葆春能量”套盒：

（1）产品组成：葆春能量油 50ml，葆春激能液 15ml，葆春疏理露 3ml*12 支；

（2）主要成分：多种草本植物酵素精华元液，维 E、玫瑰、茉莉、月苋草油、肉苁蓉、益智仁、淫羊藿、人参等萃取精华；

3.使用方法：①在浴后，用葆春能量油倒在手心中在脊柱上下轻揉按摩，然后可在性敏感点做轻揉按摩，时间可长短；②配合私密花语仪器效果更佳。

四、养

1.“益生护宫饮”：

（1）产品组成：30 粒/盒。

（2）主要成分：果蔬草本萃取综合酵素（首乌、桂枝、麦冬、桂皮、五味子、杨桃、荔枝、榴莲、冬瓜、玉米、西兰花等）。

（3）使用方法：每天早饭前服 1 次，每次 1～2 袋；每袋用 300 毫升以上的温水（水温不能超过 40℃）搅匀后饮用。

2.“益生护宫饮”套盒：

（1）产品组成：12 瓶/盒，30 毫升/瓶（液体）。

（2）主要成分：果蔬草本萃取综合酵素（人参、牛樟芝、百合、灵芝、冬虫夏草、木瓜、海苔、火龙果、无花果、龙眼、菠菜、山药等）。

（3）使用方法：每天早（饭前）、中（饭前）、晚（睡前）各服 1 次，每次 20 毫升以上（1 瓶更佳）；每次用 200 毫升以上的温水（水温不能超过 40℃），搅匀后饮用。

【健康提示】

1．①调理期：1 次/2 天，连续 7 次；②巩固期：1 次/3 天，连续 7 次；③保养期：1 次/5 天，连续 7 次以上。每 21 次为 1 个疗程。

2．保持良好习惯，如饮食有序、劳逸结合、生活规律、坚持锻炼。

3．每天饮水量保持 2000～3000 毫升，多食五谷杂粮和蔬菜水果。

中和亚健康红外测评干预技术—“纾压减脂降糖”调理

【原 理】

三高是指：高血压，高血脂，高血糖。是心脑血管疾病的罪魁祸首，严重危害现代人健康。在中医传统医学中与头昏、头痛、消渴等十分相关，此项技术在芳香、经络、推拿、走罐等方法结合应用的基础上，分部位的进行调理、疗效显著。

【功 用】

疏通经络，行气活血；调节脏腑，沟通内外；平衡阴阳，补虚泻实；改善体质，使身心保持气血充盈、经络通畅、脏腑安和、阴阳平衡的健康状态。

【适应症】

头晕、头痛、疲劳、失眠、健忘、目干涩、便秘、身体酸痛、月经失调、无食欲、面色晦暗、内分泌失调、乳腺增生、畏寒、情绪低落、烦躁易怒、下肢无力等症状。

【产品应用】

1.降血压芳香调理精油：

血压超出了正常上限（140/90mmHg），多伴有头昏、眼花、头疼、记忆力下降、神疲乏力等不适，中医多因肝肾阴虚，肝阳上亢所致。通过芳香调理已达到滋养肝肾亏、平息肝阳、稳定血压的目的。

1.1 降压精油：芹菜、大蒜、薰衣草、菩提花、依兰等。

1.2 被试者取坐位，操作者一侧站立，用拇指罗纹面施直推法推桥弓（桥弓位于颈侧部相当于胸锁乳突肌部位，为推拿特有的穴名），约 20-30 次；然后再以同样方法和次数去推另一侧桥弓穴。接着在前额部调理，先以双手拇指罗纹面从印堂穴直上至前发际作交替地向上抹法约 5-10 次；再从印堂沿眉弓至两侧太阳施以抹法 5-10 次；再在前额作由中线向两侧颞部和颞部向中线方向的横向往返抹动 5-10 次。用指端按揉印堂、睛明、头维、太阳诸穴。在头顶部用五指拿法，至后枕部改为三指拿法，拿风池、拿颈项部两侧夹肌而至大椎两侧，如此左右手重复操作各 3-5 遍。在头颞侧部施扫散法各约半分钟至 1 分钟。最后以按揉百会、率谷、曲他各 50 次。这是重点调理部分。继而取俯卧位，操作者坐于被试者右侧以指揉法施于命门、肾俞各 1 分钟；然后在腰骶部再施以擦法（横向）以热力度；最后直擦足底涌泉穴，以热为度。

2.降血脂芳香调理精油：

血液中脂质含量过剩，可以出现头昏、耳鸣、胸闷、心悸、乏力等症，与脾及三焦关系密切，多有脾胃亏虚、痰湿内生之症。芳香调理可以健脾运胃，祛痰化湿，从而改善人体血脂。

2.1 降脂精油：广藿香、罗勒、佛手柑、茴香、肉豆蔻、紫罗兰、月桂等。

2.2 穴位、经络及手法

2.2.1 腰背部操作：被试者取俯卧位，操作者站于一侧，先用滚法，5-10 分钟，使其全身放松，然后按揉胰腧、胆腧、脾腧、三焦腧，手法轻重以被试者酸胀感为度。最后用平推法分别平推脊柱二侧膀胱经，从下胸背部推至腰下部，平推部位涂以导摩油，推至透热为度。

2.2.2 下肢操作：被试者取平卧位，医者用二拇指分别按揉二侧血海、三阴交 3-5 分钟，以被试者有明显酸胀感为度。

2.2.3 头面部操作：被试者取坐位，操作者用二手四指按着头部，二拇指由前额正中向二侧分推至太阳穴，再由印堂交替向上推至前发际，约 5-7 遍。然后用二拇指点睛明穴，由睛明穴沿鼻二侧分推至迎香穴。再由人中穴向二侧分推至地仓穴，最后经合于颈项部，被试者有明显酸胀感为度。

2.2.4 上肢操作：被试者取坐位，操作者用手分别拿上肢前后部肌肉再用中指弹拨臂丛神经，然后沿上肢阴阳经走行从上臂至前臂作拿法，同时顺点曲池、内关等穴位。最后掌推上肢外侧。

叩击大椎、八髎：被试者取坐位并低头，操作者右手握空拳叩击大椎 3 次。被试者取坐位并弯腰，操作者用右手掌跟击八髎 3 次。

3.降血糖芳香调理精油：

人体脏腑功能失调，糖调节受损，血糖异常，头昏、眼花、头疼、记忆力下降、神疲乏力等，中医多因肝、脾、肾三脏亏损有关，分上消、中消、下消，芳香调理可以健脾运胃，滋养肝肾从而改善人体血糖。

3.1 降糖精油：大蒜、尤加利、天竺葵、薄荷、佛手柑、豆蔻、洋甘菊、薰衣草等。

3.2 穴位、经络及手法

3.2.1 头部推拿

推拿头部的作用既可以引起神经兴奋，又可以抑制神经， 从而达到调节平衡的作用，通过神经反射来调节大脑皮层高级神经中枢和植物神经的相对平衡。常用手法如下：

1、迎香按摩拇指或中指尖部压在迎香穴上，双手微微颤动，徐徐用力。每次连续 300～500 次左右，频率每分钟 3 次以上。

2、风池按摩大拇指尖部压在风池穴上，其他四指自由摆动，微微用力。此法可疏筋活络，使气血通畅。每次连续 200~300 次，频率每分钟 100 次。

3 头部按摩用手指紧紧接着头的顶部，微微颤动用力。它的主要作用可松弛大脑皮层.改善大脑血液循环。每次连续做 300～500 次，频率每分钟 100 次，速度要快而有力。

4、其他：在攒竹、太阳、睛明、承浆、太阳、百会、胰点（耳）、神门（耳）、内分泌（耳）处用按、点、推、叩、振、颤等手法按摩。

3.2.2 四肢推拿

手法以向心推拿为主，运用推、按、点、揉等手法，改善四肢微循环，促进组织代谢，加速细胞对糖的吸收利用，研究观察证明有降低血糖、减少尿糖、改善症状的作用。

1.上肢推拿一只手放在另一臂的内侧，从手腕部起在里推到腋部，每次 3～5 分钟，每分钟 70～100 次。

2.下肢推拿双手从大腿内侧的根部往下推到脚腕部，再从足后根部往上回推，每次 5～10 分钟，每分钟 50～80 次。本法具有促进血液循环、改善心脏供血、活血化淤、软化血管等作用。

3.按足三里：用双手的拇指尖部，按在足三里穴处，徐徐用力，每次约 1～3 分钟。本法具有促进胃肠消化和吸收、增强体质等作用。

3.2.3 腹部推拿

推拿腹部结肠主要运用推、拿、摩、点等手法进行治疗。推拿腹部可以促进腹部血液循环和胃肠蠕动，加速消化与吸收，进而改善胰脏的营养，使胰脏血液供应不足得到纠正，利于胰岛素功能的恢复。双手平放在腹部，按顺时针做环形推拿，每次 5～10 分钟，频率每分钟 60～90 次。

中和亚健康红外测评—岐黄八法体质调理技术

【原理】

中和亚健康红外测评—岐黄八法体质调理技术，以“通经络”、“调体质”、“补气血”、“养脏腑”为主。其基本原理为：在亚健康调理的实践中，在整体观念指导下，结合九种体质（平和质、气虚质、阳虚质、阴虚质、特禀质、气郁质、血瘀质、痰湿质、湿热质）学说，以“通经络”、“调体质”、“补气血”、“养脏腑”为基础，运用独特的亚健康体质调理产品，顺应四时养生，根据不同的体质及亚健康症状辩证调理。

【功用】

疏通经络，行气活血；调节脏腑，沟通内外；平衡阴阳，补虚泻实；改善体质，使身心保持气血充盈、经络通畅、脏腑安和、阴阳平衡的健康状态。

【适应症】

不同体质条件下的亚健康症状，如：头晕、头痛、疲劳、失眠、健忘、目干涩、便秘、身体酸痛、月经失调、无食欲、面色晦暗、内分泌失调、乳腺增生、畏寒、情绪低落、烦躁易怒、下肢无力等症状；或气虚质、阳虚质、阴虚质、特禀质、气郁质、血瘀质、痰湿质、湿热质等体质偏颇的调理。

【应用方法】

1.中和气虚体质调理套

（1）产品组成：补气强身油、补气固元膏

（2）主要成分：多种草本植物精华原液，当归，川芎，独活，牛膝，红花，乳香，没药，白芷，人参，尤加利，肉豆蔻。

（3）使用方法：①补气强身油按揉腹部、背部、脾经、胃经、肾经及膀胱经；②内服补气固元膏。

2.中和阳虚体质调理套

（1）产品组成：温阳强身油、补阳生精膏

（2）主要成分：多种草本植物酵素精华原液，肉桂，干姜，当归，川芎，独活，牛膝，红花白芷，人参，尤加利，肉豆蔻。

（3）使用方法：①温阳强身油按揉腹部、背部、脾经、督脉、肾经及膀胱经；②内服补阳生精膏。

3.中和阴虚体质调理套

（1）产品组成：滋阴强身油、滋阴生津膏

（2）主要成分：多种草本植物酵素精华原液，当归，川芎，麦冬，牛膝，红花，玉竹，人参，尤加利，茉莉。

（3）使用方法：①滋阴强身油按揉腹部、背部、任脉、胃经等；②内服滋阴生津膏。

4.中和特禀体质调理套

（1）产品组成：抗敏强身油、益气防敏膏

（2）主要成分：多种草本植物酵素精华原液，白附子，当归，川芎，独活，牛膝，红花白芷，人参，尤加利，木瓜。

（3）使用方法：①抗敏强身油按揉腹部，背部，督脉，肾经等；②内服益气防敏膏。

5.中和气郁体质调理套

（1）产品组成：解郁强身油、解郁行气膏

（2）主要成分：多种草本植物酵素精华原液，当归，川芎，独活，牛膝，红花，香附，川楝子，尤加利，肉豆蔻。

（3）使用方法：①解郁强身油按揉腹部，背部，肝经，任脉等；②内服解郁行气膏。

6.中和血瘀体质调理套

（1）产品组成：活血通络油、活血化瘀膏

（2）主要成分：多种草本植物酵素精华原液，艾叶，鼠尾草，茴香，葡萄柚，香附，木香，桂子，迷迭香，柠檬，杜松。

（3）使用方法：①活血通络油按揉腹部和背部；②内服活血化瘀膏。

7.中和痰湿体质调理套

（1）产品组成：健脾祛湿油、 健脾祛湿膏

（2）主要成分：多种草本植物酵素精华原液，薰衣草，艾草，独活，羌活，苍术，藿香，杜松，甘草。

（3）操作流程：①健脾祛湿油按揉腹部，背部，脾经，胃经；②内服健脾祛湿膏。

8.中和湿热体质调理套

（1）产品组成：清热除湿油、清热除湿膏

（2）主要成分：多种草本植物酵素精华原液，薰衣草，艾草，黄连，苦参，苍术，藿香，杜松，尤加利，肉豆蔻。

（3）使用方法：①清热除湿油按揉腹部、背部、脾经、肾经等；②内服清热除湿膏。

【健康提示】

1. ①调理期：1次/3天，连续7次；

②巩固期：1次/5天，连续7次；

③保养期：1次/7天，连续7次以上。每21次为1个疗程。

2. 保持良好习惯，如饮食有序、劳逸结合、生活规律、坚持锻炼。

3. 每天饮水量保持2000～3000毫升，多食五谷杂粮和蔬菜水果。

中和亚健康红外测评技术—金元十四法经络调理

【原理】

亚健康是指介于疾病与健康之间的、在医学指标上未达到疾病标准的体能状况。在实践中包括血压异常、血糖异常、血脂异常、疼痛、疲倦及某些疾病的初期症状，如痛风病的初期症状，前列腺疾病的初期症状尿频、尿急，鼻炎、咽炎、乳腺增生的初期症状和便秘、失眠等。

经络是运行气血、联系脏腑和体表及全身各部的通道，是人体功能的调控系统。经络学也是人体针灸和按摩的基础，是中医学的重要组成部分。本技术是基于中医基础理论知识，特别是十二正经和任督二脉“十四经”的经络循行和循经穴位融会贯通的理论，及精油和药物归经理论，配合适当的手法刺激经络、穴位，以达到良好的疗效。但最重要的是根据不同的亚健康状人群进行辨证调症，起到症消康复的作用。

【功用】

疏通经络，行气活血；调节脏腑，沟通内外；

平衡阴阳，补虚泻实；改善体质，使身心保持气血充盈、经络通畅、脏腑安和、阴阳平衡的健康状态。

【适应症】

头晕、头痛、疲劳、失眠、健忘、目干涩、便秘、身体酸痛、月经失调、无食欲、面色晦暗、内分泌失调、乳腺增生、畏寒、情绪低落、烦躁易怒、下肢无力等症状。

【产品应用】

1.手太阴肺经

1.1 产　　品：肺经调理精油

1.2 主要成分：白前、桔梗、防风、荆芥等。

1.3 适应症：感冒、疲劳、咳嗽、哮喘、鼻炎、气短等。

1.4 功　效：补益肺气，益气固表。

1.5 操作手法：用拇指从中府到太渊按揉五遍，再从太渊揉拨到鱼际，点按鱼际九遍，少商点按九遍，敲法：经络锤敲九遍。两条经络共八分钟。因为肺金生肾水，重点穴位中府、尺泽、少商。

2.手阳明大肠经

2.1 产　　品：大肠经调理精油

2.2 主要成分：地榆、魁花、黄连等。

2.3 适应症：大肠湿热、里急后重等。

3.足阳明胃经

3.1 产　　品：胃经调理精油

3.2 主要成分：知母、天花粉、玉竹、黄连等。

3.3 适应症：急慢性胃炎、胃溃疡、腹胀等。

4.足太阴脾经

4.1 产　　品：脾经调理精油

4.2 主要成分：白术、党参、山药等。

4.3 适应症：食少、腹胀、便溏等。

5.手少阴心经

5.1 产　　品：心经调理精油

5.2 主要成分：肉桂、夜交藤、大枣、黄连等。

5.3 适应症：心悸、失眠、多梦等。

6.手太阳小肠经

6.1 产　　品：小肠经调理精油

6.2 主要成分：甘草、木通、黄连等。

6.3 适应症：厌食、腹胀等。

7.足太阳膀胱经

7.1 产　　品：膀胱经调理精油

7.2 主要成分：小蓟、大蓟、苦参等。

7.3 适应症：膀胱湿热、小便不爽或湿热、灼热等。

8.足少阴肾经

8.1 产　　品：肾经调理精油

8.2 主要成分：熟地、山药、吴茱萸等。

8.3 适应症：颈肩腰腿痛疼、生殖泌尿系统不适等。

9.手厥阴心包经

9.1 产　　品：心包经调理精油

9.2 主要成分：知母、黄连等。

9.3 适应症：心悸、失眠、精神疾病等。

10.手少阳三焦经

10.1 产　　品：三焦经调理精油

10.2 主要成分：柴胡、前胡、知母等。

10.3 适应症：胸闷、腹胀、头昏、乏力等。

11.足少阳胆经

11.1 产　　品：胆经调理精油

11.2 主要成分：柴胡、升麻、知母等。

11.3 适应症：口干、口苦、厌食油腻等。

12.足厥阴肝经

12.1 产　　品：肝经调理精油

12.2 主要成分：白芍、川楝子、香附等。

12.3 适应症：抑郁、情绪低落、妇科、生殖性疾患等。

13.督脉

13.1 产　　品：督脉调理精油

13.2 主要成分：肉桂、生姜、附子等。

13.3 适应症：慢性疲劳综合症、腰疼、免疫力差等。

14.任脉

14.1 产　　品：任脉调理精油

14.2 主要成分：白芍、生地、麦冬等。

14.3 适应症：产后调理、更年期调理等。

中和亚健康红外测评技术—秦氏千金膏方调理

【原 理】

春秋战国时代《五十二病方》就有膏方的记载，如肪膏、脂膏、猪膏、豹膏、蛇膏等 30 余种；西汉《黄帝内经·灵枢》记载有 2 个膏方；东汉时期《神农本草经》已有“煎膏”的论述；晋代葛洪《肘后备急方》中的膏方用苦酒（醋）与猪油作溶剂，内服、外敷皆用；南北朝时期陈延之的《小品方》记有单地黄煎；唐代孙思邈的《千金要方》有很多“煎”剂；宋代的《太平惠民和剂局方》记载有“杏仁煎”、“地黄煎”、“枸杞煎”；金元时期《东垣试效方》载有“清空膏”，《丹溪心法》记有“藕汁膏”，《世医得效方》录有“地黄膏”、“蛤蚧膏”明代《本草纲目》记载有“益母草膏”；清代《摄生总要》有“龟鹿二仙膏”，《医宗金鉴》中有“两仪膏”等。

公司技术人员在理论和临床上，博采众长，通过对当今社会大环境的分析，结合现代人不同的体质，遵循中医“未病先防”的理论思想，提出了以中医整体观念为指导，五脏为中心，冬令进补强身，春来防病健体的养生方案。自公司成立以来，中和千金调体养生膏方调理技术与产品，受到各界人士的一致认可。

【功 用】

中和千金调体养生膏方调理技术，常由阿胶、核桃、芝麻等为基本组成，遵照古法熬制随证、体加减而成，具有独特的口味和疗效。由于阿胶性味甘平，主要归肺、肝及肾经，具有补血止血、滋阴润肺的功效；核桃有补脑、强壮神经、补血润肤的功能；芝麻又能补肺益气、通血脉、润肠通便，加减应用可以起到良好的强身健体、补血健脑、益智安神的作用。阴阳平补，气血同调，作为独具中医特色的中药剂型，既可用来防治疾病，又能保健养生，是根据不同个体的体质和临床表现而确立不同处方，是任何人均可以使用的养生产品。

【适应症】

适用于各种阴阳失衡、气血不调的亚健康状态及体质类型（平和质、气虚质、阳虚质、阴虚质、特禀质、气郁质、血瘀质、痰湿质、湿热质），如头晕、头痛、疲劳、失眠、健忘、目干涩、便秘、身体酸痛、月经失调、无食欲、面色晦暗、内分泌失调、畏寒、情绪低落、烦躁易怒、下肢无力等症状。

【主要产品】

1.补气固元膏：主要成分（党参、黄芪、茯苓、山药、甘草、大枣、黑芝麻、核桃仁等）

2.补阳生精膏：主要成分（党参、白术、黄芪、肉桂、菟丝子、枸杞子等）

3.滋阴生津膏：主要成分（麦冬、天冬、玉竹、石斛、木香、陈皮等）

4.活血化瘀膏：主要成分（川芎、红花、桃仁、当归、木香、香附等）

5.解郁行气膏：主要成分（香附、川楝子、木香、陈皮、茴香等）

6.益气防敏膏：主要成分（白附子、白术、黄芪、防风等）

7.健脾祛湿膏：主要成分（党参、白术、黄芪、茯苓、山药、苍术等）

8.清热除湿膏：主要成分（白术、黄芪、菊花、莲子、茯苓、山药、黄连、苦参等）

9.养颜玉肌膏：主要成分（当归、木香、香附、艾叶、川芎、白芷、白芍、白术、白附子等）

10..安神助眠膏：主要成分（阿胶、黑芝麻、核桃仁、红枣、山楂、夜交藤、龙眼等）

11.润肠通便膏：主要成分（杏仁、薏仁、川芎、阿胶、黑芝麻、核桃仁等）

膏方一般以冬季服用为主，带有明显的季节性。一般从冬至开始服用，大约 50 天左右，也就是冬至以后的头九开始，六九结束，或服至立春前结束，服用膏方药时最好配合饮食调理，劳逸适宜，运动保健等，这样才能使膏方的作用发挥至最佳。

当然，由于现代冰箱等储存条件的提高，根据用者的病情可以一年四季随时服用膏方，这种膏方一般以清膏为主，膏方的服用方法可以分为冲服和含化。

一般人喜欢冲服，取一汤匙膏方，用 90℃左右白开水冲入，和匀服用，如方中用地黄等滋腻药或配料中胶类剂量较大，膏滋粘稠难取，可以隔水蒸化或微波炉小火转后取用；所谓含化，即是将膏汁含在口中慢慢融化后吞服。一般清晨空腹服，因此时胃肠消化吸收能力强，且不受食物干扰。如空服感肠胃不适，可在饭后一小时左右服用。

服用剂量根据患者病情或身体情况及药物性质而定，尤其与用者消化功能密切关系。一般应从小剂量开始，逐渐增加，如每日先服一汤匙，约10～20克，如果用者无不适感觉，再加至早晚各服一汤匙，以加强其治疗效果。

【健康提示】

1、空腹服用膏滋后，最好马上服用少许热粥或热泡饭，因为粳米味甘性平，功能补中益气，健脾养胃，除烦渴，止泻痢，使之和滋补药同用，既可延长药物在消化道停留时间，以利营养物质的吸收，又可避免补膏腻滞，有碍消化的副作用。

2、服用补膏后，如出现饮食减少、脘腹胀闷、大便溏泻、舌苔厚腻等情况，中成药可选用参苓白术散、香砂养胃丸、藿香正气片，中药可选用陈皮、佛手、砂仁等泡茶饮用。其中陈皮，《本草纲目》谓其：“同补药则补，同泻药则泻，同升药则升，同降药则降。”对服用补膏后出现脘腹胀满，纳呆倦怠，苔腻便溏者，陈皮泡茶简单实用。

3、服用补膏后出现口渴、咽干、鼻燥等症，这是因为熬制补膏所用的胶剂要用黄酒烊化，而黄酒其性燥热，暖胃、辟寒、通血脉，故少数阴虚阳元体质的人会出现口渴、咽干现象。对此，可选用柚子、甘蔗、柠檬等水果生津止渴，也可选用白木耳、麦冬、枫斗等润肺生津。

4、膏滋存放不当很容易霉变。如果白花不厉害，可以把白花挖掉，把膏重新入锅蒸沸；如果很厉害，绝对不能再吃。为防膏方霉变，膏方要用专用调羹，启用后要及时放入冰箱存放。

顾氏女性三联亚健康调理技术

【原理】

任、冲、督三条经脉“同起于胞中，一源而三歧”；带脉环腰一周，约束纵行诸经（包括肝、脾、肾经），因此，早在一千多年以前的医圣张仲景就提出带下诸病（包括现代医学各类妇科疾病）以及月经不调诸症，均和带脉失约、任冲脉不固有关，也有人提出，女人养生养带脉的观点；膀胱经是人体排毒的最大通道，胞宫中的瘀毒成分在腰骶部外输膀胱经（胞肓俞、次髎等）。

综上，顾氏女性三联康复亚健康调理技术的通法可以疏通女性相关的各条经脉，保持盆腔气血畅通，清法可以清除瘀阻的毒素，恢复原有的机能，养法调养带脉，标本兼治，对女性保健及康复效果显著。

【适应症】

经前乳胀、月经失调、带下量多等女性亚健康症状

【功效】

活血化瘀，益气通络，温阳利湿

【调理方法】

一、手法调理——通

（一）被试者取俯卧位，在腰骶部、臀部展开无痛通络油。（将通络油适量倒入掌心，双手平行上下交错涂匀，呈蝶飞状自腰骶部向臀部涂抹，然后稍用力来回推按十次）

1、推按督脉：点按风府、大椎、身柱、命门、腰阳关，推至长强。

2、疏通带脉：自肾俞向两侧带脉穴推按或走罐，点按肾俞、命门、带脉穴 。

3、疏通肾俞至八髎：推按或走罐肾俞至八髎，点按次髎穴。

4、疏通肾俞至胞肓（是胞宫中的膏脂之物及瘀毒外输膀胱经处）：先点按胞肓俞，后推按肾俞至胞肓俞或走罐。

5、疏通胞肓至承扶：自胞肓穴推按或走罐至承扶穴。

（二）被试者取仰卧位

1、疏通任脉：推任脉，点按天突、膻中、中

脘、气海、关元、中极。

2、通胆经：带脉穴→五枢→维道→腹股沟（注：五枢、维道是带脉的交会穴）。

二、药物调理——清

【成分】 苦参，黄柏，儿茶，乳香，蛇床子，地肤子、海螵蛸，荆芥炭，当归等。

【功效及作用】清热燥湿，排毒生肌。

【用法】阴道给药，轻者一日一次；重者早、晚各一次，每次按5—8下。

【注意事项】经期禁用

【贮存】阴凉干燥处

【保质期】三年

三、保养带脉——养

（一）温阳散寒型：

温阳散寒，用于脾肾阳虚而致的畏寒，腰腹疲冷，手脚冰凉，下肢浮肿等。

（二）活血理气型：

行气散瘀，活血止痛，用于气滞血瘀而致的癥瘕积聚等。

（三）燥湿止带型：

燥湿止带，用于湿邪浸淫，带脉失约而致的带下诸病。

（四）益气养血型

益气养血，调经止带。

【禁忌症】

孕妇和哺乳期妇女不宜

同龄益生颗粒“1+1”联合扶正亚健康调理技术

【原　理】

研究发现，中医的扶正之“正”、益气之“气”，就是增强人体免疫力，只有突出它，强化它，使之作为调理亚健康的前提和关键，才能达到效果，取得突破。同龄益生颗粒是扶正的载体，红葡萄菊芋冲剂和青苹果枸杞冲剂是抗氧化、抗衰老的方剂，把它们“1+1”组合在一起，能实现效果倍增、见效迅速、缓解和消除亚健康的目的。

【应用说明】

一、同龄益生颗粒+青苹果枸杞先生养生茶“1+1”组合

【成　　分】同龄益生颗粒：当归、地黄、灵芝、三七、桑椹

青苹果枸杞先生养生茶：苹果提取物、枸杞多糖、葡萄提取物、维生素E

【功能作用】扶正培本、益气养血、活血化瘀，用于40岁以上男性免疫力下降而引起的面容憔悴、心区不适、肢软乏力等亚健康症状。

【用法用量】同龄益生颗粒每日一次，每次一袋。每袋7克；青苹果枸杞先生养生茶每日2次，每次一袋。每袋5克。

【不良反应】暂未发现不良反应

【注意事项】本品为内服养生，宜多喝开水

【贮　　存】置于阴凉干燥处

【保 质 期】24个月

二、同龄益生颗粒+红葡萄菊芋母亲养生茶“1+1”组合

【成　　分】同龄益生颗粒：当归、地黄、灵芝、三七、桑椹

红葡萄菊芋母亲养生茶：葡萄提取物、大豆提取物、菊芋提取物、桑叶

【功能作用】扶正培本、益气养血、活血化瘀，用于35岁以上女性雌激素分泌减少、免疫力下降而引起的容颜衰老、心区不适、骨质疏松等亚健康。

【用法用量】同龄益生颗粒每日1次，每次1袋。每袋7克；红葡萄菊芋母亲养生茶每日2次，每次1袋。每袋5克。

【不良反应】暂未发现不良反应

【注意事项】本品为内服养生，宜多喝开水

【贮　　存】置于阴凉干燥处

【保 质 期】24个月

负离子能量火罐旋转四维健康减肥亚健康调理技术

【原　理】

负离子能量火罐减肥通过刺激经络腧穴来调整下丘脑—垂体—肾上腺皮质和交感—肾上腺髓质两大系统功能，加快基础代谢率，从而促进脂肪代谢，产热增加，使积存的脂肪消耗；进而调整、完善、修复人体自身平衡。负离子能量火罐由优质陶土烧制而成，受热激发，释放出有益人体健康的负离子能量和远红外线，从而使局部（罐体内）空气的氧含量增加，在负压的作用下，局部提高人体内血液的含氧量。负离子能量药油按照中药的君臣佐使原则，采用高品质的基质油，按照调理的部位和症状，调制了 20 余种专用油，通过经络的疏通作用扶正去邪，刺激腧穴，调整经络，达到加强脾肾功能，扶助正气，祛除停滞于体内的邪气，不仅能取得整体减肥和局部减肥的目的，同时还具有保健、美容、祛斑等特殊效果。

【适宜人群】

肥胖人群。

【适 应 症】

代谢失调肥胖，嗜吃性能量过剩肥胖，胆汁分泌不足型肥胖，内分泌失调型肥胖等

【功　　效】

扶正去邪，疏通经络，强脾健肾，祛除停滞于体内的痰湿瘀邪，从而实现整体减肥和局部减肥、保健、美容、祛斑等效果。

【调理方法】

操作手法中罐的技法，包括闪罐，摇罐，拉罐，拨罐，震罐，温罐，不同的技术动作，配合不同的负离子中草药油。

一、背部施罐（一维）

1、　火罐辨症，辨虚实

2、　膀胱经闪罐

3、　膀胱经拉罐

4、　背部穴位定罐（10 分钟）

二、侧面施罐（二维）

1、胆经拉罐

2、穴位定罐（10 分钟）

3、温罐

三、腹部施罐（三维）

1、腹部闪罐

2、腹部拉罐

3、八卦定罐（10 分钟）

4、点穴（10 分钟）

四、侧面施罐（四维）

1、胆经拉罐

2、穴位定罐（10 分钟）

3、温罐（10 分钟）

五、神阙贴敷

【注意事项】

1、贫血、心脏病不能使用此法。

2、皮肤过敏、温疹、湿疹不能减肥。

3、月经期不能使用。月经干净后才可。

4、便秘不宜使用。

5、感冒、腹泻不宜使用。

6、疲劳过度、上火不宜使用。

7、年龄 50 岁以上新陈代谢慢不宜使用。

8、月经停止者，效果略为缓慢。

9、拔罐时间不易过长，不超过 15 分钟，以免起泡。

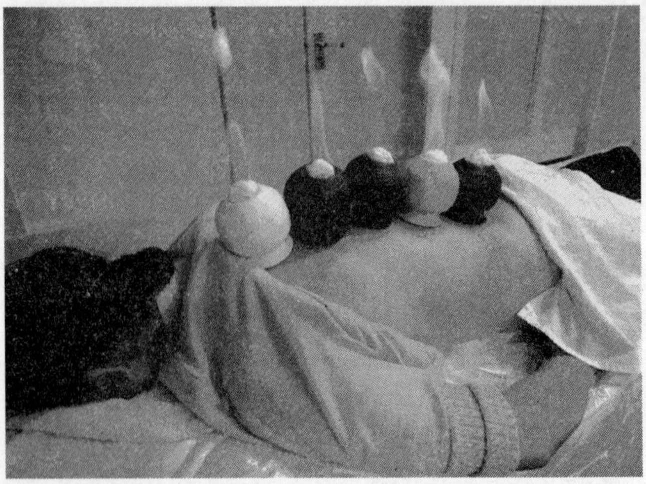

三九虫草养生酒亚健康调理技术

本品是选用青藏高原特产冬虫夏草、鹿茸、灵芝、高山红景天、枸杞子、草原蜂蜜、茯苓、桑椹、黄精、大枣、酸枣仁、山茱萸、刺五加、黄芪、甘草、红花、地黄、海马等多种天然原料，以优质白酒作为酒基精制而成得保健食品。经功能试验证实，本品具有延缓衰老和免疫调节的保健作用，可增强机体的抵抗力。

【原 理】

中医理论认为患病日久必将导致正气亏虚、脉络瘀阻。因此各种亚健康症状，常常存在不同程度的气血不畅、经脉滞涩的问题，酒为百药之长是因为酒有舒筋活血的作用，但不能喝的过量，每天适量饮用，有养生的保健功能。喝虫草养生酒以后，可加速气血运行，每天饮用50ML，可增强抵抗力，延缓衰老。

【作用】

一、增强免疫力。

二、提升男性性功能低下亚健康。

三、提高心脏耐缺氧能力，增强心功能。

四、养护肝脏。

五、激发阳气，对手脚冰凉亚健康有效。

六、虫草酒能调节血脂，包括胆固醇和甘油三酯。

七、虫草酒还能调节中枢神经系统，改善失眠。

【适宜人群】

中老年人、体质虚弱及免疫力低下者。

【应用方法】

每日一次，一次50ML，不可过量。

主要成分：白酒、冬虫夏草、鹿茸、灵芝、高山红景天、枸杞子、草原蜂蜜、茯苓、桑椹、黄精、大枣、酸枣仁、山茱萸、刺五加、黄芪、甘草、红花、地黄、海马。

【注意事项】

1、不适宜未成年人、妊娠期妇女、心脑血管病者、肝肾功能不全者及酒精过敏者。

2、食用量及食用方法：口服，每日一次，每次50ml。本品不宜过量饮用。

3、贮存方法：置于阴凉干燥处保存，久置后可能有少量沉淀，可摇匀饮用，不影响质量。

4、保质期：2年

易虹膜亚健康体质分析技术

易虹膜学是在东方传统文化“易理”思想的指导下，秉承了中华医学“上工治未病，中工治将病，下工治已病”的理论精髓，将西方虹彩学原理与中华古老质朴文化相结合，借鉴了中医学整体观、平衡观、辩证施治等理论，以人体虹膜形态揭示亚健康体质的分析技术。

【原 理】

《黄帝内经》说“有诸内必形于外”。亚健康体质分析主要是通过异常虹膜形态变化进行解读。以形态特征表现形式传递了体内脏腑功能改变的初始及发展规律。异常形态的出现是因机体内有序活动受到影响而产生改变。（外界自然环境因素及内在七情六欲情志）。改变部位、程度呈现在虹膜纤维结构组织上。这些形态变化对评价亚健康体质提供了依据。

虹膜学是运用全息及小局部寓含了大整体的信息特点，不仅揭示了体质状况，而且也揭示了心理压力及精神状态对神经系统的影响。

【方 法】

虹膜形态具有“同形异症、同症异性”特点，因此解读需要具备哲学、辩证施治的思维，遵循自然、客观机体条件，是以透过虹膜现象看其体质本质的科学方法。

虹膜形态变化的本身具有普遍的自然属性和独特的规律。因此，分析方法上既注重人体的宏观世界，又注重其微观物质运动；既重视人体的整体性，又要重视局部的运动；既重视两者之间的关系，又重视两者之间的影响；既重视人体的主观能动性，又要重视人体对干预的适应性。为制定亚健康调理方案提供具体、针对性的依据。通过虹膜图像先后对比对调理后机体改变的部位、程度做出评价。

【功 能】

通过虹膜形态变化的已知条件推理和演绎其疾病发展规律未知的结果。运用这种推理和演绎过程对预防疾病和亚健康调理提供指导方案。

任何一个疾病的发展和形成都离不开由潜证阶段到发病后的显证阶段，之间有个漫长的亚健康变化过程。由于这个过程对人体的自我感觉并不明显，因此不易被发现。也有些器官或个体质差异使机体变化的过程没有明显的感觉，直到器官衰退的晚期或对相邻器官产生了的影响，才发出了为时已晚的警示。

潜证并非隐而不露，无非是与显证相比而言较为隐晦而已。即使没有可发现的显证时期，也必定会发生预报。潜证预警的重要意义是对疾病预警提供了重要线索。虹膜形态演变的各种特征正是预警了疾病最潜伏阶段或身体的亚健康状态。通过虹膜形态演变特性提供的条件，遵循形态变化的规律，对“疾病”的发展可早发现、早预防、早干预。

【分 类】

一、体质分析

1、遗传弱点分布；先天禀赋条件为评价体质的重要条件

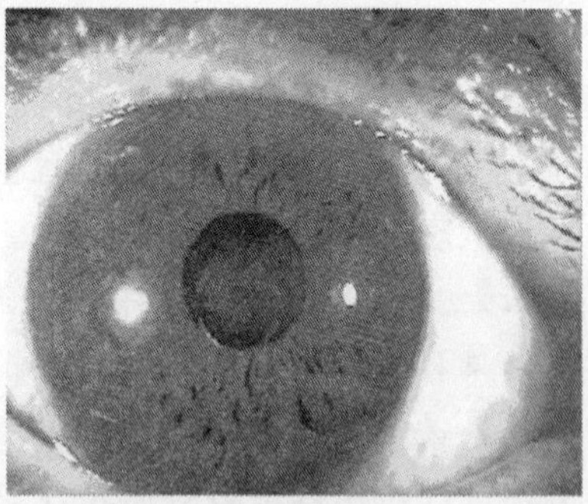

（遗传特征的虹膜形态）

2、滞留毒素分布（化学伤害）；掌握毒素分布器官及程度为有效避免化学伤害合理制定措施。

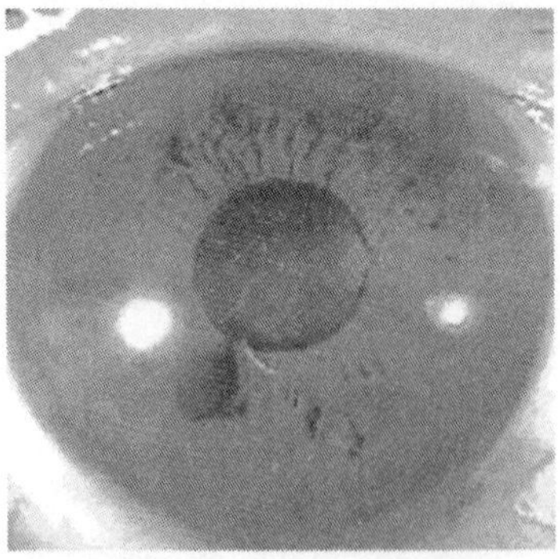

（滞留毒素虹膜形态）

3、动脉弹性改变；以生理因素、药理因素、人为因素评价动脉弹性的改变。（人为因素主要指饮食摄入）

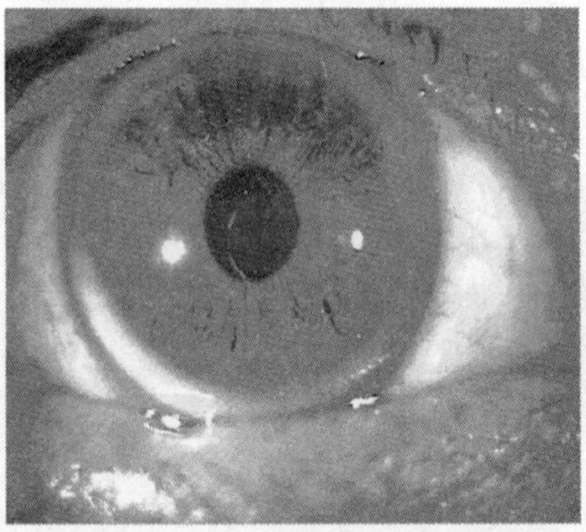

（动脉弹性改变的虹膜形态）

4、脂肪沉积部位；主要以结肠部位脂肪沉积状态评价生活习惯、饮食结构、生活方式，并可提出改进的相应建议。

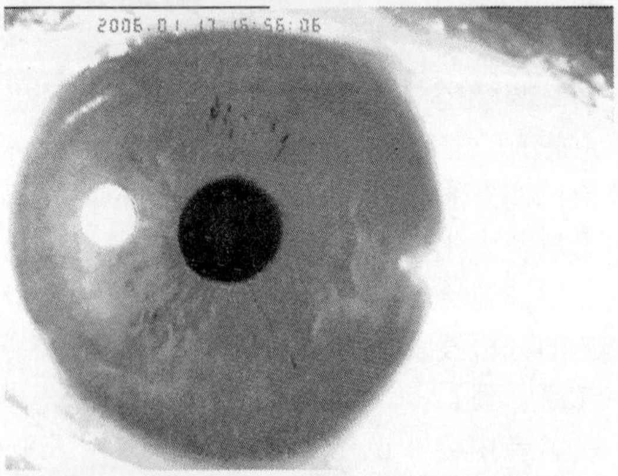

（肠环内突起的团块为脂肪沉积虹膜形态）

5、血液环境；高血脂、药物沉积、酮体、贫血

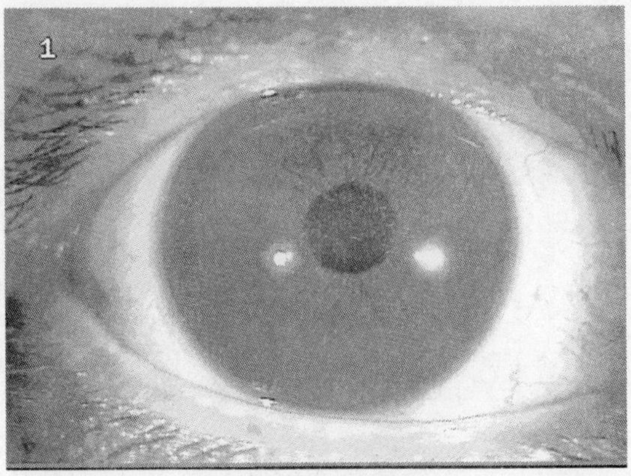

高血脂虹膜形态

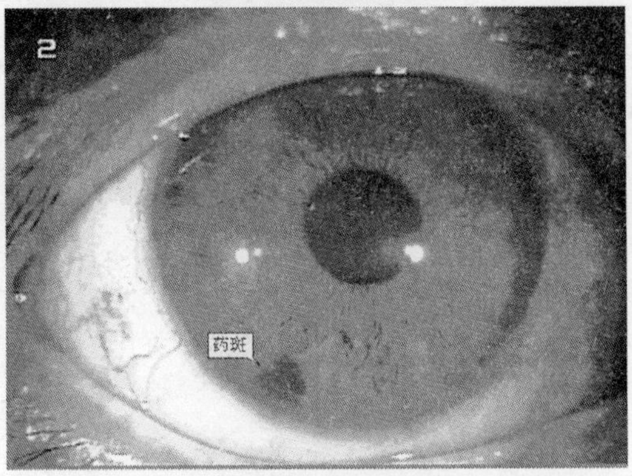

药物沉积虹膜形态

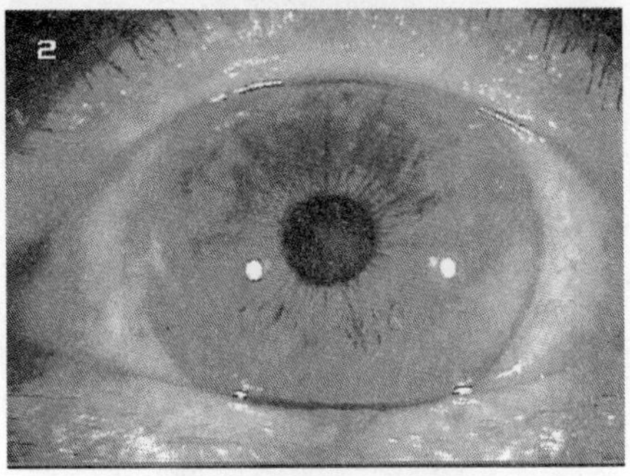

酮酸沉积虹膜形态

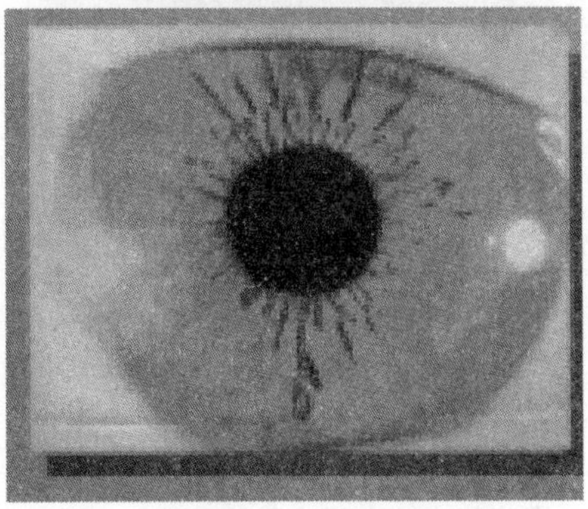

二、精神压力部分

1、精神紧张程度；共分三期，适应期、承受期、耗竭期

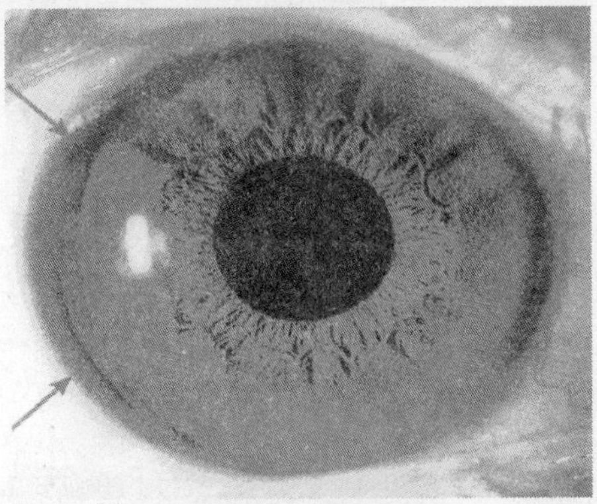

（适应期虹膜形态）

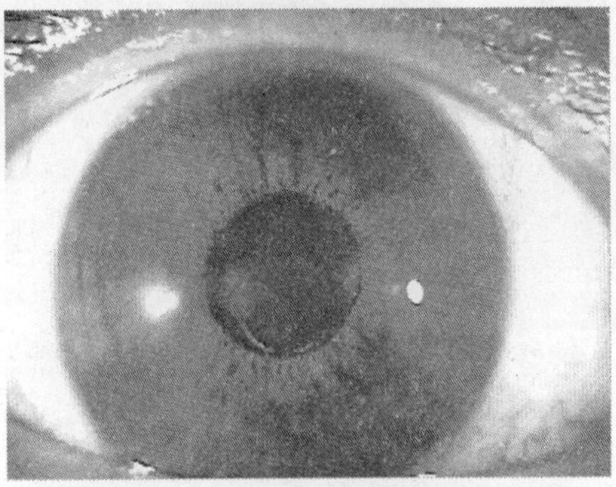

（承受期虹膜形态）

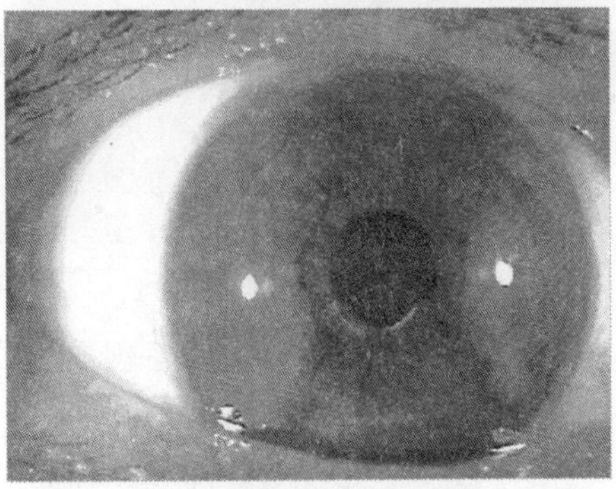

（耗竭期虹膜形态）

提示压力事件对体质产生的影响；提示渡过压力事件后神经系统恢复状态对体质影响。

2、自律功能分析；亢奋状态对体质的影响；迟缓状态对体质的影响

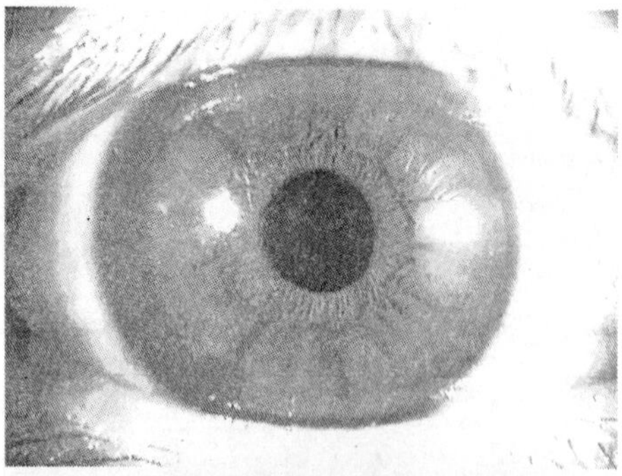

自律系统亢奋虹膜形态

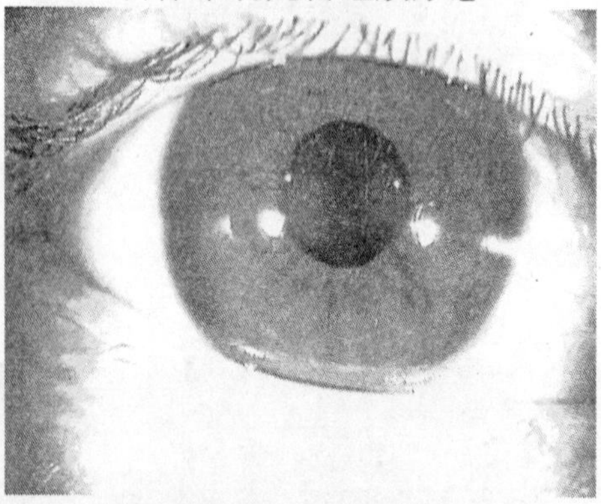

自律系统迟缓虹膜形态

3、神经系统分析；健忘、失眠、厌食、便秘、焦虑、多疑、偏执、固执

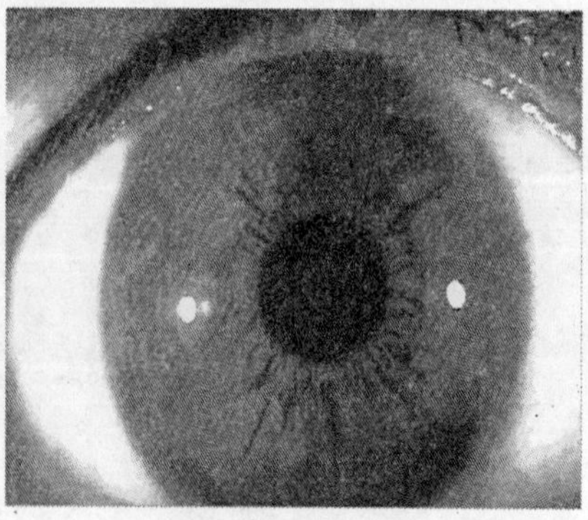

（失眠虹膜形态）

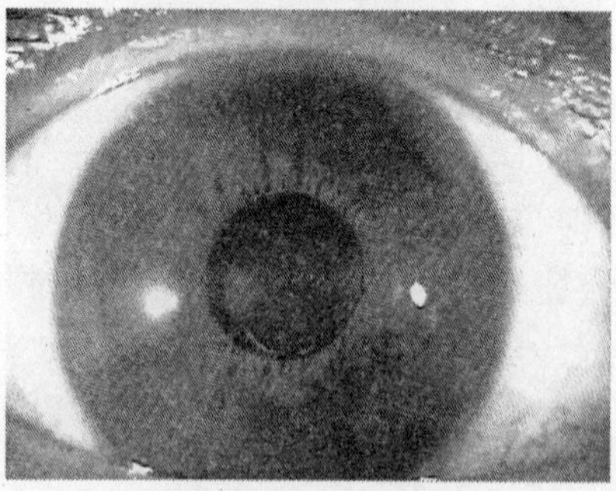

（健忘虹膜形态）

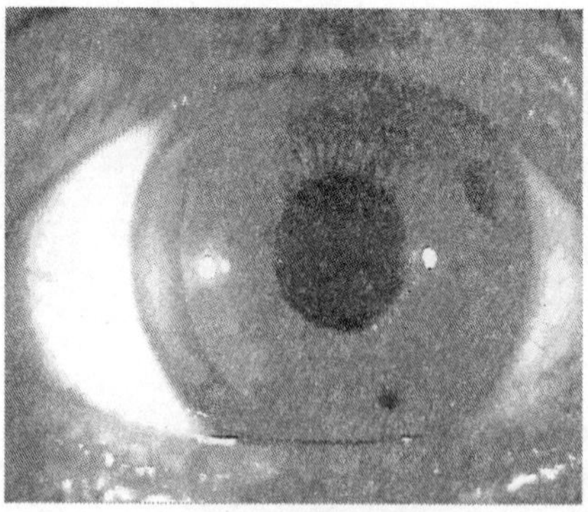

（厌食的虹膜形态）

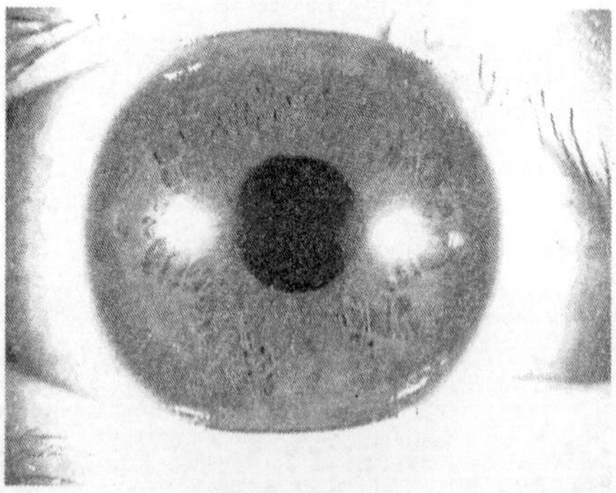

（便秘的虹膜形态）

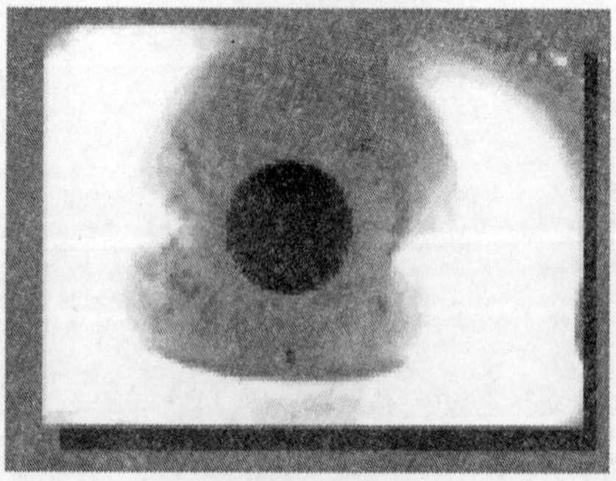

（焦虑的虹膜形态）

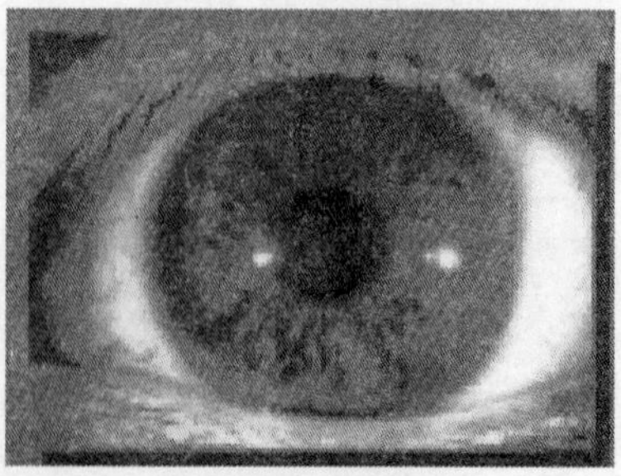

（多疑的虹膜形态）

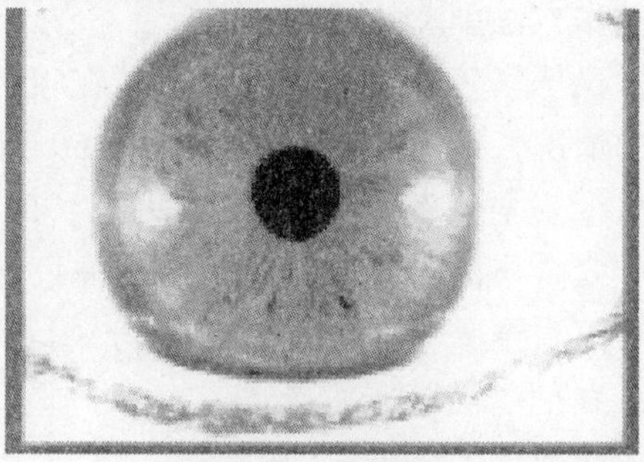

（偏执的虹膜形态）

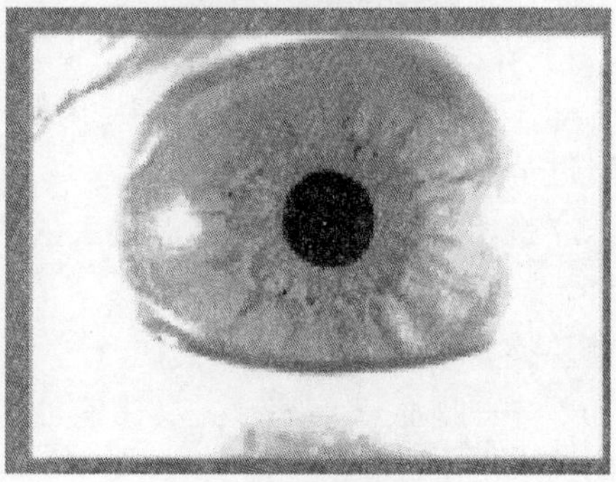

（固执的虹膜形态）

附：交健康体质虹膜

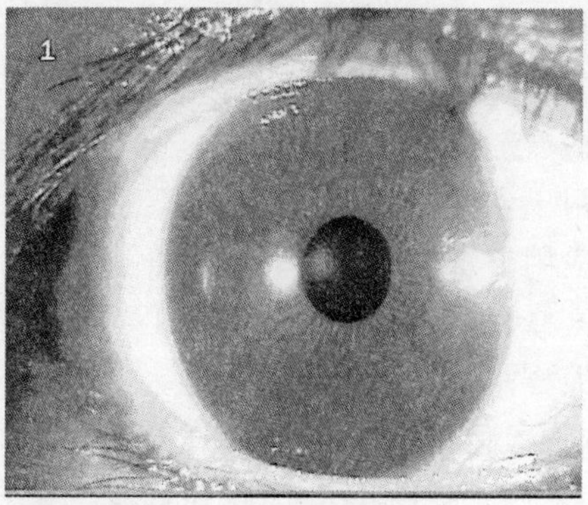

【适应人群】

适应年龄在 10 岁- 60 岁。

禅泉子宫修复女性亚健康调理技术

禅泉子宫修复项目是一种排除子宫垃圾毒素、让子宫恢复青春时活力与弹性的新型女性健康美容抗衰方法；是无创伤、不内塞的安全子宫抗衰美容保养方法。该技术只适用于女性，也必须由女性技师操作调理。

【原　理】

子宫修复技术选用和美国自然医学大学合作研究的多项成果，选用多种天然植物当归、薄荷、鸡血藤、川芎、白术、红花等，使用现代工艺萃取制作的乳液化药液，通过特殊的禅泉子宫仪，采用美国次声技术，将植物精华成分通过特制光泳次声波形成电离雾化层，激活子宫系统，让子宫形成节律性运动，散结除淤，清理子宫垃圾、恢复子宫弹性和活力。

该项技术最大特点是次声波微电流的产生能够将大量的离子性药物成分粒子化，直接进行子宫平滑肌的收缩调理，因此，一来药物无任何残留、同时也不会产生电流的刺激，从而有效修复和保护子宫而没有副作用。

子宫修复技术在选用 20—50 赫兹左右亚次声安全波段（人体内脏固有的振动频率在 0.01—20 赫兹之间），强度控制在 5 分贝以下（比微风吹过的声音还小），该强度和分贝和人体练习瑜伽时大脑脑电波产生的次声波非常接近，可以安抚人体神经、促进子宫节律运动。

同时，通过口服由昆布、桃仁、甘草、茯苓、生姜、甘草制成的植物营养子宫滋补品，补充子宫营养。

子宫修复，通过疏通经络、促进子宫节律运动、补充子宫营养三个程序，彻底清除子宫垃圾、活血通经、让子宫恢复青春活力，是女性疾病预防和辅助治疗、呵护女性健康的帮手。

【功　效】

1.优生优育

2.产后修复

3.美容皮肤

4.延缓衰老

5.改善睡眠

6.修正体型

8.提高免疫力

【适 应 症】

适用于女性相关亚健康。

【应用方法】

子宫修复作为一个女性健康工程，应该遵循以下几个流程：

1、通气散寒：子宫为阴中之阴，因此很容易寒气、湿气、浊气淤积，做子宫修复，首先应该清淤，将淤积在子宫的湿寒浊三气清理，一般来说，由于臀部是子宫反射区，我们可以配合臀部理疗进行湿寒浊三气的疏通。

2、子宫调理：子宫为女性最重要也是最主要的排毒脏器，因此，也很容易淤积大量的代谢垃圾，因此，在做子宫修复的时候，进行子宫调理是非常重要的，健康的子宫，应该有个好的子宫环境。

因此定期或者不定期的子宫调理，清除子宫垃圾、污垢，能够很好的保持子宫内环境，都是非常重要的。

3、活血调经通络：女性妊娠期间，子宫屏蔽掉身体内 9/10 的营养与物质，目的是保障母体的垃圾毒素不会伤及胎儿，但也因为此，一旦子宫出现瘀堵、结节时候，体内营养特别是氧气，很难供应到子宫，让子宫出现缺氧现象，从而让子宫提前早衰。

4、乳房疏通调理：进行乳房的调理，将对于乳房各种问题的改善，有显著效果；同时乳房处于两条肝经重要的通过点，乳房的及时疏通调理，可以迅速打通肝经。

【操作方法】

将禅泉子宫修复植物提取液涂抹在腹部，根据使用者的情况，选择波形，频率（20-50 赫兹—国家标准通行安全频率），调整电流大小（10-30 伏，国家标准安全电流小于 36 伏），通过禅泉子宫修复仪进行导入直至吸收，时间在 5-10 分钟，口服植物营养液或丸剂，滋补子宫营养。

【注意事项】

1. 操作期间前 3-5 个月注意避孕，怀孕后禁止操作。

2. 动作要柔和，电流要遵循从小到大程序操作，不能过分强调效果而加大电流。

3. 注意出痧现象，特别是湿气大的的女性很容易出痧。

【禁忌症】

1.有严重心脑血管疾病（尤其带有心脏起搏器者），肝肾功能不全者；

2.孕妇及月经正常的妇女月经期间；

3.有传染性皮肤病或皮肤有破损者；

4.血小板减少性紫癜，白血病及血友病等出血性疾病及有出血倾向者；

5.精神紧张，过饥过饱及饮酒后等；

6.恶性肌瘤、囊肿；

7.刮宫或产后不足 1 个月；

8.免疫功能障碍或免疫过激者。

【使用强度】小于 5 分贝（国家标准安全且非常舒适的强度）

【操作方式】将药液涂抹于腹部，通过仪器进行导入，时间在 5-10 分钟。

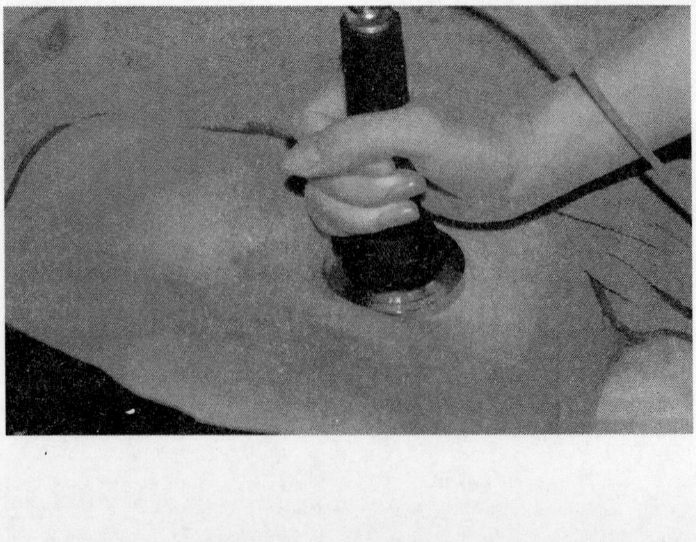

砭经疗法亚健康调理技术

砭经疗法是将中医各种疗法：针、灸、药、导引相结合而形成的独特疗法。是安全有效，值得推广的“治未病”亚健康调理技术。

【原理】

砭经疗法集远红外能、超声波能、热能、机械能、生物能于一身，能够快速高效传递、安全温和地对人体经络穴位实施科学合理有效刺激，从而起到使人自愈能力提高，延缓衰老、调理疾病、健康长寿之目的。

自愈功能下降是人体疾病和衰老的根源，增强自愈能力是调理亚健康，远离疾病的关键。

【适应症】

免疫力，自愈能力下降；疲劳；脏腑功能失调，颈椎腰腿疼；血压、血糖异常；男性因前列腺疾病引起的尿频尿急；女性月经不调等。

一、慢性疲劳综合症

1、砭石经络热灸按摩仪预热 5—10 分钟，从上到下按摩下肢的足阳明胃经 2 分钟；

2、从下到上按摩下肢的足太阴脾经 2 分钟；

3、从上到下按摩大腿部的足少阳胆经 1 分钟；

4、从上到下按摩小腿后正中线的足太阳 膀胱经 2 分钟；

5、按摩足底 5 分钟；

6、足三里穴重点按摩 3—5 分钟。

二、颈椎不适

1、砭石电热刮痧器预热 15—20 分钟，砭石经络热灸按摩仪预热 5—10 分钟；

2、手持电热刮痧器从上到下刮拭颈后正中线 2—3 分钟；

3、从上到下刮拭颈后正中线两侧肌肉 2—3 分钟；

4、从上到下刮拭胸锁乳突肌走向部位 2—3 分钟；

5、从上到下分别刮拭手阳明大肠经、手少阳三焦经、手太阳小肠经 3 分钟；

6、从下到上分别刮拭手太阴肺经、手厥阴心包经、手少阴心经 3 分钟；

7、手持砭石经络热灸按摩仪按摩肩井穴、天宗穴、手三里、合谷、曲池各 1 分钟及按摩上肢个经络 5 分钟；

8、一边刮拭一边喷擦砭露风痛消效果更佳，每次用量 10ml；

9、疼痛部位应重点刮拭和按摩直到疼痛减轻。

三、头痛头晕（偏头痛）

1、砭石刮板或砭石梳子刮拭头部，从前发际向后发际刮拭头部正中线督脉 2 分钟；

2、刮拭正中线两侧足太阳阳膀胱经经线（约眼球正中位置）从前发际向后发际刮拭 3—5 分钟；

3、刮拭头部两侧足少阳胆经经线，从头前部刮至头后部 5—10 分钟；

4、百会、印堂、风府、太阳、头维、风池及头部疼痛部位应重点刮拭直至疼痛减轻或消失；

5、头部疼痛部位一边刮拭一边喷涂砭露风痛消效果更佳，刮拭力度适中；

6、整体刮拭时间 20—30 分钟。

四、 胃肠功能紊乱（胃痛、腹胀腹泻、便秘等）

1、砭石电热太极球预热 5—10 分钟，砭石经络热灸按摩仪预热 5—10 分钟；

2、手持砭石经络热灸按摩仪按摩足阳明胃经，从腹部开始至小腿反复按摩 5—10 分钟，足三里穴要重点按摩 3—5 分钟；

3、摩腹。手持砭石电热太极球在腹部进行反复的环形按摩。饭后一小时左右开始操作，或睡前操作，每次摩腹 10—15 分钟；

4、胃痛腹胀，便秘等摩腹，从右下腹开始顺时针向上到肋骨缘，向左推到肋骨缘，然后向下走到左下腹然后向右回到右下腹，硬块痛点部位应重点按揉；

5、腹泻摩腹与上述方向相反；

6、分别用砭石电热太极球，热灸按摩仪按揉中脘、神阙、气海、关元、天枢穴，每个穴位 2—3 分钟。

以上操作如果配合使用砭露风痛消效果更佳。每次用量10-15mg 。

【注意事项】

1、 砭石按摩头如出现裂痕或破碎应立即停止使用；

2、 使用前应试摸按摩头是否过热，过热立即停止使用；

3、 使用时根据自己的需要选择按摩力度，以自身感到舒适为佳；

4、 清洁器用时要切断电源；

5、 请勿在潮湿的地方存放或使用；

6、 请勿用力拉电源线，使用后关闭电源开关，拔出电源插头；

7、 小孩要在成人监护下使用；

8、 如电源线受到损坏请勿使用，请向指定维修中心更换电线。

【禁忌症】

1、重度心脏病、恶性肿瘤患者忌用；

2、妇女孕期、经期禁止使用；

3、外伤、烫伤、骨折处禁止使用器具；

4、脑血管病患者禁止用器具进行头部按摩；

5、癫痫患者禁止用器具作头部按摩。

雪蓝茶亚健康调理技术

【原理】

依据济世堂祖传名中医师经过数十年临床与实践，依据中医理论，君、臣、佐、使组方原则，以金丝雪茶为君药，归经入肺、胃、心、肝，其主要成分雪茶素可以激活机体细胞免疫和体液免疫系统，达到调整和提高免疫功能。可以补血养心、安神、清肝明目的作用。对血压升高、体重超重、体弱有改善和恢复作用，

以绞股蓝为臣药：入肺、脾、肾经，味甘凉。有健脾、补肾、化痰、止咳传染性肝炎、肾炎，有提高免疫力，改善肌体体液功能，能增强血管血液流量，有延缓衰老作用，对胃部疾病有保护作用。

以木瓜为佐药：入肝、脾经、味酸、温，有保护肝脏作用。

以玫瑰为使药：入肝、脾、胃，有抗衰老、美容、理气、解郁、活血散瘀与调经、安神、改善睡眠作用。

诸药入心、肝、脾、肺、肾诸经，滋润五脏六腑，补血养心。

【组方成份】

1、无任何化学制剂、添加剂、纯天然、无污染的原生态植物，生长于海拔 4000 米以上的雪域区，是藏区稀有名贵植物。

2、成份：金丝雪茶、绞股蓝、木瓜、玫瑰花。

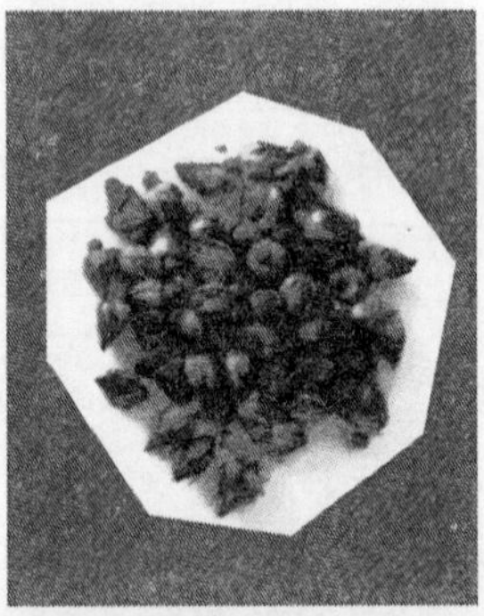

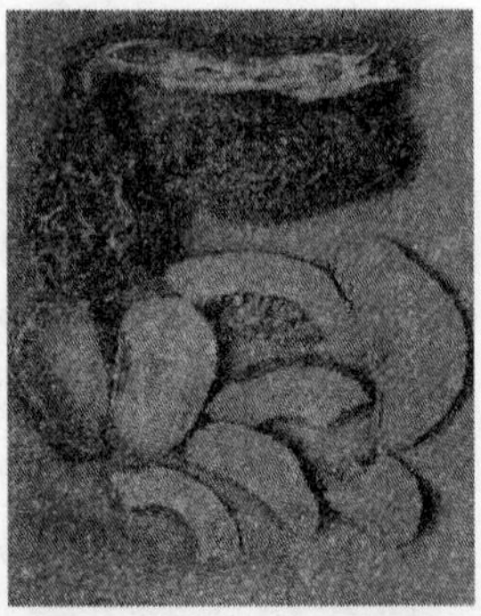

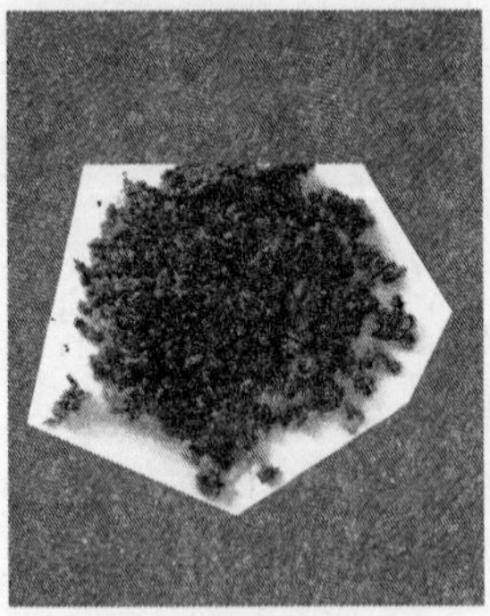

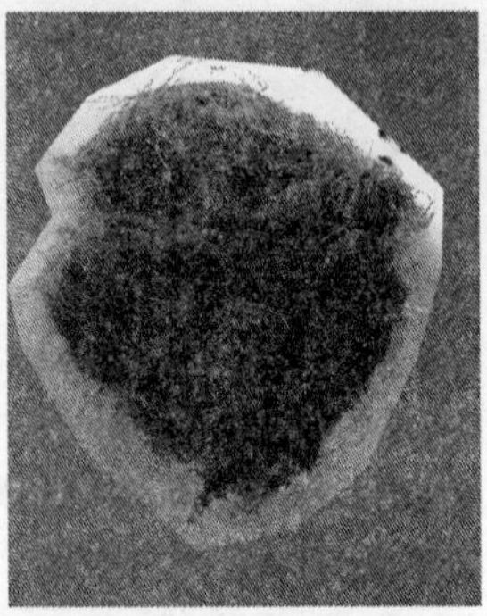

【作用】

1、金丝雪茶：含雪茶素和十一种化合物成分；味甘、归肺、心、胃、肝经；安神养心；

2、绞股蓝：主要用根状茎或全草；含无机元素和 80 多种皂苷成分；味甘、凉、归肝、脾、肾经；其中糖、黄酮、氨基酸有抗疲劳、抗衰老、抗病毒，理气解淤作用；

3、木瓜：烘干果实；味酸、温、归肝、脾经；有抗菌保护肝脏作用；

4、玫瑰花：用花蕾；味温甘，归脾、肺、胃经；抗衰老、美容、改善睡眠、安神作用。

【功能】1、主要调节免疫功能，改善亚健康症状，对血糖、血压、血脂异常升高有调节用；

2、辅助：清热解毒，补血养心、安神、解酒、减肥、美容、抗疲劳。

【适宜人群】 老少皆宜，有调节体液免疫平衡功能，主要滋润五脏六腑；调节机体细胞，激活体液免疫系统，特别针对亚健康人群及三高群体。

【品质说明】

（一）特殊性：

雪蓝茶在中医临床运用与实践中，经过 30 多年的反复验证，对三高人群及亚健康症状有显著的改善和恢复功效。且使用方便，人体吸收快。

（二）独特性：

产品为复合型袋泡茶，每袋净重 3 克。是纯天然、无任何化学制剂及添加剂，无污染的原生态配方产品。

【品质保障】

（一）TF 功效成份含量测定

（二）功效成份活性测定

（三）稳定性试验

（四）卫生学指标检测

【用法用量】每日服用一至两包，开水冲泡服饮

【不良反应】无任何不良反映

【贮　　存】置于阴凉干燥处

【保 质 期】24 个月

群灸亚健康中医调理技术

【原　　理】

群灸，属热疗，融多味中药，对多穴同灸谓之群灸。是依据中医及全息理论独创的一种灸法。

人体脏腑相生相克，体内变化，现于腧穴。选多穴同灸，通过远红外发热裹布将中药由皮肤渗入腧穴、由外通内，贯通经络、打通人体通道。驱寒祛邪、调和气血、防病治病、养颜养生。

【功效及作用】

疏通经络，驱寒祛邪、调和气血，调理亚健康、养颜养生。

【适宜人群】

适宜关节风寒疼痛、痛经、腰腿痛、便秘、免疫力低下等亚健康人群。

【应用方法】

一、选穴：根据顾客身体需求，选择穴位群（注：三个以上的穴位构成穴位群）。

二、摆放中药：在选定的穴位上单数摆放粘稠的糊状 3 号中药，用渗透力强、弹性好的棉纸将其覆盖。

三、喷洒中药：在棉纸表面喷洒泡制的液体中药，液体中药分 1 号药和 2 号药，1 号用于阳经、2 号用于阴经。

四、裹毛巾和发热裹布：将温水浸泡的纯棉毛巾拧至不滴水为止，覆盖在喷洒过液体中药的棉纸之上，用远红外发热裹布将其整体包裹。

五、群灸：通电后逐步加温，即对选定的穴位群进行同灸，糊状中药和液体中药，在发热垫的作用下，通过远红外热气由皮肤渗入穴位经络，渗入体内，打开骨髓通道，达到疏通全身各个通道的目的。

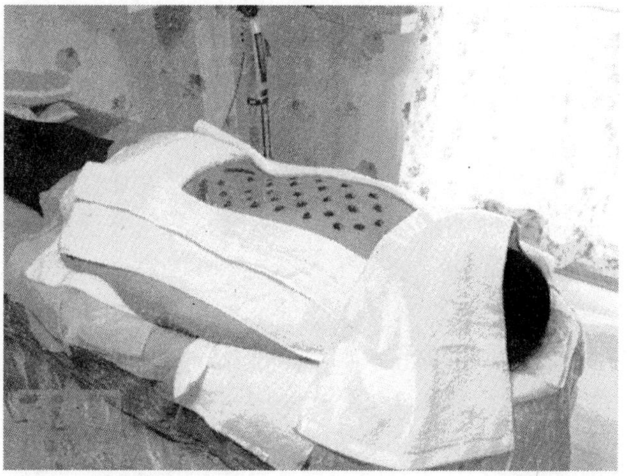

【注意事项】

一、做群灸治疗期间要注意保暖，尽量不受凉、不受风、不受寒。

二、室内温度保持在摄氏 24 度以上。

三、群灸后不能立即走出治疗室，在室内休息至全身的汗全部晾干，方可离开。

四、群灸前、后都要服用营养品或中药，前服，营养成分随热气导入各通道，后服，通道打开，极易吸收。群灸前 20 分钟和群灸后立即服用效果最佳。其营养品或中药由营养师或中医师根据身体需求或症状合理调配。

五、群灸温度、时间根据身体状况和症状适当调节。温度和时间在使用者自感接受的基础上越热、越长越好。

六、第一疗程每天一次，若气血严重虚弱者，第一疗程就隔日一次；根据身体状况合理调节群灸次数、适量加大营养。

七、每 5 天可增加一次砭石整体刮痧，每天可进行砭石局部刮痧。

诺蒙达女性卫生养护技术

【原理】

诺蒙达抗菌露是传统中医药通过高科技生物发酵和生化工程技术获得的新型抗生剂，通过抑制阴道各种有害菌，恢复阴道内正常菌群的微生态平衡，达到调理各种女性亚健康的作用。定期使用，可以保持阴道内微生态和酸碱平衡，调理女性内分泌，使女性生殖系统保持正常旺盛活力，从而达到护阴养巢、青春永葆的作用。

【成分】

产于云南当地高原灵芝，虫草，三七，苦参，大黄等。

【功效及作用】

抑制多种阴道有害菌，恢复阴道正常菌群平衡及阴道粘膜免疫力，起到清洁、护阴

养巢的功效。

【用法用量】

剥开铝袋，拔开推进器的保护套和保护帽，将装有抗菌露的推进器主体慢慢插入阴道深处，再利用推进器的保护套将抗菌露推入阴道，10 秒钟后抽出推进器，平躺 15－20 分钟，以免抗菌露流出。

每晚一次，每次 1 支；日常保健：一周一支。

【注意事项】

1.存放在阴凉干燥处，避免儿童接触。

2.保质期两年。

3.孕妇、经期及过敏体质者慎用。

五行回元亚健康调理技术

五行回元亚健康调理技术是由中医五种方法综合运用，通过辩证施治达到快速祛除亚健康、修复人体受损组织、促进人体自愈、且完整保护人体远期健康。

【原 理】

五行回元亚健康调理技术是阴阳采罐（阴阳采罐与普通拔罐最大的区别是阴阳经都要拔罐，即人体前后和上下身都要拔罐即为阴阳采罐）和易温灸（与普通灸最大的区别是只用悬灸且持续时间长，阴阳经都要灸）、脊椎调理、手足调理、营养调理五种方法，此五种方法是拔罐、温灸、推拿、手脚按摩、食疗等五种方法，横跨西医、中医、以及边缘医学，经过 10 年探索与研究、创新和突破后的中医组合方法。

运用五行回元亚健康调理技术，可以快速散寒解表、祛风除湿、平衡阴阳、疏通经络、调补气血。从现代医学角度来看，五行回元能够快速清除体内代谢产物、加速血液循环、快速修复受损组织细胞、

平衡内分泌、促进人体恢复基本健康，并最终增强和改善人体免疫系统的功能，达到抗衰老，消除疲劳，促进体力恢复，最终恢复健康的目的。

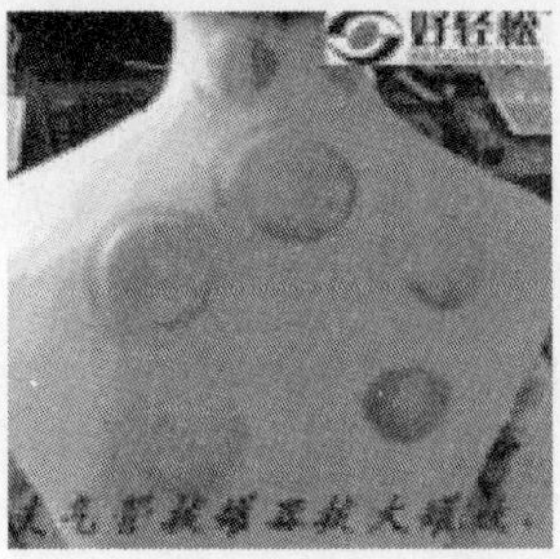

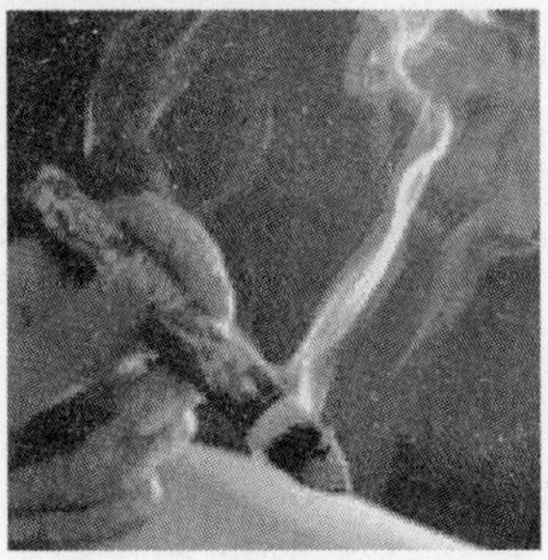

【适应症及使用方法】

1、疲劳：

疲劳是亚健康的常见症状。人过 30 岁，阳气不断衰减，体力处于下降趋势，身体对疲劳的调节作用差，饮食内脂肪摄入过多，抗氧化能力不够，就不能及时恢复体力。日久天长，导致机体免疫力下降，长期疲劳会加速衰老，缩短人的寿命。中医认为，疲劳与五脏失调密切相关，阳气足精力旺，若阳气虚，就容易感到疲劳。因此，调理疲劳应以调节五脏阳气、减少脂肪摄入为关键。具体方法如下：

1） 手足调理 1 小时，在此期间深慢呼吸以助肺经排浊气；

2） 阴阳采罐 10-15 分钟，在此期间做深慢呼吸以凝神定志；

3） 脊椎调理 2 分钟，在此期间全身放松；

4） 和易温灸如下穴位：百会，大椎，双侧肾俞，关元，每穴 10 分钟；

5） 食疗应以蔬菜及清淡食物为主，饮水宜以矿泉水为主。

2、失眠：

失眠是亚健康的常见症状之一。睡眠是预防疾病的第一道防线，身体防卫系统的增强主要是在睡眠中进行的。上半夜深睡眠，是增强人体免疫机能的最佳方式。失眠少睡，精力明显下降，衰老也就快。中医将失眠归于“不寐”、“不得眠”范围，认为多由情志所伤，神经紧张，劳逸过度，久病体虚，饮食不节等。引起阴阳失交，阳不入阴而形成。通过五行回元可补虚泻实，引阳入阴，从阳化阴，达到阴阳平衡。五行回元操作方法如下：

1） 手足治疗 1 小时，重点刺激头部与睡眠点反射区，嘱被试者做深慢呼吸以入静；

2） 阴阳采罐 15 分钟，在头额部与颞部相交处，两侧太阳穴后上方两横指处。主要缓解神经紧张；

3） 和易温灸如下穴位：百会、大椎、太阳穴、双侧肾俞、三阴交，涌泉等以祛邪扶正、引火归元，宁心安神；

4） 脊椎调理，应以颈椎调理为主，促进大脑供血；

5） 食疗应以海虾、海贝等海产品为主，因海产品含钙量高，易吸收，可缓解神经紧张，促进睡眠。

3、颈肩酸痛：

颈肩酸痛是长期伏案或整日在电脑前工作的人最常见的亚健康症状之一，中医认为是由于颈肩部气血瘀滞后又感风寒所致。五行回元具体操作方法如下：

1） 手法放松颈肩部；可不做手足调理；

2） 脊椎调理，重点在颈椎，轻者即愈，重者需加如下几项；

3） 阴阳采罐以简单拔罐在肩颈部两侧肌肉为主；

4） 和易温灸穴位有：百会、风府、大椎，双侧风池、颈百劳、肩井、肩髃，天宗等穴；

5） 食疗以一般温性食物为主，不进食啤酒等寒凉食物。

4、腰酸背痛：

腰酸背痛指腰部一侧或双侧以及脊椎疼痛的一种症状，是亚健康的常见症状之一。腰部是督脉和膀胱经的循行之处。腰酸背痛主要与督脉和膀胱经经气不畅有关。长期保持同一种姿势，加之风寒外袭，使腰背部经络气血阻滞，不通则痛。此外，亚健康与肾气虚损密切相关，“腰为肾之府”，肾虚导致腰部脉络失于温煦，濡养，也会导致腰痛。五行回元可扶正固本，纠正督脉与膀胱经，补益肝肾，疏通经络，祛风除湿，缓解肌肉疲劳与痉挛，从而缓解腰酸背痛。五行回元具体操作方法如下：

1） 手足调理重点刺激涌泉、脊椎反射区、盆腔反射区。

2） 阴阳采罐15分钟，以腰背+委中为主。

3） 和易温灸长强、腰俞、命门、至阳、大椎、肾俞、志室、腰眼、秩边、委中；

4） 脊椎调理重点在颈椎、腰椎与骨盆。此后不能负重超过20公斤，保持正确站立行走等姿势。

5） 食疗以大枣、枸杞等温阳食物为主，并坚持做五行回元正脊操，

5、痛经：

女子正值经期或行经前后，出现周期性的小腹疼痛，为痛经，可因痛影响生活及工作。根据中医痛则不通原理，五行回元的和易温灸可温通经络，活血化瘀，快速缓解疼痛。具体操作方法如下：

1） 疼痛时直接温灸腰骶部，重点是八髎穴10分钟，轻者即刻缓解，对伴随宫内膜异位或者不孕不育者需要如下操作：

2） 疼痛时每天温灸腰骶部除痛，经停后可增加：

3） 阴阳采罐30分钟，连续三天；

4） 手足调理重点刺激内分泌反射区如垂体、下丘脑、甲状腺、甲状旁腺、肾上腺、子宫、卵巢等部位；

5） 和易温灸主要穴位：百会、风府、风池、大椎、肾俞、命门、八髎、长强、委中、承山、印堂、关元、血海、三阴交、涌泉等，以扶正祛邪、温经散寒。平素多灸腰骶部八髎穴位，尤其在每次月经来潮前三天为最佳治疗时期；

6） 食疗则以阳性食物为主，不进食生冷食物。

【禁忌症】

1.有严重心脑血管疾病（尤其带有心脏起搏器患者）及肝肾功能不全者可选择性逐渐添加使用。

2.孕妇的腹部，腰骶部及月经正常的妇女月经期间禁用；

3.有传染性皮肤病或皮肤有破损者；

4.血小板减少性紫癜，白血病及血友病等出血性疾病及有出血倾向者；

5.急性外伤性骨折，严重水肿；

6.精神高度紧张，过饥过饱及饮酒后1小时内；

7.食疗可广泛使用，针对病情辩证使用。

中医非药物应激疗法技术

非药物中医调理技术是依据中医经络理论及阴阳五行学说，针对不良的生活习惯造成的脏腑功能失调的亚健康状态所发明的技术。其中，应激疗法中使用的应激治疗仪已经获得国家专利。相关的研究成果已经以论文形式被吉林大学学报医学版收录，并将陆续发表。

【原　理】

人体乃血肉之躯，各个系统主要以经络系统做主导来承载和运行气血，维持生命的正常活动，经络通透与否，直接关系到人的生命与健康。《黄帝内经》说："经脉者，所以能决死生，处百病，调虚实，不可不通。"说明了经络对人体的重要性。

中医经络理论有两个核心点，一个是整体观念，另一个是辨证论治。所谓整体就是认为人即自然，自然即人，人与自然在某种意义上是一个整体，同时反应了人体自身也是一个统一的整体，经络无处不在，贯穿人的整体，这种整体的统一始终保持着阴阳五行的相对平衡，从而维持人体气血的正常运行以致生命的正常活动。由于环境变化，气候异常，导致人体冷热差异悬殊，破坏了原有的统一与平衡，致使阴阳失调，气血淤滞，进而形成亚健康乃至疾病。

非药物中医调理技术是根据中医经络理论及阴阳五行学说，以人体中脏、腑、气、血、筋、脉、骨、髓八者精气会聚的会穴位，本着"养未疾"系统的医学理念，针对身体不同亚健康而设定的系统调理项目，强调人体"系统器官平衡与协调"、"防病胜于治疗"、"人与自然平衡及人的心态平衡"。能够系统地调理亚健康状态。运用独特的手功拨经点穴技术、应激治疗仪、砭经疗法刺激人体经络穴位，直达脏腑相关部位，解决亚健康状态。

【功　　效】调整人体呼吸循环系统、免疫系

统、内分泌系统及对五脏六腑机能的调整，疏通经络、运行气血、解除人体脏腑所形成的功能障碍、增强人体自身的免疫机能。回阳固本、除寒利湿、增强心功能、疏肝利胆、健脾补肾、通便利尿、调理血压、血糖、血脂异常有显著功效。

【适 应 症】不良的生活习惯所造成的脏腑功能失调、更年期综合症、头疼失眠、记忆力下降、口苦腹胀、腰背酸疼，关节疼痛、血压、血糖、血脂异常等。

【应用方法】拨经疗法；应激疗法；砭经疗法；音乐疗法。

【主要方法】

1、拨经疗法：用手功拨弹后背脊柱两侧的经络，自上而下拨弹三次，每次3分钟，再自下而上拨弹三次，每次3分钟；最后以命门穴为界，先向下做手功梳理，后向上做手功梳理直达大椎穴各三次，每次3分钟。同时以双手大拇指为中心，以其余手指为依托，分别依次点压肩井穴、大椎穴、膏肓穴、肺腧穴、胃腧穴、肾腧穴、命名穴、百会穴和涌泉穴各三次，每个穴位点压 1 分钟，共计 27 分钟。

【功　　效】通经活络、通畅气血、驱风祛湿、扶正祛邪、平衡阴阳。

【适合人群】不良的生活习惯所出现的亚健康症状。

【调理周期】10 次为一个调理周期

【使用禁忌】孕妇、儿童禁用。

2、应激疗法：

1）连接电源线，接通电源开关，两路显示 F000（表示工作频率 0kHz）。

2）电极片在使用前首先用湿纱布擦拭干净，自然风干后用 75%的医用酒精擦拭 15 次以上进行消毒，使其自然挥发至干燥状态。

3）将导线插头插入某路输出插座，然后将电极固定在调理部位。在电极板与皮肤之间应垫多层用清水浸湿的布衬垫。

4）界面自动显示 T000（表示工作时间 0 分钟），按该路↑或↓键设定工作时间。

5）按确定键进入工作频率显示 U000（表示输出电流 0mA），按该路↑或↓键， 调节输出电流强度达到被调理者所需要的量为止。

6）调理过程中需要增减时间按该路↑或↓键，调理过程中需要调整量，按该路↑或↓键，调节输出电流强度达到被调理者所需要的量为止。

7）调理过程中需观看参数时，按确认键随意转换，依次显示工作时间或剩余时间和输出量。

8）调理过程中需停止时，按停止键，显示 F000，终止调理。调理结束后，取下电极再切断电源。

仪器的操作流程：

1）连接电源线，接通电源开关，两路显示 F00（表示工作频率 0kHz），蜂鸣器响一声。

2）电极片在使用前首先用湿纱布擦拭干净，自然风干后用 75%的医用酒精擦拭 15 次以上进行消毒，使其自然挥发至干燥状态。

3）将导线插头插入某路输出插座，然后将电极固定在调理部位。在电极板与皮肤之间应垫多层用清水浸湿的布衬垫。

4）按某路↑或↓键，选工作频率后按确认键，蜂鸣器响一声，某路显示 T00（表示治疗时间 0 分钟）。

5）按某路↑或↓键，选调理时间后按确认键，蜂鸣器响一声，某路显示 A00（表示应出电流 0mA）。

6）按某路↑或↓键，输出指示灯亮，调节输出电流强度达到被调理者的能耐受为止。

7）治疗过程中需观看参数时，按确认键，蜂鸣器响一声，依次显示工作频率、剩余治疗时间和输出电流。

8）治疗过程中需停止时，按停止键，蜂鸣器发出提示音，显示 F00，终止调理。预定调理时间到时，蜂鸣器发出提示音，显示 F00，停止调理。调理结束后，取下电极再切断电源。

2.2 应激疗法实施方案

用应激治疗仪直接作用于相关的大椎穴、膏肓穴、肺腧穴、胃腧穴、肾腧穴、命名穴、委中穴进行刺激，自上而下使用时间分别为：21 分钟，13 分钟，17 分钟，23 分钟，13 分钟，49 分钟，51 分钟。

【功　　效】通经活络、通畅气血、驱风祛湿、扶正祛邪、平衡阴阳。调整人体呼吸循环系统、免疫系统、内分泌系统及对五脏六腑机能的调整，疏通经络、运行气血、解除人体脏腑所形成的功能障碍、增强人体自身的免疫机能。回阳固本、消肿散结、除寒利湿、强化心功能、疏肝利胆、健脾补肾、通便利尿、调理血压、血脂、血糖异常有显著功效。

【适合人群】不良的生活习惯所造成的脏腑病变、更年期综合症、头疼失眠、记忆力下降、口苦腹胀、腰背酸疼，腰腿疼、血压、血脂、血糖异常等。

【调理周期】10 次为一个调理周期

【使用禁忌】孕妇、儿童禁用。

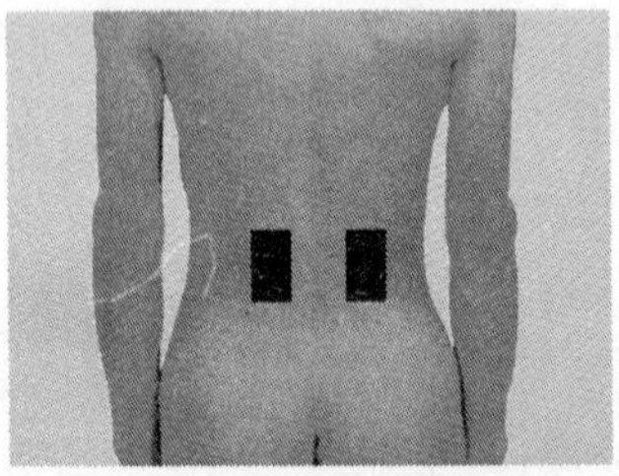

（1）腰痛调理示意图（用两个电极同侧并置贴于人体后腰部）

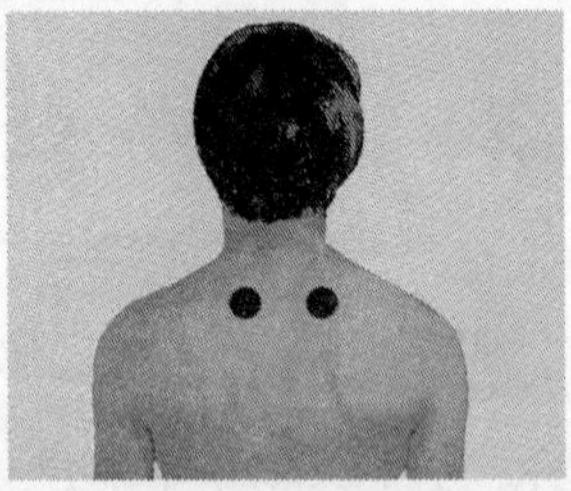

（2）颈椎亚健康调理示意图（用两个电极同侧并置贴于人体后颈部）

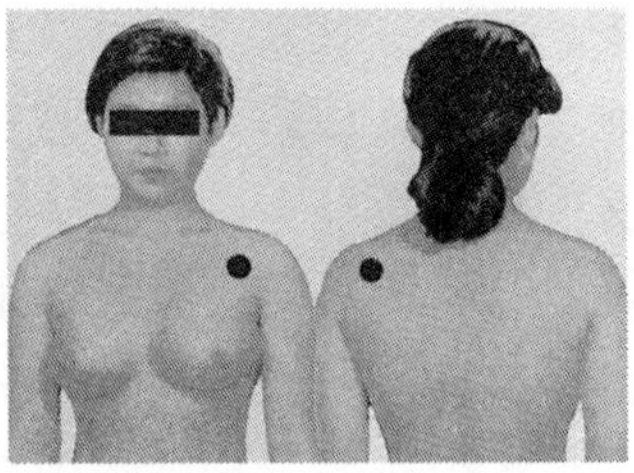

（3）肩周亚健康调理示意图（用两个电极对置贴于人体肩关节）

3、砭经疗法：

黑色和黄色砭具交替使用，按照五行对应脏腑的原理对以下穴位分别进行刮、点、压操作，肩井穴 3 分钟、大椎穴 3 分钟、膏肓穴 7 分钟、肺腧穴 3 分钟、胃腧穴 3 分钟、肾腧穴 7 分钟、命门穴 7 分钟、百会穴 3 分钟、涌泉 7 分钟、委中穴 3 分钟、足三里 7 分钟。

【功　　效】通经活络、通畅气血、驱风祛湿、扶正祛邪、平衡阴阳。调整人体呼吸循环系统、免疫系统、内分泌系统及对五脏六腑机能的调整有显著效果。

【适合人群】不良的生活习惯出现的亚健康症状。

【调理周期】10 次为一个调理周期

【使用禁忌】孕妇、儿童禁用。

以上方法是综合调理，对解决人体呼吸循环系统、免疫系统、内分泌系统及对五脏六腑机能的调整，疏通经络、运行气血、解除人体脏腑所形成的功能障碍、增强人体自身的免疫机能。回阳固本、消肿散结、除寒利湿、增强心功能、疏肝利胆、健脾补肾、通便利尿、调节血糖、血脂、血压异常等有一定的功效。

“傅氏秘灸”月经不调经络亚健康调理术

【原理】

“傅氏秘灸“是采用以艾绒，沉香，木香，乳香，羌活，干姜，杜仲，皂角，独活，穿山甲，川穹，射香，枳壳为主要材料制成艾条或艾炷，点燃后熏灼腧穴，起到通行诸经，调理气血作用，从而起到调理月经不调的作用。

【功效】

调理气和，调和冲任。

【适应症】

月经不调。

【应用方法】

上药研为细末和匀，以棉皮纸一方，将药铺纸上少许，另一纸一方复其上，上铺洁净艾绒，卷如爆竹状，再用桑皮纸糊其外，以鸡蛋清通刷粘固，阴干备用，勿令泄气。

操作：先固定施灸部位，作好标记，将灸条在酒精灯上烧透，迅速以预先备置干布，折叠七层，将烧红的一头，裹在布内，对准灸部熨烫，使药味透过布层，深入肌肤，直达病所，如感觉太热，应略提起，等热定再灸，热尽，再烧再灸，最好能备两枝，以便一枝燃烧时用另施灸，使火力不辍，效果更佳。

选穴：曲池，合谷，中极，血海，水泉，三阴交，气海，天枢，太冲，肾俞，交信，太溪，间使，四满。

施灸次序：肾俞，天枢，气海，中极，四满，曲池，合谷，间使，血海，交信，三阴交，水泉，太冲。

时间：每穴灸 5 分钟。

【注意事项】

1.灸疗场所有通风条件及设施。

2.施灸环境安静，室温适宜。

3.施灸后避风寒，两小时后方可沐浴。

4.施灸体位以灸疗选穴不同，施术者端坐，受术者分别选取坐位、仰卧位和俯卧位。

5.灸程和时间：十次为一疗程，每次灸疗约 45 分钟，一疗程结束后可休息 2—3 天。

6.月经期间不宜施灸。

“傅氏秘灸”头痛失眠经络亚健康调理术

【原理】

“傅氏秘灸“是采用以艾绒，沉香，木香，乳香，羌活，干姜，杜仲，皂角，独活，穿山甲，川穹，射香，枳壳为主要材料制成艾条或艾炷，点燃后熏灼输穴，起到通行诸经，调理气血的作用，来调理头痛失眠亚健康病症的中医经络调理技术。

【功效】

清泻肝火，宁心安神，调和胃气，补益心脾。

【适应症】

心脾两虚，心肾不交，肝火上扰，胃气不和引起的头痛失眠亚健康症状。

【应用方法】

上药研为细末和匀，以棉皮纸一方，将药铺纸上少许，另一纸一方复其上，上铺洁净艾绒，卷如爆竹状，再用桑皮纸糊其外，以鸡蛋清通刷粘固，阴干备用，勿令泄气。

操作：先固定施灸部位，作好标记，将灸条在酒精灯上烧透，　迅以预先备置干布，折叠七层，将烧红的一头，裹在布内，对准灸部熨烫，使药味透过布层，深入肌肤，直达病所，如感觉太热，应略提起，等热定再灸，热尽，再烧再灸，最好能备两枝，以便一枝燃烧时用另施灸，使火力不辍，效果更佳。

选穴：神门，三阴交，脾俞，肾俞，肝俞，太冲，隐白。

施灸次序：肝俞，脾俞，肾俞，神门，三阴交，太冲，隐白。

时间：每穴灸 5 分钟。

【注意事项】

1、灸疗场所有通风条件及设施。

2、施灸环境安静，室温适宜。

3、施灸后避风寒，两小时方后可沐浴。

4、施灸体位以灸疗选穴不同，施术者端坐，受术者分别选取坐位、仰卧位和俯卧位。

5、灸程和时间：十次为一疗程，每次灸疗约 45 分钟，一疗程结束后可休息 2—3 天。

“傅氏秘灸”胃肠功能紊乱经络亚健康调理术

【原理】

“傅氏秘灸“是采用以艾绒，沉香，木香，乳香，羌活，干姜，杜仲，皂角，独活，穿山甲，川穹，射香，枳壳为主要材料制成艾条或艾炷，点燃后熏灼输穴，起到通行诸经，调理气血的作用，调理胃肠功能紊乱。

【功效】

祛邪燥湿，调理脏腑功能。

【适应症】

胃肠功能紊乱。

【应用方法】

上药研为细末和匀，以棉皮纸一方，将药铺纸上少许，另一纸一方复其上，上铺洁净艾绒，卷如爆竹状，再用桑皮纸糊其外，以鸡蛋清通刷粘固，阴干备用，勿令泄气。

操作：先固定施灸部位，作好标记，将灸条在酒精灯上烧透，迅以预先备置干布，折叠七层，将烧红的一头，裹在布内，对准灸部熨烫，使药味透过布层，深入肌肤，直达病所，如顾客感觉太热，应略提起，等热定再灸，热尽，再烧再灸，最好能备两枝，以便一支燃烧时用另施灸，使火力不辍，效果更佳。

选穴：脾俞，肾俞，大肠俞，章门，长强，中皖，关元，足三里，内庭，太溪，太白。

施灸次序：脾俞，肾俞，大肠俞，章门，长强，中皖，关元，足三里，太溪，太白，内庭。

时间：每穴灸5分钟。

【注意事项】

1、灸疗场所有通风条件及设施。

2、施灸环境安静，室温适宜。

3、施灸后避风寒，两小时方后可沐浴。

4、施灸体位以灸疗选穴不同，施术者端坐，受术者分别选取坐位、仰卧位和俯卧位。

5、灸程和时间：十次为一疗程，每次灸疗约45分钟，一疗程结束后可休息2—3天。

“傅氏秘灸”颈腰椎经络亚健康调理术

【原理】

“傅氏秘灸“是采用以艾绒，沉香，木香，乳香，羌活，干姜，杜仲，皂角，独活，穿山甲，川穹，射香，枳壳为主要材料制成艾条或艾炷，点燃后熏灼输穴，起到通行诸经，调理气血的作用，可以通过穴位选择来调理颈腰椎的亚健康症状。

【功效】

祛风散寒，通经活络。

【适应症】

颈腰椎功能减退。

【应用方法】

上药研为细末和匀，以棉皮纸一方，将药铺纸上少许，另一纸一方复其上，上铺洁净艾绒，卷如爆竹状，再用桑皮纸糊其外，以鸡蛋清通刷粘固，阴干备用，勿令泄气。

操作：先固定施灸部位，作好标记，将灸条在酒精灯上烧透，迅以预先备置干布，折叠七层，将烧红的一头，裹在布内，对准灸部熨烫，使药味透过布层，深入肌肤，直达病所，如顾客感觉太热，应略提起，等热定再灸，热尽，再烧再灸，最好能备两枝，以便一支燃烧时用另施灸，使火力不辍，效果更佳。

选穴：阿是穴，曲池，中渚，肩中，秉风，肾俞，大肠俞，腰阳关，腰眼，志室，委中，昆仑。

施灸次序：阿是穴，肩中，秉风，肾俞，大肠俞，腰阳关，腰眼，志室，委中，昆仑，曲池，中渚。

时间：每穴灸5分钟。

【注意事项】

1、灸疗场所有通风条件及设施。

2、施灸环境安静，室温适宜。

3、施灸后避风寒，两小时后方可沐浴。

4、施灸体位以灸疗选穴不同，施术者端坐，受术者分别选取坐位、仰卧位和俯卧位。

5、灸程和时间：十次为一疗程，每次灸疗约45分钟，一疗程结束后可休息2—3天。

“青稻夫”多肽片亚健康调理技术

【原　理】

“青稻夫”多肽片主要成分是从传统中药水蛭（Leech）及其唾液腺中提取出的多种活性成分中活性最显著并且研究得最多的一种成分水蛭素多肽，是由65—66个氨基酸组成的小分子蛋白质（多肽）。是迄今为止世界上所发现的已知物质中天然抗凝血酶物质，能预防血栓形成，促进伤口愈合，具有降血脂、降血压、扩张外周血管、加速血液循环的等作用。研究表明，水蛭素在许多性能上都优于肝素，且安全。它用药量小，不引起出血，也不依赖于内源性辅助因子。是预防亚健康的有效天然物质。

【功　效】

水蛭素多肽蛋白片可以彻底清理血液垃圾，软化血管，提高血流速度，从而调理血压增高、血脂增高、血液粘稠、血糖异常和尿酸异常。

【适 应 症】

适宜人群成年人、中老年人。适宜血压增高、血脂增高、血液粘稠、血糖异常和尿酸异常的亚健康人群。

【应用方法】

主要成分：水蛭素、牡蛎粉、大豆多肽、大豆磷脂、大豆分离蛋白、黑木耳、螺旋藻粉、麦芽糖醇。

规格：500mg/片，90片/盒。

每日2次，每次2-4片，温水服。

【注意事项】

1、保质期24个月；

2、密闭贮藏，置阴凉干燥通风处；

3、本品不能代替药品。勿让儿童取食。孕妇及经期妇女禁用。有出血倾向者禁用。

艾灸养生亚健康调理技术

【原 理】

艾灸养生亚健康调理技术是根据中医学及藏、象学说理论为基础，集纯中药油、刮痧、药浴、敷贴、艾灸疗法、推拿、穴位、远红外旋磁灸疗罐和红外线为一体的创新高科技产品，此项目是目前具有综合能力的革新温通经络的调理技术。

《安康要略》中记载的中医灸疗穴位养生要点以人体中脏、腑、气、血、筋、脉、骨、髓八者精气会聚的会穴位，倡导“养未疾”系统的医学理念，针对不同生理，身体亚健康疾病而设定的系统养生疗程项目，强调人体“系统器官平衡于协调”、“防病胜于治疗”、“ 人与自然平衡及人的心态平衡”。三大养生理念，更有效、更快速、更根本地解决人体疾病及亚健康状态，解决人体与肌肤的各方面问题，配以脏腑经气结聚于胸腹部的腧穴，结合灸安康独有专利灸疗罐通过药物的性能，药油的渗透“皮肤给药技术”“系统循环调理技术”，以三穴一区，三穴一位的方法对身体各个患处进行调理，达到对症下方，从根本上解决亚健康养生的问题。

【功　　效】对清洁血脂、畅通血液循环、强壮筋骨、活化细胞、缓解压力、松弛肌肉、安眠镇定、止痛、消肿、消炎、降血压等有一定的作用。

【适 应 症】对血液循环不佳、酸、麻、胀、痛、失眠、记忆力下降、口苦腹胀、眼目干涩等亚健康症状有很好的调理作用。

【应用方法】

1、清调补阳固统套装产品

【规格】

编号	名称	容量	功效
J036	阴 1 号——心	10ml	清毒素：利用排毒药油对人体经络进行全身脏腑毒素瘀结清理，配以秘制的驱邪寒湿药液进行局部的排毒去湿。
J037	阴 2 号——肝	10ml	
J038	阴 3 号——脾	10ml	
J039	阴 4 号——肺	10ml	
J040	阴 5 号——肾	10ml	调脏腑：运用秘制阴阳十二经络疏通药油对人体六脏六腑功能进行均衡调节。
J041	阴 6 号——心包	10ml	
J042	阳 1 号——小肠	10ml	
J043	阳 2 号——胆	10ml	
J044	阳 3 号——胃	10ml	补气血：运用秘制能量药油对人体的六脏六腑气血虚弱不足的现象进行能量补充，增强体质。
J045	阳 4 号——大肠	10ml	
J046	阳 5 号——膀胱	10ml	
J047	阳 6 号——三焦	10ml	
J048	清 1 号——排毒（驱邪扶正）	50ml	养精骨：运用协调能量药油进行人体精气、津液。
J049	调 2 号——补能量（补充能量）	50ml	
J050	补 3 号——补肾	50ml	
J051	补气 1 号——补肺	50ml	固体质：通过人体阴阳十二经络，配以秘制中草药液对脏腑、气血、精骨、津微进行均衡。
J052	补血 2 号——补肝	50ml	
J053	补津微号—— 补精调内（补人体精微，调节内分泌）	50ml	

【主要成份】白芍、防风、柴胡、当归、肉苁蓉、何首乌、巴戟天、丹参、木香、独活、丹参、川芎等。

【功效】

1、清除人体三浊、浊气、浊水、宿便，改善局部肥胖；

2、调节人体五脏六腑的平衡，提高脏腑的功能，改善身体亚健康；

3、补充人体津微，气血、骨骼养分，让你精力充沛，面色红润。

【适合人群】

1、气血不足，肤色不佳，长斑长痘者；

2、易失眠多梦，记忆力减退者；

3、易脱发掉发，头发干枯，常耳鸣者；

4、身体免疫力差，易感冒；

5、便秘或腹泻，身材偏瘦或局部肥胖者；

6、月经不调或经痛等宫寒严重的女性；

7、血液循环不佳，经常手脚冰凉者；

8、身体经常出现酸、麻、胀、痛者。

【调理时间】

循经疏通推拿法：每条经络，每次 10-15 分钟，每天 1 次，12 次为一疗程。

无痛刮痧放松法：每次 20-30 分钟，每周 1 次，15 次为一疗程。

局部排瘀养法：每个部位 3-5 分钟，每周 1 次，10 次为一疗程，每次不超过 3 个部位。

调理特穴定灸综合法：每个穴位，每次 15-25 分钟，每天 1 次，15 次为一疗程；家居调理每次不少于 3 穴位，可以每天 1 次，可长期实施乃至成为生活习惯。

疏通期：每天 1 次，连续 3—5 天

调理期：3—5 天 1 次，12 次为一疗程

巩固期：7天1次，15次为一疗程

【操作方法】

1、铺药油 2、诊断 3、搓大椎 4、点穴 5、揉拔膀胱 6、调督脉 7、调三角肌 8、调大椎 9、滑肩颊 10、调理重点

【使用禁忌】

1、做完后不宜立即起床

2、不宜立即食用生冷，寒凉食物

3、不宜立即洗澡或洗头

4、孕期、哺乳期女性禁用

5、人工流产后，100天内禁用（需两次月经恢复正常后使用）

【提示说明】

做后偶有皮肤痛、肌肉酸痛、嗜睡、失眠、口干、口苦、眼睛和鼻分泌物增多、小便色泽黄味道重、腹泻、便秘、腿软乏力等症状出现。

2、盆底肌系统套装产品

【规格】

J001 盆底肌1号—— 巴髎 10ml

J002 盆底肌2号——肛肌 10ml

J003 盆底肌3号——会阴 10ml

J004 盆底肌4号——阴肌

J005 盆底肌5号——淋巴

J006 盆底肌6号——生殖调理液 50ml

【主要成份】玫瑰果，安息香，雪松，茶树，苍术，厚朴、何首乌、当归、肉苁蓉等中草药。

【功效】

1、提高子宫和韧带的弹力，缓解或抑制女性疾病形成，增强女性免疫功能；

2、提高肛肠的收缩和弹力，刺激了肠的蠕动，有效的缓解便秘和痔疮的发生；

3、疏通下肢血液循环，预防下肢水肿，静脉曲张；

4、有效收敛腹部和腰底脂肪，有美腰塑形之效。

【适合人群】

1、产后妇女；

2、阴道松弛、阴道痉挛；

3、泌尿生殖修补术辅助治疗；

4、产褥期症状（腰背痛、腹痛、乳胀等）；

5、乳房松弛；

6、术后疤痕疼痛。

【调理时间】

循经疏通推拿法：每条经络每次10-15分钟，每天1次，12次为一疗程；

无痛刮痧放松法：每次20-30分钟，每周1次，15次为一疗程。

局部排瘀养法：每个部位3-5分钟，每周1次，10次为一疗程，每次不超过3个部位。

调理特穴定灸综合法：每个穴位每次15-25分钟，每天1次，15次为一疗程；家居调理每次不少于3穴位，可以每天1次，可长期实施乃至成为生活习惯。

疏通期：每天一次，连续3到5天

调理期：3到5天一次，12次为一小疗程

巩固期：7天一次，15次为一疗程

【操作方法】

1、铺药油 2、诊断 3、搓大椎 4、点穴 5、揉拔膀胱 6、调督脉 7、调三角肌 8、调大椎 9、滑肩颊 10、调理重点

【使用禁忌】

1、做完后不宜立即起床

2、不宜立即食用生冷，寒凉的食物

3、不宜立即洗澡洗头

4、当天禁止性生活

5、孕期、哺乳期女性禁用

6、产后恶露未干净或月经期者禁用

7、有心脏起搏器的患者禁用

8、恶性肿瘤者禁用

9、手术疤痕未痊愈者禁用

10、神经系统疾病者禁用

11、人工流产后，100天内禁用（需两次月经恢复正常后使用）

【提示说明】

偶有白带增多这是一种排泄现象。

经络养生亚健康中医调理技术

【原　理】

经络养生是根据中医学及国学说理论为基础，本着“养未疾”系统的医学理念，针对身体不同亚健康而设定的系统养生项目，它强调人体 “系统器官平衡于协调”、“防病胜于治疗”、“人与自然平衡及人的心态平衡”三大养生理念，采用中医传统按摩技法，结合纯中草药精华介质，通过对肩、背、腰、腹及全身经络穴位按摩，由外及内。主要包含以下过程：1.清毒素——清气血、清脏腑、特级驱邪扶正排毒药油，让排毒可以看得见。2.调脏腑——十二脏腑阴阳调理药油，让阴阳平衡，气血充沛。3.养精骨——特效百草温灸液，迅速养足人体精骨能量。4.补气血——以阴阳平衡方式补气补血，以能量输送为基础。5.固体质——特效药油有针对性的调理。人体健康——清＋调理＋滋养＋补充=健康。

【功　效】

辩证施治、疏通经络、行气活血；调节脏腑，提升脏腑功能；平衡阴阳，补虚泻实；改善体质，使面色红润；促进新陈代谢，活化细胞；调和体内营养状态，平衡内分泌，使停滞在人体内的毒素排出体外，使身心保持气血充盈、经络通畅、脏腑安和，使人体达到“阴平阳秘”的健康状态。

【适 应 症】

经络养生法主要应用于预防、调理亚健康，通过植物药油对体表相应的经络穴位进行点、按、揉、推，对血液循环不佳，身体酸、麻、胀、痛，失眠、记忆力下降、口苦腹胀、眼目干涩等亚健康症状有很好的调理作用。

【应用方法】

1、心藏神，心神不宁，神不守舍而致不寐，常见中医证候为心火亢盛，痰热内扰和心气虚等证侯表现。调理前通过经络辨证，明确拟调理的主要经脉（心包经）和有母子、生克和表里关系六条经脉（肝及胆经、脾及胃经、肾及膀胱经）及主要腧穴。进行循经调理疏通。

2、肝藏魂，魂不安藏，心神扰乱而致不寐。常见中医证候为肝火上炎证、肝郁气滞或肝气郁结证、肝郁化火证和胆郁痰扰等证侯表现，并常伴不寐，调理前通过经络辨证，明确需调理的主要经脉（肝胆）和母子及对应被克的三条经脉（肾、心、肺），甚至扩展到表里的六条经脉（肾及膀胱、心及小肠、肺及大肠），进行循经调理疏通。

3、脾藏意，意不能藏，思想多变，则心神扰乱。常见中医证候为食滞胃脘、脾气虚等证侯表现伴不寐，经络调理从脾论治。调理前通过经络辨证，明确需调理的主要经脉（脾胃）和母子及对应被克的三条经脉（心、肺、肝），甚至扩展到表里的六条经脉（心及小肠、肺及大肠、肝及胆），进行循经调理疏通。

4、肺藏魄，肺气虚，肺魄不能制肝魂，致魂魄飞扬，神魂失守而不寐。常见中医证候为肺气虚证侯表现伴不寐，调理前通过经络辨证，明确需调理的主要经脉（肺及大肠）和母子及对应被克的三条经脉（脾、肾、心），甚至扩展到表里的六条经脉（脾与胃、肾及膀胱、心及小肠），进行循经调理疏通。

5、肾藏精，肾阴不足、阴虚火旺，内扰心神而不寐。常见中医证候为肾阴不足和肾阴虚证侯表现伴不寐。调理前通过经络辨证，明确需调理的主要经脉（肾及膀胱）和母子及对应被克的三条经脉（肺、肝、脾）和心，甚至扩展到表里的六条经脉（肺及大肠、肝及胆、脾与胃），进行循经调理疏通。

【操作方法】

1）手三阳手三阴经络：循手三阳手三阴经进行经络疏通，可改善颈椎病、肩周炎、眩晕症、偏头痛、失眠，同时改善颈部皱纹，让颈部皮肤修长细腻。

2）胆经疏通清理腋窝：清理体内经络不通、经结阻塞淋巴循环障碍累积于腋窝皮下组织的淋巴结节，排出毒素、舒缓紧张心情、调理乳房胀痛、头痛、预防乳腺肿块。

3）膀胱经疏通健腿：通过对腿部膀胱经经络

的疏通，疏通腿部经络的瘀结，加速静脉回流，消除瘀肿，调理关节疼痛，并达到瘦腿健美功效。

4）胃经疏通胸部护理：乳房保健作为女性健康需要，已经成为现代养生美容行业的重要项目。沿经络路径对胃经路经点穴、疏通，有效改善胸部下垂，强化胸部组织的弹力与紧实度，并消除乳房胀痛等亚健康症状。

【注意事项】

1、做完不宜立即起床

2、不宜立即食用生冷，寒凉食物

3、不宜立即洗澡或洗头

4、孕期、哺乳期女性禁用

5、人工流产后，100天内禁用（需两次月经恢复正常后使用）

【提示说明】

做后偶有皮肤痛、肌肉酸痛、嗜睡、失眠、口干、口苦、眼睛和鼻分泌物增多、小便色泽黄味道重、腹泻、便秘、腿软乏力等症状出现。

艾氏颈肩腰腿痛亚健康调理技术

【原理】

根据传统医学"上工治未病"的原则，益寿源亚健康秉承传统医学整体观和辨证论证原理，以中医骨科专家孙树椿为代表的中医正骨疗法遵循“筋骨并重”、“轻巧柔和”、“法之所施”，使患者不知其苦，方为手法也的理念，形成了颈肩腰腿痛的调理方法。

中医理论认为，筋的功能主要是连结关节、约束骨骼、支配关节功能活动。《素问·痿论》云：“宗筋主束骨而利机关也”。筋通过对骨骼的约束，附在骨上收缩与弛张，产生屈伸和旋转运动。《素问·五脏生成篇》云：“诸筋者皆属于节”。人体关节之连结，主要依赖筋加以包裹约束。因此，当外界致病因素导致筋伤后，筋束骨无力影响骨的正常生理功能，同时关节的正常生理功能也会受到影响。《医宗金鉴·正骨心法要旨》总结常见的筋伤有“弛、纵、卷、挛、翻、转、离、合”等。

【功　　效】

对于筋伤引起的肩颈腰腿疼亚健康症状，本技术外可作用于筋骨损伤处，内可达脏腑组织，调节机体的生理功能，使百脉畅通，五脏安和。

【适 应 症】

由各种原因引起的颈肩腰腿痛症状。

【方法】

本技术应用时刚柔相济，轻、巧、柔、和，才能取得了良好效果。

手法一般分三步进行。在整个手法的运用中，对痉挛软组织的放松甚为重要，可以说是取得疗效的基础。

1.放松手法　首先是预备手法，即放松手法。

在调理中，尤其重视预备手法的应用，通过轻柔的滚、按、揉、捻等方法可以舒筋通络，宣通气血，放松颈部痉挛僵硬的肌肉。快速有效地放松痉挛的软组织，找准“筋结”是关键。不同的肌肉损伤，其筋结的形态不一。

如韧带损伤，在损伤处可触及豆大的筋结；肌肉损伤，可在肌肉中触摸到块状或条索状粗细不等的筋结。经长期临床实践，笔者发现，不同类型的颈椎病者，可找出不同部位、形状各异的筋结。

如神经根型颈椎病常可在相当于C5—6水平的椎旁软组织找到，椎动脉型颈椎病常可在C水平的椎旁软组织发现，交感型颈性心绞痛者可在左侧胸锁乳突肌中下段触及。而对于脊髓型颈椎病，在前斜角肌和胸锁乳突肌上常可发现筋结。

如肩周炎常见压痛点：“肩峰下，大结节与小结节，结节间沟，喙突处，肱二头长头肌腱处，三角肌止点，肩胛骨内上角”。

如腰椎间盘突出常见压痛点：第三腰椎横突处，L4-5，L5-S1 棘突旁，腰三角处，臀上皮神经压之可产生疼痛并向下肢放射，对痉挛的肌肉进行柔和的手法调理后，患者的症状常可得到明显缓解。

2.善后手法　以轻柔的劈法，散法，拿法，归合法进一步解除肌肉痉挛，改善血运，增加局部血液循环，消除软组织的炎性反应，从而疏风通络，消肿止痛，调和气血，正如《素问·举痛论》所云："按之则热气至，热气至则痛止矣"。

3.功能锻炼　中医骨伤强调"三分治疗，七分锻炼"，"练功疗法"是治疗筋伤疾患的重要方法，与手法等调理方法有着相辅相成的作用，应用练功疗法应注意以下几点：首先要详查病情，合理选练；其次要动静结合，主动为主；最后要循序渐进，贵在坚持。颈椎亚健康常用方法有："与项争力"，"哪吒探海"，"回头望月"和"以头书凰"等，肩周亚健康的锻炼方法有："摇肩"，"摸高"，"体后拉手"，"外旋练习"，腰椎的锻炼方法："鲤鱼打挺"方法。

【说明】

以上技术每次调理一小时左右，一般调理一次效果明显。颈痛，肩部疼痛，抬举受阻，腰痛腿酸等均有改善，经调理一疗程后，症状可明显改善。

滋肾健脑液亚健康调理技术

滋肾健脑液亚健康调理技术是在吸取了西汉御方和祖国传统补益药剂的精华的基础上，以十三味纯天然中药为原料，采用现代先进技术精制而成，具有滋补肝肾、健脑安神疗效，适用于调理肝肾亏损所致的头晕头昏、健忘失眠、腰膝酸软、夜尿频作等亚健康症状，防治亚健康疗效显著，获得国家药准字号批文。

【原 理】

该技术组方独特，配方精妙，配伍合理。本组方是在古代补肾名方"五子衍宗丸"的基础上衍生而创，用固精涩肠、缩尿止泻的"金樱子"和补益肝肾的"女贞子"替代"车前子"和"五味子"，与枸杞子、菟丝子、覆盆子组成新的"五子"，加上补益精血的制首乌，组成本方六味主药（君药），共同滋补肝肾，益精健脑。为更好地发挥主药作用，特选用治虚劳的名方《金匮》黄芪建中汤进行加减，用黄芪、肉桂、白芍、炙甘草、丹参等五味名药组成方中"臣药"，调肝悦脾，益气活血，起充精补脑的载体作用。再用淫洋藿补肾温阳，强壮肾机；用蜂蜜补中气，益脾胃，润肠通便，为方中"佐使药"。十三味中药合用共起滋补肝肾、健脑安神之功效。

滋肾健脑液独创肝肾脑同补，滋肝、补肾、健脑"三补合一"的综合调理、辨证施治调理亚健康技术，为众多中老年人消除亚健康找到了一条治本之道。

按中医论理，肾虚损是指肾的功能活动低下或失衡。肾虚损所产生的常见临床病症是：夜尿频多，健忘失眠，头昏耳鸣，腰膝酸软，发落齿松，畏寒肢冷，女性经期紊乱等。肝虚损主要表现为血虚或出血及疏泄功能失常等。肝虚损的常见临床表现：两目干涩、昏花或夜盲，肢体无力、麻木、屈伸不利，胸肋胀痛、腹胀或餐泄便泌，心情抑郁或急躁、发怒，排精不畅或月经紊乱等。按中医"肾脑相关"学说，中医学认为：肾藏精，精生髓，聚髓为脑，脑为髓之海，就是说人体的智力与心、脑、肾、脾脏器官直接相关。肾主藏精，精能生髓充脑，脑为"奇恒之府"又是精髓和神明高度集中的地方，人的一切思维活动都有大脑支配，肾亏损、肝虚损就会影响到脑，就会头晕、失眠、目眩、耳鸣等。

可见，肝肾虚损是种种亚健康表现的主要病源，所以只有肝肾脑同补才能治本培根。滋肾健脑液十三味中药中的大多数都是滋补肝肾的良药，补血益气，养精活血，通过滋肝补肾养血使脑组织得到滋补而达到补脑健脑之目的。

【适 应 症】

1、肾内科方面：腰膝酸软；耳鸣。

2、泌尿科方面：前列腺增生症；尿后余沥；中老年非感染性尿频、夜尿频作。

3、脑科方面： 安神；眩晕；健忘；失眠；脱发。

4、肝内科方面：补肝；两目干涩；养血活血益气；胸肋胀痛等；提高免疫力。

5、妇科方面：滋阴；补肾；非感染性尿频、夜尿频作；月经不调、月经紊乱。

6、心内科方面：心悸；疲乏无力等。

【用法用量】口服，一次10毫升，一日2次。

【禁忌症】

1. 儿童、孕妇禁用；

2. 阳亢火旺者禁服。

“三高”气血通亚健康调理技术

【原　理】

“三高”按中医理论为中焦不同、气血运行受阻，加上脏腑代谢受限，垃圾毒素不能有效排出而堆积体内，引起的血压升高、血脂升高、胆固醇以及血粘度增加。“三高”气血通亚健康调理技术，主要是根据中医理论以及“三高”代谢异常的辩证与养护理论，以“技术+产品”相结合的方法进行调理。这里的“三高”是指以气血循环和代谢障碍互为因果的系列亚健康症状，包括血压异常、血脂异常、血粘异常等。通过在特定的部位和经络穴位使用本草药酒和本草药油，辅以手法。再加上特定部位、经络、穴位、全息反射区的拔罐、点按、艾灸等方法刺激，达到调理和改善作用。

【适宜人群】血压异常、血脂异常及头痛、头晕以及疲劳、乏力等。

【功　效】疏通经络、调畅三焦、活血化瘀、调节阴阳平衡、促进脏腑功能代谢，增加代谢产物的排出，改善气血循环，降低三高指标。

【调理方法】配合相应的外用调理产品。

一．手法调理：

（一）背面：

1．膀胱经拔罐；

2．头疗：依次为：点按风府、风池、由天柱-百会、膀胱经及耳周、四指拿头、雀啄头部、叩击，结束；

3．按摩棒点震，根据不同分型，精华液背部膀胱经腧穴推揉点按，本草精油背腧穴点按，放松结束。

（二）正面：

1. 气血通拔罐；主要为腹部胃经、任脉和带脉；

2. 头疗；按规范操作顺序依次为：开天门、捏拿双柳、分推印堂、揉点精明、点按督脉、点按膀胱经、点按鱼腰-承灵、点按丝竹空-天冲、五指拿头、压揉耳周、扫散肝胆、牵拉耳尖、雀啄头部；

3. 按摩棒依次穴位震动；

4. 练习反呼吸，练习反呼吸（吸气时鼓腹）腹部放松：提、拉、抖放松腹部肌肉，以免点穴和做手法时腹部不适；

5. 基本操作点穴、推拿

（1）点按任脉，脐上、脐下各五组每组间隔一指，每组点按3次；

（2）脐旁1指向下依次点按5组，分别为：商曲、水分旁、盲俞、中注、四满，每组间隔1指，每组各点3次。

（3）脐旁3指处，天枢、水道穴各点按3次；

（4）配合呼吸，在呼气时按压神阙穴17秒，了解有无热流扩散；

（5）配合呼吸，在呼气时旁捞，双手由两侧腰部向前正中收拢以收紧腰围，按压左右两侧脐旁腹肌17秒，了解有无热流扩散；

（6）配合呼吸，在呼气时右掌鱼际肌下沉横切关元穴位处17秒，了解有无热流扩散；

（7）配合呼吸，在呼气时右掌鱼际肌下沉横切中脘穴位处17秒，了解有无热流扩散；

（8）配合呼吸，在呼气时右掌鱼际肌下沉平行腹股沟斜切左下腹部处17秒，了解有无热流扩散；

（9）配合呼吸，在呼气时右掌鱼际肌下沉平行腹股沟斜切右下腹部处17秒，了解有无热流扩散；

（10）每次点按结束，必须手法放松安抚，以保证舒适。

6. “三高”调理腹部操作基本一致，所不同的是经络调理部分有所差异。血压及血粘等高以心经和心包经以及表里经络为主；血糖、血脂及胆固醇生高以脾胃及肝胆经络以及表里经络为主，根据情况可配合全息反射区及原是点等穴位刺激。

二．产品配合：采用自主研发的经络外调调理产品，作用于特定部位、全息反射区、经络穴位，透皮吸收以强化手法操作的功效。

（一）背部：拔罐和按摩棒点震后手法操作时进行一下产品配合；

1. 根据不同的体质分型，选用不同的本草精华，揉搓背部，尤其是膀胱经，通过腧穴吸收作用于相应的脏腑器官，调整器官功能；

2. 采用不同的草本精油作用不同的腧穴，强化对应脏腑的功能，促进来及毒素排出。

（二）腹部：

1. 根据不同分型选用不同的通焦脐油滴于肚脐 2-3 滴，然后开始拔罐和按摩棒点震等操作；

2. 手法操作开始时，选用不同的草本精华液进行腹部搓揉放松，引药入经；

3. 再用相应的草本精油，运油后开始腹部手法操作，继续强化；

4. 运用相应的草本精油点按主要经络和穴位，重点突击强化作用；

5. 最后用相应的脐贴贴于肚脐处，如有时间可进行局部艾灸温热，促进吸收及效果，改善体质，巩固效果。

（三）"三高"产品包括：系列套装。每款套装都包涵：通中焦脐油、本草精华、本草精油及脐贴， 本草精油分为不同的亚健康类型。 根据不同的辨证分型。选用不同类型的本草精油局部导入，引药入经。

【注意事项】

1、操作者双手清洁，勤修指甲，手温适度；

2、调理环境安静，室温适宜，每天检测血压变化；

3、调理一般在饭前进行，饱饭后不宜，心脏功能不佳者，点穴时需休息片刻，不要连续点按；

4、调理体位：选择体位先俯卧后仰卧，操作者站立两边、头侧；

5、腹部点穴时，必须放松腹部，动作尽量轻柔，腹部横切或斜切手法时，要注意避开肠管，以免引起肠管痉挛不适，甚至疼痛；

6、点穴时双手同时下沉，用力均匀，用大拇指指腹前 1/3 处用力，力度以客人承受为准；

7、取穴准确，不可向上、向下、向左或右挤压，点穴时必须每一组穴位都要有辅助手法；

8、调理时间：每次调理约 90 分钟。每天 1 次，开始连续 3-5 次后，间隔 1-2 天一次；

9、调理疗程： 10 次/1 个月/疗程，根据症状轻重适当延长。

乳腺通经养护亚健康调理技术

【原　理】

乳腺通经养护亚健康调理技术主要是根据中医辩证理论，采取"调理技术+产品"相结合的方法，以局部通经、排淤、滋养、丰润、紧升草本精油加独特手法按摩、刮痧、温通泥灸等多重调理方法对乳房进行养护。该法在局部用本草精油渗透发挥作用，再加上局部穴位点按、推拿按摩等物理刺激，具有全息反射、穴位生物电、经络传导、以及温热理疗等效果。

【适宜人群】乳腺胀痛、乳腺发育不良及产后乳房松软下垂等女性。

【功　　效】 疏通经络、调畅气机、化瘀散结、营养滋润以及乳房紧升提高。

【调理方法】

一、手法调理：

（一）背面：穴位点按：肩井、天宗、肩井、厥阴俞、心俞、督俞、膈俞；

（二）正面，以乳腺疏通本草药酒（主要含川芎、莪术、没药、木香、辛夷等）胸部及乳房局部导入，引药入经，疏通乳腺经脉；

（三）乳房穴位点按，按经络走行进行，依次为膻中、玉堂、步廊、灵墟、神藏、屋翳、膺窗、天溪、乳根、期门、大包、食窦、天池、胸乡，3 遍 3 秒；

（四）通经、排淤、滋养、丰润、紧升型局部本草精油配合手法：

1. 依次为单边侧捞副乳，单边上推乳房；虎口上推乳房 ；拇指交替放射状从心包经天泉推至乳头；每侧20遍；

2. 拇指或四指交替轻推拨揉增生结节，20-30遍，每次结束时安抚；

3. 天池至膻中拇指轻推，20-30遍，安抚排毒；

4. 从乳根至手臂内上部五指倒梳排毒，20-30遍，结束整体安抚；

（五）刮痧

1. 从天突—膻中，轻度潮红为主；

2. 放射状向乳头方向刮拭；

（六）多种本草泥灸温通养护15分钟。

【注意事项】

1、操作者双手清洁，勤修指甲，手温适度；

2、调理环境安静，注意私密，室温适宜；

3、调理一般在月经前后进行，月经期不宜；

4、调理体位：选择体位先俯卧后仰卧，操作者站立两边、头侧；

5、调理时手法要轻柔，以受试者能承受的舒适为佳，严禁重手法拨揉；

6、刮痧时应放射状进行刮拭，不宜横断刮拭，以免伤及乳腺导管；

7、疗程和时间：每次调理约60分钟。每天1次，连续3-5次后，可间隔1-2天调理一次；

8、10天为1疗程，前一疗程结束后可休息2-3天。视症状增加疗程。

万里云天中药饮料亚健康调理技术

【原理】

千百年来，肾为先天之本说，并不符合《内经》的生命原理，不符合生命工程运作的客观实际。今天应该把它改进，生命工程运作的正确定位是：肝为先天之本，肺为后天之本，肾为生命之根。只有依据这个定义，才能确立正确的亚健康调理思想，才能正确梳理维护生命运作的全过程，进行养生保健和治未病。

肺脏的呼吸，吸纳了大自然的能量。生命能量依靠肝血的纳藏，通过心脏的输送，供应五脏六腑和全身肌体组织，才有了健康生命的存在。凡是血氧不能到达和供应不足的地方，就会出现不健康的症状。血氧的来源一靠肺、二靠肝，这是生命能量产生、供应的最主要脏器和生命运作的源头。

生命火种纳藏于肾，这是自然生命工程的安排，就像植物的根部。后天的肾火如果没有肺脏吸入的氧气，就不可能有生命迹象的存在。后天的肾脏繁殖功能，是依靠皮毛气孔吸纳大自然能量而来的，“肺生皮毛、皮毛生肾”《内经》。肺、肝是生命能量产生、供应与运作的生命源头脏器。所以，从生命运作过程分析来看，肝为先天之本，肺为后天之本。“血气者，人之神”《内经》。

根据创新理论和客观实际提出：

一、“肝为先天之本，肺为后天之本，肾为生命之根”。确立这个思想， 才能正确梳理生命运作的全过程，指导养生保健。

二、“肺以通为补”。肺脏功能的强弱，对人体脏腑、肌体、细胞生命能量供给与运作起着决定性的作用。

三、“肝以濡养释毒为补”。生命功能来源于肝脏的血液，血难成易亏，以濡养释毒为补。

四、“生在五味，伤在五味”，最重要的是把好肠道这一关。

一、万里云天和肝理气茶（ZL200410077590.4）

【组方】中药制剂（单位g），主要成分：桑椹30、女贞子24、乌梅24、山楂15、麦芽20、陈皮9、玉竹20、党参12、生地20、黄精12、麦冬15、五味子9、甘草12。

【理论依据】根据“肝以濡养释毒为补”理论研制。围绕肝脏这个中心，协调心、肝、脾、肺、肾之气，滋养润泽五脏六腑，缓释脏腑积贮之毒，修复脏腑长期劳损，补养和激活脏腑的正常机能，调节脏腑的阴阳平衡。对因肝脏新陈代谢功能失调为主要原因产生的各种综合症状，有很好的调养和修复作用。本饮品有抗动脉硬化、降血糖、降血压、降血脂、抗衰老和润肠通便作用。论文《论“和肝理气”疗法对中老年保健养生的重要性和普遍适用性》入编《现代医学与临床技术应用论文选》（中国医师协会）。

【适应人群】中老年人群。

【适应症】容易上火，精神欠佳；疲乏；睡眠不好，腰腿无力等亚健康症状。

【功效】滋养肝肾、益智健腰、舒肝释毒、化瘀解郁、润养五脏、疗虚补损。

【使用方法】饮用

【注意事项】风邪重、实热病者不宜

【不良反应】未发现

【规格】瓶装 350 克

【储存】密封，放置阴凉处。

【有效期】18 个月

二、万里云天降火滋阴茶（ZL200310117487.3）

【组方】中药制剂（单位 g），主要成分：乌梅 30、甘草 15、玄参 20、罗汉果 12、天冬 20、麦冬 12、生地 20、石斛 12、玉竹 20、黄精 12、陈皮 9。

【理论依据】针对青壮年人群普遍存在的阴虚症状，在六味地黄丸基础上进行了改进，使得该茶具有养阴排毒，调补阴阳而不会上火的特点。本茶饮有调理血压、血糖和血脂异常的功效，同时有润肠通便的作用。论文《论“降火滋阴”疗法对青壮年人群的普遍适用性》（《中国疗养医学》2006·1）。

【功效】解暑养阴、除痰降火、清心润肺、润养五脏

【适应症】容易上火，易感冒，精神欠佳，食欲不振，浑身乏力。

【使用方法】饮用

【注意事项】风邪重者不宜、实热病者慎用

【适应范围】青壮年阴虚人群。

【不良反应】未发现

【规格】瓶装 350 克

【储存】密封，放置阴凉处。

【有效期】18 个月

三、万里云天清热解暑茶（ZL200510035804.6）

【组方】中药制剂（单位 g），主要成分：石膏 30、滑石 20、芦根 20、玉竹 15、茅根 20、生地 15、乌梅 20、余甘子 15、菊花 12、甘草 9、罗汉果 9、

【理论依据】本饮品适宜野外活动，登山旅游，远足跋涉，行军野营，高温作业和需要消暑降温的人们饮用。人们在劳作之余，损失了大量的水分和精液，大自然给人们造成的是喉干舌燥，口苦溺赤，烦热狂燥，症状是中暑或受热伤阴。本品具有清热解暑降温，凉血养阴排毒的功能作用。平时用以防治热病、消暑降温，病时也可作辅助调理，可减少和防止疾病的发生。论文《论“治暑之法”对社会人群具有最为广泛的适用性》《中国疗养医学》2005·6。产品定位为社会人群。

【适应症】平素畏热，容易上火及需要防暑降温的人群。

【功效】解暑祛邪、清热除烦，清降肺胃、生津止渴，凉血滋阴、降火解毒

【使用方法】饮用

【注意事项】虚寒者不宜，孕妇慎用

【适应范围】一般人群

【不良反应】虚寒者忌用

【规格】瓶装 350 克

【储存】密封，放置阴凉处。

【有效期】18 个月

四、万里云天解郁排毒饮料（ZL200710074154.5）

【组方】中药制剂（单位 g），主要成分：胖大海 20、无花果 12、玄参 20、罗汉果 12、乌梅 20、山楂 15、余甘 12、甘草 9、佛手 6。

【理论依据】本饮品可作为女性情志调理饮品，有消痰化气，舒肝解郁的作用，又可作女性美容保健饮品，有消食化积、排毒通便、养阴生津的作用。同时可以作为大众饮品，有利咽除痰、解暑清热、行气化滞、排毒通便的作用。本饮品药物性质平和，副作用小，味道甘酸可口。论文《论女人养生与外在美的联系》获第三届中华健康管理论坛一等奖。

【功效】清热祛暑、润肺利咽、除痰降火、滋阴释毒、行气解郁、健胃消食

【使用方法】饮用

【禁忌症】虚寒者不宜，孕妇慎用

【适应范围】女性人群

【不良反应】未发现

【规格】瓶装 350 克

【储存】密封，放置阴凉处。

【有效期】18 个月

五、万里云天明目益智饮料（ZL200710074153.0）

【组方】中药制剂（单位 g），主要成分：生地 24、枸子 20、淮山 20、茯神 15、芡实 18、莲子 9、薏米 20、扁豆 12、珍珠母 20、石决明 20、昆布 12、海藻 9、海带 12、紫菜 9、玄参 20、葛根 12。

【理论依据】本饮品有清热明目、滋阴潜阳、益智健脾、健肾强身的作用，可以调理青少年脾胃不足，肝肾不足，脑髓不足，精血不足，补充青少年发育所需的各种微量元素。对处于发育时期的青少年有促进生长发育和健康成长的作用。论文《论青少年养生保健应以中医药食疗为首选》获第二届中华健康管理论坛二等奖。

【功效】清热消痰、健脾生血、养肝明目、滋肝补肾、升阳益智

【使用方法】饮用

【禁忌症】有实热病者不宜。

【适应范围】青少年。

【不良反应】未发现

【规格】瓶装 350 克

【储存】密封，放置阴凉处。

【有效期】18 个月

液态电气石汗蒸亚健康中医调理技术

电气石是一种硅酸盐矿物、主要成分有铝、硼、铁、镁、等 10 多种对人体有益的微量元素、最早发现在斯里兰卡。1986 年日本科研人员发现、电气石被粉碎的越细、所释放的能量越大。汗蒸的效果越好。

液态电气石汗蒸养生馆与桑拿和普通汗蒸养生馆有着本质的不同。它的全名称叫“电气石细胞浴”意思是给我们的细胞洗澡。桑拿是利用水蒸气加热排汗，而电气石汗蒸是把远红外线、负氧离子、0.06 毫安的微电流三种能量通过加热辐射到人体，来给我们的细胞洗澡，一小时的汗蒸所消耗的能量相当于我们慢跑十公里所消耗的能量。对人体有独特的保健功效。馆内室温控制在 35~42 摄氏度，排出汗液后使皮肤光滑细腻。电气石是世界上唯一带电的晶体矿物质，其破碎的程度越碎汗蒸的效果越好。液态电气石养生馆通过加热释放出远红外线、负氧离子、0、06 毫安的微电流。人体在液态电气石汗蒸房 360°的照射下，其发射的红外线，能通过皮肤渗透到人体组织使促进微细血管扩张血流加快，从而最大限度的改善了人体微循环，并促进汗腺分泌汗液，排泄掉身体中的毒素，有利于人体健康。

【原　理】

在电气石汗蒸房 360°对人体照射下，其发射的红外线，能通过皮肤渗透到人体组织使促进微细血管扩张血流加快，从而最大限度的改善了人体微循环，并促进汗腺分泌汗液，排泄掉身体中的毒素，利于人体健康。

排汗是一种中医攻邪三法之一，根据古代汗法医案记载，古人常用汗法治疗表证及热毒壅滞等证候，现代研究表明通过排汗，可将危害身体的代谢产物排出体外，让血液易于流动。

另外这种红外辐射波能够起到与微循环血管共振效果，使堵塞在血管内的血栓溶解，恢复血管通畅，改善组织细胞代谢，缓解亚健康各种症状。

【功　效】

1、基因方面：它可以校正使其保持健康，比如野生动物他们生病时一般靠晒太阳来康复，如果一个人在一个黑暗的山洞里住上一个月，那么他们的身体就会变形，生病。

2、细胞方面：远红外和人体的频率有一部分是同频的，同频就产生共振，共振可使细胞排列有序，使细胞内的水分子变小分子使细胞毒素排出，细胞内通畅，可使细胞吸收营养充分。

3、血管方面：共振产生热量，热胀冷缩血管扩张，血循环加快血管畅通，微循环畅通，微循环是人的第二心脏，是百病之源，中医讲疼则不通，通则不疼，一通百通。

4、神经方面：神经系统分中枢神经和周围神经系统，中枢神经支配人体的肢体语言，周围神经支配机体的脏腑器官和内分泌，由于振动的不断刺激使神经通畅可以有效的控制肢体语言和内分泌。

电气石释放的远红外线热效应扩充毛细血管，改善人体微循环。负氧离子、消毒杀菌、活化细胞、活血化瘀、平衡人体酸碱度的、0.06 毫安的微电流、可调理人体生物电。

长期汗蒸可提高人体免疫力，增强新陈代谢能力。可有效调理多种亚健康。

【适 应 症】

免疫力低下、手脚凉，体内寒湿引起的肠胃症状及疼痛等亚健康症状。

【应用方法】

首先要喝电气石小分子水，然后离汗蒸墙面十公分安静站立半小时进行汗蒸。最后坐下休息一会离开汗蒸房结束汗蒸。

汗蒸房的室温 35~42 摄氏度。每天一次最好。

【注意事项】

以下情况都不能进行汗蒸调理：

一、酒后、饭后一小时内

二、心脏起搏器、支架搭桥者

三、有脑血栓、脑出血病史者

四、严重高血压者

五、严重心脏病者

六、孕妇、经期、精神病者

七、患甲状腺疾病者禁用

【调理反应】

部分人群在接受汗蒸后，会出现疼痛加剧、浮肿、心跳加快、发热、头晕、头重、头痛、恶心呕吐、腹泻、麻木、疲劳无力、发困、皮肤瘙痒、冒寒气发冷、出汗多、出水泡等，出现这些调理反应是正常的。

孙氏女性养护亚健康调理技术

【原　　理】

孙氏女性养护亚健康调理技术是以中医基础理论、中药学、方剂学、中医内科学、中医妇科学、西医妇产科学等为理论指导，结合女性生理特点、解剖特性，专门针对女性亚健康人群设计，利用纯天然中草药的草本精华调理女性泌尿生殖系统的中医亚健康调理技术，创造性的提出了女性养生保健四个套系，即清、调、通、补四部曲，“清”即清热燥湿，清下焦湿热，针对女性妇科炎症反应，改善阴道酸碱环境，清除湿热之邪，有效预防多种妇科疾病的发生；“调”即调理胞宫，采用活血化瘀、温经散寒、通络止痛、温肾助阳等调理手段，消除寒、瘀之邪对女性月经的影响；“通”即行气散结，通行气血，针对现代女性压力过大，气机不畅所致乳腺、生殖系统亚健康症状高发生率的特点，采用疏肝解郁、行气活血、散结消癖等方法，有效缓解乳房胀痛、情绪低落、烦躁易怒等亚健康症状；“补”即温补气血，调理阴阳，针对女性气血亏虚，阳气多有不足的特点，运用健脾益气，温肾暖宫，养血柔肝等治法，调理先天后天之本，从根本上调理女性亚健康状态。目前该产品已通过《化妆品卫生规范（2007 年版）》的检测。

清—清洁私密

【功效】

清除下焦湿、寒、浊三气，清理淤积的垃圾，直接作用于女性泌尿系统，显著改善女性阴道及外阴环境，这是女性养护亚健康调理的第一步。

【产品配组】

{清毒胶囊} 3 粒/瓶

{配方成分} 紫草 苦参 白果 使君子 乌梅 生首乌 香橼 莲子心

{塑阴美韵凝胶} 5g/支

{配方成分} 五倍子 五味子 青木香 鼠尾草 紫石英 急性子 含羞草 夜交藤

【使用方法】

{养护} 每次1粒 2-3日1次 睡前置于阴道内；

{备注} 塑阴美韵凝胶与清毒胶囊使用时间错开1日，5天1次，睡前注入阴道深处即可。

【适用范围】

外阴瘙痒，白带异常、皮肤瘙痒、小便黄等

【不良反应】

偶有极少数人可能出现过敏反应，如瘙痒、发热、刺痛等，如有不适，立即用清水洗净。

【注意事项】

避开经期，妊娠期，哺乳期。

调一调养胞宫

【功效】

暖宫散寒，活血化瘀，平衡荷尔蒙，修复生殖系统，是女性养护亚健康调理的第二部。

【产品配组】

{化瘀本草精华} 5ml/支

{配方成分} 穿山甲 肉苁蓉 藏红花 桃仁 母丁香

{暖宫本草液} 5ml/支

{配方成分} 牡丹皮 大黄 益母草 路路通 附子 赤芍

{调经本草油} 5ml/支

{配方成分} 桂皮 杜仲 豆蔻 乳香 没药 川穹 当归

【适用范围】

月经不调，经来腹痛，白带过多，经血量异常，血色异常等。

【使用方法】

第一次使用化瘀本草精华一支，以后每次各使用药液一支，药油一支，先将药液滴在小腹展开按摩 5 分钟，再用药油按摩 10 分钟，然后用能量仪照射小腹部，每次照射 40 分钟。

【不良反应】

偶有极少数人可能出现过敏反应，如瘙痒、发热、刺痛等，如有不适，立即用清水洗净。

【注意事项】

避开经期，妊娠期，哺乳期。

通一通行气血

【功效】

软坚散结，疏通乳腺、淋巴管道，调理乳房胀痛，塑造完美曲线。

【产品配组】

{散结本草精华} 5ml/支

{配方成分} 相思叶 山甲 王不留行 通草

{通腺本草液} 5ml/支

{配方成分} 木通 白芍 蒲公英 柴胡 黄柏 生地黄

{消癖本草油} 5ml/支

{配方成分} 三棱 莪术 苍术 草乌 木瓜 木香 元胡

【适用范围】

乳房胀痛、月经失调等

【使用方法】

第一次使用散结本草精华一支，以后每次各使用药液一支，药油一支，先将药液滴在乳房展开按摩 5 分钟，再用药油按摩 10 分钟，然后用能量仪照射双侧乳腺，每次 40 分钟。

【不良反应】

偶有极少数人可能出现过敏反应，如瘙痒、发热、刺痛等，如有不适，立即用清水洗净。

【注意事项】

避开经期，妊娠期，哺乳期。

补一补气养血

【功效】

补气血，平衡机体气血阴阳，调动人体自身免疫力，增强抵抗能力。

【产品配组】

{壮元本草精华} 5ml/支

{配方成分} 人参 黄芪 白术 肉桂 山茱萸

{补气本草液} 5ml/支

{配方成分} 党参 当归 附子 桂枝 山药

{补血本草油} 5ml/支

{配方成分} 党参 红参 天门冬 麦门冬 何首乌

【适用范围】

睡眠不佳、记忆力减退、易疲劳、易感冒、月经失调、牙齿松动、免疫力下降等

【使用方法】

第一次使用壮元本草精华一支，以后每次各使用药液一支，药油一支，先将药液滴在小腹展开按摩 5 分钟，再用药油按摩 10 分钟，然后用能量仪照射小腹部，每次 40 分钟。

【不良反应】

偶有极少数人可能出现过敏反应，如瘙痒、发热、刺痛等，如有不适，立即用清水洗净。

【注意事项】

避开月经期，妊娠期，哺乳期。

扶阳罐肠胃不适亚健康调理技术

扶阳罐亚健康调理技术曾入选我国与世界卫生组织合作研究“中医药‘上工治未病’工程项目以及“中医药对亚健康防治干预研究”项目。

【原理】

因饮食不节，过食生冷肥甘；或情志失调，肝气郁结；或劳倦太过，脾气受损；或年老体衰，久病脏虚；或脾胃虚寒出现腹痛，腹胀，腹泻，便秘、畏寒，乏力等脾胃功能障碍症状。

扶阳罐对肠胃不适亚健康状态的调理技术是一种新的调理方法，配合扶阳调理介质，以罐代手，补而不过，去邪而不伤正，具有扶正祛邪，行气燥湿，升阳祛湿，补脾益气的功效。通过扶阳罐温灸、温刮、温推任脉、脾经、胃经、膀胱经和胆经上的穴位，对这些经络和穴位进行全面的疏通和调整，以协调阴阳及调整脏腑，从而达到行气导滞，疏肝健脾，益气温肾，消除产生病变的毒素，促进新陈代谢，增加结肠防御功能，改善肠道紊乱的功能，促进肠道黏膜再生修复。

【功用】

扶阳罐具有温通经络，祛风散寒，扶阳固脱，升阳举陷、扶正祛邪，调和气血，协调阴阳的作用。从现代医学角度来看，扶阳罐能够改善血液微循环、软化血管、促进新陈代谢、活化细胞、平衡内分泌、改善组织营养状态，快速将停滞在人体内的代谢产物通过皮肤和血液循环排出体外，最终增强和改善人体脏腑和免疫系统的功能，达到调治肠胃不适等亚健康的目的。

【适应症】

胃肠不适、失眠多梦、头痛头晕、肩颈酸痛、腰酸背痛、痛经、肥胖等及日常保健。

【应用方法】

一、器械

扶阳罐　按摩床

二、介质

1.扶阳经络油

成分：黄芩、连翘、独活、红花、血竭、川芎、金银花、薄荷脑、玉桂油、食用植物油等。

适用：配合扶阳罐对四时感冒、脘腹疼痛、腰酸背痛、风湿痹痛等亚健康状态的调理。

2.扶阳素油（醒脾）

成份：厚朴、藿香、豆蔻、佩兰、桂枝、黄芪、川芎、薄荷、食用植物油等。

适用：配合扶阳罐对阳虚腹冷、脘腹满胀、消化不良、大便秘结或便溏、中焦湿热、风寒凝积等亚健康状态的调理。

三、肠胃不适亚健康状态的调理操作

1.先对扶阳罐用大林科菌液进行清洁、消毒并插上电源预热，准备温刮温灸介质扶阳经络油和醒脾扶阳素油，消毒好的温热毛巾。

2. 受术者排空小便，仰卧于按摩床上。以按摩手法放松腹部，用温热毛巾擦抹。涂抹醒脾扶阳素油。

3. 持扶阳罐温灸腹部：

A.温灸任脉中脘、神阙、关元穴。

B.温灸两侧胃经天枢、脾经大横穴。

4.推揉腹部：持扶阳罐紧贴于腹部，以神阙穴（即脐眼）为中心，顺时针方向缓慢向外绕圈温推，再向中心收缩温推至神阙为一遍，共5遍。一般情况下，顺三逆二推揉腹部。如有腹胀、大便不成形、四肢冰凉等脾肾阳虚症状者，持扶阳罐逆时针温推腹部。如有便秘、口臭等症状者，持扶阳罐顺时针推揉腹部。

5.温刮腹部：

A. 持扶阳罐温刮任脉从上脘至中极穴 9 次左右，中间绕开神阙。

B.温刮两侧胃经从关门至水道穴 9 次左右。

C.温刮两侧脾经从腹哀至腹结 9 次左右。

6. 持扶阳罐再次温灸腹部：

A.温灸任脉中脘、神阙、关元穴。

B.温灸两侧胃经的天枢、脾经的大横。

7.用加热后的扶阳带系于腹部保温，以稳固疗效。

8.涂抹扶阳经络油，持扶阳罐温刮、温灸下肢：

A.先温灸两侧足三里，再温刮两侧足三里9-18次。

B.温灸两侧三阴交，温刮三阴交各9-18次左右。

9.为客人双下肢放松，嘱受术者饮用温开水，完成本次扶阳罐操作。

10.对扶阳罐等用品、用具进行清洁或调换。

【使用提示】

1.必须排除器质性疾病，尤其是胃肠道的恶性病变，如慢性胃病、妊娠期呕吐、尿毒症、脑瘤、胃癌、脑垂体或肾上腺皮质功能减退、早期溃疡性结肠炎、结肠癌、痢疾、直肠便秘、甲状腺功能亢进、乳糖或果糖不耐受、吸收不良综合症等。

2.扶阳罐的刮痧头采用高温瓷制作，使用中请注意勿重摔或掉落，否则瓷头可能破裂，若瓷头有破裂痕迹请勿使用，以免割伤皮肤。

3.若配合介质药油使用扶阳罐而有气味和脏物残留时，请先拔下扶阳罐电源插头，用刷子与清洁养护液进行清洁或用棉布沾少许清洁养护液加刷子擦试刮痧头，切勿用水浸泡和用水冲洗，以免损坏或漏电。

4.扶阳罐在使用过程中，刮痧头有一定的温度，请注意摆放，以防烫伤。不用时请断开电源开关并拔下电源插头。

5.不要在潮湿环境下使用扶阳罐。单次扶阳罐调理时间不宜超过50分钟。

6.使用扶阳罐作理疗时，严禁用被褥等覆盖，若扶阳罐温度过高应从理疗处移开，待温度正常后再使用。

7.在受术者身体有寒湿的情况下，使用扶阳罐刮拭后会出现不同的痧象，属正常现象，在3-5天后会自然消退。

8.使用扶阳罐理疗时，还可以配合涂抹扶阳经络油或者扶阳素油，以提高疗效。若皮肤或体质敏感者，使用前要进行敏感测试，在前臂内侧或耳后涂抹24小时后，无红斑和异常感觉即可正常使用。

9.做完理疗，要饮足量温开水，以提高功效发挥。使用扶阳罐后三小时内不要用冷水洗澡，请勿进食冷饮食品，保持局部温度，以防寒邪侵入。

【禁忌症】

在正常使用扶阳罐的前提下，尚无不良反应，但要注意以下禁忌症：

1.严重心脑血管疾病（尤其带有心脏起搏器患者），肝肾功能不全者禁用扶阳罐。身体植入金属的患者请慎用扶阳罐。

2.孕妇禁用扶阳罐。月经正常的妇女月经期间慎用扶阳罐。

3.传染性皮肤病或皮肤有破损处不宜使用扶阳罐。

4.血小板减少性紫癜，白血病及血友病等出血性疾病及有出血倾向者禁用扶阳罐。

5.外伤性骨折，严重水肿禁用扶阳罐。危重疾病患者禁用扶阳罐。

6.神经紧张，过饥过饱及饮酒后等情况下不宜使用扶阳罐。

7.幼儿需在医师指导下使用扶阳罐。

8.为了避免对人体烫伤，生活不能自理或对热疗不敏感的患者不宜使用扶阳罐。

9.扶阳罐理疗时，若感觉不适、或有不良反应时，要立即停止理疗。

扶阳罐宫寒亚健康调理技术

扶阳罐亚健康调理技术曾入选我国与世界卫生组织合作研究“中医药‘上工治未病’工程项目以及“中医药对亚健康防治干预研究”项目。

【原理】

宫寒与肾虚，脾气虚，血虚，肝郁，痰湿，湿热，血瘀等原因有关。主要因阴寒内盛，阳气不足，肾阳虚寒等，致肾阳不足，胞宫失于温煦而出现的下腹坠胀，疼痛，得热则缓和，宫寒常伴随白带多、痛经、月经失调、脉沉紧、舌苔薄白多津等症状。

扶阳罐对宫寒亚健康状态的调理技术是一种新的调理方法，配合扶阳调理介质，以罐带手，补而不过，驱邪而不伤正，具有疏通人体经络，调经养血、温暖子宫，起到修复子宫、科学调理子宫环境、有效保护身体健康和生育能力的作用，通过扶阳罐温灸、温刮、温推，有效疏通肾经、膀胱经、肝经、胆经、脾经、胃经，对这些经络和穴位进行全面的疏通和调整，调畅气血，达到暖宫养颜之功效。

【功用】

扶阳罐具有温通经络，祛风散寒，扶阳固脱，升阳举陷、扶正祛邪，调和气血，协调阴阳的作用。从现代医学角度来看，扶阳罐能够改善血液微循环、软化血管、促进新陈代谢、活化细胞、平衡内分泌、改善组织营养状态，快速将停滞在人体内的病理代谢产物通过皮肤和血液循环排出体外，最终增强和改善人体脏腑和免疫系统的功能，达到调治宫寒等亚健康的目的。

【适应症】

宫寒、乳腺胀痛、肝胆不适、失眠多梦、头痛头晕、肩颈酸痛、腰酸背痛、肠胃不适、痛经、肥胖等及日常保健。

【应用方法】

一、器械

扶阳罐　按摩床

二、介质

1.扶阳经络油

成分：黄芩、连翘、独活、红花、血竭、川芎、金银花、薄荷脑、玉桂油、食用植物油等。

适用：配合扶阳罐对四时感冒、脘腹疼痛、腰酸背痛、风湿痹痛等亚健康状态的调理。

2.扶阳素油【回春】

成份：丹参、天冬、当归、食用植物油等。

功用：适用于配合扶阳罐对经前腹痛、腰酸乏力、面色晦暗、面目潮红出汗、烦躁易怒多疑等女性亚健康状态者的调理。

三、宫寒亚健康状态的调理操作

1.先对扶阳罐用清洁养护液清洁、消毒并插上电源预热，准备好温刮温灸介质回春扶阳素油、扶阳经络油，准备好热毛巾和干净的毛巾各一条。

2.受术者排空小便，仰卧位于按摩床上。

3.用按摩手法放松腹部，用温热毛巾擦洗腹部，涂抹回春扶阳素油。

4.持扶阳罐温灸腹部：

A.温灸任脉中脘、神阙、关元、中极（各 2 分钟）。

B.温灸两侧胃经归来穴各 2 分钟，两侧子宫穴各温灸 2 分钟。

5.推揉腹部：持扶阳罐紧贴于腹部，以神阙（即肚脐）为中心顺时针方向缓慢向外扩大绕圈，温推腹部。再顺时针方向缓慢向内收缩绕圈，温推回神阙为一遍。共做 5 遍。

6.横推带脉：持扶阳罐横推带脉 18 遍。

7. 下肢涂抹扶阳经络油，持扶阳罐温灸两侧三阴交（1 分钟），温刮两侧三阴交各 18 次左右。

8.受术者俯卧于按摩床上，涂抹回春扶阳素油，持扶阳罐温灸命门，肾俞各 2 分钟，八髎 2 分钟。

9.持扶阳罐温推腰部带脉 18 次。

10.手法放松，嘱受术者饮用温开水，完成本次扶阳罐操作。

11.对扶阳罐等用品、用具进行清洁或调换

【使用提示】

1.扶阳罐的刮痧头采用高温瓷制作，使用中请注意勿重摔或掉落，否则瓷头可能破裂，若瓷头有破裂痕迹请勿使用，以免割伤皮肤。

2.若配合介质药油使用扶阳罐而有气味和脏物残留时，请先拔下扶阳罐电源插头，用刷子与清洁养护液进行清洁或用棉布沾少许清洁养护液加刷子擦试刮痧头，切勿用水浸泡和用水冲洗，以免损坏或漏电。

3.扶阳罐在使用过程中，刮痧头有一定的温度，请注意摆放，以防烫伤。不用时须断开电源开关并拔下电源插头。

4.不要在潮湿环境下使用扶阳罐。单次扶阳罐调理时间不宜超过 50 分钟。

5.使用扶阳罐作理疗时，严禁用被褥等覆盖，若扶阳罐温度过高应从理疗处移开，待温度正常后

再使用。

6.在受术者身体有寒湿的情况下，使用扶阳罐刮拭后会出现不同的痧象，属正常现象，在3-5天后会自然消退。

7.使用扶阳罐理疗时，还可以配合涂抹扶阳经络油或者扶阳素油，以提高疗效。若皮肤或体质敏感者，使用前要进行敏感测试，在前臂内侧或耳后涂抹24小时后，无红斑和异常感觉即可正常使用。

8.做完理疗，要饮足量温开水，以提高功效发挥。使用扶阳罐后三小时内不要用冷水洗澡，勿进食冷饮食品，保持局部温度，以防寒邪侵入。

9.理疗完毕，要对扶阳罐及时进行清洁，将玉石刮痧头和导线上残存的介质药油擦抹干净。

10.如发现扶阳罐有损坏时，应停止使用，立即与经销商联络。勿自行拆解修理，以免造成人身伤害、触电等不良事故。

【禁忌症】

在正常使用扶阳罐的前提下，尚无不良反应，但要注意以下禁忌症：

1.严重心脑血管疾病（尤其带有心脏起搏器患者），肝肾功能不全者禁用扶阳罐。身体植入金属的患者请慎用扶阳罐。

2.孕妇禁用扶阳罐。月经正常的妇女月经期间慎用扶阳罐。

3.传染性皮肤病或皮肤有破损处不宜使用扶阳罐。

4.血小板减少性紫癜，白血病及血友病等出血性疾病及有出血倾向者禁用扶阳罐。

5.外伤性骨折，严重水肿禁用扶阳罐。危重疾病患者禁用扶阳罐。

6.神经紧张，过饥过饱及饮酒后等情况下不宜使用扶阳罐。

7.为了避免对人体烫伤，生活不能自理或对热疗不敏感的患者不宜使用扶阳罐。

8.扶阳罐理疗时，若感觉不适、或有不良反应时，要立即停止理疗。

扶阳罐肩颈酸痛亚健康调理技术

扶阳罐亚健康调理技术曾入选我国与世界卫生组织合作研究“中医药‘上工治未病’工程项目以及“中医药对亚健康防治干预研究”项目。

【原理】

颈肩部受凉、慢性劳损、坐姿不良、长期伏案、外伤等因素，导致肩颈乳酸堆积，经络不通，气血循环不畅，影响生活质量和工作效率。

扶阳罐对肩颈酸痛亚健康状态的调理技术是一种新的调理方法，配合扶阳调理介质，以罐带手，补而不过，驱邪而不伤正，具有扶正祛邪，调和气血，协调阴阳的功效。通过扶阳罐温灸、温刮、温推督脉、膀胱经、胆经、大肠经、小肠经和胃经上的穴位，对这些经络和穴位进行全面的疏通和调整，有利于改善局部血循环，增强局部代谢，帮助乳酸的分解和代谢，疏通肩颈周围的多条经络，帮助气血循环，达到消除水肿，解除痉挛，松解粘连，提高痛阈的止痛效果。

【功用】

扶阳罐具有温通经络，祛风散寒，扶阳固脱，升阳举陷、扶正祛邪，调和气血，协调阴阳的作用。从现代医学角度来看，扶阳罐能够改善血液微循环、软化血管、促进新陈代谢、活化细胞、平衡内分泌、改善组织营养状态，快速将阻滞在人体内的病理代谢产物通过皮肤和血液循环排出体外，最终增强和改善人体免疫系统的功能，达到调治肩颈酸痛等亚健康状态的目的。

【适应症】

肩颈酸痛、失眠多梦、头痛头晕、腰酸背痛、肠胃不适、痛经、肥胖等及日常保健。

【应用方法】

一、器械

扶阳罐　理疗椅

二、介质

扶阳经络油

成分：黄芩、连翘、独活、红花、血竭、川芎、金银花、薄荷脑、玉桂油、食用植物油等。

适用：配合扶阳罐对四时感冒、脘腹疼痛、腰酸背痛、风湿痹痛等亚健康状态的调理。

三、肩颈酸痛亚健康状态的调理操作

1.先对扶阳理疗椅、扶阳罐用清洁养护液进行清洁、消毒并插上电源预热，准备刮痧介质扶阳经络油，消毒好的温热毛巾。

2.受术者俯坐在理疗椅上。

3.用按摩手法对颈肩部位肌肉进行放松。

4.扶阳开穴：用扶阳经络油涂抹于风府、风池、大椎、肩井、肩髃、肩贞、中府、天宗穴，持扶阳罐进行点按，力度由轻到重。（注其中后面四个穴位只做患侧）

5.温灸颈肩部：持扶阳罐温灸风府、风池、大椎、肩井、肩髃、肩贞、中府、天宗穴。

6.温刮颈肩部：

A.持扶阳罐温刮督脉，从风府至大椎穴 18～21 次。若肌肉薄弱，棘突明显者，可用扶阳罐瓷底边缘点、压、按、揉椎体间隙，自上而下，每间隙按压 10 秒左右。

B.温刮肩部经络，从风池经肩井至巨骨穴 18～21 次。在肩部用扶阳罐进行点按、温拔、定灸揉罐等手法操作，以缓解疼痛。

7.温刮背部：

A.持扶阳罐温刮膀胱经，从天柱至肺俞穴 18～21 次。

B.温刮小肠经天宗穴 18～21 次。力度由轻到重，后 3、5 次渐轻。

8.温刮上肢：

A.持扶阳罐温刮小肠经，从臑俞至肩贞穴 18～21 次。 重点在肩贞，可沿腋窝弧线刮拭。

B.温刮大肠经，从肩髃至曲池 18～21 次。肩髃、曲池处力度稍重，可用扶阳罐定灸按揉 3、5 次。

9.对肩井部结节用扶阳罐温拨并进行温灸。

10.推揉、走罐：持扶阳罐对督脉（风府至大椎），胆经（风池、肩井至肩髃），小肠经（肩外俞至天宗），大肠经（肩髃至曲池）推揉、走罐。推揉走罐时，力度适中，速度舒缓。

11.放松按摩肩颈，保持局部温度，不受寒邪。嘱受术者饮用温开水，完成本次扶阳罐操作。

12. 对扶阳罐等用品、用具进行清洁或调换。

【使用提示】

1.排除颈椎肿瘤、颈椎结核、颈动脉炎、肩关节周围撞击症、肩袖损伤等疾病。

2.扶阳罐的刮痧头采用高温瓷制作，使用中请注意勿重摔或掉落，否则瓷头可能破裂，若瓷头有破裂痕迹请勿使用，以免割伤皮肤。

3.若配合介质药油使用扶阳罐而有气味和脏物残留时，请先拔下扶阳罐电源插头，用刷子与清洁抗菌液进行清洁或用棉布沾少许清洁养护液加刷子擦试刮痧头，切勿用水浸泡和用水冲洗，以免损坏或漏电。

4.扶阳罐在使用过程中，刮痧头有一定的温度，请注意摆放，以防烫伤。不用时请断开电源开关并拔下电源插头。

5.不要在潮湿环境下使用扶阳罐。单次扶阳罐调理时间不宜超过 50 分钟。

6.使用扶阳罐作理疗时，严禁用被褥等覆盖，若扶阳罐温度过高应从理疗处移开，待温度正常后再使用。

7.在受术者身体有寒湿的情况下，使用扶阳罐刮拭后会出现不同的痧象，属正常现象，在 3-5 天后会自然消退。

8.使用扶阳罐理疗时，还可以配合涂抹扶阳经络油或者扶阳素油，以提高疗效。若皮肤或体质敏感者，使用前要进行敏感测试，在前臂内侧或耳后涂抹 24 小时后，无红斑和异常感觉即可正常使用。

9.做完理疗，要饮足量温开水，以提高功效发挥。使用扶阳罐后三小时内不要用冷水洗澡，请勿进食冷饮食品，保持局部温度，以防寒邪侵入。

【禁忌症】

在正常使用扶阳罐的前提下，尚无不良反应，但要注意以下禁忌症：

1.严重心脑血管疾病（尤其带有心脏起搏器患者），肝肾功能不全者禁用扶阳罐。身体植入金属的患者请慎用扶阳罐。

2.孕妇禁用扶阳罐。月经正常的妇女月经期间慎用扶阳罐。

3.传染性皮肤病或皮肤有破损处不宜使用扶阳罐。

4.血小板减少性紫癜，白血病及血友病等出血性疾病及有出血倾向者禁用扶阳罐。

5.外伤性骨折，严重水肿禁用扶阳罐。危重疾病患者禁用扶阳罐。

6.神经紧张，过饥过饱及饮酒后等情况下不宜使用扶阳罐。

7.为了避免对人体烫伤，生活不能自理或对热疗不敏感的患者不宜使用扶阳罐。

8.扶阳罐理疗时，若感觉不适、或有不良反应时，要立即停止理疗。

扶阳罐肾虚亚健康调理技术

扶阳罐亚健康调理技术曾入选我国与世界卫生组织合作研究“中医药‘上工治未病’工程项目以及中医药对亚健康防治干预研究”项目。

【原理】

肾虚指肾脏精气阴阳不足。最常见的是肾阴虚、肾阳虚。肾阳虚的症状为腰酸、四肢发冷、畏寒，性功能下降，甚至还有水肿。肾阴虚的症状主要有腰酸、燥热、盗汗、虚汗、头晕、耳鸣等。机体的免疫能力降低，而肾脏的微循环系统亦会发生阻塞，肾络呈现不通。

肾虚者容颜早衰 眼袋、黑眼圈，肤色晦暗无光泽，肤质粗糙、干燥，出现皱纹，色斑，中年暗疮，肌肤缺乏弹性；嗓音逐渐粗哑，女性乳房开始下垂，腰、腹脂肪堆积；男性早秃等。

扶阳罐对肾虚亚健康状态的调理技术是一种新的调理方法，配合扶阳调理介质，以罐带手，补而不过，去邪而不伤正，具有补脾固肾、补肾固精、通经活血、振奋机体阳气之功效，可使腰部气血得以循环畅通，使肾气得到不断充养，健运命门，补肾纳气。通过扶阳罐温灸、温刮、温推疏通肾经、脾经、胃经、膀胱经，令脏腑机能得以恢复，达到固肾养阳的目的，

【功用】

扶阳罐具有温通经络，祛风散寒，扶阳固脱，升阳举陷、扶正祛邪，调和气血，协调阴阳的作用。从现代医学角度来看，扶阳罐能够改善血液微循环、软化血管、促进新陈代谢、活化细胞、平衡内分泌、改善组织营养状态，快速将阻滞在人体内的病理代谢产物通过皮肤和血液循环排出体外，最终增强和改善人体脏腑和免疫系统的功能，达到调治肾虚等亚健康的目的。

【适应症】

肾虚、肥胖、肝胆不适、失眠多梦、头痛头晕、肩颈酸痛、腰酸背痛、肠胃不适、痛经等及日常保健。

【应用方法】

一、器械

扶阳罐 按摩床

二、介质

1.扶阳经络油

成分：黄芩、连翘、独活、红花、血竭、川芎、金银花、薄荷脑、玉桂油、食用植物油等。

适用：配合扶阳罐对四时感冒、脘腹疼痛、腰酸背痛、风湿痹痛等亚健康状态的调理。

2.扶阳素油【固肾】

成份：淫羊藿、川芎、牛膝、杜仲、小茴香、食用植物油等。

功用：适用于配合扶阳罐对腰膝酸软、神疲乏力、肾阳偏虚的亚健康状态者的调理。

3. 肾虚亚健康状态的调理操作

1.先对扶阳罐用清洁养护液清洁、消毒并插上电源预热，准备好温刮温灸介质固肾扶阳素油、扶阳经络油，清洁好扶阳床，准备好热毛巾和干净的毛巾各一条。

2. 受术者排空小便，俯卧于按摩床上。

3.对腰背部进行放松，扶阳开穴，涂抹扶阳经络油，对腰俞、腰阳关、命门、肾俞、腰眼、八髎穴以手法进行点按。

4. 涂抹固肾扶阳素油，持扶阳罐点按揉：腰俞、腰阳关、命门、至阳，肾俞、腰眼、八髎穴，温灸以上穴位（每穴 1 到 2 分钟）。

5.扶阳罐推揉：从腰阳关沿着督脉向上推至至

阳，再沿着左侧膀胱经向下推至秩边穴，然后用同样的方法推右侧，先左后右为一遍，共5遍。

6.持扶阳罐从至阳至腰俞刮拭督脉、从肝俞至八髎刮拭膀胱经（重点刮拭八髎穴），直至出痧，但依个体情况不同，不可强求出痧。

7.持扶阳罐温灸、温推、温拨、温滚膀胱经，先左后右。

8.持扶阳罐再次温灸腰俞，腰阳关、命门、肾俞，八髎，每穴1分钟。

9. 持扶阳罐横推带脉以及腰骶部。

10.放松腰背、下肢以及肩颈部，嘱受术者饮用温开水，完成本次扶阳罐操作。

11. 对扶阳罐等用品、用具进行清洁或调换。

【使用提示】

1.应排除已诊断为性腺功能低下、肾上腺功能不足、糖尿病性阳痿、甲状腺功能低下等疾病所致的性功能减退者及老年患者所致的性功能减退者。

2.扶阳罐的刮痧头采用高温瓷制作，使用中请注意勿重摔或掉落，否则瓷头可能破裂，若瓷头有破裂痕迹请勿使用，以免割伤皮肤。

3.若配合介质药油使用扶阳罐而有气味和脏物残留时，请先拔下扶阳罐电源插头，用刷子与清洁养护液进行清洁或用棉布沾少许清洁养护液加刷子擦试刮痧头，切勿用水浸泡和用水冲洗，以免损坏或漏电。

4.扶阳罐在使用过程中，刮痧头有一定的温度，请注意摆放，以防烫伤。不用时须断开电源开关并拔下电源插头。

5.不要在潮湿环境下使用扶阳罐。单次扶阳罐调理时间不宜超过50分钟。

6.使用扶阳罐作理疗时，严禁用被褥等覆盖，若扶阳罐温度过高应从理疗处移开，待温度正常后再使用。

7.在受术者身体有寒湿的情况下，使用扶阳罐刮拭后会出现不同的痧象，属正常现象，在3-5天后会自然消退。

8.使用扶阳罐理疗时，还可以配合涂抹扶阳经络油或者扶阳素油，以提高疗效。若皮肤或体质敏感者，使用前要进行敏感测试，在前臂内侧或耳后涂抹24小时后，无红斑和异常感觉即可正常使用。

9.做完理疗，要饮足量温开水，以提高功效发挥。使用扶阳罐后三小时内不要用冷水洗澡，勿进食冷饮食品，保持局部温度，以防寒邪侵入。

10.理疗完毕，要对扶阳罐及时进行清洁，将刮痧头和导线上残存的介质药油擦抹干净。

11.如发现扶阳罐有损坏时，应停止使用，立即与经销商联络。勿自行拆解修理，以免造成人身伤害、触电等不良事故。

【禁忌症】

在正常使用扶阳罐的前提下，尚无不良反应，但要注意以下禁忌症：

1.严重心脑血管疾病（尤其带有心脏起搏器患者），肝肾功能不全者禁用扶阳罐。身体植入金属的患者请慎用扶阳罐。

2.孕妇禁用扶阳罐。月经正常的妇女月经期间慎用扶阳罐。

3.传染性皮肤病或皮肤有破损处不宜使用扶阳罐。

4.血小板减少性紫癜，白血病及血友病等出血性疾病及有出血倾向者禁用扶阳罐。

5.外伤性骨折，严重水肿禁用扶阳罐。危重疾病患者禁用扶阳罐。

6.神经紧张，过饥过饱及饮酒后等情况下不宜使用扶阳罐。

7.为了避免对人体烫伤，生活不能自理或对热疗不敏感的患者不宜使用扶阳罐。

8.扶阳罐理疗时，若感觉不适、或有不良反应时，要立即停止理疗。

扶阳罐痛经亚健康状态调理技术

扶阳罐亚健康调理技术曾入选我国与世界卫生组织合作研究“中医药‘上工治未病’工程项目以及中医药对亚健康防治干预研究”项目。

【原理】

“经行腹痛”是阴阳失衡、气血失调、脏腑功能失常导致冲任气血运行不畅，子宫经血受阻，以致“不通则痛”，或冲任子宫失于濡养而“不荣而痛”。或经期感受寒湿，导致寒凝经脉，冲任气血运行不畅，经血淤阻胞宫而致。

扶阳罐对痛经亚健康状态的调理技术是一种新的调理方法，配合扶阳调理介质，以罐带手，补而不过，去邪而不伤正，具有扶正祛邪，调和气血，协调阴阳的功效。通过扶阳罐温灸、温刮、温推任脉、脾经、膀胱经等经络上的穴位，对这些经络和穴位进行全面的疏通和调整，以疏通经络、调理气血、驱寒祛湿，并温阳补肾、培元固本、通调冲任、疏通经气而通达止痛。在经前或经期采用扶阳罐调理，可达温煦脉络，通调气机，化瘀止痛，冲任之脉得以调畅，达到调理痛经等亚健康的目的。

【功用】

扶阳罐具有温通经络，祛风散寒，扶阳固脱，升阳举陷、扶正祛邪，调和气血，协调阴阳的作用。从现代医学角度来看，扶阳罐能够改善血液微循环、软化血管、促进新陈代谢、活化细胞、平衡内分泌、改善组织营养状态，快速将阻滞在人体内的病理代谢产物通过皮肤和血液循环排出体外。通过刺激神经系统，对身体内脏发挥积极而广泛的神经、体液调节，使痛经得以调理。

【适应症】

痛经、失眠多梦、头痛头晕、肩颈酸痛、腰酸背痛、肠胃不适、肥胖等及日常保健。

【应用方法】

一、器械

扶阳罐　按摩床

二、介质

1.扶阳经络油

成分：黄芩、连翘、独活、红花、血竭、川芎、金银花、薄荷脑、玉桂油、食用植物油等。

适用：配合扶阳罐对四时感冒、脘腹疼痛、腰酸背痛、风湿痹痛等亚健康状态的调理。

2.扶阳素油（川羌）

成份：川芎、羌活、当归、红花、桃仁、郁金、牛膝、益母草、丹参、鸡血藤、食用植物油等。

适用：配合扶阳罐对气滞血瘀、寒湿凝滞、气血虚弱、月经不调等亚健康状态的调理。

三、痛经亚健康状态的调理操作

1.先对扶阳罐用清洁养护液清洁、消毒并插上电源预热，准备好温刮温灸介质川羌扶阳素油、扶阳经络油，准备好热毛巾和干净的毛巾各一条。

2. 受术者排空小便，仰卧于按摩床上。

3.用温热毛巾对腹部进行擦拭。在腹部均匀的涂抹扶阳素油（川羌）。

4.推揉腹部，持扶阳罐温灸：神阙、气海，关元，中极，归来，子宫等穴位。

5.持扶阳罐紧贴于腹部，以神阙穴为中心顺时针方向缓慢向外绕圈温推，然后从大圈到小圈顺时针绕圈返回，回到神阙穴为一遍，顺时针5遍。在神阙穴下对小腹部进行弧线温推，以皮肤潮红为度。

6.用直线刮法刮拭脐以下任脉部位，从气海穴到曲骨穴，重点刮拭气海、关元穴，一般刮拭9—18次，然后在气海、关元穴进行刮拭 9 次。（经期正常者建议不用）

7.涂抹扶阳经络油，持扶阳罐温灸两侧血海、三阴交。

8. 受术者俯卧位，涂抹扶阳素油（川羌），持扶阳罐温灸肾俞、八髎、命门。温推膀胱经：从肾俞至八髎，可扩大区域，力度轻缓。

9.温刮：用直线刮法刮拭膀胱经循行区域，从肾俞至八髎每侧刮拭18—21次，力度轻缓。

10.按摩放松，嘱受术者饮用温开水，完成本次扶阳罐操作。

11.对扶阳罐等用品、用具进行清洁或调换。

【使用提示】

1.排除生殖器官局部的炎症如盆腔炎，肿瘤及发育异常，子宫内膜异位症，子宫颈管狭窄等器质性疾病。

2.扶阳罐的刮痧头采用高温瓷制作，使用中请注意勿重摔或掉落，否则瓷头可能破裂，若瓷头有破裂痕迹请勿使用，以免割伤皮肤。

3.若配合介质药油使用而有气味和脏物残留时，请先拔下电源插头，用刷子与清洁养护液进行清洁或用棉布沾少许清洁养护液加刷子擦试刮痧头，切勿用水浸泡和用水冲洗，以免损坏或漏电。

4.在使用过程中，刮痧头有一定的温度，请注意摆放，以防烫伤。不用时请断开电源开关并拔下电源插头。

5.不要在潮湿环境下使用扶阳罐。单次扶阳罐调理时间不宜超过50分钟。

6.使用扶阳罐作理疗时，严禁用被褥等覆盖，若扶阳罐温度过高应从理疗处移开，待温度正常后再使用。

7.在受术者身体有寒湿的情况下，使用扶阳罐刮拭后会出现不同的痧象，属正常现象，在3-5天后会自然消退。

8.使用扶阳罐理疗时，还可以配合涂抹扶阳经络油或者扶阳素油，以提高疗效。若皮肤或体质敏感者，使用前要进行敏感测试，在前臂内侧或耳后涂抹24小时后，无红斑和异常感觉即可正常使用。

9.做完理疗，要饮足量温开水，以提高功效发挥。使用扶阳罐后三小时内不要用冷水洗澡，请勿进食冷饮食品，保持局部温度，以防寒邪侵入。

【禁忌症】

在正常使用扶阳罐的前提下，尚无不良反应，但要注意以下禁忌症：

1.严重心脑血管疾病（尤其带有心脏起搏器患者），肝肾功能不全者禁用扶阳罐。身体植入金属的患者请慎用扶阳罐。

2.孕妇的腹部，腰骶部及月经正常的妇女月经期间禁用扶阳罐。

3.传染性皮肤病或皮肤有破损处不宜使用扶阳罐。

4.血小板减少性紫癜，白血病及血友病等出血性疾病及有出血倾向者禁用扶阳罐。

5.外伤性骨折，严重水肿禁用扶阳罐。危重疾病患者禁用扶阳罐。

6.神经紧张，过饥过饱及饮酒后等情况下不宜使用扶阳罐。

7.为了避免对人体烫伤，生活不能自理或对热疗不敏感的患者不宜使用扶阳罐。

8.扶阳罐理疗时，若感觉不适、或有不良反应时，要立即停止理疗。

扶阳罐膝关节疼痛亚健康调理技术

扶阳罐亚健康调理技术曾入选我国与世界卫生组织合作研究“中医药‘上工治未病’工程项目以及中医药对亚健康防治干预研究”项目。

【原理】

膝关节疼痛多是因劳损同时受风、寒、湿邪侵入，痹阻于膝关节，使气血瘀滞，经气不通畅日积月累所致。

扶阳罐对膝关节疼痛亚健康状态的调理技术是一种新的调理方法，配合扶阳素调理介质起到健脾除湿，清热解毒，通利关节，调和气血，协调阴阳的功效。通过扶阳罐温灸、温刮、温推局部经络、穴位，以清热利湿、舒筋通络、活血化瘀、行气止痛；刺激神经末梢，通过反射，扩张血管，促进局部血液循环，促进痛点炎症吸收，松解粘连 可改善局部循环，增强局部脉管的通透性，具有经络穴灸的激发效应。

【功用】

扶阳罐具有温通经络，祛风散寒，扶阳固脱，升阳举陷、扶正祛邪，调和气血，协调阴阳的作用。从现代医学角度来看，扶阳罐能够改善血液微循环、软化血管、促进新陈代谢、活化细胞、平衡内分泌、改善组织营养状态，快速将阻滞在人体内的病理代谢产物通过皮肤和血液循环排出体外，最终增强和改善人体免疫系统的功能，达到消肿，消炎和镇痛的目的。

【适应症】

膝关节疼痛、失眠多梦、头痛头晕、肩颈酸痛、腰酸背痛、肠胃不适、痛经、肥胖等及日常保健。

【应用方法】

一、器械

扶阳罐　按摩床或理疗椅

二、介质

扶阳经络油

成分：黄芩、连翘、独活、红花、血竭、川芎、金银花、薄荷脑、玉桂油、食用植物油等。

适用：配合扶阳罐对四时感冒、脘腹疼痛、腰酸背痛、风湿痹痛等亚健康状态的调理。

三、膝关节疼痛亚健康状态的调理操作

1. 先对扶阳罐用清洁养护液进行清洁、消毒并插上电源预热，准备刮痧介质扶阳经络油和消毒好的温热毛巾。

2. 受术者坐于扶阳理疗椅或者仰卧于理疗床上。

3. 术者用按摩手法对膝关节部位及下肢肌肉组织进行放松，用温热毛巾擦抹相应部位。

4. 将扶阳经络油均匀涂抹于膝关节部位。

5. 温灸膝关节部位：持扶阳罐温灸梁丘、血海、阳陵泉、阴陵泉、足三里、内外膝眼、委中、承山、承筋（各两分钟）。

6. 温推膝关节部位：持扶阳罐沿膝关节周围温推至潮红。操作力度适中，速度舒缓。

7. 点按穴位：持扶阳罐点按梁丘、血海、阳陵泉、阴陵泉、足三里。力度可稍大。

8. 温刮脾胃经：持扶阳罐温刮血海至三阴交，梁丘至丰隆，温刮内外膝眼（寸刮）。

9. 放松按摩下肢，保持局部温度不受寒邪。嘱受术者饮用温开水，完成本次扶阳调理操作。

10. 对扶阳罐等用品、用具进行清洁或调换。

【使用提示】

1.应排除膝关节骨性关节炎、风湿性关节炎，骨质增生，滑膜炎、韧带及半月板损伤等疾病。

2.扶阳罐的刮痧头采用高温瓷制作，使用中请注意勿重摔或掉落，否则瓷头可能破裂，若瓷头有破裂痕迹请勿使用，以免割伤皮肤。

3.若配合介质药油使用扶阳罐而有气味和脏物残留时，请先拔下扶阳罐电源插头，用刷子与清洁养护液进行清洁或用棉布沾少许清洁养护液加刷子擦试刮痧头，切勿用水浸泡和用水冲洗，以免损坏或漏电。

4.扶阳罐在使用过程中，刮痧头有一定的温度，请注意摆放，以防烫伤。不用时请断开电源开关并拔下电源插头。

5.不要在潮湿环境下使用扶阳罐。单次扶阳罐调理时间不宜超过 50 分钟。

6.使用扶阳罐作理疗时，严禁用被褥等覆盖，若扶阳罐温度过高应从理疗处移开，待温度正常后再使用。

7.在受术者身体有寒湿的情况下，使用扶阳罐刮拭后会出现不同的痧象，属正常现象，在 3-5 天后会自然消退。

8.使用扶阳罐理疗时，还可以配合涂抹扶阳经络油或者扶阳素油，以提高疗效。若皮肤或体质敏感者，使用前要进行敏感测试，在前臂内侧或耳后涂抹 24 小时后，无红斑和异常感觉即可正常使用。

9 做完理疗，要饮足量温开水，以提高功效发挥。使用扶阳罐后三小时内不要用冷水洗澡，请勿进食冷饮食品，保持局部温度，以防寒邪侵入。

【禁忌症】

在正常使用扶阳罐的前提下，尚无不良反应，但要注意以下禁忌症：

1.严重心脑血管疾病（尤其带有心脏起搏器患者），肝肾功能不全者禁用扶阳罐。身体植入金属的患者请慎用扶阳罐。

2.孕妇禁用扶阳罐。月经正常的妇女月经期间慎用扶阳罐。

3.传染性皮肤病或皮肤有破损处不宜使用扶阳罐。

4.血小板减少性紫癜，白血病及血友病等出血性疾病及有出血倾向者禁用扶阳罐。

5.外伤性骨折，严重水肿禁用扶阳罐。危重疾病患者禁用扶阳罐。

6.神经紧张，过饥过饱及饮酒后等情况下不宜使用扶阳罐。

7.幼儿需在医师指导下使用扶阳罐。

8.为了避免对人体烫伤，生活不能自理或对热疗不敏感的患者不宜使用扶阳罐。

9.扶阳罐理疗时，若感觉不适、或有不良反应时，要立即停止理疗。

扶阳罐腰酸背痛亚健康调理技术

扶阳罐亚健康调理技术曾入选我国与世界卫生组织合作研究“中医药‘上工治未病’工程项目以及中医药对亚健康防治干预研究”项目。

【原理】

腰酸背痛属中医“筋伤”、“痹证”范围，其病因不外乎：急性外伤，气滞血瘀；外受风寒、湿邪，内客经络，不通则痛；肝肾亏损，筋骨失养，不荣则痛。

扶阳罐对腰酸背痛亚健康状态的调理技术是一种新的调理方法，配合扶阳素调理介质起到扶正祛邪，调和气血，协调阴阳的功效。通过扶阳罐温灸、温刮、温推督脉、膀胱经等相关经络、穴位进行全面的疏通和调整，使颈背部经络气血运行通畅，扶正固本，去除风寒邪气，刺激神经末梢，通过反射，扩张血管，促进局部血液循环，改善周围组织营养，缓解肌肉疲劳与痉挛，达到消肿，消炎和镇痛的目的。

【功用】

扶阳罐具有温通经络，祛风散寒，扶阳固脱，升阳举陷、扶正祛邪，调和气血，协调阴阳的作用。从现代医学角度来看，扶阳罐能够改善血液微循环、软化血管、促进新陈代谢、活化细胞、平衡内分泌、改善组织营养状态，快速将阻滞在人体内的病理代谢产物通过皮肤和血液循环排出体外，最终增强和改善人体免疫系统的功能，达到抗衰老，消除疲劳，促进体力恢复的效果。

【适应症】

腰酸背痛、失眠多梦、头痛头晕、肩颈酸痛、肠胃不适、痛经、肥胖等及日常保健。

【应用方法】

一、器械

扶阳罐　按摩床

二、介质

扶阳经络油

成分：黄芩、连翘、独活、红花、血竭、川芎、金银花、薄荷脑、玉桂油、食用植物油等。

适用：配合扶阳罐对四时感冒、脘腹疼痛、腰酸背痛、风湿痹痛等亚健康状态的调理。

三、腰酸背痛亚健康状态的调理操作

1.先对扶阳罐用清洁养护液进行抗菌清洁、消毒并插上电源预热，准备刮痧介质扶阳经络油和消毒好的温热毛巾。

2.受术者排空小便，俯卧于按摩床上。

3.用按摩手法进行腰背部、腿部直至足部放松，以膀胱经为主，并且最好先拨此经。

4.将扶阳经络油涂抹于腰俞、腰阳关、命门、至阳、大椎，天宗，肾俞，八髎等穴位，进行按揉、点压。

5.扶阳罐温推、温灸：持扶阳罐在腰背部进行缓慢推动，待罐底温度适宜再对上述穴位进行温灸，各2分钟左右。

6.扶阳罐推揉：将扶阳经络油滴于腰背部并均匀涂抹，再持扶阳罐沿着督脉自腰阳关向上推至大椎，然后经肩井绕左肩胛上至大椎，再沿膀胱经向下推至秩边穴，接着回到腰阳关用相同的方法做右边，一左一右为一遍，共7遍。

7.扶阳罐温刮：持扶阳罐对督脉（大椎至腰俞）、膀胱经（大杼至八髎）、天宗穴、肩胛缝进行刮拭，力度由轻到重，直至出痧（依个体情况不同，不可强求出痧）。

8.用扶阳罐对有结节处进行温拨（每处20次左右），然后对结节、痛点处进行温灸（每处2分钟），温灸、推揉两侧膀胱经（每处20秒）。

9.温灸腰俞、腰阳关、命门，横推带脉（腰部）。

10.点按委中穴（急性腰背疼痛可刮拭）。

11.对受术者腰背部、腿部及颈肩进行放松（揉推膀胱经），嘱受术者饮用温开水，完成本次扶阳罐操作。

12.对扶阳罐等用品、用具进行清洁或调换。

【使用提示】

1.排除脊柱骨折、椎间盘突出、脊柱骨关节增生、椎间隙感染、类风湿性关节炎、强直性脊柱炎、骨与软组织肿瘤、内脏疾病等引起的腰酸背痛。

2.扶阳罐的刮痧头采用高温瓷制作，使用中请注意勿重摔或掉落，否则瓷头可能破裂，若瓷头有破裂痕迹请勿使用，以免割伤皮肤。

3.若配合介质药油使用扶阳罐而有气味和脏物残留时，请先拔下扶阳罐电源插头，用刷子与清洁养护液进行清洁或用棉布沾少许清洁养护液加刷子擦试刮痧头，切勿用水浸泡和用水冲洗，以免损坏或漏电。

4.扶阳罐在使用过程中，刮痧头有一定的温度，请注意摆放，以防烫伤。不用时请断开电源开关并拔下电源插头。

5.不要在潮湿环境下使用扶阳罐。单次扶阳罐调理时间不宜超过 50 分钟。

6.使用扶阳罐作理疗时，严禁用被褥等覆盖，若扶阳罐温度过高应从理疗处移开，待温度正常后再使用。

7.在受术者身体有寒湿的情况下，使用扶阳罐刮拭后会出现不同的痧象，属正常现象，在 3-5 天后会自然消退。

8.使用扶阳罐理疗时，还可以配合涂抹扶阳经络油或者扶阳素油，以提高疗效。

9.做完理疗，要饮足量温开水，以提高功效发挥。使用扶阳罐后三小时内不要用冷水洗澡，请勿进食冷饮食品，保持局部温度，以防寒邪侵入。

【禁忌症】

在正常使用扶阳罐的前提下，尚无不良反应，但要注意以下禁忌症：

1.严重心脑血管疾病（尤其带有心脏起搏器患者），肝肾功能不全者禁用扶阳罐。身体植入金属的患者请慎用扶阳罐。

2.孕妇禁用扶阳罐。月经正常的妇女月经期间慎用扶阳罐。

3.传染性皮肤病或皮肤有破损处不宜使用扶阳罐。

4.血小板减少性紫癜，白血病及血友病等出血性疾病及有出血倾向者禁用扶阳罐。

5.外伤性骨折，严重水肿禁用扶阳罐。危重疾病患者禁用扶阳罐。

6.神经紧张，过饥过饱及饮酒后等情况下不宜使用扶阳罐。

7.为了避免对人体烫伤，生活不能自理或对热疗不敏感的患者不宜使用扶阳罐。

8.扶阳罐理疗时，若感觉不适、或有不良反应时，要立即停止理疗。

扶阳罐脊柱平衡亚健康调理技术

扶阳罐亚健康调理技术曾入选我国与世界卫生组织合作研究“中医药‘上工治未病’工程项目以及中医药对亚健康防治干预研究”项目。

【原理】

人体脊柱为督脉和膀胱经所运行的部位。督脉总督十二经之阳，膀胱经总督五脏六腑之阳，为人体阳气最盛的部位。只有阳虚不足复感寒湿之邪日久才能发病，从而出现颈肩腰腿痛等脊柱相关亚健康的症状。所以阳虚湿胜是脊柱亚健康的主要病机。扶助机体阳气，祛除寒湿之邪，扶阳化湿、益气通督就能调理脊柱平衡亚健康。

扶阳罐对脊柱平衡亚健康调理技术是一种新的技术方法，配合扶阳素调理介质起到畅通督脉，膀胱经，调补经脉之气，扶正祛邪，调和气血，协调阴阳，将风寒湿邪拒之于外。通过扶阳罐温灸、温刮、温推督脉、膀胱经等相关经络、穴位进行全面的疏通和调整，保证脊柱内外力的平衡，使经络气血运行通畅，扶正固本，刺激神经末梢和后侧的肌群和韧带，通过反射，扩张血管，促进局部血液循环，改善周围组织营养，缓解肌肉疲劳与痉挛，达到维持人体脊柱正常平衡的目的。

【功用】

中医认为脊柱是人体中柱及中脉之所藏，全身80%的疾病都与脊柱有关，在颈背部，主要调理督脉穴位，华佗夹脊穴，经外奇穴等，激发和振奋体内的阳气，通达阳气，旺盛气血，达到调治内部脏腑和颈背部病症的作用。

扶阳罐具有温通经络，祛风散寒，扶阳固脱，升阳举陷、扶正祛邪，调和气血，协调阴阳的作用。从现代医学角度来看，扶阳罐能够改善血液微循环、软化血管、促进新陈代谢、活化细胞、平衡内分泌、改善组织营养状态，快速将阻滞在人体内的病理代谢产物通过皮肤和血液循环排出体外，最终增强和改善人体免疫系统的功能，达到滋养五脏六腑，缓解疼痛，激活脊柱中枢神经系统，调整脊柱，增强脏腑器官功能，抗衰老，促进体力恢复的效果。

【适应症】

人体脊柱日常保养调理，能够改善颈椎供血不畅，僵直，酸胀疼痛，落枕等症状；改善胸椎变形而致心肺功能异常出现的胸闷气短、心悸头晕等症状；改善腰椎劳损、腰椎间盘突出、腰酸背痛、坐骨神经麻木疼痛、月经不调，痛经，附健炎等症状。对以上症状有预防效果。

人体脊柱日常保养调理，同时能够强身健体，养生保健。

【应用方法】

一、器械

扶阳罐　按摩床

二、介质

扶阳经络油

成分：黄芩、连翘、独活、红花、血竭、川芎、金银花、薄荷脑、玉桂油、食用植物油等。

适用：配合扶阳罐对四时感冒、脘腹疼痛、腰酸背痛、风湿痹痛等亚健康状态的调理。

三、脊柱平衡亚健康调理操作

1.先对扶阳罐用清洁养护液进行抗菌清洁、消毒并插上电源预热，准备刮痧介质扶阳经络油和消毒好的温热毛巾。

2．受术者排空小便，俯卧于按摩床上。用按摩手法给客人进行颈项及背部肌肉放松。

3．滴扶阳经络油于腰背部，持罐推抹均匀。

4．持罐在皮肤上轻快地走动，预热皮肤。

5．温灸督脉：温灸风府穴，2分钟。温灸大椎穴，2分钟。温灸身柱穴，2分钟。温灸至阳穴，2分钟。温灸命门穴，2分钟。温灸腰阳关穴，2分钟。

6．涂抹扶阳经络油于背部，持罐推抹均匀。

7．温推脊柱推9遍，以潮红为度。

8．温推两侧膀胱经，先左、后右，各推9遍，以潮红为度。

9．点按两侧华佗夹脊的夹脊穴，动作需缓慢、力沉，每个穴位点按时间控制在10秒左右，共两遍。

10．温拨两侧膀胱经，先左、后右，各3遍。

11．再次温推两侧膀胱经，先左、后右，各推9遍。

12. 温灸以上穴位。

13. 对受术者腰背部、腿部及颈肩进行放松，嘱受术者饮用温开水，完成本次扶阳罐操作。

14.对扶阳罐等用品、用具进行清洁或调换。

【使用提示】

1.排除脊柱骨折、椎间盘突出、脊柱骨关节增生、脊柱畸形、椎间隙感染、类风湿性关节炎、强直性脊柱炎、骨与软组织肿瘤、内脏疾病等引起的脊柱疾患。

2.扶阳罐的刮痧头采用高温瓷制作，使用中请注意勿重摔或掉落，否则瓷头可能破裂，若瓷头有破裂痕迹请勿使用，以免割伤皮肤。

3.若配合介质药油使用扶阳罐而有气味和脏物残留时，请先拔下扶阳罐电源插头，用刷子与清洁养护液进行清洁或用棉布沾少许清洁养护液加刷子擦试刮痧头，切勿用水浸泡和用水冲洗，以免损坏或漏电。

4.扶阳罐在使用过程中，刮痧头有一定的温度，请注意摆放，以防烫伤。不用时请断开电源开关并拔下电源插头。

5.不要在潮湿环境下使用扶阳罐。单次扶阳罐调理时间不宜超过60分钟，每次调理时间不宜超过180分钟.

6.使用扶阳罐作理疗时，严禁用被褥等覆盖，若扶阳罐温度过高应从理疗处移开，待温度正常后再使用。

7.在受术者身体有寒湿的情况下，使用扶阳罐刮拭后会出现不同的痧象，属正常现象，在3-5天后会自然消退。

8.使用扶阳罐理疗时，还可以配合涂抹扶阳经络油或者扶阳素油，以提高疗效。

9.做完理疗，要饮足量温开水，以提高功效发挥。使用扶阳罐后三小时内不要用冷水洗澡，请勿进食冷饮食品，保持局部温度，以防寒邪侵入。

【禁忌症】

在正常使用扶阳罐的前提下，尚无不良反应，但要注意以下禁忌症：

1.严重心脑血管疾病（尤其带有心脏起搏器患者），肝肾功能不全者禁用扶阳罐。身体植入金属的患者请慎用扶阳罐。

2.孕妇禁用扶阳罐。月经正常的妇女月经期间慎用扶阳罐。

3.传染性皮肤病或皮肤有破损处不宜使用扶阳罐。

4.血小板减少性紫癜，白血病及血友病等出血性疾病及有出血倾向者禁用扶阳罐。

5.外伤性骨折，严重水肿禁用扶阳罐。危重疾病患者禁用扶阳罐。

6.神经紧张，过饥过饱及饮酒后等情况下不宜使用扶阳罐。

7.为了避免对人体烫伤，生活不能自理或对热疗不敏感的患者不宜使用扶阳罐。

8.扶阳罐理疗时，若感觉不适、或有不良反应时，要立即停止理疗。

美洋音波经络调理技术

【原　理】

美洋音波经络调理系统通过音波设备系统播放功能音乐，同时用体感音波换能振子器按中医的十二正经及任督二脉的十四条经络上的重点穴位与阿是穴上的正确摆放，通过高效换能器分拣出16-150Hz低频音波，依据《黄帝内经》辨证施治的中医理论，在人体经络及穴位部位，通过震子的振动及音波的穿透，使音波的“外源性物理振动”与身体的“内源性生物振动”发生共鸣，起到推拿、按摩、点穴、针灸的功效。因为音波的穿透力更强更深，其疏通经络的效果要远远大于人力手工操作的效果；音波在对经络与穴位的刺激同时，音乐的五音（角、徵、宫、商、羽）对应着五脏（肝、心、脾、肺、肾），音乐对人听觉的作用同时影响着人的情志，这一点又是人力手工经络调理所完全达不到的。按照音乐的旋律音波循经传导，与人体经络、肌肉、骨骼、神经、脏腑、血液、细胞等固有的生物波产生同频谐振，双向调节，自上而下、由表及里全方位作用，疏通经络的同时，激活细胞潜能，加速微循环运转，调节内分泌，促进身体新陈代谢，修复病变与衰老机体，提高机体免疫力和自愈能力，达到消除病症，干预亚健康的作用。美洋音波经络调理系统是五千年中医经络与21世纪高科技技术有机完美的结合，是中医现代化的一个里程碑。

【适用机构】养生、保健、康复机构、美容院、SPA馆、助眠中心及心理减压放松

【调理类别】亚健康症状、慢性病症康复、后遗症、情志类症状、产后恢复

【功　　效】疏通经脉、激活细胞、调节内分泌，促进新陈代谢

【适 应 症】亚健康：肾虚 耳鸣 健忘 偏头痛 头痛 眩晕 梦惊 足跟痛 心律失常 食欲不振

·血压、血脂异常

·妇科亚健康：乳房胀痛 月经不调 痛经 更年期综合症

·产后康复：产后抑郁

·儿童常见亚健康：儿童疳积 儿童多动症

·肠胃亚健康： 胃肠道功能紊乱

·疼痛：腰痛 背痛 腹痛 肩周炎

【调理部位】足部、全身、头颈部

【使用条件】系统设备、电源、调理师

【调理方法】见产品《临床操作手册》

【调理时间】30-120分钟不等

【系统设备配置摘选】

1、全身音波经络调理床及控制台

型号：BSM-586

2、足部音波经络调理台

型号：BSM-200

3、盆腔音波经络调理台

型号：BSM-208

4、体感音波循经按摩器

型号：BSM-001

【禁 忌 症】

患有出血倾向疾病者；患有传染性疾病者；植有心脏起搏器或类似材料用于维持生命的医疗电子仪器（含所有植入金属人工心脏瓣膜、止血挟及人工体内金属）者。

美洋音波经络调理系统

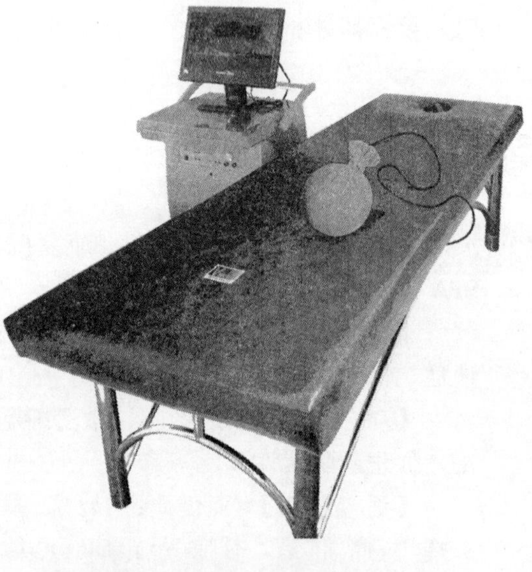

全身音波经络调理床及控制台 MY-586

体感音波循经按摩器 型号：BSM-001

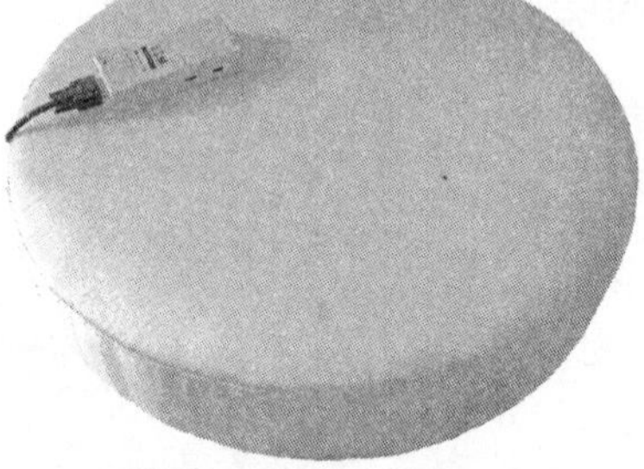

盆腔音波经络调理台 型号：BSM-208

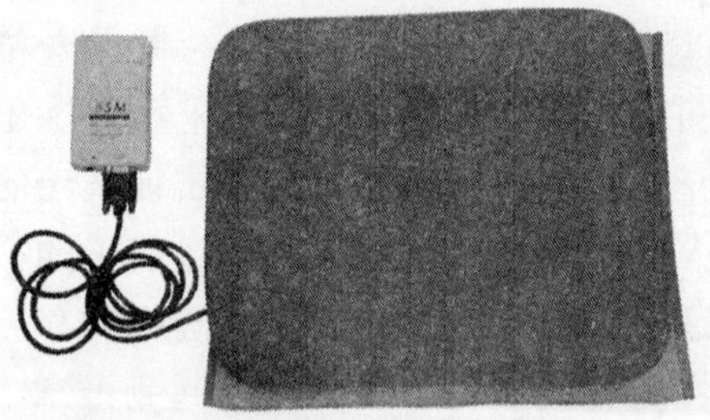

足部音波经络调理台 型号：BSM-200

艾曼可现代男性亚健康调理技术

【原　　理】

中医认为，男性疾病和男性亚健康的调理主要是肾：肾虚为本、温热为标，瘀滞为变。故组方以清热利湿、散瘀为主，整体施治，因人而异。本技术结合现代科技手段，物理补能和透药补肾壮阳，形成科学完整的男性亚健康干预体系。

【功　　效】

本项目的综合功效是预防和干预男性亚健康。采用多频超声的物理能量联合中医方剂将有效的调理和营养制剂耦合输送到性腺组织，达到滋补祛瘀的功效。采用脉冲电流对人体相关穴位的刺激达到传统针灸的通络开窍的功效。采用体内模拟生物按摩的手段达到活血补阳的功效。

【适 应 症】

男性亚健康人群。

【使用方法】

1、将体外补能头捆绑固定至关元穴。

2、将体内补能头插入肛口内 8cm 处。

3、将中药或补肾壮阳剂导入到声波发射窗后滴注。

4、启动系统进行物理+化学的能量补给。

5、疗程和时间

已病者：每天一次或隔日一次，每次 30 分钟，6-9 次为一个疗程。老年前列腺增生患者：9-16 次。

未病者：每周两次不定期调理。

【注意事项】

1、调理环境应保持私密、安静，室温宜人。

2、调理前排空大小便，调理后避风寒。

3、补肾壮阳耦合剂由用方制定。采用中药方法煎制过滤。每人每次用量 30-50ml，以肛口处不外溢为宜。

【禁忌症】

1、表皮溃疡、肛口开裂、肿瘤患者；

2、体内有电子物的安放者。

艾曼可现代减肥瘦身亚健康调理技术

【原　　理】

通过现代科技手段采用声波、射频、光能三大技术与体重调理方剂的渗透形成科学完整体重调理塑身模式。肥胖亚健康是人体气血瘀阻的重要根源，气血不通瘀滞为变，故组方以清热散瘀为主。

【功　　效】

本项目的主要功效是体重超常调理、瘦身、美体美容。针对人体不同部位的脂肪堆积采用双频超声能、射频电能和纳米光波，加上有效的中药方剂作为声波和射频的耦合剂渗透达到最佳的减肥塑身美容功效。

【适 应 症】

肥胖及体重超重等相关者和亚健康人群。

【使用方法】

1、明确个体的减肥部位，确定所用的发射探头。发射头使用前建议用浓度 75%的酒精擦拭消毒。

2、根据个人耐受度由小到大调整声波与发射频探头的发射功率。

3、告诉被减肥者操作过程可能存在的酸、胀、热、麻感觉，操作技师应加强与减肥个体的沟通；减肥个体如不能承受者，应适当减少发射功率；如仍不能承受，则应当终止。

4、减肥去脂　先采用超声法，将超声发射头对减肥部位，一般速度每秒 1－2cm，以个体的最大耐受度为准，一般 1－1.5w/cm2.单次时间 15－20 分钟。后采用射频红外法，射频功率控制在第五档为宜；个体耐受较强者可调至第六档。不得过热以防灼伤皮肤。单次时间 10－15 分钟为宜；如皮肤出现轻微变红现象不必担心，一两天即会自动消失。

5、发射头的操作方式　在确定减肥部位后将发射头稍加压力对该部位做往返重复的运动或园周运动。

6、发射头应充分涂有仪器专用的耦合剂，保证声波和电波与人体偶合，达到最大的减肥效果。

7、减肥结束（倒计时回零），按规定程序关闭主机电源，并将发射头用棉质软布（挤出多余的洗涤水）擦拭干净。

8、　减肥周期

每天一次或隔日一次。单一部位单一品种每次 20 分钟，7-10 天为一个周期。效果因人而异，一般 2-3 个周期达到明显效果。

【注意事项】

1、　调理环境应保持私密、安静，室温宜人。

2、　调理前 应饮水 300 ml。

3、　建议使用本仪器专用超声+射频阻抗剂，以利受用者获得更好的减肥效果。

【禁 忌 症】

带有心脏起搏器、胰岛素泵及随身检查的电子仪器患者，肿瘤患者，皮肤有过敏反应者，有出血倾向或出血 48 小时以内的患者禁用。

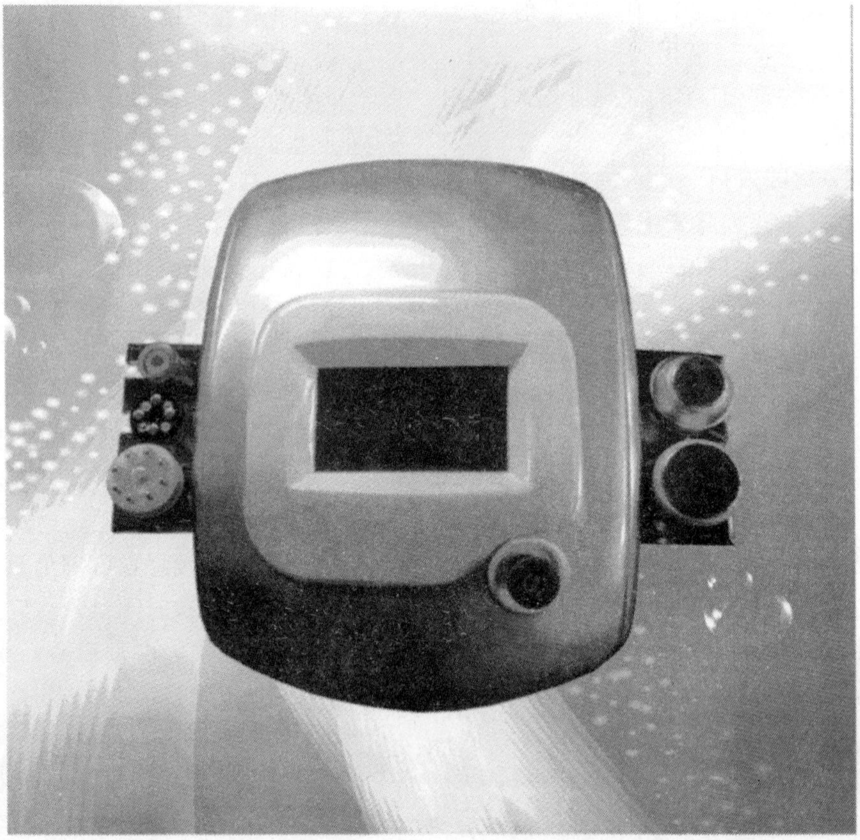

ZC-88S 艾曼可塑体美容系统

腹揉康传统揉肚亚健康调理技术

腹揉康传统揉肚疗法是我国传统医学中独特疗法之一。山西省非物质文化遗产——中医诊法“腹揉康”传统揉肚技艺。它是运用一定的手法作用于人体腹部以达到防治亚健康的目的。此技术可以治病，可以强身，延年益寿。特点是：“未已同治，非药物。简便验廉，健康人类”。这就是腹揉康与众不同的魅力。

【原理】

东晋名医葛弘指出：“欲得长生，肠中清；欲想无疾，肠无渣”。《黄帝内经》曰“腹部按揉，养生一诀”。唐汉中医药书中记载“按揉腹部可去病”。唐代名医孙思邈说：“腹宜常摩，可去百病” 等。在这些中医理论的基础上，进一步提出了“病在胃、根在肠”、“肠者胃之关”、“上病下治”及“治病求本”等新观点。并在临床上，将肠道作为调理健康的切入点，以肠为根，取得亚健康调理的良好效果。

【功能】

（1）清肠开胃——促进消化。（2）通腑调脏——平衡阴阳。

（3）活血化瘀——促进循环。（4）祛邪扶正——促进健康。

（5）淨化内环境，提高免疫力。

揉肚疗法——腹揉康，历经五十年的临床验证，对于各种不同状态的“亚健康”均有独特的效果，乃诸法之未备。

【适用人群】

男女不论、老幼皆宜。

【方法】

以腹为治，脐肠为根，以通为本，以揉为纲。

“以腹为治”——因腹之地，脏腑所居，气血、经络、神经之发源。“澄其源而流自清”，此乃治本之良策，

“脐肠为根”—— “脐”为先天之本源，十二经脉之根蒂；“肠”者道，后天之根本。健康之基石，生命之源泉。肠好胃就好，胃好脏腑安。

“以通为本”——万物之变在于气，通则万物生，不通则不生。人体也是如此，人活一口气，气行病自无。

“以揉为纲”——脏腑之间经络串连。揉其腹，五脏六腑皆动。动则生变，变异为常。常则健，异则病。健则腑通脏调，亚健康可愈。

具体操作：

腹诊：术者以手探其腹，或积或聚、或食或水、或气或血、或表或里、或寒或热、或虚或实、或阴或阳，自知其情，为揉肚调理奠定了基础。

调理：根据腹诊结果，运用各种手法，施术与腹，脐肠为根，以通为本，以揉为纲，全面施术，功达脏腑。自下而上，上轻下重；以下为主，清肠开胃；上病下治，釜底抽薪；自左而右，左右逢渊；通腑调脏，行气和血；驱邪扶正，平衡阴阳；阴阳顺行，健康自调。

施术原则：每次施术均应按照开始轻、中间重、结束时轻，即轻—重—轻。开始轻的原因：一是为了使受术者有个适应过程，以提高承受力；二是投石问路，探本求源，进一步了解腹异症结，查找异常部位，以便心中有数，对症施术。中间重则是为了力透肌肤，功达异常部位，从而提高效果，缩短调理次数，使手术者早日康复。

【注意事项】

1.施术者双手要保持清洁，勤修指甲，手法适度；

2.调理环境安静，室温适宜；

3.调理一般在饭后两小时进行。

视力矫正多功能治疗仪亚健康调理技术

视力矫正多功能治疗仪亚健康调理技术是一套针对近视、弱视、散光、远视等视力问题均可达到有效调理，并可进行眼保健技术，该产品适用于视力康复训练及家庭视力保健。

【原 理】

该治疗仪运用磁生物学、光学，结合中医经络穴位及音乐调理为主导，通过特定的磁能帽对视神经进行生理性刺激调节，产生神经细胞的兴奋，改善微循环，提高损伤细胞的修复，恢复已失去的调节功能。根据法拉第定律及生物组织磁导率基本一致的特点，实现磁场和穴位按摩的双重效果。

视力多功能治疗仪，利用视野移动提高眼肌灵活运动，促进视网膜成像快，增强眼球上下左右内外旋的视野范围，同时吸收更多的光能，分辨更多的视觉追视，随绿光及音乐声控的改变，锻炼眼肌伸缩动力，牵引眼球协同运动，把眼睛近点与远点的距离拉开，快速提升视力。

【适用人群】

针对有视力问题的人群。

【适应症】

近视、散光、远视、老花、斜视。

【使用方法】

本治疗仪以 15 分钟电信号调理结合视力训练 12 次为一个疗程，每一次调理结束后休息 15 分钟后，检测视力，则可上升 1～3 行。视力 400 度以下，16 岁以下青少年，经一个疗程，视力可达 1.0-1.5。可按照不同年龄、不同状况微调治疗信号的频率和调理的时间。该治疗仪的整个调理过程都在保健范畴，纯属物理调理，其最大的特点是让眼球组织细胞恢复自我修复的能力，达到眼球组织自我修复的目的。

操作说明：

1、本机为一组以帽子的形式出现，用磁能与光能进行视力远近调节，其头部和视力有关的穴位均有磁场，训练的同时，可以听听音乐，放松神经，起到更好的效果。

2、每次时间为15—20分钟，每天1次。家庭保健使用方法，每天时间为20—30分钟，一天两次，间隔时间不小于2小时，让激活的部位组织细胞有充分的休息和恢复的时间。

3、根据不同年龄，视力状况，调节强度、力度和时间。

【禁忌症】

暂未发现。

三、治未病健康工程论文

榷议中医药的特色优势与发展策略

樊新荣　朱夜明　罗云

（中华中医药学会亚健康分会，北京100027）

【摘　要】随着时代的发展，中医药在预防治疗疾病方面的特色优势日益凸显，“治未病”理念指导下的中医特色预防保健日益普及，优势病种的中医防治疗效确切并能被广泛认可。在中医药发展的关键时期，应趁势而上，与时俱进推进学科体系建设、改革中医药人才培养体制并普及中医药文化；改革影响中医药发展的体制、机制，处理好政府、行业与市场的关系；加快政策示范区建设，充分发挥中医药的特色优势和独特的竞争力，为我国医疗卫生事业的发展做出新的更大的贡献。

【关键词】中医药；特色优势；发展策略

随着各国医疗费用的高涨和医源性、药源性疾病的出现，现代医学的瓶颈日益凸显出来。如何应对现代化过程中出现的诸多健康问题，如不健康的生活方式全球蔓延造成的亚健康问题、人口老龄化问题、慢性病患病群体的增加、新型疾病的出现等，已经成为全球普遍关注的重大问题。在对现代化的反思中，人们逐渐认识到仅仅依靠单一的现代医学技术已经不能应对这种复杂的新局面，越来越多的国家开始意识到传统医药尤其是中医药在预防治疗疾病方面的特色优势，并逐步加大对于中医药的研发投入，希望能探索出更为有效的解决人类健康问题的途径。下面，我就中医药的特色优势、中医药的发展策略两个方面与大家作一探讨。

一、中医药的特色优势

（一）治未病——预防保健作用。

当前，随着全球经济社会的发展和现代科技的进步，人类生存环境、生活水平发生了巨大变化，人们对健康的认识不断提高，对健康的追求日益增强。世界医学正进入巨变的新时代，正如世界卫生组织（WHO）曾在《迎接21世纪的挑战》中指出：“21世纪的医学将从“疾病医学”向“健康医学”发展；从重治疗向重预防发展；等等。”伴随医学目的和医学模式的这一转变，人们的健康观也从既往的“已病图治”转变为“养生保健，未病先防”，在这样的时代背景下，古老的中医“治未病”理念重又焕发出勃勃生机，人们越来越深刻地认识到中医“治未病”理念指导下中医特色预防保健服务在维护人类健康方面的重要性。据国家“九五”攻关的一项研究表明，如果我们在养生保健上投资1元钱，就可以节约8.59元钱的医疗费和100元钱的抢救费。可以说，在预防保健方面，中医药具有绝对的竞争优势。

“治未病”是中医保健的特色和优势，早在2000多年前，《黄帝内经》中已有对“治未病”理念的记载：“是故圣人不治已病治未病，不治已乱治未乱，此之谓也”。经过数千年传承，不治已病治未病的防病养生策略依然是目前我国医药卫生界尤其是预防医学遵循的基本原则；另一方面，“药食同源”（又称为“医食同源”）的思想至今在我国社会民众的生活中依然有着广泛的体现，作为食物进补的中药材在预防保健方面有着人工合成的化学药品不可比拟的强大优势。

作为中医药特色优势的重要体现，中医“治未病”历经长期的实践，逐步构成了“未病先防、已病防变、瘥后防复”的理论体系，其中蕴藏丰富的预防思想，并形成了大量的养生保健和预防疾病的方法及手段，其核心就在于“预防为主”，这一理念与亚健康的干预原则不谋而合。

众所周知，亚健康问题因其人群广泛、亚健康者多是创造社会财富的中坚力量以及亚健康问题以往不被重视等原因，已成为当今社会的“通病”，处于健康和疾病之间的亚健康成为健康医学的主题之一，预防亚健康的发生和阻断亚健康的发展，将成为“治未病”最直观的表达和必须解决的重大问题。诚如国家中医药管理局局长王国强所言：“长期以来，一直存在着重医疗而轻预防保健、重病人而轻健康人和亚健康人等问题，注重围绕中医药医疗服务下功夫，而对中医药在预防、保健、养生、康复等方面的作用重视不够。因此，中医‘治未病’工作的开展，必将使中医药的服务对象由以病人为主拓展到病人、亚健康人和健康人，服务范围由以医疗为主拓展到医疗、预防、保健、养生、康复等方面，中医药服务的活力将进一步增强。”卫生部长陈竺也高度肯定了亚健康研究的意义，他指出：“用现代生物学手段，用中医原始和质朴的、讲究整体、注重变化为特色的治未病和辨证施治理念来研究亚健康以及慢性复杂性疾病，是东西方两种认知力量的汇聚，是现代医学向更高境界提升和发展的一种必然性趋势。”

可以说，以“治未病”理念有效指导亚健康的临床辨识及干预，积极探索中医药干预亚健康人群的应用研究，继续推进“治未病”健康工程，推动各级各类中医机构预防保健能力建设，对于预防亚健康的发生和阻断亚健康的发展、构建中医特色预防保健服务体系、提高人民群众的健康水平和生活质量等都将产生积极的影响。

（二）优势病种。

中医优势病种是指中医防治疗效确切、并能被广泛认可的某种疾病或疾病的某一阶段。对于中医优势病种开展系统深入的临床研究，既能不断提高临床疗效，又能促进中医自主创新，对于中医理论原始创新、有效利用现代科学技术以及研究方法突破均具有示范作用。

在中医药诊疗的优势病种范围上，目前专家们的共识主要体现在以下几个方面：（1）西医尚无良好疗效，中医药能够发挥独特效果的治疗领域；（2）西医有明确疗效，中医药同样具有明确的临床疗效，但是中西医结合疗效高于单纯西医药治疗的病种；（3）西医有明确疗效，但是中医药在疾病发展不同阶段可以发挥独特临床疗效的疾病；（4）西医有明确疗效，但西医副作用大，多引发药源性或医源性疾病，中医药能缓解西药的副作用和防治由此引起的医源性疾病；（5）西医有明确疗效，中医药具有相同的临床疗效．但是中医药具有毒副作用小的优势：（6）西医有明确疗效，中医药具有相同的临床疗效，但是中医药疗法具有更加简、便、廉的优势；（7）西医有明确疗效，中医药具有相同的临床疗效，但是中医药具有更好的患者依从性的疾病。具体而言，中医药具有优势的疾病包括：（1）功能失调性病变，如心脏神经官能症、习惯性便秘、肠道激惹综合征等；（2）病毒感染病变，如流行性感冒、慢性病毒性肝炎等；（3）病变进入慢性期或缓解期，如慢性消化道炎症、慢性泌尿道炎症、呼吸道病变缓解期以及脑血管病后遗症、肝硬化代偿期等；（4）原因不明或病因、病理复杂的病变，如更年期综合征、低血压等。此外，在西医治疗中易产生并发症或不良反应的疾病．可采取中医药进行干预。如急性胰腺炎、胆道感染、糖尿病、肺结核等。有专家认为，急慢性阑尾炎、某些结石症、宫外孕等中医药治疗也有一定优势。[1]

此外，在对传染病的防治上，中医药也具有悠久的历史和独特的优势。如在 1956 年石家庄流行的乙型脑炎、1958 年广州流行的乙型脑炎、2O 世纪 6O 年代广东流行的麻疹等疾病的防治中，中医药发挥了不可替代的作用，疗效卓越。根据 2O 世纪 9O 年代美国疾病控制预防中心（CDC）所作的

[1] 黄亚博，中医药特色优势相关问题探析，江苏中医药，2006 年第 27 卷第 10 期

统计对比，1988 年上海以中医药为主治疗乙肝重叠甲肝与 1983～1988 年美国本土西医药治疗同类疾病的死亡率之比为“0．05%：11．7%（1：234）”。在 SARS、禽流感、艾滋病等疾病的防治中，中医药也显示出了强劲的优势。

在对慢性病及传染病的诊断治疗上，现代医学往往耗资巨大却收效甚微，而中医药的治疗成本相对比较低廉。在广大农村地区，尤其是现代医疗设施不甚完备的地方，中医药有着更大的发展前途和发展空间，也因此具有很大的可普及性。

二、中医药发展的重大机遇与对策建议

当前，中医药事业迎来了一个发展的关键时期。一方面，中医药事业面临着空前的发展机遇与希望：一是党中央、国务院对发展中医药事业高度重视，将其作为重要的卫生资源、优秀的文化资源、有潜力的经济资源和具有原创优势的科技资源予以扶持和促进，大力推进继承与创新，充分发挥特色与优势；二是中医药扎根于人民群众之中，人民群众对中医药服务有强烈需求，将其作为“养生保健，未病先防”的重要手段，中医药服务范围由以医疗为主拓展到医疗、预防、保健、养生、康复等方面，中医药服务的活力进一步增强；三是中华民族文化的回归为中医药事业的发展提供了气势恢宏的时代背景，根植于中华传统文化中的中医药学所蕴含的丰富哲学思想和人文精神更加受到重视；四是国际社会对中华文化的广泛重视和认同为中医药事业的发展创造了新的契机，中医药的国际影响日益扩大，走向世界的步伐进一步加快。但另一方面我们也要清醒地看到，中医药事业发展面临严峻的挑战与困难，如学术发展相对缓慢、人民群众的健康需求与中医药服务的供给之间存在差距等。在这样的大背景下，中医药的发展既要抓住难得的机遇，趁势而上，又要直面存在的问题，采取有效措施，更好的服务于广大人民群众。

（一）与时俱进推进学科体系建设、改革培养体制并普及中医药文化，这是中医药振兴的基础和根本。

1.与时俱进推动中医药学科体系在当代获得重大发展。

中医药的发展必须以科学发展观为指导，与时俱进，保持并发展其先进性，通过继承与创新推动中医药学科体系的发展。要坚守中医药的固有特色，并充分发挥中医药的特色优势，在此基础上，借鉴现代科学的成果，实现自我扬弃的创新。

从中医药学的发展历史来看，每一次进步都离不开对传统知识的继承和对当时的科学发展成果的借鉴、结合自身经验的创新，中医药的发展是一个兼容并包的过程。在当前的时代背景下，人类的疾病谱已经发生了重大变化，药源性、医源性疾病增多，新型疾病不断出现，老龄化社会的来临带来的老年病问题、规模庞大的亚健康人群等，都需要中医药医务工作者以创新的思路和方法去积极应对解决，中医药学科体系也需要紧随时代步伐不断改进完善，更好的为人民群众的健康事业服务。

2.改革中医药人才培养方式，培养大批真正的中医药人才。

在人才队伍建设上，要加强中医药行业人才培养，造就一批推动中医药事业发展需要的合格人才。在 21 世纪，人才培养质量将是决定行业竞争力的重要因素，关系着中医药事业的生死存亡。

中医院校在学生培养上，不仅要让学生牢固掌握中医药学基本理论、基本技能，还要着力培养学生的实践能力、创新能力、终生学习能力。“创新是一个民族进步的灵魂，是一个国家兴旺发达的不竭动力。”中医院校的教学改革、课程设置改革要培养创新型人才为最终目的。要重视加强综合素质教育，作为一门集医、哲、文、理于一体的综合性学科，中医院校在学生培养中要处理好中医药学与现代自然科学、人文科学之间的关系，有效拓展学生的知识面，提高学生的综合素质。

对在职的中医药工作者要加强继续教育。在高端上要选取一批中青年业务骨干，以师承方式来继承老中医药专家的学术经验和技术专长，并在此基础上发展、创新中医药学术；针对我国广大农村地区中医药高级人才严重流失的现象，要加强对基层组织中医药工作者的继续教育工作，提高他们的业务水平，为人民群众提供切实有效的医疗服务，更好的为我国基本医疗卫生保障体系的建设做贡献。

此外，中医药人才队伍的建设要注意吸收跨学科人才和海内外人才，以积极的人才政策和良好的创新环境为依托，建设一支多学科、跨领域、产学研、海内外结合的人才队伍，群策群力推动中医药事业的发展。

3.普及中医药文化，营造群众基础和心理认同。

加强中医药文化和科普建设，营造有利于中医药发展的人文环境。围绕促进中医药发展的主题，精心组织，开展好“中医中药中国行”大型科普宣传活动，使人民群众更加深入的了解中医，从思想上扭转中医是“伪科学”、“巫医同源”等错误认识。要加大中医药“治未病”的宣传，改变民众重治疗而轻预防的传统思想，加强民众对于亚健康状况的重视。在科普宣传中要以浅显易懂的语言展现中医药“整体观念、辩证论证”的治疗原则，并充分展示中医药在预防保健康复养生及优势病种等方面的特色所在，指导人民群众在日常生活中合理运用中医药知识，有效阻断亚健康的发展，实现预防保健、调理机体的目的，让人民群众在生活实践中检验中医药的预防、诊疗效果，真正做到惠及百姓、改善民生。要加大对中药材安全性能的宣传，引导人民群众选用绿色的天然药物。同时要做好舆论引导工作，扩大中医药的影响力，为中医药的发展创造良好的人文环境。

（二）机制体制建设：振兴中医药的关键和核心所在。

在机制体制建设上，要加强中医药政策法规、行政机构建设，建立中医药发展的良好运行规则，提高运行能力。并注意处理好政府、行业或产业与市场的关系。

1.政府层面。

（1）借助新医改契机，构建合理完善、方便快捷的中医服务网络。

中医药服务网络的建设要贯彻执行“三名三进”工程精神，注意合理布局。一方面要围绕中医药具有优势的重点病种，优化诊疗方案，建立诊疗规范，研发相应的中药制剂，打造一批在防治常见病、多发病以及重大疑难疾病方面独具疗效，具有广泛社会影响的中医“名科”，带动“名医”培养，推动“名院”建设，突出中医药在诊疗疾病方面的亮点，不断提高服务水平；另一方面，要配合国家基本医疗卫生体系的建设，发挥中医药“安、验、便、廉”的优势，进农村、进社区、进家庭，扩大中医药服务网络的覆盖范围，更好的满足民众在预防、医疗、康复、保健等方面的需求。围绕这一目标，在硬件建设上要实施好县级中医医院业务用房、中药房建设，适当购置医疗仪器设备；建设好乡镇卫生院的中医科和中药房，村级卫生室也要保障能够提供基本的中医药服务。中医药服务网络的建设，其关键不在于硬件设施的配置，而在于能否留住合格的农村中医药人才队伍并不断提高其业务水平。如果中医药服务网络不能有效满足人民群众基本医疗卫生保障的需求，在市场化的背景之下，有经济条件的民众必然绕过基层医疗卫生服务机构，转而去更高层次的医疗服务机构寻医问药，客观上造成国家医疗卫生资源的浪费。因此，中医药服务网络的建设还要注意强化农村和社区等基层组织的中医药人才队伍，加大中医药适宜技术在基层医疗组织中的推广力度。

（2） 建立有效机制，根治以药养医的现象。

建立有效机制，根治以药养医，切断医疗机构的医疗行为与药品收入之间的经济纽带，改变医疗机构以超过患者合理治疗所需用药进行处方的经济激励；政府还要加强对新药审批、药品质量的监管力度，通过处方比较反馈、药品信息传播等方式促进医生合理处方，并通过大众媒介、社区讲座和其他宣传教育方式引导病人合理用药。

（3） 以合理补偿激励基本医疗保障公共品提供者。

对提供基本医疗保障的公立中医医院，政府要考虑到医院收费低、运营困难的实际问题，加大在公用经费、专项资金以及基本建设方面的财政投入进行帮扶。在进行财政补贴时，应注意补贴的方式方法。按人头统一拨付定额补贴的方法显然不具有足够的激励效果，可采用项目补贴的方法，如规定处方中西药、中成药、中药的不同补贴标准，引导中医医院医生采用传统中医药疗法对病人进行诊治。

（4）大力推进中医药的研发工作。

针对中医药市场竞争激烈而我国国内研发力量薄弱的现状，政府宜加大对中医药科技研发的财政投入，对从事中医药研发的机构和医药企业予以适当的补助，促进中医药的创新发展，全面提升中医药的科技支撑力度。医药研发工作耗资大、历时长，没有雄厚的财力支持，仅靠我国国内为数不多的中医药龙头企业，几乎不可能承担起这样重大的任务。政府可采用配额补贴的方式，鼓励医药企业和研发机构进行中医药的研发工作。同时，要建立相应的制度，对研发投入资金的使用状况进行监督。对研发出的疗效好、价格低廉的中成药，一方面可以将其列入医保用药范围，推广使用；另一方面，由于这类药品的利润空间较小，可对生产企业按一定比例进行补贴，以鼓励其加大生产规模。

2.行业发展策略。

中医药产业经济的发展要从战略的高度予以重视，瞄准市场需求趋势和热点，以“市场主导、政府引导、按需发展、多方参与”为原则，大力发展中医药产业，积极推动中医药医疗、保健、教育、科研、产业、文化“六位一体”全面发展。

（1） 细分目标市场的发展策略。

从全球看，传统医学是世界上许多国家，尤其是非洲、亚洲国家初级卫生保健体系的重要组成部分。对数以百万计生活在发展中国家农村的人来说，这甚至是当地能获得的唯一的卫生服务资源。而在发达富裕的国家，传统疗法作为现代医学的补充和替代，正日益受到欢迎，其受众多是高收入和高学历人群，已成为一种高消费产业。[2]

参照我国不同地区的经济发展水平，中医药发展也可根据区域的不同提供不同的服务：

在社区与基层，尤其是经济发展水平低下的农村地区，其狭小的市场难以负担高度依赖分工的现代医学和医生服务体系，需要中医药充分发挥“安、验、便、廉”的优势，承担起国家初级卫生保健体系建设的重要任务。

在城市，选择纯粹中医医院就诊的人群多是高学历、高收入人群，他们不仅仅需要采用中医药疗法治疗疾病，更多的是希望能采用传统中医药调理身体，在养生保健方面有比较大的需求。针对这一部分人群，可以采用传统中医疗法为其提供预防、养生、保健、康复等方面的高端服务，探索出一条适宜于中医药发展的高端路线。

（2） 分疾病发展的策略。

经过数千年发展，中医药学在养生、保健、康复及疾病预防等方面积累了丰富的经验，取得了良好的疗效。在现代科学技术的辅助下，中医药在老年医学方面取得令人瞩目的成果，得到国际老年医学界认可。世界范围内人口老龄化加剧也为中医药提供了巨大的发展空间。根据联合国人口司发布的数据，截止2006年，世界60岁以上的老年人口达到6.88亿，预计2050年这一数字将达到20亿，同时也将第一次超过全世界儿童（0—14岁）的人口数。目前，每9个人中就有一个60岁以上的老年人。[3]人口老龄化将会成为社会关注的焦点。另外，全球70%的亚健康人口更是一个巨大的待开发的市场。

因此，可发挥中医药在预防保健、防治亚健康以及慢性疾病、老年病、传染疾病等方面的特色优势，加大研发力度，从中医、中药两方面牢固占领这些病患群体构成的庞大市场。

（3）多管齐下，苦练内功，保障中医药疗效的提高。

中医医疗服务质量的提高需要整个中医药行业共同努力。在中药材的选购上，应严格规范进货渠道，在购进药品时，应加强中药材混淆品种的鉴别，注重中药材添加杂质增重的检查，切实做好药品的入库验收、在库养护工作，确保药品质量安全。在中成药的研发上，应鼓励研发疗效好、成本低廉的药物。中医院校的教育应突出中医特色，使学生掌握扎实的中医理论，并做好临床见习、实习工作。只有中医药行业密切配合，才能保障中医药疗效的整体提高。

（4） 充分发挥中医药行业的作用。

要充分发挥中医药行业中各种协会、团体的作用，建立起行业的标准，提升行业的门槛、形象与品牌；改变在一些标准制定上受国外西医药支配的

[2] 世卫总干事陈冯富珍2008年11月7日在世卫组织传统医学大会上的发言

[3] 胡杨翻译，世界人口老龄化现状，中华人民共和国文化部网站：http://www.ccnt.gov.cn/sjzz/ltxgbj/gzlt/200906/t20090630_71505.html

被动局面。加强行业自律，促进行业健康持续发展；加强行业数据整理分析、信息交流、咨询服务与技术合作等工作，为政府决策提供参考；加强行业内的沟通与交流，并主动学习、借鉴其他行业的先进理念和实践经验，树立起行业蓬勃向上、团结和谐、开拓进取的精神风貌，发挥行业管理的整体功能。

3.高度重视市场机制。

新医改为中医药的发展提供了重大的发展机遇，随着医疗卫生体制以及机制的改进，中医药市场也会不断扩大。在中医药发展过程中，除了要重视政府、行业的作用，还需要特别重视市场的作用。要充分发挥市场竞争、淘汰、选择的作用，激发中医药发展活力。在提高中药材药农的积极性上，应该鼓励大的中药材企业采取公司与农户的方式实现纵向一体化，增强药农对市场风险的抵御能力，对药农进行技术指导和培训，提升中药材药品质量。在中药制造方面，鼓励发展大的中医药企业，打破地方保护主义，鼓励形成全国大的中医药企业，对药品进行精加工，并着力研发高质量的中成药。在医疗服务领域应该鼓励更多的民营中医医院进入市场，从单一的公立中医医院发展模式转变为政府主导、有机引人市场机制、多种所有制形式并存的发展模式，为人民群众提供多层次、多形式、多功能的中医药服务。在公立医院中也应该引入竞争和激励的机制，在保障医院公益性的同时，有效激励医院为人民群众提供更多更高质量的医疗服务。

（三）加快政策示范区建设。

全国中医药的发展很不平衡，各地发展中医药的基础、条件和机遇也有很大差异。因此在政策制定上不能采取一刀切的办法，而应该鼓励各地进行大胆探索，积极尝试各种办法。当前，中医药的健康发展既要处理好政府、行业与市场的关系，还要处理好中医药与西医药的关系。中医药发展该何去何从？政府可以针对不同的情况建设政策示范区，来探寻中医药发展的合适路径。一种方法是将中医、西医彻底分开，中医医院只采用传统中医药方法进行诊治；另一种方法是中医医院在诊断上可利用现代医学的物理、化学诊断设备，在治疗上只能采用传统的中医药；第三，不采用任何的行政干预，将中医医院放入竞争性的市场当中去，由市场选择来决定它的生存或淘汰。政策示范区的建设可充分利用市场机制，进行积极稳妥的试点，将不同类型的中医医院放入竞争性的市场，查看其能否满足社会需要并较好的生存下来。在医院的选取和试点效果的可推广性上要做谨慎、科学的考虑。倡导各种形式共同发展、共同振兴中医药。

中医药是我国极具战略意义的重要产业，具有天然的优势、悠久的传统和巨大的发展潜力。在过去 100 多年，中医药的发展相对较为缓慢，难以满足人民群众的迫切需要。在当今时代，国际社会对健康、对天然药物的关注使中医药的价值越发显示出来，党和政府也高度重视中医药的发展问题，中医药行业必须采取有效措施，与时俱进，切实推动中医药学科体系在当代获得重大发展，切实改革中医药人才培养模式，培养大批优秀的中医药人才，这是振兴中医药发展的根本和基础。同时也必须改革影响中医药振兴的体制、机制，处理好政府、行业与市场的关系，加快政策示范区建设，发挥中医药的特色优势和独特的竞争力，为我国医疗卫生事业的发展做出新的更大的贡献。

红外热成像技术在治未病中心的应用

罗云　付中原

（中和亚健康服务中心、全国亚健康红外测评协作网，北京 100027）

【摘　要】在发生器质性病变之前和病人意识到自己患病之前，病灶区就已经出现了温度的变化，而且变化的形状和范围大小可以反映病变的性质和严重程度。红外技术可将±0.05℃变化内的人体体温变化清晰的用彩色图像表示出来，使得我们对人体细胞组织温度的精确量化成为可能，这样我们能更直观地的了解人体健康与疾病所处的状态，结合中医药及现代医学可以更好的识别人体的中医症候、亚健康型态、体质类型，并可以对重大疾病进行早期筛查与预警，提供更有针对性的干预调理方案，可以在治未病中心得到广泛的应用。

【关键词】红外；治未病；应用

红外热成像技术最早应用于军事领域，后逐渐扩展到医学领域，其检测结果全面系统、利于疾病的早期发现、检测绿色无创[1]。上个世纪 50 年代美国外科医生 LANSON 首次应用该技术成功诊断乳腺癌，自此红外热成像技术及设备受到广泛关注。目前的红外探测技术可将人体的热辐射信息转换成人眼能观察到的红外热图像，一目了然人体各部位的温度高低和分布，在治未病与疾病的管理中发挥了日益重要的作用。

亚健康状态是疾病发生前的一个可逆转的时期，是预防疾病发生的重要时机。红外检测可以在人体还没有出现明显的疾病症状和体征之前，检测出有可能发生的疾病，给予针对性的干预，就可以避免疾病的发生，且可以节省更多的医疗卫生资源。

下面从以下几个方面来介绍红外热成像技术在治未病中心中的应用：

一、在中医症候、体质及亚健康型态辨识中的应用

中医的核心思想是整体观和辩证观，注重的是功能，以阴阳来表述；红外热成像技术收集的是全身的代谢热信息，强调的也是整体，反映的也是功能，表现的是凉热，所以红外热成像技术与中医理论具有高度的吻合性，在中医学的指导下，应用红外技术可以让我们更客观的认识人体，收集更多的信息，拓展中医望诊，促进中医客观化、可视化及中医治未病的发展。

结合中医五脏五行、八纲辨证、脏腑辨证、三焦辨证、卫气营血辨证、经络穴位辨证，注意局部热象的位置、形态、结构、温度、深度、走向的变化，关注对称热象、热序列及其变化在中医红外测评中具有重要的意义，利于我们全面的了解机体的功能状况；辨识机体的症候及体质类型；更有针对性的确定干预调理方案；判断机体状态的发展与转归。

通过近 5 年来各中医院及体检中心 1080 例肺脾气虚证人群的红外热图总结可以发现其共同的特点为：体型虚胖、唇温低、肺中下部、鼻尖、中焦及四肢末端凉区、桡动脉热辐射低于掌心（如下图 1），可以看出肺脾二脏所对应的部位及经络循行部位会出现相应的热象变化，与中医理论相符合；而对 1200 例阴虚质人群红外热图总结可以发现其共同的特点为：形体消瘦，全身热象，以手心、大关节、眼部、腰椎为明显（如下图 2），与阴虚相应脏腑对应的部位的热象改变及“阴虚发热”理论的全身热象改变等有着惊人的一致性。

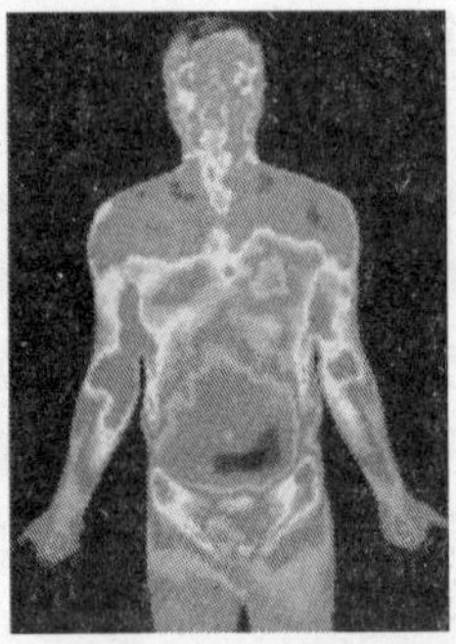

（图 1） 肺脾气虚证

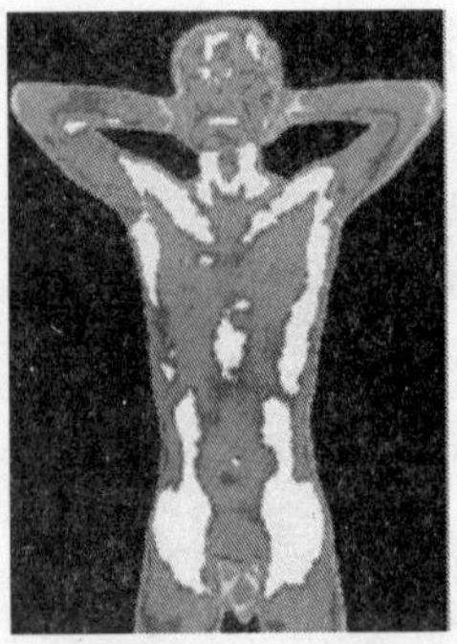

（图 2） 阴虚证

此外，根据红外热图可以对人体六种亚健康型态[2]（活动-休息型态亚健康、营养-代谢型态亚健康、排泄型态亚健康、感知型态亚健康、性-生殖型态亚健康、认知-应对-关系型态亚健康）进行良好的辨识。

可以看出，将红外技术和中西医知识完美的结合，必将大大的扩大我们对人体健康及疾病认识的信息量，更完美的认识人体的健康与疾病状态，推动中医治未病的发展，以更好的维护人类健康。

二、在疾病早期筛查、预警中的作用

红外测评在肿瘤的早期筛查及重大疾病的预警筛查中起着日益重大的作用，北京肿瘤医院对近 3 万人进行乳腺筛查，发现红外检测具有明显的优势：绿色、无创、无损伤，且可以较钼靶、CT 提前 6-12 个月发现乳腺癌患者[3]，具有明显的早期发现价值，利于早期干预。

乳腺疾病	红外热图特点
乳腺增生	可见出大血管影，但连续性好，局部高温，但较均匀，亦有斑点状孤立高温片，多为双侧
乳腺内血肿	高温区孤立存在，边缘整齐，周围无血管影，多有外伤病史
急性乳腺炎	网状高温区覆盖整个乳房，高温区粗细不均，网内可见一个或多个融合性高温区，但整个网状高温区的边缘规则、整齐，多为一侧
慢性乳腺感染	乳房内多个高温区并存，范围内形成大片状次热区，高温可出现向腋下、颈部扩散，多为一侧也可见于二侧
乳腺脓肿	脓肿部位有一个高温区，周围有一个高温环，环内呈低温，血管可以呈粗大、中断、但未引流，多为一侧
乳腺癌	高温区多孤立，可见1至多个突角状血管影子相连，血管粗大淆乱有中断，有的向对侧胸部或腋下引流，引流线上亦可出现高温点

红外技术在乳腺疾病中的应用

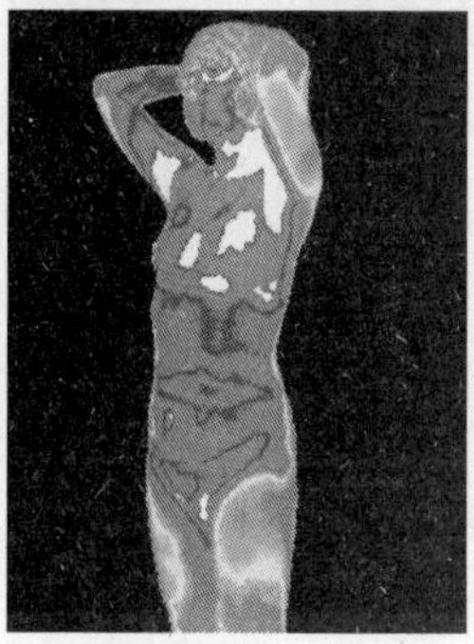

乳腺癌

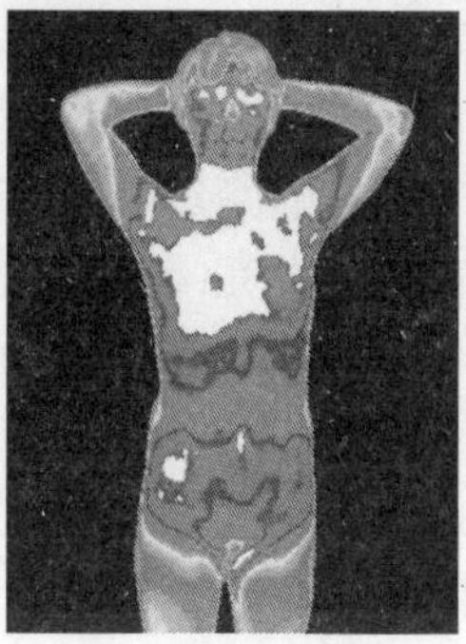

乳腺炎症

近5年来各中医院多次发现有糖尿病、高血压病史的人群红外检测可以提前 0.5-1 个月预知其中风及糖尿病并发症发生的倾向，准确性达85%。可以看出红外技术在重大疾病提前发现中的意义，且可以提前干预，防止病情的进展，减少并发症。

红外技术在甲状腺疾病中的应用

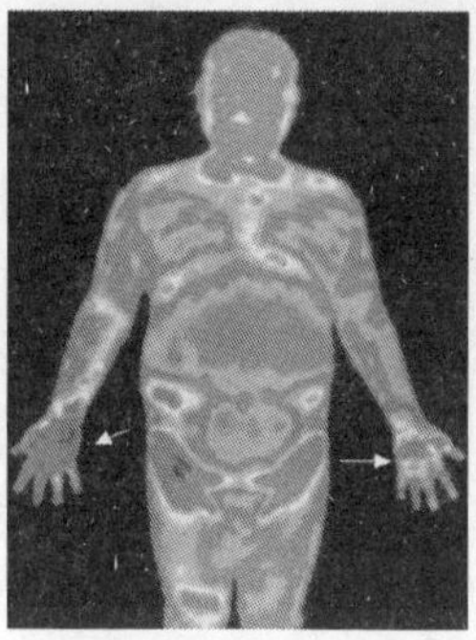

脑梗死

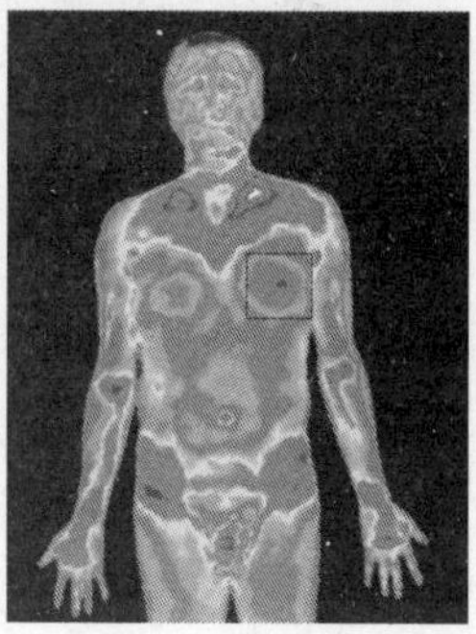

心肌缺血

此外红外检测在甲状腺疾病、血管性疾病、腹腔疾病、妇科疾病、颈肩腰腿痛疼、五官疾病、植物神经功能紊乱、肝病、头痛、高血压、脊柱疾病等[4-6]的指导上有着重要的意义。

甲状腺疾病	红外热图特点	T3、T4
甲状腺癌	高温结节	无特殊性
高功能腺瘤	高温结节	T3、T4 增高
甲亢	均匀性高温区	T3、T4 增高
单纯性甲状腺肿	均匀性低温区	无特殊性
甲状腺腺瘤	低温结节	无特殊性
结节性甲状腺肿	温度不均	无特殊性
急性甲状腺炎	均匀性高温逐渐变成均匀性低温	甲状腺抗体增高
亚急性甲状腺炎	均匀性高温一个月后逐渐变成均匀性低温	甲状腺抗体增高

三、对干预调理前、后的评价

干预调理的疗效是我们一直关注的问题，有人研究发现用热性药物治疗脾胃虚寒患者前后，其红外热图具有明显的变化，上腕、中脘、脾腧等穴位的温度明显上升，利于我们更直观的了解药物的作用及发挥作用的部位，对药物的药性、归经等理论的研究具有重大的意义，亦可以大步推进中医现代化发展。

人体症候、体质的变化方面，我们可以将干预前后的红外热图及症状的变化综合考虑来判断人体的机能变化及干预措施的有效性，并更有针对性的指导对干预措施的调整。

四、指导干预调理

红外测评指导干预调理是指通过红外测评，在中西医的整体辨识下，对受检者的健康状况作出整体的评估、全面了解其疾病易发倾向、亚健康型态、中医证候及体质类型等，而后通过选用相应的调理干预方案（如膏方调理、扶阳调理、经络调理、体质调理、芳香调理、音乐调理、药膳调理、药浴调理、整脊调理、推拿调理、针灸调理等）来达到疏通经络、调和气血、平衡阴阳，调整脏腑功能，改善人体亚健康状态，达到治未病的目的。通过近几年的临床实践与总结红外检测技术在中医症候、亚健康型态、体质类型的辨识，重大疾病的早期筛查与预警，指导提供针对性的干预调理方案等方面具有重大的指导意义。

总之，红外技术不仅拓展了中医望诊的视野，而且可以使我们的诊断信息可视化、客观化，结合现代解剖学、体表温度变化规律、物理学等学科知识可以让我们更全面的了解人体的功能代谢变化，提早发现机体的异常及异常倾向，让医者有“视而知之”的自豪，从而更好的管理人类的健康，实现“治未病”的伟大思想，节省医疗卫生资源。

参考文献：

[1]李继华.红外热像技术临床应用图析[M].人民卫生出版社，北京，78-89.

[2]孙涛，樊新荣.亚健康型态分类研究的探索[J].医学综述，2010，16（23）：3641-3643.

[3]阮迎新.红外热像技术在乳腺疾病普查中的应用研究[J].中国社区医师，2010，29（12）：168.

[4]吴世明.红外热像技术在肿瘤诊断中的应用[J].中国肿瘤与临床杂志，2006，12（8）：112-115.

[5]张世亮.红外成像技术对不同证型高血压患者面部温度的研究[J].山东中医药大学学报，2000，24（5）：359-360.

[6]李自立.红外热像对脊柱疼痛性疾病的诊断应用[J].激光与红外，2008，38（2）：137-140.

体质基因检测在“治未病”中应用与展望

朱夜明　罗云　孙思聪

（中华中医药学会亚健康分会，北京 100027）

【摘　要】中医的核心思想就是“治未病”，预防疾病的发生，这与近年来发展的体质基因检测的预防观念有异曲同工之妙。体质基因检测从宏观和微观两个不同层面提升了疾病预防，使二级预防到一级预防成为可能，给人们的健康带来福音的同时，也为中医药现代化研究提供了新的研究思路与方法。

【关键词】亚健康；体质基因检测；治未病；展望

“治未病”理论始于《黄帝内经·素问四气调神大论》曰：“是故圣人不治已病，治未病；不治已乱，治未乱，此之谓也”。这是一种预防观的表现，《周易·象传》记载：“君子以思患而豫（预）防之”，朱丹溪《格致余论》“与其救疗于有疾之后，不若摄养于无疾之先”。任何疾病的发生都经历了从“未病”到“已病”过程，只有在“未病”阶段发现它、识别它，甚至诊断出它，阻断其向疾病的方向发展，才能真正预防疾病的发生，维护人们的健康。而现在的医学的诊断技术从总体上来说基本上还是处于诊断“已病”的阶段，只有基因检测技术，能够预测未来可能发生某种疾病，并可以采取一些预防措施，使“治未病”向“知未病”发展成为可能。

一、“治未病”有助于降低医疗卫生负担

当前，我们借助科技的发展，可以很好的控制感染，预防传染病，提高手术的治疗效果，但医疗的进步无法遏制新生疾病不断诞生的势头，医源性疾病逐渐增多，如非典、禽流感、艾滋病等等。如何预防疾病的发生，使老百姓不生病、少生病、延缓生病，保持健康的身体，降低医疗负担，成为摆在世界各国人民及政府面前的一道难题[1]。

2012年4月20日，卫生部发布的《2011年我国卫生事业发展统计公报》显示：2010年全国卫生总费用达19980.4亿元，其中：政府卫生支出5732.5亿元（占28.7%），社会卫生支出7196.6亿元（占36.0%），个人卫生支出7051.3亿元（占35.3%），人均卫生费用1490.1元，卫生总费用占 GDP 百分比为4.98%。2011年全国卫生总费用预计达22496亿元，人均卫生费用1643.2元，继续保持上涨的势态。

以全世界经济最发达、科技最先进、人均卫生投入最高的美国为例，1950－1976 年，人均医疗费用（以不变价美元计）上涨了 302.6%，而平均寿命无明显提高；1980－1990 年，医疗费用从占 GDP 的 1.2%上升至 11.5%。针对这一危机，美国政府曾实行了一系列改革；但 1992－2002 年美国医疗费用还是翻了一番，2006 年美国医疗费用已占 GDP16.8%；按这一趋势，到 2028 年美国的医保体系将无钱可用！而要解决这场危机，必须把医学发展的战略方向从“以治愈疾病为目的的高技术追求”，转向“预防疾病和损伤，维持和促进健康”，只有以预防疾病，促进健康为首要目的的医学，才是供得起，可持续的医学[2]。

为此，国家十部委联合制订的《医学科技发展“十二五”规划》中明确提出，从“治已病”为主前移到“治未病”和养生保健，从“被动医学”转向“主动健康”，落实“预防为主”的战略方针，实现由“治已病”向“治未病”的转变。随着政府和人民对“治未病”的日益重视，大家千百年延袭下来的“有病求医，患病治疗”的观念已经转变，从既往的“已病图治”转变为“养生保健，未病先防”。同时当前许多中医院建立了“治未病中心”，这就是对其前景展望的最好诠释。这样不仅可以更好的维护人们的健康、免受疾病的折磨，而且还可以节约大量的卫生资源。

二、体质基因检测

自 20 世纪 70 年代中医体质学说确立以来，随着不断的研究发展，大家对不同人体具有不同体质类型的观点已基本达成共识[3]。中医体质是由先天遗传和后天获得所形成的，人类个体在形态结构和功能活动方面所固有的、相对稳定的特性，与心理性格具有相关性。个体体质的不同，表现为在生理状态下对外界刺激的反应和适应上的某些差异性，以及发病过程中对某些致病因子的易感性和疾病发展的倾向性。所以，对体质的研究有助于分析疾病的发生和演变，为诊断和治疗疾病提供依据。较有代表性的是王琦的 9 分法（平和质，气虚质、气郁质、血瘀质、痰湿质、阴虚质、阳虚质、湿热质、特禀质）。王琦、冯娜等的研究发现丛状蛋白 A2 基因，notch 前蛋白原基因，核纤层蛋白 A 基因，T 细胞受体 D 链基因，神经细胞 PAS 域蛋白 3 基因，S-相位激酶相关蛋白 2 基因在气郁质人群中存高表达，从而得出气郁质可能与某些基因有关的初步结论[4]。骆斌对肥胖人痰湿体质和非痰湿体质及正常人进行的与 HLA 关系的研究，结果发现痰湿体质与 HLA-B40 基因有关，提示肥胖人痰湿体质有一定的遗传学基础[5]。

基因是 DNA 分子上携带有遗传信息的功能片断，是生物传递遗传信息的载体。近年来，随着分子生物学的快速发展，基因组学研究已经从结构学走向功能学，尤其是 2000 年 6 月 22 日，人类基因组计划蓝图绘制完毕以来，基因研究就成为了科学家们研究的一个热点课题，人们试图从基因学层面来解读生命的奥秘，防治疾病，提高人们的健康水平，并取得了一定的成果，其中疾病易患性基因检测技术已被应用于疾病的预警检测。

根据目前的功能性基因研究进展，在疾病易患性基因群中，有一部分属于可调可控的功能性基因。不同体质易发疾病的研究，揭示出了疾病发生发展的内在规律，而体质可调性观点的证实，说明

体质的稳定性是相对的，具有可变性，这为从改善体质入手，恢复患病个体的体质病理状态提供了可能性，同时也是使用中医药改善体质的基础[6]。将疾病易患性基因检测技术和中医体质宏观辨识方法相结合，探索亚健康人群易发疾病体质基因检测分析方法通过临床验证是可行的。

三、体质基因检测的应用

随着体质基因检测的不断发展，国内一些科研机构和医院逐步开始开展这项业务，比如华因康和（北京）基因应用科技有限责任公司、开封市中医院就已经开展这样的检测服务，并根据体质基因检测结果，采取一些预防措施，从而降低某种易发疾病的发病率。如开封市中医院体检中心曾用基因检测一家三代人，母亲60岁，儿子33岁，孙女6岁，基因检测均有患2型糖尿病，高血压并左室肥厚的风险（2型糖尿病，风险+，患病概率是普通人的5-9倍;高血压并左室肥厚，风险+，患病概率是普通人的2-4.5倍）。而母亲已经患2型糖尿病2年，冠心病2年，高血压5年，追述家族史上，母亲的母亲，也患有2型糖尿病。这说明如果儿子和孙女生活因素控制不当，中年以后比较容易患上述疾病，需要关注，应当进行相应的预防保健和身体检查。

在体检过程中同时做了中医体质辨识和亚健康测评，母亲中医体质辨识属阴虚质，儿子中医体质辨识属正常质，儿子亚健康测评为心理亚健康，症候分型为心脾两虚型。体检中心为该母子进行了中医药特色疗法干预（像药膳调理，针灸按摩，推拿按摩，中药调理等），为其开出了个体化的治疗方案及措施，疗效显著。这里就蕴含着儿子的未病先防（预防糖尿病和高血压） 及母亲的既病防变（防止糖尿病和高血压并发症）[7]。通过中西结合，把基因检测技术应用到中医治未病上来，通过客观的检测结果反应疾病的发展趋势，使“知未病”成为可能。

四、体质基因检展望

体质基因检测的发展可以说是中医现代化发展的一个新的里程碑，虽说当前还有很多未知领域需要不断的研究，但其为中医药的现代化研究提供了一种新的思路。两者从宏观和微观上推动着预防医学的发展，使“上工不治已病治未病”成为现实。诚如陈竺部长在在首届“治未病”高峰论坛暨“治未病”健康工程启动仪式上指出的：“用现代生物学手段，用中医原始和质朴的、讲究整体、注重变化为特色的治未病和辨证施治理念来研究亚健康以及慢性复杂性疾病，是东西方两种认知力量的汇聚，是现代医学向更高境界提升和发展的一种必然性趋势”。

未来体质基因的发展可以从以下几个方面加大研究： 一是寻找同一体质的相同基因表达和不同体质的不同基因表达，进行差异性定性分析; 二是采用统计学原理，对定量的基因表达进行量化分析; 三是在基因群中确立相关基因表达的百分比。从而研制处中医体质基因分析软件和基于疾病发生的亚健康人群中医体质基因芯片，使体质基因检测更加科学化、系统化、准确化，为人类的健康事业做出巨大的贡献。

参考文献：

[1]孙涛.中国亚健康发展现状与趋势[J].“首届加拿大中医药文化节”暨“第四届国际中医药与亚健康学术大会暨2012年世界中医药学会联合会亚健康专业委员会年会”论文集，2012.

[2]陈凯先.医学目的调整与健康保障服务模式创新[J]。第二届中医“治未病”高峰论坛论论文集，2009，

[3]王琦.中医体质学说的研究现状与展望[J].中国中医基础医学杂志，2002，8（2）：16-18.

[4]冯娜、贺娟、王琦.气郁体质相关差异基因研究[J].中国中西医结合杂志，2011，1（31）：48-51.

[5]王琦.王琦医学论文集[C].北京.中国大百科全书出版社，1994.

[6]王睿林.人类基因组学及基因芯片技术与中医体质学[J].中医药学刊，2004，9（9）：1613.

[7]罗云.中医治未病与体质基因检测[J].第六届国学国医论坛论文集，2012.6

中药草本肚兜对少儿脾胃的调理研究

孙德仁
（山西运城中医小儿推拿学校，山西运城 044000）

肚兜，在中国有着悠久的历史，可以说是中国养生文化的一个部分。清代著名养生家、文学家曹庭栋在其著作的《养生随笔》中指出：“腹为五脏之总，故腹本喜暖，老人下元虚弱，更宜加意暖之。办兜肚，将蕲艾捶软铺匀，蒙以丝绵，细针密行，勿令散乱成块，夜卧必需，居常亦不可轻脱。又有以姜桂及麝诸药装入，可治腹作冷痛”。他还特别强调：“腹不嫌过暖也”。尽管曹氏所指为老人而言，然针对少儿，其理一也。

盖肚兜者，除具保暖作用外，据人体体质之不同，以辨证施治为原则，加入相应之药物，长期使用，则能够有效地调节脏腑功能，平衡气血阴阳，疏通经络，增强体质，故尤其适合于少儿和老年人使用。何也？少儿者，稚阴稚阳也；老人者，脏腑虚衰也。

清代医家罗越峰的医方著作《疑难急症简方》中录用了《医级·杂病》治疗鼓胀的肚兜药方：“制硫黄（用莱菔子、豆腐、甘草、黑大豆等）、　巴豆霜、轻粉（各一两），研末，用布作肚兜一个，先以绵衬之，放药于上摊匀，再用绵盖，用针密行之，系腹上，则气自通，宜戒咸味”（《疑难急症简方·卷二·鼓胀》）。

清代医家冯兆张（楚瞻）在其所著的《冯氏锦囊秘录》中有这样的描述：将数药“研细拌匀，铺于绵上，阔二寸半，长三尺余，再用红布包而缝之。外包以绵绸或湖绉。长四五尺，线行为带，可系于腰，名暖脐带，或作肚兜式，系之亦可，故一名暖脐兜。治阳虚体弱，食少便溏，气滞血寒，结成症痞，男妇内疝，腹痛腰疼，诸证极效。但止宜系于冬令，春时即当解下，略焙藏锡器中，勿泄气，则一剂可用二三年。男子阴虚火盛，女子血虚内热者勿用”（《冯氏锦囊秘录·痘疹全集卷二十七·起胀三朝顺逆险·险症当治》）。

清代著名医家王士雄（孟英）在其所著《鸡鸣录·虚劳第四》中也记录了冯兆张的肚兜药方。

清代医家邹存淦在其编著的《外治寿世方》中就有治疗小肠气的肚兜药方：“川楝子、吴茱萸、小茴香共研末。用飞面（一合）和药盛注于红色绸肚兜内。束小腹上。药末易于垂下。须细针密线横切为妙”（《外治寿世方·卷三·前阴·小肠气》）。

我国最早的外治专著《理瀹骈文》是清代医家吴尚先（师机）的著作，其中也记载了肚兜的神奇功效：“下元之衰，阳虚也，肚兜：治痞积，遗精，白浊，妇人经脉不调，赤白带下，白檀香、羚羊角各一两，沉香、零陵香、白芷、马兜铃、木鳖仁、甘松、升麻、血结、丁皮各五钱，加麝香，和艾绒作兜肚着。又方，大附子、大茴香、小茴香、公丁香、母丁香、木香、升麻、五味、甘遂、沉香、麝香、揉艾，缝兜肚缚丹田”（《理瀹骈文·续增略言》）。

明代著名医药学家李时珍对肚兜尤多夸赞：“老人丹田气弱，脐腹畏冷者，以熟艾入布袋兜其脐腹，妙不可言”（《本草纲目·草部第十五卷·草之四·艾》）。虽指老人而言，但人人皆可用之，必益处多多而无一害，尤其妙不可言。

那么，肚兜为什么有如此神奇之功效呢？

顾名思义，肚，腹部；兜，有围护、护卫之意。肚兜者，护肚护腹之物也。肚兜对腹部的保护作用，一目了然。

众所周知，腹部位处中、下焦，包罗了心肺之外的所有脏腑。特别是后天之本的脾胃，位居其中。而全身 361 个穴位中，腹部穴位有 40 多个，而唯一看得见、摸得着的任脉要穴——神阙穴亦在腹部。由此可见，少儿之养生保健，护腹为首。护腹之要，又以神阙穴为先。

清代医家王三尊指出：“先饮食先入于胃，俟脾胃运化，其精微上输于肺，肺气传布各所当入之脏，浊气下入大小肠，是脾胃为分金炉也。若脾胃有病，或虚或实，一切饮食药饵，皆不运化，安望精微输肺而布各脏耶？是知治病当以脾胃为先，若脾胃他脏兼而有病，舍脾胃而治他脏，无益也。又一切虚症，不问在气在血，在何脏腑，而只专补脾胃，脾胃一强，则饮食自倍，精血日旺，阳生而阴亦长矣。试看“精氣”二字，皆从于米。噫，微矣哉！是知脾胃实，诸病皆实，脾胃虚，诸病皆虚，此医家之大关也”（《医权初编·卷上·论治病当以脾胃为先第三十一》）。

脾胃为后天之本，气血生化之源。少儿生长发育所需要的一切营养物质，皆由脾胃化生。少儿之生理特点表现为生机蓬勃，发育迅速，有如旭日东升，草木方萌，蒸蒸日上，欣欣向荣，其阳充阴长，对水谷精气的需求量大，所需营养物质较多，故少儿脾胃运化水谷，吸收精微物质的负荷相对较大，故脾胃能否正常运化就成为少儿能否健康成长的关键。然而，少儿脏腑娇嫩，形气未充，脾胃薄弱，加之饮食不知自节，容易为饮食及外邪所伤，脾气伤则清不升，胃不和则浊不降，故常常表现出脾胃方面的问题。民国时期的医家涂蔚生就非常明确的指出：“小儿脏腑和平，脾胃壮实，则荣卫宣畅，津液流通，纵使多食生浆，不能为病。惟脾胃不胜，乳哺不调，三焦不运，水饮停滞，冷气抟之，结聚而成癖也”（《推拿抉微·第四集·治疗法·癖积》）。明代著名儿科大家万全（密斋）更是强调：“胃者主纳受，脾者主运化。脾胃壮实，四肢安宁。脾胃虚弱，百病蜂起。故调理脾胃者，医中之王道也”（《幼科发挥·卷之一·原病论》）。

有关腹部的养护，清代医家冯兆张物特别强调：幼儿“又不可日置地间，令肚着地，以致脾宫受寒，腹痛泄泻”，“故儿最要背暖肚者，脾胃处也。胃为水谷之海，脾为健运之司，冷则物不腐化，多致肠鸣腹痛，呕吐泄泻，故儿更要肚暖”（《冯氏锦囊秘录·杂症大小合参卷三·护持调治诸法（儿科）》）。

明朝医家王大伦说的更加直白：“俗云：肚无热肚，肚者胃也。胃为水谷之海，若冷则物不腐化，肠鸣腹痛，呕吐、泄泻等疾生焉。经云：胃热则消谷善饥，所以能饮食也。故曰肚宜暖”（《婴童类萃·上卷·调理五法》）。

中药草本健脾胃肚兜就是根据上述少儿的生理病理特点来对孩子进行养生保健调理。通过强健脾胃，增强脾胃功能，增强食欲，调理气血，使孩子脾运健旺，气血充足，体质健壮，提高少儿身体素质，增强抵御疾病的能力，促进少儿生长发育。正所谓“脾胃通则四肢百骸通，脾胃强则五脏六腑强”。

那么，中药草本肚兜是通过什么原理来保健少儿的脾胃功能并对少儿脾胃不和进行调理呢？

让我们从腹部的穴位说起。

腹部是连接身体上下的枢纽，“背为阳，腹为阴”，腹部为阴，最怕受凉，阳气偏少就容易受寒邪的侵袭。腹部分布着任脉、足少阴肾经、足太阴脾经、足阳明胃经、足厥阴肝经等经络。人身上很多重要的穴位都在腹部，以脐为中心有穴位 40 多个。如神阙、气海、关元、上脘、中脘、下脘、天枢等。脾胃者，后天之本；肾者，先天之本；乙癸同源，壮水之原，木赖以荣，共养一身之精血。“况脐之上下左右，乃肠胃盘曲会聚之所。经所以言五脏之动气，发于脐之上下左右也”（《普济方·卷一·方脉总论·五常大论》）。这其中，神阙穴是核心，故以其尤为重要。

神阙穴是胎儿出生前从母体获取营养的通道，并以之维持胎儿的生命活动，可见，人体先天的禀赋与神阙穴关系密切。它内联十二经脉、五脏六腑、四肢百骸、五宫、皮肉筋，因而历来被医家视为养生治病要穴，但也是最怕着凉的地方。肚脐皮薄凹陷，无皮下脂肪组织和肌肉，血管丰富。皮肤直接与筋膜、腹膜相连，因屏障功能较差，在人体又属相对虚弱之地，很容易受寒邪侵袭。并且，腑脏之在中也，肝肾脾胃肠，尽在腹部。故内则饮食，外则寒邪，所伤人体，脾胃首当其冲，而先天之本，亦或受害。土者，后天之本也，土衰则阳精败而下陷，脾胃即损，“则精神气血由此而日亏，脏腑脉络由此而日损，肌肉形体由此而日削，所谓调理一失，百病生焉。故知脾胃不可不端详矣”（《外科正宗·卷之一·痈疽门·痈疽治法总论第二》）。

清代医家程鹏程（南谷）在描述肚兜的保健

作用时说："夏月衣服单薄，宜系绵布兜肚，日夜皆不可离。夜间睡著，恐被去体，有兜肚，则无腹痛泻痢诸症"（《急救广生集·卷十·防病预诀·纪时调摄》）。程氏所言，乃指夏月。试想，夏日炎炎，热势非凡，尚且如此，更何况其它时节，尤其寒冬之季？护腹之重要，由此可见一斑。

腹部穴位之保健治疗方法，前人或用针刺，或用灸法，如隔姜灸，隔盐灸。然少儿毕竟幼小，以针刺之，酸痛难忍；以火灸之，谈何容易？虽有摩腹、揉腹、摩神阙之法，然日久天长，终难坚持。故少儿欲保健脾胃，担此重任者，非肚兜莫属。何故？传统，安全，简便，待久，有效，是其优势也。

中药草本健脾胃肚兜主要是利用中药有效成分，通过透皮吸收作用于腹部的经络、穴位而起到护肚、康复和保健作用。养护腹部，特别是养护肚脐，可鼓舞一身之正气。神阙穴邻近胃、肝胆、胰、肠等器官，通过对腹部，特别是神阙穴的养护，可以治疗腹痛、腹泻、急慢性胃痛、胃下垂、顽固性呃逆、功能性消化不良、结肠炎、脱肛等病变，而这些病变，多与脾胃虚寒、脾气亏虚、中气不足、脾胃湿热、脾胃不和等证密切相关，换言之，是和后天之本的脾胃密切相关。

现代研究认为，穴位及经络都与神经末梢、神经节、神经束有着密切关系。有资料表明，不断刺激腹部穴位和神阙穴会使腹部皮肤上的各种神经末梢进入活动状态，以促进人体的神经、体液调节作用，改善免疫功能，提高抗病能力，从而改善各组织器官的功能活动，尤其是能加速血液循环，改善脏腑组织营养，调整植物神经系统功能失调，从而有防病治病的作用。

婴儿从出生开始佩带中药草本肚兜使用，有增强脾胃消化和吸收功能，散肠胃积滞气，预防疾病，对孩子的生长发育有好处。长期使用能够有效的增强体质，提高人体的抗病能力。

佩带肚兜是一门科学，李时珍称之妙不可言，并编入《本草纲目》。而现代研究证实，中药草本肚兜做为外用制剂，作用于正常的皮肤表面，其药物成分能够通过三个途径被吸收进入机体的体循环。一是透过毛囊、皮脂腺；二是通过汗腺；三是通过角质细胞和细胞间隙。其中以第三种最为重要。

在此，简要介绍康贝中药草本肚兜系列之健脾胃肚兜。

本品为椭圆形保健袋，药芯亦为椭圆形，内容物药粉由人参、白术、胡黄连、苍术、香橼、佛手等 16 味中药组成，气味清香。使用时，打开密封包装袋，将药垫取出放入肚兜内，将肚兜昼夜佩戴在以神阙穴为中心的腹部。当少儿游泳或洗浴时，可将肚兜取下放入原包装袋中保存。游泳或洗浴完成后揩干身体，再将肚兜佩戴上即可。

康贝中药草本肚兜，在药物中加入了吸收促进剂，可以明显改善透皮吸收的质量。特别是神阙穴——肚脐，其下没有皮下脂肪，血管非常丰富，所以药物易于渗透、吸收。由于中药经皮肤、肚脐吸收，避免了口服给药可能发生的肝脏首过效应，药物不受胃酶的干扰破坏，增强了治疗保健效果，减少了副作用；延长了药物作用时间，维持恒定的血药浓度，不存在用药次数问题，尤其是避免了少儿用药时的痛苦和恐惧感，因此是一个独特而理想的养生保健、防病治病途径。康贝中药草本肚兜具有益气健脾，扶正培元，强肾固本，和胃理肠，散结通滞之功能。

康贝中药草本健脾肚兜温凉并用，温养而不燥，凉润而不腻；补攻兼施，扶正而不恋邪，攻邪而不伤正。肚兜长期置于少儿的腹部和神阙穴上，益气健脾，扶正固本，脾胃健则气血旺盛，正气足则邪不可干。此即所谓"土为万物之母"，"脾居五脏之中，寄旺四时之内，五味藏之而滋长，五神因之而彰著，四肢百骸，赖之而运动也"，"脾胃壮实，饮食易消，运化精微，充溢五脏六腑，荣养四肢百骸，何病之有"！

中医药治未病基因表达的作用机理

李建民
（南开大学生命科学学院，天津 300071）

引 言

中草药里大量的生物碱、经络穴位中富集的碱性元素，都涉及到人体酸碱平衡的调理问题。而酸碱平衡紧密地与人体内蛋白质体的存在的形式有关联，进而影响基因表达，这就导致生命现象的一系列表现。所以，恩格斯早已论断：“蛋白质体存在的形式就是生命”

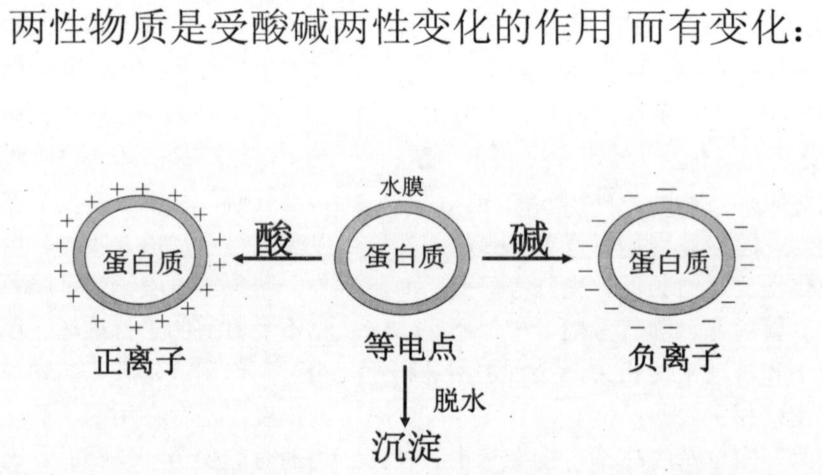

在大量国内外基因表达实验中，深入浅出的悟出：弱碱体质是真核细胞基因表达的佳境。人体要保持酸碱平衡（偏弱碱性），也就是抓住祛病延年的根本。这是著书立说、设计产品的实验依据。因为在弱碱条件下，基因表达所需的酶类活力最强、ATP 供能充足，如此：基因表达合成蛋白质数量就充足。这样：

1、酶原充足，新陈代谢旺盛，避免代谢病发生。

2、蛋白质充足使人体中轴调节发挥良好：免疫力高、抗病能力、生命活力强。因中轴调节中所需的神经——内分泌——免疫中都需充足的蛋白质支撑。

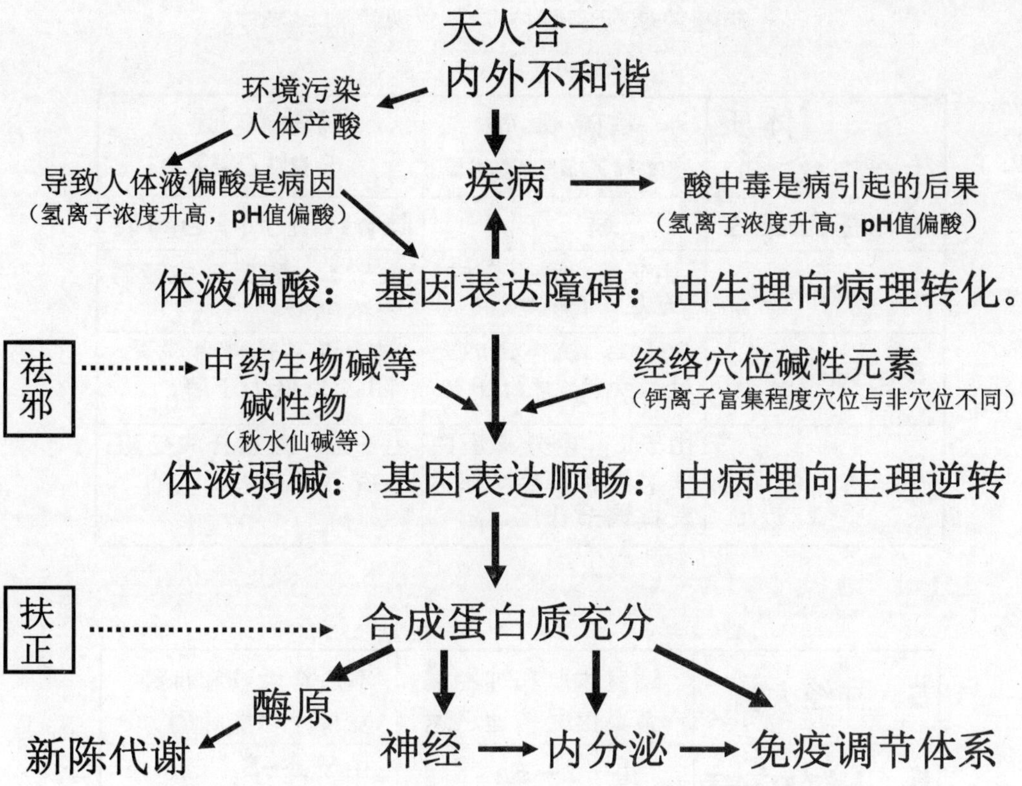

图；中医药祛邪扶正基本原理（2009年李建民教授总结）

中药、针灸就是以本身的碱性去平和引起疾病的酸性，因此而治本；进一步以本身的碱性调理基因表达之最佳境界，而使新陈代谢旺盛、使神经——内分泌——免疫中轴调节高效率。

这是一方面，同时还有主药药效成份（君）去针对症状治疗，达到中药、针灸整体调节和标本兼治的疗效。是其他医药学无法比拟的。所以中医药现代化改变那包草药，提纯后疗效大为降低。忽视了君、臣、佐、使配伍扶持的双重治疗作用；清理体内环境，同时发挥主药的疗效。

著名中医王云翩关门弟子、天津中医药大学附院刘维教授对内科疑难病症治疗得心应手，仅预防关节炎的措施就可见其独到之处：

1、控制饮食结构，避免酸性物质过量摄入。饮食酸碱平衡对于关节炎的治疗及并发症的防治是非常重要的环节。要多吃植物碱性食品，多吃蔬菜，少吃肉类。

2、在户外阳光下运动，多出汗，可帮助体内排除酸性物质。

3、保持科学合理姿势，防止过量饮酒（酸性物质）。

4、保持良好心情，压力过重会导致酸性物质的沉积，影响代谢的正常进行。适当调节心情和自身压力，可以保持弱碱性体质（这都与人体高级神经活动有关）。

弱碱体质和偏酸体质生命现象对比表

（李建民教授总结）

体质 / 生命现象	弱碱体质（pH7.35-7.45）	偏酸体质（< pH7.35）
1、基因表达	适 宜	随pH值下降遇障碍
2、酶浓度	由于1、酶原合成充足，酶浓度高。	由于1、酶原合成障碍，酶浓度低。
3、免疫力	由于1、抗体合成充足，免疫力强。	由于1、抗体合成受阻，免疫力下降
4、内分泌调节	由于1、内分泌蛋白质类激素原合成多，发挥调节作用。	由于1、激素合成受阻，免疫力下降。
5、神经大脑	适宜大脑和神经发育，信号传递迅速。	不适合大脑和神经发育，功能障碍。
6、人体轴心调节（神经-内分泌-免疫）	由于1—5 调节顺畅	由于1—5 调节迟滞或失调
7、智商	高一倍	低一倍
8、体力	ATP水解自由能多	ATP水解自由能少
9、面容	神采亮丽	早衰憔悴
10、酶活力和代谢	酶活力最适，代谢畅通。	酶活力不适，代谢不畅，导致多种代谢病发生。

11、抗癌物质花青素等	活跃，起积极作用	稳定，作用弱
12、维生素、矿物质	可充分发挥应有功效	功效大打折扣
13、药　物	正常构效关系	结构改变、构效失灵
14、淋巴球灭癌细胞	有 效	失 效
15、生命基本单位正常细胞	正常生存	癌 变
16、大肠癌胎源标志物	无	出 现

正常细胞适应偏酸人体而变异成癌细胞，喜生存于偏酸体内，同时此环境下：抗癌物、维生素、矿物质处于稳定无积极作用状态。是癌细胞更加猖狂的生长。

可见：与癌魔斗争的诀窍是首先把人体由偏酸体质解救出来，逆转成人体正常的弱碱体质，使癌和流感病毒没有存在的温床。这与中医的“扶正祛邪”是异曲同工的。是传统中医经典和现代科学成就相结合的有效抗病途径。

参考文献：

[1]palade，G，lntracellular aspects of the process of protein

Syntlesis ——Science 189：347—358.

[2]Davidson，E.H; Regulation of gene expression; possible

Role of　repetitive seguences——Science 204：1052—1059.

[3]Revel，M; et at. Post–-transcriptional and transtational contols of gene expression in eukaryotes——Ann.rev.Biochem.47：1079—1126。

[4]Li jian min（李建民） Expression of the Human Growth Hormone

Gene in lnsect Lells

——DEVEIPOMENTAL & REPRODUCTIVE BIOLOGY VoL.7 NO.1

[5]李建民：弱碱体质健康长寿的基本原——酸碱平衡与健康 2010年7月N.2

[6]李建民：酸是驱动代谢综合征（MS）的原动力。2005年中国名医论坛

[7]李建民：《酸体乃百病之源》2005年科学翻译出版社

[8]李建民：《弱碱体质乃健美之本—基因保健捷径》2008年科学翻译出版社

浅析治未病在老年人慢病健康管理中的应用

张芳
（湖北省中医院，武汉 430061）

【摘 要】基于中医“治未病”理论，从未病先防、既病防变，病愈防复三个方面，浅析“治未病”理论在老年人慢病健康管理中的应用，只有将“治未病”融入慢病管理中，才能有效提高老年人的健康水平和生活质量。

【关键词】治未病；老年人慢病；健康管理

目前，随着工业化、城镇化、人口老龄化和生活方式的变化，慢性非传染性疾病（慢病）已成为影响城乡居民健康的主要因素，慢性非传染性疾病已取代急性传染性疾病，成为老年人健康的“杀手”。因此，加强慢病防治的健康管理，提高慢病患者的生存质量，已成为社会关注的热点和医药卫生工作的重点，而逐渐被人们所熟悉的中医“治未病”理论在慢病健康管理中的应用更为重要。“治未病”强调对于处理疾病关键不在于治疗，而在于治理。慢性疾病的防治重在养病，而非求医治病，应当三分治七分养。因此，“治未病”理论在慢病健康管理中发挥着重要的作用。本文从未病先防、既病防变、病愈防复三个方面，探讨“治未病”理论在慢病健康管理中的应用，具体阐述如下。

1 中医关于“治未病”理论概述

“治未病”一词最早见于《皇帝内经•素问四季调神大论》“圣人不治已病治未病，不治已乱治未乱，此之谓也……”认为医生应重视疾病的预防。后世医家在此基础上进一步发展了“治未病”思想，东汉·张仲景在《金匮要略》中指出“夫治未病者，见肝之病，知肝传脾，当先实脾……”强调了医家应注意疾病的传变。清代叶天士提出“务在先安未受邪之地”则是“既病防变”原则的具体应用。《世补斋医书》云：“病加于小愈，故病后之谨慎当十倍于病前。”强调了医家应重视先兆，加强基础疾病的监管，防治疾病反复发作。

2“治未病”在慢病健康管理中的应用

2.1 未病先防

随着我国老龄化人口比例的不断增大，人们文化程度、保健意识的不断提高，老年人追求健康保健和延年益寿的生活态度也越来越积极，生活质量的标准也越来越高。对老年人的健康管理除了健康体检、医疗保险以及社区医疗外，还要融入中医“治未病”的思想，其中中医养生学充分体现了预防为主的健康管理理念。

中医养生学具有以下三个特点：一是把顺应自然作为养生的重要原则，强调要“顺四时而适寒暑”“春夏养阳，秋冬养阴”，即所谓“天人合一”的思想。二是把精神情志的调摄作为养生的重要措施，指出“恬淡虚无，真气从之，精神内守，病安以来？”三是重视保养正气在养生中的主导作用，认为“正气存内，邪不可干，邪之似凑，其气必虚，”指出各种养生方法都应以保护、强壮正气为基本原则。为此，老年人就要注意调摄精神、饮食起居、顺应自然、体格锻炼、劳逸适度，以及药物预防等方面，讲究个人和公共卫生，防止水、食物、环境等的污染，对六淫疫疠等应避其毒气。

2.2 既病防变

相对低龄人群，老年人心脑血管疾病的患病率比较高，如冠心病、高血压、糖尿病等慢性疾病的患病率明显增高并复杂多样。为此在健康管理工作中，除了了解他们的一般信息外，还要通过望、闻、问、切四诊合参，收集他们的健康信息，进行中医体质辨析，根据辨析结构进行健康指导，把治疗融入日常生活当中，如饮食药膳调养，中医的太极拳、八段锦等特色运动，于饮食、运动中调节阴阳，调理经脉，对于慢性疾病的调养有独特的疗效。除此之外，中医中药还有许多疗法可以寓于日常生活当中，如穴位保健，中药泡脚、音乐疗法等等，让慢性病患者能有效调养治理疾病、简化治疗，节约卫生资源。

2.3 病愈防复

六淫、七情、饮食、劳倦等是病情复发的常见原因。中医理论称之为：食复、劳复、感邪再发等。对慢病患者要进行定期随访、健康教育、心理辅导等系列服务，瞩其慎起居，节饮食，勿劳作，此为病愈防复之关键。而且慢病患者多处于气阴亏虚状态，宜以养阴益气为要，通过针药调理、心理护理，饮食调养及起居摄生，帮助病后康复，以此预防疾病的复发。

“治未病”思想代表中医学的特色和精髓，是中医学的健康观，在老年人慢病健康管理中具有重要的意义。它倡导人们珍惜生命，注重养生，防患于未然。重视慢病的防治与调养，有效提高慢病患者的健康水平和生活质量。

参考文献：

[1]王琦，中医治未病解读[M]。北京：中国中医药出版社，2007：11-13.

[2]陈霄，中医健康管理系统的构建与与应用[D]。广州：广州中医药大学，2010。

[3]曹娜，中医养生思想古今文献整理研究[D]。广州：广州中医药大学，2005。

《伤寒论》治未病的学术思想

张玉英

（陕西中医学院，咸阳　712046）

【摘　要】在《伤寒论》中，张仲景应用发挥了《内经》“治未病”理论，对后世医家有着深远的影响，其“未病先防，有病早治，将病防发，既病防变，新瘥防复”的思想与现代预防医学的思想相一致。今天我们研究《伤寒论》治未病的学术理论、思想等对于应用中医药防治疾病的研究发展有着现实指导意义。

【关键词】《伤寒论》；治未病；理论思想

中医学历来重视疾病的预防，“治未病”的概念最早见于《黄帝内经》，在《素问·四气调神大论》生动地指出了 “是故圣人不治已病治未病，不治已乱治未乱，此之谓也。夫病已成而后药之，乱已成而后治之，譬犹渴而穿井，斗而铸锥，不亦晚乎”，可见“治未病”有着重要的意义。汉·张仲景承前启后，将“治未病”思想首先应用于临床，在《伤寒论》中形成了较完整的“治未病”学术思想体系，对现今的医疗卫生保健工作有着重要的指导意义。张仲景之“治未病”思想主要是未病先防、有病早治、将病防发、既病防发、既病防变；新瘥防复等，即与现代预防医学思想相一致。兹就《伤寒论》中“治未病”的主要内容作一探讨。

1　未病先防，注重正气

张仲景治病十分重视保养正气，如少阳病篇，97条“血弱气尽，腠理开，邪气因入，与正气相搏，结于胁下。正邪分争，往来寒热，休作有时，嘿嘿不欲饮食……”指出气血虚弱之人，卫气不能卫外固表，正气抗邪无力，外邪乘虚侵入，与正气相搏而发病。“结于胁下”是指病变部位主要在胁下，为少阳受邪，表现出少阳热型及少阳胆郁影响脾胃的病变等。体现了人体疾病发生关键正气虚。又如270条“伤寒三日，三阳为病，三阴当受邪，其人反能食而不呕，此为三阴不受邪也。”此条根据《素问·热论》日传一经的理论，指出伤寒三日，邪在三阳经传尽，应当传至三阴经，但是病人现在正气未衰，脾胃调和，功能正常，既未见太阴病的腹满而吐，食不下；也未见少阴病的欲吐不吐，下利清谷；又未见厥阴病饥不欲食，食则吐虫回等症，故判断三阴未受邪，三阴经脏未受邪发病。太阴病篇的方药主要是桂枝加芍药汤、桂枝加大黄汤，或者用理中之辈，277条“自利不渴者，属太阴，以其脏有寒故也，当温之，宜服四逆辈。”而此处却用了少阴寒化的四逆汤之类的方剂，可见仲景预测到太阴虚寒，脾阳不振，久则可导致肾阳不足，故用四逆辈温元阳，起沉疴防止太阳传少阴。117条：“烧针令其汗……更加桂二两也。”此条文论述强行发汗，心阳受损，阳虚阴乘，下焦水寒之气乘虚上犯，致发奔豚。加重桂枝汤的桂枝用量，平冲降逆，重在温通心阳。这些原文都说明了正气的盛衰决定疾病的发生发展。在应用汗吐下法时常提到“一服汗者，停后服”，“得下，余勿服”“得快吐乃止，”体现了重视保养正气，以防疾病发生的思想。此在《金匮要略》中也有相应的论述不再赘述。张仲景重视慎养，保养正气，抵御一切外来致病因素对身体的侵害，其目的是要达到预防疾病的发生发展。正如《内经》所谓的“正气存内，邪不可干也”。

2　有病早治，防病进展

2.1 将病防发、防微杜渐

《伤寒论》十分重视疾病的传变和转归，其主导思想是在发病之初，做到防微杜渐“既病防变”、“病盛防危”及“施治防误”等是“治欲病”之核心.《伤寒论》根据外感热病的病理变化及其传变规律，创性地提出了六经辨证理论，指出六淫之邪侵袭人体，由表及里、由腑及脏，始从皮毛、腠理渐循经络进而传至脏腑。提示人若不慎感受外来之邪，应及早干预病邪于萌芽之时，以防病邪深入体内。故《伤寒论》中用了大量篇幅阐述了太阳病的证治规律和要点，因为太阳经主一身之表，为诸经之藩篱，统领营卫，外邪入侵人体，太阳首先受邪发病在病的初期，病邪尚在浅表之时治疗疾病是非常重要的，即了解外感病的病理变化特点及传遍规律，则有利于把握治疗疾病的时机，及进去除在表之邪气，以防疾病进一步发展，做到防微杜渐。又如少阳病篇 101 条“伤寒中风，有柴胡证，但见一证便是，不必悉具”，意即在太阳病发病过程中，争取早期治疗时机，不必等到所有柴胡病具备才始用小柴胡汤。以免贻误病情，邪气深入，造成难治之病。又如 24 条 “太阳病，初服桂枝汤，反烦，不解者，先刺风池、风府，却与桂枝汤则愈”，此条针药并用的目的，是疏解表郁，治疗服桂枝汤后表邪不解又增烦热者。因此在 25、26 条，假若没有进行针刺而继续使用桂枝汤，使表气郁滞加重，可出现各种变证，如大汗出、脉洪大；或若形似疟，一日再发；或大烦渴不解，脉洪大。由于病情加重，则不一定能以桂枝汤治疗，因此，在“烦”初起、病浅之时，即用针刺治之，是有病早治的思想，假若病更深一层，则针刺亦为时晚。张仲景还提到了治疗“将病”的具体方法。如第 8 条 “太阳病，头痛至七日以上自愈者，以行其经尽故也。若欲作再经者，针足阳明，使经不传则愈”，此条明确指出针刺的目的，振奋胃气，增强抗病力，截断病势。

2.2 既病防变

在《伤寒论》六经辨证体系中无不贯穿着已病而防传变的思想，包含了多种多样的传变规律及相应的治疗方法，传变规律中，包含越经传、循经传、表里传等等。《伤寒论》中，若病在太阳，需防止病邪内传入他经，可用柴胡、白虎、四逆汤等方法：若病在太阴，则“当温之，宜服四逆辈”。“血弱气尽，腠理开，邪气因入，与正气相搏，结于胁下，正邪分争，往来寒热，休作有时小柴胡汤主之。服柴胡汤已，渴者，属阳明，以法治之”，则是用小柴胡汤治疗处于阳明和太阳之间的少阳病，体现了“既病防传变”的原则。

2.3 未盛防盛，已盛防逆

在《伤寒论》中，“未盛防盛”是在特殊情况下防止疾病进而加重的一种治疗措施，即病情发展迅速，即将显露危象。如 254 条“发汗不解，腹满痛者。急下之，宜大承气汤”，是腑实已成，虽微露津伤之象，若不乘其津未竭急下，势必燥热燔灼，潦原莫制。故应用急下之法则不必将病情凶险而后用之”。已盛防逆，表示疾病已处于危重状态，用来防止病情逆转至危急生命的防治措施。如病入少阴、厥阴，阳衰阴盛之象毕露。病情极易突变而陷入阳亡阴竭之危险境地。此时防逆，至关重要。从《伤寒论》诊治病日数来说，如“五六日”“二三日不已至五日。”等，就提示疾病经历了关键期，从量变发展为质变。因此，需要在疾病发展的关键阶段，给予及时救治，驱除邪气，否则易迅速发展为危急重症，甚至危及生命。其中少阴病篇 323 条“少阴病，脉沉者，急温之，宜四逆汤”，也是“病盛防危”的重要体现。

3　新瘥防复、调摄复元

3.1 调养脾胃

新瘥防复，一为防原病复发，二为防复患他病。在疾病恢复期，即大病初愈，余邪未尽，元气尚虚，脾胃功能较弱，气血未充，人体阴阳平衡未完全恢复，若调理不慎容易导致病情反复或并发新的疾病，故在疾病恢复期常需要采取药物或饮食起居的调护等一定措施，防止复发，促进病体痊愈。无论用药物还是饮食起居等调护均要通过机体内因发挥作用，而脾胃为后天之本，气血生化之源，病后脾胃尚弱，“不能消谷”，无以化生气血，濡养全身，因此需要特别注意饮食调养，注意少食、宜清淡、适时而止。其重视“保胃气”如服十枣汤后注意“糜粥自养”以及，用“白饮和服”五苓散，牡蛎泽泻散。桂枝汤方后注要求药后忌口：“禁生冷，粘滑，肉面，五辛，酒酪，臭恶等物”这些都是保胃气以注重养生调摄的内容。此外，张仲景还善用药引（生姜、大枣等）药食结合（粳米、香豉等）或反复订嘱服药之法等，进一步巩固疗效。

3.2 整体调摄

张仲景在《伤寒论·辨阴阳易差后劳复病脉证并治》中专门论述了初瘥防复的思想，提出了食复、房劳复、阴阳复等多种易引起病情复发的因素，阐明了治疗瘥后劳复诸病的辨证论治方法，启示医者和患者在大病初愈及余邪未尽的情况下，宜调摄精神，谨慎起居，饮食适宜，恢复元气，加速病体康复。仲景对新愈疾病的调摄非常重视，如原文第 393 条：“大病差后，劳复者……”第 398 条：“以病新差，人强与谷，脾胃气尚弱，不能消谷”，这些都说明病后预防复发的重要性，这也是仲景“治未病”学术思想的重要休现。

总之，张仲景发挥和完备了《内经》“治未病”的理论，在继承前人“治未病”学术思想基础上，结合自己的临证经验将中医“治未病”思想内容完备起来，对后世预防医学的发展有着深远影响，我们应该继承、总结、提练、升华张仲景宝贵的“治未病”学术思想，结合我们国家当前卫生工作战略前沿的政策方针，拓展中医“治未病”的学术价值和应用空间。当前“治未病”思想已逐渐成为广大医务工作者关注的重点之一，“治未病”存在着巨大的临床意义和社会效益。对于单个患者，可以通过提高生活质量，增加一个个体为社会做出贡献的时限与数量，创造更多的社会价值；还可以为国家节省大量的人力及医疗资源。

在“治未病”原则指导下，中医药“治未病”的理论和临床研究开展比较广泛，而且其防治意义已经逐渐为人们所公认。对于病因明确的疾病，人们可以主动的避免远离各种致病危险因素。但是，目前大多数疾病的病因或危险因素并不明确，对实行把握有的放矢防治措施还不够，因此，根据中医“治未病”的思想，研究应用中医中药的方法，对疾病的防治方面有着巨大的优势。

当今社会人们对健康的需求欲来欲高，“治未病”受到越来越多临床工作者的关注。从目前的环境卫生、食品、药品等方面的监督，国家对非典、甲流、手足口病的防治及疾病控制均可看出，“未病先防”、“已病早治”等思想已成为大势所趋。张仲景在《伤寒论》提出的应养成良好的饮食、起居习惯等，对当今普遍处于亚健康状态的人们来说，确实有着一定的现实指导意义。

参考文献：

[1] 熊曼琪.伤寒学[M].北京：中国中医药出版社，2003 年

[2]任应秋.任应秋中医各家学说讲稿[M].北京：人民卫生出版社，2008 年

[3] 胡镜清.江丽杰.彭锦.等.现代医学模式下亚健康概念特征属性的思考及其意义[J].中国中医基础医学杂志，2011，17（6）：683-690

亚健康在中医学的理论渊源与源流发展

王秀云[1] 指导：刘公望[1]，李积胜[2]
（[1]天津中医学院，天津 300193）
（[2]武警医学院军事预防医学研究所，天津 300162）

亚健康状态亦称第三状态，指的是人体偏离了健康状态但尚未达到疾病状态的中间状态，此一状态下机体的功能出现了轻度的紊乱和失调。对亚健康阶段重视与否及其处理得当与否，关乎机体向健康状态转变还是向疾病状态发展的转归和预后结果。因此，关注亚健康状态对医患双方之保健与医疗均可起到事半功倍之功。尽管亚健康状态是近年医学界提出的新概念，反映了医学目的由重视疾病向重视健康转变的现代预防医学新观念，但这一预防思想的孕育却是由来已久的。故本文在相关文献基础上[1]，对亚健康在中医学中的理论渊源和源流发展进行了总结和探讨。

一、亚健康状态的预防思想导源于《黄帝内经》的治未病学说理论

亚健康在古代称之谓“未病”，其隐含的预防思想在中国古代哲学和中国传统医学中早已露出端倪，散见于各家言论及流派思想当中，而真正作为一种学术思想奠定了中国古代预防医学理论的则当首推中医基础理论之鼻祖—《黄帝内经》的“治未病”学说。《黄帝内经》包括《素问》与《灵枢》两部，其治未病思想散见于各篇，尤《素问·四气调神大论》表述的最为直接与明了：“是故圣人不治已病治未病，不治已乱治未乱，此之谓也。夫病已成而后药之，乱已成而后治之，譬犹渴而穿井，斗而铸锥，不亦晚乎” 。可见，对“未病”之前的“亚健康状态”进行预防与调治，其思想理论渊源源自于祖国传统医学的《黄帝内经》。在《灵枢》中，对亚健康状态的早期预防和早期治疗思想也有所体现。如《灵枢·官能》谓： “是故上工之取气，乃救其萌芽；下工守其已成，因败其形。” “萌芽”即是第亚健康阶段，“救其萌芽”才是高明的医生所为。若怠之慢之，“守其已成”才施治，却往往“因败其形”而收效不佳。故不知预防和调理，只待病之“已成”才医治，在《内经》成书时期即已意识到此为“下工”之举，足以见“救其萌芽”的预防思想是早已被倡导的。

《黄帝内经》不仅积极宣扬“不治已病治未病”、“救其萌芽”的“治未病”学说思想，还对其“治”与“救”的方法提出了一些颇具纲领性的指导原则。

在养生方面，《素问·上古天真论篇》云：“恬淡虚无，真气从之，精神内守，病安从来”。思想上要“美其食，任其服，乐其俗”，“内无思想之患，以恬愉为务，以自得为功，形体不敝，精神不散，亦可百数”。强调了除躯体保健要在“未病”与“萌芽”期间即予以调治外，精神上同样要保持健康，保养真气。核心思想是要求人们能保持“恬淡虚无”的境界，以求得“精神内守”。具体原则为“无思想之患”以追求一种淡泊的心境，“美其食，任其服，乐其俗”以适应社会，保持一种“恬愉”的心情，从而使心身合一，形体不敝，精神不散，使个体达到身体、精神与社会适应上的完满状态，才能保持在健康的最佳状态之中。此与世界卫生组织要求健康是保持身体、心理与社会适应达到完好状态的核心思想是相一致的。

在生活方式上，《素问·上古天真论》告戒人们要“起居有常，不妄作劳”，提醒人们不良生活方式可引发疾病，有碍健康。

在针灸临床上，《灵枢·逆顺》：“上工，刺其未生者也。其次，刺其未盛者也。其次刺其已衰者也。下工，刺其方袭者也，与其形之盛者也。……故曰：上工治未病，不治已病，此之谓也。”指的是对于针灸师而言，高明的医生也应着眼于“未生”的亚健康阶段进行针刺治疗与调理。

在食疗方面，《素问·脏气法时论》中有云：“毒药攻邪，五谷为养，五果为助，五畜为益，五菜为

充，气味合而服之，以补精益气”，又强调了食疗的重要作用，提示“未病”的亚健康状态应充分发挥各种食物的疗养作用。

总之，秦汉时期的中医经典著作《黄帝内经》中虽无“第三状态”、“亚健康状态”等的明确表达形式，却已勾勒出了“不治已病治未病”、“救其萌芽”、“精神内守”、“不妄作劳”、“气味合而服之”、“刺其未生”等的防患于未然的预防医学轮廓，奠定了现代中西医预防医学的理论基础，为开展亚健康的防治与研究提供了理论依据。并谆谆告诫后人“病已成而后药之，乱已成而后治之，譬犹渴而穿井，斗而铸锥，不亦晚乎”，提醒世人对预防、调理、养生与保健的关注的重要性，可谓是喻义深长了。值得欣慰的是“第三状态”、“亚健康状态”等医学概念的提出，恰使古人这种预防思想得以延续和发扬，在当今中西医诊疗技术日趋规范的大趋势下，必将引发一场从防病到改善亚健康状态的预防医学革命，亦必会对传统医学“治未病”学说及方法赋予新的时代特色。

二、 后代医家对《内经》治未病思想的继承与发挥

《黄帝内经》之后，历代医家对其防患于未然的治未病思想多有继承和发挥，使中医预防医学理论不断充实，也使得中医的预防思想得以不断延续并日渐推崇。

在《难经》中，已将《内经》的未病先防之“预防说”发挥为既病防变之“防变说”，为切断疾病传变、早期治疗开创了先河。《难经·七十七难》曰：“所谓治未病者，见肝之病，则知肝当传之于脾，故先实其脾气，无令得受肝之邪，故曰治未病焉。中工者，见肝之病，不晓相传，但一心治肝，故曰治已病也”。如果说《内经》侧重于亚健康状态的调治的话，那么《难经》就可谓是更侧重于前临床状态的调治了，其目的都是阻止疾病的发生与发展。

汉代张仲景在《金匮要略·脏腑经络先后病脉证第一》中云：“若人能养慎，不令邪风干忤经络；适中经络，未流传脏腑，即医治之。四肢才觉重滞，即导引吐纳针灸膏摩，勿令九窍毕塞，更能无犯王法，禽兽灾伤，房室勿令竭乏，服食节其冷热苦酸辛甘，不遗形体有衰，病则无由入其腠理。”从养生、保健、规范生活方式以及临床早发现、早治疗等多方面阐释了“不遗形体有衰”的亚健康预防思想与预防措施。

唐代孙思邈在其《备急千金要方》说：“夫欲理病，先察其源，侯其病机。五脏未虚，六腑未竭，血脉未乱，精神未散，服药必活；若病已成，可得半愈；病势已过，命将难全”。从预后的角度强调了在亚健康阶段调治的重要性。宋代成无已《注解伤寒论》也强调：“凡作汤药，不可避晨夜，觉病须臾，即宜便治，不等早晚，则易愈矣”。元代邹铉《寿亲养老新书》则更注重平时的养护：“摄养之道，莫若守中实内，以陶和将护之方。须在闲日，安不忘危。”“春秋冬夏，四时阴阳，生病起于过用，五脏受气，盖有常分，不适其性而强之，为用之过耗，是以病生”。

在明代，张介宾《类经·针刺类十三》对《内经》治未病的解释是：“救其萌芽，治之早也。救其已病，治之迟也。早者易，功收万全；迟者难，反因病以败其形，在知与不知之间耳，所以有上工下工之异。” 徐春圃在《古今医统大全·翼医通考·慎疾慎医》中则强调：“圣人治未病不治已病，非谓已病而不治，亦非谓已病而不能治也。盖谓治未病，在谨厥始防厥微以治之，则成功多而受害少也。惟治于始微之际，则不至于已著而后治之，亦自无已病而后药之。今人治已病不治未病，盖谓病形未著，不加慎防，直待病势已著，而后求医以治之，则其微之不谨，以至于著，斯可见矣”。将《内经》治未病的预防思想进行发扬，告诫后人应当注意养生，防止疾病发生；一旦疾病发生，应早期治疗，这是治未病的实质所在。众所周知，绮石是治虚专家，但他仍强调要“治其未成” ，在《理虚元鉴·虚劳当治其未成》中告诫说：“当于未成之先，审其现何机兆？中何病根？尔时即以要言一二语指示之，令其善为调摄，随用汤药十数剂，或用丸剂、胶剂二三斤，以断其根”。因虚劳已成，往往治疗效果不理想，故应着眼于治未病，防患于未然，其中尤以保养精神为要。其人“在荡而不收者，宜节嗜欲以养精；在滞而不化者，宜节烦恼以养神；在激而不化者，宜节忿怒以养肝；在躁而不静者，宜节辛勤以养力；在琐屑而不坦夷者，宜节思虑以养心；在慈悲而不解脱者，宜节悲以养肺”。

清代石寿棠在《医原·内伤大要论》中阐述了亚健康心身失调状态形成的病因病机，“劳力者伤气，……劳则气耗是也。……若劳心者伤神，又重于劳力伤气者也。或卷牍烦剧，或百计图谋，心神无片刻之静，心体无安养之时，由是君火内沸，销铄真阴，不但伤神，并能伤精，……更有七情伤神之辈，为害尤甚” 。徐大椿《医学源流论·防微论》记载：“病之始生，浅则易治，久而深入则难治。……故凡人少有不适，必当即时调治，断不可忽为小病，以致渐深；更不可勉强支持，使病更增，以贻无穷之害。此则凡人所当深省，而医者亦必询明其得病之故，更加意体察也。”又从医患双方强调了忌小患成疾、重防微杜渐的重要意义，也蕴涵了重视亚健康、重视预防的现代预防医学思想。

综上所述，亚健康在传统中医学不断发展的历史进程中，始终被历代学者和医家所重视和推崇，其“治未病”、“治其未成”、“刺其未生”、“救其萌芽”的重视亚健康保健治疗的预防医学思想，不仅代代相传，而且代有发挥，可以说对亚健康状态的关注是源远流长的。因此，作为当代中医，更应传承这一优秀思想，将其付诸实践，发扬光大。我们在前期工作中[2-5]，开展了亚健康表现特征的调查研究，初步发现亚健康的形成因素与身体、心理、社会和个体成长过程中的性格特征具有密切的联系，心身过劳、精神紧张等社会生活压力是亚健康的主要病因所在，心身症并存是亚健康状态的突出表现特征，睡眠障碍在亚健康发生中具有关键作用，心肾失调、心肾不交是亚健康心身失健的基本病机，并依交通心肾之法确立了中医的亚健康主要干预对策，同时在亚健康研究方法方面，对建立亚健康中医诊断标准的认识论和方法论进行了探讨和分析。本文则是在上述研究基础上，对亚健康预防思想的起源与形成脉络进行了探索与追踪，以丰富我们对亚健康实质内涵的理解，从而为亚健康预防医学思想奠定其理论基石，为进一步开展亚健康的相关研究提供理论支持。

参考文献：

[1] 王洪图总主编. 黄帝内经研究大成下册，北京：北京出版社， 1997，8 .

[2] 王秀云，刘公望，玉井秀明，等. 关于亚健康状态的身体、心理与社会形成因素的研究. 中外临床医学杂志， 2002， 2（8）：89-91

[3] 刘公望，王秀云. 亚健康状态之我见及其中医防治对策. 中医杂志，2002， 43（增刊）：62-63

[4] 刘公望，王秀云，杨克立，等. 中西医结合干预调理亚健康. 中外临床医学杂志， 2002， 2（8）：87-89

[5] 刘公望，王秀云. 建立亚健康中医诊断标准的认识论与方法论探讨. 中国全科医学研究，2002， （5）：55-57

“治未病”理论与“亚健康”

万丽艳

（金川公司职工医院，甘肃金昌 737100）

亚健康是指机体虽然没有器质性病变指标，但却呈现出免疫力下降，生理功能低下，适应能力不同程度减退的一种生理状态。也称为“机体第三种状态”、“灰色状态”。它介于健康与疾病之间，在这种状态下，人们感觉身体不适，心理不快，有时有社交障碍。通俗一点讲就是一种自我感觉很不舒服，到医院却检查不出毛病的状态。

世界卫生组织的一项全球性调查表明，全球真正健康的人仅占 5%；经医生检查诊断的病人也只有 20%，而 75%处于亚健康状态。 如果机体长期处于亚健康状态而忽视调理，就可能导致疾病的发生；通过合理的干预，就能使机体恢复健康状态。因此，亚健康的防治对于维护人类健康具有极其重要的战略意义。

亚健康包括躯体亚健康及心理亚健康。

躯体亚健康主要表现为植物神经功能紊乱及机体各器官功能性变化。主要表现为：

慢性疲劳——常感体力不支、懒于运动、容易困倦疲乏等。

睡眠障碍——入睡困难、多梦、易惊醒、醒后难以入睡等。

头痛——多为全头部或额部、颞部、枕部的慢性持续性的钝痛、胀痛、压迫感、紧箍感，属于肌紧张性头痛，或者是更为强烈的血管神经性头痛。

头昏或眩晕、肌肉关节疼痛——腰酸背痛、肩颈部疼痛。

抵抗力下降——容易反复感冒、咽痛、低热等。

代谢紊乱——轻度的高血脂、高尿酸、糖耐量异常等。

消化功能紊乱——食欲不振、腹胀、嗳气、腹泻、便秘等。

其它——不明原因的胸闷、含糊的胸痛、喜出长气、气短、心悸、心律失常、血压不稳、出汗、尿频、尿多、性功能减退、月经紊乱、痛经等。

心理亚健康的主要表现为：

焦虑——烦躁、不安、易怒、恐慌、失眠、恶梦、一过性的血压升高、紧张等。

抑郁——悲观、冷漠、自卑、自责、兴趣丧失、缺乏活力等。

情感上——冷漠、无助、无望、孤独、空虚、轻率、机械以及婚外情、早恋等。

其它——恐怖、妒忌、神经质、疑病等。

随着现代社会对亚健康认知度的提高，在亚健康的治疗上，医患两界把目光都投向祖国传统医学。中医学固有的理论特色和长期的医疗实践经验，使得其在疾病防治中的地位尤显重要，不可替代。在浩瀚的古典医籍中有“上工治未病”的记载。《素问•四气调神大论篇》指出：“圣人不治已病治未病、不治已乱治未乱”。先哲们的“不治已病治未病”使他们将“上工伐谋”理论对应于人体机能的整体调节，历经岁月的洗礼越发放射出理性的光芒。中医从总体上把握各种因素作用下机体的反应状态，进行整体性调节，消除属于“第三状态”的各种不适，从而起到治未病及预防保健的作用。目前有关亚健康中医证候量化诊断标准已初步拟定。

中医“治未病”理论包括：⑴未病养生，防病于先；⑵欲病救萌，防微杜渐；⑶已病早治，防其传变；⑷愈后调摄，防其复发。

我们通过多年临床实践，对亚健康患者进行中医辨证分为4个证型进行施治，同时配合食疗及心理护理，收到较好临床疗效。

⑴脾虚肝郁型

四诊：胃脘胀闷、胁肋刺痛、情绪激动易怒，早饱、喜嗳气、大便稀溏或便秘，舌质偏淡或红、苔前白腻、脉弦滑或弦紧。

治疗：疏肝理气，健脾和胃。

方药：柴胡　赤白芍　茯苓　白术　陈皮　半夏　黄连　吴萸　枳壳　川楝子　麦冬　玫瑰花等。

食补：山药、莲子、百合、山楂、牛奶、佛手瓜

⑵肝肾阴虚型

四诊：形体消瘦、腰膝酸软，口干咽燥、心悸、潮热多汗，五心烦热、少寐多梦，或带下淋漓，舌质红、少苔或花剥苔，脉弦紧、沉细。

治疗：滋补肝肾。

方药：生熟地　丹皮　泽泻　山药　茯苓　当归　黄芪　酸枣仁　龙眼　木香　夜交藤等。

食补：龙眼肉　百合

⑶痰凝血瘀型

四诊：胸脘痞闷、恶心纳差、心情郁闷，兼见心悸不寐、舌质偏胖，或黯红有瘀点，舌苔白腻，脉弦滑或细涩。

治疗：健脾化痰、祛瘀通络。

方药：黄连　陈皮　半夏　茯苓　竹茹　胆南星　菖蒲　郁金　枳壳　丹参等。

食补：杏仁、木耳、红枣、香菇、海带

（4）　脾肾阳虚型

四诊：神疲思睡、形寒肢冷、身倦乏力，伴见少气懒言、耳目不聪，大便稀薄、小便清长、夜尿频多，舌淡苔白，脉沉细弱。

治疗：温脾健肾。

方药：肉桂　附子　熟地　丹皮　泽泻　山药　山萸肉　川断　杜仲　狗脊等。

食补：莲子、羊肉、芝麻、豆制品、山楂、饴糖

现代生活让人们的工作节律发生了质的变化，人们不再日出而作，日落而息了。可人们忘了我们是自然之子，我们和自然有千丝万缕的联系，我们的身体受到自然的调控，自然赋予我们年之序、月之序、时之序。只有在日常生活的吃、穿、住、行中做到“天人相应”，才能畅享美丽人生。

浅谈亚健康与中医食疗

钱占红
（内蒙古医科大学中医学院，呼和浩特 010110）

亚健康是处于健康与疾病之间的不稳定的中间状态。又称之为“次健康状态”、“第三状态”、“潜病状态” 。 亚健康是二十世纪末出现的概念。据世界卫生组织统计，人群中处于亚健康状态者占 65%左右，年龄多在 20～45 岁之间。据中华医学会调查指出，健康和疾病的人群各占 15%，而亚健康的人群占 70%。

“食疗”历史悠久。《论语》中记载：“食不厌精，脍不厌细，食噎而餲，鱼馁而肉败不食，色恶不食，臭恶不食，失饪不食，不时不食”。孔子是公元前 551 年～479 年的人，享年 72 岁。在二千多年前能活到 70 多岁是很少有的高寿了。孔子的长寿，与他讲究饮食之道是分不开的。我国现存最早的药学专著《神农本草经》，收载药物 365 种，其中食物 50 种左右。如酸枣、葡萄、大枣、干姜、赤小豆、龙眼、蟹、杏仁、桃仁等，并记录这些食物有“轻身延年"作用，说明当时人们对某些食物的药用价值已经给予肯定。

著名唐朝医药学家孙思邈，生于公元 581～682 年，享年 101 岁。他编著的《备急千金要方·食治》，是现存最早的食物疗法专篇。书中记载：“夫为医者，当须先洞晓病源，知其所犯，以食治之，食疗不愈，然后命药”。其把食疗作为治疗疾病的首先方法，并提出把能否正确运用食疗治病作为衡量医者技术良莠的重要标准之一。曰：“安身之本必资于食，食能排邪而安脏腑，悦神爽志以资气血，若能用食平疴，释情谴疾者，…可谓良工。”可见其对食疗的重视，把食疗这门学科提到相当高的地位。古代对“食疗”已是何等的普及了。希波克拉底在公元前 400 年说过：“我们应当以食物为药，饮食就是你首选的医疗方式。”这同中医“寓医于食"的观点不谋而合。元代饮膳太医忽思慧著的《饮膳正要》，是我国第一部有名的营养学专著。书中所载的基本都是保健食品，且对所载的各种食品均详述其制作方法及烹调细则。该书还有特点是民族特色十分突出，记载西域或少数民族的食品。忽思慧在书中大力提倡“饮食有节”，要求“生饥而食，食勿令饱先渴而饮，饮勿令过。食欲数而少，不欲顿而多。”这一饮食思想，确实值得发扬光大。

在亚健康人群中，主要因为工作压力大、生活节奏快、心理负荷重、饮食无节制、抽烟喝酒多，引起慢性疲劳，情绪不稳和代谢异常，影响神经系统、心脑血管和内分泌系统，许多人就患上高血脂、高血压、脂肪肝、冠心病、脑缺血、偏头痛、高黏血症和糖尿病。脑和神经系统出现亚健康情况，简称脑亚健康；心血管系统出现亚健康状态称为心亚健康；肠胃消化系统出现亚健康状态简称肠胃亚健康。处于亚健康状态的人如果提高了健康意识，增加了健康知识，适当运动，合理饮食，能改善亚健康水平。这个亚健康群体特别值得关注。对于这种尚未发病的亚健康状态，我国古代医学家称之为“未病”。两千多年前《黄帝内经》中就已提出：“上工不治已病治未病”。句中“未病”就是指已在萌动和发展中的亚健康状态。现在所说的亚健康的状态，其临床表现有：（1）躯体症状方面：头晕、头痛，疼痛，低热，胸闷气短，身倦乏力，少气懒言，脘腹痞闷，胁肋胀满，食欲减遇，色素沉着，毛枯发落。（2）心理症状方面：精神不振，情绪低落，

抑郁寡欢或急躁易怒，焦虑紧张，猜疑嫉妒，失眠健忘，注意力不集中，兴趣及精力减退等。(3) 社会表现方面：不能较好地承担相应社会角色，工作学习困难；人际关系紧张，家庭关系不和谐，难以进行正常的社会交往。(4) 临床检查化验：高血脂、高血压、高血糖，血粘度升高，某些免疫指标下降。

根据不同亚健康人群，不同体质类型，可采用中医食疗或以药膳，或以保健食品进行针对性防范。《黄帝内经》中早指出："五谷为养，五果为助，五畜为益，五菜为充，气味合而服之，以补益精气。亚健康人群中以偏虚质为多，偏虚质指气、血、阴、阳有不足倾向之人。气虚体质人群平时常用粳米、大麦、栗子、马铃薯、蘑菇、黄豆、扁豆、山药、大枣、胡萝卜、苹果、菠萝、牛肉、兔肉、鲢鱼、鸡肉等。适合气虚体质者的菜肴有：马铃薯烧牛肉、黄芪炖鸡、牛肉汤等。补气类食品易致气机壅滞，过食易碍脾胃，影响食欲，可酌配少许行气之品，如陈皮、砂仁等。食疗方：山药汤圆；蒸鳝鱼猪肉；半夏人参饼等。血虚体质人平时常用小红枣、酸枣、胡萝卜、松子、荔枝、龙眼肉、红糖、桑葚子、黑芝麻、猪瘦肉、火腿、牛肝、甲鱼、海参、干贝、阿胶、菠菜等；可搭配补气食物，如山药、香菇、鸡肉等。较适合血虚体质的菜肴有：山药炒猪肝、当归生姜炖羊肉、松子鱼米等。食疗方：桂圆桑葚汤；椒盐火腿；酱醋羊肝；糖渍加味红枣等。阴虚体质人宜选用性平或微凉的食物，如梨、西瓜、黄瓜、大白菜、甘蔗、百合、鲜藕、黑木耳、银耳、山药、松子、鸭、甲鱼、牛乳、燕窝、猪肉皮、鸡蛋黄等。忌辛辣食物，如火锅、涮羊肉之类最好不吃。食疗方：冰糖五果羹；兔肝菠菜汤；桂圆参蜜膏等。阳虚体质人日常食物应以温性食物为主，适合的菜肴有红烧带鱼、爆炒羊肉、鹌鹑蛋炒韭菜等。菜肴中可添加的佐料有干姜、肉桂、茴香、丁香、花椒等。常用补阳类食物有核桃仁、黑枣、荔枝干、韭菜、鹿肉、羊肉、狗肉、牛鞭、海参、鳗鱼、雀肉、鹌鹑等。食疗方：核桃仁粥；羊肉丸汤；韭菜炒鲜虾；虾马童子鸡等。亚健康状态容易变化，是具有双向性，可采取养生调理措施向健康态转化，也可继续发展为疾病。所以我们要运用中医食疗方法积极预防和治疗亚健康，共同关注亚健康人群。

我国食疗学逐渐与现代营养治疗学相结合，成为一门新兴的医疗保健实用科学。不仅在国内风行，也已走向世界，令各国惊叹不已，群起效仿。近年来，五湖四海到处兴起了"中国食疗热"。食疗的再兴起，是人类物质文明和精神文明发展的需要，为人类的健康长寿起到积极的促进作用。我国自古就有"寓医于食"、"医食同源".之说，"食疗"顾名思义，即食物疗法或饮食疗法。它和药物疗法、针灸、推拿、气功等学科一样，都是中医学的重要组成部分。尤其在预防医学、康复医学和老年医学领域中占有重要地位。国际营养学界近年的膳食指南也发生了方向性转变：从过去以营养素为基础，转向以食物为基础，因为发现食物中存在的许多非必需营养素同样也发挥重要作用，可以预防肿瘤、心血管疾病、糖尿病等，延缓衰老提高免疫力。美国认识到中医食疗的巨大科学价值，1994 年美国政府颁布法律，明确了中草药等植物可作为食品补充剂。我们的祖先把"美食养身"和"防病治病"两者相互结合，溶为一体，能补能治，创造了中国食疗学。"食疗"可称举世无双，是中华民族科学文化遗产中的一颗明珠。近代中医食疗学有了前所未有的发展。在中医教育方面，国家批准成立中医养生康复专业，设立"中医食疗营养学""营养与食疗学"课程。医院设立食疗科或食疗门诊。中医食疗学已经成为中医学领域中的一门独立学科。

1450 例亚健康人群中医体质辨识调查分析

袁梦　王国玮　刘汶
（首都医科大学，北京 100069）

【摘要】目的：通过大样本的中医体质辨识资料，探讨亚健康人群体质分布规律并提出健康指导；方法：采用标准化的九种中医体质量表调查法对 1450 位亚健康人进行中医体质辨识；结果：亚健康 9 种单一体质的分布按人数多少排列依次为：平和质 345 例、阳虚质 174 例、气虚质 59 例、瘀血质 45 例、阴虚质 43 例、气郁质 35 例、痰湿质 34 例、湿热质 23 例、特禀质 8 例；两种或两种以上体质兼夹者 684 例；结论：兼夹体质现象普遍存在，而且在体质的分布当中占有相当比例，性别、年龄等因素影响着体质的分布。

【关键词】中医体质辨识；健康管理；亚健康

随着现代人生活水平日益提高，人们不再单纯的追求“病有所医”，而是更加注重对疾病的预防以及身心的调摄。而随着现代人生活及工作节奏的加快，人们的生理和心理都不断在衰弱、老化和病变。目前，冠心病、高血压、高血脂、高血糖、糖尿病等各种“文明病”、“富贵病”发病率连年上升，且越来越趋于年轻化。最新流行疾病调查显示：中国城市人口有 70%的人群处于亚健康状态；在步入中年的人群中亚健康状态的比例接近 50%。亚健康状态多发生在 35-45 岁之间的脑力劳动者，各行业的精英人士发生猝死的案例屡见不鲜。健康管理最早起源于 20 世纪 50 年代的美国，是指一种对个人或人群的健康危险因素进行全面监管的过程。而我国早在上古时代就有了“治未病”的预防学思想，“上医治未病，中医治欲病，下医治已病”，“流水不腐、户枢不蠹，动也”。祖国传统医药文化的核心思想中包括了“天人合一”、“不治已病治未病”、“扶正固本”等理论精华，这与现代的健康管理理念高度契合。祖国传统医药完整、系统的理论体系与现代健康管理的理念加以融合，就可以形成以传统与现代相结合的建立在继承与创新基础上的理论体系。

中医认为体质因素决定着人体对病邪的易感程度及某些疾病的证候类型，“肉不坚，腠理疏，则善病风”、“人感受邪气虽一，因其形藏不同，或从寒化，或从热化，或从虚化，或从实化，故多端不齐也。”这里的“形藏”即体质因素。因此对于体质的研究是对中医健康管理的的进一步深化。本次调查采用北京中医药大学王奇教授的体质九分法，对来我院进行体质辨识患者的信息进行收集分析，以期探寻体质分布的规律，为现代人的中医健康管理提供依据。

1 材料与方法

1.1 调查对象：

2008 年 7 月 1 日至 2010 年 9 月 30 日来首都医科大学附属北京市中医医院“治未病”中心自愿进行体质辨识的亚健康人 1450 例，排除经全面系统检查具有器质性病变及病情危重者。

1.2 方法：

体质分类采用北京中医药大学王琦[1]教授的 9 种体质分类方法，将体质分为平和质、气虚质、阳虚质、阴虚质、痰湿质、湿热质、瘀血质、气郁质、特禀质等九种中医基本类型，具体采用问卷[2]调查的方法进行体质辨识。问卷由被调查者独立填写，当场收回，共发出问卷 1483 份，收回有效问卷 1450 份，有效回收率为 97.8%。

中医体质分类判定方法：按照中医体质类型概念框架确立编制量表，由平和质、气虚质、阳虚质、阴虚质、痰湿质、瘀血质、气郁质、特禀质 9 个亚量表构成，各个亚量表含有 7-11 个条目。量表条目采用 1-5 分 5 段计分法，每个条目原始最低分是 1 分，最高分是 5 分，大多数条目为 1-5 分正向计分，少数条目以 5-1 分逆向计分。另外，有部分条目在两种体质类型中计分，如“您容易疲乏吗”在平和质（逆向计分）和气虚质（正向计分）两个亚量表中计分。各个亚量表分别计算分数。9 个亚量表各个条目相加分别得 9 种体质类型的原始得分，再转化为标准分数。各个亚量表的转化分数为 0-100 分，分数越高，该体质倾向越明显。

2 结果

2.1 一般情况：本次调查 1450 例中，男性 486 例，占 33.5%；女性 964 例，占 66.5%；平均年龄为（41.8±13.6）岁，男性与女性年龄之间，差异无统计学意义（χ^2=1.02 P>0.05），年龄分布见表格 1：

表格1 不同年龄段人数分布

年龄分段	n（人）	比例（%）
0-9 岁	2	0.1%
10-19 岁	18	1.2%
20-29 岁	298	20.6%
30-39 岁	362	25.0%
40-49 岁	351	24.6%
50-59 岁	265	18.3%
60-69 岁	105	7.2%
70-79 岁	48	3.3%
80-89 岁	1	0.1%

2.2 不同年龄、性别体质分布：具体结果见表格 2、表格 3、表格 4、表格 5 及表格 6：

表格 2 单一体质与兼夹体质分布

	n	比例
单一体质	766	52.8%
兼夹体质	684	48.2%

表格 3　9 种不同体质分布

	n	总人数	比例
平和质	345	1450	23.8%
阳虚质	174	1450	12.0%
气虚质	59	1450	4.1%
瘀血质	45	1450	3.1%
阴虚质	43	1450	3.0%
气郁质	35	1450	2.4%
痰湿质	34	1450	2.3%
湿热质	23	1450	1.6%
特禀质	8	1450	0.6%

表格 4 个体体质分布（前 10 位）

	n	总人数	比例
平和质	345	1450	23.8%
阳虚质	174	1450	12.0%
气虚质	59	1450	4.1%
气虚兼阳虚质	47	1450	3.2%
瘀血质	45	1450	3.1%
阴虚质	43	1450	3.0%
气郁质	35	1450	2.4%
痰湿质	34	1450	2.3%
阳虚兼瘀血质	28	1450	1.9%
湿热质	23	1450	1.6%

表格 5 不同年龄 9 种体质分布

年龄段	平和质	气虚质	阳虚质	阴虚质	痰湿质	湿热质	瘀血质	气郁质	特禀质
0-9 岁	0.0%	0.0%	50.0%	0.0%	0.0%	0.0%	0.0%	0.0%	0.0%
10-19 岁	33.3%	5.6%	5.6%	0.0%	0.0%	0.0%	0.0%	0.0%	0.0%
20-29 岁	17.8%	3.0%	8.4%	4.7%	3.4%	3.7%	1.3%	3.0%	0.0%
30-39 岁	22.7%	4.1%	11.6%	2.5%	1.9%	1.1%	3.3%	2.5%	0.3%
40-49 岁	30.8%	3.7%	12.8%	1.7%	3.1%	1.4%	3.1%	2.6%	0.0%
50-59 岁	24.2%	5.3%	12.1%	2.3%	1.9%	1.1%	5.3%	1.5%	1.9%
60-69 岁	21.9%	3.8%	14.3%	6.7%	1.0%	0.0%	1.9%	3.8%	1.0%
70-79 岁	18.8%	6.3%	27.1%	2.1%	0.0%	0.0%	4.2%	0.0%	2.1%
80-89 岁	0.0%	0.0%	0.0%	0.0%	0.0%	0.0%	0.0%	0.0%	0.0%

表格 6 不同性别 9 种体质分布

	平和质	气虚质	阳虚质	阴虚质	痰湿质	湿热质	瘀血质	气郁质	特禀质
男性（486）	160（32.9%）	20（4.1%）	36（7.4%）	12（2.5%）	20（4.1%）	17（3.5%）	7（1.4%）	6（1.2%）	1（0.2%）
女性（964）	185（19.2%）	39（4.0%）	138（14.3%）	31（3.2%）	14（1.5%）	6（0.6%）	38（3.9%）	29（3.0%）	7（0.7%）

2.3 相关性分析

将 9 种不同体质量化分数与年龄、性别进行多元相关性分析，结果见表格 7：

表格 7 不同体质与年龄、性别的相关性分析

		年龄	性别
平和质	Pearson Correlation	0.025	-0.145
	Sig.（2-tailed）	0.339	0.000 ##
气虚质	Pearson Correlation	0.014	0.114
	Sig.（2-tailed）	0.593	0.000 ##
阳虚质	Pearson Correlation	0.043	0.244
	Sig.（2-tailed）	0.104	0.000 ##
阴虚质	Pearson Correlation	0.082	0.134
	Sig.（2-tailed）	0.002 **	0.000 ##
痰湿质	Pearson Correlation	-0.072	0.023
	Sig.（2-tailed）	0.006 **	0.391
湿热质	Pearson Correlation	-0.232	0.082
	Sig.（2-tailed）	0.000 **	0.002 ##
瘀血质	Pearson Correlation	0.063	0.310
	Sig.（2-tailed）	0.016 *	0.000 ##
气郁质	Pearson Correlation	-0.144	0.224
	Sig.（2-tailed）	0.000 **	0.000 ##
特禀质	Pearson Correlation	0.034	0.078
	Sig.（2-tailed）	0.200	0.003 ##

注：* P<0.05 ** P<0.01; ## P<0.01

3 讨论

3.1 单一体质与兼夹体质同时存在：

本次调查的 1450 例，单一体质者共 766 例，占总例数的 52.8%，两种或两种体质以上兼夹者共 684 例，占总例数 47.2%，证明兼夹体质在人群中普遍存在并占有相当比例，兼夹体质中，气虚兼阳虚体质者比例最大，占总例数 3.2%，其次为阳虚兼瘀血质，占 2.4%。单一体质中，除平和质 345 例（23.8%）外，排在前三位的为阳虚质 174 例（12.0%）、气虚质 59 例（4.1%）、瘀血质 45 例（3.1%）；兼夹体质中，排在前三位的为气虚质 185 例（12.8%）、阳虚质 157 例（10.8%）、气郁质 92 例（6.3%）。气虚质最易兼夹其他体质，气是构成人体和维持人体生命活动的最基本物质，具有推动、温煦、固摄、防御及气化等作用，气虚则会导致人体脏腑经络功能衰退，气血津液吸收输布障碍等病理状态，正如喻昌在《医门法律·先哲格言》中所云“气有外气，天地之六气也；有内气，人身之元气也。气失其和则为邪气，气得其和则为正气……人之所赖，惟此气耳。”现代人生活节奏普遍偏快，脑力劳动及精神压力较大，饮食不规律或缺乏有效地锻炼等，这些都会影响人体元气的产生，增加气的消耗从而出现气虚的症状。因此现代人的体质调养上就要注重保护人体之元气，日常生活中应保持稳定平和的心态，避免过度紧张，平常应早睡早起，不熬夜；规律饮食，水谷之气是人体气的重要组成部分，可多吃益气健脾的食物，如小米、山药牛肉等，多食小米山药饭，可增加气力。

3.2 不同性别体质分布的区别：

与女性相比，男性平和质、痰湿质、湿热质的比例较高，而女性阳虚质、瘀血质、气郁质的比例较男性高，这种分布特点可能与男性和女性的生理特点与不同的生活起居习惯造成的：男性较多嗜烟嗜酒之人，喜食肥甘厚味者亦多，“膏粱厚味，足

生大丁”过食肥甘厚味，脾胃难于运化，不化之食停聚于体内，易生痰生湿，痰湿不去，进一步影响脾胃运化功能，从而形成恶性循环，渐成痰湿或湿热体质鉴于男性这种体质特点，建议男性宜清淡饮食，忌大温大燥辛辣之物，积极锻炼；而女性情绪活动较为活跃，又叶天士云“女子以肝为先天”，肝主疏泄，在情绪调节方面与心神共同维持人体正常的情志活动，七情所变，皆会影响肝脏的疏泄功能而出现肝气郁滞等症状，因此，女子易郁易怒的特点在体质调养方面要受到格外的重视，女性应注重情绪的调养，保持平和的心态，培养乐观、欢乐的情绪，主动参加有益的社会活动，提高学习、工作的热情，不苛求他人和自己，培养广泛的兴趣与爱好。多做运动可促进气血流通，对赶走低沉的情绪很有用处；在普食五谷杂粮的基础上多吃小麦、荞麦、柑橘皮、梅花、玫瑰花等具有行气解郁、消食醒神的食物。

3.3 年龄与体质之间的关系：

相关性分析结果显示，阴虚质（P<0.01）、瘀血质（P<0.05）量化分数与年龄呈正相关，即年龄越大，阴虚质与瘀血质的倾向越明显；痰湿质、湿热质与瘀血质量化分数与年龄呈显著负相关（P<0.01），即随着年龄增长，上述三种体质的倾向性逐渐消失。值得注意的是阴虚质的变化，《素问·上古天真论》“女子七岁肾气盛，齿更发长。二七而天癸至，任脉通，太冲脉盛，月事以时下，故有子。……五七阳明脉衰，面始焦，发始堕。六七三阳脉衰于上，面皆焦，发始白。七七任脉虚，太冲脉衰少，天癸竭，地道不通，故形坏而无子也。丈夫八岁肾气实，发长齿更。二八肾气盛，天癸至，精气溢泻，阴阳和，故能有子。……五八肾气衰，发堕齿槁。六八阳气衰竭于上，面焦，发鬓颁白。七八肝气衰，筋不能动。八八天癸竭，精少，肾脏衰，形体皆极。”提示人体之肾气由衰到盛再到衰的过程，随着年龄增长，特别是女子五七、男子五八之后，肾中精气逐渐减少，故而表现出肝肾阴虚等症状，阴虚质倾向逐渐显著，这可能是阴虚质虽年龄增长而倾向性增强的原因。因此，中老年养生中要格外注意顾护肝肾之阴，注意藏养阴精，节制房事，多饮水，避免剧烈运动而过汗，饮食上应以养阴生津为主要目的，多吃甘凉滋润的食物，如木耳、百合等，少食性温燥烈的食物，防止损伤津液。

4 小结与展望

本次调查样本量大，分布人群较广，具有一定的临床指导意义，特别是运用相关性分析手法探讨各体质倾向与性别、年龄间的联系方面，在国内众多体质辨识报道中尚不多见，为中医健康管理的研究提供了新的思路与方法。本次调查进行中也发现了一些问题，在今后的研究中应进一步完善患者资料的收集、规范调查人员的操作、对已有数据进行多角度的分析等，中医健康管理的研究刚刚兴起，该领域内还有很大的空间和内容值得我们进行深层次的挖掘与探讨，为中医健康管理的方法与手段提供更多的证据。

参考文献：

[1]王琦.9 种基本中医体质类型的分类及其诊断表述依据[J].北京中医药大学学报，2005，28（4）：1.

[2]王琦，朱燕波，薛禾生，等.中医体质量表的初步编制[J].中国临床康复，2006，10（3）：12214.

周仲瑛中医“治未病”思想临床应用简介

刘兴烈[1] 郭立中[2] 刘敏雯[3] 周仲瑛[2*]

（1.中山大学附属第六医院，广州市天河区员村二横路 26 号，510655；2.南京中医药大学国家中医药管理局中医瘀热病机重点研究室、南京中医药大学中医内科急难症研究所、周仲瑛名医工作室，江苏南京 210029；3.广东省中医院，广州市大德路 111 号，510120；*通讯作者：zzymzbazll@126.com）

周仲瑛（1928—），男，教授，主任医师，教授，全国中医药专家学术经验继承工作指导老师，南京中医药大学博士导师，为当代著名中医学家、教育家，中国首届国医大师，全国第一批非物质遗产文化项目——“中医诊法”代表性传承人；从医60多年来，在中医内科急难症研究方面倾注了大量精力，学术造诣精深，临证有胆有识，屡起沉疴顽疾，深受病人爱戴。

[关键词] 治未病；名医经验；周仲瑛

中医“治未病”思想，起源于《周易》，“水在火上，既济。君子以思患而预防之”（《周易·既济》）；该书“简易”、“变易”、“不易”思想奠定了“治未病”的思想基础。首次将中医“治未病”养生应用，始于孔子，提出“君子有三戒”（《论语·季氏》：“君子有三戒：少之时，血气未定，戒之在色；及其壮也，血气方刚，戒之在斗；及其老也，血气既衰，戒之在得。”）的灼见。但“治未病”三字，最早见于《黄帝内经》，“圣人不治已病治未病，不治已乱治未乱，此之谓也。”（素问·四气调神大论篇第二）；这是中医学最具影响和最有特色的学说思想之一。后世所说“治未病”，主要包括三方面内涵：一养生防病于先；二是欲病救萌，防微杜渐；三是已病早治，既病防变，防微杜渐。治未病思想是近年来研究的热点，特别是对于其内涵的理解及临床应用，众多学者各抒已见，见仁见智。现从“治未病”方面，就笔者在周仲瑛中医临床有关师承学习的体会，浅述述一二，同时敬请同道鉴谅笔者学识浅短及疏漏之处。

1.对中医“治未病”的认识

“治”，处理，医疗，即医治与预防；“未”，不，没有，没有达到；“病”，即疾病，不健康的现象。“未病”，是指还没有达到疾病的状态，尚未成疾；“治未病”，就是在疾病未形成之时进行治疗与预防。

在古代医籍中有证、症、病三个与疾病相关的不同表述。比较普遍的解释是：“症”，即症状和体征，指疾病的临床表现。“证”，即证候，是疾病发展的某一阶段的病理概括。“病”，指疾病，是对具有特定的病因、病理和一定的发病、演变形式的病变过程的概括，具体表现为若干特定的症状和各阶段相应的证候[1]。可见，病的概念是对疾病发展变化全过程的症状和病机的概括。不同阶段，可以有不同的症状、体征和病理变化规律，也必定存在有共性的症状、体征和病理变化规律。但有些共性的成份可能不太显现，四诊较难发现。因此，作为与“已病”相对应的“未病”，包括两种情形：（1）疾病的初期，表现在已病阶段的比较个性的症状、病理特点还没出现，或还不典型，但具有共性特点的病理变化和某些症状、体征已然存在，即疾病尚未形成的阶段，属疾病的隐而未发阶段。比如许多疾病的潜伏期，典型的症状、体征还没显现，但主要病理已存在。（2）疾病已形成，在这种病理状态下进一步发展、迁延，将有出现其他病证的必然趋势，即他病未发阶段。比如许多疾病的靶器官损害与后遗症，暂时没有出现，但迁延日久，必然要累及的次生病理变化。据此，所谓“治未病”，就是要找出这些共性的病理特点与病变趋势，针对这些能诱发疾病形成的可能病理因素予以早期干预治疗，防止疾病的进展与发生。

然而周老基于《内经》学术思想，认为中医“治未病”，始终离不开“治其未生”、“治其未盛”、“治其未作”、“治其未传”四个方面。第一、“治其未生”，就是从扶助正气、祛除邪气两方面着手，在疾病未发生之前，积极采取措施，防止疾病的发生。疾病有原发性疾病与继发性疾病之分，原发者为本病，继发者为标病。所以，“治其未生”，可以理解为采用扶正、祛邪的措施，防止原发性疾病或继发性疾病的发生。其次，“治其未盛”，指疾病虽然没有出现明显的症状，但已经有一些苗头，或者处于萌芽状态，此刻应当及时采取合理措施，将之消除于萌芽之际，诚如《千金药方·论诊候》所言：“古人善为医者，上医医未病之病，中医医已病之病，若不加心用意，于事混淆，即病者难以救矣。”第三，“治其未作”，即《素问·玉机真藏论篇第十九》所提出：“治之无后其时”。治疗周期性或反复发作性疾病，应当在其缓解未发作的阶段，予以合理的治疗。例如临证常遇到春季发作加重的神经性皮炎，可以建议患者在症状明显缓解的秋季调治，有效防止疾病发作，“反季调治”矣！临床“冬病夏治”、“夏病冬治”，是基于该理论的应用。第四，“治其未传”，就是“早遏其路”（《素问·离合真邪论篇第二十七》），换言之，当疾病发生后，及早采取措施，及时截断疾病的传变环节，防止疾病的进一步发展。诸如《温热论·热论》“务在先安未受邪之地”、《难经·七十七难》“见肝之病……先实其脾气，无令得受肝之邪”等治疗方法，皆是“治其未传”的临床应用。

基于“治未病”的精神，周老师治“未病”所拟定的处方，处处体现在着眼于升降结合，用心于寒热并用，留意于补泻兼施、敛散相伍、阴阳互求、表里结合、气血互调、多脏兼顾，落脚于阴阳自和。

2.中医“治未病”思想的临床应用

2.1 辨“未病”的所处阶段

疾病的发展变化要经历一个过程，中医文献有未病、欲病、已病、传变、劳复等表述，唐代孙思邈《千金要方·论诊候第四》：“古人善为医者，上医医未病之病，中医医欲病之病，下医医已病之病，若不加心用意，于事混淆，即病者难以救矣。”提出了“未病之病”、“欲病之病”、“已病之病”的概念。实际上，可以理解为疾病发展的不同阶段。《伤寒论·辨太阳病脉证并治》：“伤寒一日，太阳受之，脉若静者，为不传。颇欲吐，若躁烦，脉数急者，为传也。”“太阳病，头痛至七日以上自愈者，以行其经尽故也。若欲作再经者，针足阳明，使经不传则愈。”（《伤寒论》第8条）“大病差后劳复者，枳实栀子豉汤主之。”（《伤寒论》第393条）指出了疾病进展中有不传、传、逆、愈、复等不同变化趋势，因此，“治未病”须根据所处的病理变化阶段分治之。

孙思邈所述“未病之病”（《千金要方·论诊候第四》），是为无疾之身，只须注意日常养生以强身防病。五脏元真通畅，人即安和则不生病。“欲病之病”（《千金要方·论诊候第四》），是为疾病隐而未发，指发病的主要病理已存在，但尚处于发病的萌芽状态。典型证候难以诊察，须细查症状的蛛丝马迹，早期治疗，即《素问·阴阳应象大论第五》所谓的“善治者治皮毛”。“已病之病”则是已出现病理状态，疾病已显现，但发而未传，未有脏腑经络间的相传，未出现变证[2]。《金匮要略·脏腑经络先后病脉证第一》“夫治未病者，见肝之病，知肝传脾，当先实脾。”即是此义。

因此，周老认为辨识“未病”的所处阶段，及时施治，可以防止或延缓疾病的进一步发展进程。例如周老曾治一女，55岁；2007年9月21日初诊：患者2007年1月因面色黯黑，先后两次在当地省中医院住院诊治，病毒检查排除“病毒性肝炎”，但B超示：肝损害，胆囊壁毛糙；免疫功能测定正常。经治疗，肝功能虽能控制，但GGT始终难以恢复正常。刻下：面色晦黯，临晚两目充血发红．失眠，每晚仅睡1～2小时，早醒，活动、进餐后汗出量多，口干欲饮，尿色淡黄，大便近来基本正常，绝经1年。舌苔薄黄腻，质暗，脉细滑。最近查GGT69U/L。拟从肝经湿热郁火瘀结治疗。药用：醋柴胡6g，龙胆草6g，夏枯草10g，制香附10g，茵陈20g，丹皮10g，黑山栀10g，熟大黄5g，鸡骨草15g，金钱草25g，蒲公英20g，垂盆草30g，知母10g，合欢皮15g，川石斛10g 水牛角片15g（先煎），大生地12g，赤芍12g。2007年10月19日二诊：药后汗出亦少，肝区不痛，睡眠仍不佳，约睡3～4h，多梦，两目充血，二便正常。舌苔薄黄，质暗红，脉细滑。最近复查GGT：22U / L。药用原方加熟枣仁20g，野菊花12g，玄参10g，夜交藤20g。2008年6月6日三诊：服上药至今，睡眠及两目充血有明显改善，复查肝功能及GGT均正常，守法巩固。该案例至少有一处值得可圈可点之处：无瘤可辨问题。患者肝功能恢复正常，但GGT始终超标，难以恢复正常。周老通过较长时间的肿瘤临床实践认识到，肿瘤的发展规律是从无形到有形，从局部到整体。本案已经排除肝癌等肿瘤，但从GGT持久超标，拟判为癌前状态；虽无肿瘤可辨，但从挖掘辨证线索着眼，谨守病机，截断其进一步病变环节，取得了一定的疗效。

2.2 辨“未病”的发病因素

“未病”既然属于“已病”的前期状态，有转变成“已病”的病变趋势，已包含有主要病理变化信息，理论上就必定有相应的症状、体征，只是现有常规的中医四诊较难察明。辨证观、整体观是中医思想的灵魂，但若死咬四诊所得资料，将使辨识“未病”陷于臆想，治未病也成为空谈。故周老认为，此时可从现有疾病相关信息及医学理论详加分析推究，如《伤寒论》所论述的疾病传变规律。

《素问·五常政大论篇第七十》五运六气理论指出“必先岁气，毋犯天和”，气候有常气也有异气，而人禀天地之和气以养，感天地之戾气以病，气候特点影响了发病的规律，如“气有余，则制己所胜而侮所不胜。”已故名老中医蒲辅周根据气候特点，应用清热透湿法治疗乙型脑炎流行，取得立竿见影的效果[3]，即是明证。因此，周老指出，无论是疫疠之气，还是常见的六淫之邪或饮食、劳倦、情志内伤都有其发病规律，若能辨识清其病因，则进一步可能出现的病理变化就能了然于心，从而可以指导临床如何未病先防，防患未然，以及已病防变，防微杜渐，真正实践治未病思想。譬如对于甲型H1N1流感的预防，周老基于甲型H1Nl流感主要病机是新感外邪引动肺热内伏而发病，认为可以从两个层次来处理。第一层次是针对大众预防，重在芳香辟秽、化浊解毒，可药用藿香100g、苍术100g、白芷100g、草果100g、菖蒲100g、艾叶100g、贯仲100g、冰片50g、蚤休50g。共研细末，制成香囊，佩挂胸前，作为大众预防方。上述药物也可制成气雾剂，用于公众场所集体预防或居室内空气消毒。第二层次则针对密切接触者预防，重在轻清透达，芳化和中，清热解毒。可药用苏叶、荆芥、藿香各6g，野菊花、贯众、大青叶各10g。水煎服，每日1剂，连服3天。适用于易感人群及与甲型H1N1流感病人接触者。再如，2008年5月12日汶川大地震，周仲瑛教授在闻及灾讯之后，积多年急难症研究之薄发，拟定两张中医处方：一是防疫清肺汤（由蚤休10g，贯众l0g，淡豆豉10g，青蒿12g，连翘10g，一枝黄花l5g，前胡l0g，光杏仁10g，桔梗5g组成。具有疏风解表，清宣肺气之功能。适用于防治呼吸道感染性疾病，疫毒犯肺，症见身热形寒，咽痛，咳嗽，身楚等症。）；二是防疫化浊汤（由炒苍术l0g，白芷l0g，苏叶l0g，藿香10g，陈香薷5g，清水豆卷l0g，厚朴5g，法半夏l0g，陈皮6g，石菖蒲9g组成。用于芳香化浊，解表和中。在疫情中适用于防治消化系统感染，胃肠不和疾患，秽浊伤中，症见头重身楚，胸闷呕恶，腹泻、便溏等症。）并由南京中医药大学全校师生依据该两个处方，连夜赶制了6000剂颗粒剂，以及3000只中药香囊，由该校青年医疗志愿者服务队带去四川什邡灾区，及时为当地受灾群众发放了“灾后防疫方”，在当地有效地抑制和预防了灾后次生传染病的发生，为确保“大灾之后无大疫”，控制灾区的瘟疫流行，挽救生命，做出了一定的贡献。

2.3 辨“未病”的体质属性

中医发病学认为疾病的发生既有外因，也有内因。如《素问·评热病论篇第三十三》“邪之所凑，其气必虚”，《灵枢·百病始生》云：“风雨寒热，不得虚，邪不能独伤人”《灵枢·五变》“一时遇风，同时得病，其病各异”。故周老以为，临床上既要重视临床症状等外在表现的辨别，也要重视机体体质特点等内在属性的识别。

对疾病萌芽状态的欲病状态，尤须辨识其体质特性，因为体质特性可能决定了发病，诚如吴德汉《医理辑要·锦囊觉后篇》中说：“要知易风为病者，表气素虚；易寒为病者，阳气素弱；易热为病者，阴气素衰；易伤食者，脾胃必亏；易劳伤者，中气必损。”因此，周老还认为，“治未病”重视改善和纠正体质偏颇，消除疾病发生的内在机制，从改变体质入手达到预防疾病的目的。调理体质偏性，能提升或调动人体自身的抗病力，祛除致病因素，达到治愈疾病的目的，诚如医家陆渊雷指出：“须知治病之原则，不过凭借人体之自然疗能，从而辅翼匡赞之尔。”（《陆渊雷医学论文集》）

2.4 辨“未病”的病势走向

“病势”主要是指疾病病理变化、发展的动态趋势，包括邪气发展之势和正气抗邪之势，未病先变、已病防变都需明确其变化的趋势，治未病方能有的放矢。

病势是病机的重要部分，辨清病势决定治疗方案的确立。如《温热论·外感温热篇》“大凡看法，卫之后方言气，营之后方言血。在卫，汗之可也；到气，才可清气；入营，犹可透热转气……”。卫、气、营、血是温病传变的一般规律，正是病理变化的发展趋势要点。熟悉了这些规律，治疗时既要祛邪外出，逆转病邪内传之势，又要顾及将传变的下一站，做到“先安未受邪之地”而“毕其功于一役”，及时控制疾病的传变，防止疾病的发展趋于深痼。《金匮要略·脏腑经络先后病脉证第一》“见肝之病，知肝传脾，当先实脾，四季脾旺不受邪，即勿补之”，知晓肝病进一步发展，病变趋势将要克犯脾土，故治疗肝病的同时需实脾土，若脾土旺盛，正气有抗邪能力，则无需补脾。《金匮要略·脏腑经络先后病脉证第一》“问曰：病有急当救里救表者，何谓也？师曰：病，医下之，续得下利清谷不止，身体疼痛者，急当救里；后身体疼痛，清便自调者，急当救表也。”对于表里同病，不可拘泥于先表后里之常列，此条说明，如见下利清谷不止，虽表证存大，但为病势在里，有亡阳虚脱的趋势，故当先急救里。待里证解除，表证仍在，又需急救表，因为里不足，若表不解仍有入里之势。

2.5 临床应用案例举隅

蒋××，男，63岁，大学教师。患者1980年曾突发头痛，呕吐，诊断为脱髓鞘病。用激素治疗，控制向愈。此次3月初，突然头痛，左侧瞳孔放大，眼睑下垂，不能睁开，伴有呕吐。1994年4月9日某军区总医院头颅MRI及CT报告提示：“图像所见，斜坡及鞍区块状异常信号，T1WI混杂略高信号，T2WI为等信号改变。斜坡膨胀，轮廓消失，视神经受压上抬，肿块占据蝶窦，CT平扫示枕骨斜坡及岩骨尖骨质破坏，密度降低，考虑脊索瘤可能（MRI号4187）”。患者因体虚，畏惧手术，于1994年4月30日来我院就诊。刻下头痛，左侧瞳孔放大，眼睑下垂，复视，时有恶心呕吐，面色少华，神疲乏力，苔黄薄腻，质红，脉细滑。拟从风痰瘀阻，清阳不展治疗。药用川芎、天麻、僵蚕、南星、炮山甲、广地龙、甘杞子、石菖蒲、泽兰、泽泻各10g，生黄芪20g，葛根15g，炙全蝎5g，制白附子3g，制马钱子0.25g（另吞）。二诊：诉服药十五贴，头痛明显缓解，瞳孔恢复正常，眼睑狭窄有所改善，仍有复视，神疲乏力，口干，苔黄腻，质红，有裂纹，脉细。痰瘀化热，阴液耗伤，上方去南星、菖蒲、泽兰泻，加陈胆星、川石斛、花粉各10g。三诊：服药三十贴，复视、眼睑下垂进一步改善，稍有头昏，左目视糊，苔脉同前。转从标本同治，加用补益肝肾之品，上方改黄芪30g，加制首乌10g，石决明30g。四诊：连续服药四十贴，左眼睑闭合基本恢复正常，多视目糊，畏光，复视，右耳鸣响，苔黄薄腻，质暗红，脉细。从肝肾亏虚，阴不涵阳，精气不能上承，痰瘀上蒙清窍治疗。炙鳖甲、川石斛各10g，大生地、杞子各12g，生黄芪30g，葛根15g，生石决明30g，炮山甲、陈胆星、炙僵蚕、天麻各10g，炙蜈蚣、制白附子各5g，马钱子0.25g（另吞）。服药至十月初，患者自觉体力恢复，精神转佳，仅有畏光，右耳鸣响，再服原方15贴，以巩固之。病人准备按原计划接受西医手术治疗，以图根治。

患者11月2日住进上海某医院准备手术。11月12日复查头颅MRI，提示：“蝶鞍内有异常块状信号，病变累及斜坡，鞍底下陷，视交叉上抬，双侧颈内动脉轻度外移，脑室系统无扩张，中线结构无移位”。（MRI号105340）但与某军区总医院4月9日的MRI比较，肿瘤缩小了1／3，某医院认为半年内肿块缩小如此明显，且症状改善，实在不可思议，劝患者暂不手术，用原法继观。患者复于12月7日又回到我处就诊。因停药月余，加之疲劳，患者头昏，口干明显，仍感畏光，耳鸣，苔薄腻，舌有裂纹，脉细。治拟滋养肝肾，益气升阳为主，配以化痰消瘀，解毒抗癌法，药用大生地、杞子各12g，炙鳖甲、天冬、天花粉、天麻、陈胆星、炮山甲、炙僵蚕、山慈菇各10g，生黄芪30g，葛根15g，炙蜈蚣、制白附子各5g，马钱子0.25g。服药半年余，畏光头昏等症消失，惟感有时耳鸣。1995年5月27日某军区总医院第三次检查头颅MRI并与1994年4月9日MRI片比较，肿块明显缩小了2／3。头颅MRI示“鞍区斜坡脊索瘤术后，有少许残留”（其实并未手术）（片号4184）。原方加炙水蛭5g，路路通10g，灵磁石30g，调治一月，诸证悉除。目前继续服药，巩固疗效。

按：本例脑瘤辨证系肝肾不足，清阳不升，风痰瘀阻所致，本虚标实，兼夹为患。治疗分为三步。初诊时头痛明显，伴有呕吐，瞳孔大小异常，眼睑下垂，病情较重，标实为急，故先用天麻、僵蚕、南星、制白附子祛风化痰，炮山甲、广地龙、泽兰、炙全蝎活血通络，石菖蒲、泽泻化痰开窍，制马钱子解毒消肿，甘杞子滋养肝肾，黄芪、葛根、川芎益气升阳。复诊时，头痛、瞳孔异常等症改善，口干，舌裂明显，系风痰瘀阻，郁久化热，津液耗伤，故去南星、菖蒲、泽兰泻，加天花粉、石斛滋养阴液。继因耳鸣、目糊明显，肝肾不足，阴不涵阳，精气不能上承，本虚为主，风痰瘀结，留着未尽，故用炙鳖甲、大生地、川石斛、杞子等滋养肝肾，黄芪、葛根益气升阳，石决明、牡蛎、胆星、僵蚕、天麻等化痰软坚，山甲、炙蜈蚣、水蛭等活血通络，马钱子、山慈菇等解毒抗癌。由于吃紧具体病机，复法组方，标本兼治，药用丝丝入扣，并且体现了中医“治未病”思想，故疗效较显著。

由于患者高年存在肝肾气血不足的病理体质，复加癌毒伤正，虚实夹杂，病情多变。故诊治肿瘤，不可滥用大剂解毒抗癌之品而忽视中医“治未病”的精神，以防生变，应结合个体差异，明确肿块部位，病理特点，权衡标本先后，随复合病机治之，切勿操之过急，轻率的易法更方。

本案脑瘤病位在上，“巅顶之上，唯风药可到”，故用祛风化痰之药，配升举清阳之品，使药物直达病所；用虫类熄风搜剔之药，配化瘀软坚之品引药上行，疏通络脉、消肿散结；用益肾养肝之药，配解毒抗癌之品，扶正祛邪，标本兼顾。只要审机对路，药随证转，用药恰当，坚持治疗，常可收到满意疗效。

参考文献

[1]江泳，陈建杉，江瑞云等，论辨证论治的完整体系：人一症一病一证[J]，中医杂志，2011，52（17）：1447-1450

[2]靳琦，王琦，中医“治未病”说略[J]，北京中医药大学学报. 2007，30（11）：725-728

[3]蒲辅周，沈仲圭，高辉远，流行性“乙型”脑炎中医辨证施治的一般规律[J]，中医杂志，1957，（9）：464-468

第一作者简介

刘兴烈，男，1968-12 生，毕业于澳门科技大学，学历博士研究生。目前任职于中山大学附属第六医院、广东省胃肠肛门医院综合科主任。1988 年至 2005 年先后侍诊于邓铁涛、刘仕昌、刘亦选、熊曼琪、丘和明、李丽芸、张壮战、禤国维、李自新、陈仲荣、罗永佳、张世平、林安忠等岭南名医；2006 年经上海颜德馨之高足严夏教授引荐，进一步学习颜氏中医家传；2008 年经著名中医教育家项平等教授推荐，在南京中医药大学中医内科急难症研究所、江苏省中医院，周仲瑛中医传承研究室等机构侍诊邹燕勤、沈凤阁、周仲瑛等国家级名老中医，并且在周仲瑛教授等指导下正常执行了中医临床传承博士学位课题《周仲瑛教授治肾临床经验及辨治规律的研究》的研究，并通过了澳门科技大学博士学位论文答辩及获得了国家教育部留学服务中心学历学位认证书（教留服认澳门［2012］00391 号）。精通中医全科，尤其擅长内科、妇科、皮肤病、针灸。诊治任何疾病，强调遵循“天地人合一”、中医“五运六气”学说、中医体质理论等，予以个体化治疗方案，尽可能符合临床路径的要求，最大限度减轻患者痛苦。在统计源期刊发表论文论著 20 余篇，参加编写了《国医大师周仲瑛瘀热新论实践经验录》等著作。学术兼职：中华中医药学会亚健康分会常务委员，广东省健康科普专家。

师承照

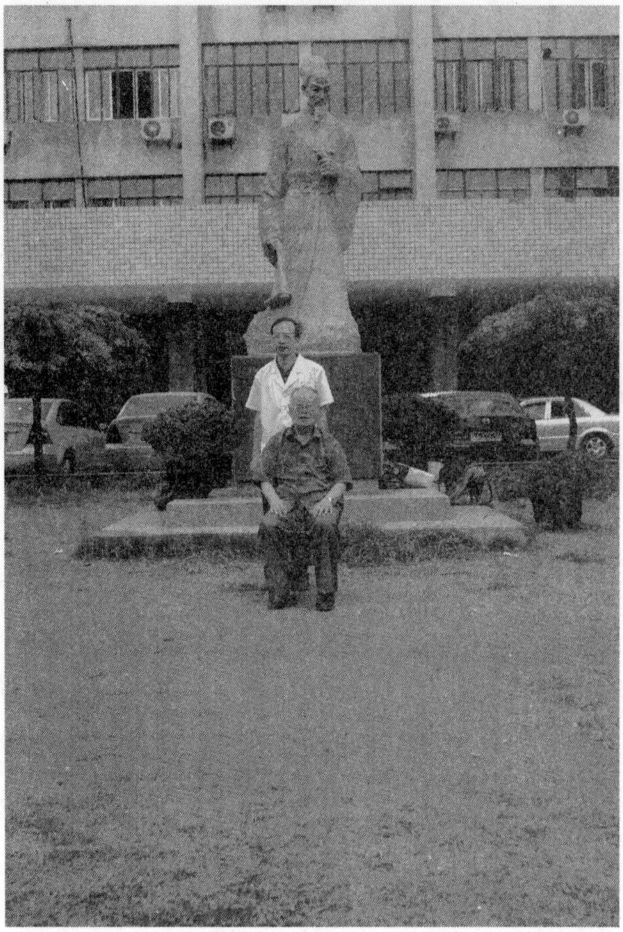

2013

國醫年鑒

JIAN

十二 百家学说

浅谈“最强病变穴位针刺疗法”治疗肿瘤

班俊修

[摘要] “病变穴位”就是人体的某一器官、某一组织结构在发生疾病时，与它相应的点也会发生病变的“穴位”或称“病变点”。

普通针灸疗法，它能治百病这是不争的事实，但这普通穴位不是与疾病相对应的病变穴位。利用普通穴位治病，人们总感到力不从心，尤其对重大疾病，因为不是病变的对应点而显得力度不够。

人们把癌症这一最严重、最复杂的病，总认为也应该用最复杂、最尖端的方法才能攻克它，也许一种人们就不敢想、不愿想、甚至不可能想的简单方法就能攻克它。人们攻克癌症陷入了误区，尤其西医治癌症，更是治标不治本，癌块是癌症的标，癌的生命供应线，决定癌块的生长系统才是癌症的本。手术、化疗、放疗都是在癌块上打主意，力度虽大，却是“割韭菜不刨根”。

我是河南永城职业学院退休教师，早年自学中医、针灸，经过几十年的留心和研究，发现了癌症、白血病及其他慢性病引发的“病变穴位”，自创“最强病变穴位针刺疗法”。

“病变穴位”就是人体的某一器官、某一组织结构在发生疾病时，与它相应的点也会发生病变的“穴位”或称“病变点”。人体的每一器官、每一结构都有各自的固定的“病变穴位区域”，因为人体是由一个个器官组成的，所以人体肌肤表面上的每一点都是可以病变的穴位，病变穴位就处在病变器官相近相对的肌肤之下，最后表现在肌肤表面之上。当器官发生病变时，他的相应的可使病变的点也在发生病变。因器官发生病变时，被破坏的组织不止一点，所以皮肤的病变穴位也不止一个。穴位的病变是组织破坏不是炎症也不会生疮，病变穴位刚开始还在皮下、是隐形的、微小的，随着病情的发展、时间的推移，穴位病变的加重，就会出现、变大，器官病变的范围扩大，病变穴位也逐渐增多。因器官上疾病受侵的位置不一样，病变穴位的位置也各不相同，一个人一个样，就是同一个人、同一种病因时间变化、病情变化，穴位也会发生变化，但病变穴位特征明显、穴位区域固定、规律性强。

依据经络学原理，在人们实践的基础上，我们的祖先发现了人体穴位，创立了针灸学我叫它普通穴位、普通针灸疗法，它能治百病这是不争的事实，但这普通穴位不是与疾病相对应的病变穴位。利用普通穴位治病，人们总感到力不从心，尤其对重大疾病，因为不是病变的对应点而显得力度不够。我们的祖先在创立针灸学时是拾了芝麻丢了西瓜，忽略了病变穴位。实际上这些病变穴位民间单方中仍有它的踪迹，只是没有明确的认知，运用起来很浅薄、单一、不成系统罢了，实际上病变穴位组成的是一部完整的自成体系的新的针灸学，能因疾病发生病变的穴位，可见他与疾病的关系最直接、最紧密，并且穴位又处在与疾病最近的位置上，这就决定了它的力度超强，这是普通穴位所无法比拟的。超强的力度是治疗疾病尤其癌症的先决条件。普通穴位力度小，又是远攻，最强病变穴位力度大又是近击，所以就治疗重大疾病而言，最强病变穴位疗法完全替代了普通针灸疗法。至于“刮痧”、拔罐疗法，我认为他们是最强病变穴位疗法的子疗法和末端疗法，刮出的痧实际上就是还未出现在肌肤表面上的病变穴位，用出痧来治病，力度小、没有抓住主要矛盾。痧是最初的病变穴位，就像疮疖，病变穴位是中心的浓疖。而痧只是疮疖周围的红肿部分，只有浓疖去除了，疮才能好，红肿部分不是关注的主要对象，刮痧疗法因不了解有病变穴位，所以难治重大疾病。拔罐疗法也有不自觉的利用病变穴位的成分，但由于缺乏病变穴位的认知，只是触及皮毛，刺激又轻，也难治重大疾病。西医治疗癌症及重大慢性病，都不具备根治的全面因素，有的力度不够，有的矢不中的。中药虽标本兼治，但目前还没发现既治癌症又够力度的。就是治疗肝炎、肾衰、糖尿病、心脏病一类的慢性病也不够利索。人们把癌症这一最严重、最复杂的病，总认为也应该用最复杂、最尖端的方法才能攻克它，也许一种人们就不敢想、不愿想、甚至不可能想的简单方法就能攻克它。人们攻克癌症陷入了误区，尤其西医治癌症，更是治标不治本，癌块是癌症的标，癌的生命供应线，决定癌块的生长系统才是癌症的本。手术、化疗、放疗都是在癌块上打主意，力度虽大，却是“割韭菜不刨根”。事物的变化讲内因和外因，西医调动的是外因，外部攻击，针灸疗法调动的是内因，刺激病变穴位，可以增强人体器官的各种功能，靠的是调动人体的自我治疗机制，让器官强健起来，增强器官的自我修复，主动排异，自觉抵御病邪入侵的免疫功能。“病变穴位疗法”力度超强，能最大限度地调动这些自我医治功能，让人体器官按正常的生理机制运转。不是人体需要的，他都会自我清除掉、修复好、排出去。癌块不是人体需要的，癌块的根也不是人体的正常组成部分。该疗法具备了其它疗法所不具备的治疗重大疾病的全部条件。治疗癌症等待的就是超强的治疗力度和治标又治本的能力。所以最强病变穴位疗法能根治癌症和重大慢性病，针灸疗法治疗广泛，所以该疗法同样能治各种疾病。该疗法与其他疗法相比，不但疗效最突出、最彻底，而且最简便、最低廉、最安全、无毒副作用。就治疗癌症、白血病和一些难治的重大慢性病而言，该疗法是其他疗法无法比拟的，如果普及了“病变穴位”知识，病还不出头，就针刺“病变穴位”，癌症和一些重大疾病就不会临身，人类的健康将会发生质的变化，现有的医学观念将会打破，以中医为主导的医疗地位将会确立。

运用“病变穴位疗法”，可操作性强，只要选好、取全穴位，针刺准确，深度恰当、间隔时间适宜，疗效就会令人惊奇。我治疗过的癌症、白血病以及重大慢性病（如肝炎、肾衰）都是一次起效，如癌症的疼痛、肾衰的寒冷等便逐渐减轻。穴位来势的强弱还可以断定病情的控制情况，出血的浓稀也可以知道病情的变化与治愈。癌症病人几次治疗，穴位的病变便消退了。当血出到与正常人一样时，病就根治了。癌块本身并不疼、也没有炎症，他就是一个无限生长的肉块，当达到器官不能承受时，撕裂脏器才疼的。出血、黄疸等是脏器受压损伤的结果。这些症状要靠一个自我修复过程就慢些。所以得了癌症要早治，发现就治，即使是晚期，这时脏器受损不太严重，也是最佳治疗时机，待到脏器受损严重，体弱不能进食时就难治了。我有个原则：“治晚不治危，治一处二处不治扩散，治衰不治竭，治慢不治急”。该疗法是一门科学，科学的东西不能有半点虚假。好心的人让我带点药，我一不会配，二不需要，应该实事求是。什么样的能治好，什么情况下不能治好都得去探讨研究，不能因治好几例就说什么样的都能治好，也不能因几例没有治好，就认为该疗法不行了，凡事都有个范围有个条件。

该疗法集保健预防治疗于一体，刺激区域穴位可强健器官，针刺病变穴位可预防潜在疾病，若早治，穴位少且无痛苦。普及了病变穴位知识，得了大病，足不出户，便可治愈。该疗法就治疗癌症等慢性病而言，是其他任何疗法都不能比拟的。我为该疗法振奋不已。我不想让人类的医疗财富耽搁和失传，我希望人们都来关心它，重视它，发展它。

运用中医养生理念多途径治疗癌症效果好

中国扶贫医院　陈华　蒋彩英

随着人们生活水平的提高和生活方式的改变，曾经让人们谈之色变的癌症现今竟变成了常见病和多发病。每谈及此，和肿瘤打了 30 年交道的陈华医生总禁不住打开话闸——跟高血压、糖尿病一样，肿瘤、血友病也属于无法根治的慢性病。因此需要综合性的长期伴随治疗。特别是在疾病的后期，中草药往往起了主要作用。中草药治疗肿瘤讲究“扶正”与“祛邪”相结合，一方面扶持身体正气，保护、调动病人的抗病能力，一方面减缓肿瘤生长速度乃至使肿瘤缩小。

中草药对瘤体的直接作用虽不如化疗、放疗迅速，但作用持久，对瘤体的稳定率往往高于其他疗法，特别是对某些放化疗不敏感的肿瘤。

患者手术前如体质虚弱，可以让他服用天竹、野天参、肿瘤散等中药补气养血，改善营养状况和脏器功能，提高免疫力，增加手术成功率。

中草药还可以增加放疗、化疗的效果，例如应用扶正培本、养阴益气、补肾的中草药研成的肿瘤散，配合放疗治疗肺癌的有效率和生活质量的提高均高于单纯放疗。放疗、化疗有一些毒副反应，比如抑制骨髓、降低血象，而草药可以有效升高病人的白血球数量。

让做完化疗的患者服用野天参、天竹、鸡血藤等，可起到软坚散结、活血化瘀的作用，使肿瘤生长变慢甚至缩小，减小转移复发的机会，延长带瘤生存时间。

有人统计，百分之五十一的肿瘤患者有疼痛现象，百分之七十的晚期患者以疼痛主诉。对此，吗啡类西药止痛快但便秘且易成瘾，而中草药虽然作用缓慢但持久，宜尽早长期应用。

肿瘤是全身疾病的局部表现，不能不顾病人体质、不顾病情轻重一味进行杀灭癌细胞或攻击性治疗。病情初发，患者体质尚好时，手术、化疗、放疗均无不可；当病情进入晚期，癌细胞已经扩散，病人体质十分虚弱，再发动猛攻就只会加速病人的死亡，此时调节肿瘤患者的肌体免疫，实行养胃健脾排毒疗法，是治疗肿瘤的最佳首选方案。平时亚健康状态的人群采用野天参、天竹类的中草药每天泡茶饮用，可以预防肿瘤。同时健康的人也可以服用，有增加免疫作用，经临床验证，无毒副作用。

肿瘤治疗的最终目的是要维护和提高患者的生活质量，延长其寿命。有的患者肿瘤局部缩小了，甚至完全缓解，但是全身状况很差，生活质量很低，结果寿命并不延长。一些患乳腺癌、甲状腺肿瘤、甲状腺结节的年轻女性，通过手术、放化疗，瘤子没有了，但是病人一照镜子，脸色蜡黄，脱发严重，体型也变了，照样寻死觅活。所以医生还要具备社会学和心理学的知识。有的患者保持心情舒畅，手术后经中草药调治后十多年还健在；而另一些患者性格脆弱，一副悲观、焦躁的心态，甚至产生绝望的情绪，这对手术后康复十分不利。

乐观、开朗、愉快、喜悦的情绪能增强并极大地活跃人的免疫系统，提高抗病能力，延长寿命。可科普宣传苦于呆板的说教，专业人员不太会通俗语言，科普书满纸黑字缺少生动的画面，如果有一种行之有效的心里幽默疗法就好了。笔者尝试把中草药食疗和科普结合，让患者不再苦闷，让大众更方便地学到防癌知识。通过学习烹饪技术和中草药食疗知识，提炼成打油诗配在中草药上，再盖上“怡神”“苦中乐”“知足”“老来勤”等印章烘托意境。食疗歌采用古老民族歌谣，歌中饮茶、煮粥的老者须发皆白，长寿者不必说。食疗“饭菜不过咸”中的妈妈放盐时拿着极小的勺子。在“香菇好味道”中，人靠在大大的香菇旁，那般怡然自得。在“他乡食物，巧补不足”中买菜者都开始研究地球仪了。为表现五更泄泻的急迫，捂着肚子起夜的人竟连拖鞋都走掉了，那位受便秘困扰的人坐在马桶上看电视看到“晚安”还是毫无便意……这种图文并茂且贴近生活的健康知识，受众非常喜欢。

打油诗因其朗朗上口，受众也乐于接受。例如“生津止渴猕猴桃，利水通淋营养高”“发热不退别大意，应去医院仔细瞧”“凡事当思两面性，辩证摄生看需要。”用典的有“唐代名医孙思邈，捣烂油菜肿痛消”等。告诉病人放疗、化疗后恶心呕吐是正常现象：“康复自有回天术，翻江倒海也安然”。为说明老人饮水的重要性，建议“不渴也该喝几口”。

把这些诗当作送给癌症病友的一味特别“药物”，这些诗在病房中传开，受到了患者的欢迎，连其他科室的患者也赶过来观看。不少整天在唉声叹气的病人展开了紧缩的眉头，不但吃得下、睡得香了，还觉得药物治疗效果更明显了。

我们还尝试为肿瘤患者进行歌疗，即根据患者的病情和喜好选择性地哼歌，配合常规治疗。经临床研究发现，食谱和歌谱进入肿瘤病房，可以调节患者情绪，优化情感效应，改善患者躯体症状，增强免疫功能，调动体内积极因素，提高患者自我调节的能力。心理幽默疗法和音乐疗法既减轻了病人的焦虑和痛苦，也为医护人员严肃紧张的工作加入了轻松的调剂，使中医肿瘤科的医患关系变得格外和谐。

近年来，我们创作浙南中草药食疗歌谱集成《饮食养生食疗》，在图片旁加上了科普短文，既介绍科学知识，又讲述渊源典故，还常附以简单、实用的小验方或食疗法，如此食疗、科普短文有机结合，深受广大群众欢迎。

碳能被祛疾养生的中医原理

广州神布医疗科技有限公司　陈康福

源山碳能被是在布料层的表面涂覆有一炭烯微粒层，布料层为棉质纤维布，该炭烯微粒层能产生 0.06MA 的类生物电能，透过人体的皮肤、经络、肌肉和血管，被血液所吸收，使人体的三磷酸腺苷 ATP 与炭烯微粒层所转换的电能结合并光谱处于巅峰，由声纳分子在机体得出，激发血液由 0.06A 的生物电电能最有效，有效地治疗修复人体的生物电系统，提高人体的抵抗疾病能力。源山碳能被的应用是通过睡眠使用碳能被一垫一盖接受其生物电能。

一、碳能被补充生物电帮助疏通经络

人生活于天地之间，与自然界息息相关。天地自然界的运动变化直接或间接地影响人体的生命过程，人体对外界的变化也必然会作出相应的反映。一个人，在妈妈肚子里的时候是“九窍不通一窍通”，肚脐跟妈妈通着，其他的窍全关闭着，一旦出生，“一窍不通九窍通”。“窍”是什么？“窍”（两眼、两耳、两鼻孔、口、二阴）是人体精气和自然界交通的通道。人出生之后，身体的气就和天地之间构成了一种特有的相关性。人要适应天地之间的变化，所以，人的养生要顺应天地四时。人要与天地相应，必须依赖于信息，依赖于经络来传递信息。碳能被能直接为人体补充生物电，使经络通畅，信息畅达，从而使机体调整能与大自然的动态平衡，达成“人天合一”的养生观。

天地是一个大宇宙，人是一个小宇宙，地球磁场能给予人体正能量。但是，住在高层建筑的人们，就难以得到地磁给予“充电”的恩赐。碳能被则可以弥补这个不足，帮助通经活络，使气血通畅。

经络是人体气血运行的通路，是能量和信息的载体，内居于脏腑，外布于全身，将全身各组织器官联结成为一个有机整体。经络的功能是：运输、联络、调节。《黄帝内经》指出经络是“决生死，治百病”的一种奇特的生命结构。经络控制人体功能，疾病形成根源可以说是经络失控，一切疾病的康复和痊愈则是经络恢复调控气血通畅的结果。

经络如网状遍布全身，人体通过经络联系成一个整体，并通过经气与自然界息息相通。经络与血液循环和气血平衡的关系复杂，它既与血液循环有关，又与气血平衡有着密切关系，但又不能被已知的血管分布和功能所解释。种种研究都表明，经络的原动力来自生物电能量。人体生物电不足，就直接影响经络的通畅。经络是人体内客观存在的一种尚未被认识的结构。然而，经络却能“行血气、营阴阳、决生死、处百病”。因此，凡是有利于疏通经络的措施，都能使我们提高防病和治病能力。

碳能被能直接给人体补充生物电能量，使身体中十二条正经、任督两脉和 360 多个穴位得到能量的补充。经络通畅，信息畅达，气血也就通畅了。人是自然界进化的产物，是自然界的组成部分。平衡是自然界乃至大宇宙中万事万物和人类存在的根基，平衡不仅是自然的法则，也是人体健康的法则，是自然法则中的最高境界。宇宙平衡、生态平衡、心理平衡、酸碱平衡、免疫平衡等是自然法则。因此，人类最理想的保健模式，应该是在保持人体整体平衡的基础上维持正常的自我修复能力。

二、碳能被提高血氧度促进酸碱平衡

中医不存在酸碱的概念，更无“酸碱体质”一说。中医主要将人的体质分为九种：平和质、气虚质、阳虚质、阴虚质、血瘀质、痰湿质、湿热质、气郁质和特禀质。其中，平和质是一种正常健康的体质，表示体内酸碱度达到平衡，体内气血畅通，内环境协调。其他八种体质都属于“未病”的亚健康状态，都需要外源性的调节措施维持平衡，抵御疾病。说到底，中医治病是在调理人体整体的阴阳平衡，使内环境酸碱度达到平衡，即中医所说的平和型体质的正常健康状态。

保持人体内环境酸碱度平衡是人体整体平衡的一个基本要求，而机体整体的阴阳平衡才是最重要的。佛家有句话叫：“因缘相合则为果”。因，指产生结果的直接原因；缘，指由外来相助的间接原因。致病的因子是因，得病的就是果，中间的间接原因就是“缘”。中医治病是从“缘”入手，从间接原因入手，确切的说，是从调理机体阴阳平衡入手。这就是中医治病的基本理念。

人为什么会生病？生病的根本原因是机体阴阳失衡，经络阻塞，气血不畅通造成的。只要能调理到体内整体阴阳平衡，身体就健康了。

然而，要想机体达到整体阴阳平衡，首先是调理体质，调理体内的酸碱度达到平衡。调理体质的最好方法是增加体内含氧量，因为，如果体内缺氧，体质就会呈现气虚质、阳虚质、湿热质或痰湿质，造成气滞血瘀，血液循环恶化，微循环障碍。当身体中有某个地方血液到不了时（缺氧），那里的细胞就不能正常新陈代谢，疾病就会从那里发生。

碳能被为什么能有效增加体内的含氧量呢？因为，体内细胞新陈代谢所需要的氧气，是靠红细胞在肺部吸入氧气后，经血液循环系统带到细胞中去的。如果红细胞粘连成一串串或聚集在一起，红细胞不仅在肺部吸不到氧气，而且，也无法通过只能允许1～2个红细胞通过的毛细血管。

其实，在红细胞的周围有一样东西叫唾液酸，是带负电子的，所以，红细胞彼此之间同性相斥，相互分开。粘连在一起的是因为红细胞表面不带负电子。碳能被能补充红细胞的负电子，红细胞就会分开，分开的红细胞才可以在很细很细的毛细血管中一个个地通过，这样才能有效地促进血液微循环，起到活血化瘀的效果。测试表明：垫盖碳能被1小时后，通过一滴血的血象检测，可以直观看到使用前后的效果对比。如下图：

血象检测效果图

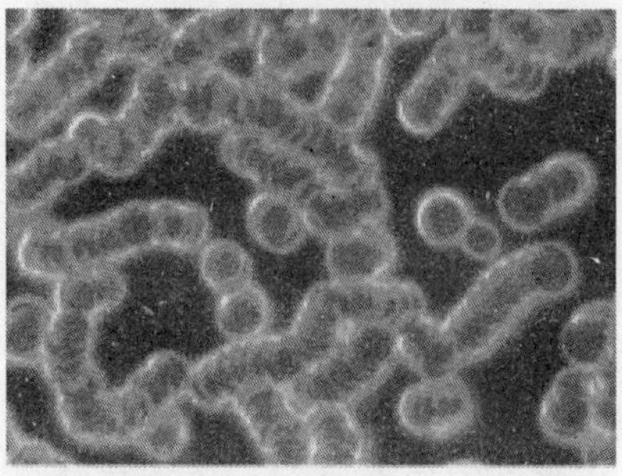

使用前

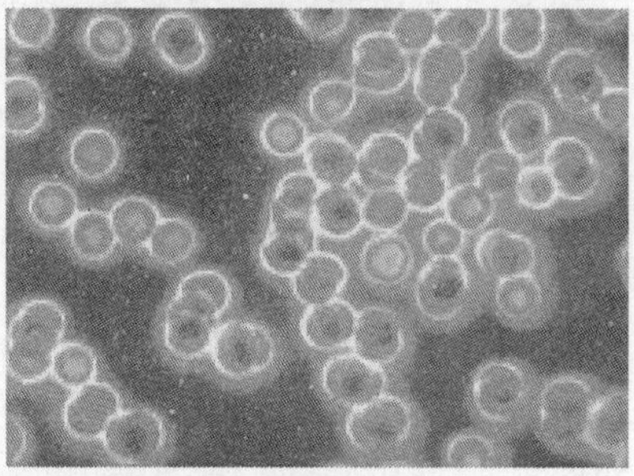

使用后

用源山碳能被睡眠能明显增加体内的含氧量，这一亮点可以说是碳能被神秘的面纱。因为科学研究发现，氧气确实掌握了生命的生杀大权。无论身体哪个部位的细胞都需要氧才能正常工作，堵塞口鼻这个人体和外界氧交换的通道，生命就会停止。

人体是由约60万亿个细胞组成的，所有的细胞都生活在体液中，尤如金鱼生活在鱼缸水中，鱼缸水氧气不足鱼就会生病或死亡。同样，当体内氧气不足时，体液就失衡，水分子团变大，细胞呼吸出现障碍，自由基充斥在组织细胞中，从而产生老人斑、皱纹、组织退行性病变、出现驼背、老态龙钟等衰老现象，后患无穷。

氧气不仅能使细胞正常新陈代谢，使体质平和，而且对人体生长素随年龄增长而衰减有着延缓的作用。所以说保持正常含量的氧气可以延缓人体五脏六腑的退行性病变和萎缩。有氧运动与疏通经络组合的养生方法，可逆转一般正常老化的器官，包括脑、心、肝、肾等的萎缩。从分子结构上看，构成人体的成分，氧原子含量占65%。

这说明氧气在人体中有多么重要的地位。难怪说：氧气才是全世界最不花钱、最有效的减肥药。睡眠时垫盖碳能被，就能起到有氧运动和疏通经络的功效。

陈民桂防病治病口诀

陈民桂中医诊所　陈民桂

第一诀 体内外全身整形按摩法

五官科病

1、脑瘫多因五官病　流注于脑伤神经　脑内五官互炎肿　口眼歪斜体不正
产伤婴儿脑缺氧　孕妇久坐挤压顶　手足翻转剪刀步　结巴语蹇呼吸难
上下肢曲半蹲走　拱桥喉和入字颈　角弓反张久硬型　立不住头母扶头
可怜天下父母心　合并它症孩更有　摇肩抖肩练伸手　摇腿蹬跟脚能走

2、口眼歪斜先正骨　直张口再瘫面动　动正两边嘎巴嘴　带药手揉齿包肿
耳后内鼻应上药　窦管穴结揉有效

3、耳聋道窄膜室凹　嗤鼻鼓耳嘎巴嘴　振动鼓膜和鼓室　振波通过听声音
耳咽泪管肿消炎　揉耳颈穴结软听

4、对眼斜眼理相同　眼角硬障内眦紧　硬揉软了紧揉松　眼球眼里滚动勤

5、种鼻炎都堵脑　腭孔八窦通脑窍　记差眼花五官病　脑痹鼻子有关系
治疗保健同用穴　还原细胞芦荟胶

内科五脏六腑病

横揉竖抖晃荡胃　双手脐旁揉两边　髂上肋下抓揉捋　绷腿顿跟晃肩肘
翻肋吃多胃胀满　久坐哈腰易挤翻　学生司机电脑人　正坐揉胃踮脚跟
翻肋手按压揉抖　轻三换地自然平　肋下带脉抓揉捋　肌硬肠粘不起凶

第二诀 治疗各骨关节错位移位及残儿脑瘫、正常人和老年人形不正等

软伤科病

1、五官炎流颈椎肿　韧带增厚硬缩紧　带出颈椎重歪脖　枕肌叠层颈麻疼
能堵眼花和脑窍　影响脊髓血液供　淋巴包结压动脉　供血不足头发晕
摇头点头瞪眉头　抖颚张嘴鼓耳朵　移出颈椎应归位　筋脉骨正四肢通

2、风寒湿痹肩周炎　劳伤肱骨二头肌　肱骨移位粘前转　肩臂背疼不能举
腋肿连胸和颈乳　捏拨撸顺血络筋　纸柱胶布横斜肩　挛包肿结药归位

3、斜肩脊柱大弯曲　牵拉脏器本位移　陈氏脊柱矫正法　按摩整形一分归
棘突骨旁放纸柱　横竖胶布来固定

软伤老年病

1、眼睑下垂肌无力　耳鼻眼根药上去　紧鼻夹眼嘎巴嘴　摇头瞪眉转眼球
嗤鼻鼓耳抖上颚　头面颈穴自己揉

2、驼背弯腰医按摩　前爬后退自牵引　挺胸放松晃身体　摇上肢腿蹬脚跟
3、瘸短 X 腿罗圈腿　摇腿蹬跟抬小趾　按摩整形法归位　手纸胶布膝固定
交叉胶布长方纸　不松不紧一分进　阴肿增厚阳磨损　渗液囊肿芦荟胶
芦荟牙膏也能行

第三诀 陈氏阴道盆腔二指肛肠中指诊断及治疗方法
治疗盆腔瘤 筋膜炎包结缠垫缠瘤，子宫良性肌瘤 筋结垫磨损，股骨头坏死，拉出腰间盘
软伤妇科病、男科病
1、乳罩硬垫压乳根　压陷肋骨磨肺心　淤乳管叶成包结　炎肿腋包互窜疼
呼吸困难找医生　速摘乳罩先气通　软坚散结消炎药　揉软结垫血才行
揉三抖三换地方　多次少量能治病
2、厥臀歪臀屁股疼　韧带堵孔气血冲　经络神经都崁顿　阴道肛诊才能行
扶位固定治好症　但是病根未除尽　筋肌包垫结韧带　挤顶压磨筋骨坏
轻撵抖揉分离术　阴肛盆腔带药治
3、前庭球腺窄硬粘　坐晃屁股摇腿先　开裆走分合裆走　便后手纸阴肛摩
4、子宫横斜顶间盘　筋包结垫在粘连　乙肠降叠硬圈垫　顶磨骶骨坏死面
坐骨孔被韧带堵　阴盆肛肠硬唇外　治疗分离转子宫　轻撵韧带孔血通
芦荟牙膏绿有效　3-7 次换芦荟胶　还原细胞又长钙　炎包结垫能消掉
子宫转正间盘正　手纸胶布固定好

老年病
1、阳痿茎小隐瘫睾　夹腿走和开裆走　带药肛诊前列腺　揉抖里外会阴穴
会阴中心腱揉拨　小腿大腿两侧摩　用脚揉抖硬筋软　轻揉耻骨两上踝
肛诊肌筋包结垫　韧带紧缩硬轻拨　撵揉分离一分法　左右转髋抖腿顿
摇腿蹬跟抬小趾　便后手纸揉会阴　肛周小便都揉抖　芦荟胶和绿牙膏
2、老人瘫儿剪刀步　瘸短罗圈迈小步　骶棘韧带坐骨孔　阳痿筋硬骶髋疼
结顶骶翻骨移位　屁股疼能串到腿　神经血管孔崁顿　消炎止痛拨开筋
上药男女轻处理　紧硬短缩作肛诊　筋包结垫与骨分　粘连一分法撵离

病理产物功能失调妇科病、男科病
1、痛经子宫位不正　风寒湿痹淤腹宫　筋膜炎包结溃疡　粘连脏器拉磨顶
淤硬下窍屁不通　大便肚疼屁股疼　本是多种合并症　盆腔阴肛手法同
带药消炎轻撵揉　一分法术轻分离　遇硬短紧软处撵　徐进化解手法同
里外都上消炎药　软坚散结还细胞　功能失调病产物　也能引发妇科病
2、支阴道棍肛门棍　阴唇肛周缩黑紧　短窄硬结象根棍　扎括约肌不敢坐
自垫手纸摩也可　揉轻上药棍能消
3、产后术后阴肛紧　瘢痕挛缩硬棍起　痔疮高凸硬黑病　肥胖增厚不动因
带药按摩软散结　筋膜炎包垫揉消　痔疮脓肿常见病　上药消炎要分症
男女肛诊都要作　盆腔合症一起清　便后纸揉洗上药　前列腺病法相同
前后左右坐晃臀　抖腿摇腿和蹬跟

第四诀　陈氏保健康复自疗按摩法

1、瞪眉能活脑	点战活脑室	手按皮摩骨	血顺脑窍通
2、转眼球活根	眼亮脑也聪	夹眼摩泪管	横指揉鼻通
3、指轻揉眼穴	拨拉能软硬	太阳神经根	按揉抖就行
4、紧鼻左右动	唇颌往下张	自摩鼻肌骨	鼻通各窦通
5、双手握耳轮	揉耳动耳根	三指耳三穴	揉推摇耳道
6、四指双按颈	椎上旁拨筋	风池枕起棱	按住揉抖平
7、颈肌筋厚筋膜结	炎包淋巴软硬聚	似瘤分间能拨平	伸颈狭窄自牵引
8、喉结炎窄常动伸	增厚结节淋巴聚	中间扒抖分各小	配药就能消除掉
咽炎颌咳梅症似	脑瘫颌舌筋肌硬	不会发音或结巴	单四指法功效同
9、淋巴锁骨窝里多	异物肿块指挑摩	传胸疼时查乳骨	肋移乳增辩症医
10、筋膜肉缩硬似瘤	阻肩甲岗血转头	右手抓左左抓右	抓甲拨筋气血行
11、手揉乳根板结软	增生带药能揉平	腺叶板硬轻揉抖	乳胸粘肱缩筋揉
12、肩周炎病肱移多	肱翻移粘肩甲颗	纸柱胶布拉肱骨	三痹药摩动归行
13、搓揉七椎抓肩岗	拇指掌根揉双肋	手抱臂摇腰带脉	单手抓拨肠子宫
男单手拨前列腺	肚盆韧带穴揉分	按摩人员用脚法	粘包硬阻淋结清（轻）
14、鼓肚揉肚中两侧	腹股沟包医抓蹬	摇腿蹭颠上下窜	左右滚动磨软筋
便完手纸揉肛阴	防肛阴硬缩腿筋		
15、左脚揉右右揉左	从上至下揉和搓		
16、坐床腿摇里外动	床摩腿从上至下	内踝下穴脚互搓	左右脚背互相摩
17、爬床摇腿上下摩	脚趾抓伸揉脚弓	顿跟摇跟伸脚筋	趾张弓张脚跟正

全经脉健养疗工程基本操作简介

邓华岳

（本文节选自1.5万字的“全经脉健养疗工程”，此处简要摘录基本操作方法，节选的图片没有另行编序，请以文中出现的图片编号对应图片。——编者注）

“经脉决生死，处百病，调虚实”。每条经脉都有其作用。瑜伽有3脉7轮，气功有20经脉，健身养生应该通每一条经脉。故称全经脉。

由于通经脉不仅能自己健身养生疗疾，也能为他人快速疗疾，故称健养疗。为他人疗疾，用意念引宇宙太阳的超高能量进入患者身上，而术者只是把身体当作超高能量传输给患者的通道。

由于它的方法包函了循经、手印、手形和意念直通脉等多种方法和多种类型套路，且含自疗和为人治疗，故称其为工程。

此工程的特点是充分利用了手的能量，还抻筋拨骨健全身关节，还可加意念，因此，其效果和效率比普通（现有健身运动）高10倍以上。现将几种基本操作方法简介如下。

1、手形（手能）疗法

我研究手形是2008年，美容院按摩卵巢延衰引起争论开始的。西医说无用，有中医认为按摩卵巢不能延衰。但对身体有好处。能否起作用，要看手捂腹部能否发“热”，“热”能否透到后背。经试验，不但能发“热”，还能将“热”透到后背。而且碗形手（图44）比平掌（图43）热得更快，效果更好。并碗手（图45），球形手（图46）效果与碗形手同。

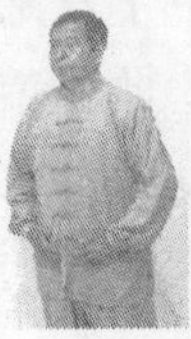
图 43

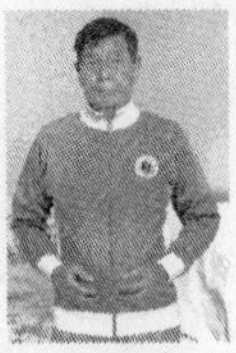
图 44

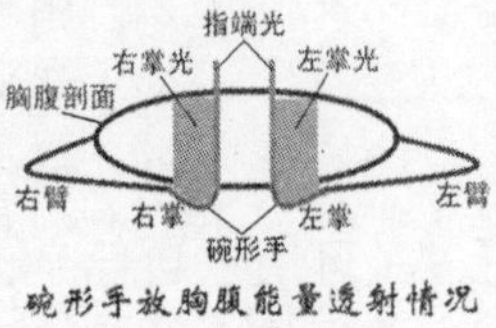

图 44B

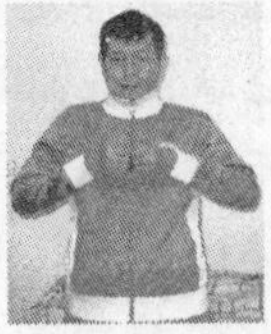
图 45

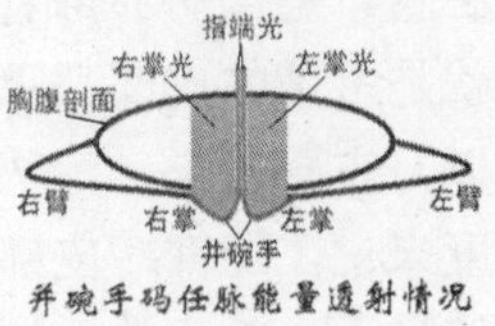

图 45B

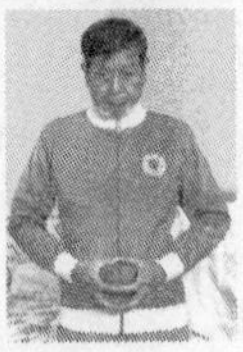
图 46

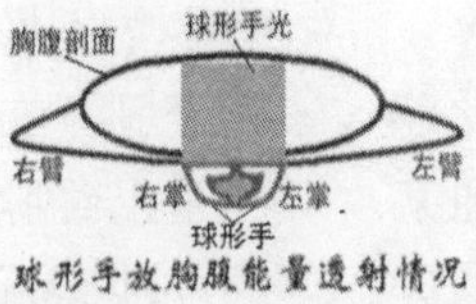

图 46B

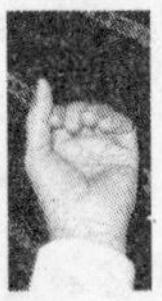
图 47

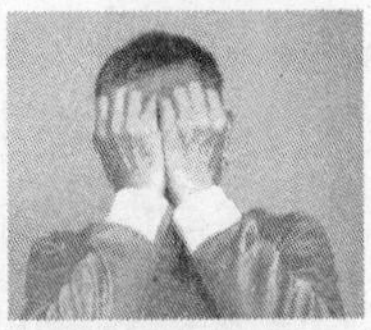
图 47B

1500 年前，孙思邈用拇指节拳，图 47，助其卧式吐纳，少林等用过三心并手形。碗形手类似拇指节拳，球形手类似三心并手形。但他们不知其好在哪里。碗形手，并碗手和球形手中间的光，有人能看到，是旋转的（也能感觉到）。能导引手经运行。放腹部，腹部很快发热，透到后面，不但能调理覆盖部位的脏腑，并能导引该处经脉运行。一敏感者将球形手放下丹田，一会儿睾丸内的气在打转。有敏感者将球形手放下丹田，一会儿下丹田发热，且热往上往下传，不只走任脉线，还呈片状运行。哪里易走先走那儿。像图 47B，是类拇指节拳的碗形手，捂住眼和鼻 3～10 分钟，可治白内障和鼻炎。

利用 3 种手形这些特点，可用各姿式调理脏腑，尽管手形搁胸腹也能通全身经脉。但与脏腑八段锦，通脉八段锦相结合，能取得更好效果。

手形是利用手能，为何不叫手能疗法？这是为了区别于平掌。强调手形比平掌作用更快，效果更好。用并碗手，循任脉和循督脉码起来，再用并碗手行小周天，可快速通任脉督脉。还可通全身经脉，调理脏腑。图 48 是循任脉码并碗手。图 49 是循督脉码并碗手。每一处待 30～60 秒（或更长一些），每一步往上 5 个手指距离。任脉码完，导引任脉 6～9 次。然后做督脉。督脉码完，做任督导引（即行小周天）6～9 次。毕后还可用并碗手或球形手做桩功等。

李少波的真气运行法用单手距体 50 厘米循任脉运行，称为快速得气法。未很好利用手能。

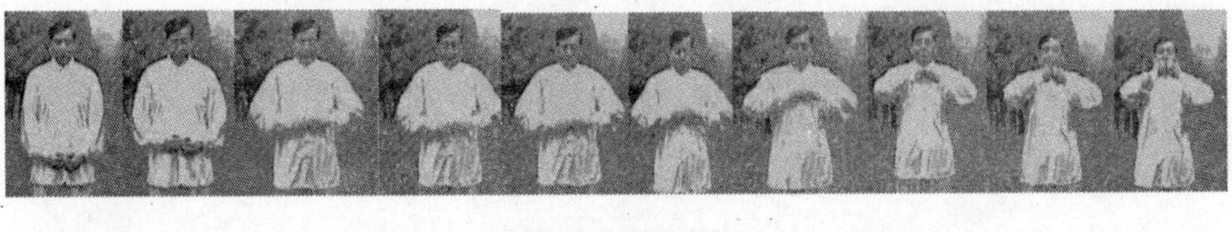
图 48 码任脉

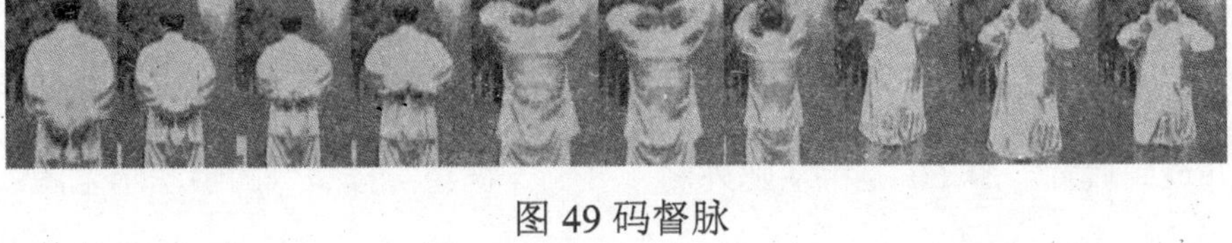
图 49 码督脉

2、循经通脉

经脉决生死，处百病，调虚实。不可不通。经脉外联皮部内联脏腑。是排病邪毒气通道，也是病邪入侵通道。这就是所谓的皮部呼吸通道：皮部—经络—脏腑。所以，古医书说，治病先治皮。

以治未病角度来说，经常对皮部进行按摩，使皮部呼吸通道保持畅通，就可使病消灭在萌芽中，甚至萌芽机会都没有。为了有序进行，可把经脉当按摩的路线和顺序。这就是所谓的“循经”按摩。“循经”这词是我于1982年提出的。由于我此前两次病休而学练大雁功，功法要求动作中加“通某经脉”意念。我不懂经脉，不可能加意念。于是提出“手向经脉，循经运行”，以手的动作代替意念。这就是“循经通脉”的来历。循经在客观上能通全身经脉。

实现循经，首先做出经脉运行动画，然后把经脉运行动画当循经通脉教练。循经可用掌，五指端，并五指端（图59，并碗手）。

循经通脉原理：手和其贴近身体的任何部位，都是两个人体场关系。把手（人体向宇宙发射能量最大的地方）沿经脉码起来，就如循经运行，手和手所贴近的部位的场能交织在一起，成为合能。用这合能循经运行，就能够通经脉排病气。把手循全身经脉码起来，可通全身经脉，排全身病气。

用手循经的优点：

（1）手向经脉，循经运行，直接用手的能量通脉排病气。（手是人体向宇宙发射最大能量的部位。）

（2）用了外力—手的能量通脉。

（3）能通全身经脉，明确能通什么经脉。

（4）循经通脉动作，实际上是医疗新手法，可用在自已身上，自我疗疾。也可用在别人身上，为他人治疗。

过去，通脉的钥匙掌握在大夫手里，气功师也大多数不懂，通脉变得十分神秘。今天，我们掌握了经脉分布运行规律，通脉就变得简单容易—只要用手沿经脉码起来，就可以通经脉排病气。只有循经才能有目的地，准确地通所要通的经脉。像普通舞蹈的手势，场能没有章法，有如乱风掀不巨浪，故没有治疗效果。只有循经，才能充分利用手能通脉。如图36那样，手的能量穿透肌体，调理肌体内部。灵气疗法和手形疗法都利用了这一点。当手贴肌肤，循经运行时，只要手掌盖得到的地方，都起作用。所以，手经可以手三阴和手三阳分别一起导引。循经，能给人们感受到其他动作不可能感受到的。如图50，51是右手从左腋下到手指端，手往前甩。通手三阴经。有人能感到出去的气是热的，或凉的。图54，55是手摸腿内侧上行到小腹。敏感者可感到6条经脉（或一片）从大腿上来。这是任何方法都无法达到的效果。有敏感者第一次做这动作，阴茎发麻了几分钟。

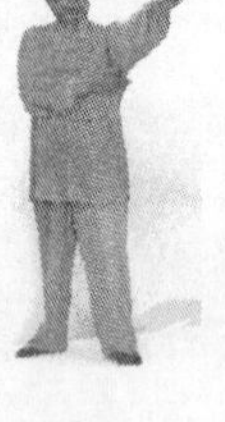
图50

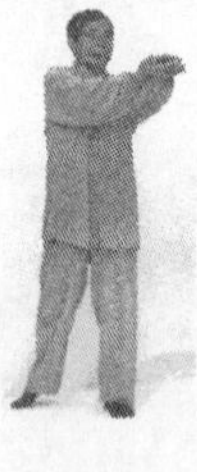
图51

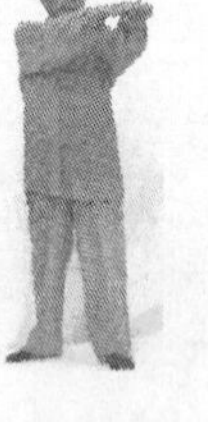
图52

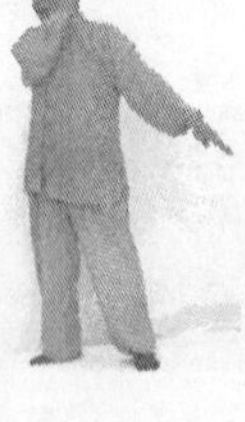
图53

图56是摸腿内侧上行时，敏感者看到气如同框一样随手而上。图57是手从头上方下落，掌心向下过胸腹，学员要求改为图58，掌心向内，手经过的地方能发热并透到后背。图60是手从腿外侧上面下行到足四趾（图61），许多人能感到出去的气是热的，或凉的。开始是凉的，练一段时间后变热的。

循经—排病气的手法示意图：

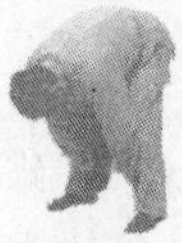
图 54

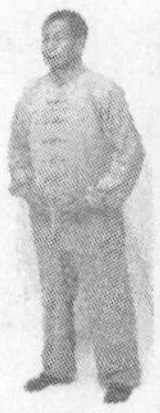
图 55

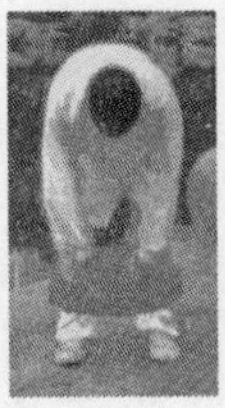
图 56

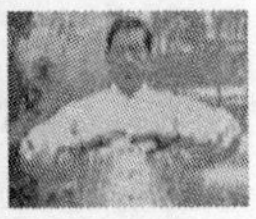
图 57

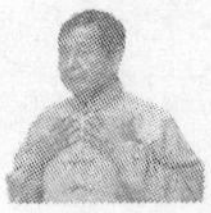
图 58

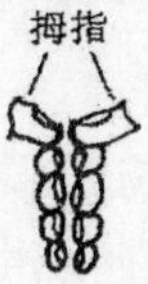

图 59

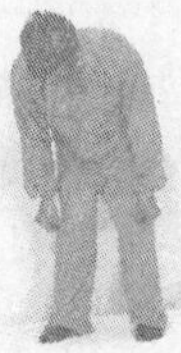
图 60

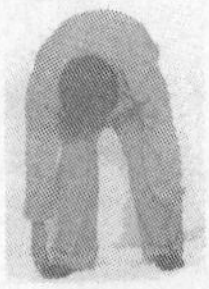
图 61

循经通脉的效果如何体现？

（1）通脉时，有线状或片状的酸、麻、热、胀、冷、痒，甚至痛感。

（2）经脉发光。经脉发光条件是，要使经脉畅通，经脉中有一定量和密度的经气。

新参练循经通脉者，即使他们天天坚特走路，或练其它项目。一般经脉不发光。甚至脉轮的“轮”都不一定能现出。随着练循经通脉时间的加长，经脉才会慢慢地得到疏通，从而使经脉逐部地、渐进地发光。有可能一条经脉有几处不发光。只有坚持锻炼，才能使全部经脉发光。这时才达到场能通调和谐，标志着此人能发挥自身最大潜能去防治疾病。

3、手能快速疗法

人们不知道循经通脉，而这一动作是排病气的重要手法。这是我从治病中总结出的结论。下面谈谈这些例子：

（1）治下腰背

1996年，某教授（66岁）背髋关节部位有痛点，下不了床，我用单手指向病灶部位，一会儿（不到2分钟），她说不痛了，（我就回家了），可以下床了，但还不能走路。

第二天，我再给她治。还用上述方法，但她说还痛。于是我想单手将痛点移到经脉部位，她说未移动，痛点还在原处。我用双手对病灶部位（图62），然后移动，她说移动了。再后循经移脚底，她说痛点走了。不痛了。她能下床走路了。（用双手合掌，指端循经排病气方法）。

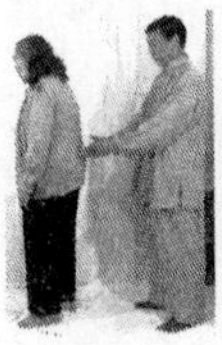
图 62

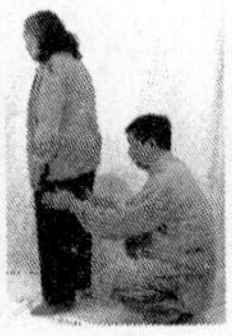
图 63

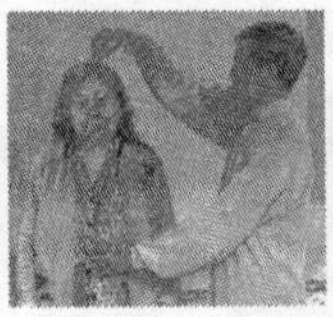
图 64

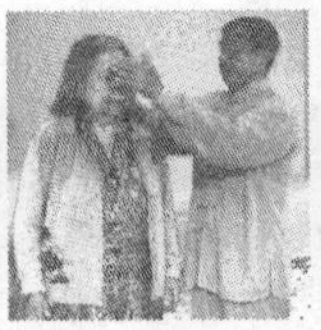
65

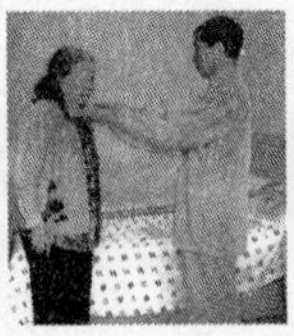
图 66

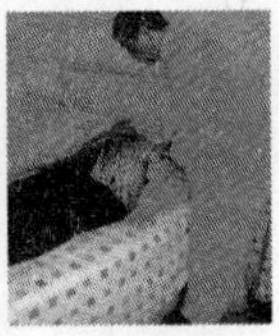
图 67

（2）治疗膝不能蹲。

2000年左右，我妻妹的膝10年蹲不下。到医院预约了15个疗程的理疗。在经过7次理疗后不见效果，就不再继续理疗下去了。这时正好上我家来。于是我便给她治膝。做法如下：

揉她的膝部周围穴位，然后做腿部（前后、内外）循经导引排病气动作3次。如图63。

两条腿，约5分钟，就能蹲下了。

（3）小儿麻痹手

1996年5月，一个25岁的小伙，因小儿麻痹症，右手没有知觉，手臂前后摆幅约20º。曾找气功师治过两次，但未见效果（我估计未做循经排病气）。我第一次试着给人治病，就是这个小伙子。我给他按有关穴位，揉手指，按摩手臂和循经排病气，约花了5分钟时间。过了两天，他告诉我，能感觉痛和能出汗了，但举手还不超过90º。我对他说，我不再给你治了，你跟我们一起练吧！

（4）治全身性疾病

我妻有时全身难受，心慌，没有劲。我用图64贯顶，图65作体前后的中间，右侧、左侧从肩前摸到脚，从肩后摸到脚跟（图66）各3次；再做体侧到脚外踝3次。一会儿就好了。图67是躺着操作方法。

内脏胀气上胸，上头，上体乱串等，这类病用任何方法都难治。但用这种方法就很见效。贯顶通任督，作体前、后、侧，从（肩前、后、外）上到下排病气。

以上 4 种治病方法，是利用手的能量。许多病能达到几分钟内治好。方法主要是按摩病灶及其周围肌肉和穴位，然后循经排病气。效果取决于操作者功力。其中最重要的一环，就是循经排病气。它们既是治疗事例，也是治疗方法——手能疗法。

联系到实际生活中，许多人拍拍这，拍拍那，……这是一个进步。有作用。但缺少整体性，只是经脉某一段。如果是整条都拍打，再完整地循经走 1～3 次。即循经通脉排病气，效果将增加许多倍。

按摩，推拿和针灸，也存在这一问题。有的病稍按一下，然后循经排病气可能就好了。

还需注意的是术者和患者都要全身放松。最好舌舐上牙龈。

4、三维意通全身经络

我们按三维方法（图 68），让气作三维方向运动，有直线的和园周的。每一项都可通全身经络。但经脉除带脉外，都是垂直分布和运行的。意念应以垂直为主。按三维图，以顶底线，也是以百会会阴为轴的水平旋转运动，可正转反转。和意念气从底直上顶，然后从顶直下底的垂直上或下运动。以上各种方法都可通全身经络。我从 2010 年始用此法。其做法分别介绍如下：

（1）通顶底的垂直方向通经脉方法：

意念气直上：意念让气从脚底往上，经小腿，大腿，腹背，胸背，头，百会出。有人能感受前后内外都行气，从百会出，并看到气像气框一样，从下往上。图 69。9～18 次或更多。

意念气直下：意念让气从百会往下，经胸背，腹背，大腿，小腿，脚出。9～18 次或更多。

有人能感受前后内外都行气，从脚趾出去。有的感觉出去的是热气，有的是凉气。有的大脚趾有气出，有的其它趾（中趾除外）都有。说明通得不好。

正常的，脚趾 1，2，4，5 和涌泉有气出，且是热的。熟练后，一想上就上，想下就下。9～18 次。

（2）以顶底为弧的前后划园。9～18 次。图 71。

①前上划园：意念气从脚底往上，百会出，前上方，前方，前下方，脚底，……

②前下划园：意念气从百会往下，脚底出，前下方，前方，前上方，百会，……

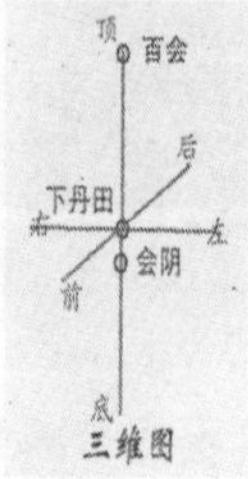

图 68 意念通脉

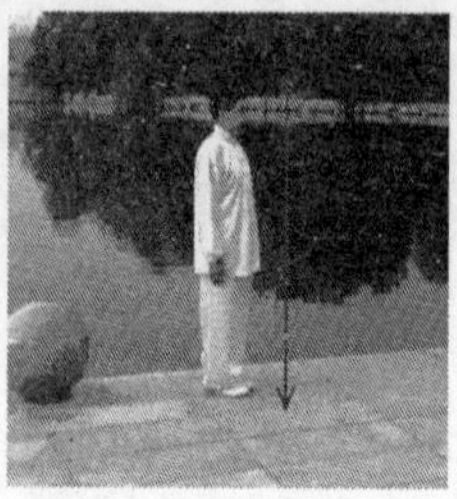

图 69 意念上、下通脉

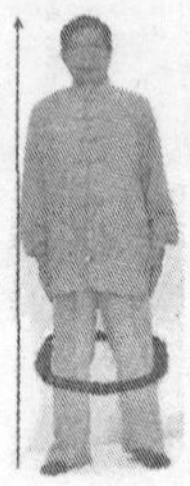

图 70 以顶底为弧的前后划园

③后上划园：意念气从脚底往上，百会出，前上方，前方，前下方，脚底，此为划一园。划 9-18 次。

④后下划园：意念气从百会往下，脚底出，后下方，后方，后上方，百会，此为划一园。划 9～18 次。

（3）以百会会阴为轴的划垂直园运动。方法如下：

意念以百会、会阴为轴，让气作顺时针和反时针旋转。既通中脉，（我的学生看到了中脉），又通横向经络，如带脉，实际通全身经络。

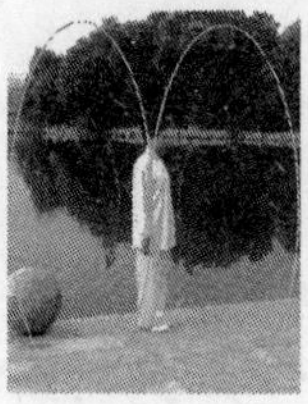
图 71

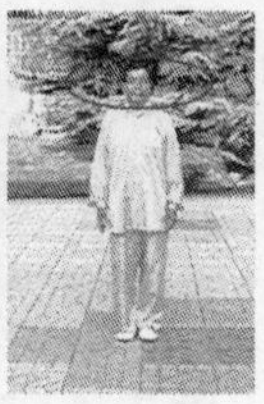
图 72

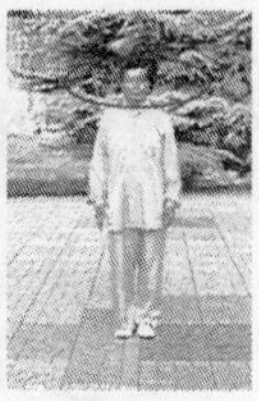
图 73

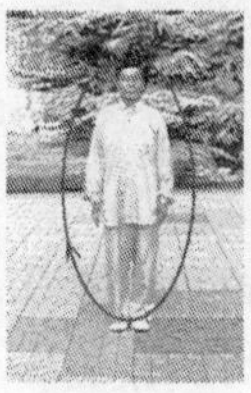
图 74

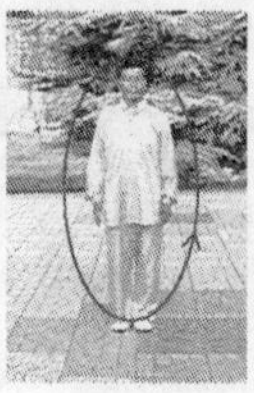
图 75

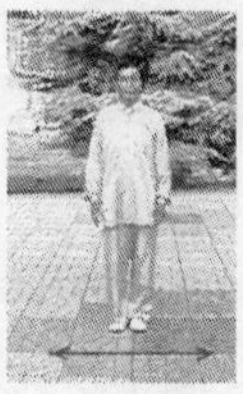
图 76

①意念以百会、会阴为轴，让气作顺时针旋转。转 9～18 次。图 72。

②意念以百会、会阴为轴，让气作反时针旋转。转 9～18 次。图 73。

（4）意念以过下丹田的前后为轴，气作顺、逆时针划园。

①意念以过下丹田的前后为轴，意念顺时针划园。转 18～36 次。图 74。

不一定划园。可意念气从右脚下，沿右侧往上过头顶到左侧，沿体左侧往下到左脚下。再到右脚下。重复走。

②意念过下丹田的前后为轴，意念反时针划园。转 18～36 次。图 75。

不一定划大园。可意念气从左脚旁沿左侧往上过头顶到右侧，沿体右侧往下到右脚下。再到左脚下。重复走。

③意念气从左到右，再返左又到右。如此从左到右，又返左，左右往返 18～36 次。图 76。

（5）意念以过下丹田的左右为轴，气作向上、向下划园。

①意念以过下丹田的左右为轴，意念作向上、向后、向下、向前旋转。转 18～36 次。图 77。

不一定划大园。可意念气从脚前沿腿正面往上经腹、胸、脸，过头顶到后背，沿后背往下经腿后到脚下。再到脚前。重复走。

②意念过下丹田的右为轴，意念作向下、向后、向上、向前划园。转 1～36 次。图 78。

不一定划大园。可意念气从脚后沿腿后面往上经背、后脑，过头顶、到前面的脸，沿胸腹往下，经腿正面到脚前。再到脚后。重复走。

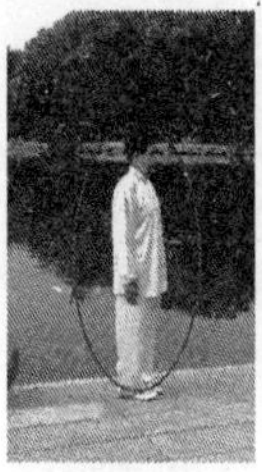
图 77

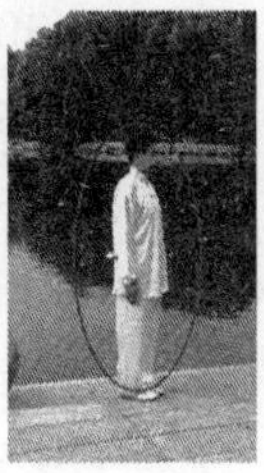
图 78

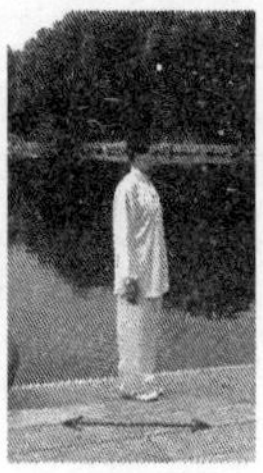
图 79

③意念气从前到后，再从后返前。如此从前到后，往返 18～36 次。图 79。

这样做比传统静功通的经脉更全面，是全方位，且快速显著，还不出偏差，人人，时时，处处都可习练。

5、经脉（络）养生与全经脉（络）养生

传统的瑜伽和气功，都未充分利用手能。瑜伽由于其训练的呼吸作用，只能通 3 脉 7 轮。气功在于呼吸和十趾扒地，提肛和意守丹田（扒提意）作用，只能通 20 经脉。静功通 20 经脉都十分困难。动功通部分不知道的经脉。即使像“六字诀”，也只是可能通 6 条经脉。当今的“经脉（络）养生”（运动形式），是无目标（不知能通些什么经脉）的养生。只起部分不明确的作用的养生。从养生角度说，最理想的是全方位的：

（1）通全身经脉（含 3 脉 7 轮），

（2）且要抻筋拔骨健全身关节，

（3）有一定的运动量。

在通脉技术方法大全以前。人们还不会动作通脉。没有抻筋拔骨健全身关节的完整套路。上述三点要求中，1和2都达不到。通脉技术方法大全中的通脉方法，含循经、手形和意念直通，都能通20经脉和3脉7轮（即同时获取瑜伽和气功效果），循经和手形都充分利用了手能；通脉健骨操能达到抻筋拔骨健全身关节的要求；且能达到一定的量。即三点要求全部都能满足，可以达到全方位养生要求。我们就称其为“全方位养生”。为了更明确地表明是能同时通20经脉和3脉7轮，故称其为“全经脉（络）养生”。

我们应该推崇“全经脉（络）养生”。

全经脉健养疗法与步行、有氧运动等健身方法效率比较优势明显。我们用4个指标，用图示表示：图80

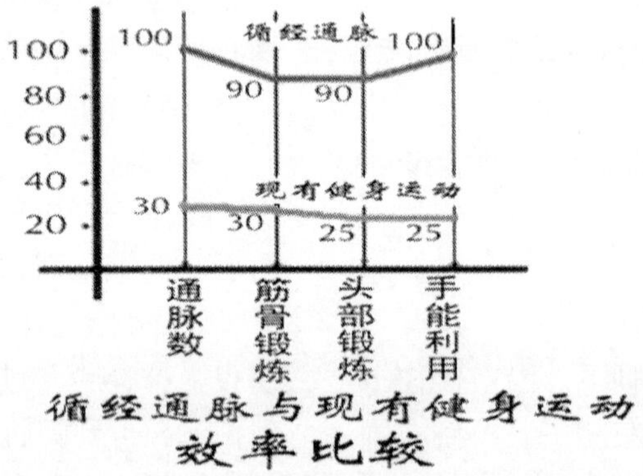

图80

还可列表说明：

	循经通脉	现有健身运动	效率比
1、通脉数	23脉7轮（100%）≦	7条（≦30%）	4倍
2、筋骨锻炼	90%	≦30%	3倍
3、头部锻炼	90%	≦25%	3.6倍
4、手能利用	100%	≦25%	4倍

在总效率计算中，通脉数是基础，循经通脉高出约3倍。

手的能量通脉，即通脉力，按表计算，高出3倍，实际上，现有健身运动基本没有利用手能。筋骨锻炼高出2倍。头部锻炼高出2。5倍。

表中4项，循经通脉比现有健身运动通脉效率高3+3+2.5+2=10.5倍。循经通脉加意念后的效果更好。通脉力高1倍。意念的作用在手能的利用，循经通脉手能的利用，比现有健身运动高出3倍。加意念后，高6倍。总效率为10.5+3＝13.5倍。循经通脉与现有健身运动相比较，最明显差别在于循经通脉运动中，人们能够感受到经脉的运行，感受到气的进出，冷热等。

现有健身运动的最好代表是瑜伽和气功。瑜伽在其呼吸作用下，只通3脉7轮。气功在10趾扒地、提肛、意守作用下，只通20经脉。但真正能通3脉7轮和20经脉者，只是少数。循经通脉，充分利用了手的能量通全身经脉，抻筋拔骨健全身关节。全身放松，舌舐上腭，不“扒提意”。可通3脉7轮（能量系统）和20经脉（输气系统）。只要认真和坚持，都能通3脉7轮和20经脉。

精制浓缩鳄嘴花胶囊治疗多囊卵巢综合征引发的不孕临床试验总结

Bionice Medicare Group Sdn Bhd　黄丹民

【摘要】目的：探讨浓缩鳄嘴花胶囊治疗多囊卵巢综合症兼不孕症的机理及临床效果。方法：选择2010年6月至2013年3月间我院中医科诊治的多囊卵巢综合症兼不孕症患者152例，采用浓缩鳄嘴花胶囊治疗，观察患者各项实验指标的变化和临床疗效。结果治疗后152例患者中有139例患者月经周期规律正常，并怀孕。治疗前后患者BMI、B超“多滤泡样改变”、T值、OGTT试验均有较好改善。结论：对多囊卵巢综合症兼不孕症患者采用浓缩鳄嘴花胶囊治疗疗效较好，可能机理是调节机体代谢和内分泌状态，降低雄激素，改善卵巢内分泌状态，改善生殖生育机能。

【关键词】多囊卵巢综合征（Poly Cystic Ovanian Syndrone，PCOS，不孕症；高雄激素血症；鳄嘴花（学名：Clinacanthus nutans（burm.F）Lindau）

多囊卵巢综合征（Poly Cystic Ovanian Syndrone，PCOS）是生育年龄妇女常见的一种复杂的内分泌及代谢异常所致的疾病，以慢性无排卵（排卵功能紊乱或丧失）和高雄激素血症（妇女体内男性激素产生过剩）为特征，主要临床表现为月经周期不规律，以闭经、月经稀发或不规则子宫出血，以及不孕、多毛、肥胖、痤疮，双侧卵巢呈多囊性增大等为主要症状的妇科疾病，是最常见的女性内分泌疾病。据统计，65%～85%的高雄激素血症患者为多囊卵巢综合征（PCOS）患者。高雄激素血症在PCOS的发病过程中起到了重要作用。一方面，卵巢内高雄激素浓度抑制卵泡成熟，不能发育成优势卵泡，从而导致多个闭锁卵泡，使卵巢呈多囊性改变;另一方面，由于雄激素增多造成的下丘脑—垂体—促性腺激素轴功能紊乱，以及增高的胰岛素的直接刺激，促使PCOS患者LH（黄体生成激素）增高，增高的LH又促进卵巢和肾上腺分泌雄激素，从而形成了一个雄激素过多、持续无排卵的恶性循环。PCOS患者的卵巢增大、白膜增厚、多个不同发育阶段的卵泡，并伴有颗粒细胞黄素化。PCOS是II型糖尿病、心血管疾病、妊娠期糖尿病、妊娠高血压综合征以及子宫内膜癌的重要危险因素。PCOS的临床表现多样，目前病因不清。

一、PCOS国际诊断标准

1 型：经典PCOS，超声卵巢多囊样改变及高雄激素的临床表现和/或高雄激素血症；

2 型：超声卵巢多囊样改变及稀发排卵或无排卵；

3 型：NIH标准PCOS，高雄激素的临床表现和/或高雄激素血症及稀发排卵或无排卵；

4 型：同时具备超声卵巢多囊样改变、高雄激素的临床表现和/或高雄激素血症及稀发排卵或无排卵，此型也被称为经典PCOS。

目前对于PCOS病因学研究有非遗传理论和遗传理论两种。但是PCOS病因学研究无法证实此病是由某个基因位点或某个基因突变所导致，其发病可能与一些基因在特定环境因素的作用下发生作用导致疾病发生有关。

二、病理生理机制

PCOS相关病理生理机制研究众多，但目前尚无定论，过多雄激素是其重要的特征，发病涉及全身多个器官，除卵巢外，下丘脑、垂体、胰岛、脂肪、骨骼肌等多个器官功能改变。引起PCOS高雄激素血症的原因主要包括以下几方面：可能由于卵巢的内在改变导致雄激素合成过多，或肾上腺产生的雄激素过多，或下丘脑-垂体功能紊乱所致，或胰岛素抵抗和继发的高胰岛素血症所致的代谢紊乱，或慢性炎症等。卵巢和肾上腺产生的雄激素均增加，同时抑制肝脏合成性激素结合球蛋白（sex hormone-binding globulin, SHBG），使游离的有生物活性的雄激素增加，卵巢局部雄激素合成过多，使未成熟卵泡闭锁不能排卵及多毛、痤疮等高雄激素血症相关的临床表现。

三、临床表现

1、月经紊乱：PCOS导致患者无排卵或稀发排卵，约70%伴有月经紊乱，主要的临床表现形式为闭经、月经稀发和功血，占月经异常妇女70%～80%，占继发性闭经的30%，占无排卵型功血的85%。由于PCOS患者排卵功能障碍，缺乏周期性孕激素分泌，子宫内膜长期处于单纯高雌激素刺激下，内膜持续增生易发生子宫内膜单纯性增生、异常性增生，甚至子宫内膜非典型增生和子宫内膜癌。

2、高雄激素相关临床表现：（1）多毛：过多的性毛主要分布在上唇、下腹和大腿内侧。（2）高雄激素性痤疮（hyperandrogenitic acne）：PCOS患者多为成年女性痤疮，伴有皮肤粗糙、毛孔粗大，与青春期痤疮不同，具有症状重、持续时间长、顽固难愈、治疗反应差的特点。

3.女性型脱发（female pattern alopecia，FPA）：PCOS患者20岁左右即开始脱发，主要发生在头顶部，向前可延伸到前头部（但不侵犯发际），向后可延伸到后头部（但不侵犯后枕部），只是头顶部毛发弥散性稀少、脱落，它既不侵犯发际线，也不会发生光头。

4.皮脂溢出：PCOS产生过量的雄激素，发生高雄激素血症，使皮脂分泌增加，导致患者头面部油脂过多，毛孔增大，鼻唇沟两侧皮肤稍发红、油腻，头皮鳞屑多、头皮痒，胸、背部油脂分泌也增多。

5.男性化表现：主要表现为有男性型阴毛分布，一般不出现明显男性化表现，如阴蒂肥大、乳腺萎缩、声音低沉及其他外生殖器发育异常。PCOS患者如有典型男性化表现应注意鉴别先天性肾上腺皮质增生、肾上腺肿瘤及分泌雄激素的肿瘤等。卵巢多囊样改变（PCO）。

2003年鹿特丹的PCO超声标准是单侧或双侧卵巢内卵泡≥12个，直径在2-9mm，和/或卵巢体积（长×宽×厚/2）>10ml。同时可表现为髓质回声增强。

其它临床表现：

1. 肥胖：肥胖占PCOS患者的30%～60%，其发生率因种族和饮食习惯不同而不同。PCOS的肥胖表现为向心性肥胖（也称腹型肥胖），甚至非肥胖的PCOS患者也表现为血管周围或网膜脂肪分布比例增加。

2. 不孕：由于排卵功能障碍使PCOS患者受孕率降低，且流产率增高。

3. 阻塞性睡眠窒息：这种问题在PCOS患者中非常常见，且不能单纯用肥胖解释，胰岛素抵抗较年龄、BMI或循环睾酮水平对睡眠中呼吸困难的预测作用更大。

4. 抑郁：PCOS患者抑郁发病率增加，且与高体质指数和胰岛素抵抗有关，患者生活质量和性满意度明显下降。

四、诊断及鉴别诊断

1935年，Stein 和 Leventha 首次报告此病后被定名为 Stein - Leventhal 综合征（S-L征）。1960年由于患者以双侧卵巢囊性增大为特征，故改称为多囊卵巢综合征（polycystic ovary syndrome，PCOS）。由于PCOS有高度临床异质性，病因及发病机制至今不清，到2003年欧洲人类生殖和胚胎与美国生殖医学学会的（ESHRE/ASRM）的专家召开PCOS国际协作组专家会议制定了PCOS的国际诊断标准，具体诊断标准如下：

（1）稀发排卵或无排卵；（2）高雄激素的临床表现和/或高雄激素血症；（3）超声表现为多囊卵巢（一侧或双侧卵巢有12个以上直径为2－9mm的卵泡，和/或卵巢体积大于10ml）；

上述3条中符合2条，并排除其它疾病如先天性肾上腺皮质增生、库兴综合征、分泌雄激素的肿瘤。

鉴别诊断：

1. 库欣综合征：各种原因导致肾上腺皮质功能亢进。典型表现有满月脸，水牛背，向心性肥胖，皮肤紫纹，多毛，痤疮，高血压以及骨质疏松，糖耐量异常，皮肤色素沉着，多伴有男性化表现。实验室检查显示血浆皮质醇正常的昼夜节律消失，尿游离皮质醇增高。

2. 先天性肾上腺皮质增生（CAH）：属常染色

体隐性遗传病。最多见的为先天性21-羟化酶及11β-羟化酶缺乏症。

3. 卵巢男性化肿瘤：此类肿瘤包括睾丸母细胞瘤、门细胞瘤、类脂质细胞瘤、颗粒细胞瘤及卵泡膜细胞瘤。

4. 肾上腺肿瘤：肾上腺皮质的良性和恶性肿瘤均可导致雄激素增多，肿瘤的生长和分泌功能为自主性，不受垂体ACTH的控制，也不受外源性糖皮质激素的抑制。

5. 卵泡膜细胞增生征：这种病变类似于PCOS，但有所区别。在卵巢间质中，有弥散性的黄素化卵泡膜细胞小岛，分泌过多的雄激素。卵巢卵泡少，原始卵泡由于脂肪性变而退化，故数目较PCOS少。间质增生显著，卵巢更为实性。

6. 高泌乳素血症：有研究发现肾上腺细胞膜上有泌乳素受体，泌乳素可刺激肾上腺雄激素的分泌，泌乳素水平升高通常伴有血清DHEA及DHEA-S升高，此症患者肥胖通常是弥漫性肥胖，下半身肥胖多明显。另外约20%的垂体泌乳素腺瘤妇女有多毛症和痤疮。

7. 药物因素：主要是雄激素，其次是糖皮质激素或孕激素的长期或大量应用。可出现多毛，表现为女性出现胡须、体毛增多，甚至其他男性化表现。非激素类药物，如苯妥英钠、大仑丁、二氮唑、合成甾体类、达那唑等也可诱发，特点是停药后症状逐渐消失，用药史是诊断的主要依据。

8. 中枢神经性因素：某些脑炎、颅外伤、多发性脑脊髓硬化症或松果体肿瘤等疾病，可促使雄激素分泌增多，而出现多毛，通常无其他男性化表现。

9. 应激因素：应激时，下丘脑的促肾上腺激素释放激素（CRH）增加，使垂体分泌ACTH增加，对肾上腺皮质产生过度刺激，可出现雄激素增加。

10. 妊娠期高雄激素表现：妊娠期大量的绒毛膜促性腺激素可使卵巢有极度的黄素化或刺激门细胞，产生雄激素增加，引起多毛。

11. 异位ACTH肿瘤：临床上较少见，是由于肾上腺以外的癌瘤产生有生物活性的ACTH，刺激肾上腺皮质增生。最常见的是肺燕麦细胞癌（约占50%），其次为胸腺瘤和胰腺瘤（各约占10%），其他还有起源于神经脊组织的瘤、甲状腺髓样癌等。

五、治疗药物

目前PCOS的药物治疗已取代手术治疗作为一线治疗方法，治疗的目的主要与病人的生育要求相关。

1. 降低高雄激素血症的药物治疗：（1）口服避孕药（Oralcontraceptive pills， OCP）

醋酸环丙孕酮在过去20年中一直被作为PCOS多毛治疗的首选方法，连续6个周期以上的治疗对60-80%的多毛病人有效。OCP对于无生育要求的PCOS患者是一种简单、经济的治疗方法，但最近的研究显示其可能降低PCOS妇女胰岛素敏感性和糖耐量，另外常见的副作用包括头痛、体重增加、情绪改变、性欲下降、胃肠道反应和乳腺疼痛等。（2）糖皮质激素用于治疗肾上腺合成雄激素过多的高雄激素血症，以地塞米松和强的松的疗效较好，因为它们与受体的亲和力较大，可抑制垂体ACTH分泌，使依赖ACTH的肾上腺雄激素分泌减少。长期应用注意下丘脑-垂体-肾上腺轴抑制的可能性。（3）安体舒通（Spironolactone）是一种醛固酮类似物，其对酶抑制作用的有效性与醋酸环丙孕酮相似，故两种治疗效果亦相似。同时其具有对抗雄激素作用，其治疗高雄激素血症的作用机理为竞争性与雄激素受体结合，在末梢组织与双氢睾酮（dihydrotestosterone，DHT）竞争性结合受体，抑制17α羟化酶，使Testosterone、A减少。（4）氟化酰胺（Flutamide）是一种类固醇复合物，有强效高特异性非类固醇类抗雄激素，没有内在激素或抗促性腺激素作用，不能减少类固醇的合成，但通过受体结合抑制雄激素效应。长期大量服用有肝损害可能，另外是否造成胎儿畸形尚无定论，故服药期间应避孕。

2. 促排卵药物治疗：有生育要求的PCOS患者多需要应用促排卵治疗才能妊娠，PCOS的药物促排卵治疗在近50年中有了很大进展，但部分患者应用常规方法疗效较差，故选择合适的方案是促排卵治疗的关键。（1）氯米芬（Clomiphene， CC）：用氯米芬两个最明显的副作用是轻度卵巢增大（13.6%）和多胎妊娠，其它副反应包括潮热（10.4%）、腹胀（5.5%）和极少的视觉障碍（1.5%）。部分患者应用CC治疗无效，称为氯米芬抵抗（clomiphenecitrate resistance）。（2）促性腺激素

（Gonadotropin，Gn）应用时都存在价格高、多胎妊娠和卵巢过度刺激综合征（ovarian hyperstimulation syndrome， OHSS）风险的问题。（4）来曲唑：主要副作用包括胃肠道反应、疲劳、潮热、头和背痛。

3. 胰岛素增敏剂（insulin-sensitizing drugs，ISD）治疗：PCOS 的一个主要特征是胰岛素抵抗，导致代偿性高胰岛素血症，以便维持正常糖耐量（葡萄糖摄入后胰岛素的正常反应）。在年轻 PCOS 妇女中，高胰岛素血症是糖耐量异常和后**Error! Hyperlink reference not valid.**期心脏疾患的主要危险因素。另外，高胰岛素血症还可引起卵巢雄激素合成增加，进而导致无排卵、闭经和不孕。许多 PCOS 妇女表现为肥胖，由于体重增加胰岛素抵抗更为明显；非肥胖的 PCOS 妇女（占 PCOS 的 20-50%）多有腰围/臀围比增加，较正常组亦有更明显的胰岛素抵抗倾向。主要的胰岛素增敏药物有二甲双胍（metformin）、曲格列酮（troglitazone）、罗格列酮（rosiglitazone）、ioglitazone 和 D-Chiro-Inosito，它们的主要适应症是有胰岛素抵抗、糖耐量受损或 2 型糖尿病的 PCOS 妇女。

六、手术治疗

PCOS 患者的治疗一直是临床治疗中的难点问题。手术治疗根据方法不同分为以下几种：

1. 双侧卵巢楔形切除术（BOWR）：但此法有多种不良反应，包括手术后粘连形成导致输卵管性不孕，另外还有报道术后卵巢早衰的发生。正因为此种方法损伤较大，现在已很少应用。

2. 腹腔镜下卵巢电灼或激光打孔治疗（Laparoscopic ovariandrilling， LOD）：主要适用于氯米芬抵抗患者的二线治疗方法，它具有单卵泡率高，避免了多胎及 OHSS 问题，特别是对于 BMI 小于 29 以及游离雄激素指数小于 4 者治疗效果良好，排卵率 80-90%，妊娠率 60-70%。

3. 经阴道水腹腔镜(Transvaginalhydrolaparoscopy，THL）经阴道水腹腔镜（Transvaginal hydrolaparoscopy，THL）主要用于无明显盆腔原因的不孕症患者输卵管及卵巢结构的检查。通过 THL 对氯米芬抵抗的 PCOS 病人进行卵巢打孔治疗，术后 6 个月累积妊娠率达 71%。

七、辅助生育技术

对于应用 6 个月以上标准的促排卵周期治疗后有排卵但仍未妊娠的 PCOS 患者，或多种药物促排卵治疗及辅助治疗无排卵并急待妊娠的患者，可以选择胚胎移植的辅助生育技术。

（1）体外受精技术（In vitrofertilization，IVF）。（2）卵母细胞体外成熟技术（In vitromaturation，IVM）。但由于 PCOS 的高雄激素血症和胰岛素抵抗，造成其生殖、内分泌系统的多种功能紊乱，使 PCOS 患者在进行 IVF 治疗时易发生 Gn 高反应，导致卵泡数过多、血 E2 过高，进而增加 OHSS 的发生率，过高的 LH 水平使卵细胞质量下降，受精率降低，这些使 PCOS 患者成为辅助生育治疗中的相对难点问题。

八、疾病预后

1.PCOS 患者子宫内膜问题。（1）子宫内膜增生：包括单纯型增生，复杂型增生以及不典型增生，增生期子宫内膜、萎缩型子宫内膜和子宫内膜癌是 PCOS 患者子宫内膜可能出现的病理改变。有文献报道，PCOS 患者中子宫内膜癌发生率是正常人群的 10 倍，年轻的子宫内膜癌患者中有 19%-25%合并有 PCOS。PCOS 患者子宫内膜增殖症发生率为 35%。这主要是由于患者长期无排卵，子宫内膜长期受雌激素刺激而没有孕激素的保护作用，促使子宫内膜增生。（2）子宫内膜癌：年轻子宫内膜癌患者中有 19%～25%患有 PCOS，PCOS 患者发生内膜癌的可能性是正常年轻妇女的 4 倍。近年来研究发现，肥胖、高胰岛素血症、高雄激素血症也是子宫内膜癌的高危因素。高雌激素、高胰岛素、高游离 IGF－1 与高雄激素血症共同影响子宫内膜，增加流产及子宫内膜异常增生甚至癌变的可能。IR 使患胰腺癌、肝癌、结肠癌、乳腺癌及子宫内膜癌等肿瘤的危险性增加。在一项对 345 例 PCOS 妇女的研究中发现，PCOS 妇女患子宫内膜癌风险明显增高，（OR5.3），但肥胖可能是一个混杂的因素。PCOS 患者体内存在 IR 胰岛素抵抗（Insulin Resistance）已成为共识，约 50%～70%患者伴有 IR。文献报道以 IR 为主的 2 型糖尿病患者患子宫内膜癌的相对危险性是正常人 3～4 倍，而在 PCOS 患者，其肥胖、高胰岛素血症发生率明显高于正常人群。PCOS

内分泌代谢紊乱与子宫内膜癌的潜在关系非常复杂，推测可能是由于其代谢紊乱所致子宫内膜病变的发生，但尚需跨学科的研究来进一步阐述。

2.PCOS 患者的代谢相关问题。（1）胰岛素抵抗（IR）：胰岛素抵抗与 PCOS 患者病情轻重直接相关，即使是体重正常的 PCOS 患者也存在一定程度的高胰岛素血症和餐后血糖异常或糖耐量受损，报道有 50-70%的 PCOS 患者存在胰岛素抵抗，说明胰岛素抵抗与 PCOS 患者生殖功能异常关系密切。口服糖耐量试验（Oral glucose tolerance testing, OGTT）和胰岛素释放试验是一种更好地评估糖耐量和胰岛素抵抗的方法。（2）糖耐量受损和 2 型糖尿病：这是 PCOS 中超重病人的主要并发症。虽然空腹血糖多正常，但服糖后胰岛素释放增加，且糖代谢异常。一项英国的流行病学研究显示进行卵巢楔形切除术的 PCOS 妇女，其糖尿病的发病率明显增加。其它美国和欧洲的研究结果也证实这点。肥胖的 PCOS 妇女较非 PCOS 妇女从血糖正常到发展为糖耐量受损或糖尿病的进程明显快。还有文献报道 PCOS 患者 2 型糖尿病的发病风险增加 5-10 倍，同时糖耐量受损（impaired glucose intolerance, IGT）的风险也增加，PCOS 妇女 IGT 的患病率为 31%-35%，2 型糖尿病的患病率为 7.5%-10%，这些都远远高于正常人群中的患病率。一项初步的研究显示 PCOS 糖耐量正常者只有 10%在 2-3 年内发展为 2 型糖尿病，而 IGT PCOS 患者则有 30%，明显高于一般人群中 5%左右的妇女 2 型糖尿病死亡患病率。（3）脂代谢异常：高甘油三脂血症、低密度胆固醇脂蛋白浓度增高和高密度胆固醇脂蛋白降低在 PCOS 患者中均非常常见，特别是在肥胖的 PCOS 患者中。纤溶酶原激活抑制因子-1 可能也增高，这提示一种慢性炎症存在于 PCOS 患者中的可能。（4）心血管疾病：PCOS 妇女中与心血管疾病（CVD）发病风险相关的一些因素（如肥胖、糖尿病、IR、高血压、血浆纤维蛋白原活性抑制因子、超声检查颈动脉内中膜厚度）也增加，这提示 PCOS 患者发展为 CVD 的风险增加，但目前的流行病学研究结果并没有显示 PCOS 史的妇女中年冠心病患病率增加。一项应用血管造影方法进行检查的流行病学调查发现，PCOS 的年轻妇女冠状动脉狭窄发生率明显高于同龄女性。PCOS 妇女超声检查中发现其它大血管阻塞发生也较早。

九、预防及护理

PCOS（Poly Cystic Ovanian Syndrone）患者的一般处理以饮食调节和控制体重为主，体重指数（body mass index, BMI）下降会改善生育结局，这说明体重减轻可以影响生殖内分泌。使肥胖、高雄激素血症、无排卵的妇女进行减肥，发现体重减轻可降低胰岛素和游离睾酮，同时使 SHBG 性激素结合球蛋白（Sex Hormone Binding Globulin）升高。高胰岛素血症 hyperinsulinemia（HINS）（空腹和餐后）与无排卵关系的研究也显示胰岛素水平降低是影响排卵恢复的原因。促排卵结局与 BMI 相关，表明体重可以影响妊娠结局。控制体重对生育和严重的代谢紊乱均有影响。运动作为减轻体重的一种方法，通过外周组织利用葡萄糖使胰岛素浓度降低。另外，低热卡食物摄入也会减少胰岛素分泌。降低体重可降低血中胰岛素浓度，增加 SHBG-性激素结合球蛋白和胰岛素样生长因子结合蛋白 Insulin-like growth factor binding protein 的浓度，结果导致卵巢雄激素分泌减少及血中游离睾酮下降，体重下降 5%则可减轻高雄激素症状，所以 PCOS 患者的饮食宜低碳水化合物、低脂肪，通过饮食调节和运动降低体重是改善 PCOS 高雄激素的基本方法。

十、鳄嘴花胶囊治疗 PCOS 的临床观察

鳄嘴花（学名：Clinacanthus nutans（burm.F）Lindau）是爵床科鳄嘴花属的植物。地理分布：广布于华南热带至中南半岛、马来半岛、爪哇、加里曼丹。全草性味甘、微苦，辛。主要功能：清热除湿，消肿止痛，消炎散瘀、利尿。用于黄疸，风湿痹痛，月经不调；外用于跌打，骨折，刀伤，枪伤。传統被用于治疗多种癌症、肾炎、肾萎缩、肾衰竭、肾结石、肝炎、黄疸、喉咙痛、扁桃腺发炎、贫血、皮肤病、高血压、前列腺肿大引起的夜尿频繁。

通过对鳄嘴花化学成分预试结果表明：鳄嘴花具黄酮类和皂苷类的化学特性；1999 年华南农业大学联合多家医疗、研究机构专门分析研究，证实这种野菜的类黄酮物质很高，对抗癌有相当高的功效，是一种无毒野菜。

根据《中药新药临床指导原则》与 2003 年鹿

特丹的 PCOS 超声标准于 2011 年 9 月～2013 年 2 月进行了临床试验。现总结如下：

1　临床资料

1.1 一般资料：选择 2010 年 6 月至 2013 年 3 月间我院中医科诊治的多囊卵巢综合症兼不孕症患者 273 例随机分组对照观察，患者年龄为 16～45 岁，最小年龄 13 岁，最大年龄 49 岁，平均年龄 28.42±10.37 岁。病程为 1 年～20 年，病程最短的 3 月，最长的 240 月，平均 24.67±31.73 月。主要症状有：小腹两侧胀痛 129 例，带下量多色黄白相间 50 例，经前或疲劳后神疲乏力 40 例，腰酸痛或尾骶骨不适 59 例，经前乳房胀痛，烦躁易怒耳鸣 75 例，月经色淡量多 39 例，气短心悸 39 例，经行少腹痛甚。行经量多，淋漓不止 40 例，不孕症 273 例，合并子宫肌瘤 54 例。

1.2 诊断标准：

1.2.1 中医辨证分型：共分为（1）阴血亏虚型；（2）脾虚湿阻型；（3）肾阳虚衰型；（4）瘀血阻滞型。

1.2.2 西医辨证标准：PCOS 的国际诊断标准。具体诊断标准如下：（1）稀发排卵或无排卵；（2）高雄激素的临床表现和/或高雄激素血症；（3）超声表现为多囊卵巢（一侧或双侧卵巢有 12 个以上直径为 2－9mm 的卵泡，和/或卵巢体积大于 10ml）。上述 3 条中符合 2 条，并排除其它疾病如先天性肾上腺皮质增生、库兴综合征、分泌雄激素的肿瘤。

2 试验方法

273 例随机分为治疗组和对照组。治疗组 153 例，采用精制浓缩鳄嘴花胶囊，每次 3 粒（0.3g/每粒），每日 3 次。对照组 120 例，采用百消丹，每次 3g，每日 3 次。3 周为 1 疗程。试验疗程内停服中药补益药物、相关降低高雄激素血症的药物。

3 观测指标

3.1 安全性观测：（1）一般体格检查及 B 超检查；（2）2 组病例均需观测血常规、尿常规、大便常规；（3）肝功能（SGPT）、肾功能（Cr、BUN）（要求有 1 / 3 以上的病例治疗前后有相关功能检查）。

3.2.疗效性观测：相关症状及体征；评价指标：对 273 例采用化瘀通络法治疗的患者于治疗前后统计月经周期情况、BMI。患者于治疗前后测量 T 值、B 超，行 OGTT 试验，并记录。

3.3.疗效判定：按中华人民共和国卫生部制定发布的该病疗效判定标准：①痊愈：治疗后 2 年以内妊娠者。②无效：经连续治疗后 2 年未妊娠者。

3.4 统计学方法 计量资料以均数±标准差 表示，比较采用 t 检验，计数资料采用 χ^2 检验。

4 治疗结果

治疗后两组排卵疗效比较：患者用药一个周期，或几个周期，经检测有一个周期有排卵，该例即列为有排卵统计。

表 1　治疗后两组排卵疗效比较

组别	排卵	无效	合计	排卵率（%）
治疗组	138	15	153	90.20
对照组	61	59	120	50.83
合计	179	94	273	70.52

注：与对照组比较 X^2=1.24 ，P>0.05

表 2　治疗后两组痊愈疗效比较（例）

组别	痊愈（妊娠）	无效	合计	痊愈率（%）
治疗组	128	25	153	83.66
对照组	32	88	120	26.67

注：与对照组比较 $X^2=50.37$ ，$P<0.01$

表 3　主症高雄激素血症治疗前后对比表（例）

总数	消失（%）	有效（%）	无效（%）
273	105（38.27%）	148（54.23%）	20（7.51%）

治疗后总有效 253 例，占 92.5%。

表 4　治疗组病程与疗效关系表[例（%）]

时间	总数	总有效（%）	临床治愈（%）	显效（%）	有效（%）	无效（%）
3 月一	97	90（92.87%）	26（27.09%）	38（39.57%）	26（26.20%）	7（7.13%）
6 月一	80	73（91.79%）	15（19.37%）	35（43.37%）	23（29.05%）	7（8.21%）
1 年一	64	59（92.22%）	7（10.95%）	28（43.23%）	24（38.04%）	5（7.78%）
2 年一	32	28（86.59%）	3（9.58%）	11（35.06%）	14（41.95%）	4（13.41%）

各病程组治疗后经 Ridit 检验分析，3 月组与 6 月组对比，差异有显著性 $P<0.05$，其余各组之间相互对比，均有极显著性差异 $P<0.01$，说明病程短者较病程长者疗效好。

表 5　主症雄激素血症治疗后起效及消失时间表（X±S 天）

总数	起效时间（%）	总数（%）	消失时间（%）
90-	7.67±4.37	273	15.39±6.30

5 安全性评估

全部观察病例在治疗过程中和治疗后均未出现任何不良反应。全部 273 例患者有于治疗前后均进行了血、尿、便常规检查，分别有 260 例、13 例。269 例患者于治疗前后分别检查了肝功能（GPT）、肾功能（BUN、Gr）及心电图，结果显示用药后所有病例均未发生异常改变。

6 典型病例

吴萍今年 26 岁，结婚 6 年未孕，经过检查发现，吴萍的月经一直都不是很规律，通常是 15 天有时 1 个月未净。曾人工周期治疗 3 个月，但停药后月经周期紊乱同前。开始出现阴道出血，淋漓不止，时多时少，检查显示：FRL0.34nmol/L，FSH 3.7U/L、LH10.9U/L，LH/FSH>2.5，E2173ppol/l，T3.7nmol/l，A213nmol/1。B 超检查：宫体 6.2 厘米 x5.0 厘米 x4.8 厘米，内膜 1 厘米，左卵巢 3 厘米 x2.35 厘米，右卵巢 4.5 厘米 x3.9 厘米，其内探及大小相似圆形无回声区 10 个以上，最大直径 0.4 厘米，于是诊断为多囊卵巢综合征。诊刮病理示：子宫内膜单纯性增生。于是，吴萍开始接受某医院“促排卵药、人工周期”治疗，但停药后月经仍稀少。后又做“双侧卵巢楔形切除”。术后月经仍不规律，依然未见怀孕。转而求助我院中医开始服用鳄嘴花胶囊 3 粒/3 次，2 次/日，每月 20 天，治疗 5 个月，喜得一女。

7 总结

综上所述，对多囊卵巢综合症兼不孕症患者采用精制浓缩鳄嘴花胶囊治疗疗效较好，可改善月经周期，降低 BMI，改善 B 超结果，降低 T 水平，降低 OGTT 试验异常发生率。可能机理是调节机体代谢和内分泌状态，降低雄激素，改善卵巢内分泌状态，改善生殖生育机能。北京民康中医医院卵巢囊肿治疗是本院的重点项目之一。临床采用我院妇科专家研制成功专业治疗卵巢囊肿的纯植物药制剂——精制浓缩鳄嘴花胶囊，治疗多囊卵巢综合症兼不孕症疗效显著，可免除 IVF 等各种手术给患者带来的心理压力及精神及经济负担，也可免除各种化学药给患者带来的多重副作用，服用方便，不开刀，不伤元气，不住院，痛苦风险小，不影响工作、学习和生活，而且费用低，无毒副作用。最大的特点是显效快（一般 1 至 2 个疗程即能怀孕，最长疗程可 1～2 年），愈后基本不复发，可望久治不孕的患者在这里可以得到康复治疗。

登保牌复方灵芝丸 118 例应用报告

黄登保

“登保牌复方灵芝丸”（下称“本品”）是成都市新都灵芝应用研究所以自己优选品种培植的优质灵芝为主，在中医药基本理论指导下，配入多味天然中药精制而成的高新科技产品，获国家发明专利。已列入四川省重大科技产品项目，四川省专利技术产业化示范工程项目。本品投放市场试销，现将 118 例应用跟踪观察情况报告如下：

一、服用者基本情况

1、性别：118 例中：男 49 例，女 69 例。

2、年龄：20~35 岁：25 例，36~55 岁：44 例，56~70 岁（以上）：49 例。

3、职业：干部、教师、技术人员 55 人，工人、农民、市民 63 人。

4、病种：冠心病、心绞痛、高血压及自觉心慌心累心动过速者 51 例；失眠、头昏乏力者 10 例；慢性支气管炎、咳喘、肺气肿 2 例；前列腺炎，慢性胃炎及胃脘痛、纳差者 31 例；糖尿病 4 例；子宫肌瘤、痛经、月经紊乱 4 例；痔疮出血 2 例；慢性牙周炎 2 例；囊肿 1 例；其它：衰老身疲、老年斑、中风后遗半身不遂、肢体活动不便、体虚易外感等 6 例；肿瘤 4 例。

5、服用时间：最短者服用 1 天，仅 3 粒；最长者 2 年，平均 1~2 个月左右。

6、服用方法：一般为早晚各服 1 丸，嚼碎白开水送服。并可根据具体病情，予服不同型号制品，如：痛经、月经紊乱、失眠、冠心病、高血压、前列腺炎、胃炎等服用复方灵芝丸，糖尿病、血糖高者服复方灵芝胶囊。癌症服用灵芝丸与破壁灵芝孢子粉胶囊。

二、服用效果：

1、痊愈 57 例，（占 48%），其中：子宫肌瘤消除 2 例，痔疮出血止 1 例，失眠者服用自然入睡，不用再服安眠药 3 例，牙痛止 1 例，胆囊切除术后身疲除 1 例，冬天易外感已除 2 例，反复发作感冒除 1 例，心脏病 16 例，前列腺炎 20 例，癌症 3 例，糖尿病 7 例。

2、显著好转 51 例（占 42%），心累、心动过速转正常，心绞痛消除 43 例，糖尿病血糖趋正常 3 例，肾盂炎尿道刺激症状明显改善 1 例，睡眠转佳、气紧消除 2 例，体弱、心累气短、老年斑、手发颤抖、足麻无力明显好转或消除 2 例。

3、好转 10 例（占 10%）：自觉症状较服本品前减轻。都有不同程度效果（有效率 100%），其中有些患者（如日本友人乔本方一教授的糖尿病等）在服用其它药物久治不愈的情况下，改服本品后，取得显著疗效，甚或痊愈。118 例服用本品后，未见任何副作用，且反应口感好，服用方便。

三、典型病例

1、吴××：女，25 岁。住四川省科技情报研究所宿舍。患痛经症，久治不愈，症为经期肚胀、腹痛，服用本品半年，症状消除，身体已健康。

2、曾××：女，40 岁，医院护理。近年来，患咽喉充血，风湿痛。经“彩超”诊为“2 立方厘米大子宫肌瘤”，医生建议手术切除，当时因不愿意手术，遂服用本品，每日早晚各服 1 丸，坚持服用半年。又经复查，肌瘤已全部消除，仅有痕迹存在。

咽喉充血，风湿痛消除。

3、康××：86岁，原四川省人大副主任。患糖尿病多年，长期服用中西降糖药物并注射胰岛素，血糖极不稳定，身体非常虚弱，经服用本品（复方灵芝胶囊）后，明显好转，血糖趋于正常稳定，精神见佳，身体健壮。现仍断续保健服用。

4、林××：男，财政局干部，79岁。患晚期肺癌，住院治疗费用8万元未愈，癌细胞扩散转移，生命危在旦夕，医生劝找老中医用中药调理，老中医未能接招，后介绍于所来求救，经用本所复方灵芝丸与破壁灵芝孢子粉8天见效，肺癌已不咳血，经用6个月后，症状全无，到医院检查所有癌包包块消失，身体逐渐康复，全家十分高兴，专车送铜扁到本所以谢救命之恩。后存活了6年，于85岁辞世。

四、反馈效果浅析

1、由反馈的信息来看，本品除有良好的保健作用外，对很多疾病都取得了出乎意料的效果。本组观察涉及心脑血管、呼吸、消化、神经、代谢及妇科、肛肠、肿瘤等多科、多系统疾病。

2、本品不是寻常意义上的“补药”。也非神话般的“灵妙仙丹”，但确能对多种疾病取得如此好的效果，分析其调理机制主要在于本品能起到“调整脏腑、平衡阴阳、调理气血、扶正祛邪”的作用，在服用本品后，通过激发人体正气，促进新陈代谢，增强自稳功能，以弱者补之、盈者抑之、逆者顺之、乱者平之，使人体脏腑、气血、阴阳、协调平衡、正气充盈、邪无由生，从而达到消除疾病，延年益寿的目的。

3、由于本品是由药食两用的菌类和多味天然中草药组成，通过实践证明有良好的扶正祛邪效果和保健功能，且无毒副作用，符合人们日益增长的希望健康长寿的强烈愿望，所以具有良好的开发应用前景。

扶阳罐——开拓中医扶阳外治新阶段

株洲扶阳医疗器械有限公司　胡木明　李太泉

近代，中医业界崛起“扶阳”一派，擅用温热药附子、干姜等扶阳排寒以疗百病，温守、温通则扶阳而逐阴；温潜、温化则益阳而生阴。

扶阳派，原名火神派，起源于清末，昌盛于当代。扶阳派脱胎于伤寒，又吸取了温补派的理论精髓，进而发展为独立的学术流派。尤以火神派医家郑钦安，卢铸之、卢永定学得《黄帝内经》和医圣张仲景的重阳奥旨，火神派则不断演变成今日的“扶阳学派”。目前卢崇汉为扶阳派的领军级人物。扶阳思想的理论核心是“阳主阴从”：“阴主内守，阳主外护，阳密于外，则邪不能相侵，而阴得以固于内也。”认为“万病皆损于阳气”，阳气无伤，百病自然不作。

中医外治，泛指运用药物、器械、手法等从体表进行治疗的各种方法，是广受群众欢迎的一门医疗技术，其疗效独特、作用迅速，具有简、便、廉、验之特点，包括针灸、按摩、刮痧、针刀、敷贴、膏药、脐疗、足疗、耳穴疗法、物理疗法等百余种方法。

脏腑经络学说是中医外治的理论基础。经络遍布人体表里内外，在生理情况下能够通行气血，沟通、联络全身各脏腑组织器官，传递各种感应，使机体功能活动保持协调统一。当人体发生疾病时，经络又成为病邪侵入机体和反映疾病信息的途径，表现出气血不和、脏腑阴阳偏盛或偏衰的病理状态。如果采用一定的方法在相关的经络、腧穴施以刺激，激发或增强其自动调节和控制功能，对处于病理状态的脏腑组织器官产生相应的调整作用，使亢奋者因而抑制，衰颓者得以振奋，从而纠正阴阳气血的失调，达到阴阳平衡，恢复机体正常的生理状态。

阴阳平衡人则健康、有神，阴阳失衡就会患病、早衰、甚则死亡。身体阴阳恢复平衡，疾病或者亚健康自然就痊愈了。

中医外治疗法也是历代名中医首先采用的绿色医疗和养生保健手段，其突出整体调节、扶正祛邪、增强免疫力功能，突显保健养生、预防疾病的作用。集中体现了传统中医药“以人文本、人与自然和谐”的人性化、自然化特色。

如何采用中医外治之精髓，以扶助人体阳气为根本，达到两者精妙的结合，扶阳罐，正在实现这种结合。

扶阳罐

株洲扶阳医疗器械有限公司胡木明先生研制成功的扶阳罐（图 1），可以实现针灸经络、推拿导引、刮痧拔罐等功能。公司的专家团队根据卢崇汉教授的：“人身之疾病虽多，重点却在太阳、少阴两经，太阳经为人体抵御外邪的第一道屏障，邪犯太阳是疾病的第一阶段。”这一行医体会，完善了针对各种亚健康状态的扶阳罐操作技法，重点温助太阳、少阴，激发、增强经络卫外固密功能，提高机体的免疫能力，开创了中医内病外治的新领域，拓展了中医扶阳的新途径，充实了中医的扶阳思想。

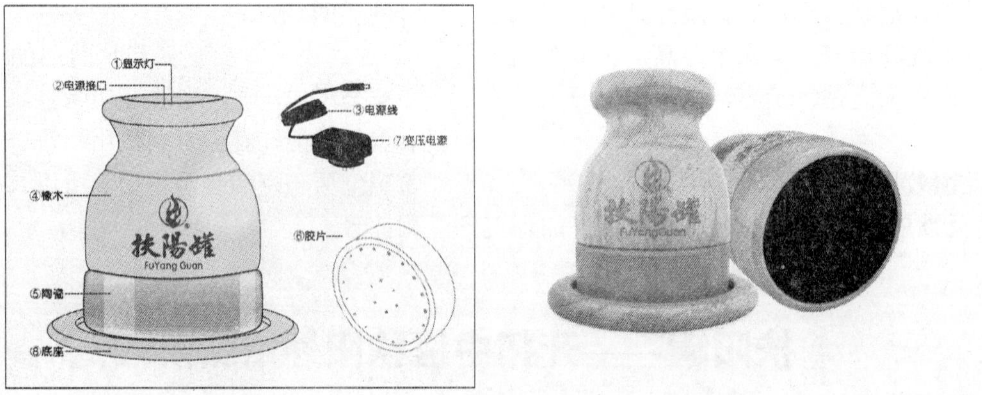

图 1　扶阳罐示意图

扶阳之要，首在经络通畅。扶阳罐集热疗、磁场、红外线多项功能合一，是目前唯一具有此综合功能的集成创新型中医理疗产品。首次成功实现热能、磁能、红外线的同步导入，透过人体皮肤组织，产生谐振，能量被生物细胞所吸收，引起组织的温热效应，活化细胞组织，激发脏器功能，效果显著。能真正做到排毒祛瘀、驱寒祛湿，有效宣通瘀结的经络、温补亏损的阳气。

扶阳罐理疗与其他理疗方法最大的不同是在进行经络穴位理疗的同时，术者可以运用各种不同的手法操作扶阳罐，如采取旋、刮、揉、颤、振、擦、摩、拍、按等不同的手法，起到理疗和“以罐代手”推拿双重功效，达到其他传统理疗方法所不能及的效果（图 2～5）。多种综合作用集于体表的一定穴位和部位，能够迅速改变和调节机体状况，达到祛邪扶正、平衡阴阳、调节脏腑气血。使机体阳气旺、脏腑功能方能强健。精、气、血、津液旺盛，机体抗病力强，邪气乃不可干。

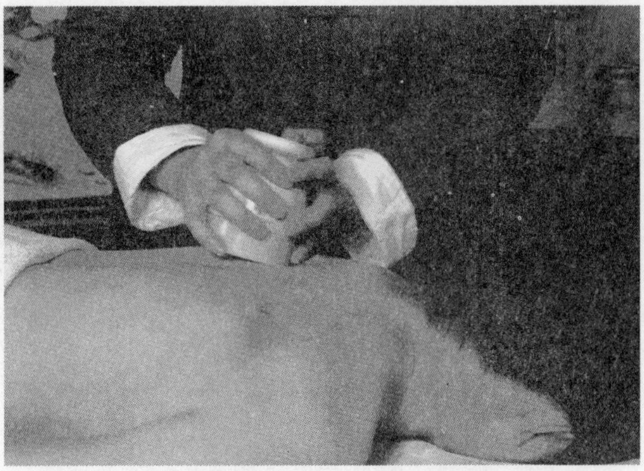

图 2 扶阳罐有温刮痧示意图

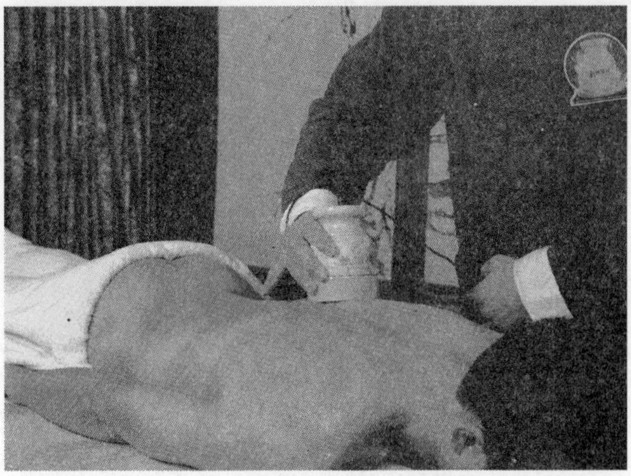

图 3 扶阳罐温擦示意图

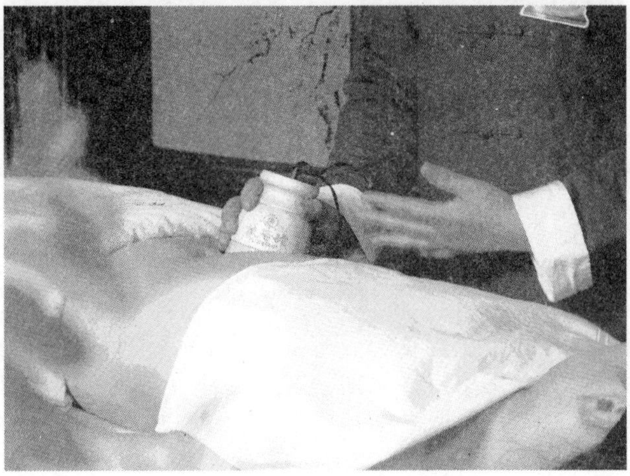

图 4 扶阳罐灸揉示意图

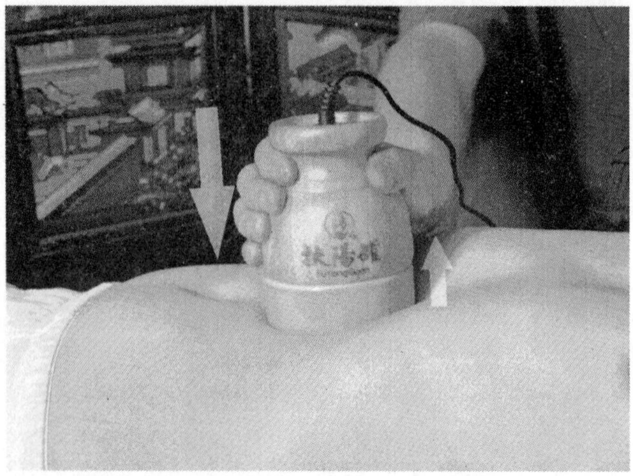

图 5　扶阳罐温振示意图

中医认为病气或邪气是一种无形无象的物质，是极微观的物质本原，是一切疾病的本质原因所在。当推拿师实施治疗过程中，自身体质不好的时侯，很容易受到患者病气的侵袭，即所谓的“病气转移”。

利用扶阳罐的“以罐代手”方法，可以减轻施术者的工作强度，更加有效地保护施术者的双手，减少操作者与患者皮肤接触的几率，有效阻断患者的“病气转移”，也不会因为推拿师的自身体质情况而影响对患者的调理效果，并且便于规范地操作[1]。

依据中医“通则不痛，痛则不通”理论，扶阳罐通过温通经络，达到舒经活络作用。运用温热的罐体温灸经络、穴位的多重功效，既具备了去毒邪于体外的功效，又运用了温灸中补护正气的功能，使在去除体内毒邪的同时不耗损体内正气。

扶阳罐以其独特的理念，将中医疾病外治的多种手段和操作技法融合在一起。运用扶阳罐，能够进行温刮、温灸、温推、温滚、温拨、点按、推揉、温擦、温摩等操作，以疏通人体经络，扶正祛邪、驱寒祛湿。使用扶阳罐循经刮痧，出痧快，痧印消退快，并且刮拭时舒适、无疼痛感，祛邪而又不伤正。扶阳罐底面积大，循经找穴更加容易，使用扶阳罐温灸，寻找穴位快，且无艾灸烫伤之弊，免除了烟熏火燎的窘况。而且扶阳罐体小巧、移动方便，既可循经络调理，也可进行局部穴位治疗。

应用扶阳罐治疗和缓解疾病症状，保持了中医传统经络辩证施治和内病外治的特色，还创新了中医非药物治疗方法的运用，又符合当代全球崇尚天然、回归自然、绿色环保的这一大潮流。

二、扶阳罐在临床扶阳治疗的应用

目前，扶阳罐在很多医疗机构得到应用，如北京望京医院、广西中医院、湖南中医药大学附属医院、云南省中医院、湖北省中医院、襄阳市中医院、青岛中医院、以及马来西亚台北中医院、澳大利亚宏仁堂、新加坡立信医院等医院都先后引进并开设了扶阳罐理疗项目（图 6）。

2011 年 10 月 9 日—16 日，由湖南中医药管理局举办，湖南省各级中医院针灸理疗科负责人 130 多人参加的“湖南省第一届针灸特色技术高级研修班”，在湖南中医药大学第一附属医院召开，扶阳罐及其调理治疗技术方法被作为主要学习项目之一（图 7～8）。

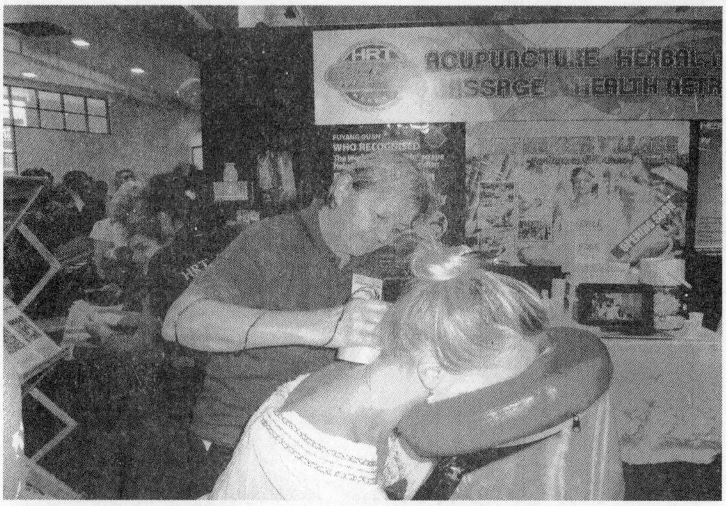

图 6 扶阳罐在澳大利亚

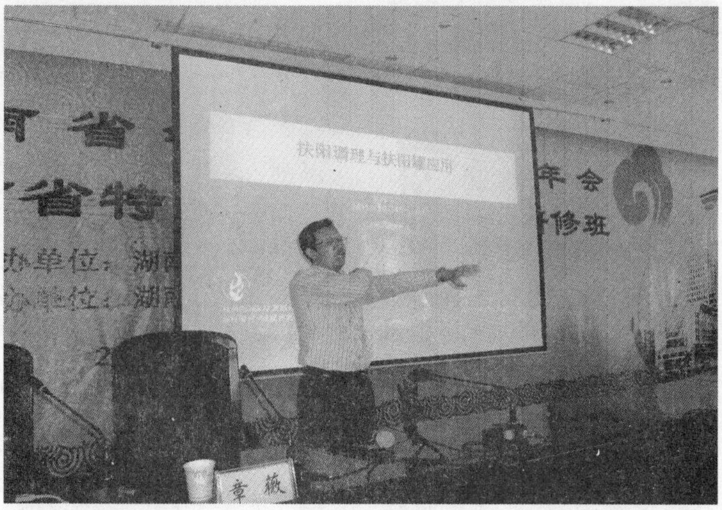

图 7 湖南省第一届针灸特色技术高级研修班学习扶阳罐

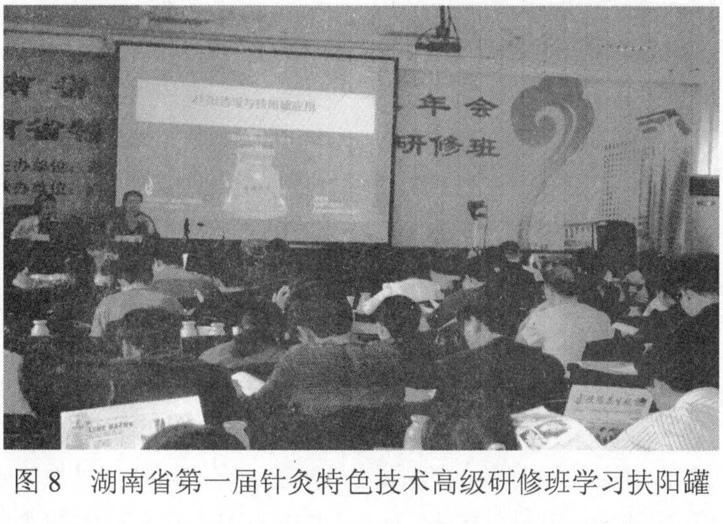

图 8 湖南省第一届针灸特色技术高级研修班学习扶阳罐

湖南中医药大学在临床观察研究中，应用扶阳罐在治疗原发性痛经和原发性失眠方面取得满意的效果，由章薇教授和李金香副教授分别指导的学生已经完成了研究总结，并通过了硕士学位论文。

湖北省中医院为避免小儿服药不配合之困难，采用推拿手法结合扶阳罐理疗对小儿脾系和肺系病证进行治疗，疗效满意，无不良反应，深受家长、患儿的欢迎。

中国中医科学院望京医院应用扶阳罐研究中医温熨疗法治疗肩凝症的疗效，认为：方法简便易行，疗效满意。

1、治疗原发性痛经

湖南中医药大学郭风英同学[2]在章薇教授的指导下，将 60 例来自于本院第一附属医院的寒湿凝滞证原发性痛经患者随机分为两组，观察两组治疗前后痛经疼痛强度及其他症状体征的变化和不良反应的发生及复发情况。治疗组 30 例应用扶阳罐温灸、温刮、温推、点按神阙、气海、关元、子宫穴、十七椎、八髎、三阴交、地机等穴位，于经期前 3 天开始治疗，每日一次，连续治疗 7 天，持续治疗三个月经周期。对照组 30 例口服布洛芬缓释胶囊，成人一次 1 粒（0.3g），一日 2 次（早晚各一次），于月经来潮痛经开始前 2-3 天开始服药，疼痛消失后停药，一般连续治疗 6-7 天，持续治疗三个月经周期。

研究结果：治疗组总有效率 96.67%，对照组总有效率 83.33%（$P>0.05$），疼痛视觉模拟评分（VAS-P）分值两组治疗后均比治疗前有下降（$P<0.05$），两组治疗后痛经症状总评分比治疗前下降（$P<0.05$）；而两组不良反应发生率比较，治疗组低于对照组（$P<0.05$），降低痛经复发率也是治疗组低于对照组（$P<0.05$）。

研究表明：应用扶阳罐治疗寒湿凝滞证原发性痛经，可达温煦脉络，通调气机，化瘀止痛，使冲任之脉得以调畅，效果较好。可以达到西药布洛芬缓释胶囊的治疗效果。但是在不良反应发生率和控制复发率两方面，应用扶阳罐治疗却优于使用布洛芬治疗。值得临床推广应用。

广东省新兴中药学校邓江萍[3]等人将 80 例原发性痛经患者随机分为治疗组 46 例和对照组 34 例。治疗组用扶阳罐走温罐加温罐灸治疗，每日 1 次。对照组口服消炎痛 25mg，每天 3 次。两组均一个月经周期治疗 5 天，三个月经周期后评价临床痊愈率、总疗效和两组治疗前后症状积分。

研究结果：治疗组与对照组痊愈率与总有效率分别为 37.0%和 11.8%、97.8%和 70.6%，均 $p<0.01$；治疗后症状积分变化比较 $p<0.01$；治疗组优于对照组。

研究结论：温补肾阳、温任暖宫乃是本病关键病机所在。扶阳罐走温罐加温罐灸治疗原发性痛经，有较好的临床疗效，并能减少复发，方法简单，易被患者接受，副作用少，值得推广。

2、治疗原发性失眠

湖南中医药大学刘西西同学[4]在李金香副教授的指导下，将 57 例符合纳入标准的受试者随机分为两组，观察治疗原发性失眠症的效果。其中扶阳罐配合耳穴贴压观察组 29 例，应用扶阳罐温灸、温刮、温推中脘、神阙、气海、关元、神门、足三里、三阴交、涌泉等穴位，隔日一次；同时用王不留行籽贴压神门、皮质下、交感、内分泌、心、肝、肾等耳穴，隔日一次，两耳交替进行；均是 15 次为一疗程。对照组 28 例口服地西泮片（苯二氮卓类药物）5mg，睡前 15min 口服，隔日一次，30 日为一疗程。两组共治疗观察一个疗程。

结果观察组 29 例中，临床痊愈 3 例，显效 17 例，有效 5 例，无效 4 例，临床总有效率 86.21%；对照组 28 例中临床痊愈 1 例，显效 10 例，有效 9 例，无效 8 例，临床总有效率 71.42。扶阳罐配合耳穴贴压治疗原发性失眠的临床综合疗效明显优于口服地西泮片组（$P<0.01$）。治疗后两组的匹兹堡睡眠质量指数量表（PSQI）积分均有下降（$P<0.01$）；治疗后两组比较，观察组失眠症候总积分的改善程度优于对照组（$P<0.05$）。观察组未出现任何不良反应情况，对照组也仅有一例患者于服药次日感觉头昏、神疲、乏力等反应，未经处理，停药即恢复。

研究结果证实：扶阳罐配合耳穴贴压疗法能够调节人体各脏腑的功能及阴阳平衡，从而达到阴平阳秘，有效治疗原发性失眠症，能明显缓解患者的临床症状，有效延长睡眠时间，改善睡眠质量，可以替代西药地西泮治疗失眠，具有安全无副作用、无痛苦、病人易于接受等优点，是治疗原发性失眠症的一种行之有效方法，值得临床推广应用。

3、扶阳罐在治疗小儿脾肺两系常见多发病的应用

湖北省中医院儿科王元元等[5]对2010年7月至2011年7月治疗完整的病例资料共93例进行分析，病例中男47例，女46例，年龄从4个月到14岁。包括厌食53例、便秘7例、泄泻3例、反复呼吸道感染8例、鼻渊4例、鼻鼽6例、咳嗽4例、肺炎喘嗽3例、哮喘3例、感冒1例。

对以上病例以“扶中”思想为主导的推拿手法，结合扶阳罐温灸、温刮进行治疗。温刮：取背部督脉、膀胱经，由长强穴向上至大椎穴，再往左沿膀胱经向下至长强水平，转至长强向上至大椎，由大椎往右沿膀胱经向下至长强水平，往复5遍。温灸穴位：脾系病证温灸神阙、关元、天枢、中脘及脾俞；肺系病证除上述腧穴外，加大椎、肺俞，虚证酌情加肾俞。每周3次，6次为一疗程。

结果：共观察93例，治愈37例，好转43例，未愈13例，总有效率86.02%。其中脾系病证63例，治愈34例，好转23例，未愈6例，有效率90.48%；肺系病证30例，近期临床治愈3例，好转20例，未愈7例，有效率76.67%。治疗有效的80例病例中，半个疗程内起效31例，一疗程内起效31例，两疗程内起效6例，五个疗程内起效1例，中途因复感、饮食不节等原因病情加重11例，经再次治疗均痊愈。

9、 扶阳罐治疗肩周炎

中国中医科学院望京医院陈思、林新晓、温建民等[6]对2011年6月至2012年3月门诊肩凝症33例患者进行病例观察，采用扶阳罐进行中医温熨疗法治疗，通过Constant评分系统对其治疗前后疼痛、关节活动度进行对比分析及疗效评价。取穴：以患侧肩髃、肩前、肩贞、肩髎、风池及阿是穴为主，配以手太阳、少阳及阳明经。采用扶阳罐局部点按、推拿及弹拨穴位，同时沿手三阳经循行部位推刮，致局部皮肤微微出痧为度。每周治疗2次，5次为一疗程。

结果：该法可以起到温经散寒、舒筋活络的作用，能有效地治疗风寒湿邪所致的痹症。术后Constant总分为88.47±4.43分，比术前54.74±7.80分明显提高（$P<0.05$）。证明该方法疗效可达到满意效果。

三、扶阳罐在亚健康扶阳调理领域的应用

扶阳的重要学术思想之一就是主张“治未病”。使用扶阳罐“以罐代手”无痛刮痧、无烟艾灸、代手推拿，是在传统按摩手法的基础上演变而来的一种极具现代特色的亚健康调理的方法。以罐代手是通过运用扶阳罐各种操作方法，包含单一手法、复合手法等各种综合手法，作用于机体的特定部位，刺激并引起局部和全身的反应，从而调整机体机能，消除病理因素，平衡阴阳，以达到恢复和提高机体机能为目的的一种有效操作方法。其中，扶阳罐温刮温灸调理亚健康技术入选世界卫生组织《中医治未病》课题项目，已得到业界的广泛认同。

扶阳罐的主要功用为通阳、温阳、养阳。使用扶阳罐调理，可以起到疏通经络、温阳益气、健脾和胃、驱寒祛湿的作用。适用于正常人尤其是长期伏案工作、工作压力大、开车一族等的日常养阳保健。也可用于慢性疲劳综合征、免疫力下降、颈腰椎功能减退等亚健康人群的扶阳调理。还可用于头痛、头晕、腹痛、腰痛、腿痛、肾虚、痛经、宫寒、肠胃不适、肩颈酸痛、风寒痹痛、腰酸背痛、风寒感冒、失眠多梦、膝关节疼痛、肌肉劳损、肩周疼痛不适、肝胆不适、面色憔悴、乳腺增生、脊柱平衡、痰湿体质肥胖、少儿肺弱、少儿脾虚等，以及及多种气血运行不畅、经络不通引起的亚健康状态的温阳调理。

因此，扶阳罐在国内的美容、保健和养生机构也受到普遍的欢迎，并得到普及和运用，如云南新肌肤美容机构、山东孙雨汐养生会所、河南凤妃堂美容机构、圣域迦蓝美容机构、颜姿华佗养生会所、广西元之源健康产业公司等。

体验过扶阳罐调理的亚健康状态者，都对它那实实在在的功效表示认同和赞赏。

用扶阳罐以罐代手，可以减轻施术者的工作强度，并且更便于实施规范操作，有利于行业的整体发展。

扶阳罐运用最新科研技术，并与传统疗法相结合，可以代替传统的刮痧、艾灸、推拿疗法。代替红外线保健仪、磁疗保健仪等治疗设备。扶阳罐功能多、使用简单、易学易用，既能在美容行业、足疗行业、养生行业、康复保健机构、医疗卫生机构使用，又能进入家庭自助使用。

扶阳罐开创了中医内病外治的新领域，拓展了中医扶阳的新途径，充实了中医的扶阳思想，深受广大群众的欢迎。

参考文献

[1] 彭惠生.刘杰.彭秀娟.兰祥俊等.扶阳罐在阻断推拿医师与患者之间“病气转移”中的作用探讨[J].按摩与康复医学，2011，第二卷 10 月中旬刊（22）：25-26.

[2] 郭凤英.扶阳罐治疗寒湿凝滞证原发性痛经的临床观察.湖南中医药大学 2011 针灸推拿学硕士学位论文

[3] 邓江萍.冯高基.王德燕等.扶阳罐走温罐加温罐灸治疗原发性痛经 46 例[J].中医外治杂志.2012，3（118）：45-46

[4] 刘西西.扶阳罐配合耳穴贴压治疗原发性失眠症临床观察.湖南中医药大学 2011 针灸推拿学硕士学位论文

[5] 刘晓鹰.王元新.王元元等.“扶中”推拿疗法在小儿肺脾病证中的运用初探.第十二次全国推拿学术年会暨推拿手法调治亚健康临床应用及研究进展学习班论文集（广西.南宁）2011.12：441-444

[6] 陈思.林新晓.温建民等.中医温熨疗法治疗肩凝症疗效观察[J].中国中医基础医学杂志.2012，8（18）：889-902

浅谈杂病之类与辩证用药

李海潮

我从 16 岁开始自学中医，起因是当年文化大革命开始，全国的学校都“停课闹革命”，大学也停招，考学无望，当时社科类的书籍基本都成为“禁书”，理工科离我的生活比较远，于是选择了自学中医。自学以来，主要攻读张仲景伤寒论要略，并尝试研制伤寒杂病方剂药物。由于古方之多，疾病之杂，合并病症之难，本着删繁就简适合普通人群的指导思想，着重探究时令感冒的防治，让这种浅表之病，不致于由表入里直中三阴，变成疑难杂症。是故预防为主治疗为辅，所谓“正气存内，病从何来”。即便有了这个努力的方向，在繁多的中医药书籍中，仍时时有无从下手之感，小心慎甚地在古代圣贤苍生大医的遗训中摸索前进。本着急则治标，缓则治本的原则，攻补兼施或先攻后补或先补后攻。以病论之，先受为本，后传为标。以百病先治其本后治其标，一方多灵活加减，方以类聚，药以群分，归类疾病的大同小异，组方遣药，否则邪气滋甚，其病益蓄。现将本人对杂病分类治则和用药的认识归纳总结略述如下，以期就正于同道。

一、化生类：气血双补，增强体内正气，未病先防，本着阴阳平衡，正气存内，邪不可干。太阳一日少阴连，肾与膀胱脉沉大，头疼鼻干是根源；二日阴阳、肝胆脉细见浮弦；三日少阴厥阴症，耳聋肋疼衰宿倦。感冒是普通伤寒代名词。感冒为百病之源，肺先受邪，先清其肺，治以千金苇茎汤合参苏饮清解呼吸道之浊气，宣肺解表，三面围攻网开一面，使体内邪气得以出路，或汗或清利大便，热自解，体现阴味出下窍，阳气出上窍；清阳发腠理，浊阴走五脏。

二、化寒类：随着社会发展，人民生活水平提高，夏以冰镇饮料、空调开放为舒适，久而久之违反了自然规律，使六气风、寒、暑、湿、燥、火变六淫太过与不及，加之当今西药激素、抗生素滥用，伤脾胃者居多，人得一阳气则生，否则百病丛生。

三、化湿类：湿困脾阳，可分为两类。一类湿邪重着，患者本身体胖，素有身困力疲，浮肿郁热，口淡无味，不思饮食，关节疼痛肿胀。另一类暑伤元气，长夏主湿，暑温郁冒，头重脚轻，湿热困脾。

治宜清热利湿，苦胜湿。

四、化饮类：泛指伤寒后期，由卫气转入营血，营卫失和，肺气失宣，变生肺鸣音哮喘，水饮内停，健脾化饮宣肺为主。

五、五饮类：属于伤寒感冒后遗症，五脏病变由于人体差异，先天后天免疫功能低下，不定位某脏虚甚有可能在某脏中病。例如水停心下脉来急，形成悬饮、留饮、支饮、痰饮、肾积水由阳转阴或逆传心胞，阳不化气，疑难杂症由此而生。水气凌肺，水漫金山、眼胞浮肿、伤寒杂病，论以真武汤、十枣汤为主。本人几易春秋把十枣汤加工成丸制复方十枣汤剂，贯穿于三阴三阳症，均获良效。

六、银黄类：来源于黄连泻心汤及4种黄连汤方加减而成，用于人群五味偏胜，以苦味药抑制甜味食品以及骨蒸劳热所致三消症（糖尿病）等。

七、化癥类：七癥八瘕属于金匮要略疟疾病脉症并治篇，指腹腔内痞块，一般以隐见腹内按之有形之证可验，坚硬不移，疼有定处者为癥。聚散无常，推之游移不定，疼无定处者为瘕。以发于下焦为多，常有情志抑郁，饮食内伤，导致肝脾受损，脏腑失和，日久正气不足，气滞血瘀所致，多以复方化癥丸治之。

八、温阳通痹类：经方附子炙甘草汤、附子汤方，主亡阳汗出、四肢厥冷、脉微欲绝、脾胃虚寒、腕腹冷疼、呕吐泄泻、冷痢、肾阳不足、畏寒肢冷、肾虚水肿、风寒湿痹、阴疽疮漏等。九种心疼、胸痹、真心痹（指现代冠心病）晨发夕死。治以附子类汤方和化生类汤方，少用则预防，多服则治疗，有药物搭桥之功用。

九、三降化饮类：由于现代生活水平提高，多食肥甘三高症居多，粗蛋白、粗纤维摄入量减少，脂肪瘀积，血管垃圾过多，活血化瘀、推陈致新的预防治疗不及时，血管过早瘀积硬化，使亚健康人群不断增多。

十、化栓类：属于金匮要略血痹虚劳类型。六腑与五脏一表一里，六腑以通为用，五脏以藏为泄。是故六腑泻而不藏，五脏藏而不泄。上应天不满西北（头），满则脑溢血，下应地不满东南（肠胃），满则肠梗阻、大便难。治以活血化瘀，方以水蛭、土元、地龙、山甲、羚羊角、红花、桃仁、赤芍、川芎、柴胡、菊花、三七等随症加减，通便以五饮汤方为主。

十一、血症类：现今人文因素、社会环境、生活习惯、饮食结构都较之古人有很大改变，现代化家电走进普通百姓家，普通用冰镇饮料，夏天用冰冻饮料，冬天用暖气，夏不热，冬不冷，人类像温室的花草，弱不禁风，早上睡懒觉，不饮食，夜晚熬夜，不休息，人类在不知不觉中背离了自然规律，把风、寒、暑、湿、燥、火六气变成六淫太过或不及，导致阳气不足、阴常有余、气血不和，女性一系列生殖系统病变纷至沓来，不孕不育症日益增多，其客观原因是阴阳不平衡，不孕有三：寸口脉大、少腹疼、乳房疼。男性也不例外，男女有别，大同小异，女性有胎产经带，治疗上应首选温经汤、血结散，以中药四大帅——大黄、乌附、干姜、肉桂，加上整体观念辩症论治，月经过少者，温经汤合血结散加大黄、干姜、乌附、水蛭灵活加减。

我治疗癌症的心得和经验

李佩华

《黄帝内经》中就有对肠瘤、肉瘤、癥瘕积聚、石瘕等记载，而且有对其发病机理、病理、治疗方法的论述。如：肠胃之络伤，则血溢于肠外，肠外有寒，汁沫与血相搏，则合并凝聚不得散，而积成矣。《灵枢·百病始生篇》从上段之中可以看出，积的发生是血溢于肠道的离经之血，汁沫为停留在肠间的水浊，在寒邪作用下，水浊与瘀血凝结不散，积块成矣。

《内经》对瘤结的治疗也提出了具体的办法，以“坚者削之，结者散之”为总的治疗原则。水浊与瘀血合结是瘤结发生的病因病理基础。那么水浊是怎么产生的呢？人体水液流动不畅，或停留在水液中物质发生量的改变，或水液中含有某种有毒物质成分，都可视为水浊。人体津液来源于水谷精微，经肾之温化、脾之运化，肺之输布，三焦之气化作用，而后随营卫运行周身，四肢百骸。以濡润脏腑，温养肌肤，润滑关节、孔穴，发于肌肤为汗，渗入膀胱为尿。正如流水不腐一样，终不浊也。

水浊和瘀血是怎样侵入人体的呢？《内经》曰“正气内存，邪不可干”，若正气不足，外邪可从不同渠道侵入人体内部。“喜怒忧思悲恐惊”为内因，“风寒暑湿燥火”为外因。内因为情所伤，外因如空气污染、饮食、外伤感染等因素，侵入人体造成脏腑功能亢进或低下，使体内产生过多浊毒留于体内及血液中，使水液常态失衔，水液由清变浊。如肝肺肾胃机体免疫力功能低下或亢进，均能使浊毒进入血液，而变成各种各样的瘤结。

水浊是瘤结形成的重要因素，也是人们常说的体内垃圾，而利用中药，通过排便和排尿则可以把体内垃圾排出体外。使体内水液保持常清，减少或防止水浊瘀血形成瘤结，以达到阴阳平衡，去瘀生新，这对延缓衰老，健康长寿是非常有益的。

本人在几十年的临床实践中，发现前人对肿瘤的治疗中，很少用排毒法，大多数人都采用活血解毒、消肿散结、化痰散结法，临床实践中发现，疗效不佳，或取效一段时间后，病情不断发展至死亡。细思之，活血解毒法后，毒还在体内留存，化痰散结后，痰也还存在体内，如果把毒排出体外就可以长时间保持体内水液、血液清洁，身体就长时间保持健康。查阅古今医书，都用大黄、甘遂、芒硝等药较多，癌症患者特别是放化疗后气血大伤、元气受损、脾胃阴伤、饮食难入，再用泻下法，患者身体更虚弱，难以承受。思之良久，何不以雪莲果代替泻下法，雪莲果中含有大量果寡糖，文献报道，日本研究并发现每天 3～6g 果寡糖，3 周之内，人的粪便中有毒致癌化合物含量减少 40%。雪莲果具有促消化、调理肠胃、调理血液、清除高血脂、通便、提高免疫力等功效。把雪莲果加入排毒丸，此果药食两用，用于临床中效果非常满意。

对于晚期癌症的患者，不能用攻法，我以李可老师培元固本法加减治疗很多濒危癌症患者。培元固本主要成分：野山参 5g、天然牛黄 1g、山萸肉 30～100g、三七 5g、制附子 50～150g、麝香 0.5～1g、黄芪 20～200g、刺五加提存粉 3g 等，救活多人，延缓生命 2～3 年者多人，至今状态良好。

自创方：炙山甲、莪术、五灵脂、三七、没药、重楼、壁虎、祁蛇、淡全蝎、蜈蚣、野山参、雪莲果、合欢藤、牛黄、麝香、蚂蚁等 36 位地道药材。长白山地道药材占方中 75%，此方主要对各种癌症对抑制癌细胞增生，癌症转移、复发有非常明显效果，对各种慢性良性肿瘤也有消散的作用。

自创方排毒汤用于癌症消散肿块，且对多发性癌转移疼痛者效果满意。方药如下：五灵脂、二丑、莪术、没药、海藻、林下参（18 年）、制山甲、三七、生半夏、大贝、淡全蝎、蜈蚣、重楼、肿节风等 21 味。

以上是我在临床中的一点治疗心得，癌症的治疗主要是辨证，用药一定要选地道的野生药材，如长白山野山参、黄芪、刺五加根皮、重楼、三七、当归等药我都亲自去云南四川采购，去山东沂水收野生全蝎，湖北天门收蜈蚣等。地道药材对治疗癌症的疗效是相当关键的。

中药治癌对症还须对位

李天德

癌症是威胁人类健康的“头号杀手”特别是肝癌发病率占各种恶性肿瘤之首，而青壮年罹患此疾较多，尤为令人痛心。该病寒热往来而成积，血流不畅，阻塞脉络而致热毒留连，积聚日久气滞血瘀而成痞，是致病的主要病因。正气虚损，免疫功能低下，是发病的重要病机，愤郁气逆，气滞血瘀是本病的基本病变，死亡率占各种恶性肿瘤之最。

本人根据中医学理论，从祖国医药宝库中筛选、开发用于治疗癌症的方药，筛选主要根据对症、对位两个原则。癌症治疗之对症，一是针对癌症本身病机、病理的治疗要对症。比如肝癌，肝的生理功能很复杂，肝在胚胎期是造血器官，出生后这个功能停止，但仍有这方面的潜能。中医认为肝为藏血之脏，故此肝癌之病，湿热毒邪不仅蕴于气分，长而久之，深入血分，气滞血瘀肝络，表现出湿热毒瘀的病理特点，热毒瘀结于肝，热伤阴血，湿伤阳气，导致肝脾两伤，病及于肾，表现肝肾阴血虚耗或脾肾气虚、阳虚。肝癌患者多位于肝右叶，期门穴，质硬肿痛，使人机体的藏血、功能坏死。所用方药应为清热解毒、活血化瘀、软坚散结、消痞（疙瘩）的攻补系列药物，通过扩张肝脏血管，增强肝内血液循环和增加肝脏血流量。从而改善肝脏营养及氧气供应，促进肝细胞再生。现代生理、解剖学指出，肝脏是分泌消化液的最大腺体，几乎参与体内的一切代谢过程。肝病很容易伴发腹水，若有腹水臌胀应先治水，如不先治水患者药食难进，治疗方药难以凑效。若形体瘦弱，先扶正，大补的方剂药可定。若形体具实，攻其病，辨证施治药对症。要劝说患者服药遵医嘱，尽可能药后进食，这一点看似不属于医生的职责，但药后保持进食，是最安全有效的扶正措施，既能为身体提供必要的五谷之养，又有利于促进药物发挥功效，能明显提高药物的疗效。

人体内痞块（疙瘩）相关的病分27种类型。人体内浮肿相关的气、血、水、阴、阳、风、皮、湿、臌胀、腹、水等病分33种类型。不同类型的治疗有不同的对应方药，这种差别来自药物的对症、对位，只有同时符合这两个条件，才是最佳方药。对位治肝癌药若用于治疗肺癌往往是无效的。

附臌胀大腹水治愈1例，供同道参考：

六化建职工家属王××，女，61岁。患者丈夫代述病情：全身肿，头、脸肿，眼不能睁，四肢、脚都肿，身肿卧床不能动。一天喂几次豆浆，1次喂几调匙，送市中心医院，驻市某部队医院，两院都不接收住院治疗。

笔者观此病属风湿肿矣，其症候通身肿、头面手足皆肿。得病之由属内仃湿饮，外感风邪，水道不利，外攻肌肤，因而作肿。治宜加味疏凿饮治之，方药为：商陆6g，秦艽12g，羌活12g，椒目2g，木通6g，赤小豆18g，茯苓1sg，大腹皮15g，泽泻15g，槟榔12g，姜皮8g。5剂。水浸40分钟入煎，早、中、晚饭前温服。每天服1剂。

二诊，患者丈夫口述：头、脸肿消了点，眼能睁开，前方显效。方药调整如下：商陆7g，秦艽14g，羌活14g，椒目2.5g，木通7g，赤小豆20g，茯苓18g，大腹皮18g，泽泻18g，槟榔15g，姜皮9g；加味：葎草15g，路路通12g，生黄芪、菟丝子各30g。5剂。服法同前。

三诊：患者丈夫口述：上方药后胸腹肿胀消些，能吃半碗稀饭。调方如下：商陆8g，秦艽15g，羌活15g，椒目3g，木通8g，赤小豆23g，茯苓21g，大腹皮21g，泽泻21g，槟榔18g，姜皮10g，葎草18g，路路通15g，生黄芪35g，菟丝子35g，生白术28g。5剂。服法同前。

四诊：患者丈夫口述：头脸、上体肿消了，一顿吃一碗多饭，精神好，双下肢还肿。调方如下：商陆8g，秦艽17g，羌活17g，椒目4g，木通9g，赤小豆25g，茯苓、大腹皮各23g，泽泻23g，槟榔21g，姜皮10g，律草21g，路路通18g，生黄芪48g，菟丝子48g，白术生、土炒各25g；下肢肿者加防已12g、川牛膝15g。5剂。服法同前。

五诊：患者丈夫口述：上加味方大效，双腿肿消了，脚还有点肿。能大碗吃2碗面条。调方如下：商陆8g，秦艽18g，羌活18g，椒目4g，木通10g，赤小豆28g，茯苓、大腹皮、泽泻各25g，槟榔23g，姜皮10g，萑草23g，路路通20g，生黄芪、菟丝子各56g，防己15g，川牛膝18g，白术生28g、土炒28g。5剂。服法同前。

六诊：患者丈夫口述：诸症持续好转。调方如下：商陆8g，秦艽、羌活各18g，椒目4g，木通1Og，赤小豆28g，茯苓皮、大腹皮、泽泻各28g，槟榔26g，姜皮10g，律草25g，路路通20g，生黄芪、菟丝子各49g，白术生、土炒各32g，防己16g，川牛膝18g。5剂。药后患家告知诸症状消失。六诊方药再续10剂巩固疗效。

真空灸——中医传统技术的继承和创新

北京暖源39中医技术研究所　梁俊

艾灸、拔罐都是传统中医技术方法，由于其方法简单，疗效好，受到普遍欢迎。我们知道研究艾灸技术和真空拔罐技术的国家级知名专家很多，如：上海中医药大学吴焕金教授（艾灸）；江西医学院陈日新教授（艾灸）；北京中医药大学张莉教授（拔罐）；中国中医科学院张维波教授（脉动负压）；中国中医科学院杨金生教授（拔罐）；贵阳中医学院付文心教授（拔罐）；中国中医科学院田宇英教授（拔罐）等。他们的研究得到了国家自然科学基金资助或者是列入国家973计划。

1997年国家科委在北京香山举办的生命科学中的热物理问题大会上，科学家对热传导、热交换的热运动方式在生命现象、疾病治疗上给予了充分的肯定。中科院上海细胞所裴钢研究员认为，生命活动的要素在于物质和能量（包括信息）的基本形式之一是热运动。并提出医学和药学中体温的调控方法—热物理疗法，温控释药法等是当前生命科学研究中的重要方法。

艾灸和真空拔罐技术千百年来对解决中国人的健康做出了巨大的贡献，但这二种方法却很难结合在一起，其原因是艾条是在有氧环境中燃烧，并产生468℃的高温。真空拔罐则让罐中去掉空气而缺氧，真空拔罐器内不允许高温只能是常温。这二种方法导致了在实践上的矛盾性，因此一直都是各自独立的技术。随着科学技术的发展，艾灸和真空拔罐器制作的材料和结构的改变，我们成功的将灸疗技术和真空拔罐技术有机地结合在一起，使艾灸和真空这二种独立操作体系成功的结合成一种新的中医外治器材。

真空灸是真空环境下的艾灸技术，其特点分别介绍如下：

1、真空条件下，热能转换率呈“e阶能级交换”。

第一级跃升，高斯热交换正态分布（点热式热交换）。

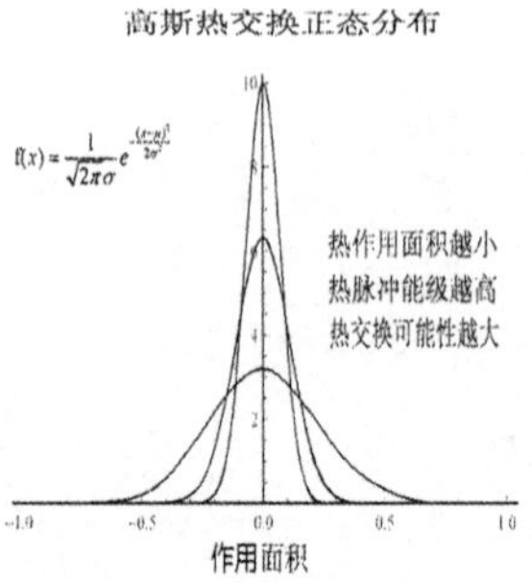

根据热物理学，同等热量条件下，热能级与热作用面积成高斯正态分布。函数为：

$$f(x)=\frac{1}{\sqrt{2\pi\sigma}}e^{\frac{(x-\mu)^2}{2\sigma^2}}$$

这个函数表示，作用面积越小热的能级越高，热交换率越大。

真空灸与普通艾灸作用面积比较　　**表1**

	面积	增大	最佳温度	时间	最佳方法
艾灸	4–6	2–3倍	35--43	15-20	雀灸、隔药灸、砭石灸
真空灸	2–3	1	35--43	5--15	自动隔药灸和雀灸

由表1可以看出，在艾灸和真空灸作用在皮肤表面同等温度的情况下，真空灸的作用面积比艾灸作用面积小二分之一，热交换率提高2～3倍。

第二级跃升，真空能量放大。

真空灸方法使用柔性材料和双曲形曲线结构，美国科学家向真空中放入一个能量的时候，产出4—20倍能量。现代物理学认为，真空零点是一切物质能量交换的地方。可以这样理解，只要在有真空的地方，能量就有可能被放大。真空中放入的热能，能量被放大后，热交换率也增大。

通过热的第一级跃升和第二次跃升的叠加，真空灸的热交换被放大3*2=6倍。实践证实，用真空灸方法，人体感受到的热在体内流动的比例比普通艾灸高。对人体能量的调整，对人体阳气的补充起到良好作用。

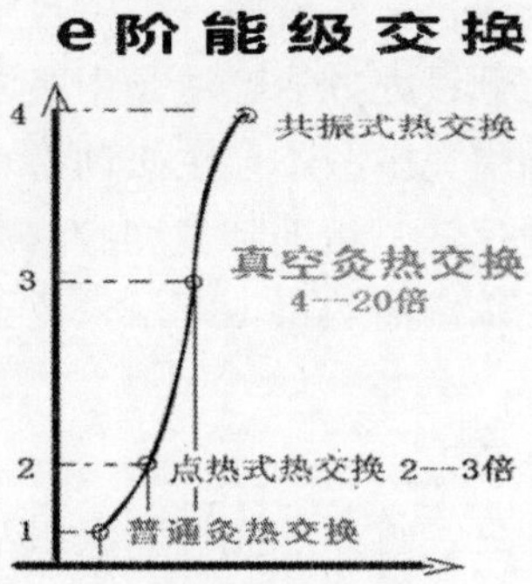

第三级跃升，共振式热交换。

由物理学可知，共振产生的加速度可使能量瞬间达到一个极大值。在我们的仪器中，这个极大值是一个复合极大值。它包含了生物力学的共轭函数极大值，也包含了热能突增的极大值，同时还有真空负压产生的极大值。

这三组极大值的组合成为真空灸所特有的“e阶能级交换”法。

2、药物汽化是传统药罐的继承和创新。

传统药罐是将竹筒在药液中加热，利用热冷却产生的负压进行拔罐。这样做的好处是药物可以随意处方，药力与热的渗透好。但缺点是竹筒煮过后，得隔一层棉布阻断高温，防止皮肤烫伤。真空灸技术将 180℃的温度作用到药物上，使药物的有效成分在高温下产生汽化作用。真空灸中的药物汽化技术，安全、方便、疗效可靠。在通电后 3—5 分钟后，就能对（直径 20mm 高度 34mm 的）药物起到加温汽化作用。这种方法是热控释药的一种新的可操作技术，是传统药罐技术的一种继承和创新。

3、真空灸系列技术中，生命能场共振仪属真空脉动灸疗技术，有真空脉动功能，热疗功能，药物汽化功能。真空脉动功能被中医经络专家认为是中医领域的一次革命（中国经络网：经络罐通仪报道）。

4、真空灸技术的市场化

真空灸技术包括有：便携式、美容仪、真空灸疗仪、生命能场共振仪。市场适应面较广，涉及到二个行业和二个层面：

二个行业是：中医美容行业；中医保健行业。

二个层面是：个人家庭层面；社区医院层面。

真空灸技术适应“治未病”这个社会工程，个人可用、社区可用、医院可用、经络研究可用。因此，真空灸技术对个人解决自身的疾病康复保健有较好的效果，在一定程度上可减轻看病贵、看病难的社会压力。

中医古方今用 2 则

刘伯俊

在古代的农耕中国，没有现代医院，没有现代化学药物药品，在生活资源都依赖耕种渔猎等自然资源的环境下，他们治病保健可以依靠的也是大自然提供的天然物品。古老的中华民族有一个优良的传统：他们发现天然植物中的药用价值，无论是功效还是使用方法，都一一写清楚，以文字记录的方式传下来，好让下一代免于病患遗祸。中医文字记载加祖传师承方式，使中医成为世界古代医学中传承得最好的。每一代都用心传承、实践前人经验，记下自己的心得和发现，这将使中医不断丰富，并让更多的人受益。今推荐 3 首古方今用。

1、妇科保健方——安胎饮十三太保方（又名保产无忧方）

十三太保方出自《傅青主女科》，全方共 13 味药，用于妇女妊娠安胎和催产，因普遍应用而广为流传，并衍生出多种安胎方。以下摘自《本草简要方》：

厚朴 6 克：脾胃虚寒，泻吐；艾叶 3 克：灸百病，暖子宫；

荆芥 6 克：伤风伤寒，头风；川贝母 6 克：消肿，除痰，疗乳严，乳痈

菟丝子 6 克：肾虚五劳七损；羌活 6 克：祛一

切风，百节痛；

甘草6克：脾胃虚损；枳壳6克：脾胃呆滞，产后浮肿；

白芍药12克：产后虚损不眠；桑寄生9克：益血，安胎坚筋骨；

生姜三片：脾胃虚寒兼外感；党参9克：心脏衰弱；

南苏子9克：化痰，润心肺；葶苈子6克：妊娠遍身水红肿；

苏梗9克：安胎，流通气脉。

以下：皮肤瘙痒，血燥热者不用，或少用份量。当归6克：经不调，血虚；川芎6克：妇人百病，痛风诸风；

鹿角胶6克：补中益气、安胎；黄耆6克：补气血，虚热盗汗。

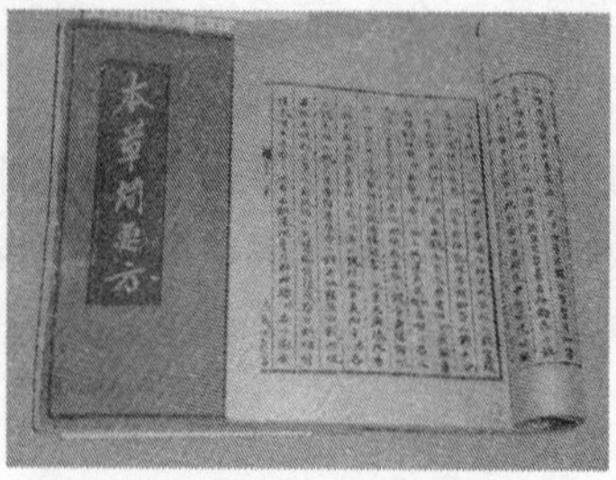

2、喉痛流感合方用于心肌炎

急性心肌炎是由流行性感冒菌引起.日本脑炎病毒可引致脑膜炎，肺炎病毒可引致肺炎胸肺内胸腔浓疡渍水。预设处方治疗法是中医常用。治理急性心肌炎、脑膜炎中医不会主张动手术，主张消炎杀菌清热毒治疗法，治理肺炎胸腔浓疡渍水，中医同样主张消炎杀菌清热毒治疗法，免于手术创伤或意外。

喉痛流感合方：

枇杷叶6克，竹茹9克，罗汉果9克，鱼腥草9克，连翘9克，沙参9克，蔓荆子9克，侧柏叶9克，菊花6克，砂姜6克，山枝子3克，台乌片9克，甘草6克，黄芩6克，土银花6克，木瓜9克，桑根12克，葛根12克。

心肌炎主治药物为：毛冬青9克、岗梅根9克.救必应9克、鸭脚木9克、山大颜9克，及多种类冬青科植物都有清热毒功效。此项取用二、三味药入方。

温和气血副配药物为：熟薏仁9克、党参9克。

舒缓调解类副配药物为：柏子仁6克、夏枯草6克、紫苏9克、钩藤6克、白蒺藜6克。

止呕和肠胃副配药物为：川朴6克、藿香6克。

平复心胸内脏不适的副配药物为：槟榔6克。

本处方可临证加减使用。

“经络-淋巴系统”的创新性理论及其临床验证

山东大学医学院　刘执玉

【摘要】目的： 探讨“经络-淋巴学说新概念”及其临床治疗疾病的机制。方法：采用新西兰兔建立口腔负压，以期达到口腔负压灸的效果。同时采用“口腔负压灸”治疗多种慢性疾病，如淋巴水肿、肛痔、慢性咽炎、慢性鼻炎、血管神经性头痛等病症，不同病种的病人随机分为治疗组与对照组，治疗组采用“口腔负压灸”治疗，对照组用相应的常规西药治疗，根据不同病症规定治疗疗程，测定两组症状体征变化。同时采用口腔负压灸用于患有淋巴水肿、肛痔、神经性头痛、打呼噜等病人的临床治疗观察研究。结果：利用这种方法解决了现代医学上的一个重大问题，加强了这些管道系统的回流动力，由此大大提高了人体自身的免疫功能和康复效率。结论：明确了经络、淋巴系统的全新的定义与功能，为经络淋巴系统的研究开辟了研究路径，扩大了经络淋巴的研究领域，为中医经络学走向世界并被西方医学所承认提供了一种新型的认知模式。

【关键词】经络－淋巴;负压;亚健康;延年益寿

一．“经络-淋巴”系统的新概念理论的创立

多年来医学届忽略了传统中医与西医的边缘科学研究，一个非常关键的问题由于经络至今没有找到解剖（形态学）学依据，西方医学对经络学说不公认，也忽视了人体自身的免疫防御系统——淋巴系统的研究；这样一来，在解释人体相关疾病的生理、病理机制方面，严重缺乏经络学说与淋巴学说的支持，这在某种程度上是至今对许多疾病不能够明确解释病因和达不到有效治疗的制约问题之一。“经络-淋巴”系统的研究成果填补了这一领域的空白，为人体许多疾病的预防和治疗，找到了人体自救的有效方法。

笔者从事解剖学、中医药学、淋巴学以及边缘交叉学科的研究与临床实践 40 余年，在淋巴学、中医经络学等研究方面，做了一定的工作。我们从大体解剖学、比较解剖学、显微解剖学与超微（电子显微镜）解剖学的角度研究，发现经络与淋巴是一脉相承的姊妹关系，总结出：经络是遍及人体全身的淋巴管前组织通道（Tissue channel of prelymphatic vessels）系统，在组织间隙由毛细淋巴管与淋巴系统相衔接，通过淋巴系统连结到心血管系统。

那么，经络穴位的解剖学基础是什么呢？这也是一直困扰经络学说的最重要的问题，我们从大体解剖学、显微解剖学、超微解剖学、电生理学、第四元素周期表中相关元素在体内生命动力元素水络合离子群，对经络系统地不断梳理、排序、整合、合成、复制、转录，特别是通过遗传基因载体 DNA 的最深层次的微观运动，带动微环境的动力学变化而影响人体生理病理学改变，这是更深层次的解读。这样说来，关于经络穴位的定义不应该是一个很小的园，而是一个“小区”，或者说是一些大小不等的“光芒四射、联络广泛的的穴位点。这些经络穴位点多位于躯体的关节凹陷处、肌骨间连接处、或经脉与淋巴管、脉管、神经相近汇合处。穴位通过“络”与临近的淋巴管、血管、神经、肌或肌腱、筋膜等相联系。所谓“络”目前研究认为应该是经穴与这些结构间的成纤维细胞、锚丝、细胞突触、水和离子群等微细结构。它们之间有信息相通，当刺激穴位时信息会同时传播到淋巴系统、心血管系统、神经系统，信息最终会通过不同的渠道到达各系统的中枢而汇总于整合中枢，最后发出整合反映信息，达到调整气血、津液、阴阳平衡，获得治病之目的。但这些信息处理起来会较慢。

从中医角度讲经络是运行气血、津液，调解阴阳平衡的系统；从西医角度讲，是组织器官联系淋巴管、血管、神经系统的渠道与平台，水和蛋白等大分子物质在其中进行交换、传递、运输，代谢……，一言以蔽之，经络是机体内环境的稳恒系统[1]。

进一步解释，经络-淋巴系统实际上可以看做一个系统，是人体抵抗、杀灭和排除各种致病因子（包括细菌、病毒、癌细胞、异物以及组织内产生的代谢废物等，一般为大分子物质）的系统。分布于人体全身各部位。保证经络-淋巴循环畅通无阻，对于机体抵抗、杀灭和排除致病因子、从疾病和损伤中康复至关重要。通过动物及人体实验证实：体腔内的压力梯度变化是经络-淋巴回流的主要动力。

在此可以作个形象的比喻，如果把人体比作一个城市，人体组织器官是城市的必需设施，细胞是生活在城市中的“居民”，经络-淋巴系统好像是城市中缓缓流动、不断运行的垃圾处理、维修救护、安全防御系统。由于反复出现的外因或内因（感染、损伤、疲劳、紧张和衰老等等），城市中某个地区的垃圾（致病因子、代谢产物、死亡细胞等）不断地大量增加，超出系统正常清理能力并堵塞运送通道，垃圾便在该处越积越多，造成居民（细胞）困扰（患病），城市设施（组织器官）功能失调甚至瘫痪，防御系统功能减退，以致失灵。对此，目前常见的西医治疗方法是对整个城市进行反复消毒（使用抗生素等）；对该地区限电限水以减轻淤积（使用各种抑制剂、阻断剂、血管收缩剂等）；切断报警信号（使用止痛剂、神经切断等手段）；或将整个地区手术铲除。西方医学的研究重点则是仔细分析各种垃圾及其衍生物的分子结构、化学性质、致病机理，并寻找用化学手段分解垃圾和防止垃圾产生的方法，修复、移植或克隆故障设施，引进“新移民”（器官移植、干细胞移植等）。然而，西方医学从整体上忽视了人体这座城市内存在一套自备的垃圾输送、维修救护和疾病防御系统，不

清楚其运行动力，也没有考虑到通过加强系统输送动力，疏通管道，排除垃圾，改善居民（细胞）生存环境，从根本上解决其健康问题。

我们在世界上首次提出通过增强经络-淋巴系统的效能与效率治疗疾病的理念，并找到了实施该理念的有效方法和手段。这些发现的应用有重要的理论价值和实际应用意义，国际传统医学研究院常务理事美国自然医学博士 Tom W. 在第 49 届国际传统医学研讨会上对经络-淋巴系统的新概念理论给予高度评价："……刘执玉教授对经络新概念创新性理论的发现具有划时代的里程碑意义"。

笔者从中、西医两个方面研究发现，通过体腔内的经络-淋巴管道系统正负压调控，结合中医传统理论及经络学说，设计出了"口腔负压灸"和"经络-淋巴负压灸"，经动物实验和临床试验证实，这种方法对许多常见疾病，如心血管、神经、眼耳鼻喉、呼吸、消化、内分泌、淋巴水肿等病症均有良好或一定的治疗作用，治好了许多常规医疗手段无法有效治愈的疾病，使患者摆脱了长期病痛的困扰。其治疗原理也比较简单，通过口腔负压激活经络-淋巴循环，或局部穴位负压（相似于拔火罐）可以改善经络、血、淋巴微循环，加强了淋巴回流动力，启动了调解"气、血、津液的运行与循环"，启动了淋巴的"免疫，清洁，修复"三大功能，达到治疗和预防疾病的目的。人体衰老、凋亡细胞的发生和发展与机体代谢物质的积累等多种因素有关，加强体内微环境的稳衡系统治理，对于防止机体细胞的衰老、凋亡也具有重要意义。通过加强经络-淋巴系统回流动力和激活淋巴细胞功能的方法，使许多常见疾病和某些疑难病自行缓解或痊愈；保持经络-淋巴系统的最佳循环状态，是预防疾病的发生，提高人们的健康水平的关键；经络-淋巴新概念理论的建立，大大地扩展了经络-淋巴的研究领域，必将进一步促进现代中西医结合对医学理论的研究、新的医学理论和治疗方法，将有利于医疗体制的变革。

经络淋巴激活治疗疾病的原理及实践证明，"口腔负压灸"可以取代某些机理不明、疗效不确切、副作用大的治疗方法，减少对药物的依赖。此项研究提示可开辟全国范围内的经络-淋巴系功能研究，带动医疗技术的重大革命；"口腔负压灸"的创新性研发，将大大降低全社会的医疗费用，减轻政府的医疗保障负担；本项成果已获得世界医学界的公认，分别于 2007 年、2009 年、2011 年 3 次参加国际淋巴学及国际传统医学大会，在第 21、22、23 届研讨会，受到国际淋巴学研讨会参加学者的高度关注与重视，在 2007 年第 21 届国际淋巴学研讨会上，给予了热烈的讨论和积极的评价。在 2009 年第 22 届、2011 年第 23 届国际淋巴学研讨会会议上连续两届相关论文均获得了学会组委会的国际奖励。并于 2011 年 11 月在国际传统中医药学会议上也获得国际奖。此项研究同时获得了美国发明专利、中国 2 个实用新型专利。这就标志着我们中国人对国际医学和传统自然医学的发展做出了突出的贡献。对中西医学结合与融合研究具有划时代的意义。

二、口腔负压灸治疗慢性病症的临床验证

痔疮，淋巴病（淋巴水肿、乳糜腹、乳糜胸、乳糜漏等），慢性咽炎、慢性鼻炎、血管神经性头痛等病症，会出现相同的病症，如局部水肿、胀痛、炎性病变；偶尔也会有不同的病症，如痔疮会有肛门水肿、坠胀、疼痛、出血等症状都给患者造成相当大的痛苦。尤其肛门疼痛、致使很多痔疮患者产生严重畏惧心理，重者影响工作。水肿常常增加手术的难度，长期大量的出血可以导致贫血的发生。如何迅速消除或缓解这些症状，西医普遍采用消炎、止痛、利尿等方法解除症状，但多不能治愈。多数病人达不到满意的疗效，某些病人常常不得不进行手术治疗。另外一些病症，如心脑血管病，脏器淤积性病症等疑难病症，临床上目前还没有理想的治疗方法。近来我们采用"口腔负压灸"，共治疗观察淋巴水肿患者72例，痔疮患者50例[1]，慢性咽炎患者65例[2]，慢性鼻炎患者70例[3]，紧张性、血管神经性头痛患者36例[4]，失眠症患者40例[5]，因运动剧烈或运动急慢性损伤患者30例[6]。痔疮纳入病例符合国家中医药管理局编著的《中医肛肠科病症诊断标准》，其他疾病病例也符合相应的学科规定标准。经过临床治疗观察取得了显著疗效。部分病种观察资料均收集完整，规范并多数已发表论文，在此不再赘述。

下面举几个例证：

（一）痔疮

1.资料与方法

1.1 病员分组：

将80例观察对象随机分为2组：治疗组50例，男37例，女13例， 年龄最大者72岁，最小者18岁，以30～60岁最多，；病程最短者3天，最长者13年；其中混合痔10例（含环状混合痔4例），内痔12例（含三期内痔6例）， 使用“口腔负压灸”治疗。对照组30例，男19例，女11例；年龄最大73岁，最小20岁，以30～60岁最多；病程最短者4天，最长者15年；其中混合痔9例（含环状混合痔3例），内痔11例（含三期内痔6例），使用马应龙麝香痔疮膏治疗。两组患者性别、年龄、病情基本相似，具有可比性，采用单盲法观察。

1.2 痔疮病例资料分析：主要分析研究对象的性别、年龄、症状、体征情况。经分析，男女两组性别构成经X^2检验，**$P<0.01$呈非常显著性差异，即男性发病率显著高于女性。两组年龄构成，平均年龄经t检验表明青壮年发病率显著高与儿童与老年人（$P<0.01$），呈非常显著性统计学差异。然而，两组发生的症状比较，如水肿、坠胀、疼痛、出血、痔核脱垂，经统计学处理F检验（$P>0.05$）无统计学意义。

1.3 治疗方法

1.3.1 治疗组： 采用“口腔负压灸”（专号：ZL200620088329.9）

治疗原理：刺激口腔经络穴位，疏通经络，激活淋巴，达到通经活络，增加体腔内压力梯度差，最终使胸腔负压加大，也就是中心静脉压降低。这种体腔内压力梯度的改变，导致人体经络-淋巴-血液的流体动力学改变，使微循环代谢加快，特别是患病区域供氧能力增加，达到经络-淋巴-血液循环加强，激活淋巴系统的免疫、清洁、修复三大功能。产生如下效应：（1）增强人体免疫能力。（2）加强代谢废物清除。（3）改善微循环内环境。（4）促进损伤细胞修复。（5）活血散瘀、消炎止痛。

治疗方法：将“口腔负压灸”的硅胶嘴放入病人口中，调整脉冲使口腔压力维持在0.04+-0.002之间。每天治疗1次，每次20分钟，7次为1个疗程。

1.3.2 对照组

药物：马应龙麝香痔疮膏（武汉马应龙药业集团股份有限公司 国药准字Z42021920）。每支15ml，每天1次，每次5ml，肛内注射。

2. 诊断依据[4]

2.1 内痔诊断依据 （1）便血，色鲜红。（2）伴有肿物脱出肛外，便后可自行复位或不能自行复位。（3）肛门镜检查：齿线上方黏膜隆起。

2.2 混合痔的诊断依据 （1）便血及肛门部肿物，可有肛门坠胀、异物感或疼痛。（2）可伴有局部分泌物或瘙痒。（3）肛门镜检查：肛管内齿线上下同一方位出现肿物（齿线下亦可为赘皮）。

3. 观察指标及疗效评价标准

参照《中药（新药）临床研究指导原则》拟定。主要观察两组的临床症状与体征、肛镜检查情况.两组治疗前后各记录1次。为了使临床疗效判断更准确，将主要症状和体征根据其轻重程度进行量化，评定分值，判断疗效临床观察表进行评分。按尼莫地平公式计算治疗指数（n）。n=（疗前评分和一疗后评分和）/疗前评分和×100%。

3.1 总疗效评价方法

全国高等中医药教材《中医外科学》第六版及1995 年国家中医管理局颁布的中华人民共和国中医药行业标准《中医病证诊断疗效标准》，结合本病的证候特点制定疗效标准：（1）痊愈：症状消失，痔核消失或全部萎缩。治疗指数为 100%。（2）有效：症状改善，脱出痔块消除，肛门功能恢复正常，治疗指数<100%，但>75%。（3）有效：症状改善，脱出痔块缩小，治疗指数<75%，但≥25%。（4）无效：症状和体征均无变化。，治疗指数<25%。

3.2 统计学方法

主要采用PEMS3.1统计软件进行分析。有关检验给出的检验统计计量及其对应的P值，用双侧检验，以$P\leq0.05$为有统计学意义。所有计量资料用均数±标准差（$X\mp S$）表示，先进行方差齐性检验，方差齐则组内采用配对比较的t检验，组间采用二样本比较的t检验；方差不齐则采用配对秩和检验，组间采用二样本比较的秩和检验。计数资料采用X^2检验。

3.3 **治疗结果**

“口腔负压灸”治疗痔疮疗效观察结果见表1、表2。

表1 两组总疗效比较（n=例数）

组别	例数	痊愈%	显效%	有效%	无效%	总有效率%
治疗组	50	16	12 、	21	1	98.00**
对照组	30	3	9	10	8	73.30

**P＜0.01，“口腔负压灸”治疗痔疮总有效率明显优于对照组，具有极显著性差异。

表 2 两组治疗前后痔疮症状观察指标评分的比较（$\bar{x}$ x±S）

观察指标	治疗组		对照组	
	治疗前评分	治疗后评分	治疗前评分	治疗后评分
水肿	3.21±1.53	0.49±0.24**	2.87±1.69	1.72±0.73
坠胀	3.84±1.04	1.21±0.44**	3.86±1.15	2.60±0.55
出血	3.53±1.53	0.53±0.32**	3.21±1.46	0.98±0.45
疼痛	4.26 $\bar{x}$ ±1.23	0.84 $\bar{x}$ ±0.24**	3.95±1.82	1.42±0.51
脱垂	2.65±1.12	0.46±0.38**	2.58±1.05	0.58±0.47

水肿、坠胀评分结果** P<0.01；其余项评分结果** P<0.05

讨论

4.1 中医论痔的病因病机

《素问》云：“风客淫气，精乃亡，邪伤肝也。因而饱食，筋脉横解，肠澼为痔”。提出在肝伤虚损的前提下，饮食不节与痔发生的关系；并指出筋驰脉纵而为痔，这与现代部分学者的肛垫内肌断裂松弛学说及静脉曲张学说可能有相似之处。《疮疡经验全书》指出：“饮食不节，醉饱无时，恣食肥腻。胡椒辛辣，炙博酽酒，禽兽异物，任情醉饱……乃生五痔”。饮食过饱，过多食用肥腻炙博的肉类，易生湿积热；大量饮用烈酒及辣椒、胡椒、姜、葱、蒜、肉桂等热性调味品，可刺激肛门直肠黏膜，使之充血灼痛，所以古人认为痔的发生与饮食有密切关系。

《备急千金要方》曰：“久下不止，多生此病。”《医宗金鉴》亦曰：“有久泻久痢而生痔者”，“久病咳嗽而后生痔者”。因久痢、久泻使脾气亏耗，运化失健湿浊内生。久咳伤肺，肺与大肠相表里，最后导致大肠之气不足，于是气血流注，湿浊聚于肛门而为痔。

《黄帝内经》：“痔者皆因脏腑本虚，外伤风湿，内疽热毒，醉饮交接，多欲自戕，以致气血下坠，结聚肛门，宿滞不散，而冲突为痔者。”

《诸病源候论》曰：“忍大便不出，久为气痔。”窦汉卿指出：“恣意耽看，久忍大便，逐致阴阳不合，关格壅塞，风热下冲，乃生五痔。”历代医家都认为便秘是发生痔的病因之一，因长期便秘，粪便蓄积直肠，可使周围血行受阻，瘀积成痔[4, 6]。

4.2 西医对痔的发病机理探讨

静脉曲张学说认为痔是有肛管黏膜下静脉曲张所致。根据门静脉及其属支无静脉瓣的解剖学特点，指出痔静脉曲张与人的直立体位受液体静力压的作用有关，限度的腹内压增高是成痔的重要因素[7-9]。有人认为痔是—种勃起组织化生而成，痔的本质是血管瘤[10]。还有肛管狭窄学说者认为纤维带收缩造成肛管狭窄，致使粪便通过时括约肌不能完全松弛，粪便只能在压力下被挤出，因而痔静脉丛在纤维带与粪块之间受到挤压，引起充血扩张而成痔。也有作者肛垫下移学说强调若肛垫上方直肠黏膜下支持组织破坏导致肛垫下移或脱出即成痔病[7-9]

分析其治疗机制主要是充分利用口腔部位是经络的诸经起止点和交汇点，通过食道-胃-肠直达肛门相通连，对痔疮而言，肛门直肠这个经络-淋巴和血液循环最丰富和发达的交通枢纽。而“口腔负压灸”通过体腔内的腔隙压力梯度变化，经络-淋巴

-血液流体动力学改变，正负压调控，找到了激活人体经络-淋巴系统和加强经络-血-淋巴回流动力的方法，由此大大增强经络-淋巴与血液循环，改善局部微循环床的氧供，促进了经络液-淋巴-血液回流。这是由于肛周部位经络液-淋巴-门静脉-体静脉的交合处腔隙压力梯度的变化，促进回流，改善局部微环境，使痔体萎缩；并还可以提高人体自身的免疫功能和康复效率[10, 11]。

4.3 结论

本研究结果显示治疗7天后治疗组总体疗效优于对照组，有显著性差异（$P<0.05$）；治疗组与对照组比较，在消除水肿、坠胀方面均有极显著性差异（$P<0.01$），在止痛，止血方面差异显著（P<0.05）。表明应用“口腔负压灸”可明显消除痔疮患者的症状，长期应用达到治愈的目的。

（二）淋巴水肿

1. 乳腺癌根治术后

乳腺癌根治术者60例，随机分为治疗组30例，对照组30例。治疗组采用口腔负压灸治疗，每天一次，每次20分钟；对照组只含吸嘴，不给负压治疗。结果两组上肢淋巴水肿和腋窝皮下积液情况不同。治疗组30例患者，患肢淋巴水肿发生率为10.0%，对照组为33.3%，差异具有统计学意义（$P<0.05$）。

拔管天数及皮下积液情况也有不同，如下表所示。治疗组组30例患者，有19例在8d内均予拔管，而对照组的30例患者，仅有5例在8天内拔管。治疗组拔管时间明显缩短，差异具有明显的统计学意义（$P<0.01$）；治疗组与对照组患者拔除引流管后皮下积液发生率分别

为10.0%和16.7%，差异无统计学意义（$P>0.05$）。结论：口腔负压灸对乳腺癌根治术后淋巴水肿有明显的预防和治疗作用。

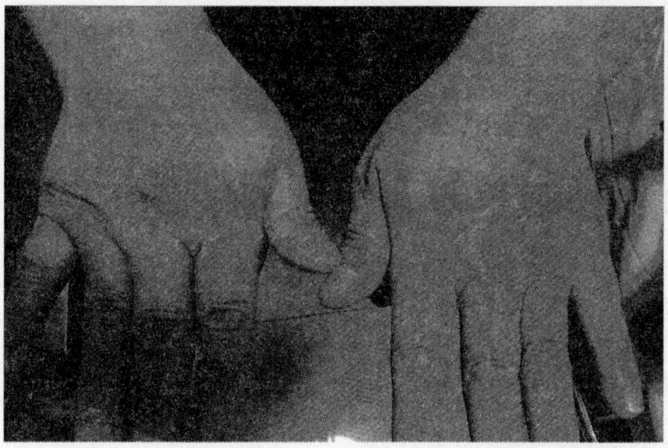

图1. 左侧乳腺癌根治术后3天左手有轻度淋巴水肿

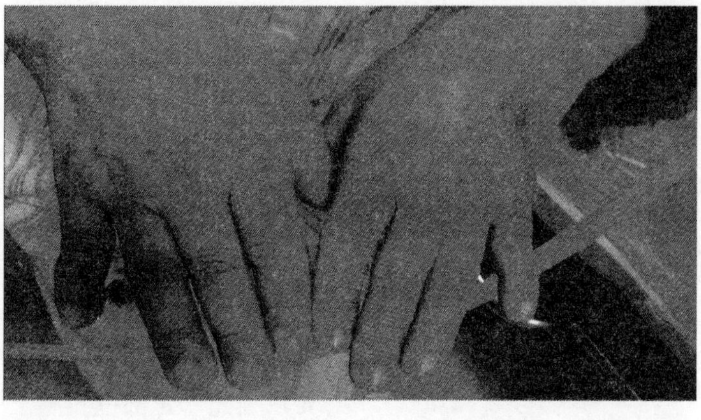

图2. 口轻负压灸治疗后7天，左手轻度的淋巴水肿消失

2.经络-淋巴负压灸与中药对原发性淋巴水肿的治疗

采用经络-淋巴负压灸和中药饮片口服治疗原发性淋巴水肿21例，均有明显的疗效，其中治愈8例，显效10例，有效3例。

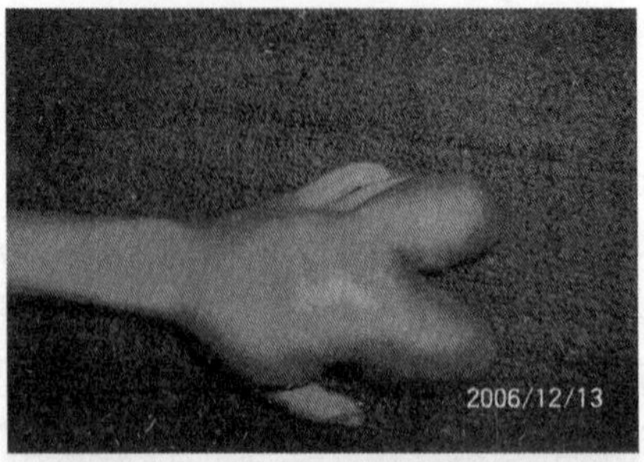

图3：5岁儿童右手部淋巴水肿。两手指、手背明显水肿。手心及指掌侧部分坏死，当时某大医院提示病人需要截肢手术，病人母亲也坚持要截肢，在刘执玉教授动员下，没有截肢，坚持治疗

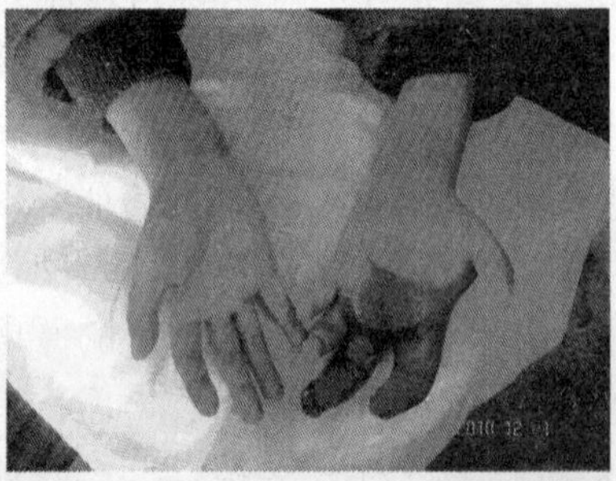

图4. 经用经络-淋巴负压灸与中医药治疗后，淋巴水肿基本治愈

笔者发明的“经络-淋巴负压灸”对治疗乳糜病有较快速和肯定的疗效，特别是结合中药治疗效果更好。达到了不手术、无痛、无创。经络-淋巴负压灸应用于治疗血管神经性头痛、慢性咽炎、慢性鼻炎、慢性盆腔炎、慢性心肌炎、打呼噜等常见病多发病均有良好的疗效。多数病例均经过对照组观察比较，治疗结果经统计学处理，获得了较为可靠的结论，在此不一一列举。

另外还做了以下病种少数病例治疗观察：

（1）少数心脏病人病例观察，经络-淋巴负压灸能够对急、慢性心绞痛有治疗作用，特别在心绞痛初期或先兆发病期，应用经络-淋巴负压灸结合心血管药物合用，病情发生轻微或很快（1-3天内）症状消失。有数位病人坚持应用经络-淋巴负压灸6～8个月，慢性冠心病，心绞痛患者，心电图恢复正常，血液生化指标中的轻度高血压、高胆固醇血症、低密度脂蛋白指标由长期不正常变为正常。

（2）少数乳腺增生、子宫肌瘤、肾淤积、肝淤积、脑中风后遗症等病人病例观察，经络-淋巴负压灸治疗达3个疗程的治疗者（一个疗程：20分钟/次，2次/天，7-9天为一疗程），病情均有好转，且肿块明显缩小或消失。

（3）对急性关节损伤、慢性关节炎、风湿性关节炎等杂症，采用口腔经络-淋巴负压灸和局部穴位负压灸，有明显的治疗效果，会在当时或数天后关节疼痛消失，活动恢复正常。

（4）很少数肿瘤患者、肿瘤术后患者应用经络-淋巴口腔负压灸配合中药治疗取得了明显疗效，多数病人提高了生活质量，延长了生存时间。

三、讨论

人体的十二经脉和奇经八脉，多与口腔、头颈部有直接与间接的联系，特别是口腔部位是这些经脉的交汇点、起止点。从解剖上讲这个部位有口咽峡、喉口，可通过鼻腔、口腔、眼、耳与外界相通，通过喉与两肺交通，通过咽而与胃肠联通肛门达外界，因此，此部位实际上是犹如交通枢纽与人体的要塞，位置特殊和重要不言而喻。另外，此部位口

咽峡附近有Waldeyer's（瓦尔戴尔氏扁桃体环）的内环与外环，周围有丰富的淋巴组织，当此部位受到刺激，可以激活经络、淋巴乃至静脉回流加速，特别促进淋巴回流，加快其循环速度，也促进了淋巴-静脉吻合侧支循环的开放。笔者通过实验、临床实践，证实“口腔负压灸”是以中、西医基础理论为指导，调整经络、淋巴、血液、内分泌、促进新陈代谢、提高机体免疫功能；增强淋巴效能与效力，改善经络－淋巴-血液微循环。其效能完全达到了上述中西医综合机理的要求，是典型的中西医结合治疗疾病的前沿技术，疗效显著。激活经络-淋巴-血液微循环，有提高机体免疫、清洁、修复等功能；能消炎止痛、活血化瘀、散结消肿；可达到理想的治疗效果；并免除了诸多慢性病症治疗中服用过多药物的副作用。可免除痔疮等手术中患者的疼痛，达到了无创伤、无痛、无介入、无辐射的绿色治疗要求。

从中医角度讲，“痛则不通，通则不痛”可谓中医经络理论的精髓，中医讲究扶正固本，经络是调节气、血、津液的途径，可实现“正气存内，邪不可干”，按我们的经络系统新理论学说，经络是管前淋巴组织通道，这就很容易理解经络与西医的关系了。这样说来，经络与淋巴系统就好比亲姊妹一样，他们是以脉相乘、前后相通。按辩证法来分析，“痛”是果，“通”是因，“痛”是现象，“通”是本质。也就是说没有淤积、郁结，就不会致痛。所以凡淤积造成的病症，采用经络-淋巴负压灸都会迎刃而解。如胃肠道淤积性病症，泌尿系统、淋巴系统、心血管系统等涉及到有管道结构的系统病症；另一方面，容易造成淤积性器质性病变的器官，如心、肝、肺、肾、子宫等诸多器官的慢性淤积性病变都有疗效。临床病例观察对子宫肌瘤、乳腺增生、运动性损伤、打呼噜、关节炎症等杂病证也有明显效果。这些例证均说明我们抓到了“要塞”！经络-淋巴负压灸有调整全身及各系统、器官、组织的重要作用，故而有较为广谱的治疗保健功效。

参考文献（此略）

运用中医经典之理法方药治疗癌症体会与实例

刘忠玉

中医药学是我国人民在长期劳动、实践与疾病斗争中创造的医药学科学，是中国文化的瑰宝，是中华文明的结晶。几千年来，中医药作为抵御疾病维护健康的重要手段，为中华民族的繁衍昌盛做出了不可磨灭的贡献，中医药防治病的科学价值，已经为千百年来所检验和证明。数千年来中医治疗恶性肿瘤的经验，分散在浩如烟海史书古籍中。由于社会的发展和对史书的认识看法不一，加之中医水平的不统一，所刊书籍错综复杂，致使后人如入汪洋大海，无法分辨利用价值，尤其古书文字简赅，学理深邃不易理解，思考程度各有不同，加之现代医学误诊及用药不当产生的变症，使患者病情更加严重。正如浙江名医周维顺所讲：给患者增加了痛苦，降低了生存质量。使用中医药可延长寿命及至病愈，经放化疗手术治疗者则大多预后不佳。

傅青主男科序：天倪子，慨夫子，舆氏之言曰；穷则独善其心，达则兼善天下。古今有志之士，穷者千万，达者十百，其有兼善天下之志，而无兼善天下之柄者，不知其凡几矣。若夫无兼善天下之柄，而行兼善天下之志者，莫医也。医之中有良医，有庸医。良医者绍先圣之心源，即为民命之主宰也，其培养元气，是犹良相之治国也。庸医者，究义理而未精，向市廛而鬻术，其贻害众生，亦犹庸臣之误国也。呜呼！治国者寥寥，误国者滔滔，此有心人所以痛心疾首者耳。傅青主先生，具悲天悯人之怀抱，仁民爱物之念，生当丧乱，笃志隐沦，徒以医传于世。先生之遇亦可悲矣，然先生兼善天下之志更可见矣。

叶天士曰：各医书，伎止此。苦寒败胃，及辛热耗阴。固无论已，即六味归脾。何偿非流俗之套法。

甘药调，回生理。扁鹊云：针药莫治者，调以甘药。仲景因之。喻嘉言曰：寿命之本。积精至刚。然精生于谷。谷入少则不能生血，血少则不能化精。内经云：精不足者，补之以味。味者五谷之味也。补以味而节其劳。则积贮渐富，大命不倾也。

邪传变，病曰深，治之得法，无不即愈。若逆症，坏症，过经不愈之症。皆误治所致也。

目击者，实痛心。人之死于病者少，死于药者多，今行道人先学利口，以此药杀人，即以此药得名。是可慨也。吾知其殃在子孙。阴阳症、二太擒、三阳独取太阳、三阴独取太阴、擒贼先擒王之手段也、太阳阳明少阳为三阳、太阴少阴厥阴为三阴。

千古秘，理蕴深。喻嘉言通禅理，后得异人所授，独得千古之秘。故胡臣曰：习幼科者能虚心领会。便可免乎殃咎。若骇为异说，则造孽无极矣。

李时珍曰：百病先治其本，后治其标，否则邪气滋甚，其病益蓄。纵先生轻病，后生重病，亦先治其轻，后治其重，则邪气乃伏。有中满及病大小便不利，则无问先后标本，必先治满及大小便，为其急也。故曰：缓则治其本，急则治其标。又从前来者，为实邪；后来者，为虚邪。实则泻其子，虚则补其母。

仲景曰：千般灾难，不越三条。一者经络受邪，入脏腑，为内所因也；二者，四肢九窍，血脉相传，壅塞不通，为外皮肤所中也；三者房室、金刃、虫兽所伤。以此详之，病由都尽。

症有千种，病有三类。人之病，不管实症、虚症，所有慢性病，疑难杂症，中医看来，均为气血之病五脏之病，筋骨之病。

医学纲目云：多吃肥肉粳米厚味，容易生大疽。哪条经脉虚就从哪条经脉发生。

内经所载：结核瘰疬，受病固不外痰，湿，风、热、气之毒而成，然未有不兼恚怒，忿郁，忧滞，谋虑不遂而成者也。

仲景曰：火降则血散肿消，而痰结自解，症瘕自除也。

时珍曰：肾水受伤，真阴失守，孤阳无根，发为火病，法以壮水以治火......其消瘰疬亦是散火。

王洪绪曰：世人但知一概清火而解毒，殊不知毒即是寒，解寒而毒自化，清火而毒愈凝。然毒之化必由脓，脓之来必由气血，气血之化，必由温也，岂可凉乎？况清凉之剂，仅可施于红肿痈疖，若遇阴寒险穴之疽，温补尚虞不及，安可妄行清解，反伤胃气？甚至阳和不振，难溃难消，毒攻内腑，可不畏欤？盖脾胃有关生死，故首贵止痛、次宜健脾。痛止则恶气自化，脾健则肌肉自生。阳和转盛，红润肌生，调和补养气血之剂，若夫性寒之药，始终禁当服之。痈之与疽，截然两途，阳症为痈，阴症为疽，治法迥别，世人以痈疽连乎并治，贻害无穷。

要想治肿瘤，首先要弄清肿瘤是何物，它是怎样形成的？应该怎样用药？用什么药才能使肿瘤消除，以及怎样才能使肿瘤永不复发？要想弄清这些道理，必须认真学习《黄帝内经》、《医学纲目》、《本草纲目》、《医宗金鉴》、《叶天士医学三字经》，加之王洪绪的《验方新编》、《傅青山主男女科》等，只要把这些经典古书多看几遍，就会找出正确答案。

典型病例如下：

1、1996 年，笔者得过一次不治之症，在镇医院和县医院花去药费一万多元，病情不但没有减轻，反而加重。出现休克十多个小时，输氧气四、五个小时，主治医生告诉家属最多能活一个月。在医治无望的情况下，出院回家。因父亲爱好医书，曾得烟台一位老中医赠送《金匮要略易解》一书，在绝望之时，父亲翻看十七章：呕吐哕下利病脉症的第四十八节载："下利，肺痛，紫参汤主之"，对其内容仔细阅读，很符合我的病情，就按方配了三付药，第一付见效，三付药用完，转危为安，效果很理想，又配了三付药，胸痛，背部疼痛呕吐症状皆除。后用治疗虚劳病的古方，一直十多年没复发。在我治愈之后，又用此方免费试治二个肺癌病人，一个食道癌病人，效果也很理想。这使我对古典医书产生了一定的兴趣，对古书的理论和药方抓紧学习和研究，所以达到了现在的医学水平。

2、林××，男，55 岁，椐中心医院彩色超声检查报告单示：膀胱后方肠管腔内可见 8.9X2.2cm 粗光点，强回声堆积，后方衰减明显，膀胱过度充盈，测值：18X10X14cm，做测残尿为 1800ml。医院准备手术治疗，病患因经济条件回家找到了我，看了报告单，按照《医学三字经》心腹痛胸痹第七之方：理中汤加减试治，配了3付药，收到了意想不到的效果，又给配了7付理中汤加减很理想，后改为十全大补汤14付，阳和二陈汤（阳和汤、二陈汤合用）15付，木香顺气汤7付。停药。至今已将近5年未复发。从事农村劳动。

3、刘××，女，69岁，因饮食困难，于2011年9月去XX市中心医院，确诊为食道癌，让患者手术治疗，患者不愿动手术，回家后找到我求治，按傅青山著，予以银花当归黄芩汤，1付起效，3付药转危为安，效不更方，又服了7付药，后改为补中益气汤7付，夏枯草熬膏2付，停药，至今一切正常，不仅食道癌好了，身上的淋巴结核也基本恢复正常。

4、周××，68岁，患肝癌，动过二次手术，又复发为腹水，奄奄一息，坐以待毙。经他亲家介绍，找我求治，按李东垣“广茂溃坚丸”变汤，用药二付，病情好转，又配药三付，加之偏方敷小腹，效果更佳，改为半夏厚朴汤5付，加之六一散，每天服二次，病情转危为安，后用它药调理，病愈，至今已4年多了，不仅病愈还能上山参加劳动。

5、刘××，男，40岁，患乳房癌，疼痛难忍。医院叫他动手术切除，他说我宁可死也不动手术，回家后找我用药，我按山东省中医验方汇编中的《秘传治疮全书》内中有天花散一方，按方配了5付药，经试用效果很理想，又配了5付药，病情基本稳定，后改为栀子清肝汤10付，肿块消除，至今已八年多了，身体健康，从事各种劳动。

6、王××，男，47岁，经医院确诊为脾癌，手术切除，脾气很弱，不能助胃消化，长期腹泻，吃了好多止泻药没有转机，面黄肌瘦，厌食厉害，见饭就够，不思饮食。后听说我对癌症很有研究，就找到我求治。我按张仲景的小建中汤结合叶天士的加减小建中汤配了7付药，用完面色也有了起色，厌食也有所缓和，效不更方，又取了7付药后改为叶天士的归脾汤15付，现在面色红润，饮食也正常了，又改用阳和二陈汤20付，香贝养荣汤20付停药，至今已将近2年了，一切正常。

7、衣××，女，67岁，2007年1月6日检查诊断为肺癌，经家属同意于1月下午行左肺上叶切除术，化疗2次后病扩散，疼痛难忍，毛发脱光，经人介绍，于8月29日去我处用药。第一次归脾汤10付，效果满意。第二次又拿10付，效果又见好转。第三次、第四次改用王洪绪的阳和汤、二陈汤合为一方，效果明显好转。第五、六次改用医宗金鉴之神授卫生汤，病情基本稳定，后以清金宁肺汤、小建中汤等汤，共用药127付，新发重生，停止用药。

8、林××，女，43岁，经青岛市X医院诊断为类风湿，四肢关节肿大疼痛难忍，花去医疗费3万5千多元，出院回家，在炕上躺着不能下炕，3年后（1998年）经人介绍找我求治，经检查后，按张仲景圣医之方：桂枝芍药知母汤10付，加自制的陈枣酒一个小疗程，药吃完后我去回访，走进院吆喝一声，她一看是我去了，赶紧下炕给我接提包进家，煮了一碗鸡蛋汤，中午又做面条给我吃，我也没想到这10付药有这么大的效果。第二次又配了10付药加药酒，病情明显好转，在街门口摘花生，邻居劝她，不用忙干活，才见强，别累坏了。第三次用药10付，我去家没人，问邻居上山收玉米去了，经过2个月的调理，疾病痊愈。

9、李××，女，39岁，经县医院、市医院、省医院，花去药费数万元，疾病一直没有好转，她爸叫她去找我，经诊断属五脏虚，出现腰腿疼痛、尿糖病脚肿大，皮肤明亮，加上妇科病，我不敢接手，她爸道我，她已经走到济南了，就是没有去北京上海，等她去了北京上海，你再给她治疗，叫我拿当自己的女儿治疗，3付药不见效，再换3付，因为你主要是研究病，不是治病。经考虑后给她用桂枝芍药知母汤加自制的陈枣酒10天药量，病情好转。又拿了10付药加药酒，病情一天比一天好，没吃药前连锅碗都不能刷，经过2个月的调理，诸症悉除。最后，二零拖拉机斗，自己上一车泥都不觉得累，至今身体健康。

10、孙××，男，46岁，遍身淋巴结核大的如鸡子，小的如豆，浑身发僵，不以为然，偶得中风，蹲下起不来，二人搀扶回家，到我处拿药，按山西省中医药验方汇编：黄芪钩藤汤10付，效果很理想，又配了10付药后改为桂枝芍药知母汤加自制的陈枣酒20付，肢体基本恢复正常，不影响劳动，时隔3年又得吊线风，口歪眼斜，仍用黄芪钩藤汤加陈枣酒40余剂，口歪眼斜恢复正常，奇怪的是身上的淋巴结也没了，由此可知，中医药确有独到之处，这个病好了，那个病也没了。

根据多年的经验，作为一个医生，不要把疾病复杂化，疾病千变万化，总离不开五脏六腑，本草云：脏清腑亦清。对各种疾病主要是看属哪一脏腑，仲景谓五脏各有十八病合为九十病，人又有六微，微有十八病，合为一百八病。五劳、七伤、六极、妇人三十六病，只有把这些基本东西多学几遍，与病患见面看手、面、眼睛、十指甲就可知疾病的所在，这是讲细看。简单看就看五脏的部位，属虚症还是实症。最后加上十问，疾病便有了八九不离十，断对症下对药，不至于出现差错，多年来不论什么病，我都是按这个方案处理，经手诊治各种疑难杂症，无不见效，关于方子，从不自拟，都是经典之方，古书之方，现在之书几乎就不用。叶天士云：垂方法、立津梁、仲师，医宗之圣人也，儒者不能舍此圣之书而求道。医者岂能外仲师之书以治疗。古书并不都是好书，叶天士在医学源流中都有记载，我所看之书，都是本着医学源流作参考，现在医学院校毕业的学生，单独立门头都有点困难，为什么？目标不明朗，根本不懂病理，如何给人治病呢？我现在的宗旨：小病不用找人看，大病不用去医院。从实践之中，总结经验，再用到实践当中，所以可以说，一年一个水平，绝无休止，尽量达到做良医，决不做庸医。

自拟固元资生散治疗男性不育症的临床研究与应用

中国特色医疗学术研究会　彭路嘉

【摘要】目的：验证自拟固元资生散治疗精液异常男性不育症临床疗效。方法：568例精液异常男性不育患者，按中医辨证分型应用自拟固元资生散口服治疗，采用治疗前后自身对照的观察方法，3个月进行统计。结果：怀孕率达38.73%，有效率达91.73%。特别是在提高精液中精子密度、精子活力、精子活动率和恢复精子形态正常率方面差异有统计学意义（$P<0.01$）。结论：自拟固元资生散治疗精液异常男性不育症有良好疗效。提示精液异常的少精、弱精症是男性不育症的主要发病类型，男性不育症的发病关键在于肾精的盈亏，同时肝血及肝脏的调节正常与否又是影响不育症的重要因素。

【关键词】男性不育症；精液异常；中医药治疗，固元资生散

男性不育症是中医男科的常见病之一，有资料表明不育夫妇占已婚育龄夫妇的10%～15%，其中由男方原因引起不育者约占40%。近年来，随着中医药工作者的不断探索，对男性不育的认识不断深入，在治疗上本着治病求本的原则，或补虚、或泻实，运用不同的治疗法则，取得显著的疗效。笔者多年来从肝肾调节入手，以自拟固元资生散为主要方剂按中医辩证分型治疗精液异常而引起的男性不育症568例，取得了满意的疗效，现报告如下。

1.临床资料

1.1 一般资料　本组568例均为本所1998年5月～2006年6月门诊患者，年龄在23～46岁之间，平均28.3岁；病程最长20年，最短2年，平均3.84±1.68；病程在2年以内者69例，2～5年者264例，6～10年者182例，10年以上者53例。精液检测精子活动率最低为10%，最高为65%，精子活动率＜50%者278例；精子活动力≤10%者228例，精子活动率＜50%者278例；精子密度≤10×10^6/ml者226例，精子畸形率＞40%者98例，液化时间＞60min者208例。诊断为正常精液性不育者35例，精浆异常者55例，弱精子症168例，少精子症186例，少弱精子症141例，畸形精子症128例，无精子症38例，中医辨证为肾阳虚亏者93例、肾阴虚亏者103例、气血两虚者88例、脾肾两虚者83例，肝郁肾虚者118例，气滞血瘀者38例，湿热下注

者 45 例。

1.2 临床精液采集　禁欲 2～7 天，用手淫或中断性交来采集精液，每隔 1～2 周连续取 2～3 次精液检验确诊。检验仪器采用某三甲医院的清华大学电子工程公司生产的 THS-10 精液分析仪，南京源程科技公司生产的 MACRO 精子计数板。

1.3 诊断标准　参照《中药新药治疗男性不育的临床研究指导原则》及 WHO 关于男性不育的有关标准制定诊断标准。（1）婚后夫妇同居 1 年以上，性生活正常，未采取任何避孕措施，女方检查正常但未孕，无明显放射线接触或药物接触史。（2）精液检验①精液液化时间＞30min，②精液量少于 1.5ml 或多于 6ml，③精子密度＜20×10^6/ml，④根据 WHO 推荐的精子活力标准：a 级：活动良好，前向运动活跃；b 级：活动一般，可有中等的前向运动；c 级：活动不良，前向运动微弱；d 级：不活动、无前向运动。60min 内精子活动力（a+b）级＜50%，或 a 级＜25%；⑤精子活动率＜70%，⑥畸型精子数＞20%。⑦精液中脓细胞≥10 个/HP。精液检验符合上述两项条件以上者，视为精液异常所致男性不育症的诊断条件。（3）男性生殖器发育正常，男子副性征明显，睾丸正常大小，无精索静脉曲张症。排除：规律的、无保护的性生活少于 12 个月或勃起功能障碍，射精异常者。

2 治疗方法

临床用自拟固元资生散为主方（药物组成：人参、当归、熟地黄、淫羊藿、补骨脂、沙苑子、枸杞子，何首乌、黄芪、山血鹿、枸杞、蛇床子、菟丝子、车前子、覆盆子、桑椹子、草石蚕、杜仲、柴胡、白芍等。鹿角胶、龟板胶、鱼鳔胶）依据病情辨证辨病加减。若偏肾阳虚者加草石蚕、肉从蓉、仙茅；肝肾阴虚明显者加知母、鳖甲、何首乌；脾气虚甚者加黄芪、党参、白术；肝郁气滞者加柴胡、枳壳、香附；精室血瘀者加当归、玫瑰花、郁金；湿热下注者加败酱草、黄柏、车前草；遗精者加桑螵蛸、金樱子、芡实；若前列腺炎或附睾炎者可加土茯苓、鱼腥草、荔枝核、子午藤、车前草；支原体感染者加鱼腥草、败酱草、蛇床子、白花蛇舌草；抗精子抗体阳性者可加知母、薏苡仁、蒲公英、赤芍、防己。每日 1 剂，水煎分两次，早晚空腹温服。1 个月为 1 疗程，每疗程结束时，检查精液以观察病情变化，连续治疗 3 个疗程后统计疗效。并嘱注意节欲、节劳、息怒、戒酒、慎味。

3 治疗结果

3.1 疗效标准　参照《中药新药治疗男性不育的临床研究指导原则》[1]制定。治愈：配偶受孕；显效：配偶虽未受孕，但经治疗后精液精子数量、活动力等常规检测正常，精子功能检测已正常（射精后 60min 内精子活力（a+b）＞50%，精子活动率＞70%，精子密度＞20×10^6/ml，形态正常率＞80%，精液量 2～6ml，精液液化时间＜30min）；有效：治疗后临床症状改善，精子活动率、活动力和精子密度虽比治疗前有所改善，但仍未达到规定标准；无效：治疗前后精子活动率、活力、密度等均无明显变化。

3.2 统计学方法　采用 SPSS13.0 软件包进行数据处理，计量资料以均数±标准差表示，两两比较采用 t 检验；计数资料采用 χ^2 检验。$P<0.05$ 为差异具有显著性意义。

3.3 治疗结果　568 例男性不育患者经过 1～3 疗程后，治愈 220 例，怀孕率占 38.73%；显效 202 例，占 35.56%；有效 99 例，占 17.42%；无效 47 例，占 8.27%。总有效率为 91.73%。临床统计结果显示，用自拟固元资生散治疗后，患者的精液量明显增多，差异有统计学意义（$P<0.05$），而精子的活动率、活动力、密度和精子的形态正常率显著提高，差异有非常显著性（$P<0.01$）。表明自拟固元资生散能显著改善不育者的精液质量和精子的活力，提高患者的生育能力。（参见表 1、表 2、表 3）

表 1　治疗前后精液检测指标比较

项　目	n	治疗前	治疗后	P 值
数量（ml）	568	3.27±0.67	3.55±0.59	P＜0.05
PH	568	7.40±0.50	7.60±0.30	P＜0.05
精子密度（$\times10^6$/ ml）	568	10.45±5.04	108.78±87.60	P＜0.01
精子活率（%）	568	41.20±12.29	73.16±13.80	P＜0.01
精子活力（%）	568	13.53±5.43	47.11±12.31	P＜0.01
平均直线速度（μm/s）	568	3.59±1.27	24.15±7.28	P＜0.01
平均鞭打频率（次/s）	568	2.91±1.90	11.35±6.62	P＜0.01
运动的直线性（%）	568	12.78±9.31	59.52±25.16	P＜0.01
运动的前向性（%）	568	4.61±1.74	15.70±6.63	P＜0.01
运动精子密度（$\times10^6$/ ml）	568	4.35±2.03	18.79±8.63	P＜0.01
形态正常率（%）	568	56.4±8.54	80.89±9.95	P＜0.01

表 2　治疗前后精液检测指标比较

组别	n	时间	精子密度（$\times10^6$/ml）	A 级精子（%）	A+B）级精子（%）
少精症	186	治疗前	11.24±4.90	1.61±1.60	14.55±7.41
治疗后	54.90±46.23*		18.29±14.09*	53.44±18.13*	
弱精症	218	治疗前	45.48±49.91	8.35±7.71	21.32±12.40
治疗后	63.34±54.47**		25.57±16.16*	61.82±20.02*	
少精弱精症		164	治疗前	10.36±5.02	9.30±3.12 21.64±10.43
治疗后	27.69±17.82**		22.58±13.50*	49.35±19.03*	

各型治疗前后比较：*P＜0.01、**P＜0.05

表 3　不同证型疗效比较　（N %）

证型	N	治愈	显效	有效	无效	总有效率
肾阳虚亏	93	36（38.71）	34（36.56）	13（13.98）	10（10.75）	83（89.25）
肾阴虚亏	103	42（40.78）	38（36.89）	15（14.56）	8（7.77）	95（92.23）
气血两虚	88	47（53.41）	35（39.77）	6（6.82）	0	88（100）
脾肾两虚	83	40（48.19）	29（34.94）	12（14.46）	2（2.41）	81（97.59）
肝郁肾虚	118	41（34.75）	48（40.68）	19（16.10）	10（8.47）	108（91.53）
气滞血瘀	38	7（18.42）	8（21.05）	16（42.11）	7（18.42）	31（81.58）
湿热下注	45	7（15.56）	10（22.22）	18（40.00）	10（22.22）	35（77.78）
合计	568	220（38.73）	202（35.56）	99（17.42）	47（8.27）	512（91.73）

4.典型病例 孙某，男，28岁，教师。2000年2月初诊，结婚3年不育。自述婚后性生活较频，未进行避孕措施而妻子未孕，妻子经妇幼医院检查，妇科正常。患者平素自感头昏健忘，腰膝酸软无力，注意力不集中。诊见：舌质红、苔薄少，脉细弱。经查精液常规示：量约2ml。活动率15%，活动力：a级3%，b级15%，c级25%，d级57%，精子计数2.1×10^6/ml，证属肾精亏虚证。治以补肾生精，方用自拟固元资生散加鳖甲、何首乌等，服药30剂，诸证悉减，精力充沛，腰膝有力，脉象充实。继服30剂后精液常规化验提示精液：量3ml，精子活动率75%，活动力：a级35%，b级40%，c级10%，d级10%，精子计数86×10^6/ml，嘱其继续服前药30天巩固疗效。随访其妻于2001年8月顺产一男。

5.讨论 男性不育在中医学属于“无子”、“不育”、“绝嗣”等范畴。中医学认为肾藏精、主生殖，肾的精气盛衰直接关系到人的生殖功能和生长发育。《素问·六节藏象论》论述“肾者主蛰，封藏之本，精之处也”。《灵枢经脉篇》曰：“人始生，先成精。”《素问·上古天真论》谓：“二八肾气盛，天癸至，精气溢泻，阴阳和，故能有子。”《灵枢·映气篇》：“两性相搏，合而成形，常先身生，是谓精。”这些文献都说明了精是人体胚胎形成和遗传基因最基本的物质，生育的发生与“精气”、“精血”的质量关系密切，男性生育的关键在于肾精的充盈，肾精是构成生殖发育之源。自拟固元资生散在此理论的指导下以补肾生精为原则组方来治疗男性不育。方中用五子衍宗丸补肾阴而生精液，配合仙茅、淫羊藿以补肾壮阳。五子与二仙合用，既补肾阴又补肾阳，是“善补阳者.必于阴中求阳.则阳得阴助而生化无穷;善补阴者.必于阳中求阴.则阴得阳升而泉源不竭”的具体应用。

淫羊藿补肾壮阳、配伍菟丝子温补肾阳，意在鼓舞肾气。配伍补骨脂能补命门之火，有温补肾阳、固精止遗之功效，用于治疗肾阳虚弱之下元不固诸证。淫羊藿补肾助阳，枸杞子补肾益精，二药合用，有补阳益精之功效。鹿角胶、龟板胶、鱼鳔胶等血肉有情之品，滋肾填精，补肾之阴精不足；辅以沙苑子、淫羊藿，仙茅寓阳中求阴之意，使阴得阳升而收泉源不竭之功。补肾阳能鼓动肾气，肾阳壮，精子有活动的动力，可增加精子的活力；补肾阴能增加精液，肾阴充，精子有生成的源泉，可增加精子的密度。黄芪益气健脾，以资后天之本；黄芪甘温，功擅补气，四物汤甘平柔润，长于补血，二者相使为用，加强养血活血之效。诸药互相配合，可收滋肾填精补髓之功。本方又用人参大补元气，“气行则血行”，为全方的动力；用香附以理气，用砂仁以健胃，既可舒肝解郁，又可防止诸补药之腻胃；用川牛膝以补肾通经，引诸药同入肾经。全方肾阴肾阳双补，养血活血同用，益气理气共使，使补而不留邪，共奏益气养血、补肾生精之效。临床有人对补肾生精方药治疗男性不育的机理进行实验研究[2]，显示该类药能促进睾丸精子发生过程的病态转为常态，精子的质量和生育力显著提高，并促使血中黄体生成素、睾酮降低、皮质醇水平显著升高，说明该类药物对肌体的下丘脑——垂体性腺和肾上腺皮质系统功能的整体调节有一定影响。

精生血，血化精，精血同源，互相滋生，血旺则精盛。肝藏血，主疏泄条达，具有贮藏和调节血液的功能。在生理功能上肝血旺盛，则能化精而下注精室，使精液盈满，同时肝之疏泄调达血液的功能能使肾的生精排精功能正常，发挥正常生育功能。若在发病因素的影响下，情志不舒，心理障碍，可使肝失疏泄而致性机能不振。肝血不足，则肾精不充，直接影响精液的产生和排泄，均可造成少精、弱精症而致男性不育。因此临床治疗男性不育时，既要注重滋补肾精，又要强调肝血肝气的作用。本方中补肾不忘疏肝调肝养肝，用柴胡、香附合用，理气、疏肝解郁，草石蚕、山萸肉、菟丝子皆有补肝养肝之功;沙苑子入肝经，疏肝解郁，合养肝活血之剂，改善肌体的内环境，以提高精子的数量和活力，加强培育和疏泄精液的能力。充分应用了“善补阳者，阴中求阳”，“善补阴者，阳中求阴”的法则，使元阴元阳得充，精气旺盛，乃健康生育之源。

男性不育症是一个综合症群，并不是孤立的病症，其病因复杂，临床常表现为多个类型，治疗需要辨证和辨病相结合，在调补肝肾的同时，又当根据阴阳、气血的多寡，以及亏损的程度，辨证加减运用，才能收到预期的效果。从西医角度看，不育症又可因多种疾病继发，依据现代药理研究，又当辨病用药。两者有机的结合，才能使治疗男性不育症达到最大有效性。本研究用自拟固元资生散补益肝肾生精为主方，配合辨证辨病临床用药治疗男性精液异常不育症，临床疗效统计三个月治愈怀孕率达 31.1%，总有效率为 91.1%。经过我们临床观察，本方具有强壮性腺功能，促进循环，改善睾丸环境的作用。该药对提高精子的数量、改善液化时间、增强精子活力、减少畸形精子的出现率有较好的疗效，同时还可以改善性功能。

自拟固元资生散系笔者自拟方，但处方的基础方和辩证思路来源于家传秘方。据传先祖在清乾隆年间任御医时，用原方为宫内皇亲和大臣治病，疗效卓越，后经历几代传人演化疗效更加完善。到我们彭氏世家第五代传人时，经过我多年的临床探索，就形成了今天应用广泛的“自拟固元资生散”。

本组实验用自拟固元资生散加减治疗男性精液异常不育症取得满意的疗效，同时提示精液异常的少精、弱精症是男性不育症的主要发病类型，男性不育症的发病关键在于肾精的盈亏，同时肝血及肝脏的调节正常与否又是不育症的重要因素。治疗以补益肝肾生精之品为主方，配合辨证辨病临床用药是治疗男性精液异常不育症的有效方法。

【参考文献】

[1]《中华人民共和国卫生部.中药新药临床研究指导原则》[S].北京：中华人民共和国卫生部，1993，192.

[2]岳广平，陈琼，戴宁，等.《补肾生精汤对肾阳虚睾丸功能损害大鼠模型的实验研究》[J].中国中西医结合杂志，1997，17（5）：289.

民间特色方药应用及思考

卿同喜

中医药是祖国的瑰宝，我国引进外国西医，只有近百年的历史；在未引进之先，中国几千年的繁衍生存都靠祖国中医药，我们的祖先在几千年与疾病作斗争中积累了丰富的治疗跌打损伤、各种疾病、各种肿毒、蛇咬毒伤等诸方面的宝贵临床经验，为中华民族的繁衍生存，发挥了积极作用。我花费近五十年的心血，通过师传和自学，掌握了一些医学知识和技能，解决了一些医学上的难题，为改善农村贫困地区及边远山区人民缺药少医的落后状况做了一些积极的尝试，深受广大群众的欢迎。

一、治疗各种骨折有新招

在祖传父教和拜师，并通过自己刻苦学习钻研医技的基础上，不断总结、提高，摸索了一套治疗各种骨折的新办法：即利用一碗“梅山水”，对各种骨折（包括开放性骨折、老年人股骨胫骨折等），一律不用打麻药，不开刀的非手术治疗，效果很好，患者痛苦少，医药治疗费用少，恢复时间短，深受大家的欢迎。

1976 年 5 月，湖南省双峰县东华公社四安大队一退伍兵李 XX，男，25 岁，被断裂的石桥将双脚双骨压成粉碎性骨折（开放型），流血不止，急送县人民医院抢救，医院准备做截除双肢手术，后经我治疗，我采取清洗伤口，将双脚双肢粉碎性骨折用手法一一复好位，敷好药，上好夹板，中西医相给合的办法，消炎止痛，通经活血，促进骨痂形成。治疗不到三个月，伤口基本愈合，有大量骨痂形成，三个月后，扶双棒锻炼走路，不到半年，丢棒行走。经治愈后，这位年青的退伍军人，又能挑起 15O 斤担子。

2008 年 4 月，湖南省新化县上梅镇城东路 5 号居民，王 XX，男性，现年 73 岁，摔断左脚上段股骨，在县医院手术治疗，花医药费七、八千元，三个月后，仍然疼痛难忍，睡在床上，患肢不能动弹，比健肢短 2～3cm。经朋友介绍，请我去治疗，我按“梅山水师”的治疗技术处理，10 天后，伤肢可以抬举，21 天后下床扶棒锻炼，不足 2 个月，伤肢完全恢复正常。

二、治疗危难病人有办法

2011年9月2日，一患者从二楼掉下来，急送当地骨科医院抢救，照片检查发现：右肩与右腿骨折，胸部多处肋骨骨折，瘀血斑块随身可见，经医院抢救治疗一个多星期后，仍然不见好转，不能开声，已花医药费用2万多元，医院只好下发“病危通知书”，全家人万分焦急。来我处诊疗，按“梅山水师”的要求，并根据祖传父教的方法，先将自造“饿人丹”少许点入患者鼻孔内。片刻，只见患者慢慢睁开眼睛，并喊“要吃饭”了。经协商，次日用救护车送回新化县白溪镇老家，我按“梅山水师”的办法给予治疗，对全身各处骨折，分二次进行复位处理；3个月后，伤口全部恢复正常。

1975年10月，李某娥，12岁，因爬树摘板栗吃，从丈多高的树上掉下来，三天三夜没有开声，不省人事。先后送双峰、邵阳等三家医院抢救治疗近二个月，未见好转，患者右脚下肢胫、腓骨中段粉碎性骨折，呈开放状，胫骨远端骨露在皮外，四周发脓见蛆，大脑时清时糊，伤口剧痛，喊叫不停。向我求医，我采取诊骨与诊脑相结合的治疗方法，将患者从医院转茶场（我工作单位在茶场），在保证大脑清醒的情况下，立即给小孩进行手法复位，先清洗伤口，放好红伤药末，纱布包扎，呈闭合状后，再牵引对断骨进行复位，使其对线对位良好，然后进行小夹板外固定，伤肢再给予保护，不让其乱动。复位后，再服自造跌打损伤药末和中药汤剂。经处理，患者疼痛减轻，21天松夹板，换药一次，30天左右，病情稳定，照片有大量骨痂形成，抬回家中（带药）治疗，半个月后，我骑单车跑了六十华里，又走山路8华里，到李家给小孩换药，先后去了两次。不到二个月，小李扶棒学会走路，三个月后，完全恢复正常。

三、抢救“溺水”病人创奇迹

梅山水师在抢救中暑晕迷、跌打摔死、溺水停止心跳等患者方面，有独特的见解和成功的经验。如：1990年9月的一天，我在地委机关12栋给一位姓李的科长接骨（右手科列斯骨折）诊伤时，忽然桔园池塘边围了许多观众，叫闹不停。我开门一问，听说塘中淹死一位叫“瑶瑶”的8岁女孩。听到这惊人的消息，我立即赶到出事地点，拔开围观群众，抱起放在塘边的“瑶瑶”。此时，一股臭味迎面扑来（塘中淤泥多，臭味浓），我差点呕吐，只好强制克服，抢救小孩生命要紧！我右脚呈跪式，左脚弯曲，将小孩放在左腿上，从自己的口袋中掏出一块手帕，先清除小孩口、鼻、眼中的淤泥等脏物，使其畅通，又从衣口袋中取出急救药品，即自制“饿人丹”置其右鼻孔中，然后做人工呼吸急救，配合刺激人中、内关等有关穴位。通过45分钟的紧张急救，在医院医生放弃抢救的情况下，小孩终于被救活了，这时我才长长地舒了一口气。“瑶瑶”这小孩被我救活，三天后完全康复，照常上学。现在孩子已国家重点大学毕业，在湖南省属机关工作。

四、医学上“难题”，被迎刃而解

国家医学事业发展很快，特别引进西医后，医疗保健水平和能力都大大提升，这是人人皆知的。但是到目前为止，医学上的一些难题，如人的视网神经萎缩、痉挛和神伤、癌症（晚期）等病患，则显得治疗乏术。相比之下，中医药对这些疾患可以取得较好的疗效。举例如下：1977年4月28日，一小孩，王XX，男，10岁，从住房三层楼上摔下，急送医院抢救治疗。于同年5月底出院，又到省级医院五官科检查诊断为：“左眼视网神经萎缩，眼球滞呆，停止转动，怕光流泪，眼球缩小，将会影响右眼”。听医生说“视网神经萎缩，无法治疗，为不治之症”。请内科医生检查，都说法一致。患者父母焦急万分，前来找我求医。当时，我正在湖南双峰县茶场工作。我采取祖传办法，根据伤者病情，对症下药，敷、吃、点药同时并用，点药系自造眼药粉——八宝丹，吃药系自造跌打止痛粉，敷药为自造中草药粉加鸡蛋白和匀调敷，经过2O多天的精心治疗，患者左眼恢复正常，眼球活动自如，与右眼比，大小相同，无异常现象。

一职工李XX，男32岁，1988年5月前来娄底找我求医。他说：“卿县长（1984～1987年，任湖南省新化县人民政府县长），近半年来，眼看着自己一天天地瘦下去，晚上睡不着，不思饮食，四肢无力，实在难过。我先后在县级二家医院和省级医院多次做化验和各方面的检查，结果一致，都说没有什么毛病，特来您处求医。”根据他所介绍的情况，我仔细摸了脉，做了辨证的分析，诊断为“神伤”。把消化系统和神经系统两个方面作为主要矛盾，对症下药；服第一张处方5副中药后，本人反映明显好转；紧接着又调整第二张处方，吩咐吃了7副中药，交代在饮食方面应注意的地方。通过两次看病，据本人反映，上述症状基本消失，口味转好，饮食恢复正常，晚上睡觉香，四肢有力了，身体逐步恢复。

199O年5月，张XX，男，52岁，因肺部剧痛，在湖南省娄底市XX医院住院治疗了一个星期后，未见半点好转，经诊断为“肺癌晚期”。听到这消息，家中母亲大哭，妻子大哭，儿女大哭，岳母大哭，哭作了一团，而本人更是焦虑，连说话的力气都没有了。我知道这一情况后，便主动做家人和本人的思想工作，一是安慰；二是积极帮助想办法治疗。采取中、西医相结合的办法，一边消炎打针，一边服中药和自造治疗无名肿毒的末药，一星期后，病情得到缓解，疼痛程度明显减轻，经半年的治疗，基本恢复，身体健康。现在该同志快七十岁了，身体基本情况很好，继续担任村支部书记。

五、对手术病人，可化险为夷

应用中医药技术，可以减少西医手术开刀，并取得显著的疗效。2010年3月26日，患者梁某姣，女，62岁，患V3-4颈椎脱臼症，压迫神经，走起路来，口眼一张一合，头脑偏斜，手、脚不听使换，一拐一拐的，样子真吓人。已住进娄底市XX医院，准备手术治疗，住了一星期，还不能手术。听医师说，再过六天才可正式手术，我的亲家刘XX知道这一情况后，立即介绍向我求医。我按“水师”的办法处理，经复位后，以上症状反映全部消失，恢复正常，去医院办出院手续回家，皆大欢喜。凡患颈椎、腰椎盘膨出的患者，股骨头骨折（包括坏死）的患者，西医的治疗原则——开刀动手术。恰好相反，中医的治疗办法则不需开刀，梅山水师用“一碗水”加上手法复位，达到理想的治疗效果。

六、中医药发展，面临的困境

民间医生应用特色方药治病，积累了丰富的经验，尤其在缺医少药的边远地区，在救死扶伤和为民解难方面，做出了很大的贡献，但现在面临许多困境，需要各级引起重视，得到关心解决。

一是资质问题。根据《执业医师法》规定，没取得医师资格的不许行医。民间医生、水师由于没有必要的医学学历，不能参加普通的医师资格考试，不能获得医师资格，尽管《执业医师法》第十一条规定“以师承方式学习传统医学满三年或者经多年实践医术确有专长的，经县级以上人民政府卫生行政部门确定的传统医学专业组织或者医疗、预防、保健机构考核合格并推荐，可以参加执业医师资格或者执业助理医师资格考试”，但考试内容和办法没有明确规定，没有相应的操作办法，基层的相关组织和机构也从没进行组织专门考核考试，所以民间医生，水师一直没有合法行医资格，无法开展医学实践和深入研究，在一定程度上制约了民间中医药研究和发展。

二是社会环境不利于民间医生，水师的发展。由于没有合法行医执照，民间医生、水师的治病诊伤均不被许可，这就严重挫伤了他们的积极性，许多民间医生、水师不愿收徒传授技艺，许多中医学的技术精华和有效验方严重失传，造成无法挽回的社会损失。

三是呼吁全社会要立即行动起来，加强对水师及整个民间医术重要性的认识。切实摆正好位置，将其列入国家管理范畴，切实加强领导，帮助排忧解难，解决好他们的资质认定问题及整个民间医学发展的方向问题。充分调动水师和民间医师的积极性，为祖国医药有效资源的挖掘、整理和提高，作出新的贡献，造福全人类。

相关链接：http：//blog.sina.com.cn

首创"吸毒泥"体表疗法

任双全

发明者经过半个世纪以来观察、研究、实验发现，人体内部的某些器官的病变与人体体表有相应病灶和生理现象，有着密切的关联，当人们生病严重时，这些关联部位比如红黑痣、肉丁、肉泡、胎记、肿瘤、老年斑等，就发生增大和变色的现象，特别是到了晚期，这些部位就变得发黑、发亮。因此，发明者便提出了人体"病根论"，如果在人体生病前就将致病的毒邪消除又怎样呢？通过从自身到家人的试验，到更多人的实践，证实了凡经过体表除毒的人们，身体变得很健康，基本上少生病，少吃药，精力充沛，这一措施可谓"治未病"。中国作为人口大国，如果人均减少一次患病，所节省的医疗资源和费用都将是相当可观的。

那么，如何来实现这个美好的愿景呢？那是十多年前，发明者自身患有重病，饭吃不下，反胃，还发现自身手腕上有个肿瘤，胸部有块黑斑，肿瘤开始长大，黑斑开始变色。于是，便采集了名贵的中草药，如：麝香、冰片、一支箭等用化学物氢氧化钠进行"药化"处理，拌合而成泥巴状态的物质，这种泥巴涂在人体体表的病状反应部位，具有从皮肤表面毛细孔中吸出人体内部病邪毒物。达到去腐生肌，增强人体免疫力的效果。

这里必须补充一点，氢氧化钠对人体皮肤是会有伤害的，发明者从肥皂制作中得到了一点启发，因为肥皂是桐油、松香经过氢氧化钠的"皂化"而成，成为了人们日常用品，从未对皮肤产生过伤害，肥皂它还有另外一个功能，那就是在农村，特别是山区凡是被狗咬伤了人，都会用肥皂水冲洗伤口处，达到消毒杀菌，预防狂犬病的功效。因此，用麝香、冰片、一支箭等中药经过氢氧化钠"药化"后就成为了对人体皮肤没有伤害、没有副作，可用于体表途径清除病邪达到"治未病"的泥巴状态物质，称为"吸毒泥"。

"吸毒泥"表疗法使用简单、方便，没有吃药、打针等方式的副作用和风险，还可以一定程度淡化老年斑，值得进一步研究和开发应用。

锥穴疗法的缘起

中国中医药文化协会会员，中国中医药协会锥穴疗法科学委员　沈宏益（台湾）

锥穴疗法是一种先进且流传已久的非侵入性治疗途径，它的治疗范围因人而异，浅层来说，对一般的筋骨酸痛可以有很好的舒缓作用，也可因长期的适当疗程达到部份深层的神经及一般病理修复。

据本家师承所述，这种锥穴疗法应源自于中国古代名医扁鹊，当时扁鹊自创砭石疗法配合古法中医诊脉，是中国医学一项独特疗法。中医临床运用切脉，与望（望色）、闻（听声）、问相互配合，作为诊断疾病的重要方法，也是辨证论治不可缺少的客观依据。关于扁鹊的故事很多，如虢太子暴死，扁鹊切过脉，再听声、望色，确定虢太子只是休克，并不是死亡，他给太子施行针刺（砭石）、热敷，很快太子便苏醒过来。这表明在公元前5世纪，中国便有自然医学的基础，望色及砭石疗法便是自然医学运用最好的写照，不需侵入却可达到治疗的效果。

经过千年演变至今，我们运用多种微量元素聚合依据尖端放电原理造成现今使用的锥状治疗器，视患者的经络、气脉做适当的调整以实施保健、预防或治疗。这个治疗的过程对于持锥针者的修为有一定的要求，现今自然医学讲求内在心灵的参与、医者与患者互动，如：事先的沟通、心理模式的建立以及对于互相的信任。静心、静坐是持锥针者每日必要的功课之一，一开始的学习依照传统中医的经络穴位为基础的学习，接下来进入另一层次的状态，学习观气，依据气脉的变化观患者气相，医者观察气脉手指端接触病者脊椎、背部所感觉到的脉动、律、位、形、势的变化.来判断人体脏腑的气血、阴阳、生理的状况，气脉是人体身上一个肉眼看不见，目前的X光及计算机断层扫不出的能量场，当你经过专门的训练并学习其道理达到一种悟境，便能感觉到甚至看到每个人身上的气脉，也可以说是一个人的能量场，这样你便可以藉由这个特殊元素制成的锥针顺其气脉打通气结以达到”理气”的功效。具体操作时，从病患的主诉、自觉症状，经过医者细心的观察与检查，再经由观察气脉来确立辨证论治。

例：台北一林姓商界大亨，某日因身体半边发麻、明显不适，但至台北X医院，院方拒收转至台北国X医院，国X医院认为是中风了，但经过各种检查皆正常，只好开了抗凝血剂给予服用，当时病患离开医院后马上搭车来治疗，经 40 分钟的锥疗后，病患明显恢复，左半发麻症状仅于手轴及大腿内侧局部，后来经二周已退去，这便是当时气脉瘀积所造成的状况。在中国、台湾、德国、瑞士、日本、新加坡、香港、美国等国家和地区都已有完整病例可循。

另外，在做此锥针疗程时，经由刺激脊椎以强化自体免疫功能。人的脊椎非常重要，当脊椎健康时，病痛自然减少。在二十多年的治疗经验中体会到，运用锥针会启发个人自性发掘的灵性修养，这也是现代人最需要的中华文化内在的本质，并且是可以宣扬至西方世界的一项有效的自然干预方法。

奇药治奇病案例 4 则

唐令蛟

1、水艮治愈阴虱子

有一天，我去一家诊所买药，一位老中医正在为一位患者把脉，患者说，先生，我到晚上睡觉时，被子一发热，就开始痒了，一个晚上都睡不成觉了，我在旁边一听，说，不用把脉了，他是阴虱病，到了 50 岁以上人才能有，医师说，来来来，请您帮他开一点药，我说，好，你卖 20 克艮给她，我告诉患者如何使用，不过多久，病愈了。

2、一抓大鸟辣草挽回一条 6 个月的小生命

广西全州县飞鸾桥大米厂王厂长，他和我是朋友，也沾一点亲戚。2009 年 3、4 月许的一天清早，王厂长匆匆跑来我家喊门，连续在叫，快点了，快点了。我忙问缘由。

他说，我的孙子 6 个月大，发烧，手上长了一点颗颗，保健院的医师说是手足口病，还说这种病的毒气大，必须开泻，一开泻，就再止不住泻，脱水了，三天后又转入全州县人民医院手足口病专科门诊治疗，专科门诊也如此，三天后，主治医师叫家属快抱回家，现在无法再治愈了.

我问王厂长，你是不是要我背这个黑锅？他说，背什么黑锅，医院已经下了判决书，就是死了也不会怪你的。我又问他：“还能慢慢喂一点水进去吗？”他说，还可以。我说，快点跟我走，我家里没有药，我帮你找，我送了一点种子给火车站黄伯伯种，应该有……

找到了药，小孩得救了。

您想一想，6 个月小孩能开泻吗?没有把握止泻更不能开泻，所以，不是聪明不学医。

3、小小的田螺能派上大用处

全州县才湾镇医师蒋某、此人说话和气、大度、非常好，我时常到他的诊所玩一玩。一天，来到他诊所时，硬是不让我走，留我吃午饭，午饭时蒋医师说：“唐医师，请你帮帮忙，这个小曹在松林里钩乳香，碰到了毛毛虫，毛毛虫的刺已刺入皮肤内，在这治疗了 3 个月了。”小曹抢口说：“我的屁股打针打肿了，唐医师请你帮我治一下。”他的手指肿

的像个芋头，我说：“好，我告诉你，你自己去找，找两个田螺，买一斤 60 度米酒，煮干了就冲细成浆，包在上面，一晚就好了。”半年后，在路上碰见了小曹，他说：“唐医师，你真高明，以后一定到我家去做客。”

4、一个普通药方治愈不治之症

1997 年春，我为全州县才湾镇燕子窝村唐玉秀治疗脑溢血病，正需要去大山采药（赶山鞭），我表弟的岳父就住在山脚下，叫表弟熊小年带我去，也好有一个地方落脚，没有想到，表弟也正想要我为岳父治病。我们一来到他岳父的家，他岳父从身上摸出一包烟来，叫我吸烟，我也叫他吸烟，他说：“弟弟，我还能吸烟就好了”，看他说话有气无力，他又说，医院判了我的死刑，主治医师告诉我大儿子，说我想吃什么就给我吃什么，反正活不长了，叫他们为我准备后事。

我又问，您在医院检查，医师说您到底患的是什么病呢?他说，医师说我是包块，肚皮上有巴掌大一块，坚硬，里边疼痛难受，吃不下东西，口苦。我说，哦，您患上了肚连，肚连就是一块，肚痈就是手指大一个，属毒类的，正在发脓，他又说，您会治，您能讲得出所有原因？我说，我不是治病的，我们是来采药的，您的病您说我又会不会治？我开玩笑说。

晚饭时，大儿子、小儿子左右陪坐，我说，现在还没有喝酒，快找笔和纸来，开一个处方让你试试，先拿两剂药回家，我预计，吃一剂药，成脓者即溃，未成脓者即消，果然不出所料，吃了一剂药，溃疡了，大便中大量脓血排出，共服用 5 剂，20 多天痊愈了。所用药方：

天葵籽 15g，金银花 10g，蒲公英 10g，夏枯草 10g，天丁 10g，北细辛 5g，青木香 6g，紫花地丁 10g，半枝莲 10g，枝仁 15g，一点红 10g，乳香 10g，没药 10g，白芷 15g，小麦 30g。

一种治疗带状疱疹的口服药

陕西汉中市人体生命科学研究院中医药研究分院 唐远福

中国的温病学发源于 1700 年左右，温病属于现代急性外感热病。伟大的温病学家叶桂，在细菌、病毒、真菌等学说诞生之前，将致病温邪描述为戾气，秽浊之气、温疫。中医学温病理论以及治疗方药比西方的抗生素、抗菌素、激素早了 300 多年。

地球变暖，气温上升，各种灾害频临，导致细菌、病毒也为害增多，特别是麻疹。痘疹病毒，对人体的皮肤、血液、肌肉严重的侵害，威胁着人类生命，严重时不分老幼。如新生儿手足口病、缠腰蛇（带状疱疹）等。这些病来势凶猛，极难治疗，西医采用抗生素、激素类药物，用药后，病毒看似从肌肤上消失，但还可进入人体内部变异。

我在行医中所见，病毒性的带状疱疹，主要在每年的春秋季节发病，患于面部的大都是青年，患于全身的大都是少年儿童，患于身体不同部位的是壮年和老年人，患猩红热、红斑狼疮的大部分人是青年人。

据调查，目前治疗这种皮肤病毒，西医采取的内科药是抗过敏剂、抗生素、激素类、VB1 等，或采用激素加抗生素、抗病毒加麻醉剂。外科用药大都是乙醇加激素，还有以激素加尿素制成尿素软膏，以激素加硫磺制成硫磺软膏，市场上大都是流行外科用药皮炎平等。手术上西医采取的激光冷冻法、激光微创法，这些方法看起来好像挺尖端科学，但大都是治疗一周后见效，一周后复发，复发后极难二次治疗。从古到今，麻疹、病毒性带状疱疹，猩红热，红斑狼疮、梅毒、艾滋病毒均无良药治疗，更没有好的药方来清除病根。西药的激素，人类和牲畜服用后，通常引发肥胖、关节变形等，白血病，红斑狼疮长期服用激素最终导致残疾和死亡。而同类病的其他药物，我在中国发明专利中只看到西医皮肤病治疗还没有离开激素药，而且现用的这类药临床使用后，给皮肤上遗留下黑斑、红斑，加之疗效有限，时间一长病毒发生变异，引起其他的病变，例：皮肤甲错、结节性牛皮癣、红斑狼疮、结节性红斑狼疮、干燥性灰指甲、皮肤下肌肉瘤、皮肤上突出结节性红斑狼疮等，均为极难治疗的恶疾。中医所讲的半表半里之疾，如油裹面难解难分。

本人花费十余年的时间研究发明了治疗带状疱疹的中药内服药物和外用药膏，可以避免抗生素、激素类药物的弊端。本方剂的组合：以白人参、黄芪、蒲公英为君，补气、补血，用蝉蜕、白花蛇舌草为佐清除人体血液和肌肤之间的病毒，紫草、地黄、黄芩、川黄连、石膏、滑石为使，清血、凉血，与前药共达清热解毒，清除人体皮肤及肌肉中的病毒，用芒硝、滑石使病毒从大小便排出，甘草能清热解毒并调和诸药提升功效。本方剂我用于治疗带状疱疹、红斑、紫斑恶疮疔毒、鹅掌风有100%的疗效，对治疗红斑狼疮有90%以上的疗效。

病例1：晏XX，女，现年32岁；汉族，家住陕西省勉县新街子镇六一村四组。于2005年5月2日经汉中市中心医院检验血液报告单作血液内分泌科标本，全血送检，样本编号2010052100080048；编号（2）2010052100110307，检验结果：结节性红斑狼疮。

发病史：16岁发现右脚脖有青红肿块隐于肌肉中，在本地勉县医院、市中心医院、3201医院、本乡镇医院、河南省某家个体医院均治疗过，从2005年至2010年5月，长达5年的治疗无效，于2010年5月后病情加重，影响乳腺，月经偏少或无。

2010年5月来我研究院治疗，我以治疗带状疱疹的内服方加工成药丸，每天3次，每次服15克。同时用治疗带状疱疹外用药膏涂抹患处，药用半年，现已恢复健康，且无后遗症。

我用以上方法治疗带状疱疹、男女青春痘千例以上均无毒副作用，治疗期7至40天不等。治疗红斑狼疮视病轻重，半年到一年均能达到满意的疗效。对各类皮肤病、痛痒疗效显著，均能达到96%以上的疗效。鹅掌风包括脚、手、皮肤干燥均能达到100%的疗效。对手足口病、烧裆、大便出血、痔疮、男女性病均有很好的疗效，疗效均在95%以上。

我身处农村，看到每年的病毒性带状疱疹发病率都高，但大中城市发病率更高，均没有较好的内服外用药；用西医治疗这种病症，费用高，安全系数低，致残率高，复发率也高。建议国家大规模开展此药的临床科学研究及应用并进行推广，使之发挥更大的积极作用。

传承中医内核，构建二十一世纪新医学

奉化市荣耀生物开发有限公司 王荣耀

医学是治病救人的学问，这属于社会常识，然而，这个常识隐含一定的欺骗性，因为，不完美的医学也有夺命的时候。这种欺骗性也许不能算作某个人的恶意为之，但是，如果我们不破除对“医学”二字的盲目崇信，不去努力追求医学本身的完美，就对不起那些死于医药偏差的亡魂。“医学所杀死的人要比战争、瘟疫和饥饿加起来更多。”这是英国皇家学会会员约翰·马森·古德医学博士说的名言。

医学跟其他学科一样，有自身的成长和修正过程，无论是一种医学理论还是一门医疗技术，可以说都是经过血肉性命的历练诞生的，如果因为所研究的是医药，所从事的是医疗，就一定是值得赞颂的天使之举，就不去反思对健康、对生命的伤害，就不愿意自我否定改弦更张，那将是全人类的不幸。尤其在物欲社会，商业利益无处不在，医学救死扶伤的天性总被蒙上厚厚的金银之尘。医学是人类社会政治、经济、科技、法律、人文等多种因素的综合反映。长达数万年、数十万年计的人类生活生产实践中萌生的医学是原始医学。封建社会，医学成为职业以后，就有职业医生推动医学进步。人类进入资本主义社会以后，当代科技迅猛发展，促进了医学的发展，追逐金钱的资本信条顽固地袭击医学领域，现代医学的发展带着浓重的追逐利润色

彩。我国医学大家、外科之父、中国科学院院士裘法祖先生，曾经呼吁为医者多为患者着想，降低不必要的费用。他老人家语重心长地说："现在手术器械发展很快，有很多新方法出现，但是要考虑病人经济承受能力，多为他们着想。比如使用吻合器能够让医生在进行管腔器官吻合时更便捷，但病人负担却增加了 5000 元，对于有些经济条件不好的病人，建议医生还是采取手工缝合，要想办法降低医疗费，多为患者考虑，现在病人看病负担很重。"[1]这段话不应看作简单的医德垂范，从中可以透视医学发展的同时伴随的商业驱动。仅仅一次术后缝合步骤，从手工到器具，差价达到 5000 元，这应该不是单纯科技成本造成的。任何医药企业，在医疗用品的开发研究中，总要伴随商业的法则来做决策，这一点恐怕是无可争辩的。因此，需要一种历史的良知来审视、匡扶医学的发展。

1、现代医学的弊端需要革命性的改变

现代医学诞生于社会科学技术高度发展以后，借助外力是这门医学的典型特质。抗菌素、手术刀，这些面对病菌、病体似乎战无不胜的方法，诱导人们崇拜现代医学，把自己的身体当做可以宰割的对象，忘记了病体是自身休戚与共的，是需要患难相携的，那种唯恐药力不猛，唯恐治疗手段不决绝的做法，无异于为自己的身体做内奸引狼入室。上海中医药大学匡调元教授介绍说："美国科学家早就做过一个实验，将人的大趾浸入 4°C 的冷水中，半分钟后即发现其鼻黏膜血管强烈收缩，而且分泌物中的抗体量急剧降低，这就是为什么脚部受凉后容易感冒的病理学根据。"[2]有中医人士认为，抗生素静脉输液的治疗方式，虽然能快速控制细菌感染，但体外室温的液体直接输入体内血管，这种强力介入的外界寒湿，将可能引起瘀滞，甚至成为后续病情复发的隐患。生活中也确实可以看到，伤风感冒咳嗽动辄输液治疗的孩子，体质较弱，容易反复生病。近年来，医源性疾病、药源性疾病日益得到正视，这是十分可喜的科学态度。现代医学能运用各种科技手段进行医学治疗，外力干预对机体生理机制的影响，过去没有得到应有的关注，仅仅片面地欣慰于消灭病原体，现在终于有人质疑，癌症患者经过各种攻击手段清除了癌细胞以后，生存期并没有得到过多的延长，生存质量也没有得到多大的改善，甚至还有所下降；癌细胞杀得特别干净的人，存活期和生命质量并不一定就高于带癌生存的人。有学者撰文说：不可否认，放疗及化疗在治疗癌症中都发挥了重要作用。然而. 放疗及化疗均属"全面封杀"、"只攻不守"，在杀死癌细胞的同时也会将正常细胞杀死，还能导致胃肠功能紊乱、骨髓抑制等毒副反应. 尤其是破坏了人体免疫系统，严重时可导致并发感染和人体机能衰竭而死亡。另据研究，在手术和放化疗中残留的癌细胞具有更坚强的生长特性，一旦具备了合适的环境，它就会以比自然生长快 200 倍的速度生长. 同时释放出一些特殊物质. 溶解并破坏周围的正常组织。进入血液而转移复发。因此，放化疗后如不及时进行免疫修复，可加剧癌症的转移复发。[3]

放化疗原本是用来治疗癌症的措施，但却同时成为癌症复发、转移的因素，这样的医疗实在有些令人尴尬。

2、中医学的内核更符合医学的要义和健康的法则

当现代医学的弊端日益凸显，人们对于健康、疾病的认识也在改变。首先是健康的定义更新了，世界卫生组织发布了新的健康概念，健康不单纯是没有现代医学各种检测指标的偏差，还包括身心两方面良好的社会适应能力。随着社会发展，疾病谱也在发生改变，外源性、感染性疾病减少，内源性、功能性疾病增加，并发现很多疾病是生活方式日积月累形成的，如继发性高血压、2 型糖尿病、痛风症等等。可以设想，由经年累月生活方式浸淫所致的疾病，要想片刻间用几片药消除掉，从生理修复的机制来看，都是不可能的，很多时候只是药物替代生理功能，并没有实现对疾病本身的真正治疗。用于高血压的降压药，用于糖尿病的胰岛素，都须终身服药，都可以看作是这类替代方法。这种治疗虽然长期吃药，但病态的生理功能并没有得到相应的修复，这与其说是治疗高血压、糖尿病，不如说是预防相应的并发症。救治重大疾病，可以说是一个家庭最大的风险投资，一旦遭遇重大疾病，贫寒家庭自不待说是听天由命，略有家底的人也难免会踌躇——到底保钱还是保命？最让人欲哭无泪的是，重大疾病经过现代医学抢救，往往最终是人财两空，日益增多的癌症患者，绝大部分难逃这一宿命。现行医疗的弊端，使得人们在害怕生病的同时也畏惧医疗。医学能不能做到让人不生病，或少生病？医疗可不可以放下拜金媚权的功利，少一些昂贵奢华的器具、能量替代药品，多一些实实在在从根本上治疗疾病的具体措施，尤其是给贫寒大众更多的温情？中医学就是一种高扬“生命至上众生平等”的温情医学。中医入门必先修习唐·孙思邈之“大医精诚”——凡大医治病，必当安神定志，无欲无求，先发大慈恻隐之心，誓愿普救含灵之苦。若有疾厄来求救者，不得问其贵贱贫富，长幼妍媸，怨亲善友，华夷愚智，普同一等，皆如至亲之想。亦不得瞻前顾后，自虑吉凶，护惜身命。见彼苦恼，若己有之，深心凄怆。勿避崄巇、昼夜寒暑、饥渴疲劳，一心赴救，无作工夫形迹之心。如此可为苍生大医，反此则是含灵巨贼。自古名贤治病，多用生命以济危急，虽曰贱畜贵人，至于爱命，人畜一也……两千年前的中医先贤能把众生平等诠释到“至于爱命，人畜一也”，再一次证明，真理，其实就是最贴近事物本源的基本道理。医学的天职，就是让机体的职能发挥得最好，而不是去扰乱或取代。“最好的医学是让人不生病的医学”，现代社会的这个美好愿景，其实早已出现在两千多年前的中医奠基之作《黄帝内经》：“上工不治已病治未病”；“正气存内，邪不可干”。中医学从远古诞生之日就宣称：最高明的医生能处置还没有显露的疾病。人体保持各项生理机能旺盛协调，病邪就无法入侵。如果医家都会“治未病”，患家都能“存正气”，那将是医学最芬芳的春天。

3、传承中医内核，构建二十一世纪新医学

中医学的生命观——至于爱命，人畜一也，生命权高于一切。中医学的治疗观——上工治未病，让人不生病的才是最高明的大夫。中医学的养生观——正气存内，邪不可干，让自身的机能旺盛是最好的抗病方法。中医学的理念高度，最精粹的理法方药，结合现代医学的检测手段，普适性的治疗技术，要而言之，放下门户之见，取中医、西医两家之长，融合为一种没有门派芥蒂的新医学，将是全人类的福音。医学关乎人的生死，医学体系的建立不是搭积木组合堆砌，医学的成熟，是伴随每一项治疗措施的不断锤炼，医学的发展是一项永无止境的修正过程，每一位医者都尽力做到“博采众长，传承创新”，医学就能不断修正自己并永远充满活力。中医中药发源于民间生活实践，绵延数千年，积淀了宝贵的治病养生经验，中医经方是其典型代表。“我敬佩经方家，是因为他们直率质朴而不浮华，务真求实而不虚假；他们既有深邃的思想，又有扎实的实践；他们富有救死扶伤的责任感和继承发扬中医学的使命感。经方家的身上透发出超越时代的非凡魅力，他们代表着中医药的灵魂和希望。”[4]《伤寒杂病论》是经方之祖，张仲景的黄芪桂枝五物汤，能治 50 余种疾病，特别是绝症、疑难病和罕见病。经方治危急症，剂量是关键。中医药处方用量不足，这是全国性、普遍性现象。这是 2000 年历史遗留难题。发展经方加味，形成系列处方，应该是中医学研究发展方向，也是构建二十一世纪新医学的基础工作。

本人曾系统整理黄芪桂枝五物汤，有大量公开发表的典型案例，只要辨证准确，处方均用黄芪桂枝五物汤加减。

其主治血痹，亦可治疗风痹。适当加减可治疗肩周炎、末梢神经炎、坐骨神经痛、类风湿性关节炎、中风后遗症等疾患。有报道以本方加牛膝、红花、木瓜和天麻等治疗末梢神经炎；加当归、白芷、细辛、威灵仙等治疗面神经麻痹；加羊肉 250 克煎汤并加鸡血藤、当归等治疗产后身痛；加党参、白术、赤芍、川芎等治疗肢端麻木；加全虫、地龙、蜈蚣、细辛等治疗桡神经损伤；加炙乳香、没药、牛膝、红花、当归、水蛭等治疗脱疽；加骨碎补、当归、续断、杜仲等治疗痛痹；合乌头汤化裁治疗坐骨神经痛均证明有满意疗效。

原方：黄芪三两（9 克）、芍药三两（9 克）、桂枝三两（9 克）、生姜六两（18 克）、大枣十二枚。（一方有人参）。

别名：黄耆桂枝五物汤、黄耆汤、黄耆五物汤、桂枝五物汤、五物汤。

方源：《金匮要略》卷上。

原文：血痹，阴阳俱微，寸口关上微，尺中小紧，处证身体不仁，如风痹状，黄芪桂枝五物汤主

之。（血痹虚劳病脉证并治第六•二）

解说：本方主治血痹之证。血痹乃由阳气不足，营卫不和，复感风邪，致营血运行不畅，痹阻于肌肤所致，《素问•五脏生成篇》所谓“卧出而风吹之，血凝于肤者为痹”也。临床以肌肉或皮肤麻木不仁为特征。治以黄芪桂枝五物汤调营血，和卫阳。本方为桂枝汤之变方，即由桂枝汤去甘草倍生姜加黄芪而成，用桂枝汤调和营卫，畅行气血。去甘草之壅滞，且倍生姜加黄芪，目的在于走表益卫，通阳逐痹，此《内经》所谓“阴阳形气俱不足，勿取以针，而调以甘药”之意。临床上，凡营卫不调，气血痹阻之证，皆可使用本方。

发烧如果是由于患者身体虚弱，还有疲劳，感受风寒或风热，导致病毒攻击呼吸系统。我以黄耆桂枝五物汤加味主治。黄芪20克、白芍20克、生姜18克、大枣12枚、厚朴20克、桂枝20克、紫花地丁20克、金银花15克、连翘20克、野菊花20克，2至5剂。10小时内应该有明显效果。最好服用后喝小米粥睡觉，小米粥养胃扶正，热粥还能促进发汗。

曾治胃脘痛（胃窦炎）之患女，其胃脘时感隐痛，逢劳遇寒尤甚，已五年许，钡餐透视诊为“胃窦炎”。曾屡服大剂辛热理气之品，方用炙黄芪25克，桂枝12克，白芍9克，炙甘草6克，生姜5片，干姜6片，大枣6枚。服药后，胃痛顿解。酌去干姜，加腹皮与茯苓交替使用，予以健脾，因病陈久，宜缓缓图治。继服20余剂，诸证渐愈。

用之治产后身痛，也有佳效。产褥期肢体关节等处酸楚疼痛，谓之“产后疼痛”亦称“遍身痛”。主要表现为产后几天内感到肢体关节疼痛，酸困难受。辨证论治为：气血虚弱型，方药：趁痛散——当归10克，黄芪15克，白术10克，独活10克，牛膝10克，桃仁6克，薤白6克，甘草6克，生姜6克。如果属于外感型，其方药为：黄芪桂枝五物汤加味——黄芪60克，桂枝10克，白芍15克，生姜10克，大枣五枚，当归15克，牛膝10克，自汗甚多者加牡蛎；失眠者加炒枣仁 柏子仁 夜交藤；若全身痛兼少服疼痛者加桃仁、红花、赤芍。

其它治疗方法：产后失治未愈者可用下方：桃仁10克，水蛭6克，虻虫6克，当归15克，赤芍15克，羌独活各10克，黄芪30克，红花9克，威灵仙9克，当归10克，桂心10克，元胡10克。

对于老年性皮肤瘙痒症，本方也可根据证候加以选用。老年性皮肤瘙痒症影响老年人生活质量的常见疾患，多见于60岁以上的老年人。用黄芪桂枝五物汤加味作为日常保健。黄芪15至30克，桂枝6至9克，白芍15克，白蒺藜15克，当归12克，熟地12克，蝉蜕12克，生姜18克，大枣10枚。作为日常保健根据症状，服用反应和效果确定使用天数。

主要参考文献

[1]《扬子晚报》，2005年11月3日

[2] 匡调元.人体体质学——中医学个性化诊疗原理[M].上海：上海科学技术出版社，2008，8：288.

[3] 何裕民.如何最大限度消除放化疗毒副反应[J].医药与保健，2006，（11）：30-31.

[4] 黄煌.经方的魅力[M].北京：人民卫生出版社，2006.

略论治癌之“零毒抑瘤”

北京中南圣爱中医药科技研究院院长　向炳亚

【摘要】癌症干细胞是肿瘤细胞的祖细胞，是肿瘤的真正种子，它们虽然仅占肿瘤细胞中极少的一部分，但具有自我更新能力和不定分化潜能，是形成不同分化程度肿瘤和肿瘤不断生长的根源，是癌病发生、扩散、复发等过程中的“起始细胞”或“动力细胞”。如何采用有效手段治疗癌病，本文以全新的思路和理念，对中医药临床治疗癌症进行了有益探索。

【关键词】癌症;中医;论治;新思路

笔者 2003 年曾接诊过一位晚期卵巢癌患者，时年 51 岁。求诊时人十分消瘦，恶病质。患者诉约半年前，她发现体重减轻，月经失调，经常小腹疼痛。初不当一回事。有一天，她小腹疼得直冒冷汗，去医院一查，晚期卵巢癌，肿块全小腹粘连，已无法手术，唯一措施只有化疗。

后经人介绍前来求诊，笔者采用零毒抑瘤疗法，配合独创的“排毒增寿丸”为其治疗，其体重、精力、消化功能等逐渐有所好转。约一年半时间，患者基本康复，脸色红润，体重恢复，原来化疗期间一直居高不下的癌胚指标（CA125）也接近正常。虽还偶有小腹不适，但临床稳定。腹部 CT 示虽结构模糊，粘连严重，但肿块已不明显。

目前，世界医学领域对癌症治疗始终存在误区，这就是仅注重癌瘤本身，只知以对抗性思路，想尽办法干掉它，一味地利用放、化疗等杀死癌细胞，结果把机体的正常机能和正常细胞也都给破坏或杀死了。却没有从深层次去考虑人为什么会长肿瘤，怎么才能从根本上解决肿瘤治疗中抑癌保命等的悖论问题。

其实，肿瘤是人体中原本正常细胞在不同的有害因素长期作用下，出现分化异常和过度增生而形成的赘生物。大多数肿瘤是机体的正常细胞演变而来，不是外来的。因此，每个人一生都有可能出现癌细胞。但为什么人群中发生癌症的仅仅只是少数现象，绝大多数人不会患上癌症呢？这就应了中医学的经典理论：“正气存内，邪不可干”。因为正常人有着强大的免疫功能，时刻都对身体内的组织细胞进行免疫监控。当发现有少量异常或突变的细胞时，免疫系统通过激活免疫活性细胞，可及时予以清除。只有当个别突变的癌细胞躲避了人体的免疫监控，或是在人体免疫功能低下及严重失调时才有可能“趁虚”而为，发生癌症。即“邪之所凑，其气必虚”。可见，保护和提高人体的自身免疫功能对于癌病的预防和治疗是何等重要。临床经验告诉我们：在患者身体虚弱的情况下，应强调及时停止手术、放化疗等创伤性治疗。这时，治疗的目标不应当仅仅放在如何去缩小和消除癌组织（在人极度虚弱时消癌事实上是不可能的），而是应该考虑怎样提高患者的生存质量和机体的免疫功能，只有这样，才能先救人，人活着才可考虑下一步，也只有这样，才能达到真正消除癌细胞，保全生命之目的。

以往，中医界习惯的抑制肿瘤思路主要表现为：受西医用毒药化疗思维的负面影响，只知以毒攻毒，一味寻找毒药来杀癌。故有毒的蜈蚣、蛇蝎、班蝥等一并俱上，造成肝伤肾损的不少，现常因此遭诘难。事实上，研究与临床都表明：抑制肿瘤不应落入西医旧巢穴，而应真正体现中医药的传统优势：讲究以人为本、“王道治疗”，而不是“霸道攻伐”，只消癌不救命。教训促使我们以扶正为主，零毒（无毒）抑瘤，开创了中医药抑制肿瘤的新思路，临床疗效比较理想。这种肿瘤治疗的新思路主要有两大块：以辨证为主，讲究零毒抑瘤和调整免疫，而后两者又是相辅相成的。

所谓的“零毒抑瘤”，其已明确的现代机理除可调整免疫外，重在诱导癌细胞的分化与自我凋亡。所谓的“自我凋亡”，所有细胞都有自然寿命，自然死亡被称作“凋亡”，就像花果自然凋零一样。癌细胞是发育（分化）不全的细胞，只是处于生物学的幼稚状态，自然死亡机制受阻，只是疯长而不死，故表现出肿块剧长。以前人们只知毒药好，殊不知毒药将好坏细胞一并杀死，现发现可以利用比较温和（无毒）的方法，促使癌细胞进一步发育（分化），改邪归正，成为正常细胞，从而进入正常死亡程序，自然死亡。这就叫诱导分化与凋亡。虽然起效需要点时间，但安全持久且有恒效。因此，零毒抑瘤不仅成了现代中医治疗肿瘤的有效新法则，而且也是近十多年来国际癌病治疗的一大新趋势。

其次是调整免疫功能。中医药这方面有佳效，已被充分证明。临床上辨证地选择一些中药，包括善用一些活性多糖成分，常可有效地提高机体各种抗癌细胞因子活性。如加强巨噬细胞的吞噬功能，激活淋巴细胞，增强 NK 细胞、LAK 细胞活性等，从而增强自体免疫细胞对体内癌细胞的防御能力，尽可能地抑制癌细胞。此外，免疫功能的改善还可以及时清除从原发灶脱离并进入循环中的癌细胞，从而控制转移灶的形成。即可有效防范肿瘤的转移与复发。我们知道：今天的癌病患者 70-80%是死于转移复发的。如此有效控制，自可使患者大大受益。

再者，进一步分析零毒抑瘤，配合调整免疫的机理，还和清理调整适宜于毒瘤生存的内环境有关。人体内长了毒瘤（癌），就像自然界长有“毒菇”一样，因为有适合于“毒菇”生长的土壤环境、酸碱度、温湿度等，才会有“毒菇”的蔓延。不清除这些内环境，就不足以防范其复发。而温和的中医辨证调理，零毒抑瘤，虽起效较缓，可却持久地改善和清理内环境，使其不再适合于毒瘤生长。

事实表明：零毒抑瘤，调整免疫，改善内环境，对于肿瘤的治愈与康复的关系极大。不少越过5年生存期的患者又见复发，或患两次癌，有时就在于这些环节注重不顾，或免疫功能（类似于中医说的“正气”）仍处于失调或低弱状态，以致“野火不烧不尽，春风吹又生”。这应引起我们广大医学界人士深思和重视！

其实，多数癌症并不象人们想象的那么可怕，即使被称之为“癌中之王”的肝癌、胰腺癌患者，经中医药零毒治疗后重焕生机的也不胜枚举。

如在广东打工的某工程师，母体时感染了乙肝，36岁时发展成晚期肝癌，用西医疗法，已黔驴技穷。求诊时黄疸，恶液质，极度消瘦，全身情况极差。经四年多纯用中医药零毒抑瘤治疗，现已经完全康复。

又如衡阳市郊区某肺癌患者，41岁时大口吐血，肺癌6公分大小，并已骨转移，拒绝一切创伤性治疗。依赖中医零毒抑瘤治疗，现已安全生存了6年半。

祁东某中学教师，晚期胰腺癌，阻黄，自知“恶果”，准备了后事，破釜沉舟求治中医。一年半后基本康复，第三年重新走上讲台，现已第六个年头。总之，换个思路，以辨证为主，讲究零毒抑瘤和调整免疫，注重心态纠治，改变不良生活方式，必要时讲究中西医结合，多数肿瘤患者是可以柳暗花明，甚至完全康复的。

诚然，癌症有它的特殊性，中医治疗也有其许多注意之处。比如，虽然它是有形肿块，属中医所说的“瘀血”，但这种瘀血包块，不太适合用活血破瘀药，乱用有时可能促使肿块破裂或促进肿瘤细胞扩散。我们说调整免疫，也不是滥用补益药。否则，很可能“闭门留寇”，即补药用之不当，有助于“邪寇”肆虐。医学研究也表明：补药不当，可促进癌细胞的快速增殖，不利于癌症的治疗。中医治疗癌症同样需辨证施治。

脾瘅论与消渴症病机辨证

陕西省三原县玉龙堂古方中医研究所　许世龙

一、脾瘅理论渊源

“此五气之溢也，名曰脾瘅。夫五味入口，藏于胃，脾为之行其精气，津液在脾，故令人口甘也。此肥美之所发也，此人必数食甘美而多肥也。肥者令人内热，甘者令人中满，故其气上溢，转为消渴。治之以兰，除陈气也。”本段文来自《素问·奇病论》，精辟清晰地阐述了由肥胖到脾瘅，由脾瘅至消渴病机演变过程：肥胖是脾瘅的源头，消渴病由脾瘅演变而来：精辟地指明脾瘅的核心病机是“中满”与“内热”。《素问·通评虚实论》：“凡治消瘅，仆击，偏枯，痿厥，气满发逆，甘肥贵人则膏粱之疾也。”这段话虽未明确提出脾瘅，然而结合《素问·奇病论》的论述，综合地辨析，可知由肥胖演变转化为仆击，偏枯，痿厥等一系列造血功能及血液循环流通相关疾病的过程，须经过由肥胖演化转变发展为脾瘅的过程。根据《黄帝内经》相关论述和笔者临床病案，脾瘅的形成与演变，转化、发展导致脏腑循行功能紊乱的核心是机体气涩而致血液浑浊。

《灵枢经·逆顺肥瘦》说：“刺壮士真骨，坚肉缓节监监然，此人重则气涩血浊。”可以这样地说，浑浊的血液是物质构成发生变化，血液循环发生紊乱。根据五行循行法则，血液产生浑浊是五行循行受阻及机体血液受到内外邪气因素影响，脏腑金、木、水、火、土功能相博错乱，丧失循行规律而失去清纯。从而扰乱脏腑气机循行，血液在循行过程中产生浊物滞留，而致机体气涩，血液流通障碍，脏腑功能产生异常，称渭“血浊”。

二、后天受损，机体病机演变

肾为先天之本，脾胃为后天气血生化之源。《灵枢经·决气》：“中焦受气取汁，变化而赤，是谓血。”说明了脾胃化生的水谷精微是血液生成的最基本物质。然而水谷精微并不能直接等同于血，而需要“变化而赤”。《灵枢经·营卫生会第十八》详细阐述了“变化而赤”的全过程，“人受气于谷，谷入于胃，以传于肺，五藏六腑皆以受气，其清者为营，浊者为卫，营在脉中，卫在脉外，营周不休，五十而复大全。”在这里是说经过脾胃的运化和肺的布散，水谷精微中之精纯入于脉为营气，而营气则为血的直接前体物质，与津液相博变化为血。《灵枢经·邪客》这样地描述：“营气者泌其津液，注之于脉，化以为血，以营四末，内注五脏六腑，以应刻数焉。”营气的清纯，是与卫气相对而言语，《素问·痹论》云：“荣者水谷之精气也，和调于五脏，洒陈于六腑，乃能于脉也，故循脉上下贯五脏，络六腑，卫者水谷之悍气也，其气慓疾滑利，不能入于脉也”。充分说明，血是禀清纯之气而生，其化生之关键脏腑，乃是脾胃，与营气津液息息相关。尚若摄生不善，过食肥甘，脾胃功能受损，食滞留中焦而致中焦中满，脾土壅滞，日久则化热形成脾瘅，故营气不清，清化为浊，所泌津液注于脉中，化为血浊。中焦受困致枢机不利，大气不转，脾失运化而致清阳不升，浊阴不降，清浊难分，故湿浊内困，痰浊内生，瘀血内阻，搏结而聚，停于脉中，亦成血浊。

中焦受困致枢机不利，致中满内热，后天大气输布受阻，脾脏运化功能受损，是形成血浊的关键。

三、脾瘅与血浊的演变及血浊侵浸机体的表现

浊血污心，则致心悸胸痹，怔忡眩晕；

浊血污肺，则致息微气弱，咳嗽痰喘；

浊血污肝，则致烦燥易怒，胀痛积瘕；

浊血污脾，则致胃胀呕逆，纳呆泄泻；

浊血污肾，则致阳痿遗泄，耳鸣头空；

污浊凝涩关节，则致关节僵直，疼痛不舒；

血中积浊，则致血脂高黏，流变失常；

污浊停滞皮肤，则致面色晦黯，易生斑点；

浊血凝涩，日久则致化生痰，瘀，邪毒，四者胶结，生积生瘕，甚者为肿瘤，脾瘅生血浊，浊成形，污浊全身；

污浊污脑浊神，致头脑昏沉，记忆衰退，精神怠倦，思维迟钝；

污浊的血液将导致痰、瘀，邪毒等病理产物的产生，相兼为病。

《灵枢经·阴阳清浊》篇中以定律方式告诉：“浊者，其气涩”。血浊者可致气涩，气涩者则致血涩。血涩者则致血瘀。血浊日久，化生邪毒，邪毒加重血浊。血浊、痰、瘀，邪毒四者相兼为疾，相互增益，导致疾疫交织缠绵。

四、血浊与消渴症

中焦受困枢机不利，后天大气输布受阻，脾脏运化功能受损，秧及肾脏，肾脏虚火上炎，肺气不能肃降，水（肾）土（脾）不济，土（脾）不生金（肺）而致机体有以下表现：

（1）心烦畏热，咽干口燥，多食易肌，身体消瘦，气短懒言，五心烦热，心悸，健忘，心烦，失眠，便秘，溲赤，舌红少津，舌苔有剥或花剥，脉细无力或弦细。

（2）身体倦怠无力，咽干口燥，多食善饥，身体消瘦，气短懒言，胸闷脘痞，五心烦热，心悸，健忘，心烦，失眠，宿便，便秘，尿赤，舌红少津，舌苔有剥或花剥，舌边呈齿痕，舌下脉紫色怒张，脉细无力或弦细。

（3）神疲乏力，咽干口燥，形体肥胖，腰膝酸冷，手足畏寒，夜尿频多，头晕眼花干涩，心悸失眠，自汗易感，气短懒言，颜面浮肿，小便频数，大便干稀不调，舌体肥大，舌边齿痕，上口唇发晄白，下口唇呈紫暗，舌质暗，呈瘀点，舌下脉呈紫且怒张，脉沉细无力。

（4）形体肥胖，胸闷脘痞，纳呆呕恶，上口唇呈紫暗，下口唇发晄白，舌呈暗有瘀斑，舌下脉呈紫赤怒张，肌肤甲错，全身困重，头胀肢沉，机体定位疼痛且昼轻夜重。

孔子在《论语·卫灵公》中说：“人能弘道，非道弘人”运用这一学说来解密《黄帝内经》中脾瘅论。

在脾痺论理论指导下，笔者临床验证认为：一、脾痺论中的血浊，是中医学理论的精髓，是对人体血运行与脏腑异常变化病理的高精度解析与总结。如西方医学称谓的糖尿病，心脑血管病，肥胖症，高脂血等均具有“血浊”证的特征。

“血浊”的病理理论将中医学与西方医学生化检验手段有效地结合，让西方医学生化检验能为中医学服务，为患者疾病诊断提供了较多地辨证。

上述（1）、（4）中所述其病因病机为脾脏受损，脾失运化，中焦受困：水（肾）土（脾）相搏，土（脾）不生金（肺）五脏六腑循行失调，气血失和，津液运行失常，机体内血液蓄积成为浊邪。根据中医学诊断辨证为“消渴症”的临床表现。可分为以下类型：

（1）机体表现为阴虚热盛类；（2）机体表现为气阴两虚类；（3）机体表现为阴阳两虚类；（4）机体表现并与（1）（2）（3）症状相似为血瘀痰湿类。

在《黄帝内经》脾痺论指导下根据不同患者机体临床表现采用以补肾精阴阳之气，调节肾精阴阳平衡，促进五行循行和谐，化浊行血为君，佐以清热开郁，祛痰降浊，活血化瘀，健脾清肝，改变治疗消渴症常用甘寒，苦寒药物而致脾胃受损，并能达到既病防变之目的，又能达到治疗求本之效。

运用补肾、健脾、清肝、祛痰降浊、活血化瘀、清热开郁、理气化浊的治疗方案治疗消渴症患者共740人，其中520人治疗后2年经西医生化检查各项指标符合常规值，无复发；110人生化指标值存在不稳定（在常规值上限）；110人无明显改变，总有效率达85%。

治未病思想在痰证、眩晕、内湿（高脂血）的临床应用

陕西省三原县玉龙堂古方中医研究所　许世龙

【摘要】“治未病”是《黄帝内经》预防与疗疾的重要理论，是中医学理论的核心内容之一，不仅对后世中医学的继承与发展具有重要影响，尤对当代中医学的理论与临床起着重要的指导作用。本文依据《黄帝内经》“治未病”的理论内涵，结合笔者临床体会，探索“治未病”思想为指导，在“痰証”、“眩晕”、“内湿”（西方医学称谓高脂血症）临床施治中的应用。

【关键词】黄帝内经；治未病；痰証；眩晕；内湿

一、“治未病”的理论内涵

《内经•四气调神大论》载：“是故圣人不治已病治未病，不治已乱治未乱，此之谓也。夫病已成而后药之，乱已成而后治之，譬犹渴而穿井，斗而铸锥，不亦晚乎！”意为圣人不主张生病之后再治疗，而强调在生病之前就先预防。《素问•上古天真论》载：“夫上古圣人之教下也，皆谓之，虚邪贼风，避之有时；恬惔虚无，真气从之；精神内守，病安从来。”《素问•阴阳应象大论》亦曰：“是以圣人为无之事，乐恬憺之能，从欲快志于虚无之守，故寿命无穷，与天地终，此圣人之治身也。”告知世人圣人不勉强行事，自寻烦恼，以乐观愉悦为旨趣，人神清气爽，过着宁静的生活，故而能延年益寿，与天地长存，精辟地告诫世人养生健体的基本法则。医术精的医家，在疾病出现某种先兆或处于萌芽状态时，就采取了防治措施，所谓防范于未然。

笔者将治未病思想用于临床实际，具体在《素问•刺热篇》理论指导下以脏腑神态判断：“肝热病者，左颊先赤；心热病者，颜先赤；脾热病者，鼻先赤；肺热病者，右颊先赤；肾热病者，颐先赤；病虽未发，见赤色者刺之，名曰治未病。”又《灵枢•逆顺》曰：“上工，刺其未生者也；其次，刺其未盛者也；其次，刺其已衰者也。下工，刺其方袭者也；与其形之盛者也，与其病之与脉相逆者也。故曰：方其盛者也，勿敢毁伤，刺其已衰，事必大昌。故曰：上工治未病，不治已病，此之谓也。”

都提出了治未病的具体方法，强调在疾病未发生前就进行防治，从而达到“治未病”的目的。

就现时代中医学“治未病”养生健体的理论体系可概括为：①未病即疾病未生、疾病未发、疾病未转变、疾病未复生发；②治未病是保障民众身体健康，在疾病出现某种先兆萌芽状态时，采取防治措施，防微杜渐；疾病未传，已病防其传变。

二、治未病理论在痰証、眩晕、内湿（高脂血）防治中的指导意义

中医学无高脂血症这一病名，笔者根据西方医学名谓“高脂血”进行临床研究，认为“脂”、“膏”与血脂同类，属于中医学中眩晕、痰証、内湿等病証范畴。

根据中医学理论对痰証、眩晕、内湿病因、病机的理论在临床中探索，笔者认为，是肝、肾、脾三脏功能失调所。肾气虚衰，气化不利，脾胃运化输布失调，肝胆疏泄调畅失司；再者饮食不节，嗜食肥甘，机体升、降、受纳功能失调，水湿、痰浊、瘀血、湿热瘀积体内，使脏腑阴阳失去平衡，脏腑功能失调，导致肝失疏泄，气血津液运行不畅，木不疏土，痰湿内生变生脂浊。脾肾两虚，痰浊内阻经络，故痰証、眩晕、内湿为病之本，痰瘀气滞为病之标。

《素问•至真要大论》载：“诸风掉眩，皆属肝；诸寒收引，皆属于肾；诸湿肿满，皆属于脾……”故《大要》曰：“谨守病机，各司其属，有者求之，无者求之，盛者责之，虚者责之，必先五胜，疏其血气，令其调达，而致和平，此之谓也。”在这种哲理指导下，笔者临床遵循“权衡以平”、“审因施治”的防御原则，认为痰証、眩晕、内湿症外因是饮食不节、过逸少劳，内因是肾精亏虚、脾阳衰弱产生湿浊、痰凝、瘀血。对健康人群、疾病患群的健康等因素全面进行分析、预测，变被动发病以后治疗为未病先防、既病防变。笔者采用传统中医药临床施治实践，以治未病理论思想为指导，在诊治痰証、眩晕、内湿病証中积累了一点体会，现报告供同仁研讨。

1、未病先防，适量运动，节制饮食

《济生方》云：“善摄者，谨于和调，使一食一饮，入于胃中，随消随化，则无滞留之患。”内湿、痰証、眩晕（高脂血）患者的饮食不节主要表现为嗜食肥甘酒醪和长期饱食等诸多方面。倘若饮食不节，则可损伤脾胃，导致脾胃的腐熟、运化功能失常，由此脾失健运，脾之清气不能化浊而导致为内湿、眩晕、痰証（高脂血）。《素问•生气通天论》云：“阴之所生，本在五味，阴之五宫，伤在五味，是故味过于酸，肝气以津，脾气乃绝。味过于咸，大骨气劳，短肌，心气抑。味过于甘，心气喘满，色黑，肾气不衡。味于苦，脾气不濡，胃气乃厚。味过于辛，筋脉沮驰，精神乃央。”“是谨和五味，骨正筋柔，气血以流，腠理以密，如是则骨气以精。”对嗜食引发的疾病，作了精辟的阐述。顾松原《医镜》说：“消痹、扑击、偏枯痿厥、气逆喘满，肥贵人之膏之病。”进一步对嗜食膏粱厚味引起心气喘满、色黑、肾气不衡而导致为痰証、眩晕、内湿（高脂血）病症的重要的外因之一。故以五谷杂粮为养，五菜为辅，五果为充之清淡饮食为主。用白木耳、山药、赤小豆、陈皮等理气健脾，少食滋腻之食物。唐•著名医药学者孙思邈曾说：“运则不衰，用则不退”。适量地运动，如散步、慢跑、打太极拳，可舒筋活血、消除膏脂蓄积。

2、化痰泄浊，活血化瘀，既病防变

湿浊、痰凝、瘀血等皆为阴邪。内湿是眩晕的病理产物；脾阳衰弱是痰凝的病理结果；肾精亏虚是瘀血病理结果。由于湿浊、痰凝、瘀血三大病理产物是随着疾病的演进逐渐产生的，因此，后一时期的病理产物必然包含前一时期的病理产物。

《素问•至真要大论》云：“诸湿肿满，皆属于脾”，由于脾阳不足，脾运失健，水谷精微化异常，饮食中的糟粕、杂质混入营血，或某一成分严重过量，是谓“浊”；精微物质生化不足，津液相对过剩，是谓“湿”。二者相合则谓之“湿浊”。湿浊进入营血，循行经脉，溜走机体，日久则可形成痰凝。《医阶辨证》载：“痰因湿而生者，病在脾”。痰凝形成之后，病症将会加重，诚如王隐君所论“痰之为物，随气升降，无处不到，为喘为嗽，为呕为泻，为眩晕心烦，为怔忡心悸，为寒热肿痛，为痞满隔塞……似祟非祟，皆属痰証”。

心、肝、脾、肺中任何一脏调节、运行血液功能的失调，均可导致瘀血产生，产生瘀血根本原因，首先是痰凝阻脉，气滞血瘀；其次是久病后脏腑衰弱，功能失调，血行不畅，凝滞成瘀，即久病入络之谓。瘀血一旦形成，病变将进一步加重，胸痹心痛，中风偏枯等疾病实属难免。

痰凝和瘀血两者往往交互为患，呈痰瘀互结之势，痹阻血脉，沉积血府。治疗应化痰泻浊，活血祛痰兼而治之。见有痰瘀之症，治以化痰，活血祛瘀，自不必说。然而，由于痰瘀互结将会发展至心、血疾病阶段必然转归。因此，即便痰瘀之病不显，亦可在疾病的早期酌情投用化痰祛瘀通络之组方，以截断痰瘀互结，痹阻血脉之势，来体现《素问•四气调神大论》“故阴阳四时者，万物之终始也，死生之本也，逆之则灾害生，从之则苛疾不起，是谓得道。道者，圣人行之，愚者佩之。从阴阳则生，逆之则死，从而则治，逆之则乱。反顺为逆，是谓内格，是故圣人不治已病治未病，不治已乱治未乱，此之谓也。夫病已成而后药之，乱已成而后治之，譬犹渴而穿井，斗而铸锥，不亦晚乎！”这段话是讲：阴阳四时既是万物生长的始终点，也是生死存亡的本源。违背它，就会发生灾害；顺应它，则重病不侵，明白了这一道理，才可算得上是通晓了养生之道。

对于这种养生之道，圣人能切实奉行，愚人却常常违背。顺应四季的阴阳变化，就能生存，违背了就会死亡。顺从它，人体就健康；违背它，人体就易患病。如果把顺应变成违背，违背阴阳四时的阴阳变化，就会使机体和自然环境相格拒。

因此，圣人不主张等生病之后再去治疗，而强调在生病之前就先预防。化痰祛瘀通络，即可除已成之痰瘀，又可截断其互结之势，避免“痰凝”、“瘀血”转变为心血疾病而危及生命。化痰之剂，如枳实瓜蒌汤加半夏之类；祛瘀通络之剂如血府逐瘀之类。

3、健脾消食，温阳益肾，求之于本

《素问•阴阳应象大论》所云：“……阴阳者，天地之道也，万物之纲纪，变化之父母，生杀之本始，神明之本府也。治病必求于本。故积阳为天，积阴为地。阴静阳躁，阳生阴长，阳杀阴藏，阳化气，阴成形。寒极生热。热极生寒，寒气生浊，热气生清。清气在下，则生飧泄；浊气在上，则生䐜胀。此阴阳反作，病之逆从也。”湿浊、痰凝、血瘀之本贯穿于各个病变阶段的基本病机——脾气虚弱，湿浊内蕴。因此，健脾消食，补中益气为治理之关键。健脾益气，可恢复虚弱的后天之本脾的精气，以尽其分清泌浊之职守，使湿浊之邪无以再生；且祛湿脾不受困，更利于脾运复健。湿浊、痰凝、血瘀基本病机是脾气虚弱，湿浊内蕴，为此健脾除湿是治疗始终。健脾除湿泄浊之剂如薏石茯苓汤，白术七味汤等。肾精亏、肾阳虚，慢性疾病，由于先天秉赋不足，久病耗损是湿浊、痰証、血瘀共有特征，因肾为先天之本，脾为后天之源，脾欲发挥正常的运化，离不开肾阳的温煦，故而肾精不足，肾的亏虚，必然导致脾失运化。

“盖五脏之本，本在命门，神气之本，本在元精，此即真阴之谓也”，通过填肾精、温肾阳，则真阴充，元阳复，脾有温熙之源，脾得元阳之温熙则可复化生水谷精微的正常职能，而使紊乱之血恢复正常，填精温肾阳之方，如填精益肾汤、金匮肾气济生方。

三、挑灯、继焰、领悟、践行《黄帝内经》

中医学的真正内涵作用不是机械性疾病单纯“治疗”，而是像一位老师，告诉人们如何在日常生活中改掉导致我们身体衰弱的不良生活习惯，如何建立一个良好的符合自身生命本性的生活习性，并引导我们顺应自然规律、自然力量，达到天人合一。

笔者认为，治未病是中医学对人类一大贡献。认真领悟，践行“治未病”理论思想，对疾病防治可事半功倍。但是“治未病”理论还存在一些不足，如辩证施治侧重于宏观调控，诊断依据往往显得笼统，从而影响了“治未病”理论的普及运用。“治未病”理论需要我们传承人去领悟、思辨与践行。

中医纠正“脐带绕颈”的医学原理与案例分析
——附治验报告 1 例

杨兆庆

【摘要】脐带绕颈是困扰产科的瓶颈性难题，中医根据其基本理论，辨证施治、辨别气血虚实、湿痰滞络、肝肾精血亏虚等，在临床获得满意疗效。

【关键词】产科；脐带绕颈；食疗保胎

博大精深的中医脉诊，在医学信息的摄取方法和手段上应该是真切而又较难掌握的一种独特方法，是中医辩证施治的基础。《黄帝内经》载：“脉而知之者，谓之神”，可见通晓脉诊之不易。

由于“脐带绕颈”的孕妇大多伴有羊水偏少，胎儿处于缺氧状态，结合临床医技科室的报告（B超等），再结合中医“脉诊”获得的信息，诊断“脐带绕颈”并不难，但是其治疗手段或疗效却难以奏效，目前，临床尚缺乏人性化的保守性治疗方法。面对目前庞大的临床需求，笔者对“脐带绕颈”的临床课题展开针对性的理论研究和临床实践，现报告如下。

一、问题及相关资料

脐带绕颈是产科领域面临的难题。据华东地区 249 家三甲医院统计学资料分析，脐带绕颈总发生率为 20%~25%，属高发生率临床问题。即 4~5 个胎儿中就有一个脐带绕颈发生，且绕颈匝数有 1~7 匝不等。脐带绕颈的危害是导致多发性循环受阻，或胎儿颈动、静脉受压，继而造成胎动不安，或加重胎位异常，属于产科原发性疾患，又是诸多产科问题的继发病因。故此，脐带绕颈一直是医学关注的临床产科问题。

二、中医对该疾病的认识及治疗

中医处理“脐带绕颈”问题多采用辩证施治，对症处方。中药复方的多途径整体调理能获得显著的临床疗效，值得推广应用。

“经脉者，所以行血气，而营阴阳，濡筋骨，利关节者也。”脐带绕颈主要责之任、督二脉。任脉有着任宗气，任胎气，任全身阳气，任阳刚气之责；督脉有着督精血，督阴津，督统摄的职督之能。显然，“任、督”二脉主司产妇、胎儿的行血气，营阴阳的作用。众多的“脐带绕颈”主要是孕前、孕中，其孕妇即有“气血亏虚”的临床指征。母体气血的一血两用，毋庸置疑更加剧气血亏虚的程度与指数，导致循环血量减少、循环障碍而加剧“脐绕”的进程。重者可导致胎儿脑组织缺血、缺氧，造成宫内窘迫，甚至“死胎”，死产或新生儿窒息。

治疗孕妇脐带绕颈应立足于太阴经（手、足）。立足于“后天”气血生化之源的补充与调摄，要分别孕妇的“涩脉、细脉、滞脉、芤脉、结脉、代脉、洪脉、数脉”的不同生命信息指数，处理由脉搏信息所对应的临床表现及“绕颈”匝数；且辨证其热、寒、滞、郁、虚、实的不同分类。采用“热者寒之，寒者热之，虚则补之，实则泻之”的临床治疗对策。我们研究发现：血虚孕妇的胞脉多干涩，痰湿阻膈；血亏的则羊水不足；气虚的则脐带绕颈；气血虚弱、虚亏的则胎位不正。如此总结出“任脉”的任气、任阳、任阳刚的属性；“督脉”的督血、督精、督阴津的职责。

三、附“脐带绕颈”治验报告 1 例

程某，31 岁，初产妇。孕六个月时经三甲妇幼医院确诊为脐带绕颈两周。孕妇口唇绀紫，面呈暗黎之色，唇膜干揭失润，显愁眉难展，经西医检诊为“羊水指数偏低”。患者急求中医治疗。

现症：孕妇怀孕七个半月，脐带绕颈两周。脉左：弦涩滑迟；右：虚涩滑弦。辩证：厥阴经血虚亏，寒滞胞宫；脾虚湿盛，水精失布。治则：健脾运湿，注精归络，散寒养血，濡养厥阴。

处方：桑黄 6g，酒芩 15g，桂枝 4g，山萸肉 12g，首乌 10g，茯苓 6g。7 剂，每天 1 剂煎煮代茶饮。

复诊：左脉弦滑，右脉弦滑。“B超”报告：“脐带绕颈”较前明显缓解。续前方再进7剂。两个月后，孕妇顺产1健康女婴。

四、讨论

“脐带绕颈”系B超应用技术引入后给临床注入的医学诊断（产前）信息新概念。中医的诊疗亦与时俱进，应借鉴现代诊断技术，运用既有的诊疗方法为临床需求服务。笔者运用中药复方治疗脐带绕颈逾百例，“绕颈”问题均获不同程度的纠正，值得临床一线广泛推广。

我用专利处方治癌和草药退烧病例报告

四川省德阳市中江瓦店乡顺河村　尹华友

我是四川省德阳市中江瓦店乡顺河村村民。世代喜爱中草药，从小就在田间山坡识别中草药，喜爱收集民间医书和单方，买过许多小册子，也注意收集老百姓口述的家传经验方，加以分析总结，对症试用疗效的确显著。为了使自己的经验施惠更多人，我在2002年申请两个专利：一种治疗风湿关节炎，坐骨神经痛多种疾病的药酒，专利号是ZL021134847。它是以干海椒、花椒、樟脑、麝香等为原料，按药方配量放于器皿中，加入57度白酒500克，在常温下浸泡6～10日即可。使用时涂擦于患处，手搓至体感发热，每日3～4次。本药为天然中药配制，使用简单、具有治疗范围广、疗效高、见效快等特点。本人2000年使用这种药酒治疗骨癌疗效非常明显。刘某，男，31岁，住绵阳市涪成区。在成都华西医院查出身患骨癌，多家医院判为不治之症。朋友去看望他，介绍说自己患骨质增生是经我治好的，有其他的人瘫了治好过，叫刘军来试一下。刘军带的片子显示，他的手腕、股骨、颈椎、腰椎多处变黑，部分关节黑有一公寸长。当时我没底，只能试一试，反正外用药，风险相对较小。患者也因为多方治疗无效，愿意用我的药试试。每天让他坚持白天用药液擦拭，晚上用热毛巾裹上中药热敷，坚持了1个月，用后病情减轻。2011年1月，德阳市广汉70岁的宋大爷患淋巴癌，听人介绍后前来，经过3次治疗病情明显改善。

我发明这种药酒的主要功能是：活血化瘀、止痒消炎、退烧杀菌。可用于肩周炎、骨质增生、腰椎间盘突出、坐骨神经、风瘫、跌打瘫、手术后植物人、四肢麻木、冷、烧、胀、酸、四肢无力、烧伤、烫伤、乳腺癌、窜血丹、包块、肿瘤、感冒、足气冻疮、皮炎、全身一切皮骨病痛等。

第二个专利是一种治疗肝病的中药及制备方法，专利号ZL021134731。治疗急慢性肝炎、肝硬化、肝腹水疾病的家传中药，分别用羽泽、唐楸子、大菽、细腰虫、紫河车、刺枣、蜂蜜为配伍，精选药材粉碎、蜜炼，加工制备成丸剂、液膏剂。主要功能是清热解毒、祛湿通便。肝癌、肝硬化腹水，大多数由受湿热过多，伴发严重胃病。四川省中江县杰兴七大队二队张××，男，40岁，正值中年，是两个孩子的父亲，1992年黄胆肝硬化晚期，经多方治疗无效，患家有准备后事的想法了。当时到他家去医治时，一个队的老少邻里都来了，说大医院都没治好，如果你能治好了，我们每人给披红放炮仗。本着试试的态度，家属同意用药。病人当时吃饭还行，用药2周后，病人面部转黑。家属担心，问我有无问题，我看各项指标都挺好，就说没什么问题。1个月后，开始转为正常了，各项指标也没有问题了，一直活到现在。

下面介绍一种草药：地丁，别名牛舌、大苦麻草、奶汁草。功能：退烧、解痛比西药各种消炎药都强，能治口干、口苦、口臭、口腔炎、高烧。

中江县原西山卫生院现南华正卫生院修会计生病3年多，经常发烧，找我治疗。我用地丁取原汁给他服用，第二次来时，修会计说你这东西真灵，体温这段时间稳定了。说明它退烧很快。后来我介绍很多小孩发高烧就用这种草药，用后效果非常好。中江县瓦店乡四村一社尹××，男，60岁。慢性食管炎，看过很多医生，吃过很多药，治疗了很长时间都没有什么效果，生活上也有很多的顾忌，后来我用地丁为主药，用了3副药就有明显改善。

经过这么多年对中医药的研究，取得了一点微不足道的成绩，但真正体会到了中医中药对于基层老百姓的便利和实效，祖先留下的中医药确实是利国惠民的无价之宝。今后我要更加努力，不断地探索进取，用自己的努力帮助父老乡亲活得健康、快乐。

中医药发展之我见

山东省胶南市　于殿生

一、中医药学的内涵

首先我们要弄明白，什么是中医药学，什么是传统医药学。所谓中医药学，就是中国的医药学，而不是什么传统医药学。中国医药学自古以来就是动态的、开放的体系，凡是有用的东西，均来者不拒，并随着时代的进步，随时吸收当代科技成果。她是汇集所有当代医药的精华于一身，为患者提供与时代科技水平相适应的、相对最完善的医疗服务。传统医药学只是继承了某一时期医药学的有用部分而停滞不前。当代的中国医药学，确切地说，就是用现代科技武装起来的、并吸收包括西医知识在内的中国传统医药学。有人说中西医理论无法沟通，事实则不然，中、西医所面对的是同一个病人，同一个病情，只是从宏观、微观不同的角度，对其解释不同，治疗方法各异而已。二者是完全可以结合、直至融合的，这只是时间问题。

毫无疑问，缺少了中医理论根本精髓的西医学，不能透过现象看本质，将完整的人体割裂开来，只能是头痛医头、脚痛医脚，因而不是完整的医学，其缺陷越来越让人们明了；而缺少了西医对危、急、重症抢救技术的传统中医学是有病态的“骨感”美，虽气质高雅，但却不能成为丰腴的现代“美人”。

众所周知，传统中医学在宏观上的科学价值是任何医学都无与伦比的；而西医学在微观上的成就也是巨大的。但中医学最终必定在医学中占居统治地位，必定会将西医学知识溶化在自己象海洋般的“机体”中，使西医学知识成为中医理论的有机组成部分，因为中医学自始至终注重整体调整，西医学则往往顾此失彼。宏观可囊括微观，微观可补充宏观。这是由于中医学长于宏观、西医长于微观的医学特点所决定的，尽管人们的认识需要有一个过程，但这是迟早的问题。中医学之所以能够吸纳西医知识为中医“添枝加叶”，就是因为阴阳学说以及整体观念、辨证论治等理论涵盖得太大，从而可以囊括西医的所有知识。中医学理论是主体，西医知识是辅佐；换言之中医理论是根本，西医知识是枝叶——这就是未来的中国医药学。

二、中医药学的前途

中医药学的发展方向是什么?就是既要坚定不移地继承中医精髓，又要主动地吸收西医对危、急、重症等的诊疗技术。

中医学自古以来就是主流医学，只是西医学进入之后，因为在对病人危、急、重症的抢救方面逊于西医学，所以才成了辅助医学。但随着时间的推移，西医学的缺陷越来越被大众所发现，中医学的优势越来越让大众所明了，中、西医学的主从地位也在不以人们的意志为转移地缓慢地发生着转变。中医成为中国未来的的主流医学是大势所趋，是任何人也无法抗拒的。但有个前提，必须是吸收了西医长处的中医，才能成为未来中国的主流医学。作为政府应该顺应潮流，积极推动这一历史性的医学变革，以便为中华民族的繁衍做出非凡的贡献。

三、随时代完善中医学理论

对于中医学理论就应该持科学态度，其中的精髓，要坚定不移地继承；其中的谬误，也要决不吝啬地摒弃。对于西医与现代科技的优秀成果，也同样要主动地吸收。如此使中医理论随着时代的发展，科技的进步，越来越适应于临床需要。

中医学主要是从宏观研究人体的生理、病理、以及对疾病的诊断、治疗的；西医学则主要是从微观入手的。从两种医学所用的思想特点、以及研究方法来说，西医知识恰好是中医理论的补充，是中医在微观方面认识疾病的工具。随着时间的推移，中、西医师们已经越来越明了这一医学发展趋势。

四、中医教育

中医的振兴，首先在于中医教育。中医教育首先要灵活地不拘形式地实施，可公办、私办、学校、私授、自学等。教材方面，要在继承中医理论精髓上下功夫。过去的中医学生学到的东西不可谓不多，但能表现出中医学本质的东西并不多。其中中医内科、外科、妇科、儿科等等，理、法、方、药罗列得不可谓不详细，但是真正的中医精髓学习到了没有？我们是不是真正地从理论过渡到临床上了呢？没有！从中医的中专到大专，甚至到本科，我们的中医教育恰恰忽视了《伤寒论》、《金匮要略》和《温病学》等临床经典著作的充分重视。这三本经典临床著作才是开启中医宝藏的最直接、最正确的“钥匙”。中医基础理论、诊断、中药、方剂、伤寒论、金匮要略、温病学应该成为必修课。要在整个修业期的前半期修完，以便使中医学生先学好中医理论，这样可以做到先入为主，并一定要让学生明了中医比西医更科学，然后再学习西医知识，以避免学生西医化。其它诸如中医内、外、妇、儿、针灸推拿（针灸专业学生除外）应该毫不怜惜地做为课外读物，也可以将其中较重要的部分附在相应的西医教材上，启发学生的思考能力，以从根本上减轻学生的负担。中医教育的宗旨，也同样是授之以渔，而不是授之以鱼。

其次，中医学生要加大对西医知识的学习力度，诸如西医的生理、解剖、药理、诊断、内科、外科、妇科等为必修课，一定要让中医学生毕业后能较快地适应临床的需要。经过一定时间的实习后能独立地处理危、急、重症病人。

五、对中医医生的政策待遇问题

国家政策要向中医生倾斜，以便鼓励中医生的成才、敬业。首先在执业范围问题上，要给中医毕业生中、西医双执业资格。因为中医生的成才要远比纯西医难得多，而事实上，这些学生经过一定实际训练，其集中、西医之长的优势是十分明显的，也完全可以胜任中、西医临床工作。不要给有能力执业者任何执业范围的限制。

中医毕业生的工资待遇，大体上要在纯西医工资水平上，再提高三分之一以上。以鼓励西医也积极学习中医，从而可有效减少纯中医与纯西医对病人的误治率与伤害率。

对于民间中医，应该进行业务考核。视其考核情况，准许其中医、或中、西医双资格执业资格。在工资待遇方面，纯中医应该高于纯西医的工资待遇，中、西医均合格者，应参照中医院校毕业生的待遇执行。

六、不拘一格挖掘培养中医人才

1、在注重中医全日制教育的同时，应该不拘一格、广开才路，可定期（如二至三年）对社会人员（无年龄、性别限制）进行中医招聘考试，充实到相应的医疗单位、或自行开业，以便鼓励有条件、有意向的社会人员学习中医，从而可部分解决中医人才匮乏的局面。

2、对全国西医队伍进行中医学培训，使其成为中医的一个组成部分。由于在中国有中医这个得天独厚的特殊条件，应规定在一定时间内，有计划地消除纯西医，以避免很多用中医药极易治疗的疾病，却让纯西医任意失治、误治。要用中医“整体观念”、“辨证论治”的精髓，去武装西医头脑，指导西医临床，以从根本上改变西医头痛医头、脚痛医脚的错误治疗理念。并从根本上杜绝西医人为地对病人和社会增加巨大经济浪费，以及避免对患者采用完全可以避免的人身伤害性的治疗方法。如此，将在大幅度提高国民体质的同时，也将大量节省医疗方面的人力、财力资源。

七、中医常识的全民普及

中医理论是实实在在的学问，并非高深莫测。中医理论的根本所在就是阴阳学说，无论解释人体的生理、病理、诊断、养生保健，抑或治疗，都是遵循“阴平阳秘，精神乃治；阴阳离决，精神乃绝”这一根本大法的，并通过“整体观念”、“辨证施治”等理论来实施的。为了灌输这一中医原理，可以采取灵活多样的形式、由浅入深地进行全民中医常识普及教育。中医普及教育首先是对在校学生，然后是普通民众。就如同学生普及“生理卫生”知识一样，要对学生从小学开始进行有关应用中医理论进行养生、保健、诊断与治疗原理的常识灌输。例如感冒初起，在病情不复杂的情况下，就无需看医生。

如此，不但可以提供民众养生保健常识，还可以为生病后，自行判断应用何种最科学有效的方法治疗，打下有赖于自身识别能力的基础，而不是任凭无良庸医草菅人命。

尾椎疾患调治特技——谷道全息疗法

张德生

本人从事中医自然疗法30多年，先后对痔疮、颈椎病、风湿骨病等几十种疑难杂症和隐患进行了研究和临床实践，总结出了行之有效的特色疗法，其中运用“谷道全息疗法”专门调治尾锥损伤及因损伤引起的失眠、记忆力减退、腰底区疼痛、妇科病和隐患等各种疑难问题，特别是在椎体损伤疼痛方面，经过1～3次调治能达到立竿见影之效果。

尾椎是人体五大锥体最基础的一个特殊部位，它周围神经丛联系到全身各个器官，尤其是它的骶丛神经，在尾骨中间有一交感神经直通小脑、大脑及脑干，被医学界称之为“奇神经节”，它的神奇之处就在于它的中枢神经尾椎根部延伸到五脏六腑及全身各个器官部位，因此对健康来说很重要，就如同一棵大树，根部未损伤，不缺水少肥，这棵大树必定枝繁叶茂，反之则会枯萎。

同其他脊椎相比，萎缩了的尾骨虽然失去了一般功能，但并不代表它就没有作用了，单从结构上来看，尾椎的前面和后面都附着许多肌肉和韧带。比如肛门肌、尾骨肌，这两块肌肉构成了骨盆腔的后部，巩固了骨盆的“大后方”。当我们用力排便的时候，当孕妇分娩的时候，尾椎会被挤到后面去一点点，而后，肌肉和韧带又可以牵拉回尾骨，使其复位。更重要的是，从生理解剖上看，尾锥周围堆积着神经丛，称之为“奇神经节”。而在尾锥末端中间有根神经通向小脑、大脑和脑干，直接影响到脑等部位的健康。

此外，在人打喷嚏、咳嗽、呕吐、排尿、提举重物或向前弯腰的时候，尾骨的肌肉会协助提升腹腔内的压力，使这些动作顺利进行。这在医学上对于相关疾病的治疗是很有参考意义的。

尾骨的神秘功能已经引起了医学界的注意。通过直肠和肛门，医师可以直接触摸到尾椎骨，然后可以刺激尾骨神经末梢，而尾骨神经末梢与脊髓、大脑是相通的，因此这种刺激可以使大脑的中枢神经发挥免疫调控作用，从而调理人体全身各部位的各种疾病。这种治疗理念就是西医的“神经调控说”。

中医经络学说也十分重视尾椎的作用。按照经络学说，人体前面是任脉，起于“胞宫”，出于会阴穴，该穴位位于前后二阴之间；后面是督脉，也起于“胞宫”，出于长强穴，该穴正好位于此处。按照经络由表及里的传递顺序，如果通过直肠以特定手法刺激这两个穴位，就能够调动任、督二脉的气血，来调理全身的疾病或隐患，纠正阴阳失衡，实现治病强身。

古代养生高人在《藏弥笈》中对这个理论有特别论述“人体前后二阴之间是任督二脉的起点。肛门是谷道，又叫后庭花，或称‘旁门索道'……能量可以无穷大”。

什么叫谷道？也就是五谷杂粮消化终结的出路，今天叫做肛门。后庭花，就是后花园的意思，这个比喻是用后花园来赞美肛门和尾椎一带隐秘不可察觉的神奇功能。至于“旁门索道”就比较好理解了，就像大家上高楼，有的爬楼梯，有的乘电梯，哪个好又快呀，不言而喻。养生保健也是如此，有的如辛苦爬山；有的如乘索道青云直上，真是方法对了头，万事不用愁.之所以称之为“旁门索道”的比喻，说的就是通过直肠肛门来调理尾椎治疗和调解全身疾病的最直接、最快捷的方法。实际上，此方法古已有之，现在已经发展得更为健全，中医称为“谷道全息疗法”，西医称为“直肠尾椎按摩疗法”。此方法虽然暂且达不到理论上调理百病的效果，却也在养生保健和调治疑难杂症问题上屡建奇功。笔者已有较多成功案例。

由于生理方面的差异，女性的尾骨天生就比男性更容易受到伤害。女性肩负着繁衍后代的重任，女性的尾骨在进化过程中变得比男性要直、长一点，在受到强烈外力冲击时更容易受到损伤。女性尾骨创伤的原因主要有两大类。一类是生育：女性生产的时候，尾椎骨会被挤到骨盆后面去一点的，分娩时用力不当、或胎位不正，则容易导致尾骨损伤、变形。另一类是外伤：常见的是跌伤。

尾骨结构微小，且位置隐秘，功能虽已退化，但作用重要。在运动中尾椎骨从来不是惹事生非的，按道理是不容易受伤害的，可是创伤性尾骨痛还是经常发生的。如滑冰、乘公交车、摩托车等……由于尾骨直接受外力碰撞而损伤，连同尾骨附近的肌肉韧带和神经、经络出现伤害的现象时有发生，无论是怎么伤害到了尾椎骨，患者除了相关部位疼痛之外，还有的在打喷嚏、咳嗽、排便、坐卧、睡觉、性交等等诸多方面都会有严重的疼痛和难受感。如果不能得到及时治愈会使记忆力逐渐减退，多出现拿东忘西现象，到老年时多数是造成老年痴呆症的根源。依据本人多年研究和临床实践，正确运用“谷道全息”疗法，能解决因尾锥损伤和由损伤引起各种疾患，值得临床应用推广。

排毒、补养、激活——不用药物的治病保健方法

艺馨堂民间医学研究成果开发有限公司　张艺馨

有人说不打针、不吃药也可让类风湿、癌症、高血压、糖尿病等疑难杂症患者得到康复时，你可能认为是骗局。不过，思路决定出路。现实中不用打针、也不用吃药确实能让大多数在医院难以治愈的疑难杂症患者得到了康复。这是什么原理。就是我们要介绍的一种将细胞学与经络学相结合应用到临床的医疗保健新模式。

我们通过几十年努力，根据人体细胞学与经络学原理摸索出一种“排毒、补养、激活”的医疗保健新模式。按照这种新的思路，不但为几千年的民间医学找到了其理论根据，而且，根据这一原理研发出了一系列的配套产品与器械、器具。同时把上百种民间方法择优选出了外治与食调相结合的九道疗法。根据几十年临床发现，采用这种”排毒、补养、激活”的方法，在调理人类多种慢性病与现代医界难以治愈的疑难杂症方面取得了成功.我们终于把随机自用的民间医学提升为一种理疗保健模式，使之理论化，有序化，安全化，市场化。在此，我们从七个方面作以简述;

一、人为什么生病

人是由多种不同结构与性能的细胞组成的血肉相连的有机体，如同一个国家样，是由各种职能不同的部门共同构建。如果国家不安定，要么是内忧，即民众生活不安宁或部门出现对抗；要么是外患遭遇侵略。内忧外患都可归结为治理和防御组织不够强大。人体患病如同国家的内忧外患，要么体内机能失调，要么是遭遇病原侵袭。总之也是身体的统筹防御能力不够强大。我们根据人体生理学与经络学原理，从多年的临床研究中发现引起身体不正常的主要原因有：

1、细胞受到各种来自外界的食物、药物毒素以及不良心态的伤害引发细胞功能紊乱，引发诸如病毒性疾病，免疫性疾病.内分泌性疾病，神经系统疾病等。

2、不遵照自然规律办事，免疫系统无法正常工作.无法处理生理代谢的垃圾，使垃圾在体内堆积，引发人体代谢紊乱，产生内分泌性疾病。

3、肠胃功能失调，无法吸收营养，引起全身细胞缺养，引发营养缺乏性病变。

4、因父母身体中的精子或卵子缺乏一些人体必要的微量元素，引起遗传性疾病。

5、母亲在怀孕时严重缺乏营养或过用一些药

物引发胎儿营养缺乏及药物中毒性的先天性疾病。

6、因病变时吃药过量或一些有毒药品对内脏损害过大，引起多脏器病变。

7、食用某一微量元秦与化合物过量，没有其它元案与活性酶合成细胞所需要的营养，那么这些物质就沉积在人体内，变成垃积严重阻碍系统功能与其它营养物质运行，由此引发内分泌性疾病，神经系统疾病，或免疫系统疾病。

二、当代越来越多的疾病得不到有效控制的原因

医学发展到二十一世纪的今天，稍有一些医学知识的人都知道，诸如病毒性疾病，遗传性疾病，免疫性疾病，内分泌性疾病，神经系统疾病及多脏器疾病等等，这些真正的疾病到医院去是很难得到治愈的..我们通过多年的研究.分析发现，当代越来越多的疾病得不到有效控制的原因，关健一是用药与方法的错误.二是人们对人体生理需求认识不足所造成。世界卫生组织（WHO）也指出：“全世界有 1/3 的病人不是死于自然疾病本身，而是死于不合理用（西）药。在中国，据统计，每年约有 19.2 万人死于西药不良反应，接近每年死于吸烟引发疾病的人数。与此同时，每年因西药不良反应而住院的病人达 250 万，在癌症治疗方面恐怕要大大超过这个比例（引自 2001 年 7 月 4 日《人民日报社市场报》)。一些西药还可以导致癌症，即“药源性癌”，这些在医学界已经成为常识。比如常用的复方阿司匹林、去痛片，可引起肾癌和膀胱癌，长期服用者的发癌率为 9.5%。常用的降压药利血平可引起乳腺癌，尤其是绝经期的妇女。常用的氯霉素可导致急性白血病。而治肿瘤的化疗药引发新的癌症更是人所共知，如常用的环磷酰胺可以诱发淋巴瘤和白血病，硫唑嘌呤可以诱发宫颈癌、鳞癌等等。有人统计，近 10 年内西药药物导致的白血病、癌症达到数百万人，其中大多数已经死亡。在美国西药药源性疾病已成为主要疾病之一，是列在心脏病、癌症、肺病、中风之后的第五大疾病.因服用化学药品而致残、致死的美国人，每年至少 150 万人。人们不明白自己的身体所需，一些人认为只有贵的或高脂肪，高蛋白的才是好的.有些为了苗条减肥，一个劲地减少进食量，打工族以吃方便食品为主，不知道长期吃这些食品给人造成什么后果，等造成营养素不平衡而引发病变，则束手无策，或者病急乱投医。

当代越来越多的疾病得不到有效控制的最主要原因，是 90%的人都是认为只有到医院“吃药，打针.开刀”才算治病.实质上诸如上述病变越是采用医药强力干预身体，越加减弱自身的免疫修复功能，变成恶性循环。我们认为，要想上述疾病得到有效控制，只有在生活环境的改变，饮食结构的改变，生活习惯的改变，加上用药治疗方式的改变，才是走出恶性循环。

三、我们的医疗保健思路

人体基本组织是细胞，那么，我们给细胞一个良好的生存环境，补足细胞所需的营养元素，激活细胞自身功能，就能从微观的“细胞健康”达到宏观的人体健康。

四、我们研制产品的思路

我们采用“细胞健康，人体自然健康”的原理，已经研发出获得国家发明专利的“洗得康”（一种增強人体免疫力的浸洗剂）。本产品根据人群所需营养素不同，选用了对人体细胞有益的植物活性成份十二种，其主要成份有皂苷、黄酮类化合物、叶酸、硒元素、.齐墩果酸、苦味素、多种维生素、微量元素与多种活性酶.。这些元素的功能是：黄酮类化合物.在心脑血管疾病方面有多方面活性，具有強心，扩张冠状动脉，降血压，降血脂，降低毛细血管通透性、脆性和促进细胞增生作用，有助于维持毛细血管正常弹性.。皂苷具有扩张血管与冠状动脉，降压，减少心肌耗氧量，促进蛋白质合成，具有滋补強身与提高 NK 细胞活性，增强吞噬细胞的吞噬能力，对心血管疾病与癌症患者有很好的调节作用。维生素是人体内的一种调节物质，当维生素供应不足，正常代谢与生理功能受到严重影响，过量又会给人产生毒害，維生素在加工与烹饪过程中会受到破坏，现代很多人都患有维生素缺乏症。另外是长期使用抗生素的人与肝.胆.胃肠有病的人更加需要补充维生素。硒元素，有防治癌症与糖尿病并发症，保护肝脏，清除乙肝病毒等功效.。叶酸，可以作为造血原料，刺激机体内红细胞与白细胞及血小板生成。齐墩果酸具有减轻和消除细胞变性与坏死，增强机体免疫功能，抗菌，消炎等活性。苦味素有多方面生物活性，例如地黄是滋阴药物，具有降低血糖和利尿的药理作用，栀子的果实中含有多种苦味成分，具有清热泻火作用。

由于我们产品的原料是按人体细胞所需的营养来配制，又是由皮肤自然吸收，一般不会过量引发中毒，所以，对绝大多数人都能起到免疫调节外，医疗界无法解决的病毒性疾病，遗传性疾病，免疫性疾病，内分泌性疾病，神经系统疾病及多脏器疾病等等，就能通过熏蒸排毒后，再用洗得康浸浴，只要全身细胞还有60%存活的，坚持半年以上的调理，能实现不药而愈，因这组产品是天然微型营养库与解毒、消炎剂，全由皮肤自然吸收。

另一种是获得医械准字号的枕得康。

枕得康根据“芳香开窍”的原理，利用无毒的天然植物自然挥发出来的香气来刺激末梢神经，激活一些休眠细胞参入组织修复，促进人体自我康复

五、我们先择的治疗方法

艺馨堂民间医学自然疗法（原名艺馨三奇养生法），始终遵循“以自然之道，养自然之身”的理念，按照“细胞健康，人体自然健康”规律，首创“排毒、补养、激活”替代“打针、吃药、开刀”的医疗保健法，将中华民间的千年古方科学筛选、辨证组合、创新施治，组成有序的“六字机理，九道疗法”，六字是以下“排毒，补养，激活”。

排毒：人类健康最大的威胁源自于各种毒素，毒素排不出，营养进不去。要想细胞健康，首先得把有损细胞的毒物排出体外，让细胞在一个良好地环境中生存。

补养：营养是生命的源泉，是健康的基石。营养不良也是引发疾病的原因，为了达到人体营养充足均衡，我们利用雪峰山脉药食同源植物的活性成分，由皮肤自然选择进入人体，实现细胞营养平衡，快速增强人体的免疫功能。

激活：人体细胞如同一个国家的民众，不是所有的人都在工作。如何调动大多数细胞各尽其职投入工作，我们在排毒、补养的基础上采用多种辨证调理法，激活休眠细胞参与组织修复实现人体自我康复。

九道疗法的具体内容如下：

1、用自主知识产权的“人体皮肤解毒剂”熏蒸排毒法。

2、利用自主知识产权的“增强人体免疫力浸洗剂”由皮肤自然吸养法。

3、利用自主知识产权的“纯植物香枕”芳香激活法。

4、利用自主知识产权的“增强人体免疫力浸洗剂”灌肠排毒法。

5、辨证艾灸。

6、直接杀菌敷贴法。

7、刮痧疏通经络法。

8、辨证食物调节法。

9、开导心理调节法。

六、一切科学都必须以尊重客观事实为基础

我们根据当代医学界的检测手段，对来调理的患者进行前后对比检测，在此是一些患者的前后对比数据。

1、暴某，男，河北人，因患牛皮癣近四十年，长期打针用药引发全身性病变，于2012年12月7号来我处调理，12月19日至31日，共12天，前后医院检测数据如下：

检测名称	7号检测数据	19号检测数据	正常参考数据
尿血	2个加号	1个加号	一
蛋白质	3个加号	2个加号	一
尿素氮	12.7	9.8	2.5—6.4
肌酐	219	176	30—98
左心室有效泵力	1.063	正常	180—430
血脂	1.892	正常	1.554—1.988
钙流失量	1.203	0、33	0.209—0.751

血管弹性	1.388	正常	1.672—1.978
人体毒素尼古丁	0.528	正常	0.124—0.453
铅	1.758	正常	0.842—1.643
血糖系数	7.535	正常	2.163—7.372
维生素 A	0.298	正常	0.346—0.401
肝功能脂肪量	0.634	正常	0.097—0.419
牛皮癣好转	80%		

2、王某；男、江苏人。因性生活过度引发体质虚弱，并出现帕金森综合症，脑萎缩，颤抖，膀子痛，翻身、穿衣困难，胃炎，胃下垂，脖子僵硬，脊髓空洞等病。2013 年 1 日 3 号来我处调理到 1 月 12 号，量子检测仪检浏简况如下：

检测名称	3 号检测数据	12 号检测数据	正常参考数据
血管阻力	1.915	1、694	0.327—0.937
血管弹性	1.419	1、414	1.672—1.978
钙流失量	0.893	0、852	0.209—0.751
骨质疏松度	0.704	正常	0.124—0.453
骨密度	0.188	正常	0.796—0.433
骨质疏松系数	6.096	正常	2.019—4.721
风温系数	16.792	正常	4.023—11.627
农药残留毒	0.41	消除	0.013—0.313
钙	55.117	55、308	61.431—78.329
锌	0.727	0、755	1.132—1.989
维生素 C	3.855	正常	4.543—5.023
叶酸	1.306	正常	1.449—2.246

3、于某，女，会同县人，因结婚 10 年一直不孕，于 2013 年 2 月 27 号　到　2013 年 3 月 5 号，共调理 7 天。

检测名称	2 月 27 号检测数	3 月 5 号检测数	正常参考数据
左心室喷血阻抗	2.401	2.269	0.669—1.544
冠状动脉弹性	1.046	1.079	1.553—2.187
脑血管弹性	0.393	正常	0.708—1.942
小肠吸收功能系数	2.939	3.046	3.572—6.483
钙流失量	0.885	正常	0.209—0.751
钙	52.561	53.522	61.431—78.329
锌	0.749	0.926	1.132—1.989
维生秦 C	3.457	3.737	4.543—5.023
维生素 K	0.512	正常	0.717—1.486
叶酸	1.316	正常	1.449—2.246

4、王某，男，低庄人，因长期出虚汗引起体质一弱

	2013年2月20曰	22月6日	正常参考数据
胆固醇结晶	69.57	正常	56.748—67.522
冠状动脉弹性	1.049	正常	1.553—2.187
冠状动脉灌注压	10.557	11.342	11.719—18.418
小肠吸收功能系数	3	3.05	3.572—6.483
钙流失量	0.949	0.902	0.209—0.751
骨质疏松度	0.692	0.542	0.124—0.453
骨密度	0.17	正常	0.796—0.433
血糖	7.328	正常	2.163—7.321
农药残留毒	0.44	消除	0.013—0.313
钙	56.313	正常	61.431—78.329

5、涟源刘女士因全身实质性病变于2012年10月到湘雅医院住院治疗，因病情恶化于2013年2月25号来我处调理21天，结果如下：

一、医院的检测指标

	2月25日检涮指标	3月16号检测指标	正常参考值
白细胞计数	18	正常	4.0—10.0
中性粒细胞计数	16	正常	2.0—7.5
中性粒细胞百分比	88.5	正常	50.0—75.0
淋巴细胞百分比	9.3	正常	20.0—40.0
单核细胞百分比	1.8	正常	3.0—8.0
球蛋白	29.6	30.6	20—35
谷草转氨酶	66.4	20.0	0—37
谷丙转氨酶	108.1	18.0	0—40
尿素	14.36	7.7	2.9—7.14
肌酐	168.5	119	53—132
尿酸	567.6	437	142—416
甘油三脂	2.98	2.3	0.52—1.56
胆固醇	6.12	5.2	2.8—5.6
高密度脂胆白	2.05	1.53	0.88—1.76
血	十	十	一
蛋白质	十十	十十十	一

二、量子检测综合报告单

初次检测不正常项目	2月25日	3月17日	正常参考值
色氨酸	6.352	6.227	2.374—3.709
冠状动脉灌注压	20.004	19.277	11.719—18.418
脑血管弹性	0.367	正常	0.708—1.942
胃吸收功能	31.197	31.399	34.367—35.642

骨质增生度	0.51	正常	0.046—0.167
骨质疏松度	0.559	正常	0.124—0.453
骨密度	0.199	正常	0.796—0.433
骨质增生系数	7.197	6.864	2.952—5.543
骨质疏松系数	5.381	正常	2.019—4.721
人体农药残留毒	0.442	正常	0.013—0.313
维生素 C	3.694	正常	4.543—5.023
皮肤胶原蛋白指数	2.493	2.738	4.471—6.079
皮肤水分流失量	7.319	7.173	2.214—4.159
皮肤角质指数	2.665	2.551	0.842—1.853

从世界卫生组织统计看，人类疾病有 21%靠药物可治愈，63%靠激发调动个体潜能自然痊愈，16%任何办法都无法治愈。我们采用排毒、补养、激活人体细胞潜能实现人体自我修复的医疗保健方式能让 80%以上的患者获得康复，说明此法有极大的推广价值，推广这种激活人体细胞潜能实现人体自我修复的医疗保健方式是十分必要的。也是切实可行的。

原始点疗法——简便捷效

江西省余江县传统医药研究会肿瘤筋骨病研究所所长　周金昌

原始点疗法是台湾当代名医张钊汉先生在爱妻身患恶疾——乳腺癌，手术三次后全身骨转移剧痛无奈的情况下，经推按其特定部位获立即止痛效果后，突发灵感，继续探索中找到了人体全身所患各种疾病的体表反映点，即“开关”，也叫“特定部位”。

原始点疗法是以中医理论为指导，在中医针灸“天应穴”的理论基础上发展起来的一种治疗方法。通过运用手法技巧在人体表特定部位上推按做功产生能量，疏通经络，调和阴阳，扶助正气，促使机体的相应部位气血流畅，从而达到防病治病，保健身体之目的。

大道至深至简。原始点疗法将极为复杂的辨证论治医学，总结出“一条脊梁骨和七个原始点”，在诊断的同时进行治疗，而且治疗的时间极短，仅在数十秒钟内便可当场取效，操作起来极为简单，且易学易懂，只要按照要求，遵循它的规律，几次操作练习就可以掌握基本的方法，非常适合家庭操作。它是一种自然疗法，不需要任何辅助器械和医疗设备，如突发性心肌梗塞、脑中风、急性阑尾炎、胆结石、尿路结石引发的疼痛等，在原始点上施行推按，均可当场缓解症状，尤其是突发心脏病的急救，避免送医院途中延误急救和西医电击造成的伤害风险。

头部原始点可治疗偏正头痛、头晕、眼睛疼、眼酸涩、眼球凸出、眼皮跳、口眼歪斜、口齿不清、牙痛、舌麻痛及灼热感、三叉神经痛、面神经麻痹、耳鸣、耳聋、四肢抽搐、脑震荡、脑中风、癫痫病、郁悠症、痴呆症、感冒、发烧、失眠、鼻子过敏、青春痘、脑癌、口腔癌、舌癌等头部各种疾病。

颈部原始点可治疗、咽喉痛、颈椎痛、锁骨痛、肩膀痛等痛症。

上背部原始点可治疗肩胛骨痛、胸椎骨痛、胸闷痛、颈椎俯仰痛、肩后痛、小腿肚痛及抽搐、咳嗽、气喘、心绞痛、心肌梗塞、心悸、乳腺癌、肺癌、胃痛、胃癌等各种疾病引起的痛症。

肩背部原始点可治疗背部痛症，如肩上痛、肩前痛、上臂痛、腋下痛及侧胸痛。

下背部原始点可治疗胁肋痛、腰痛（腰椎间盘突出、腰肌劳损、腰扭挫伤）髂骨上侧痛、薦椎部位疼痛等。

足背趾缝引状肌原始点可治疗痛风、足汗、足裂、足癣、湿疹、香港脚等各种疾病，对足湿疹有特效。

肘部原始点可治疗前臂段相关疾病。如：风湿、类风湿性关节炎，湿疹、手癣，手汗等。

所有原始点大多位于骨旁之筋，找到原始痛点后，推按力道之轻重，应以患者能承受为宜，用力应由轻而重。不能太轻，否则效果不佳。轻症患者可 2 至 3 天治疗一次，也可每天推按当作保健。重症患者在能承受范围内，一天可推按 3 至 4 次。每个点施治时间 3 至 5 秒，可来回推按 3 至 4 次。只要患者症状减轻即可停止操作，一般情况下，每个点 15 秒钟即可。至于推按时间，因病情不同而很难规定。若病轻，痛点仅局限于某一原始点，常在几秒钟内获效或获愈，疼痛部位多，疾病复杂，原始点相对较多，但按推时间也仅需几分钟而已。

原始点疗法，不仅对各种原因引起的痛症疗效显著，还能对潜伏在人体内的疾病帮助诊断，如胆结石、肝癌等疾病。在未发作之前，患者常无任何体征反映，采用原始点触按，可诊断出相应脏腑存在的问题，提示患者引起重视，做到无病先防，有病早治。

中医科学之我见

朱健良

阅《健康报》2012 年 12 月 12 日梅松政学者《基层中医如何交流学术》一文，引发对中医科学的思考，笔录如下，就正方家。

1、先讲：科学

科学是什么？科学是自然界系统论规律原理定律的真理。世界非绝对纯，科学非绝对纯。科学总是相对的、发展的、前进的。

科学可分为“潜科学——潜在的科学；前科学——前位态科学；真科学——纯洁态科学”三大部分。

古文明的科学观和今文明的科学观有所不同，古文明的科学观为“潜科学、前科学、真科学”的“混沌态科学”；今文明的科学观为“成熟态、到位态、真实态”的“纯洁态科学”。但即使是“纯洁态科学”也非绝对纯。

2、次说：中医

总体而言，中医学科学性的特点特色特征如下：

第一，中医学科学性的特点为全方位和全息律的信息论诊治观，主见于中医的整体观念和辨证施治及经络穴位的诊治实践中。

第二、中医学科学性的特色为潜科学、前科学、真科学混沌态的系统论诊治观，可见于中医理法方药和望问闻切及各家学说的诊治实践中。

第三、中医学科学性的特征为易学、道学、哲学、科学、医学多学科的控制论诊治观，可见于中医医术技能和药疗食疗及各种疗法的诊治实践中。

具体来说，现在已知和正在发展的科学有“十大科学”，这就是：宏观科学——讲宇宙天地人的科学；微观科学——说物质波粒场的科学；自然科学——道自然万象理的科学；社会科学——言社会历史观的科学；思维科学——破思维态之谜的科学；战略科学——讲谋略运筹法的科学；人文科学——说人类文明态的科学；信息科学——道信息应用中的科学；生命科学——言生命生死存亡的科学；情感科学——破众生爱恨情仇的科学。无论世界上有多少的子系统科学，但都离不开“十大科学”。而今文明的“十大科学”又和古文明的“太极科学”自然相通。而中医学则是它们之间自然相通的连体科学。具体之理如下：

第一、中医学属“宏观科学”，应属名正言顺的道理。例如：中医学的“阴阳学说”属二分法对称论的宏观科学，自然辩证法对立统一规律中和矛盾学说同母所生的“双胞胎学说”。再如：中医学的“精气神学说”属三分法波粒场论的宏观科学，自然辩证法“质量互变规律”中和宇宙科学高能物理“波粒场论”同母所生的“姐妹学说”。故《吕氏春秋·下贤篇》曾指出：“精充天地而不息，神覆宇宙而无望。”也就是说：“各种基本粒子充满着整个天地而运动不息，强力、弱力、电磁力、引力之场覆盖着整个宇宙空间而无边无际。”由此破解引申可知，中医学所说的“精”，实质是指“各种基本粒子”而言，在生命体内则指带有生命活动信息的各种基本粒子流。中医学所说的“神”，实质是指“强力、弱力、电磁力、引力之场”而言，在生命体内则指带有生命活动信息的生物量子场。那么，也许你又要问：中医学所说的“气”又是什么呢？我答古人认为能自然播散者曰气。中医学言：精化为气时也就产生了神。《葛洪·抱朴子内篇》则指出：“人在气中，气在人中，自天地至万物无不需气而生也。”气功练功中并有：炼精化气，炼气化神之说。综合上述四论之说，笔者破解言之：中医学所说的“气”，实质是指“气体、离子、等离子体”而言。在生命体内则指带有生命活动信息的气体、离子、生物等离子体。其中离子和生物等离子体在人体运变中会产生电，故电气功应运而生。而中医学中各种不同名称的“气”之说，其区别无非是指具体成分所带信息及表现形式不同的气体、离子、生物等离子体而已。综上所述言：“精气神”类同于“波粒场”，它既属“中医宏观医学”之理，又属“西医微观医学”之用。

第二、中医学有“微观科学”，系属精气神道说之理。前面已经破解了“精气神”的实质，后面再说说“道”又是什么？“道”之说源于老子的《道德经》。《道德经》相对《内经》而言：系中医学的《外经》之说。老子论“道”分抽象和形象两种。抽象之道为“道可道”指“一阴一阳谓之道”的自然辩证唯物观；形象之道为“非常道”指“宇宙蛋大爆炸”和“道生万物”的原动力超量子统一力场——超光速快子力场。超光速快子于1934年被俄国物理学家巴维尔·切轮科夫所发现，1967年被美国哥伦比亚大学杰尔德·范伯格所命名，后得诺贝尔奖。1981年中国气功双手行针研究所范永刚在测试黄仲林气功“外气”时又发现了它。故“非常道”——超光速快子力场是客观存在的。如果说“神“为“基本力场”——“阳场”（可测之场），“道”则为“场中之场”——“阴场”（莫测之场）。就科学的宇宙观而言“神覆宇宙而无望，道生万物而莫测”。也就是说：“各种基本粒子产生的量子力场覆盖着整个宇宙而无边无际，超光速快子产生的超量子统一力场生出了万物而神秘莫测”。这是什么？这是微宏观宇宙科学的“广义阴阳学说”。当你知道了上述科学奥秘后，你说中医是不是科学。

第三、中医学属“自然科学”，应属有根有据医理。有根，中医学属源于自然，回归自然的自然科学疗法。如《神农本草经》，由神农尝百草而得之，有据。中医学属古文明《易经》、《道德经》、《神农本草经》、《难经》和《太极图》中提炼出来的自然科学态医学。

第四、中医学有“社会科学”，系有自然辩证法哲理。因为，自然辩证法是“社会科学”的核心与灵魂，中医学属自然辨证法医学是当之无愧的。故中医学中有“社会科学”。

第五、中医学属“思维科学”，主属诊疗实践中之理。笔者发现：思维科学可分四类思维。其一为“形象思维”，系“物质画像态思维”；其二为“抽象思维”，系“事物概念态思维”；其三为“灵感思维”，系“顿悟直觉态思维”；其四为“模糊思维”，系“宇宙全息态思维”。而“宇宙全息态思维”，也就是老子修炼“宇宙功”（观宇宙之功）中感知“时空隧道”宇宙信息库全息律信息的思维，老子在模糊思维中发现了“道生万物”之谜，故，老子说：“道生一，一生二，二生三，三生万物”。其实，现代伟大的宇宙科学家霍金所进行的思维远比老子更奇妙！霍金所表达的宇宙起源演变观则更令人叫极……。霍金靠什么？靠手足，他手足不行！靠实验，他实验不能！靠望远镜，他更加不行！因为，他是残疾人。他唯一只能靠他独一无二万能的大脑。除此法以外，别无他法可言。而中医中诸子百家名流名医，他们独特的见解和特殊诊治，也源于和常人不同的“灵感思维”与“模糊思维”的特殊思考。

第六、中医学属“战略科学”，因其理法方药中法理。就法理而言：中医属运筹于辨证施治之中，决胜于理法方药之外的兵法医学。就实质而讲：“兵法医学”之实质为“战略科学”。“战略科学”起源于“谋略学”决胜于“运筹学”，是古今文明相通的科学。我研究发现：战略科学的“核心谋略观”为“斗、和、平、调、升、降、进、退”八字方针。战略科学的灵魂为“知已知彼，百战不殆”的孙子兵法原则。而古文明的中医学中就有战略科学的八字方针和孙子兵法原则。例如：扶正祛邪属“斗”；补脏养阴属“和”；平衡阴阳属“平”；理气活血属“调”、升阳升气属“升”，；降压降糖降脂属“降”；化瘀通络属“进”；清热凉血属“退”。当然还有其他各种谋略观，但此八法为核心谋略观。“八法核心谋略观”，不仅仅在中医诊治中能用，而且在政治、经济、军事、商战、企划中也能用，不过其字解各有不同而已。

第七、中医学属“人文科学”，此说源于《内经》一书中明理。什么是“人文科学”？简言之人文科学为“说人类文明态的科学”，细言之，为“以人为本、文明进步的天地人科学”，它既是现代主体科学中继自然科学、社会科学、思维科学、战略科学之后的第五科学，又系前四门现代主体科学的复合体与相连体。如今我国讲中国特色的科学发展观——追求以人为本共享改革成果、保护环境共建绿色家园等，也可以看作是行“人文科学”发展观。

第八、中医学属“信息科学”，实属无可非议的道理，中医学讲“天地人”的信息分析和行“望问闻切”的信息诊病及施“声光电磁热理化象数术”的信息治疗。例如《内经》中对自然界“五味、五色、五化、五气、五方、五季”的信息分析和人体中“五脏、五腑、五官、形体、情志、五声”的“全方位五行信息”之论，已达到博大精深的层次。再如中医针灸中行“信息科学”声光电磁热理化象数术的“多视角信息调控”之治，已达到出神入化的境界。

第九、中医学有“生命科学”，这是理所当然的至理。因为，生命起源于微宏观，生命的生死存亡在精气神道中，生命不仅仅是核酸和蛋白质的新陈代谢。还是灵、肉、骨、气、血的聚散离合。“生命科学”不是首源于西医，而是首源于中医。是古文明的太极科学和中医学首先打开了“生命科学”的“阿里巴巴”之门（注：读者想知详情，请阅《生命医学宣言》一文）。

第十、中医学有“情感科学”，这是我所发现的实理。因为，“情感科学”，属人之“七情六欲爱恨情仇”的科学。情感科学可以视为心理学和生理学的交合科学，情志与生理的联动关系，在《内经》和中医学中早有记载。例如：中医认为，怒则气上、喜则气缓、悲则气消、恐则气下、惊则气乱、思则气结。而我国春秋战国时期的神医扁鹊曾用上述之理治过病。笔者也曾用“喜则气缓”的心理开导法加中医健脾理气安神方治过“思则气结”的脾虚空想不思眠症，速达康复也。再如：孔子言，食欲性欲，人之大欲。《素女真经》也曾明言：男女作爱能治病。事实上，夫妻之间健康有节的性生活也确能治好男女内分泌失调微循环障碍和妇女乳小叶增生等疾病。又如：良爱善爱的欢爱有助于免疫增强身体健康，坏心恶心的仇恨则使人气结气乱不利健康，这些现象均属“情感科学”之理。

既然中医学是科学的，为何到如今还有人认为中医学是伪科学和非科学呢？追其原因有三：

第一、古文明的中医科学与今文明的西医科学有所不同。古文明的中医科学是易理、道理、哲理、科理、医理多学科溶汇在一起的混沌态科学，而现代人对其不太懂、不太明、不太知，极容易以不可知论和形而上学论误解成伪科学和非科学。今文明的西医科学则以现代数理化和波粒场检验观为唯物基础的纯洁态科学，对现代人而言易懂、易明、易知，极容易被人直接理解成真科学和纯科学。故人们常常从机械唯物论的认知观出发：扬西医而贬中医。

第二、中医科学的许多科学之谜，至今仍被不少现代学者专家视为“天书”，只知其然而不知其所以然。更严重的是，有些居于管理位置的人也不知中医究竟为何物，甚至认同某些否定中医的偏激之说。中医历经千年，却要向当代“高水流水觅知音”。

第三、中医的发展太缓慢，墙里开花墙外红，还不如韩国的“汉医”和日本的“中医研究”重视和进展快。如今的中医发展正在受到市场经济物价上涨、计划经济医保局限、医疗机构药店“假大空处方”的干扰，以及社会贪腐现象向中医领域的蔓延，再加之伪中医的坑蒙诱骗，败坏中医声誉，使之屡遭诟病，如同下三滥的冒牌水货使正牌行货蒙冤而弱化市场竞争力。

2013

JIAN

十三　杏林故事

从“活熊取胆”到“养熊取胆”

2012年2月，随着福建“归真堂”上市申请，引发了一场“活熊取胆”的争议，并且随着媒体聚焦，事件不断升级，虽然说的是动物保护，但是中医药再一次成为人们关注的焦点。回顾这一事件的经过，以及化解危机的过程，从“活熊取胆”到“养熊取胆”的视角转换，的确是运用中医智慧的一次尝试，值得今后借鉴。

2月16日，中国中药协会在京召开发布会，就国内养熊业的现状，以及熊胆在中药中的地位功效等与媒体进行沟通。当日下午，上百家媒体参加了中药协的此次沟通会，同时世界动物保护协会、中国动物保护记者沙龙两家动物保护机构出席。中国中药协会的房书亭、参会的多位中药协专家、世界动物保护协会项目协调员孙全辉等相继被媒体围堵。

房书亭在会上表示，保护野生动物，珍惜生命，与继承和发展中医药，更好地为人类服务，两者和谐统一，并行不悖。对于公众关注的“活熊取胆”，房书亭称现今的养熊业早已就不是二十年前，在“无管引流”方式之下“取胆汁过程就像开自来水管一样简单，自然、无痛”，并表示中药协愿意协助媒体参观对公众封闭的养熊场。世界动物保护协会孙全辉认为，与其请媒体参观熊场，不如请专业人士，比如动物园饲养员、动物专家等专业人员参观，并将评估结果公布于众，可能更有意义，更有助于消除关于“虐待”的争议。中国动物保护记者沙龙张丹也建议，希望养熊场引进动物伦理、动物福利方面的专家参与到考察这些熊场的具体状况中去，这样才有公信力和说服力。

人们关注的问题之一是“活熊取胆”是否属于虐但动物？据房书亭介绍，最早熊胆的来源是猎熊取胆，我国上世纪80年代初从邻国引进活熊取胆技术，养熊业开始起步。而插管取胆、给黑熊穿铁背心、把熊养在比它自己还小的铁笼子里，也是这个时期出现的。这种办法确实非常残忍。不过那已经是20多年前的事情。上世纪80年代后期，我国研制出无痛无管的取胆技术。无痛引流熊胆，在国内养熊场的普及率是100%。公众认为活熊取胆很残忍，主要是情感的问题。从监测数据看，如果种群管理到位，营养合理，取胆的熊和不取胆的熊，各项生理指标是一样的，说明引流胆汁没有造成太大的影响。

中国动物保护记者沙龙张丹则表示，从那些被关闭的熊场解救出来的300多只黑熊的情况来看，包括在亚洲动物基金的黑熊，健康状况都非常差，绝大部分都有肝胆系统的疾病，很多都死于严重的疾病。从这样的熊取出来的胆汁，做出来的药，并不能够保证安全性。

人们关注的另一个问题是养熊业会否危及野生种群的生存？

“以小种群保护大种群，饲养黑熊取胆汁，一头相当于220头黑熊免遭猎杀”，这是某野生动植物保护管理中心人士的看法。

房书亭昨天在会上称，从养熊业20多年，野生黑熊数量的稳步发展，证明养熊业促进了野生黑熊的保护。而现有人工黑熊种群规模已经能够维持可持续发展，不再依赖野外资源引进。对于熊胆的开发是否会刺激市场需求增长，进而需要更多的熊胆的担忧，中药协表示，目前驯养繁殖黑熊受到政府严格监管，监管部门在取缔和淘汰养殖条件简陋，不符合技术标准的养殖场的同时，不再颁发新的黑熊驯养许可证，意味着市场需求的增长不会使养熊场增加。孙全辉认为，人工养熊对野生熊的保护作用有可能被夸大。同时认为养殖熊规模扩大极有可能促使大家对野生熊胆的利用。

人们对于熊胆有无可替代产品的疑问，是另一个焦点问题。有关专家说，从清热解毒的功效上讲，超过50种中草药可替代熊胆。同时，据有关报道，早在1983年立项、研制至今的“人工熊胆（胆酸）”科研项目，在新药批准环节被一拖再拖，迄今没有获批。但是，熊胆粉中的牛磺熊去氧胆酸是其它任何动植物成分都无法替代的。对人工合成熊胆的研制要达到像人工麝香、人工牛黄一样，尚需时日。中药协同时以在心脑血管急症中屡屡发生奇效的“安宫牛黄丸”为例，目前安宫牛黄丸的成分是人工牛黄、人工麝香，功效与原来不可同日而语。言外之意，即使研究成果经过验证，人工熊胆可以有天然熊胆的某些方面的功能和疗效，但是和天然的熊胆在临床上有差距。有信息说，目前有意大利和德国的两家药厂生产人工合成熊胆制品，均在我国有销售，且在中国的销售趋势逐年上升，去年取得了非常惊人的成绩。据中药业的估计，数据可能达到几十亿美元。

中药协的数据显示，经过数次整顿，国内黑熊养殖企业的数量，从上世纪90年代初的480多家，规范整理成现在国家林业局核发的养熊和各种准许证的一共有 68 家。目前存栏的黑熊数量已经突破1万只。按照国家有关的规定，取熊胆要符合两个条件，一是出生以后3岁以上，二是要达到100公斤。大型熊场符合取熊胆的数量约占其群数量的70%到80%，以此估算，全国可取熊胆的熊有6000到8000只。截止到2000年，黑熊养殖规模在200只以上的企业有 10 多家，主要集中在黑龙江、吉林、福建、云南和四川等地，规模化养殖的熊场每年群净增长率为10%到20%。

有学者指出，“养熊取胆”引发的争议从抵制“归真堂”上市到要求“取缔养熊业”逐步升级，看似黑熊“痛不痛”、熊胆是否可用替代的争论，归根到底是一个动物的保护与利用问题，是极端保护还是可持续利用？

记者张东风采访了中国社会科学院中医药事业国情调研组，就“熊胆事件”从学术和管理方面进行了研讨。

王伟说，对待野生动植物的保护，世界上有两种观念，一种是极端保护，认为任何利用都是反保护主义的；一种是可持续利用，即以永续方式利用资源，达到保护目的。

中国科学院动物研究所研究员、国家动物博物馆副馆长黄乘明指出，从生态学、从人类的道德、从生态伦理道德的角度来说，保护是为了合理科学的利用。利用是绝对的，保护是相对的。绝对的保护是不可取的，绝对的滥用、没有度的滥用也是不可取的。所以，合理科学的利用是允许的，符合人类道德，符合生态伦理。

中国社会科学院经济研究所研究员、中医药事业国情调研组执行组长陈其广说：“我们判断利用和保护关系处理得恰当不恰当，有一个客观的标准。这个客观标准首先就是看动物种群的生存状况。人类发展的大方向是回归自然，现在主张用人工合成的物质来替代自然品，这本身是违背人类发展大趋势的。”

中国濒危物种科学委员会办公室主任孟智斌也认为，证明人工养殖是否保护了野外黑熊，要看野外种群的情况。近几年国家林业局的调查数据显示，野外黑熊的种群数量没有减少。这说明人工养熊没有直接危害野外种群，至少对野生熊是没有危害的。一个管理良好的人工饲养种群，它在理论上一定是对野生种群有直接和间接的保护作用。所以，为了保护野生熊，最好的办法就是人工养熊。

熊胆事件让我们再次反思如何对待野生资源的保护与利用这个问题。《野生动物保护法》、《野生植物保护管理条例》实施已20多年，亟待修订。同时，当今社会公众对动物保护观念已成为一种信仰，深入人心，还需要加强什么是野生动物、如何保护和利用野生动物宣传，积极推动动物福利立法。

工程院院士李连达说：“熊胆粉含有五大类几十种成分，熊去氧胆酸仅是其中的一种成分，一种成分岂能全面代替几十种成分？由于熊胆粉含有多种有效成分，因而具有多方面药理作用，大量研究证实熊胆粉具有利胆、溶胆石，抑菌、抗病毒，抗炎解热，保护心、脑，降血压、降血脂、解痉抗惊厥等多方面药理作用。临床用于肝胆疾病、心脑疾病、感染性疾病及传染病等重大疾病，这些治疗作用岂是熊去氧胆酸所能替代？”

有关资料显示，我国每年熊胆粉产量约30吨，由国家食品药品监督管理局正式批准的合法药品中含熊胆粉的中药制剂有243种，均为治疗药物，有些是治疗疑难重症的重要药物，是不可替代的药物。例如：熊胆救心丸、熊胆排石片、熊胆疏肝利胆胶囊、熊胆茵陈口服液、复方熊胆乙肝胶囊、复方熊胆清肝颗粒、痰热清注射液、风热清胶囊、熊胆降热片、熊胆川贝口服液、复方熊胆薄荷含片、熊胆眼药水、复方熊胆通鼻气雾剂、熊胆痔疮膏。

2012年3月人大政协的两会期间，卫生部副部长、国家中医药管理局局长王国强委员，就归真堂“活熊取胆”社会热点问题答记者问时表示，“应尊重民众对于动物保护尤其是濒危动物保护，以及关切动物福利的心情和态度，这反映了我们社会的文明进步。我们不仅要尊重人的权益，也要尊重动物的权益”对于所谓“活熊取胆”，王国强认为，目前所采用的技术不能简单化为这四个字，而应以“人工养殖活熊造瘘引流取胆汁”相称。

“养熊取胆”逐渐取代了“活熊取胆”，在提法上的转换角度，有利于打消人们的疑虑和质疑。

全国政协医卫界30余名委员联名递交“正确对待‘养熊取胆’，保护中医药资源合理利用”的提案，呼吁社会正确看待“人工饲养熊获取胆汁”问题。签署联名提案的委员一致认为“人工饲养获取胆汁”在现阶段应予保护和支持。这种方式既符合《华盛顿公约》的有关规定，又符合我国野生动物保护和资源利用的有关法规，有利于保护和利用中医药资源。

他们建议有关部门和媒体应加大对我国野生动物保护的正面宣传，全面解读有关动物保护的法规，正确宣传动物保护和资源利用的关系；有关主管部门应全面掌握我国养熊行业的情况，根据我国相关法律的规定，明确支持和保障在野生动物保护和驯养繁殖、开发利用方面的有关活动，对做出成绩的要给予鼓励，对存在的问题要依法处理；有关主管部门应尽快澄清“养熊取胆汁”的事实真相，引导社会大众正确认识我国的养熊业，为行业的发展提供科学保障和必要的政策支持，保护中药资源的持续发展和合理利用。

从有人用“活熊取胆”挑起争论，到政协委员联名支持“养熊取胆”，这个事件平息的过程，给人们留下了深刻的启示。

真气运行法打通任督二脉惹争议

气功自从被邪教利用之后就备受争议，2012年5月，甘肃省卫生厅网站挂出“甘肃省医务人员练真气40余人打通任督二脉”的消息，又一次引发人们的关注和争议。从争议的情形看，一些人的相关知识似乎更多来自于武侠小说，而对究竟什么是气功知之甚少。有学者说，这是继张悟本等事件后，这从一个侧面再次暴露出中医药科普的软肋。

从一些质疑的网友言说中，“打通任督二脉可练绝世神功”的观念似乎根深蒂固。也难怪，在国人间颇为流行的武侠小说中，作家借助中国传统文化中的中医经络、气功、武术等内容，把故事描绘得很玄也很生动。但经过夸张和想象的东西，终究不是真正的中医。

以气功为例，气功是调身、调息、调心融为一体的心身锻炼技能，在中医养生和医疗中有重要地位。在医学领域，气功疗法是中医药学的重要组成部分，对许多慢性病常见病都有独到疗效。从汉张仲景到民国张锡纯，历代大医家几乎都精通气功。作为一种疗法，气功与针灸、推拿在中医学中的学术地位相当。上世纪九十年代以来，中医气功学逐步成为中医学中一门独立的学科。

但是，气功的历史虽然悠久，而气功这个概念形成的比较晚，大约在见过前后才开始流行。

60多年以前，曾任北戴河气功疗养院的院长的刘贵珍先生，从天津敌占区返回了自己的故乡，在河北省的南宫县商业局任职，此前他在天津从事商贸工作，为敌占区的革命工作搜集过医药物资。1947年冬，刘贵珍的胃溃疡宿疾复发，伴有结核大口咯血，虽经当地专区人民医院抢救脱险，但被告知根治乏术。他只得回家静养，后了解到同村民间医人刘渡舟有独特的“纯阳功”疗效非凡，希望刘渡舟为他治病。

刘渡舟是河北省威县南寺庄的农民，淳朴敦厚，寡静少言，是“纯阳功”内功创始人郝湘武的第五世传人，用“练功”治疗疾病在当地很有影响。因为同族的关系，刘渡舟答应了刘贵珍的请求，让他按照规定练功治病，其间虽有其他事情干扰，但是经过“百日”以上的“闭关治疗”，最终取得意想不到的好结果。刘贵珍是被人抬着去的，现在他自己满面红光地走回来，因此在解放区引起轰动。当然，他治病的费用，得到解放区政府的大力支持。

刘贵珍治愈之后，很多慢性病患者也要求到刘渡舟那里去治疗。

1948 年，经冀南行政公署民政处长冯英批准，刘贵珍前去拜刘渡舟为师学功，并陪同患者张幼天，还有宁南县县长李维华再次前去治疗，他们两位的病也很快获得治愈。刘渡舟先生也把刘贵珍收为正式徒弟，作为第六代衣钵传人。

建国前，时任冀南区卫生局局长的黄月庭知道了刘渡舟先生的独特医术，为了进一步观察“纯阳功”的效果和总结经验，专门成立了一个研究组，对更多的病人进行试治。组长由黄月庭兼任，冀南四专区人民医院副院长李浚川和干部疗养所所长赵景春二人分别任副组长。还配备有王湛禹、黄天民、温强州、贾朴斋、高立检等几位医生。可以毫不夸张地说，这就是“科学气功”的开端。

在医学观察的过程之中，很快就见到了成效，并且改进了一些练功时的默念咒语。黄月庭老先生介绍说：“刘贵珍此时调来干疗所当秘书，做为研究组的一位成员，负责内功技术指导。患者的生活方式，按照刘渡舟传统性的老规矩，一日做五次功，吃五餐饭；每天细粮、鸡蛋、牛肉、蔬菜各 1 斤，满足供应，不得有误。百日期满，疗效果真显著，众无异言。但是，在为这种治疗方法命名的过程中，却是争论不休，各持己见，难以统一。”

有些西医认为，饮食这么好，牛肉、鸡蛋都是高蛋白，每天超出消耗量的摄取，增加了体重，增加了抗病能力和免疫力，完全是食物营养的作用，否定练功的效果。因此，他们主张命名为“营养疗法”，或是“食物疗法”。也有些人讽刺地说，可以叫做“填鸭育肥法”。有些中医认为，食物营养只能是辅助的作用，主要是呼吸吐纳、调理气息和培育真气，主张取用祖国医学文献中原有的名称“纳气导引”。有人根据“内功”方法中有些秘传口诀，令人难解，如其中的“自己静坐佛堂、龙盘爪、真对真、半点不差毫分”，“八卦仙衣盘龙绣、意到西天庆千秋”。他们认为似是祝由科，可命名为“祝由疗法”。也有人认为，默念词句可起精神暗示作用，应该命名为“精神疗法”，或是“心理疗法”。几次讨论，众说纷纭，莫衷一是。

由此可以想见，当年的争论是何等激烈，各有各的道理，各有各的根据，实在不好取舍。看来只有跳出争鸣，另辟蹊径，再选一个大家都可以接受的称谓。

最后，黄月庭先生以研究组组长的身份做了这样的结论：“疗效大家无分歧意见；呼吸、吐纳的作用大家有共性认识。中医认为，吐纳有调补元气的作用，真气充沛，疾病自愈；西医认为，深呼吸可获取充分的氧气，体内气体交换取得改善。我认为，‘内功’与祖国医学中‘气化论’的学说相吻合，气为血之帅，气行血自行，‘恬淡虚无，真气从之，精神内守，病安从来？’这些可能是‘内功’起治疗作用的主要因素。‘气功’一词，概括性强，比较名正言顺。可优先考虑运用”。

黄先生在中医理论的基础上，融汇古今，终于起出来一个好名字，逐渐被大家接受，流传开来，成了一个很响亮的名词，一个充满中医特色，为世人乐于传送的名称。可以说，“气功”是此后一直到现在，很有“影响力”的“著名中医词汇”啊！

1949 年 3 月，在冀南区召开的卫生行政工作会议上，第一次公开而正式地使用了“气功”这个名称。在这次会议上，干部疗养所所长赵景春作了《气功治疗慢性病的总结报告》；第四专区人民医院副院长李浚川做了《气功治疗的临床观察报告》。这次会议是黄月庭先生主持的，冯英处长也出席了会议。黄月庭以卫生局局长的身份，向大会正式宣布了“气功”这个名称。约定俗成，沿用至今。

建国后的 1950 年，在河北省卫生厅汇报了气功的临床疗效，对于这个结果，很多人想当然地加以反对。支持的、反对的都有自己的理由，俨然不可调和。时任河北省卫生厅医院管理处处长的黄月庭，有一定的实权，他很支持气功。因此，1953 年，河北省在保定新建第二干部疗养院时，增设了一个气功科，刘贵珍调任气功科主任，开展气功治疗，受到多数修养员的欢迎。疗养院里同时聘请了太极拳老师黄西林，教授修养员练太极拳和太极桩，作为内养功的辅助功法。

真气运行学创始人，著名医学养生家、甘肃省第五届政协委员、甘肃省名中医、甘肃中医学院原真气运行研究所所长李少波教授，1910 年 3 月 25 日出生于河北省安平县，1943 年开始行医。

李少波的祖上辈辈有中医，到他祖父这一代，不仅精通医术，而且素谙“吐纳导引”之术。1931 年，20 岁出头的李少波在一家制碱厂工作，身染尘肺等多种疾病，在医药久治无效，生命垂危之际，祖父教他练习一种“吐纳导引”法，并授《勿药元诠》一部，叮嘱他说，治病最好的药就在自己身上，关键是自己要有恒心、有毅力，做到书上说的“恬淡虚无、精神内守”，用它把自己的生命夺回来。他遵照祖父的嘱咐，按照所教的方法进行练习，专心锻炼一个多月后，竟然觉得各种症状已明显减轻。呼吸已经顺畅，咳嗽少了，面色红润了，人也感到有了力气。三个多月后疾患痊愈，就像换了一个人一样。从此后他立志继承祖父事业，做一名医生，济世活人，独善其身，兼善天下。他一边坚持锻炼“吐纳导引”，一边研读《黄帝内经》、《道德经》、《易经》等经典，攻读《伤寒论》，成为一名医者。

新中国建立初期，他在甘南的临潭县医院工作期间，召集了住院的各种慢性病患者 30 多人，有肠胃病、肝胆病、心脏病、高血压等症。向患者讲解了练习的方法，用祖父教自己练的“吐纳导引”法施治。不到一个月，好消息一个接一个。有些肠胃病人找他说：“李大夫，我现在好像换了一个胃，特别能吃，而且觉得吃的东西比以往任何时候都香。”有肝胆病的患者经检查，各项化验指标都趋于正常。院长和内科的一些医生也都感到惊讶。对此，李少波也不止一次地想：祖父给自己教了方法，但没有说明道理。如今，要用它为别人治病，再要沿用“吐纳导引”的名称是不科学的，也容易引起人们的误解。带着这些问题，他反复研读《黄帝内经》。《素问·上古天真论》的一段话引起了他的注意：“上古圣人之教下也，虚邪贼风，避之有时。恬淡虚无，真气从之，精神内守，病安从来。”他反复思索，明白了其中的道理。圣人教人养生，应当顺应人天信息。宇宙之间，六合之内，凡于人有益者则近之受之，于人有害者则远之避之。安静下来什么也不要去想，真气便从之而生，旺盛地在体内运行；内守自身，神不外驰，正气存内邪不可干，疾病从何而产生呢？“真气者，经气也。”《素问·离合真邪论》的这句话，使他茅塞顿开。人身体中的经络，其实质就是真气。真气存，经络在；真气亡，经络无。同样，经络通畅，身体无恙；经络不通，百病丛生。正如《灵枢·经别篇》所云：“夫十二经脉者，人之可以生，病之可以成，人之所以治，病之所以起。”《黄帝内经》中类似这方面的论述，他一一认真研究，终于理清了思路。再读《勿药元诠》，更加使他心里豁亮。练“吐纳导引”就是练真气，使真气运行通畅。人之疾患大都是因经络不畅而起，只有用真气贯通之，体病方可痊愈。行医治病，有此一得，算是找到了根本。他终于为“吐纳导引”更名了，使它以科学的面目登上大雅之殿。于是，“真气运行法”这一名称便在 20 世纪 50 年代甘肃的一个小县城里诞生[4]。

李少波教授于 2011 年 9 月 28 日 17 时 29 分在甘肃平凉崆峒山逝世，享年 102 岁。5 月 12 日至 5 月 20 日，在甘肃省卫生厅的组织下，47 名医务工作者在武山疗养院参加了中医真气运行培训班。王韬先生作为卫生厅认定的教学人员之一，参与了培训班的整个教学过程，并设计了相关表格进行调查，他以自己的亲身经历介绍了这次培训班的情况。

本次培训班学员 47 人，其中男性 32 人，女性 15 人。培训班统一安排食宿，定时培训、进餐、休息。每日早晨 8 点半开始训练，到 12 点结束；下午 2 点半开始到 5 点半结束，晚上 7 点开始，到 9 点结束。前 3 天每半小时休息一次，后来逐渐加长训练的时间，每 50 分钟至 60 分钟休息一次。下午先学习动功五禽导引、鹤飞唳天（肠胃功）2 小时，再进行静功 1 小时。每天静功 6 小时 30 分，动功 2 小时。共培训 9 天。

用传统方法界定“通督”：真气运行学通过五步方法，逐步聚集体内的真气沿着经脉运动。根据

[4] http：//www.cntcmvideo.com/zgzyyb/html/2011-07/08/content_49680.htm

功法创立者李少波教授的定义，任督两条经脉相沟通的标准为：“第四步通督勿忘复勿助”中“督脉通畅后，一呼真气入丹田，一吸真气入脑海，一呼一吸形成任督循环”。在真气通过督脉时，会有一种自然的冲力，表现为头面部皮肤痒麻、似虫蚁爬行、眉心鼻骨紧张、唇部麻紧、身体有时温热、有时凉爽等等。如果学员有了这些练功感觉，我们就认为是“通督”。面对没有很客观的现代医学监测手段来证实“通督”的现状，我们只能用传统的方法来界定。我们希望通过相关的指标拿出令人信服的数据，这是我们发展的方向和趋势。

经过学员们从第一步“呼气注意心窝部”开始训练，很多人很快就出现中脘部的温热感，随着调整呼吸，真气逐渐向丹田、尾闾、夹脊、玉枕运动。到最后共有 41 人“通督”。

学员系统学习过中医的有 59%，没有系统学习过中医的有 41%。培训前对真气运行法持肯定态度的占 63%，半信半疑态度的有 37%；培训后对真气运行法持肯定态度的占 96%，半信半疑态度的有 4%。明确表示回家继续练习的有 76%，不确定态度的有 24%。有 88%的学员表示将来支持真气运行法的推广，有 12%的学员表示不确定。

学员感觉健康状况得改善：80%的学员没有慢性病，20%的学员有较严重的慢性病。包括胃肠道、胆囊疾病、心血管疾病、呼吸系统疾病、内分泌系统疾病、骨性疾病等。由于没有具体的实验室检查数据，所以这次的疾病改善主要是以学员的自我感受为主，通过训练，学员感受肩周炎、颈椎病、胆囊炎、便秘、慢性咽炎、睡眠、视力有较明显的改善。

有一部分学员腰膝酸软、胸闷气短、神疲乏力、五心烦热、头重如裹、心慌心悸、畏寒肢冷、肠鸣腹泻的症状练习真气运行法后也明显减轻或消失。大家普遍反映身体变化最显著的是精力旺盛、体力增强、周身轻快、头脑清楚、饮食减少、睡眠改善。

73%的学员对这次培训班的组织和举办表示很满意，22%的学员表示比较满意，5%的学员认为一般。98%的学员支持继续组织类似的中医养生培训班。学员们还有很多建议，希望大力普及中医养生知识、推广中医药膳、建立治未病中心、中医养生进社区等等。西医出身的学员庆阳市人民医院的邓华宇主任医师在总结发言时说：“过去不信，现在亲身实践后相信了，以后要不断坚持。”

此次调查的不足之处，是我们没有利用现代医学的实验室数据来说明练功前后身体变化，不能让大家充分信服。举办培训班的开始，没有想到能引起如此广泛的社会关注。在现有的条件下，初步调查了这些数据，仅供参考。我们在以后的培训中将逐步完善相关的实验室数据和检查，用客观指标来反映中医真气运行养生的作用。

《中国中医药报》记者王淑军报道，2012 年 12 月 1 至 2 日于江西省南昌市举行的中国医学气功学会 2012 年学术研讨会上，报告的一项课题结果显示，习练中医健身气功对多种慢性疾病人群就医次数和医疗费用的降低，有较明显的作用；特别是高血压、冠心病、呼吸系统疾病、老年性疼痛等尤为明显。

此次课题由上海市卫生局资助，上海市气功研究所、上海市健身气功管理中心等单位组织实施，于 2009 年下半年对该市 2 万名健身气功（主要功法为易筋经、五禽戏、六字诀、八段锦以及导引养生功、快乐养生功）习练者做了抽样调查。

对习练中医健身气功者的调查数据显示：对身体状况和心情状态有改善者均超过 90%，其中明显改善者超过 35%；与人交往方面，有改善者达 80%，明显改善者达 36%。对高血压、高脂血症、冠心病、脑血管病、慢性呼吸系统疾病、老年性骨关节疼痛、消化性疾病等七类患者，最近 3 个月就诊次数减少 1 次以上的，均超过 30%，其中，慢性呼吸系统疾病患者减少 3 次以上的达 23.8%。

对高血压、糖尿病、高脂血症、冠心病、脑血管病、慢性呼吸系统疾病、老年性骨关节疼痛、消化性疾病等八类患者，降低最近 3 个月用药量的均超过 32%，其中，慢性呼吸系统疾病、老年性骨关节疼痛、消化性疾病患者同时降低药量和种类的超过 33%。对冠心病、慢性呼吸系统疾病、老年性骨关节疼痛、消化性疾病患者最近 3 个月医药费用，减少 150 元以上的均超过 20%。

专家指出，慢性非传染性疾病已成为危害城乡居民健康，造成群众看病贵的主要原因之一，如何控制城乡居民中老年人的慢病发生率，降低医疗费用，提高生活质量，成为国家公共卫生领域的重要课题。气功是中医学的重要组成部分，具有较强的整体调节作用，有双向调节功效，对不同体质和功能状态人群有一定普适性；强调“身心合一”，调动习练者积极性，全面调整身心状态；强调“松静自然”，尊重自然客观规律，安全可靠；强调循序渐进和持之以恒，融入日常生活，简便宜行，应在推进中医治未病工作中充分发挥作用。

中药资源普查列入国家战略

2012年2月1日，国家中医药管理局召开2012年度全国中药资源普查试点工作专家指导组工作会议。国家中医药管理局副局长李大宁在会上讲话指出，要立足战略性、促进联动性、强化服务性，有力推进试点工作全面展开。

李大宁说，首先要立足战略性。中药资源普查意义重大，要积极争取列入国家战略。为此一定要集思广益，凝聚各方面力量，通过扎实推进试点工作，为第四次全国中药资源普查顺利开展打下良好基础，为普查工作规范有序进行提供经验保证。第二要促进联动性。在普查工作从行业战略上升到国家战略的过程中，要积极联络、协调各有关部门共同参与，并与各部门自身职能相衔接，体现各自工作着力点，形成部门联动机制和良好合作氛围。第三，要强化服务性。通过试点工作锻炼普查队伍，构建服务平台，建立一支专业化的可长期承担中药资源调查任务及相关工作的技术服务队伍。要在试点工作中研究探索专业服务的工作机制，促进产学研结合发展，为国家和地方经济社会发展提供特色优质服务。

会议由国家中医药管理局科技司司长苏钢强主持，全国中药资源普查试点工作专家指导组顾问王永炎院士、肖培根院士，专家指导组组长黄璐琦研究员以及专家组成员和特邀代表参加了会议。会议对2011年中药资源普查试点工作进行了回顾和总结，并对全国中药资源普查技术规范和全国中药资源普查数据库方案进行论证，讨论部署了2012年全国中药资源普查试点相关工作。

6月11日，国家中医药管理局中药资源普查试点工作领导小组办公室在北京组织召开2012年度新增省份普查试点工作会议。领导小组办公室主任、国家中医药管理局副局长李大宁强调，各省要制订好实施方案，抓好政府组织、技术实施和成果承接与转化三个环节，用更开放的态度积极探索建立产学研结合的长效机制。来自18个省（市、区）的中医药行政管理部门、技术依托单位的代表共50余人参加了这次会议。

会上，中药资源普查试点工作领导小组办公室对2012年新增省份普查试点工作进行了部署，着重介绍了中药资源调查和科学研究、动态监测与信息服务、种苗繁育和种质资源设施建设、传统知识调查等方面的工作任务和要求。四川、安徽、重庆代表三个先期开展试点的省市，从组织管理、技术方法和外业调查经验等方面做了工作交流，与会代表对试点的相关工作进行了讨论。

李大宁在总结讲话中强调，一要理解和把握好此次普查试点工作的定位、工作思路，各试点省的工作要统一部署、统一要求、统一执行，制订好各试点省的实施方案；二要抓好政府组织、技术实施、成果承接与转化三个环节；三要用更开放的态度积极探索建立产学研结合的长效机制，完成好国家任务；四是局领导小组办公室要加强管理和服务，组织开展好培训。局专家指导组要加强对各地的技术指导和实施监督，围绕4项工作任务分类做好实施工作。据悉，2012年我国开展普查试点工作的省份达到22个。

2012年12月18日，中国中医科学院中药资源中心成立。卫生部副部长、国家中医药管理局局长王国强，副局长李大宁，局党组成员、中国中医科学院党委书记王志勇，院长张伯礼，中国工程院院士王永炎、肖培根以及国家发改委、科技部、国家食品药品监管局、国家自然科学基金委等有关部门负责人出席该中心揭牌仪式。

国家中医药管理局批准设立中国中医科学院中药资源中心，旨在适应中医药发展对中药资源可持续利用的需求，落实中医科学院“十二五”发展规划，促进第四次全国中药资源普查成果承接和转化。该中心将以中国中医科学院中药资源学科优势为基础，整合国内研究力量，开展中药资源研究，建立中药资源监测与信息服务体系，完成国家中药资源重大战略咨询，为产业发展提供技术支撑和服务，担负起中药资源国家队的责任。

王国强在讲话中要求，要立足国家和行业发展需求，加强中药资源中心建设；以中药资源普查为基础，发挥技术指导作用；加强国家重点实验室建设，突破中药资源普查的重大科学问题；同时，还要加强中药资源中心自身建设。

中药资源中心编制60人，内设三个部，即中药资源科学技术研究部、科技成果开发和技术服务部，以及中药资源动态监测与信息服务中心平台，开展中药资源基础和应用等问题及相关技术研究；开展中药资源相关科技成果的转化、应用和推广；指导和开展中药资源动态监测和服务体系建设，进行国家中药资源动态监测与信息服务。三个部将设置道地药材研究室、分子生药室、中药材 GAP 种植研究室、中药资源动态监测室等9个实验室。

中国中医科学院副院长黄璐琦兼任该中心主任。

根据《中华人民共和国国民经济和社会发展第十二个五年规划纲要》和《卫生事业发展“十二五”规划纲要》，国家中医药管理局近日印发了中医药事业发展“十二五”规划，明确了中医药事业发展指导思想、基本原则和发展目标。在中药发展方面，指出到 2015 年，完成第四次全国中药资源普查，初步建成中药资源动态监测与预警网络体系。

国家推动中医药服务贸易战略

2012 年 4 月 26 日，国务院新闻办公室举行新闻发布会，正式发布了由商务部、外交部、国家中医药管理局等 14 部门制定的《关于促进中医药服务贸易发展的若干意见》。卫生部副部长、国家中医药管理局局长王国强和商务部部长助理仇鸿出席新闻发布会并答记者问。

所谓中医药服务贸易，是指从我国境内向外国居民提供中医药远程医疗服务、外国居民来华进行中医药医疗保健或学习中医药、我国人员或机构在国外开设中医诊所、我国中医师赴外国提供中医药服务等都是中医药服务贸易的具体体现。

中医药作为中国独特的、具有独立自主知识产权和创新能力、能够被世界所瞩目和欢迎的行业之一，在中国加入世界贸易组织（WTO）之后，得到了良好的机遇和难得的外部环境，对中医药管理、贸易、医、教、研、产等各领域的发展产生了深远的影响。中医药服务贸易是我国具有完全自主知识产权、原始创新潜力巨大的民族健康产业，发展中医药服务贸易具有重要的战略意义。

国家中医药管理局国际合作司相关负责人表示，中医药服务贸易是国际贸易，通过提高中医药产品的附加值，使我国从中药材资源出口大国转变为服务贸易出口国，并通过中医药服务贸易所带来的收益促进国内中医药事业的发展，激发中医药行业的活力。中医药服务贸易就是指一个国家或地区与另一个国家或地区进行的以中医药服务为内容的国际贸易。根据《服务贸易总协定》（GATS）对服务贸易的界定，我国中医药服务贸易也分为跨境交付、境外消费、商业存在和自然人移动等四种模式。

目前，中医药已经传播到 160 多个国家和地区，我国与外国政府及有关国际组织已签订了含有中医药合作内容的双边政府间协议 96 个，专门的中医药合作协议 49 个。和中美、中法、中德、中俄都专门成立了中医药合作的机构。国际中医药医疗、教育、科技、产业合作有效开展。中医针灸已列入人类非物质文化遗产代表作名录，《黄帝内经》和《本草纲目》已列入世界记忆名录。中医药已成为各国医疗保健的一个重要选择，中医药服务需求不断增加，中医药对外交流与合作也已形成全方位、多层次、宽领域的发展格局。这些都为中医药服务贸易的开展奠定了坚实基础。此外，中医服务先后在澳大利亚、奥地利、加拿大、新加坡、越南、泰国、阿联酋和南非等国家确定了法律地位，还有一些国家和地区通过建立行业组织对中医药服务进行自律管理，并将中医药治疗纳入医疗保险体系鼓励使用。

《关于促进中医药服务贸易发展的若干意见》明确了我国中医药服务贸易发展的指导思想、基本原则、总体目标，提出用5年左右的时间，建立完善的中医药服务贸易管理体制，基本建立起以国际市场需求为导向的中医药服务贸易促进体系和国际营销体系。制订促进中医药服务贸易的政策法规，完善技术性贸易措施，建立中医药服务标准，并力争取得国际共识。积极开展中医药服务贸易人才相关法律法规政策和业务培训，培养壮大中医药服务贸易人才队伍。

建设境内外中医药服务贸易示范机构，加强中医药服务贸易的宣传和推广。打造一批具有国际影响力的知名品牌，培育一批中医药服务贸易骨干企业，扶持大型中医药服务贸易企业，为组建集团打好基础。统筹规划国际市场布局，大力推动中医药服务贸易企业“走出去”，不断提高中医药服务出口的质量、档次和附加值，促进中医药服务出口的全面增长。

意见明确了发展中医药服务贸易的8项重点任务。要实施中医药服务贸易多元化战略，建设一批中医药服务贸易示范机构，支持建设中医药物流配送中心和经济联盟，加强技术性贸易措施体系建设，加快培养中医药服务贸易专业人才，发挥科技创新在推进中医药服务贸易中的作用，建设中医药服务贸易信息平台，建立和完善中医药服务贸易统计体系。

意见还提出要营造良好的中医药服务贸易发展环境。要加强对中医药服务贸易发展的组织与管理，通过政府多双边谈判创造良好外部环境，发挥中介机构和行业协会作用，营造规范、自律的市场环境，加强中国传统医药领域的知识产权创造、运用、保护和管理，促进中医药文化的国际宣传和普及。

王国强表示，发展中医药服务贸易意义重大，一是对维护和增进人类健康具有重要作用，有利于满足国际社会日益增长的健康需求，推动中医药为世界人民的健康做出更大贡献；二是为展示和传播中医药文化开辟了广阔舞台，有利于倡导中医药理论指导下的健康理念和生活方式，促进中医药文化国际传播，提升中华文化国际影响力；三是为推动中医药事业发展注入了新的活力，有利于促进国际资金、技术和信息互动及共享，学习借鉴国外先进理念、方法和科学技术，激发中医药发展潜能和活力，提升其服务能力和国际竞争力。

王国强表示，国家中医药管理局将积极配合商务部等各相关部门，在近期重点做好以下工作：

一是积极发展多种形式的中医对外医疗合作，全面推进多层次中医药国际教育合作，深入开展高水平中医药国际科技合作，加强中医药国际标准化建设，推动中医药文化国际传播；

二是继续深入研究中医药服务贸易的发展战略、运行模式和促进体系等问题，积极推进影响中医药服务贸易发展中存在的困难和问题的解决；

三是推动设立中医药服务贸易促进专项，开展中医药服务贸易示范机构建设、人才培养和标准制定等工作；

四是大力支持办好“中国（北京）国际服务贸易交易会”。此次交易会专门设立了中医药的专题板块，将全面展示中医药发展现状和服务贸易政策措施。

外交部、教育部、科技部、卫生部、海关总署、质检总局、林业局、知识产权局和外汇管理局等单位的相关负责人参加了新闻发布会。

中医药服务优势独特，国际发展前景广阔。随着老龄化社会的到来，同时人类疾病谱、医学模式和健康观念发生了巨大变化，中医药服务因其“简、便、验、廉”等独特优势而越来越受到各国政府关注和民众欢迎。近年来，党和国家高度重视中医药工作，出台了一系列相关政策，在深化医改中大力发挥中医药作用，推动中医药事业发展。规模庞大的中医药服务机构和人才储备也已成为开展大规模、高水平中医药服务贸易的重要支撑和保障。

多年来，每年都有大批境外居民通过旅游观光等渠道来华接受中医药服务、购买中医药产品，与中医药医疗保健相结合的特色旅游服务已成为我国旅游业的一个新亮点。国内各大中医药高等院校、部分医科大学和中医药科研、医疗机构都开展了针对境外居民的中医药学历教育或非学历技能培训，历年来华学习中医药的留学生人数均为来华学习自然科学人数的前列，且创造了较好的经济效益。

同时，我国中医药服务贸易尚处于初级阶段，还面临着许多问题和挑战。一是东西方文化差异导致中医药的科学内涵尚未被国际社会广泛认可和接受，中医药服务在海外面临诸多政策和技术性壁垒；二是国内相关机构开展中医药服务贸易的能力有待加强，对国际游戏规则理解运用不够，尚未打造出国际中医药服务贸易知名品牌、规模化和集团化的服务贸易实体。三是促进中医药服务贸易发展的支持体系尚未建立，亟需国家从政策、资金等方面加以引导支持。

中医发展战略专家贾谦先生逝世

2013年1月9日凌晨6时，贾谦同志因病在京逝世，享年72岁。洪虎、程津培、房书亭等领导前来吊唁，邓铁涛、朱良春、梅永红、王国强等送了花圈。

中医药发展战略研究课题组于2013年1月15日发表的《贾谦同志生平》指出：

中国科学技术信息研究所研究员、中医药发展战略研究课题组原组长，著名中医药发展战略研究专家，中国民间中医药研发联盟名誉主席贾谦同志因病于2013年1月9日6时57分在北京逝世，享年72岁。

贾谦同志1941年5月19日生于河南省洛宁县。1960年考入西北大学物理系。1964年毕业后，分配到中国科学技术信息研究所，从事翻译、编辑等工作。1991年参与创办《高技术通讯》杂志。1987年参与软科学课题研究，1992年开始专门从事中医药领域的战略研究，并于2001年5月退休。作为主持和主要参与者，先后完成近20项国家级软科学研究课题，曾经多次获得国家和省部级科技进步奖。

贾谦同志退休以后，依然全心倾注于中医药事业，为中医普及和人才培养，特别是为民间中医药的发展呕心沥血，得到了中医界的一致认同。

2003年，在SARS流行期间，贾谦同志带领课题组赴广州调研中医药治疗SARS的疗效，并以课题组名义向国务院提交了《中医药完全可以解决非典型肺炎》的调研报告，该报告引起温家宝、吴仪等中央领导的高度重视，对中医药介入SARS治疗发挥了重要作用。

2004年2月，以贾谦同志为组长的课题组与邓铁涛等同志起草的《建议将“中医药的可持续发展”作为重大科技专项列入中长期规划的呼吁书》于2月9日呈送中央办公厅和国务院办公厅，11日迅即得到温家宝总理的批示。

贾谦同志还带领课题组成员先后20多次到艾滋病重发村调研中医药治疗艾滋病情况，所拟调研报告得到吴仪副总理的批示。

贾谦同志在进行中医药战略研究的过程中，善于反思，勇于改进，集思广益，与各位同道密切合作，汇真知灼见于研究成果，在我国中医药事业发展的关键时期“妙手著文”，促进了国家扶持和促进中医药事业发展的决策进程。由其主笔的《中医战略》出版后，“文起八代之衰”，成为我国软科学研究的典范，为确立中医药的重大战略地位做出了自己独特的贡献。

在近五十年的科研生涯中，他谦虚好学，孜孜不倦；团结同志，无私奉献；坚持真理，躬身实践；严以律己，宽以待人；为我们树立了榜样。

贾谦同志的一生，是革命的一生、学习的一生、全心全意为中医药事业奋斗的一生。贾谦同志的逝世，是科技界的一大损失。他的丰功伟绩将永垂史册！

贾谦同志永垂不朽！

贾谦完成的主要课题有：促进中医药出口创汇的战略与政策研究，中药现代化发展战略研究，中医战略地位研究，中医药基础理论建设及农村初级卫生保健体系科技支撑研究，促进中医药科研教育体系建设与发展研究，遵循自身发展规律保持中医药特色优势的政策研究，中国药用濒危野生物种保护战略研究，虎保护战略研究，等等。

2003 年 SARS 新瘟疫首先从广东爆发，肆虐之后，燎原背上，北京城里一片惊慌。科技部中医药发展战略研究课题组长贾谦先生率领课题组成员，南下广州调研非典疫情，访问著名中医专家邓铁涛先生，同他探讨中医药如何治疗非典、中医治疗非典的依据何在？邓铁涛先生依据中医药治疗传染病的原理，结合广东中医药对非典的救治情况，谈了中医药可以防治非典的问题。贾谦听后深受启发和鼓舞，让邓老立即撰写论文。并且最好是“三日之内寄到北京”，以便组织中医药防治非典的战略论坛用。邓铁涛先生很快就撰写了《论中医防治非典》，并且用快件寄到北京，同时寄给了胡锦涛总书记、吴仪副总理。

邓老以他特有的自信，以中医学特有的几千年的深厚积淀，在现代医学刚刚找到冠状病毒这个病原微生物，一无疫苗、二无有效抗病毒药的紧急关头，他在文章里大声地发出了中医界的声音：“战胜非典我们有个武器库！”这是多么豪迈的呐喊！这是多么可贵的宣言！在这中华民族与瘟神战斗最黑暗、最困苦、最为紧急的时候，在党与政府领导人感到“揪心”的时刻，我们来了！我们是中华大医，战胜非典，我们能行，我们有一个武器库！

2003 年 4 月 28 日，《中国中医药报》记者熊昌彪报道，“中医药防治非典学术交流会”，4 月 26 日在北京藏医院举行。来自广州的广东中医药大学第一和第二附属医院的专家，详细介绍了他们运用中医药防治非典的经验。另据《中国中医药报》5 月 1 日汪少颖的报道：“中医界请缨战非典，中西医结合防治非典有优势”。文章介绍 4 月 26 日召开的这次会议，是“第五届中医药战略地位研讨会”，主题是“中医药防治非典型肺炎”，会议的组织者是科技部中国科技信息研究所“中医药战略地位研究课题组”，此前课题组的贾谦、林中鹏和杨巨平研究员曾经亲自到广州考察中医药治疗非典的实际情况，了解到中医药的良好效果。“然而，有关专家认为，目前中医药在防治 SARS 的整体部署中，由于种种原因仍未得到足够重视，为此他们强烈呼吁，在目前 SARS 治疗尚无特效药物的情况下，应尽快让中医药介入 SARS 的治疗，充分发挥中西医结合的优势，‘两条腿走路’，取两种医学之长，更好地打赢防治非典这场攻坚战。”

4 月 30 日，《中国中医药报》转引新华社记者王燕萍、白冰 4 月 28 日报道，中医药医疗价值，引起香港医学界重视。借鉴内地抗非典经验，香港医院管理局已经开始全面向医护人员提供中药冲剂，以减低医务人员在一线工作时的感染。与此同时，香港医院管理局正通过特区政府，请求中央政府委派内地中医中药专家到港，协助香港研究如何结合中医药防治非典型肺炎。

政治局委员、国务院副总理兼卫生部部长、全国防治非典型肺炎指挥部总指挥吴仪，2003 年 5 月 8 下午与在京的知名中医药专家座谈，强调中医是抗击非典的一支重要力量，要充分认识中医药的科学价值，积极利用中医药资源，发挥广大中医药医务人员的作用，中西医结合，共同完成防治非典型肺炎的使命。中医药的大军终于开进了抗击 SARS 的主战场。

2004 年，贾谦和课题组同志 20 多次到艾滋病村调研中医治疗艾滋病情况，发现民间中医治疗艾滋病的良好效果，加以认定和呼吁。他说民间中医，由于受西化影响甚小，敢于辨证论治，疗效都非常好，7 路民间中医治疗艾滋病，没有一家不及“鸡尾酒疗法”的。但是，民间中医的良好疗效和他们的免费施治，没有为他们的治疗赢得合法地位，反而因为没有医师证而遭到有关部门驱赶，这件事曾经促使当地的艾滋病患者，带着铺盖找到县防治办去静坐、去质问：“你们为什么不给我们用好药（中药）？”因为“老鸡尾酒药物”副作用很大，没有服药之前患者已经发烧、腹泻、呕吐、全身无力了，再吃“老鸡尾酒药”，就更加不能进食了。很多患者认为，吃药也是死，不吃药也是死，这让很多因为卖血而感染艾滋病的农民很绝望。他们没有想到，民间中医的中药吃下去之后，很快就不吐了，能进食了，烧退了，有了力气了，不拉了，能参加劳动了，上能养老，下能养小。他们奔走相告：我好了！这就是中医的神奇疗效，是民间中医配出来的“好药”！生命的可贵，死亡的恐怖，使他们到县里去要这种好药：不给不走。贾谦说，既然没有批号的洋西药可以在中国试用，为什么不给中医以机会？不仅黄浦毕业的可以抗日，土八路照样可以抗日！贾谦先生把有关调查报告呈送上级领导。这件事引起吴仪副总理的重视，在报告上批示：“要组织中医界参与AIDS防治工作”。对于发挥中医药防治艾滋病的作用，起到了促进、推动的作用。

中医发展战略课题组关注禽流感防治，关注农村医疗卫生体制的问题，关注中医科研、中医教育、中医立法，总之，关注中医一切重要的问题。关系到中医的存废的大事，更是贾谦先生所要关注的。

2006年10月20日《健康报》第7版“中医药风波”专版《中医药界理直气壮回应非议》的整版报道之中，首先就提到了贾谦先生，文章说：

纵观科学昌明的21世纪，全世界的传统医学已寥寥无几。唯有我国的中医药，不仅未退出历史舞台，反而基本上实现了全国县县建有中医院，并且将政府对中医药的支持写入了《宪法》。然而，尽管中医药对中华民族5000年的繁衍生息作出了不可或缺的贡献，至今仍在我国的卫生事业中发挥着重要的作用，但仍有人对其心怀芥蒂。时下，“告别中医中药”、“取消中医的主流地位”已成为社会的热门话题：中医又一次面对“是科学还是伪科学”的考问。中医药是与非网上争锋：鉴于张功耀等在网上对中医药的否定，我国传统医学的专家、学者和热心人士开始打破沉默。10月16日，在中国科学技术信息研究所贾谦研究员、中国民族医药协会副会长黄福开教授等人的倡议和组织下，一场如何弘扬中医药、应对“取消中医万人签名活动”的会议开始了。针对张功耀等人一些似是而非的言论，与会者进行了一一批驳。

在反中医思潮沉渣泛起的时候，贾谦先生以他对中医历史地位、现实作用、未来价值的深刻研究，回应非议，捍卫中医。

2005年中医发展战略课题组的课题总报告《走出误区，重铸中华医魂》直指中医问题的误区，是一篇重要的历史文献，至今仍然值得我们深入思考。

贾谦先生的《报告》说：百年来我国最大的失误是教育失误。不仅仅是道德教育的失误，更是整个中华文化教育的失误，换句话说，我国教育缺失了自己的文化内容，我们子孙学的很多都是西方文化，使我们的孩子淡忘了中华文化，淡忘了根，日趋全盘接受西方文化。因此，很多人已经不大知道我们的祖宗给我们留下的“和文化”，不大相信代表未来医学方向的中医药，不仅不把中医药视为成熟的理论医学，反倒视为糟粕，视为“伪科学”、“反科学”，直到今天，还主张要中医药“去粗取精，去伪存真”，“去其糟粕，取其精华”。

贾谦先生说，我们不要忘记，美国的研究生奖励制度不仅是人才收割机，而且是培养世界各国人才拥有美国文化思想的洗脑机，关键是看自己能否把持得住。当年，美国伊利诺大学校长在呈报罗斯福总统的《备忘录》中说：“哪一个国家能成功地教育这一代中国青年，哪一个国家便将由于付出的努力而在精神上、知识上和商业的影响上获得最大可能的回报。”美国国务院呈送国会的2002—2003年中美科技合作执行情况评价报告中说：“中国学生从20世纪80年代后期和90年代才开始大量获得美国研究生学位，随着这群学生逐渐在中国国内获取资历，拥有美国研究生学位的中国高层官员的数量也将会相应增加。就这一强有力的态势而言，中国科学家群体对中国的政策具有的影响虽然难以估量，但无疑是重要的。例如，中国卫生部中有美国教育背景的官员已经对美中双边合作及诸如艾滋病、SARS等重要卫生问题的信息交流做出了重要贡献，并且他们对新思想逐渐采取了开放态度。”

他说，我们知道，巴西和印度都曾经拒绝过美国赠与的艾滋病善款，以确保艾滋病的药物研究权和疾病治疗权控制在自己手里。我们国家接受了善款。美国最大的中文报纸《世界日报》报道：50万中国农民成了国际西药厂家进行实验的白老鼠，每天仅给10元人民币。鸡瘟就是鸡瘟（尽管鸟类也患此瘟疫），又按洋人说法改叫禽流感，按洋人办法活埋无病之鸡；《参考消息》报道，美国称赞中国卫生部在禽流感方面合作愉快。中国人从来不怕流感，两副中药即可解决问题，却要大肆鼓吹永远赶不上流感病毒变异的疫苗；实际上制造了恐慌，而又劳民伤财，起到了替洋人疫苗公司作广告的作用。

贾谦先生对于中国教育失误的认识是深刻的，对于民族虚无主义的批评也是非常到位的，中医界深受“科学主义”审视和伤害，与此有明显的联系。可是，中医界能够像贾谦先生这样深刻认识的人士，却是太少太少了；不但很少有人有如此见解，而且敢接受这种见解，正视这种见解的人也是很少的。邓铁涛先生说，中医一百年来，“稳定地坐在不科学的席位上”，使很多人不相信自己手中的中医学，甘心自我从属。

贾谦先生对于“中医教育之失误”的论述，也是发人深省的。他说：中医教育是发展中医事业的基础。中医临床疗效能否持续提高，中医基础理论研究能否按照自己的规律进行，中医事业能否发展、壮大，都与下一代中医传承者的培养、教育休戚相关。但不容乐观的事实是，目前中医学院的中医教育太缺乏中医特色，培养的中医人员实在难以担当继承和发扬中医药事业的重任；模式单一，否定了中医应用几千年的成熟的传承教育和自学的人才培养方式；而且，硬是按照西医药的规律，将中医药细分为中医学院、中药学院、针推学院等等，造成医不懂药，药不懂医，违背了中医自身规律。

如何正确对待以师承方式培养的民间中医师，是一个重要问题。师徒代代相传和自学成才是中医学千百年来得以继承并日益发展的主要传播方式。贾谦先生说，我们不能漠视千百年来证明行之有效的师徒传承方法的存在，更不能为了防止不良医药事件发生，就简单粗暴地一棒子将所有民间中医全部打死。总不能为了防止交通事故发生而不许汽车上路吧？！如何有效地将那些有真才实学、掌握着治病救人本领的大夫与江湖游医、骗医区别开来，并让他们参与到济世救人的医生队伍中，这才真正体现了我们国家和政府一切为人民群众利益着想的精神和通过卓越鉴别水平体现出来的管理才能。

贾谦在2005年的总报告里指出，医疗卫生的首要目的是解决广大人民群众的初级医疗保健，而不是只设法解决极为罕见的所谓“高精尖”的疾病。毛泽东主席早在六十年代就指示“把医疗卫生工作的重点放到农村去”。然而，今天广大农村缺医少药，80%农村居民、50%城镇居民没有基本的医疗保障。“看病难看病贵”成了构建社会主义和谐社会的重大障碍。我们的医疗走入了误区，一些错误认识更是将中医医疗引入了误区。

在此后的医改之中，把抓基层、建基础、保基本作为医改的主要目的，可以看出课题组的先见之明，也充分说明05年课题报告的确引起了上层领导的重视。

2005年的课题总报告《走出误区，重铸中华医魂》对中医问题的误区进行了概括：（一）中医队伍的严重弱化导致中医临床水平下降；（二）中医药在有关部门的政策定位中出现双重缺位，相关政策既违背了医疗卫生事业发展的基本规律，使公益事业变成赢利产业；也不符合市场经济的规律，在价格上出现了新的“剪刀差”，从而在整体上人为抑制了中医药疗效的充分发挥。这种“双重缺位”表明：人们在选择发挥中医药疗效的实现路径时走进了双重误区，没有分清楚关于中医药的是是非非。（三）中医药是我国医药分开管理政策的最大受害者，其直接原因是将中医混同于西医，将中药误等于西药；其根本原因是认为中医理论不明晰、不科学、不实用，共识性少，只有中药还有一些实际效果，因此长期以来的政策导向一直是鼓励“废医存药”。“废医存药”必然导致“废医废药”，现在大概有近500种中成药已经无人生产了，一是没有中医会用，二是没有会做的老药工，三是没有道地的原材料了。这种政策的不良后果是：良医越来越少，劣药越来越多，在经济利益的引诱下，不择手段地推销药品引发了严重的“药害”，不仅最终损害了人们的健康，而且使砭、针、灸、导引按跷等中医非药物疗法没有用武之地，丢掉了中医发展的根本。实际上，中医药讲究即医即药，以医带药，中药是按照中医理论辨证使用的。以中药代替中医让中医药丢了魂，医药分家是政策上的失误和倒退，是“以药杀人”，其危害之大“猛于虎”，直接割断了中医药应用、发展和创新的血脉，破坏了中医药保障国民健康的根基。（四）误以为医学就是单纯的治疗，中医的一大特色是养生保健，即所谓“上医医未病之病，中医医欲病之病，下医医已病之病”。重养生保健则可“不战而屈人之兵”，不得病。然而，在全国各级防疫体系中多年来见不到中医的影子，中医是“将卫生工作重点放在治疗上”这一错误的重灾区，不仅在国家的SARS、艾滋病、“禽流感”等疾病控制体系中没有中医任何地位，而且使中医自身也染上了舍本逐末、重治疗轻养生的坏毛病。甚至在中医教育中都忽视了上医作用的教育，致使SARS期间，拿出的中药预防处方是仿效西医杀灭病毒思想的处方。然而广州中医药大学邓铁涛教授则用邓老凉茶、气功、八段锦等养生保健，来预防SARS。（五）误以为化验就是科学。（六）误以为应以西医诊断和疗效标准衡量中医之诊疗。（七）大医精诚与和谐社会的构建。

谈完了中医教育和医疗的误区，贾谦先生紧接着就谈到了中医的科研误区。长期以来，我们已经习惯于“形势大好”的认识，说到中医的科研成果，可以开列长长的一串单子，晋级有用，计算政绩也有用，但是，对于推动中医事业发展到底起到了多大的作用，是我们的手段还不够先进，还是方法还不够正确？值得我们深思。贾谦先生说：“中医药科研方向与方法论的误区——跟着西方跑”。他说，真正的中医科研拿不到经费，有限的中医药科研经费都用到了耗子身上，错过了中医临床研究的大好机会，误以为中医理论是从实验室出来的，科研人员被《指南》牵进误区，中医药科研方法论值得反思。

中医走向世界，是我们引以为自豪的话题，这方面也曾经存在误区，而且贾谦先生谈的是自己曾经走过的弯路，他坦荡的胸怀令我们敬佩，他思考的深度、做事情严谨的学风，永远值得我们借鉴。谈到“中医药现代化国际化的误区”，贾谦先生说：1997年，科技部提出了《中药现代化科技产业行动计划》，这是中药现代化的开始。现代化的提法是正确的，而且，自从这个计划出台以来，全国出现了中药热，国家投入中药的经费也大大增加。这都是可喜可贺的现象，也是中药现代化取得的成绩。但是，具体执行的时候，现代化的路径走偏了，将中医药现代化国际化引到了误区。责任在于我们课题组当时参加研究的同志，在编写《中药现代化发展战略》一书时，由于自己不懂中医药，想当然地把“研究中药的药效物质基础”、“提取有效成分”、“争取三两种中药堂堂正正进入国际主流医药市场”等都写了进去，结果误导了有关研究人员，误导了中药产业，更误导了国家有关决策部门，以致最后误导出《中药现代化发展纲要》。这些年来，我们课题组的同志虽然多次主动检讨，但造成的巨大损失已无可挽回。经过近几年的反思与深入研究，我们认为，中药现代化国际化存在如下误区。（一）不仅中医药要现代化，西医药更要现代化。（二）误以为现代化就是搞清中药的“有效成分”。（三）误以为中药需要不断推陈出新。（四）误以为中药系列标准必须与国际接轨。（五）误以为中药就是植物药天然药。（六）中医药走向世界还要假以时日。

说完了中医教育、医疗、科研、国际化存在的误区和失误，贾谦先生论述他对于中医学研究未来优势的看法。他说：“从卫生经济学看中医代表未来医学发展方向”。（一）中医药的经济学优势。（二）中医药的生态学优势。（三）中医药的预防学优势。（四）中医防治重大疾病和传染病的优势。（五）中医药具有不可替代的比较优势。

谈过中医学现在存在的优势，贾谦先生从科学发展的角度，阐述了中医学在发展趋势上所具有的“潜在优势”。他说：（一）中医是前沿科学。（二）国外设立技术壁垒的最终目的是掌握中医药的主导权。他说，近几年，国家已经认识到中医药保证人民健康的作用和岌岌可危的处境，正在努力振兴中医药：科技部专门在国家973计划中安排了中医基础理论研究项目，也将中医药作为重大项目列入国家中长期科技规划；人大常委会已决定让国家中医局负责起草《传统医药法》；国务院将中医研究院更名为中国中医科学院；国务院副总理吴仪同志亲自牵头组建中医药知识产权保护办公室；要在国际上建100所孔子学校；中国社科院等在河南周口召开老子纪念会等等，都说明中华文化复兴在望，中医振兴在即。

他说，在此大好时机，我们建议：（一）解放中医。（二）尽快设立中医部。（三）中医药法要立足于"在全面继承的基础上自主发展"。（四）教育必须培养真正的中医。（五）师徒传承和自学的教育模式应与院校教育并重。（六）卫生医疗不宜推向市场，医生应该享受公务员待遇。（七）中医药科研要走出实验室，以临床为主。（八）设立中医药特区。（九）重温四大经典、学习非药物疗法是拯救中医的重要措施。（十）组建讲师团，将中医非药物疗法推向农村。（十一）中西医各司其职，做自己应该做的事。（十二）在中央电视台设立中医频道势在必行。（十三）确立自主创新、我主人随的中医药国际化战略。

贾谦先生在2005年的建议，有很多内容已经成为今天的现实，他与邓老等联名的《将中医药列入中长期规划》的呼吁书，引起科技部领导的重视，因此，才有了中医的973（国家重点基础研究）项目。

2008年11月，首届"中华原创医学复兴论坛"在京召开，论坛的主题是"重铸中华医魂"。贾谦作为演讲嘉宾参加了本论坛，演讲题目是《中医药的现状与未来》。贾谦发表的中医药发展战略方面的论文50余篇，如，《中药现代化国际化反思》，《确立中医药的战略地位的重要意义》，《走出误区》，《遵循自身规律》等，并由中国古籍出版社出版《中医战略》一书。国家中医药发展战略研究课题组贾谦在第四届中医药发展论坛上说，中医具有诸多优势，无需检查化验仪器设备。尤其是，中医不仅用药治病，更有诸多非药物治疗，这些疗法几无成本。只要培养出大批中医，即可以临床的纯正中医，推广各种非药物疗法，各社区医院和卫生院以中医为主、中西医并重，则不仅可以迅速扭转"看病难看病贵"的尴尬局面，还可以节约出相当大一大块经费。

贾谦先生十多年以来，致力于中医的自觉、自省、自立、自强，是推动中医复兴的先行者，成就巨大，影响深远。

（贾谦等著、《中医战略》、中医古籍出版社、2007年1月第一版、150—154页。）

毕生致力中医典籍英译的罗希文

中国社会科学院张南研究员介绍说，我国著名中医典籍研究与英译专家、中国社会科学院荣誉学部委员、中国社会科学院哲学研究所研究员、中国哲学史学会中医哲学专业委员会会长罗希文先生，因病于2012年7月27日在北京逝世，享年67岁。

罗希文从上个世纪70年代开始，一直全身心地投入中医典籍的英译工作并致力于向海外传播，用超乎寻常的艰辛工作取得令人瞩目的成就，为祖国传统中医学的发扬光大、推动中华文化"走出去"做出重要贡献。

1972~1977年，他开始着手中医典籍翻译成英文的准备工作，拜20世纪初期"伤寒"大家陈慎吾大师弟子为师，系统研习中医经典之作。1979~1982年，他在中国社科院研究生院新闻专业攻读硕士研究生时，就开始翻译中医经典之一《伤寒论》。罗希文在数十年间锲而不舍从事中医典籍的研究与翻译，迄今已完成我国古籍医典四个阶段的代表作《黄帝内经》、《伤寒论》、《千金方》、《本草纲目》的英译本，以及《金匮要略》、《东医宝鉴》、《医方类聚》、《医心方》等多部中医经典著作的英译工作，总字数超过2000万字。

这些由中国人自己完成的中医典籍英译本的相继出版，开拓了中外学术文化交流新领域，为推动中医走向世界做出了重要贡献；也打破了长期以来西方汉学界垄断汉文经典英译工作的局面，标志着我国中医典籍的研究与翻译走上世界前列。

为了将这些中医典籍译成英文版本，罗希文的前期准备工作就花了近20年，翻译工作又花了整整10年，积累各类资料卡片达十几箱。对这些中医典籍全文英译实际上也是一次全方位的考证，对原文的一些错讹之处一一订正注解：对所有药名的翻译，全部采用"汉语拼音-拉丁文-英文"对照方式，力求译文的准确性;在附录中专门梳理出中药名称、引用书目名称、全部方剂索引、引用地名索引、古代官职名称等八大索引，也全部采用汉语拼音、英文、拉丁文同时标注，便于西方读者阅读和研究。2003 年，600 万言、共 6 卷的《本草纲目》（全英译本）出版，成为我国学者英译中医典籍的一个里程碑式作品。国内外学者盛赞罗希文的工作在东西方读者和学界之间架起了一座沟通之桥，使西方读者不再把读“天书”般的中国古医书视为“畏途”。2005 年 5 月，国家外文出版局将罗希文完成的中医典籍《本草纲目》（全英译本）评为 2004 年度外文出版成果优秀奖。2007 年，《本草纲目》（全英译本）荣获中国社科院第六届优秀成果一等奖。

罗希文认识到，中医经典的传播不能仅局限于翻译，更需要理论和文化上的支撑。为此，他为中医哲学理论的研究和学科建设多方奔走呼吁。2006 年 7 月，“中国哲学史学会中医哲学专业委员会”登记注册，标志着中医哲学作为一门独立的学科形态，承担起学术、文化和社会功能的时代使命。2009 年 12 月，“关于制定《中医药人文社会科学发展规划》的倡议”发起，表明中医药人文社会科学已成为我国哲学社会科学事业发展中一个新的成长点。

从 2005 年开始，从《国家社科基金中医典籍研究与英译工程》项目的起步，延伸至中国哲学史学会中医哲学专业委员会、中国社科院中医药国情调研组成立，罗希文与跨学科共同体新型的团队一道努力，除继续进行中医典籍的研究与翻译外，还围绕如何更好发挥中医药对经济社会发展的促进作用，广泛开展调查研究，积极为有关部门建言献策，做了大量卓有成效的工作。

罗希文长期默默耕耘在中医典籍的研究与翻译领域。由于长期的伏案劳作，身体严重透支，年逾花甲后疾病缠身，曾四次眼底出血，视力急剧下降，但仍鞠躬尽瘁，死而后已。

“译本草，一夫独步，伤其逝也；弘中医，四藏俱扬，郁乎文哉。”罗希文走了，但他为此奋斗之终身的事业，后人还在继续努力。

全国省级中医药特色技术评价中心建设启动

2012 年 12 月 15 日，由国家中医药管理局医政司和科技司联合主办的“省级中医药特色技术和方药筛选评价中心建设工作座谈会”，同时在广州召开，来自国家局的领导与全国 31 个省市的有关人员参加了这次会议，并集体观摩了“第四届杏林寻宝”活动。

由中华中医药学会主办、广东省中医院承办的第四届杏林寻宝全国中医药特色技术展示会在广东电台国际演播厅内上演。

中央台“中华医药栏目”主持人洪涛，与大家一起见证和分享了来自民间推荐的独特技术。源自苗族“见血封喉”的弩药，经过民间医生的改造创新，外用之后可祛风止痛，治疗风湿病；药纸火灸治疗腰椎间盘推出；小儿急性腹泻不用吃药，用贵州专家发明的推拿手法即可见效；一指通点穴法，能帮助治疗颈椎病、职业病等，十几位医生献技献艺，引起与会者的兴趣。广东省副省长林少春，原省委常委、常务副省长钟阳胜等领导，为献宝专家颁发了证书。

广东省中医院院长陈达灿介绍，“杏林寻宝”活动举办 4 年来，共展示了 36 个中医特色技术，医院共收到 400 多份中医特色疗法的民间献宝函，共计 300 多种民间疗法，很多过去只存在于文献记载或流传于民间的疗法重新登上中医院殿堂。

16 日的座谈会在广州东方宾馆举行，国家中医药管理局医政司基层服务处吴凯处长主持会议。首先由科技司李昱副司长介绍民间医药挖掘、整理、筛选、评价的总体思路，以及《国家级、省级中医药特色技术和方药筛选评价中心建设要求和标准》的“征询意见稿”进行说明。

科技司李昱副司长说，关于民间中医药特色技术和方药的系统整理和研究，过去没有成熟的方法可以借鉴。2003 年非典之后，为了处理大量自发的献方献技而制定了《国家中医药管理局受理中医药无偿捐献管理办法》，该办法试行 6 年之后目前正在进行修订。希望将来受理捐献的主体，不仅仅局限于国家局，而是要延伸到省、市、县，分别处理好本地区中医药捐献工作，使之系统化、规范化。坚持无偿原则，鼓励自愿捐献。对资料翔实的可评估捐献物，进行逐级推荐，并组织研究和保护。这个《办法》是面对所有捐献者，而不是只针对民间中医的。很多民间中医依靠一技之长，作为治病救人和谋生的手段，已经传承了很多年，不完全适用于“无偿捐献”的办法，需要根据不同情况有针对性地进行解决，第一步就是要进行筛选和评价，而且要有一个相对权威的机构，做常态性的大量基础的工作。为了搞好这项工作，科技司、医政司与中医药科技开发交流中心组织了专题会议进行研究，并邀请有关省级中医药管理部门、中国中医科学院的科管负责人、中医药科研、临床专家参会，确定依托中医药科技开发交流中心建设一个“国家级中医药特色技术和方药筛选评价中心”，依托国家中医临床研究基地、各省市医疗科研机构等，建设覆盖全国 31 个省市的“省级的中医药特色技术和方药筛选评价中心”。

《国家级、省级中医药特色技术和方药筛选评价中心建设要求和标准》“征询意见稿”，提出了建设目标、主要任务、依托条件、工作机制、保障措施，经讨论修改之后，将正式印发各省市自治区中医药管理部门，组织和指导本地区相关机构开展建设，并每年组织一次评估，提出改进意见，对于连续两次评估不达标且整改不合格的取消建设资格。

广东省中医院杨志敏副院长在会议上，介绍了以“杏林寻宝”为契机，加强中医药特色技术的挖掘、筛选、评价及应用的经验。他们医院从 2009 年开始，到全国不同地区进行深入民间的寻宝、鉴宝、亮宝、承宝活动，让民间疗法转化为临床优势，取得了显著的效果。很多中医专家甘心拜民间中医为师，把民间中医请到医院里来带徒传艺。医院以拜师的弟子为核心，优化诊疗方案，建立路径，存库建档，丰富了医院的中医特色，使很多患者慕名前来就诊，增加了医院的门诊量。他们在工作之中，也遇到了一些实际的困难，比如知识产权保护、利益分配问题，进一步研发的资金来源，有关人员的行医资格问题等等。他们希望国家创新和不断完善有关机制，提供有关物质的条件，社会各界创造更有利的氛围，让民间中医药技术和方药造福广大民众。

中国科技开发交流中心黄晖、侯凤飞主任分别介绍了中医药特色技术和方药筛选评价中心建设情况，中心通过一年来的具体运作，收集了一部分项目进行验证和开发，也初步建立了与各省市相关机构的联系，为将来有关管理人员和专业人员的培训、数据库的建立等，打下了初步的基础。

各省市的代表就“征询意见稿”发表了意见和建议，也就各自关心的问题，及时与国家局的有关领导进行沟通、交流，达成了基本一致的意见。大家普遍反映，为了做好省级中医药特色技术和方药筛选评价中心的工作，就应该建设覆盖本省的网络，让县一级向省里申报，这样才能做好工作，尽量减少遗漏、避免盲目和重复工作。这里边既有政策的要求，也有大量技术性的工作，为了做好这项工作，还应该对县级中医药管理部门、有关人员进行培训。大家希望，国家级的中心在数据库构建、人员培训方面能够为省级中心提供指导和便利条件，希望能不定期开展有关工作的经验交流，以便互相借鉴，做好这个利国利民的工作。

李昱副司长强调，“国家、省级中医药特色技术和方药筛选评价中心”收集挖掘的对象是散在民间的、在当地有良好口碑的、有一定影响、有序传承的中医药特色技术和方药，而不是体制内的中医专家的经验。体制内中医专家的经验，有其他途径进行研究和整理，比如可以申报课题进行专项研究。对于执业资格问题，涉及国家政策，不是中医药特色技术和方药筛选评价中心所能解决的。因此，要积极稳妥地进行这项工作，有序地而不是轰轰烈烈地冒进。关于资金问题，启动资金可以通过各级财政积极争取，后期的开发整理则需要社会各界帮助，要积极探索与企业的共同开发的路子，把各方面的积极性都调动起来，做好这件事情。为了做好中医药传统知识的保护，科技司计划在 2013 年启动相关科研项目，开展普查、登记、评价、整理、挖掘和研究，以全面了解民间中医药传统知识的状况，以便建立保护的制度。

国家中医药管理局医政司蒋健副司长对会议

进行了总结，她说，王国强副部长非常重视民间中医药工作，他曾经非常形象地说：“不要穿上了皮鞋，就忘了穿草鞋的民间中医。”很多历史名医就来自民间，民间中医有很多丰富的经验值得挖掘，加以整理、认定、吸纳进来，推广出去。为了做好这项工作，医政司与科技司联合开会、联合发文件，给各省级中医药管理部门，就是要搭建一个技术平台，让民间中医药的特色技术和方药，逐渐走向社会。广东省中医院“杏林寻宝”的经验是可以借鉴的，但不是唯一模式。省级中医药特色技术和方药筛选评价中心既要做好找上门来献技、献方的接待、登记、整理、评价工作，也要走出去寻访，要摸清家底，知道所在省民间中医药的发展情况。这项工作政策性很强，困难很多，大家要积极稳妥地去工作，要创造条件，把本地区的工作做好。

在钓鱼台国宾馆讨论亚健康

由国家中医药管理局主管、中华中医药学会、中和亚健康服务中心主办，中华中医药学会亚健康分会、《中医药与亚健康》编辑部、北京博康盛泰医学研究院共同承办的“2012 年中医药与亚健康产业创新发展年会暨《中医药与亚健康》杂志创刊一周年大会”，于 2012 年 9 月 15 日上午在北京钓鱼台国宾馆芳菲苑隆重开幕，来自国家中医药管理局、中华中医药学会的领导，与全国各地的 700 多位代表出席了大会。

本次大会以“机遇共享、良性竞争、会议、良性竞争、创新发展、合作共赢”为主题，努力构建一个权威人士参与、多方对话与交流、探索国际合作、提供有效解决方案、提倡突破与创新、优秀产品推广与展示的交流平台，力促国内外保健养生领域的科学技术交流与成果转化，推动亚健康产业健康发展。

中华中医药学会亚健康分会孙涛教授主持会议，在开幕式上，国家中医药管理局马建中副局长发表了重要讲话。

他指出，李克强副总理在国务院医改工作会议上提出，要充分发挥中医药在疾病预防和医疗服务中的作用；国务院“十二五”医改规划提出，到 2015 年力争95%以上的社区卫生服务中心和90%的乡镇卫生院、70%以上的社区卫生服务站和 65%以上的村卫生室能够提供中医药服务等内容，充分体现了党中央、国务院对中医药工作的高度重视和殷切希望。

不久前国家中医药管理局发布了《中医药事业发展“十二五”规划》，中医药将在未来五年内发挥更大的作用，中医药的整体观理论思维、个性化辨证论治以及“治未病”健康保健方法的优势，将进一步凸显出来。“十二五”期间，中医院将转变发展方式，突出中医特色与优势：从单一的疾病治疗模式，转变为既重视疾病治疗，又重视预防保健、养生康复并融合一体的综合防治模式。

国家也从注重中医医院发展，转变为既重视医院发展，又注重门诊部、诊所等中医药服务的多种组织形态共同发展；从注重中医医院的规模扩张，转变为在继续扩大规模的同时更加注重特色优势建设和服务功能完善。

中医药事业格局和服务模式的转变，为亚健康产业的发展提供了广阔的空间。人民大众逐步认识到拥有健康是更高的目标，治疗疾病只是保障健康的一个措施，是为健康人生服务的。

基层中医医改按照“保基本、强基层、建机制”的基本原则，根据“整体思维、系统运行、三观互动、六位一体、统筹协调、科学发展”的运行机制，紧紧围绕“服务更可及、能力有提高、群众得实惠”的工作宗旨，从政策落实、网络建设、能力建设、预防保健、人才培养、适宜技术、社会办医、中医中药中国行等八个方面，通过目标管理、项目建设、典型示范、监管评估等四个保障措施，努力实现国务院“十二五”医改规划提出的目标要求。

基层卫生工作，由于条件限制，更适合中医药发挥作用，也更需要把健康知识送到千家万户，用中医的健康理念指导大众正确的养生保健。

在“走出去”的战略之中，健康产业应该先行一步。

我国将用5年左右时间，建立完善的中医药服务贸易管理体制。最近国家中医药管理局、商务部等14部门出台了关于促进中医药服务贸易发展的若干意见。从战略层面，为加快中医药走向世界，指出了发展和突破的路径。

目前，中医药已传播到160多个国家和地区，成为我国服务贸易的重要组成部分，而且越来越受到国际社会的关注。第62界世界卫生大会通过了由中国政府提议的《传统医学决议》，鼓励和敦促发展传统医学。国际标准化组织中医药技术委员会已经成立，秘书处设在中国。60多个国家和地区的200多个团体会员加入了总部设在中国的世界针灸学会联合会和世界中医药学会联合会。越来越多的国家和地区主动要求与我国加强在中医药领域的合作和交流。截至目前，我国与外国政府及有关国际组织已签订了含有中医药合作内容的双边政府间协议96个，专门的中医药合作协议49个。同时，中医针灸已列入人类非物质文化遗产代表作名录，《黄帝内经》和《本草纲目》已列入世界记忆名录。这些都为中医药服务贸易的开展奠定了坚实基础。

中医药的养生保健方法非常丰富，八段锦、太极拳、五禽戏不仅中国大众喜欢，也受到世界各国人民的热爱，柔性的运动就是有氧运动，是健身强体的最佳方法。针灸按摩、拔罐刮痧、饮食养生、顺时养生、呼吸调养、精神保养，以及各种可以被当地人民接受的中医养生保健思想、技术、产品，必将在中医药走向世界的时候，起到“先行一步”的作用。

健康知识的普及，是中医药可持续发展的基础

中医药是原创于我国的知识体系，是中华文化滋养出来的硕果。

目前，由于东西方文化有着很大的差异，中医学很多优秀的特质，落在西医学的目光之外，需要大家深入宣传中医独特的理论，特色的诊疗技术。

中医药在中国，有着深厚的群众基础，只要大家做好宣传，就能吸引大众自觉地按照中医药的理念去做，信任中医，选择中医。

中医药“走出去”的时候，需要受到当地医疗卫生界的认同；其次是政府的政策法律的准入；再次是药品的检测和安全保障。这些方面是很大挑战，所以，一方面我们要和有关部门认真地研究，针对所在国的需求和政策法规的情况沟通协调；另一方面，要是中医药文化、知识先行一步，促进中医药能够更好地、安全地、健康地走进所在国。

《中医药与亚健康》杂志创刊一年来，在这一方面做了大量的工作。首先是把国医大师作为封面人物，这是一个很好的名片。国医大师不仅是中医学术的表率，而且是养生保健的成功典范，他们见证了中医药近百年的曲折发展历程，他们践行了中医药仁心仁术的济世思想，也达到了健康长寿的人生美好境界。

《中医药与亚健康》杂志图文并茂地介绍了很多中医药知识，名医、名院、名科、名厂、名店、名牌产品，为人民大众深入了解中医药，为中医药知识走进千家万户，关爱大家的健康，做出了显著的成绩。

最近，欣闻《中医药与亚健康》杂志与中国中医药出版社合作，强强联合，推出第一个中医药电子期刊，通过新华社的发行渠道，即将覆盖大江南北。这是一个新的跨越，也是一个更高的起点，相信这本杂志将会承载着大家的期望，不但能够走出国门，而且必将影响世界。

中华中医药学会杨明会副会长说，学会是学术交流的平台，也是引领健康产业快速发展的动力。

中华中医药学会是大家的学术组织，是加强学术引领，促进科技发展的重要平台，在不久前推出的中华中医药学会十二五发展规划里，首先就提出了“搭建学术平台，推出精品工程”的问题，组织精品会议、形成品牌，是学会的重要任务。

中华中医药学会立足于医教研的实际需求，组织多层次的学术活动。拓展研究平台，协调学会功能，组织开展重大学术课题的研究；有针对性地组织学术会议，提高基层中医药医疗水平；结合科技部、国家中医药管理局下达的任务，争取更多的学科立项，开展丰富多彩的学术活动，推出中医药文化品牌论坛。

“中医药与亚健康产业创新发展年会”就是一个很好的品牌，它依托亚健康分会的学术活动，吸

引了一大批专家学者参与其间，并且把亚健康产业的名厂、名店、名牌产品的代表凝聚起来，大家在钓鱼台举行如此盛大的学术交流大会，充分说明其起点高，参与程度广，影响力大。

“中医药与亚健康产业创新发展年会”之所以能够连续成功举办，一是依托于亚健康分会强有力的专家阵容，二是有一个专业的学术期刊《中医药与亚健康》杂志，可以把学术活动的有关内容，在会前、会后不断积累起来，推动有关研究可持续发展，不断丰富和创新学术交流的形式。三是“中医药与亚健康”还开辟学术交流网站，建立有专题网页，把有关中医药的知识、信息、学术研究的内容，各期《中医药与亚健康》杂志的内容放在网上，推动在线学术交流，充分利用现代传媒的作用，促进中医药学术的交流与发展。

《中医药与亚健康》杂志创刊一年来，以宣传国医大师的成才之路为主导，大力宣传中医的名医、名院、名科，传播中医药知识，把有关亚健康的学术理念，传播给大众，使大众知道如何养生保健，如何调理亚健康，减少疾病。杂志图文并茂的风格，精心编排的大科普形式，时尚的版面内容，给人很强的视觉冲击力，使人们看后留下深刻的印象。这本杂志让人们知道，中医药不仅古老，而且时尚，追求健康是人生的高境界，中医防治亚健康、实现健康长寿的方法非常丰富，内容涉及生活的方方面面。衣食住行、柴米油盐、饮茶吃饭，事事有关健康。

纠正亚健康，离不开合适的产品。

国家中医药管局把“产业化”作为发展中医事业的一个重要方面，在“六位一体”的中医发展战略之中，占有重要地位。没有产业化，就没有规模化，也就难以做大做强中医药事业。

中医是道术并重的学术体系，正确的健康理念需要附隶于一定的产品，学术发展离不开产业界的助力。要处理好学术研究与产业发展的关系，这是时代给我们提出来的新任务，值得我们认真探索。

这次“中医药与亚健康产业创新与发展年会”就是很好的创意，大会敢于大张旗鼓地宣扬学术研究与产业创新的关系，使它们互相促进、互相推动，步入良性发展轨道，值得将来进一步总结经验，发展提高。

最近，《中医药与亚健康》杂志与中国中医药出版社合作，推出第一本中医药电子期刊，借助于新华书店的发行渠道面向全国发行，这是一个值得庆贺的事情。相信在不久的将来，中医药与亚健康的有关知识，会更有力地走进社区、走进农村、走进家庭，也会走向世界各地，使中医药与亚健康知识更加深入人心。

《中医药与亚健康》杂志总编曹东义介绍说，2011 年 9 月 17 日，在北京钓鱼台国宾馆 5 号楼庆功厅召开的“2011 中医药与亚健康创新发展年会暨《中医药与亚健康》创刊大会”上，马建中副局长为杂志揭幕，充分体现了国家中医药管理局、中华中医药学会对《中医药与亚健康》杂志的支持与关怀。一年来，杂志常设的 20 余个栏目，经过不断调整、充实，为落实“三名战略”，加强了对名医、名院、名科的宣传，也对名厂、名店、名牌产品做到“名不虚传”。目前《中医药与亚健康》已经连续出版了六期，每期都是国医大师做封面人物，介绍国内外时讯，学术动态，有关亚健康的防治知识，中医药历史文化，杏林传奇故事，养生保健知识，逐渐成为领导重视、大众爱看、业界关注的时尚的中医大科普杂志。

《中医药与亚健康》杂志在走过一年之后，已经成为风格独特，颇具魅力的时尚中医大科普杂志，获得了大众的喜爱，也引起了国家中医药管理局领导的重视，目前已经成功地与中国中医药出版社“强强联合”，在国内率先推出电子中医药科普期刊，通过辐射全国的新华书店发行，以便更加快捷地走进千家万户，进乡村、进社区、进家庭。

可以预期，在不远的将来，《中医药与亚健康》杂志，必将随着人民大众的喜爱，领导的重视，企业朋友的关心支持，而“龙行天下”，达到“飞龙在天，利见大人”的理想境界，必将与中华民族的崛起、中华文化的复兴、中医药影响世界的到来，一起走向世界，改变人们的生活，达到健康长寿的根本目标。让和谐社会，更加美好。

来自香港（广州）扶正堂化妆用品有限公司、湖南新汇制药股份有限公司、紫光六疗汉龙管理集团、北京聚生堂健身服务有限公司、四川省利健济世科技有限公司、宜兴市“紫阁茗香”紫砂文化艺术交流中心、泰安博爱疑难病研究院、佛山市顺德区勒流泽正堂等企业的代表，在大会上分别介绍了他们的企业文化、服务理念、管理经验、优质产品，展示了靓丽的时代创新精神。

学术交流的大会于15号下午至16号上午在北京银泉大厦继续举行，各位代表踊跃发言。

香港（广州）扶正堂化妆用品有限公司在顺义县举办了分会场，并且成立了职业技术培训学校，为培养合格、高品质人才，建立基地。

《中华医藏》编纂启动

《中国中医药报》记者陈斐然报道，2012年8月24日，由文化部、国家中医药管理局主办的《中华医藏》编纂工作会议在京召开。会议启动了《中华医藏》编纂工作，明确和完善了《中华医藏》编纂工作架构和机制。文化部党组副书记、副部长赵少华，卫生部副部长、国家中医药管理局局长王国强等出席会议并讲话。

王国强指出，中医药古籍不仅是中医学术传承数千年最为重要的知识载体，也是中医药为中华民族繁衍发展发挥重要作用的历史见证，更是中医药学继承、发展、创新的源头活水。《中华医藏》编纂工作有利于完整保护与保存中华各民族优秀传统医药文化，对于充分挖掘中华医学宝库中的科学和人文精神，保持中华文化的完整性具有重大历史价值和现实意义；有利于向世界各国完整、真实地介绍中华传统文化中所包含的医药学理论和技能的精髓；有利于促进我国传统医学与现代医学的发展交流，共同促进人类健康与社会和谐发展。

王国强对下一步工作提出了三点希望：一是要充分发挥古籍保护研究专家作用，高质量完成《中华医藏》编纂工作，培育中华古籍保护人才；二是要进一步加强行业古籍保护中心建设，全力保障《中华医藏》编纂工作顺利实施；三是要以《中华医藏》编纂工作为契机，全面推进中医药文化建设，将中医药文化建设纳入国家文化发展规划。

作为中医药继承与创新的重要基础性工作，《中华医藏》编纂项目是新中国成立以来规模最大、最为系统、收书最全的专科古籍文献原书影印出版项目，将对中医药古籍的保护和利用、中医药继承创新发展以及中医药文化大繁荣发挥不可替代的作用。

近年来，在财政部、文化部、科技部等相关部委的大力支持下，中医药古籍的整理保护与研究利用工作取得了可喜的成绩。中医药古籍整理研究工作受到各地以及行业内外高度重视，全国各地中医药古籍整理研究机构建设力度不断加强，中医文献学科建设内涵不断丰富，中医药古籍整理研究人才匮乏的状况已大为改观，中医药古籍普查编目、中医药古籍海外回归、中医药古籍孤本调研出版、中医药古籍数字化建设、中医药古籍保护与利用能力建设项目等一系列工作进展顺利，成果显著。在国务院颁布的三批《国家珍贵古籍名录》中，收录医药古籍289种；颁布的三批“全国古籍重点保护单位”中，有中医药专业单位4家；在已编纂出版的《中华再造善本》内收录中医古籍31部；在《中华再造善本续编》中又有10部中医药典籍入选。这些基础性工作为《中华医藏》的编纂工作奠定了基础。

目前公布《中华医藏》选目工作兼顾了中医药发展的各个历史时期、兼顾了中华各民族医药的代表性著作，兼顾了从海外复制回归的珍贵中医药典籍，共选取医药典籍2289种，其中包括民族医药著作224种，收录书目具有广泛的代表性。

《张简斋医案》出版

2012年11月江苏科技出版社出版了邹伟俊先生编辑的《张简斋医案》，对于民国年间的著名中医学家张简斋，过去由于资料不多，大家了解不多，邹伟俊先生在该书的序言里，介绍了张简斋不平凡的一生，也可称之为传奇。在张简斋的身上，透射出那个时代中医学的大致处境，对于正确认识中医的过去与未来，深有帮助。

现根据邹伟俊先生的序言，初略介绍张简斋事迹如下：

张简斋（1880～1950），祖籍安徽桐城，生于南京中医世家。幼承家学，20多岁医术已崭露头角，50岁以后在医学界负有盛名，有“南张北施（施今墨）”之称。张简斋精通中医理论，临床经验丰富，尤擅妇科、儿科，诊断正确，用药大胆，敢于创新。

上世纪30～40年代末，曾任中国国医学会理事长，南京、重庆中医师公会理事长，南京中医学校校长，行政院卫生署中医委员会常务委员等职。他以治病救人与爱国爱人为心志，受到各方面敬重。他病逝后，学生王祖雄编成《南京名医张简斋经验处方集》。

张简斋的国医国术，2007年入选南京首批市级非物质文化遗产名录。虽然这个名字现在很多人都觉得陌生，但上世纪30—40年代末，他是妇孺皆知的“张国医”，当年民国国民政府主席林森曾亲题“当世医宗”匾额致赠以示尊崇，政要们也以结交他为荣。作为金陵医派的奠基人，他高超的医术，更是演绎出了诸多近乎传奇的故事。

据说，当年蒋经国曾公开说过这么一段话：“人只怕没有真才实学，如有了真正的本领，是不怕人家不知道的。譬如张简斋医生，你如果要坐黄包车去看病，只要说一句到张简斋那里，用不着说地点，车夫就会飞快地把你拉到他门口。”这是实话。在上世纪30年代的南京，问路边穿开裆裤的儿童，都能不约而同地指说张简斋“张国医”的住所——“鞍辔坊”。

张简斋，字师勤，祖籍安徽桐城，但在1880年张简斋出生时，张氏迁居南京已有数代，前辈皆行医。简斋16岁时曾参加科举，为前清末代贡生（拔贡）；17岁时在其父张厚之的指点下专攻岐黄术，已有志于用医道济世利民；25岁时，清廷下令废除科举，于是他更加潜心承继家传医道。

不过，年过不惑时，张简斋还未能医运亨通，求诊者寥寥无几，以致举家食粥，家境甚为清贫。

1925年春夏之交，南京温热病流行。当时习惯用清凉方药作对治，成效都不显著。简斋见状另辟蹊径，采用小柴胡汤法以求和治之，又以辛温宣散之法，使不少患者立起沉疴。从此一举成名，以后短短几年时间已蜚声中华医坛了。当时，张简斋和张栋梁并称“南京二张”，他也是中华医林之“南张北施”之一（另一位是北京的施今墨）。

能同时给3个人看病：张简斋精通《内经》医理，博采中医各家之长，兼通临床各科，尤善治疗疑难杂症，诊断正确，用药大胆，敢于创新。

当时简老每天的门诊有百余人。因病人太多，有时他不得不同时给3个病人看病：左右手分别替两人切脉，口中则报出前一位病人的药方让侍诊门生抄录，最后处方再由他亲自审正。如此手到病知，药到病除，因此被时人称为“医林奇才”。

张简斋身材瘦矮，右脚微跛，其貌不扬，但记忆极强，精力充沛。他的生活规律也与众不同：中午起床，吃点心与抽烟，然后看门诊，一直到晚上10时。“午餐”时间实际上已在傍晚了，且常在医案上将就吃完，通常就是四碟小菜、二两面条。结束门诊后，张便上楼吃晚饭与抽烟，约2小时后，即夜半12时又开始出诊。关于出诊，他一般预约好，按远近路线依次上门为人看病，一直到快天亮才悄然回家歇息，有时甚至和衣而睡。

在当时，不少民国政要都是张简斋的常客。1933年，张简斋曾以二剂药治愈过时任国民政府主席林森的隐症，林森亲书“当世医宗”一匾相赠。1941年夏天，他还为宋美龄治好了久治不愈的胃疾。1943年，时任抗日远征军司令的陈诚胃病复发，亦曾延请简老乘飞机赴昆明诊治，一周内就治好了。1945年，简老又曾以三剂中药治愈过行政院长宋子文的腰痛症，本来藐视中医的宋子文就此也不好意思再瞧不起中医了。

抗战胜利后，张简斋还在南京治愈过董必武的老年性慢性支气管炎症。1947年中共代表团从南京北撤回延安前夕，周恩来与邓颖超还特地赴城南鞍辔坊的张氏寓所，与简老话别辞行。

张简斋是位儒医，生平也喜欢与当时文人笔墨往来。于右任曾于1948年集宋人陆游诗句“风云未展康时略，天地能知许国心”书赠张简斋。这年秋，国内著名词曲家卢前又曾集李煜、范仲淹二人名句，写成楹联赠送张简斋：“故国不堪回首明月中，芳草无情更在斜阳外。”他们好像都无心地预测了简老的人生结局。1950年7月，张简斋这位金陵大医家在香港溘然长逝。

据与简老亲近过的学生回忆，简老在抗战胜利后，一度也曾想要整理自己的晚年医案，无奈各种因素未能实现，使他生前没有医著传世。

如今，抢救包括张简斋医案在内所有被埋没着的中医遗产，是很多人正在努力的事。

对赤贫者长期免费看病：张简斋每天的门诊量多，故门诊收入也颇丰，有时大约可达政府部门10个科长月薪之总和。张出诊时，对有交情的显贵一般是不收诊金的，但逢年过节时，这些显贵们馈送张简斋的厚礼也颇为可观。

另一方面，张简斋对一些赤贫者，却长期实行免费看病，还每天送10个号在街头向贫病者分发。有时，张简斋还在他的处方笺上批明贫病者免费送药，其药费皆由药店每月到他家中结算。张简斋常常训诲弟子与家人：“积善之家庆有余。医生济世救人，以德为先。”

在南京时，每当岁末年尾，张简斋也总要带上全家子弟，随同他到街口散发米票、零钱。夏天则施药茶水。

抗战胜利后，66岁的张简斋由儿子张祖淼陪同，乘飞机返回南京，结束了8年的流亡生涯。此后简老依然在城南鞍辔坊旧居悬壶应诊，也继续举办国医传习所，希望中医能绵绵不绝于世。

1948年，已68岁的简老乘火车离开了南京，此后再也没有返回故里，再也没有见到故居鞍辔坊一号诊所的那些青砖黑瓦。

筹办南京国医传习所培养人才：1934年，54岁的张简斋偕同南京著名医家随翰英、张栋梁、郭受天、杨伯雅等南京中医界名流捐款筹办成立私立南京国医传习所，以求培养中医后继人才。后经市长石瑛的批准，将南京保泰街北极阁下的三皇庙东西一带的17亩地产（地处中央国医馆旁）作为该传习所的产权，并请陈立夫、焦易堂为董事长。当时教职员工已达20人，招得学生百余人。所授课程有：国医基础课（由郭受天执教）、儿科（由随翰英执教）、外科（由张栋梁执教）等，还教授一些西医课程，张简斋亦亲自执教。该校特别规定，学生毕业前，须到上述这些名中医的诊所去实习，经考核后方能毕业。

同时，中央国医馆的前辈们又积极集资筹建中央国医院。可惜不久日寇大举侵华，抗战爆发，一时壮志难酬也。

抵制“废除中医”提案：1929年，全国中医界奋起反对西医余云岫提出的“废除中医”提案。平日温和谦让的张简斋也积极参与了中医界的这次义举，他多方奔走，向主张维护中医的政要权贵陈情，寻求支持。最终，这场论证，中医获得了胜利。

国医事件获得胜利后，1931年8月，国民政府核准成立了中央国医馆，并在南京召开了第一次代表大会，张简斋被推选为首届常务理事。当时的张简斋已过知天命之年了。

其实，张简斋与西医有意无意的“较量”有很多。当年设在重庆歌乐山的中央医院是具有最高权威的西医院，而对中医却是藐视的。有一次，一个住院病人病危，医院准备送其进太平间。后来张简斋被病家请去用中医医术抢救，居然起死回生。这件事当时弄得中央医院十分尴尬。

陈立夫在其回忆录中也曾有过一段精彩的回忆文字：“有一位同事患腹膜炎症，发高热。医生束手，诊只有六个钟头可以维持生命。刚巧名医张简斋来访，我就一把拖他去医院。他说尚一线希望，开了方，煎了药。我就用热水瓶带给他吃，居然热度降了下来。我去医院，医生很奇怪！我向他报告经过，并向他道歉说：‘我不该将中药带进医院，不过救命如救火，死马当作活马医罢了！’你们猜猜这位医生怎么说？他说：‘这不是中医的效果，是上帝不要他罢了！’呜呼！世界上竟有如此不重事实的医生，成见之深竟至如此者。”

刘在群借文物传承中医文化

刘琳琳　天津中医药大学中医学院

2012年，河北衡水群星不孕不育风湿病研究所所长刘在群举办的“中医药传承珍贵文物展”在位于衡水南环路768号的河北衡水中医药博物馆举行，笔者和几位喜欢中医药文物的同学、同道，一同参观了解。大家获益良多，感触颇深。

此次展览，是继在配合2007年全国“中医中药中国行”活动举办的第七次展览，共展出实物文物文献3千余件，涉及600多个宋、元、明、清、民国时期的老字号药铺，其中各类医方、广告1300余幅，有雕版、铅字以及套色，还展出宋、元、明、清、民国时期的陶瓷药瓶，有清代同仁堂、胡庆余堂等生产的，此外，展品中还有一些不同时期生产的至今未开封的药品，如京都长春堂生产的“四色避瘟散”，定州马元龙生产的“秘制疗目保睛散”，数本清代民国印制的老字号药品目录，其中包括清代各时期出版的同仁堂、达仁堂、乐仁堂药品目录，民国时期誉满京城的“外科名医”哈锐川医馆的诊规医训。

每一件藏品都是不可多得的珍品，每一件展品背后都有一个故事。

民国年间刊刻于衡水，已经绝板的《三义堂药绘图全传》，它得到整理和编撰，是刘在群所长潜心研究发掘二十余年的结果。《三义堂药绘图全传》又名《新增药绘图全集》、《稽古摘要》。据《中医医籍大辞典》记载：该书不分卷、不著撰者，约成书于清代后期，本书是一部以药物拟人化编写“剧本”共计十八回，如第一回“黄连金殿代本”，第六回“百合母子遇难”等，生、旦、丑、末皆为常用药物，演绎出各种故事，在故事中穿插介绍药物的药性、功效、主治等，编者序称“此编药性是戏也，而识者以为非戏也，其中有义存焉……审而明之，济世之道在焉，疗病之法存焉”，现存1921年衡水三义堂活字本。

据《河北省出版志》记载，衡水“三义堂”书铺的前身是文林堂，约建于1858年，是清朝衡水著名的刻书、卖书的书局，1939年，日军侵占县城，三义堂关门歇业，将书版运回衡水石家庄村。1942年冬初，日军窜至村中，用书版烧水、烤火，致使书版全部被破坏掉，三义堂彻底毁失。

《三义堂药绘图全传》整编人刘在群介绍，目前，《三义堂药绘图全传》已经成为国内外学术专家公认的“稀世珍本”，正式出版可以考证的版本，唯有衡水三义堂出版的活字本，2011年央视《探索·发现》“华夏药都”介绍河北安国市改编的新剧目《药都传奇》，就是以《药绘图》民间抄本作为蓝本的。

在古籍善本展厅，有一部衡水市冀县清末民初名医石随圣所著的《石氏治验录》，此书集结了石随圣一生积累的临床医案，对中医学研究具有一定价值，存世数量极少。据了解，石随圣是清末民初冀州有名的名医，生于（1860——1925），字福常，冀县门家庄堤北桥村人氏。刘在群指着这部医学著作，滔滔不绝地介绍其它的学术成就来：

石先生出身贫寒。父早亡，母躬织抚育，倾囊培其入塾。先生天资聪颖，过目成诵，入塾三载，所读经书文史，无不精通。但家道窘迫，不克上达，且愤世嫉俗，尤忿以八股取士。曾曰：“积弊不革，徒尚虚文，国势日败，吾岂肯为衰世之文也。”

石先生为生计，曾充地方保甲，时堤北桥与邻村因边界纠纷起讼于州，令其驰送呈文，及至州，呈文不慎遗失。主讼人等皆勃然嗔怒。先生微笑曰，“君等无躁。拟呈时，适我在旁，其词犹可记忆，可试录之。”提笔记述，一气呵成。后出示原稿对证，竟一字不差。众皆哗然。因是，先生之才华，遂传颂于乡里。

石先生少读书史而酷嗜医术，适庚子年（公元1900年，清光绪26年）时疫流行，因无资未及就医而猝死者，比比皆是，先生耳闻目睹，悲慨万分，曾曰：“人生天地间，即不能展才以经纶宇宙，岂不为良医以济世活人救世之苦难也。”从而毅然立志习医。尝将医书系于牛角，田畦休息之时即展卷欣然诵读；夜间攻读，恒以达旦：凡历代医学名著，无不瞻于目而书于手，熟记医书达一百五十余部。曾为摆脱世俗，专志探索医理，竟隐名离乡，旅游行医。昼则诣门治病，夜则寒舍苦读。凡一字之疑，一义之惑，恒为之达旦不寐。如是三年，学业大成。其用心之勤且专，实非吾辈鲜与匹焉。

石先生素喜郊游，遍访先贤名医，以切磋医理。当时东堤北村谢恺岑、王明庄村王濯江、韩庄王凯玑以及贾庚西皆与之交往甚密。彼此或会诊临床交流，或互为座客，谈笑风生，昼夜不倦。凡属医经奥旨和疑难病症，競相诘难论辩，博引约取，直至理通义达而后快。

石先生曾诘问王濯江先生曰："吴鞠通，王孟英二者孰贤？"王先生稍凝思即欣然而答曰："吴氏，温病条辨，以三焦为纲，以银壳散、清宫汤、三仁汤为主方，偏论于湿热；王孟英宗余师愚发挥其清瘟败毒饮之意，而重用石膏，偏重于热淫（温热）。二者俱贤，而在于吾侪临床之运用化裁也。"石先生拍案称绝，赞为针针见血之高论也。王濯江先生说："石先生对每部医学专著，通览之余，能去其糟粕，取其精华，吾辈实望尘莫及也。"

石先生在学术上，遵古而不泥于古，循其常而通其变。尝曰："博览群书，理论也，久事临床，经验也。不读书而单凭经验乃是无本之学，徒恃理论而不富经验，是为闭门造车。经验与理论必须相辅而行、方可称为良医。"石先生之女，产值夏令，身热，大渴，昏愦，振栗而欲发痉厥。先生急诊曰："此产后伤暑也。速开窗通风，非饱餐西瓜，不克解其暑热。"举家闻之皆惊，以为产后岂能贪凉。先生急曰："吾尚害吾女耶！"随令门窗大开，饱餐西瓜而烦渴立解，又投以辛凉之药，顿时津津汗出，神清脉静，身凉愈。先生曰："凡值夏令产褥者，庸医泥于产后莫用凉而误人多矣。"

石先生所立医案，其论阴阳，辨脏腑，察先贤，皆瞭如指掌，非素日博览群书，岂有左右逢源之卓见。其论证，必先望其寒热真伪，审其标本虚实，或寒热交错，或半虚半实，皆明察秋毫，论辩入微。如创鲤鱼导水汤以治水肿，用蝼蛄散以疗单膨胀。在施治中，或一攻一补，或先攻后补，或攻补兼施，以臻丝丝入扣，直达病所。其治肿胀，主张须忌盐逾百日，以培土制水，弥先贤之未及。是以投药辄效，沉疴立起而誉满四方。

石先生行医数十年，远近诣门求医医者从无虚日，而邀请出诊者亦车马盈门。先生总是先登牛驴敞车，急贫苦平民之疾苦；骡马车在后，以示不为权势所诱。恒有危病而复生者，欲赠匾而颂其功德，先生均婉言谢绝。

石先生终因患者云集，整日理方无斯须得间，年老力衰，于 1925 年卒于家，享年六十六岁。乡谊邻间，莫不缅怀慨涕，競相集资为其树碑颂德。其子石晓山说："先父有遗言：'吾生前能展我所学以济众生，亦是以自慰。树碑立传以沽名后世，非吾之愿也'。"立碑之仪，遂罢。先生不慕权贵，不收厚礼，不沾名钓誉之高风亮节，至今仍传颂于乡里。

石先生卒后，其友谢恺岑，不忍将其医案与世淹没，乃检其旧箧，欲将其移稿汇编付梓，以公同好。然所著温病集解，批根导窍，诠释新颖而散亡过半，无由收拾，零圭断壁，难以成书。幸《石氏治验录》尚存。谢删饰汇成一册类分四十五门。经王濯江先生参与校阅，直隶省立第十四中学校长杨显卿、及石先生之子侄均为之作序，县长金良骥亲予审批并题写封面，该书于 1936 年出版，初印一百册。后因日冠侵华，兵荒马乱而未能再版。

听着刘在群先生津津乐道的介绍，看着眼前丰富的中医药文物，我们不由得心生敬意，也感慨随之。假如没有有心人收集、整理这些中医药文物，中医文化的传承就会断裂。"弘扬国宝，振兴中医"就是一句空话。

我们参观之后，问刘在群先生今后的打算，他笑着说："收集中医药文物，研究中医药文物，是我不懈的追求，也是我的爱好。我作为一个老中医，坚持多年这样做，唯一的愿望，就是希望中医药文化百年传承，造福中华民族，并且希望借着这些文物，承载着中医药学术走向世界，有利于世界各国人民的健康。"

笔者被他的话语所感动，也和他一起期待，希望有一天，这些文物能够得到更多的人喜欢，在更广阔的博物馆里展出，产生更大的影响力。

首届中非中医药论坛在开普敦举行

2012年3月24～25日，在南非开普敦召开的首届中非中医药合作与发展论坛道地药材国际贸易专题论坛中，发布了《开普敦宣言》，来自20多个国家和地区的中医药及相关领域代表达成了共识。论坛由世界中医药学会联合会主办，南非西开普大学和南非中医针灸学会承办，来自世界各地260多位代表参加了论坛。论坛共收到论文81篇，论坛交流了35篇。内容涵盖中医药管理、中医药标准、中医基础理论、临床、中药、针灸、推拿等领域。为了增强理论指导临床的直观性，论坛还专门安排了工作坊和相关展示，由中国针灸专家向南非中医针灸专家专题介绍一些病症的针灸疗法。

《开普敦宣言》是由道地药材国际贸易联盟发起，呼吁采取行动共同保护生物多样性，保护道地药材资源以求资源的可持续利用与发展，促进以合理方式共享资源理念的传播，与国际社会一起共同保护地球生物资源。

"我们呼吁，各国政府及行业人士应从生态学角度重视道地药材的开发、保护与利用。道地药材的濒危，将会引发生物多样性消亡、文化多样性濒危和生态环境恶化等诸多社会问题，应从战略高度将道地药材保护与可持续利用纳入重构人与自然和谐发展体系之中，从而进一步有效保护生态环境，促进人类生命健康。"

《宣言》建议，道地药材属于人类创新思维的重要智力成果，可以视为同类产品的一种质量标准。道地药材本身代表着一种历经长期实践形成的产品标准，可以被视为中药材中的事实产品标准，并以此标准开展中药材国际贸易。对道地药材进行有效的地理标识保护，使消费者简单方便地辨别药材真伪，将有助于创立道地药材商业品牌，推动道地药材国际贸易。

《宣言》强调，道地药材国际贸易联盟将积极响应联合国环境规划署《生物多样性公约》的有关倡议，与国际社会一起共同保护地球生物资源，促进以公平方式共享遗传资源和商业利益。采取行动共同保护生物多样性，保护道地药材资源并实现可持续利用，开展道地药材保护与利用的相关培训，推动道地药材生产种植基地和道地药材品种认证，优先采购/供应来自可持续采集的、或环境友好型的道地药材产品。

论坛旨在加强中国与非洲国家传统医药与中医药的合作与交流，推动中医药在非洲的发展，服务人类健康。其主要议题包括中医药管理与发展策略研究、中医药及中医针灸基础理论研究、中医药对重大疾病防治及针灸临床研究与应用、传统医学发展策略、传统医学学术研究及临床应用、中医药在南非及非洲发展的有关问题等。

据介绍，道地药材国际贸易联盟是由世界中医药学会联合会、中国医药物资协会、世界自然基金会和东亚野生物贸易研究组织等4家社团组织，及百余家国内外企业机构、科研单位共同发起成立的国际行业组织。其宗旨是号召和组织世界各国中医药贸易商、批发商、中间商，中医药种植、生产企业和行业协会联合起来，充分运用现代信息网络，分享道地药材科研技术经验，汇集全球道地药材经贸信息，促进道地药材的全球公平贸易，同时采取行动共同保护中药资源，支持生物多样性的保护工作，促进生态系统的稳定和平衡，保障人类与自然和谐稳定发展。

世界中医药学会联合会黄建银介绍说，中医药在非洲从针灸起步。

传统医药是非洲传统文化的一个重要组成部分，民间有应用传统医药的历史，很多非洲民众的医疗卫生保健依赖传统医药。

自1960年以来，中国一直向非洲派出援非医疗队，为改善当地医疗条件做出了贡献；同时，也培养了一批当地医疗卫生人员，非洲人民由此也有机会更多地了解中医药。非洲来华留学学习中医药的人数已超过1000多人，遍及非洲大多数国家和地区，有些学生还获得了硕士学位，中医药教育为中医药进入非洲开辟了发展之路。

此外，天津天士力集团已在南非设立了分公司，南非当地华人中医师已在南非注册了很多中药品种，开展中药贸易。据有关部门统计，1998年，我国对南非中药出口为37万美元，只占当年我国对非洲中药出口总值的3.5%；1999年达49万美元，同比增长了32.4%；2001年对南非出口达到了156万美元，占我国对非洲中药出口总值的15.8%，比2000年同比增长了2.5倍。

到2007年，统计数据显示，我国中药出口非洲超过100万美元的有南非、摩洛哥、贝宁和尼日利亚，出口超过10万美元的有14个国家。南非是中医药在非洲大陆发展较好的国家之一，南非的发展模式可为中医药进入非洲乃至世界其他国家提供参考和借鉴。

因中国与南非建立外交关系比较晚，中医药在南非传播发展较迟，种族隔离期间因中非间缺乏正常文化贸易关系，使中医药在南非传播发展受到了极大限制。中医的起步是近30年以针灸疗法开始的。早期中医针灸师主要来自中国台湾与香港，后来又有一些英国人和南美人辗转来到南非行医。除针灸按摩外，没有成规模中药贸易。1994年种族隔离结束后，中医药在南非进入了快速发展期。

当地传统给中医药带来机遇，中医药在南非的发展将会辐射和带动中医药在非洲的传播与发展。非洲黑人有使用草药的传统，当地草药师被称做“桑高麻”，所以对中医药比较容易接受。中国传统气功武术等文化早已深入大众，所以中医药容易被当地黑人接受。中医药的发展除高端白人市场外，真正的市场应该是广大黑人群体。中医药在黑人社区可以获得更快成功，并且有广阔的市场需求。目前中医药主要在白人和部分有色人群体中开展。南非种族隔离制度结束后，随着中南关系逐渐正常化，一批毕业于国内中医药大学的医师来到南非开业。推动了中医师水平的提高，带动了中草药应用的扩大。

南非当地传统草药被认为是黑人文化的一部分，得到了社会各阶层的尊重和重视。政策层面上，政府管理部门对草药包括中草药采取了相对开放的政策，为中医药发展提供了机遇。

一是2000年南非政府通过法律程序确认包括中医针灸在内的补充医疗的合法地位。

二是2002年南非政府2～8月间，对南非市场上的各种草药制品进行申报登记。申报登记后的可合法进入市场销售。以此为契机，中国有些中医药企业和南非本土化中医药企业成功在南非注册了中药品种，中药制品进入了南非零售市场。比如，风油精、仁丹、红花油、花露水、六神丸等产品早已在非洲建立了信誉，近10余年来云南白药，丹参滴丸等一批产品也已落户南非。

三是2003年中医针灸医师在南非合法化。使中医进入了法制化发展的轨道，中草药临床应用及贸易也进入了快速发展期。

四是2004年完成了首批中医针灸医师注册。南非中医针灸学会的中医师就参与了对中医申清注册医师的再培训，并受南非卫生委员会委托作为考官参与注册工作，可为中国中医师进入南非提供咨询的便利。

五是中医医疗于2011年正式纳入南非医疗体系。南非中医针灸学会会长易卜拉欣·马哈茂德在论坛中表示，传统中医发展前景看好，经过大家的共同努力，中医和针灸在非洲一定会得到更多人的了解、认识和接受，让中医在南非和整个非洲发扬光大是我们的目标。

随着欧美中医药的广泛发展，南非针灸从业人员增加，影响扩大，先后成立了几个针灸学会。南非中医针灸学会、南非中西医结合学会、南非西医针灸学会、南部非洲中医药学会是当地比较有影响的中医药团体。其中南非西医针灸学会自1996年起，就开始聘请国内中医学者，到2000年先后举办了10余期西学中进修班，300余名西医大夫接受了中医培训，开始接触，学习中医的遣方用药。在培训中强调遵循中医传统理论与方法，许多接受培训的医师日后成为推动中医针灸合法化的重要力量。

南非知名大学西开普大学中医专业的设立，进一步促进了人才培养，使中医药高级人才本土化，对中医药融入本土医疗保健体系有深远影响。本次非洲论坛就是由西开普大学中医系具体负责承办，该校教职员工积极参与学术交流，中医药非洲论坛将会常态化，每两年举办一次，将会进一步促进中医药文化的传播和中医药人才本土化培养。西开普大学中医专业的毕业生很多自己开业，扩大了中医师本土化队伍，也有利于“以医带药”模式在南非及非洲发展中医药。

面临挑战：语言、疗效和营销

尽管中医药在南非及非洲有很好的发展机遇，但也面临诸多挑战。中医药走向世界面临的共同挑战就是：语言、疗效和营销。这是南非中医针灸学会副会长、南非中草药公司董事长张毅先生 18 年在南非发展中医药的经验总结。

语言能力是中医走向世界必须解决的重要问题。除了一些国家对于中医注册有硬性的语言水平要求外，能够有流利的外语水平，有利于与患者沟通，建立信任感，也有利于进一步了解病情，提出治疗方案，提高治疗效果。长期凭借翻译不是解决问题的之道，所以，我国中医药教育必须狠抓外语水平，培养一批精通外语的新中医人才，有利于中医药的国际传播与发展。

疗效是中医在海外生存与发展的根本保证。中医海外从业，没有疗效就无法长期生存下去，所以，必须要有过硬的医术，可以针对某些疾病，形成自已的诊疗特色，建立信誉，树立自身医疗品牌，以便在市场竞争中生存与发展。

市场营销是中医在海外医疗市场上不断发展建立品牌的重要手段。中国有句古语：“酒好也怕巷子深”，中医在异国他乡，人生地不熟，没有一定的市场营销能力很难打开局面。市场营销涉及当地文化风俗、价值观念等。如南非人动物保护意识较强，尤其白人群体，很多人拒绝服含动物成分的草药制品。中国早已颁布禁用犀牛角规定，中医就需要宣传和倡导使用道地药材，反对和限制使用动物药，这有利于获得外国人的价值认同，对提高中草药声誉有重要意义。

另外，要注重树立中药品牌。比如道地药材是中国中药的重要品牌，宣传和倡导道地药材，有利于中药的海外销售，但树立中药品牌要全行业共同努力。非洲市场很大，中医药适合非洲和非洲市场。在本次非洲论坛上，南非中医针灸学会副会长张毅透露，享有盛名的宁夏枸杞，2009 到 2010 年曾风靡南非保健食品市场，但近 2 年受到虚假广告及价格战冲击，影响了市场。今后应共同维护中药的品牌形象和经营秩序，以利于中医药在国际上健康发展。

《中国中医药报》记者杨志云报道，由北京中医药大学制作的北京中医药数字博物馆的英语宣传片，在埃及开罗举行的 2011 世界信息峰会大奖发布会上播放，反响热烈；此次“电子健康与环境”组别大奖获得者——北京中医药数字博物馆，在 160 多个国家的 460 个参赛作品中脱颖而出，大放异彩。虚拟的北京中医药数字博物馆网站，是集中医药收藏、展示、科普、教育和研究于一体的数字化、多功能平台。它由北京市中医管理局牵头资助，中国中医科学院和北京中医药大学联合制作完成，分为中文版和英文版 2 个版本。作为英文版制作单位——北京中医药大学项目组负责人的人文学院教授方廷钰、基础医学院教授贾德贤和针推学院副教授嵇波一行 3 人，受大奖组委会邀请，赴开罗出席发布会及颁奖仪式。世界信息峰会大奖是全球互联网领域的最高奖项，是由联合国教科文组织的针对数字内容的大奖。本次大奖分 8 个组别进行竞选，按照原创性、影响力和对其他国家可以发挥的作用等原则，北京中医药数字博物馆参加了“电子健康与环境”组别的角逐，被评为该组别最优秀的 5 个作品之一。

哲学家刘长林谈中医对生命的认识

在 2012 年 5 月 13 日的“国子监大讲堂：中医药文化论坛”上，中国社会科学院哲学所研究员刘长林教授发表了演讲，他以“辨证论治与生命的本质”为题目，希望中医学术能够从“唯物质”观念的束缚中解脱出来。

他说，中医学从自然整体看世界、看生命，因而最有可能接通生命的本质。中医辨证论治有很多优越性。我们对中医学的继承与发展，充满信心。为此，必须首先从“唯物质”观念的束缚中解脱出来。

物质实体不是事物存在的唯一和最后的根据，由于多种原因，直到今天，中国大陆的许多学人仍然坚持把寻找一切事物存在和变化的物质实体根据，视为科学认识的唯一的和最终的目标。他们认为，科学研究的全部工作就是发现和说明事物的物质根源。其实，这种观点在西方和科学前沿早已成为过去。这种观点的哲学基础就是唯物论。唯物论哲学源于西方，是西方众多哲学派别中的一种。这种哲学主张，世界上的一切存在和变化都不外是物质的运动和运动着的物质，只要把那个运动着的物质发掘出来，说明白，世间的一切疑难就都解决了。

百余年来，各类对中医持有异议的学人，包括上世纪众多知名国学大师，本世纪将中医打入“伪科学”的“反伪”斗士，以及积极支持中医，但主张以近现代物质科学“提高”中医，使中医所谓“科学化”的各级领导人、学科带头人，所有他们对中医的批评和希冀，不管自觉或不自觉，其理论的根基都出自唯物论的宇宙观和认识论。原因就在于他们都清楚准确地看到了：中医辨证论治没有说明发病和治愈的所谓物质实体根据。而对于他们说来，这是不行的！

那么唯物论是不是无所不包、无所不能、不可超越的哲学？是不是放之四海而皆准的真理？老实说，即使根据唯物论的现代认识论原理，回答亦应当是否定的。因为世界是无限的，认识没有止境，而唯物论不过是西方文明曾经流行过的宇宙观之一。各类现代科学所揭示的许多事实与结论，不断在向唯物论提出挑战，证明唯物论具有很大的片面性和局限性。

1.这种哲学有一定的合理性，但同时也有很大的偏执性、局限性。它与牛顿力学有较好的适应，与现代的物理学、生命科学、思维科学、心理学、信息学、各种系统和复杂性科学，则不适应或不完全适应。面对 20 世纪人类科学的最伟大发现，如量子力学、基因遗传学、控制论等，前苏联的众多官方哲学家和科学家，曾以其违背唯物论而一一加以反对、批判和讨伐，但后来又不得不一一点头承认和接纳。这一反复也深深波及我们。

2.世界万物的本原不能归结为“物质”。现代科学已经证明，物质与能量可以相互转化，物质是“封闭的能量”，能量可以生出物质。在物质和能量之外，信息不仅有独立存在的意义，而且对万物的生成与演化，尤其是反馈系统，具有不可缺少的特殊作用。一般认为，物质、能量、信息是构成世界的并列的三大要素。而进一步的分析表明，在这三大要素的背后，更深层的存在是关系。以上大体是以空间为本位看世界。如果以时间为本位看世界，那么世界的本原是“气”。“气”，“细无内，大无外”，其呈现是“象”，显示的是万物的自然整体层面。气的实质是从无到有的生，是因生而形成的关系，它传递信息，妙化万物，与有形之物相互转化。

3.把“物质”定义为“标志客观实在的哲学范畴”不确切。唯物论属于还原论，它把一切还原到物质这个静态化、简单化了的“原点”上。“客观实在”可以包括现象、过程、关系、整体和所有历史上发生过的事件，等等，但这些不应属于“物质”概念。物质一定与实体相联系，形态结构不固定，但一定表现为某种形态的实体，否则就丧失了物质概念的本来意义。因此，“物质”本身是具有还原性的概念。唯物论要求寻找一切事物的“物质根据”，以此为认识的最终目标，故唯物论的认识论属于还原论。还原论有积极意义，也有不可克服的局限。

4.唯物论追求客观知识，不承认知识的主观性和主体因素。这一点明显与相对论和量子力学相冲突，也与对心理、情感、美和许多复杂性、整体性事物的认识不符。

5.不理解随机性、偶然性、不确定性的真实意义。唯物论将偶然性限制为必然性的交叉，为必然性开路。这与微观世界、宇宙大爆炸理论、精神现象和众多非线形复杂性过程不符。

6.在价值观上，引导人们处处将物质利益置于首位。唯物论贬低或不承认精神追求对人类的至上意义，将人类征服和践踏自然视为天经地义。唯物论根本否认宗教在人类社会生活中的积极意义，鼓励和促使人们丧失一切敬畏之心。

7.唯物论只承认主观与客观二元对立的认识方式，不承认、不懂得天人合一、主客相融也是一条有无限前景的认识途径。中国传统科学（如中医学）、哲学、文化主要是建立在后者基础之上，因此，将唯物论绝对化成为正确理解、继承和发扬中国传统科学与文化的最大理论障碍。

在中医学问题上，尤其要划清整体论和还原论的界限，对二者的区别与联系要有清醒和全面的认识。还原论的实质是用低级的运动和存在形式去解释高级的运动和存在形式，用简单的运动和存在形式说明复杂的运动和存在形式，用局部构成去理解和限定整体，不懂得整体大于或优于局部总和。认为将高级的复杂的存在物还原为低级的简单的存在物，找到事物最基本的组合单元，就是找到了事物的本质。

还原论对于揭示事物的运动规律在一定程度上有积极作用，但在还原过程中却将事物所在等级的特殊本质和复杂性舍弃了，破坏了。然而实际存在的情况是，由于一切高级的运动形态皆建立在低级运动形态基础之上，而越是高级的运动形态，最终使其形成的复杂关系越是不稳定；越是低级的运动形态，则越是与相对稳定的有形的物质存在，如分子、原子具有直接的密切的联系，因此，坚持以物质为宇宙万物的本原，认一切运动都不过是物质的属性和存在方式，就必定走分解、还原的道路，把高级的运动形态归结为低级的运动形态，把找到事物变化的物质实体根据，作为科学认识的最终目标。事实上，唯物论将无限变化、无限丰富的宇宙的实质归结为运动着的物质，就是一种还原论的宇宙观。

生命的本质存在于以信息调控为基础的自组织过程之中。生命是复杂系统的一个过程。越是复杂的系统，信息和功能在系统中的作用就越是重要，支撑系统的物质形体的稳定性，就越是要在运动和变化中，在有信息调控的自组织的过程中方得以实现。可见，生命的本质存在于时间的运行之中，而不是存在于空间的构成之中。生命是一首歌，是一首乐曲，是一种有始有终的整体性行为。

因此，在生命系统中，虽然健康的物质形体是不可缺少的，但第一位的，起主导作用和决定作用的是由信息功能调控的自组织行为，而不是物质形体本身。物质形体只是生命活动的载体，在生命系统中，物质形体是被动的和被决定的，处于第二位的从属的地位。毫无疑问，在生命系统中，信息、功能和形体相互影响，相互产生，缺一不可。物质形体健康与否，会对生命能否正常运行产生巨大影响，但是形体无论多么重要，都不能说明生命系统为什么能够“活”起来。而且，对形体的物质构成分析得越是精细，距离生命的本质就越是遥远。因为生命存在于复杂系统的整体运行之中，是复杂系统的一种特殊的“突现”。

中国哲学和中医学的道、气、阴阳所要揭示的，不是天地万物作为既成存在的空间性本原或结构，而是它们之所以产生并能神妙变化的根源和它们进行自分化、自组织的规律。因此，对道、气、阴阳的追踪，不是像唯物论那样去寻找事物最终和最稳定的物质基础和实体构成，而是为说明天地万物在时间流变中如何演化。

中医将人的生命系统划分为“精、气、神”三个方面。《淮南子》说：“形者，生之舍。”“气者，生之充。”“神者，生之制。”又说：“神贵于形也。”“以神为主者，形从而利；以形为制者，神从而害。”（《原道训》《诠言训》）大体说来，形为生命之承载，精为构成形体的基本物质；气为生命之基础，指的是生命功能和信息；神为中枢调控，包括自组织程序和主体意识。中医学认为，形与神俱，神主形从，才可能健康长寿，故提出“太上养神，其次养形”，“粗守形，上守神”的主张。

中医学的理论基础是阴阳五行。阴阳五行的实质是昼夜四时。昼夜四时所演奏的则是天地宇宙的时间节律和自然生化。可见，中医学正是从时间整体和自组织行为的角度来探察和体验人的生命。这就从根本上决定了，中医学对生命的理解，比之从“唯物质”观念出发，将生命视为“蛋白体的存在方式”、“细胞的联合体”、“遗传分子的自我复制”等说法，更全面、更接近生命的本质。而且，惟有走时间整体之路，才有可能深入、准确把握生命的规律。

辨证论治体现了生命规律和生命智慧，与唯物论直接相关，一些人还批评中医理论没有建立明晰的因果关系，因而宣判中医“不科学”，是“伪科学”。其实所谓建立明晰的因果关系，尤其对于复杂性系统，这种要求本身正是还原论的表现。

众所周知，中医诊治的关注点是“证”，“证”

是人之生命系统异常的整体机能反应。而造成生命系统整体机能异常的因素是极多的，有精神原因和物质原因、功能原因和形体原因，有直接原因和间接原因、体内原因和体外原因、一般原因和个体原因，等等。生命系统自身的关系以及生命系统与生活环境所发生的关系极为复杂，具有非线性和无限性，所以辨清“证”之形成的所有因果链条是不可能的，对于中医也是不需要的。因为中医治病不是直接针对实在的病因，而是针对证候。中医的病因学说“审证求因”，其实质并非寻找实在病因，而是辨证的一种方法，是为了对证候进行更细致的分类，以求准确依证处方。

西医诊治的关注点是病原体和病灶。它们是有形的实物，被视为明晰的病理因果和西医诊治的科学依据。因此，对于西医重要的是：1、疾病确实是由某种病原体引发并形成病灶；2、诊断技术能够将其发现；3、治疗手段能够将其消除，同时又不会给患者生命带来危险。当此三个条件齐备，西医的治疗效果显著且快速，但会使患者全身受到某种程度的震荡，产生明显副作用。因为有形的病原体和病灶虽为清晰的病因病果，其在整个生命系统中所引发的有害的相互影响和因果关系链，却是深远的复杂的，而西医学对此缺乏深入了解和有效对策。而且，西医难于对付无明显病原体和病灶的病症。

中医所辨之“证”，作为人之生命系统遭到侵袭时的自然整体机能反应，其具体的因果关系虽然不清楚，但无论内外表里、有形无形、直接间接，所有相关因果联系却无一遗漏地全部涵盖其中，这是由生命机体自己做到的。因此，只要正确地把握了“证”，也就把握了一切相关的因果联系和人之生命系统的全部信息。辨证论治正是针对所有相关因果联系和生命信息加以整体性治疗，而不是专门针对哪一个病因病果进行处置，具有全面性、完整性的长处。其治疗不是直接对抗病因病果，而是在顺生赞化的过程中，协助生命系统整体的自我痊愈机能驱祛病邪。这一过程，既包括消除病原体和病灶，又包括适当纠正机体所有异常关系，而且两者能够相互促进，协调进行。

辨证论治还有很多别的优点，如比之依据形体检验进行诊治，可以相对做到早发现、早治疗。再有，就是有很强的应对新生不明疾病的能力。依据新生不明证候与经络藏象、气血津液之间的基本关系，比较容易摸索出相应有效的治疗方案。值得玩味的是，辨证论治的这些优点，恰恰得益于中医不建立明晰因果关系的作法。

在这里我们发现，不须一一清察因果关系，却能把握全部因果关系，乃是中国哲学和中医学处置复杂性及无限性的大智慧。此名之曰“以简御繁”。用《易传》的话，就是：“易简，而天下之理得矣。”庄子在《养生主》开篇说：“吾生也有涯，而知也无涯。以有涯随无涯，殆已。”“以有涯随无涯”走不通，绝不意味就此而取消对世界的认知，而是要找到借助有限却能够把握无限的途径。道家认为，这个途径就是“法自然”，或曰顺生赞化，从而巧妙地利用自然的智慧。中医的辨证论治正是“顺生赞化”在临床诊疗中的具体运用。

中医药事业十二五规划亮点多

国务院总理温家宝2012年2月22日主持召开国务院常务会议，研究部署“十二五”期间深化医药卫生体制改革工作。

会议指出，2009年3月《中共中央国务院关于深化医药卫生体制改革的意见》和国务院《医药卫生体制改革近期重点实施方案（2009—2011年）》发布以来，医药卫生体制五项重点改革取得明显进展。一是覆盖城乡全体居民的基本医疗保障制度框架初步形成。职工基本医疗保险、城镇居民基本医疗保险和新型农村合作医疗三项基本医保参保人数达到13亿，覆盖95%以上的城乡居民。保障范围从大病延伸到门诊小病。二是国家基本药物制度初步建立，政府办基层医疗卫生机构全部实施基本药物零差率销售。三是覆盖城乡的基层医疗卫生服务体系基本建成。2200多所县级医院和3.3万多个城乡基层医疗卫生机构得到改造完善，全科医生制度建设开始启动。四是基本公共卫生服务均等化水平明显提高。向城乡居民免费提供预防接种、健康档案等10类国家基本公共卫生服务，全面实施国家重大公共卫生服务项目。五是公立医院改革试点积极推进，政事分开、管办分开、医药分开、营利性和非营利性分开等体制机制创新稳步展开。

会议指出，当前医改还面临一些较为突出的矛盾和问题，特别是体制性、结构性等深层次矛盾尚未解决。必须进一步加强组织领导，把改革持续推向深入。“十二五”期间，要以建设符合我国国情的基本医疗卫生制度为核心，在三个方面重点突破：一是加快健全全民医保体系。巩固扩大基本医保覆盖面，重点做好农民工、非公有制经济组织从业人员、灵活就业人员，以及关闭破产企业退休人员和困难企业职工参保工作。提高基本医疗保障水平，到2015年，城镇居民医保和新农合政府补助标准提高到每人每年360元以上，三项基本医保政策范围内住院费用支付比例均达到75%左右。改革完善医保支付和医疗救助制度。积极发展商业健康保险。二是巩固完善基本药物制度和基层医疗卫生机构运行新机制。基本药物制度实施范围逐步扩大到村卫生室和非政府办基层医疗卫生机构。继续支持村卫生室、乡镇卫生院、社区卫生服务机构标准化建设，为基层医疗卫生机构培养15万名以上全科医生。三是积极推进公立医院改革。深化补偿机制改革，破除“以药养医”机制，推进医药分开、管办分开。建立现代医院管理制度，规范诊疗行为，调动医务人员积极性。2015年要实现县级公立医院阶段性改革目标，全面推开城市公立医院改革。

会议要求在重点突破以上三项改革的同时，统筹推进相关领域配套改革。继续推进基本公共卫生服务均等化，逐步提高人均基本公共卫生服务经费标准，2015年达到40元以上。加快人才培养和信息化建设，推进药品生产流通领域改革，积极发展医疗服务业。鼓励各地结合实际大胆探索、先行先试，不断完善政策，积累改革经验。要加强医疗卫生服务行为和质量监管，加强医德医风建设和行业自律。制定完善相关法律法规，健全行业、人员、技术、设备的准入和退出机制。

会议要求放宽社会资本举办医疗机构的准入，扩大和丰富全社会医疗资源。鼓励有实力的企业、慈善机构、基金会、商业保险机构等社会力量以及境外投资者举办医疗机构，鼓励具有资质的人员依法开办私人诊所。进一步落实政策，改善执业环境，对各类社会资本举办非营利性医疗机构给予优先支持。

“十二五”时期在深化医药卫生体制改革进程中承前启后，要在认真总结经验的基础上，进一步加强组织领导，发挥制度优势，抓住基层综合改革取得重大进展、经济持续快速发展的有利时机，不断凝聚和扩大社会共识，把改革不断推向深入，为基本建成符合我国国情的基本医疗卫生制度、实现人人享有基本医疗卫生服务奠定坚实基础。

充分发挥中医药在疾病预防控制和医疗服务中的作用。以城乡基层为重点加强中医医疗服务能力建设，到2015年，力争95%以上的社区卫生服务中心和90%的乡镇卫生院、70%以上的社区卫生服务站和65%以上的村卫生室能够提供中医药服务。鼓励零售药店提供中医坐堂诊疗服务。积极推广中医适宜技术。加强中药资源保护、研究开发和合理利用。

国家中医药管理局为认真贯彻落实党中央、国务院扶持中医药事业发展的方针政策，进一步促进中医药（民族医药）事业发展，更好地为人民健康服务、全面建设小康社会服务，根据《中华人民共和国国民经济和社会发展第十二个五年规划纲要》和《卫生事业发展“十二五”规划纲要》，国家中医药管理局近日印发了中医药事业发展“十二五”规划，明确了中医药事业发展指导思想、基本原则和发展目标。其中提出每万人口中医床位数力争达到4．78张，每万人口卫生机构中医执业（助理）医师数力争达到2．4人。

中医医院中医类别执业医师占执业医师比重超过60%。初步建立中医药防治慢病临床科研体系，完善中医药防治传染病临床科研体系。初步建成中药资源动态监测与预警网络体系。

《规划》明确，到2015年，建立起适应中医药事业发展的管理体制和运行机制，基本实现中医药医疗、保健、科研、教育、产业、文化全面协调发展，使中医药对我国经济和社会发展的贡献率进一步提高。

“十二五”中医药发展的基本原则，一是坚持统筹协调，科学发展。坚持中西医并重方针，把中医药与西医药摆在同等重要的位置。中医与西医要相互取长补短、发挥各自优势，促进中西医结合。大力推进中医药医疗、保健、科研、教育、产业、文化全面协调发展。统筹城乡、区域中医药协调发展。统筹国内和国际中医药发展，相互促进，实现共赢。

二是坚持转变发展方式，突出特色与优势。从单一的疾病治疗模式，转变为既重视疾病治疗，又重视预防保健、养生康复并融合一体的综合防治模式；从注重中医医院发展，转变为既重视医院发展，又注重门诊部、诊所等中医药服务的多种组织形态共同发展；从注重中医医院的规模扩张，转变为在继续扩大规模的同时更加注重特色优势建设和服务功能完善；坚持发挥政府扶持作用，鼓励、引导社会力量积极参与，多渠道发展中医药事业。

三是坚持继承创新和科技进步，提高学术水平和防病治病能力。中医药发展既要保持特色优势又要积极利用现代科技。通过知识创新不断丰富和发展中医药理论体系，通过技术创新不断提高中医药服务能力和技术水平，不断提高科技进步对事业发展的支撑作用。

四是坚持以改革促发展，加强体制机制建设。积极参与深化医药卫生体制改革，进一步解放思想，更新发展理念，破解发展难题，着力推动体制机制创新，在管理体制、投入补偿机制、公立中医医院改革、中医药服务模式、临床型中医药人才培养、重大疾病防治攻关、中药管理与安全等方面加强研究，边推边试，边试边改，更好地体现中医药自身特点，符合中医药发展规律，反映中医药发展趋势，适应中医药发展需求。

《规划》提出“十二五”中医药事业发展主要任务：

在中医药医疗资源方面，到2015年，力争100%的地市建有地市级中医医院，70%的县中医医院达到二级甲等中医医院水平，95%以上的社区卫生服务中心和90%乡镇卫生院设立中医科、中药房，70%以上的社区卫生服务站和65%以上的村卫生室能够提供中医药服务，每万人口中医床位数力争达到4.78张，每万人口卫生机构中医执业（助理）医师数力争达到2.4人。

在中医药服务方面，到2015年，中医医院总诊疗人次争取超过5.5亿人次，中医医院总诊疗人次占医院总诊疗人次比重力争达到18.5%；中医医院出院总人数争取超过2000万人，中医医院出院人数占医院出院人数比重力争达到15%。

在中医药人力资源方面，到2015年，中医药人员增量占全国卫生人员增量的比重争取达到18%，中医类别全科医生占基层全科医生的比重争取达到20%，中医医院中医类别执业医师占执业医师比重超过60%。

在中医药科技方面，到2015年，初步建立中医药防治慢病临床科研体系，完善中医药防治传染病临床科研体系，重大科技项目实施取得重要进展和成果，改革和创新科研项目组织管理模式。

在中医药文化科普方面，到2015年，中医药科普知识宣传普及覆盖全国80%以上行政村、85%以上社区、80%以上家庭。

在中药发展方面，到2015年，完成第四次全国中药资源普查，初步建成中药资源动态监测与预警网络体系。

规划还明确了11项重点任务，包括：以城乡基层为重点，加强中医医疗服务体系建设；积极发展中医预防保健服务；加强中医药卫生应急和重大疾病防治网络建设；推进中医药科技继承与创新；加强中医药人才队伍建设；提升中药产业发展水平；加快民族医药事业和中西医结合发展；繁荣发展中医药文化；加强中医药法制和标准化、信息化建设；积极开展中医药对外交流与合作；促进中医药服务贸易发展等。

中华中医药学会“十二五”力推学术

《中华中医药学会“十二五”(2011-2015年)发展规划》回顾“十一五”以来的五年的成就，突出以学术发展为重点，以服务会员为根本，以人才建设为抓手，民主办会，深化改革，团结并依靠全体会员与广大中医药工作者，开拓创新，锐意进取，推动学会各项工作全面发展。五年来，学会推动开展“著名中医药学家学术传承高层论坛”等10余项学术交流重点项目和召开374次学术会议，推进《中医杂志》等23种学会主办期刊的精品学术期刊建设，推出“名院共建、名医培养”工程和全国中医医院院长培训班等396项人才培养活动，发起全国范围内的以“读经典，从源头上搞好继承；重实践，在发展中促进创新”为主题的“读中医经典，学中医名著”读书活动，开展“养生文化进万家”等1466场中医药文化科普宣传活动，组织参与首届“国医大师”、“首席中医药科普专家”等10余项评选表彰工作，主办“第三届南阳国际张仲景学术思想研讨会”等20余项文化交流活动，完成中医药标准化项目和中医医德规范专题研究等国家相关部门和国家中医药管理局交办的任务，参与“汶川大地震”抗震救灾和奉献奥运等重大社会活动。学会的工作得到了中国科协和国家中医药管理局的充分肯定，得到了广大中医药工作者的普遍认可，学会的凝聚力和影响力显著提高。

学会在肯定成绩的同时，指出了一些薄弱环节和不足，明确了“十二五”时期学会将紧紧围绕国家中医药工作的重心，开拓进取、扎实工作，努力开创全面、协调、可持续发展的学会工作新局面：其发展目标是全面实施“中医药学术传承战略”、“中医药学术创新战略”、“中医药人才培养战略”、“中医药文化建设战略”、“中医药成果推广战略”，促进中医药事业发展，促进人民健康水平的提高，促进经济社会更好更快的发展。搭建一个多层次、多学科的学术交流平台；创办一项中医药学术交流的高端峰会——岐黄论坛；组织开展一系列中医药重大学术活动；建立健全一套中医药学术发展制度规范；建设一支结构合理的中医药人才梯队；建立并夯实一批中医药学术传承基地、继续教育基地和中医药文化建设基地；举办中医药学术、文化国际交流精品项目；加强学会自身建设，将学会打造成引领中医药学术发展和推进中医药文化建设的富有活力的中医药学术团体。

首先强调加强学术引领，促进科技发展，增强中医药学术交流质量和实效；优化中医药学术发展环境，创新交流形式和机制，提高学术会议、学术期刊质量，推出一批高质量的中医药学术论文；做好科技奖励工作，推动学术创新、促进成果转化。以更加有利于中医药继承创新、更加有利于人民群众的健康需求为目标，促进中医药在国民经济建设中发挥更大的作用。

继承学术特色，加快传承创新重点项目。增强人才意识，重视队伍建设，树立、增强符合中医药事业发展规律的人才意识，大力发掘、举荐、表彰优秀中医药人才，建立健全中医药人才评价与激励机制，抓紧中医药人才梯队建设，拓展中医药人才培养途径，推进中医药事业发展。做好学术传承人才培养重点项目，“读经典、跟名师、做临床”读书活动：以《中医必读百部名著》(中华中医药学会组织编写)和《中医临床必读名著30种》(余瀛鳌主编)为蓝本，除四部经典外，学会组织专家为不同层次的中医药人员确定一批通读书目，各专科分会结合不同的研究领域和各科临床，遴选一批必读书目(初级人员2种、中级人员3种、高级人员4种)，并提出读书进度和具体要求、制定验收计划。学会将通过期刊定期进行辅导和举办知识竞赛，并对读书活动进行指导和表彰。

深化继续教育，拓宽培训渠道，以不同层次中医药工作者的需求为基础，以不断提高中医药工作者的理论水平和技术水平为根本，以提高中医药工作者创新能力为核心，以高层次人才培育为目的，整合学会资源，结合中医药行业特点，不断扩大中医药人才队伍。拓展继续教育形式。在课程教育、教材培训、会议以及讲座等传统继续教育教学模式的基础上，开拓新的继续教育渠道，建立医疗通告、科学会谈、同行交流等多种形式的继续教育形式。加强网络平台和数字资源建设，开设网络教育培训课程，提高中医药培训的信息化水平。5年内，依托学会现有网站，建成覆盖广泛的远程网络继续教育平台。加强多渠道合作。摸索中医药人才培养、技术更新和科研推进的路径，广泛开展与地方学会、专科分会、中医药院校、中医药科研院所、中医医院以及中医药企业的合作，探索中医药人才培养模式，搭建技术创新平台，加强中医药技术培训路径。注重继续教育效果评价体系建设。依托学会继续教育管理部门，成立继续教育效果评价委员会或小组，评估继续教育在中医药行业发展中的作用。优化继续教育项目，并探索继续教育项目评价方法。开展适合不同层次中医药人才的继续教育项目。根据需求，联合地方学会，指导专科分会，建立适用于不同层次中医药人才需求的继续教育模式。开展面向不同层次人员的继续教育项目，扩大继续教育覆盖面。加强基层中医药工作者的继续教育。完善针对社区以及农村等基层中医药工作者继续教育方案，设计符合基层中医药工作者需求的继续教育项目，搭建基层中医药工作者继续教育平台。

注意发挥专家优势，开展特色培训，扩大继续教育范围。以知识获取、技术发展、临床实用与科技成果转化为目标，扩大继续教育范围。提供临床技能、实验方法以及医学管理等不同领域的继续教育项目。开展现代医学知识和医学相关科学知识的继续教育，尤其是循证医学、转化医学等学科的继续教育。每年举办100个继续教育项目，召开3场次高端继续教育论坛。

加强中医药文化建设，加快中医药文化普及，不断加强中医药文化的建设力度，提升中医药文化影响力。做好中医药文化的传承和弘扬工作，加强中医药文化资源的开发与利用，提升中医药的软实力与核心竞争力。不断拓展中医药文化内涵，开发构建具有中医药特色的“地域文化”、“医院文化”、“校园文化”、“企业文化”等文化标准体系，推进中医药文化建设。加大中医药文化的普及力度，扩大中医药文化的影响范围，营造全社会尊重、保护中医药传统知识和关心、支持中医药事业发展的良好氛围。注重文化传承，推动科普宣传。根据国家关于建设文化强国、文化富国的相关方针、政策，总结中医药文化发展的实践和经验，全面深化开展中医药文化建设。深入开展中医药文化核心内涵以及价值体系方面的理论研究，探索中医药文化传承模式。不断提高中医药从业人员道德素质，推进中医药从业人员道德标准的落实。协调中医药文化建设与中医药学术发展的关系，促进中医药行业完善中医药文化管理体制和工作机制。组织开展中医药文化研究。利用学会专家资源优势，组织相关专家开展中医药文化研究。联合中医药院校以及各地方学会、专科分会开展中医药古籍普查工作，开展地方中医药文化的发掘、整理工作。不断推进中医药文化人才队伍的建设，培养并推出在全国范围内具有较大影响力的中医药文化领军人才。探索制定中医药行业文化建设标准，促进中医药医疗、教育、科研、产业等机构的中医药文化建设。评选具有代表性的中医药文化建设个人和单位，树立中医药文化建设的先进典型，举荐表彰优秀中医药文化人才300名。

加大科普力度，引领大众健康。加强科普宣传教育工作。以中医药文化普及为基础，深入开展中医药知识的普及。开展养生健康咨询活动，重点推出具有中医特色的体质辨识、慢性病管理、公共卫生突发事件应对等知识的普及项目。把握时代要求和群众需求，积极探索中医药文化科普工作的长效机制，加强中医药文化及科普队伍建设。组建中医药科普专家库，成立中医药科普讲师团，深入基层开展中医药文化普及工作。建设100个中医药文化宣传教育基地，加大中医药文化传播与普及力度。培养并推出优秀中医药科普工作者。组织开展“百名中医科普专家讲科普”活动，继续扩大“中华中医药学会科普专家名录”，加快普及中医药文化和技术知识。5年内，开展300场次的“百名中医科普专家讲科普”活动，推出100名中华中医药科普专家。继续做好中医科普期刊的发行以及科普系列丛书的编写工作。增加中医药科普期刊的种类，整合现有中医药科普期刊资源，打造中医药精品科普阵地，5年内组织国内著名中医药科普专家编写30部既能够体现中医药文化特色，又具有较高学术水平，对百姓生活方式具有科学引导作用的科普作品。实施“中医药大家写小书”工程，撰写 20 部中医药文化知识“小书”。

满足群众需求，服务经济建设。扩大传播途径，建立科普网络。不断增强中医药文化知识科普宣传力度。联合地方学会以及各级中医药管理部门，开展多种形式的中医药文化科普活动。加强中医药文化科普渠道建设。联合电视台、广播电台、报刊以及网络等传播媒体，推出中医药文化科普品牌栏目，传播中医药文化知识。

深化国际交流，扩展对外合作。深入开展中医药的对外交流与合作，不断拓展交流范围，继续强化合作深度，搭建交流平台，丰富交流内容与形式，加强中医药知识和文化的海外宣传。开展多种形式的对外交流与合作，推动中医药走向世界。

注重自身建设，完善服务功能。发挥学会机关在学会全局工作中的枢纽作用，促进学会事业不断向前发展，继续贯彻落实科学发展观，开展创先争优活动，加强学会机关建设，强化为会员和中医药科技工作者服务的意识。

新中药首次获准欧盟注册上市

《人民日报》记者赵永新报道，2012 年 4 月 18 日，中国科学院举行新闻发布会，正式宣布其下属的成都地奥制药集团公司的创新药物——地奥心血康胶囊成功获准欧盟注册上市。这是我国成功进入欧盟市场的第一个具有自主知识产权的治疗性药品，也是欧盟成员国以外获得市场准入的第一个植物药，标志着我国具有自主知识产权的治疗性药品进入发达国家主流市场实现了零的突破。

据介绍，3 月 22 日，荷兰药品评价委员会（MEB）官网向全球发布了地奥心血康胶囊成功在该国注册获准上市的消息，并作出评价：“地奥心血康胶囊是区别于其他作为食品补充剂的中药产品”，“它的获准上市……是基于对其药品生产企业提交的安全性试验数据，已经评估通过”。

中药过去在国际主流市场只能作为保健品或其他非药品应用。特别是欧洲药监局要求从 2011 年起所有进入欧洲市场的中药均需经过注册程序，使我国传统中药更加难以进入欧美主流医药市场。地奥集团董事长、总裁李伯刚介绍说，欧盟国家药政管理基本一致，根据欧盟成员国药政管理互相认可的相关协议，进入一个成员国后再进入其他国家基本只是程序化工作。

1982 年，时任成都生物研究所课题组负责人的李伯刚承担了中国科学院重点科研课题——防治心血管疾病植物药“地奥心血康”的研制任务。经过上千次的反复试验，他和同事们终于把大孔树脂技术与有机溶媒技术进行科学集成，成功分离纯化出天然产物中的有效成分——甾体皂苷，并规模化生产。

地奥心血康胶囊自 1988 年获准生产，以确切的疗效、良好的安全性和低廉的市场价格，受到国内外患者的青睐。截至目前，累计服用患者达数亿人次。

地奥心血康胶囊在国际化之路上走得并不是一帆风顺。20 多年前，李伯刚曾向日本同行提出合作意愿，对方却不买账：你们的研究资料只能作为“参考信息”。为了让地奥心血康胶囊和中药走向世界，“地奥心血康再研究课题组”成立了。从源头药材种植到原料加工再到成品制造，整个生产过程都以国际现代制药生产规范为标杆，药材、原料、半成品、成品标准以欧洲药典为标准。

2006 年 3 月，地奥集团开始与荷兰应用科学院（TNO）下属的生物医药研究所（SUB）合作，共同开展中药进入欧盟国际市场的研究。双方科学家紧密合作，在系统学习双方药典、药物和欧盟植物药药品注册法规的同时，对地奥心血康的物质基础和作用机理深入研究，并实施欧盟 GMP 规范生产。

2008 年 2 月，地奥集团向荷兰药品评价委员会（MEB）递交了地奥心血康胶囊欧盟药品注册申请，于该年 3 月递交了欧盟 GMP 认证申请。2009 年 11 月，荷兰健康保护检查局的欧盟 GMP 检查官员到地奥集团现场进行了为期 4 天的认证检查，欧盟 GMP 认证一次性通过。2010 年 1 月，地奥心血康胶囊正式获得欧盟 GMP 证书。

2012 年 3 月 14 日，地奥心血康胶囊成功获得荷兰 MEB 批准。

专家指出，中药国际化的最大困难，在于“理解障碍”。作为中国传统文化的重要代表，中药的理论基础、制作方法，与作为西方现代科技成果的西药有很大差异。比如说，阴阳、虚实，这些难以解释的中医概念，如何让外国人听得懂？

李伯刚表示，中药走向世界，企业扎实的硬功夫和有效的国际合作必不可少。他说，“扎实的硬功夫”表现在三个方面：一是基础研究要扎实、精确，把药品的物质基础和作用机理弄清楚、搞明白；二是要通过长期的临床表现资料，让对方认可药品的有效性、安全性；第三，从原料加工到生产销售，都要严格按照生产管理规范来操作。

寻找有实力、有影响力的国外合作伙伴，则是地奥心血康胶囊成功的第二个经验。由于中国与发达国家在药品标准、生产、监管、注册等方面的差异很大，如果只靠国内的企业自己出去闯，可能会走很多弯路。“我们找到了一个理想的合作伙伴——荷兰应用科学院所属的生物医药研究所，他们的教授对中医中药很有研究，我们的合作非常高效。”李伯刚说。

据张伯礼院士透露，目前，复方丹参滴丸、桂枝茯苓丸、扶正化瘀胶囊、当归胶丸等一批优秀的中药也正进行国际化的努力。

中科院院长白春礼、卫生部部长陈竺在新闻发布会上表示，今后将着力推进中药和民族医药的技术创新和产业化、国际化，力争使更多“中国药”走向世界。

中科院院长白春礼表示，中科院建设了“中药标准技术国家工程实验室”，目前已经构建了“化学分析—体内代谢—生物学机制”的中药复杂体系的系统分析方法，发展了如“指纹图谱技术”、“一测多评技术”、“基于药效的质量评价技术”等中药质量控制新技术和新方法，解决了制约中药标准制定过程的一系列关键技术问题。

卫生部部长陈竺介绍，相关部委和科研机构已经开始进行中药相关机理的基础研究。他说：“中药机理研究非常重要，我希望能有更多科学家投身于此。”

据有关专家介绍，我国已经加强了中药现代质量标准的研究。2011 年，由“中药标准技术国家工程实验室”制定的中药丹参质量标准成功通过美国药典会的系列评审，被美国药典采纳。这是第一个由我国科学家制定的中药标准被美国药典采纳，也被美国药典会认定为未来美国药典收载中药标准的典范。据介绍，实验室目前已经完成了中药灵芝、五味子、三七等标准的制定，提交美国药典会进入审评程序。

但是，中医药与西方现代医药的思想完全不同，中药主要是复方制剂，而不是结构单一的化学成分。医学发展到今天，人们越来越认识到人体是一个复杂的系统，疾病的发生往往是生命系统的失调。复方是多个药物共同发生作用，对人体系统进行调整，往往能收到较好的疗效。但复方的组合千变万化，目前针对其治病机理的基础研究还很难得到突破。如何让西方医学界接受并理解这种差异，必须开展广泛的国际交流。

中医药在保健品市场之中的地位

《中国中医药报》记者张东风撰文，“我国保健品市场规模或将居全球之首”。其中介绍说，国内保健食品市场呈现出“三分天下”的格局：即以中医理论为基础，以药用植物为原料的产品；以营养学理论为基础，以各类营养物质为资源的营养补充剂；以生物学为理论基础，通过生物转化生成的产品。

由中国医药保健品进出口商会和商务部外贸发展局主办的中国国际健康产品展览会（简称“健康展”），2012 年 3 月 22 日至 24 日在上海国际展览中心举办。中国医药保健品进出口商会副会长孟冬平会前接受记者采访时表示，作为国际新兴医药保健市场的中国，近年来一直保持着良好的发展势头，呈现出巨大的市场活力和发展空间。

在中国，养生保健一直是传统文化中的重要元素。随着国内经济文化水平的不断提高，大众对自身的健康越来越关注，自我保健意识也越来越强，越来越科学理性。

国家中医药管理局把保健与医疗、教学、科研、文化、产业一起，作为“六位一体”发展中医的战略。在国家的《医学科技发展“十二五”规划》中，首次写入了“治未病”这一传统养生保健理念，为中国健康产业的发展奠定了坚实的基础。

2012年1月，国家发改委、工信部又联合印发了《食品工业“十二五”发展规划》，根据该规划，到2015年，我国营养与保健食品产业将达到1万亿元，年均增长20%；形成10家以上产品销售收入在100亿元以上的企业。下一步，国家将重点推动研发和生产优质蛋白食品、膳食纤维食品、新功能保健食品等。这些政策无疑为健康产业发展的注入新的动力，提供了机制性保障。

孟冬平说，中国拥有上千年的健康养生文化和中医中药历史，借助品类齐全的成熟制造技术、较高的生产能力，中国正在掀起新一轮的健康养生热潮，从专业的医药产品到传统滋补保健品、营养食品，从医疗器械、休闲养生，到健康管理、健康咨询，与人类健康福祉紧密相关的专业生产和服务，正在不断丰富着这个市场。这充分说明中国保健品市场的发展潜能是相当大的。

据介绍，2011年，中国医药保健品产品进出口总额733亿美元，同比增长39%。中国作为全球第三大医药市场，在全球医药保健产业分工与合作中的优势越来越明显。

健康产业年产值5600亿元，健康养生已越来越为世人所重视，消费人群数量的不断增长拉动了市场需求，同时，消费者需求的多样化和多元化，也促进了细分市场的逐步建立和完善。

孟冬平介绍说，据不完全统计，目前我国健康产业年产值5600亿元左右，生产企业共约1700家，销售企业约2.5万家，销售规模达900亿元，2011年全年销售规模估计超过千亿元。截至2011年底，我国已审批保健食品11862个，其中国产11197个，进口665个。同时，保健用品和保健服务业也迅速崛起，产值达3000亿元左右。我国已成为世界保健（功能）食品产业重要的原料供应和委托生产国。预计到2015年整个市场的规模将超过美国成为全球第一，而到2020年，市场总量将突破4500亿元。

孟冬平表示，在市场需求的带动下，结合自身转型的实际，不少医药企业纷纷将产业链延伸至保健品领域，例如，以中药材为原料的保健品利润可观，不少中药企业将把目光投向中药保健品。

目前，我国保健品产业发展更多地体现了传统养生理论和现代技术融合的理念。国内保健食品市场呈现出“三分天下”的格局：即以中医理论为基础，以药用植物为原料的产品；以营养学理论为基础，以各类营养物质为资源的营养补充剂；以生物学为理论基础，通过生物转化生成的产品。

据中国保健协会对2010年的市场调查显示，位居保健食品接受度最高的前十大品种为钙类、鱼油类、卵磷脂、螺旋藻、复合维生素类、蛋白质类、蜂胶类、天然维生素E、大蒜提取物、银杏提取物。保健用品则涵盖了家用康复及医疗护理产品、按摩器具、天然个人护理用品、健康与美容护理产品、运动健身及减肥瘦身器材等。

“健康展”传播科学保健养生理念。

孟冬平指出，随着国内生活水平和消费能力的不断提高，追求高品质的生活和科学合理的健康养生理念，正在推动消费者更趋向于选择家用保健用品来进行自我保健，对保健品消费的心理和行为，逐渐趋向理性化。消费者将更加重视保健品的安全性，对保健品功能的诉求将更加明确。

孟冬平介绍说，即将举行的“健康展”中有一大亮点，就是贯穿展期始终的养生内容和互动体验，增加了参观者对产品的体验、培养健康理念、引导大众正确养生等公益内容。

据介绍，国际化是本届“健康展”的另一大特色。展会汇聚了来自中国、美国、英国等国家和地区的130多家展商，并将同期举办主题涉及国际市场开拓、进口产品注册、养生保健等一系列论坛讲座。

孟冬平表示，中国医药保健品进出口商会打造中国国际健康产品展览会这个平台，旨在传播科学的保健养生理念，推动中国医药健康贸易实现突破性飞跃，促进我国健康产品大步迈出国门、走向世界。

据报道，神州九号飞船航天员乘组按计划要在太空工作生活 13 天。中国航天员科研训练中心航天员医监医保研究室主任李勇枝介绍，这次任务为航天员准备了中医药保健类药物，作为按计划必定要用的药物类型。

航天药箱是负责飞船和组合体在轨飞行时航天员疾病防治的用药保障。“神九”携带的药物按照利用的几率分为两类：第一类药物是按计划必定要用的药物，主要是包括抗运动病药物、睡眠干预药物、维生素补充类和中医药保健类。这类药物的配备严格按照既定的服用方案配备。第二类药物是根据国际空间站的经验和临床实践高发病需要应用的药物。这类药物的配备首先需要与发病率相适应，而且还要考虑病情的多种情况，使得药物尽可能涵盖大多数病情。

自“神五”、“神六”开始，航天员就在执行飞行任务前后服用中药。“神七”首次将中药制剂带入太空，供航天员在飞行期间服用。实验与飞行实践证明，中医药对在空间环境加强航天员心血管功能、提高整体抵抗力免疫力、防治空间运动病是有效的。

扶阳养生论坛在新加坡启动

2012 年 4 月 21-22 日，“扶阳养生论坛”在新加坡举行了启动仪式。

新加坡扶阳养生学会邀请了来自中国大陆的中医学家曹东义教授、扶阳罐发明人胡木明先生、湖南中医药大学刘朝圣博士，与新加坡扶阳养生学会朱立信会长、副会长陈旭青女士、秘书长王宝芬女士、理事黄新雄先生等，一起参与了这个启动仪式。

悠久的中华古代文明，孕育了独特的中医学术。

中医学诞生之后，其知识体系不断发展壮大，与中华民族共同走过了 5000 年。它以原创的理论和技术，在防病、治病、养生等方面，既有非常丰富的理论指导，也有形式多样的可操作技术内容，对于大众养生保健、防病治病，有很多独特的效果，可以走进千家万户，关爱所有人群。

崇拜太阳，是世界很多民族的共有特征，中国古人通过研究太阳与月亮、地球的关系，不仅创造了独特的岁润历法，而且推演出阴阳五行学说。在这个思想的指引下，原始的中医诊疗技术也就形成了自己的理论体系。

《黄帝内经》说“人生有形，不离阴阳”。阳气作为人体生命机能的动力，具有格外重要的作用。气血运行靠阳气的推动，饮食消化吸收靠阳气的气化作用，抗击邪气侵犯靠阳气的防护作用，四肢靠阳气温暖，脏腑靠阳气温煦，津液靠阳气输布，可以毫不夸张地说：生命必须依靠阳气，才能有序延伸。

《神农本草经》把常用的 365 种中药，分为上、中、下三品，上品药主要用于养生保健，据说可以“久服轻身益气延年”。很多上品的药物，具有温阳补气的作用。在这个意义上说，《神农本草经》既是临床治疗疾病的药物学开山，也是第一部养生保健的大成之作。

“阴平阳秘，精神乃治”，养生保健也需要阴阳平衡，不一定都是养阳、壮阳。即使是保养生命的阳气，其方法也很丰富，有很多具体措施，比如穿衣防寒、吃温性食物、烤火取暖、温灸散寒、炼丹壮阳、附子回阳救逆等，都属于保养阳气的方法。

扁鹊师徒抢救虢太子尸厥时，用针刺“三阳五会”，以砭石“熨两胁下”，也是回阳救逆的治疗方法。长沙马王堆“以杖通阴阳”，用导引、呼吸吐纳、运动健身，根本目的也是为了保护阳气。张仲景麻黄附子细辛汤是温阳解表的代表方剂，四逆汤、附子汤都是回阳救逆、散寒止痛的良方。用药物温阳散寒、回阳救逆，是治疗急症大病的措施，由于附子有毒，不仅让一般民众畏惧不敢服用，就是水平不高的医生也不敢轻易使用。

宋代著名医生窦材撰写了《扁鹊心书》，推广“大灸治病”，主张年老体弱的人要经常使用灸法，来顾护阳气，保持健康。但是，他“常灸脐下三百壮”的方法，的确非常痛苦，让一般人望而生畏，难以采用。窦材因此发明了“睡圣散”，以减轻被灸人士的痛苦，属于一种补救措施。服“睡圣散”之后，取得麻醉效果，让人昏昏欲睡，不知疼痛。这种中药麻醉剂，虽然窦材自己使用得炉火纯青，但是麻醉药的副作用也不是一般人轻易可以避免的，并且灸后的疤痕也是难以消除的烙印。

刮痧不仅可以治病，也可以疏通气血，排除毒素、寒邪，祛除淤滞、痰凝，因此刮痧也是一种保持健康的养生方法。但是刮痧也有一定的痛苦，让受术者难以承受，美国等所谓保护人权的国家和组织认为，这就是一种体罚，属于不人道的行为，很难普遍推广，不容易被广泛接受。

株洲扶阳医疗器械公司的胡木明先生，经过多年细心观摩，潜心研究，走访国内多位中医学家，利用集成创新的方法，把温灸、按摩、刮痧与磁疗、红外技术整合为一体，研制出“扶阳罐”，不仅避免了艾灸的烟雾、刮痧的痛苦，而且还可以达到温灸、温按、温刮、温推、温滚、温拨、磁疗、红外、热疗等新的“组合效果”，经过严格的临床验证，取得了很好的治疗效果，获得多项发明专利，可以说是一项集大成的研究成果，不仅获得了广大患者的一致好评，而且得到国医大师 96 岁高龄的邓铁涛老先生的高度赞扬，他称赞说：“这就是中医现代化”！他听说将要举行“中医扶阳养生世界行”，首先在新加坡启动，就高兴地为“扶阳养生论坛”题词鼓励，希望中医学术依托这项新技术走遍全世界。

术无道不行，道无术不远。中医的脏腑经络学说、阴阳五行思想、四气五味理论，很多民众难以深刻理解，一般的中医师也不容易说明白。因此，中医学术在世界的传播，必须突破理论解释的瓶颈，才能走向遥远的未来。中国针灸在西方世界的传播过程之中，已经出现了“去中国化”的一些现象，很多人解释针灸的作用原理，不使用脏腑经络学说，而是用神经反射进行解释。“扶阳罐”的命名，不仅说明了这个技术的载体，而且用“扶阳”限定了这项技术，使这项技术深刻地打上了中医理论的烙印，必须按照中医“扶阳”的理念去做，才可以取得预想的好效果。

这就是“借器传法”，随着“扶阳罐”的外传，中医扶阳的思想，中医重视阳气、经络的观念，就会随之一起传播到世界各地去。随着“中医扶阳养生世界行”的逐步开展，中医对世界的影响也必将随之扩大。

2012 年 4 月 21-22 日，“扶阳养生论坛”在新加坡举行了启动仪式。

新加坡扶阳养生学会邀请了来自中国的著名中医学家曹东义教授、扶阳罐发明人胡木明先生、湖南中医药大学刘朝圣博士，与新加坡扶阳养生学会朱立信会长、副会长陈旭青女士、秘书长王宝芬女士、理事黄新雄先生等，一起参与了这个启动仪式。

在这个仪式上，曹东义教授向新加坡扶阳养生学会赠送了他的著作《永远的大道国医》、主编的《中医药与亚健康》杂志，以及一幅书法作品“千年传承，服务社会”。启动仪式前后，新加坡养生学会主办了有广大群众参加的扶阳养生科普宣传活动。朱立信主席介绍了扶阳养生学会的基本情况，曹东义教授介绍了养生保健知识，解答了听众们提出的有关养生治病问题，并接受群众的问询，向他们提出养生保健的具体建议，进行不同人员的个性化指导。胡木明先生组织来自中国大陆的扶阳养生调理师，现场为群众进行扶阳罐的操作示范，先后请六位观众上台接受温刮、温推、温按、温滚调理，使新加坡的民众近距离地观摩、感受到中医药扶阳养生理念的良好效果。这次活动，受到新加坡民众的热心支持、衷心感谢！

曹东义教授在活动间隙，走访、参观当地的中医诊所、按摩保健馆、养生馆、中药店等，进行了学术交流与观摩。

23 日晚间，曹东义教授应新加坡中医学院院长项平教授的邀请，为当地的中医界同仁做了“扶阳养生”的专题讲座。项平教授 1995 年 10 月至 2005 年 3 月任南京中医药大学校长，2006 年至 2011 年任澳门科技大学中医药学院兼科大医院院长，4 个月之前来到新加坡，出任新加坡中医师公会主办的中医学院院长。他们互送礼物，曹东义教授把《中医药与亚健康》杂志、《永远的大道国医》、《神医扁鹊之谜》等赠送给新加坡中医学院的同仁。这所中医学院由新加坡中医师医师公会主办，今年即将迎来建院 60 周年的庆典，届时还要邀请中国大陆的同道前来举行学术交流。曹东义教授的讲座结束之后，新加坡中医学院的韦磬均主任，与学员一起体验了扶阳罐的温刮、温推技法。朱立信主席、胡木明先生、陈旭青女士、黄新雄先生、刘朝圣博士等一起参加了这次学术交流活动。

胡木明先生介绍说，扶阳罐产品、名称，在 100 多个国家进行了商标注册，有关知识产权的保护工作已经完成，这一点得到国医大师邓铁涛老先生的赞扬。邓老还对扶阳罐的产品销售情况进行了询问，他认为这个体现中医技术现代化的产品，其前景“风光无限”，必将有利于中医学术的传播和弘扬。邓铁涛先生还把自己最近主编的《中医基本理论》和《国医大师邓铁涛之“铁杆中医”说》，赠送给曹东义教授和胡木明先生，充分体现出邓老对于后学的希望和关怀。

“神九”药箱备有多种中医保健药

《中国中医药报》记者黄心报道，神州九号飞船航天员乘组按计划要在太空工作生活 13 天。太空中会用到哪些药品？中国航天员科研训练中心航天员医监医保研究室主任李勇枝介绍，这次任务为航天员准备了中医药保健类药物，作为按计划必定要用的药物类型。

航天药箱是负责飞船和组合体在轨飞行时航天员疾病防治的用药保障。“神九”携带的药物按照利用的几率分为两类：第一类药物是按计划必定要用的药物，主要是包括抗运动病药物、睡眠干预药物、维生素补充类和中医药保健类。这类药物的配备严格按照既定的服用方案配备。第二类药物是根据国际空间站的经验和临床实践高发病需要应用的药物。这类药物的配备首先需要与发病率相适应，而且还要考虑病情的多种情况，使得药物尽可能涵盖大多数病情。

自“神五”、“神六”开始，航天员就在执行飞行任务前后服用中药。“神七”首次将中药制剂带入太空，供航天员在飞行期间服用。实验与飞行实践证明，中医药对在空间环境加强航天员心血管功能、提高整体抵抗力免疫力、防治空间运动病是有效的。

中医药借助新媒体迅速传播

《中国中医药报》记者胡彬、冯磊报道，现在人们普遍遇到问题找百度，想要互动用微博。从“电脑控”、“手机控”到“淘宝控”、“微博控”，当人们遇见健康问题求助于中医时，首先想到的就是使用网络了解病情、了解专家；当中医药日益重回人们的生活中时，淘宝网上的中医药产品变得琳琅满目。各式新媒介以其传播快捷、良好互动的优势正在影响我们的生活，影响着中医药的发展。

新媒介搭建医患互动新平台，“请教一下：腰椎间盘第四五突出，腰部长期无力疼痛，依靠中医调理是否可以缓解，大概需要多长时间？”

“我处名老中医坐诊可以开中药，也请带上您的 X 光片，骨科专家需要看您的片子的”。这是新浪微博上网友“贾彦彬 TERRY”和“明经堂”的对话。

方便，快捷，这是网友选择微博咨询疾病的原因，人们遇见了什么健康问题，求助于网络，最为常见。

在北京工作的王女士说，自己家人看病前都先在网上询问专家，如果能在网上解决就不去医院，实在不得已才去医院。“之前排队去医院，问医生问题经常得不到满意的答复，医生太忙，每个病人几分钟就打发了。如今，使用微博互动更加方便，我可以先解决疑问，然后再去看病。”她说。

近期，新浪微博推出“微健康”栏目，不定期邀请活跃在微博上的各大医院的各科专家，在特定时间集中回答网友的提问。通过网络平台开展健康咨询，为医患沟通架起了一座新的桥梁。

“孩子用药不可久用”、“医生说的积食到底是什么”、“聊聊千古名方逍遥丸”北京中医药大学中医诊断学博士、原任北京电视台《养生堂》节目策划罗大伦博客里的这些博文，点击阅读量少则数千，多则上万。深入浅出、说故事讲中医的表达方式，受到网友的追捧。他参与创建的“当归中医学堂”微博，已吸引了9万多粉丝的关注，不仅发布一些中医药养生防病小知识、小方法，还对诸多博友的问题耐心回答，既宣传了中医知识，又促进了公众健康，深受欢迎。

博客、微博这些载体正在被广泛使用，构建起医患互动的新平台。

新媒介放大中医药声音

博客、微博等新媒体热度日益升高，各级政府部门也抓住了这样的时机，建立平台，发布消息，拉近与民众之间的距离。

2012年3月北京市中医管理局官方微博也正式上线，关注“粉丝”超过 15 万人。现在已有超过八成的政府部门加入“微博大军”。

2011年，甘肃省卫生厅决定把在腾讯和新浪网开微博作为中医师带徒考核内容，1000名被遴选出的中医师傅每人建两个微博，由3个徒弟维护，群众提的医疗问题由徒弟整理后请师傅回答，每人每年必须接受咨询100人次。对于此行为，有人赞赏这是“中医利用新媒体的一次革命”。

在社会上一直存在对中医有歧见的情况下，与中医药相关的事件也往往在微博等新媒介上被放大，形成社会热点。前些时候引发社会热议的“养熊取胆”之争，从人们提出质疑到某些人的口诛笔伐，到“人工养殖活熊造瘘引流取胆汁”是否侵害动物权，以及动物权与人权的关系等，无论是企业还是中医药界都经历了痛苦的煎熬。中医药行业搭上新媒介这列“快车”后，如何应对不断出现的新情况，成为严峻的课题。

新媒介创造中医药商机

在电子商务上，一些商家嗅觉更为灵敏，趁着当下人们对中医药养生保健热情的高涨，在新媒介上也瞄准了中医药。

“东西很有效果，喝完还会再来”，这是淘宝网上一家卖青钱柳茶叶的网点的买家评价。62%的客户是回头客，类似的评价数不胜数。利用中医药的功能加上适度的宣传，其力量不可小觑。

几年前，该网店主办者何礼明放弃了北京如火如荼的事业，卖掉当地的房子回到了湖南老家，进行养生茶的开发、推广，是歪打正着还是远见卓识已无从探究，而这个在淘宝上开的神农金康的店铺以每日数百笔的交易、50万元的流水额显示着新媒体的力量，茶文化、中医药文化与新媒介结合在一起，爆发出了让人意想不到的生命力。

“《神农本草经》有一段记载，神农尝百草，日遇七十二毒，得茶而解之。”“中华茶疗是中医药和传统茶的结合，既具中药的效果，又兼得了品茶的享受性。易于坚持，适合现代三高类等慢性疾病的防治。”世界中医药学会联合会中医专业委员会会长龙致贤如此评价茶疗。

没有新媒介，你很难了解这个地处湘西南大山深处的中药茶文化。青钱柳是一种高大的落叶乔木，被誉为植物界的大熊猫，具有多种中医药功效。正是看到了民众对中医药的需求，从决定创业起，何礼明致力于将茶文化和中药文化相结合，进行推广，已开发出青钱柳等十余种中药茶。

目前，该公司与北京中医药大学、北京药用植物研究所达成战略合作伙伴，在湘西南的茶叶生产基地，该公司成立的茶叶生产合作社模式，将茶树的保护、生产、采摘分配到人，既保护了青钱柳，又惠及18个乡镇的农民，使农民家庭收入由年均5000元达到月均 5000 元，完成了从“茶山”到“茶杯”的转换。

这只是淘宝网等电子商务平台上的一个缩影。

新媒介，让历史悠久的中医药搭上了飞跑向前的“快车”。

周瑞呼吁正确引领膏方发展

周端　上海中医药大学附属龙华医院

膏方是以中医理论为指导，辨证论治为基础，强身与疗疾相结合，疗效明显、服用方便的中医特种保健品。膏方乃我国传统医药学之瑰宝，长期以来在临床实践中不断发展，在去除疾病、改善体质、补益虚羸、延缓衰老等方面功不可没，深受广大群众喜爱。然而目前膏方的发展还存在许多问题，如地区发展不平衡，管理不到位，膏方处方质量及膏方制备工艺有待进一步规范等。因此，膏方的发展还需要正确地加以引导。

发展膏方的重要性

发展膏方是传承中医文化的需要。膏方是中医发展的历史产物，是古代医家在临床实践中摸索出来的具有营养滋补和防治疾病综合作用的中药方剂。中医膏方为中医药文化的重要遗产，其中蕴含了很多中医药文化的内容。一个好的膏方，必须充分体现中医辨证论治和理、法、方、药的传统特色；充分体现中医美好医德的传统特色，而这些都是中医药文化的良好体现。

膏方是中医“治未病”思想在临床上的重要体现。膏方作为祖国传统医学的重要组成部分之一，被运用于养生保健和疾病预防、康复整个过程。膏方以整体观念为指导，通过辨别人的体质，同时兼顾旧疾，制定适合个体化的膏方，以调节阴阳平衡，从而达到未病先防、已病防变、瘥后防复的目的，正是祖国传统医学“治未病”思想在临床上重要体现。

膏方是中医“整体观念”、“辨证论治”等思想的良好体现。膏方的作用涵盖补虚和疗疾两方面，对慢性病的调治有相对优势。膏方是中药的一种剂型，药物选择与组方有别于单纯“强身健体”的方法，也有别于一般“补品”，在“辨病”与“辨证”的互补下，根据个体差异进行立法组方，合理配伍膏方中扶正药与祛邪药之间的比例和轻重，在“调治”上下工夫，“固本清源，攻守适宜”，“阴平阳秘，以衡为补”，完全体现了传统医学的整体观念、辨证论治的思想。

膏方是中医学术体系不可缺少的一部分。古代医家及近代医家对中医膏方的应用上至皇亲国戚，下至普通百姓，均取得很好的疗效。宋代医家许叔微用治失眠和疮疡肿毒的宁志膏、国老膏，《本草纲目》中的“益母草膏”，《寿世保元》中的“人参膏”、“茯苓膏”、“琼玉膏”，《摄生总要》“龟鹿二仙膏”，张景岳《医宗金鉴》的“两仪膏”等均为古代遗留下来的著名膏滋方，沿用至今，疗效确切。许多著名中医专家，均有配制和应用膏滋防治疾病的经验体会，如秦伯未在运用膏方上卓有成效，蒲辅周老中医，在调理慢性病时，喜用膏丸缓图，临床治验甚，近代名家丁甘仁亦擅长以膏论治，颇具影响。

发展膏方是为了满足人民群众日益增长的保健需求。在当今社会，人们的生活水平不断提高，对健康要求越来越高，同时，随着生活、工作带来的压力过大、睡眠不足、饮食不规律、缺少运动等原因，亚健康状态者越来越多，而中药膏方在调治亚健康状态方面有良好疗效。膏方是根据患者不同体质特点和不同症状、体征而组方，充分体现了辨证论治和因人、因时制宜的个体化治疗原则，针对性强，非一般补品可比。

膏方发展态势

目前，开展膏方工作的医院越来越多，各地膏方节、膏方论坛开展得有声有色，膏方培训班举办得越来越好，出版膏方专著越来越多，膏方为人类的健康正发挥着日益重要的作用。

在一项有关全国25家医院调查中，共有14家单位开展了膏方业务，占56%。从地区分布情况来看，主要集中于华东地区，所调研的6家单位全部开展了膏方业务；东北地区3家单位没有一家开展膏方业务，华北和西部地区有约一半单位开展了此项业务。这说明，在南方地区，膏方为广大患者的接受程度较高，而在北方地区，大家对膏方的了解程度还不高。如江苏、上海等地正以每年15%的速度增长，2011年上海使用膏方近30万料。当然，近年来随着人口流动和人民健康意识的提高，膏方也呈现“北进西移”的趋势。北京、安徽、山东等多个地区已经启动膏方工作，湖南、江西等地膏方的开展也取得了很好的进展，显示了较大的发展潜力。

成功开展膏方工作经验

措施有力 一些医院开设治未病中心、膏方门诊，组织有经验的专家开具膏方，严把药材选择、膏方制作关，注意膏方的科普宣传等，科学规范地开展膏方服务活动。部分地区行政部门及医院制订了相应的规章制度，如医院的准入制度、医生的准入制度、膏方制作质量规范、加工单位的准入制度等，这些措施都保证了医院膏方工作的正常开展，也保证了膏方的质量。

宣传到位 利用电视、电台、报纸、网络等媒体广泛宣传，以及开展膏方节、健康讲座、义诊等多种形式，宣传膏方在养生保健、治病防病方面的作用，宣传医院的膏方专家、膏方的生产加工等情况，使得人民群众更加了解膏方、认可膏方，为膏方工作的开展奠定良好的群众基础。

服务细致 为患者开展多种配套便民服务，如在膏方开诊之前邮寄信件告知膏方门诊预约时间及相关专家门诊时间，膏方门诊预约服务，送膏方到家，在膏方包装袋上印制膏方服用方法、保存方法、注意事项等，为患者提供咨询服务，印制膏方科普知识小页等，使广大患者更方便、更正确地运用膏方。

膏方发展中存在的问题

地区发展不平衡 目前膏方发展表现出了明显的不平衡，南方地区发展较快，北方地区发展不如南方地区，东部地区发展较快，西部地区发展较慢。

单纯经济利益驱动 目前国内膏方市场一哄而上的现象令人担忧。有些医院没有把膏方发展规范化，为了谋求单纯经济利益，一味追求膏方的数量及膏方的门诊量，不惜牺牲膏方质量等情况也不少见。

宣传力度不够 医院宣传不够，没有与各种媒体，如电视、电台、报纸等媒体建立良好的关系，致使群众不了解膏方在养生保健、治病防病的作用，医院膏方开展的情况，专家特长，膏方生产加工的情况等，因此出现不知道膏方为何物，或不知道去哪家医院开膏方等情况。

专家培训不到位 目前膏方开方医师水平参差不齐，专家培训不到位，能开好膏方的专家明显不足。很多医生没有很好的认识到膏方的作用，没有掌握膏方处方的特点，没有很好的发挥膏方的疗效。

膏方生产欠规范 膏方的生产缺乏严格的规章制度和监督机制，因此目前膏方的生产良莠不齐，一些专家甚至表示，现在的膏方合格率不会超过50%。从膏方的生产情况来看，大部分单位的膏方为自己生产，少部分单位为外单位代加工。虽然大部分单位有生产标准操作规程，但标准或是医院自己拟定，或为行业协会拟定，缺乏统一规范。因此，加工场地的面积和空间与加工制作的规模不适应，容易出现差错和交叉污染；加工场地无防止昆虫及其他动物进入的措施；凉膏间的货架未保持清洁卫生等情况屡见不鲜。

膏方发展对策

争取相关管理部门的支持 为了使膏方得到健康有序的发展，争取得到相关管理部门的支持，明确膏方作为中医治未病的重要内容，明确膏方作为中医发展的一个分支学科，从而制定相关措施充分发挥膏方在中医治未病中的特色和优势，充分体现膏方作为发展中医内涵的重要组成部分。

强化多个环节管理 各地区应该立足自身的情况健康有序地发展膏方，应遵照相应的法规逐步建立医院及开膏方的医生准入制度，规范开膏方的行为；建立加工单位准入制，加强膏方生产各个的环节监督，严格把好质量关；积极开展专家培训，争取培养出更多合格的膏方专家；对开膏方的医生进行规范考核等。

多形式多渠道加大宣传 利用电视、电台、报纸等媒体广泛宣传，为膏方的发展提供良好的群众基础。医院还可以开展膏方节、健康讲座、义诊等多种形式，推进医院的膏方宣传，提高知晓度。

加强交流 地区之间加强交流与合作，吸收成功地区开展膏方工作的经验，培养更多膏方人才，逐步扩大膏方运用范围，提高膏方的国内及国际影响力。

此外，积极开展膏方相关基础与临床研究，验证膏方疗效，揭示膏方作用机理，为膏方的健康发展提供理论依据。规范化的流程、标准化的工艺是膏方的发展方向，尽快制定出《膏方应用规范》、《膏方生产监督规范》等一系列标准。

记百岁名中医、中医真气运行学创立者李少波

（一）

一个人一生中如果做出一件有益于国家、民族和人民的事，而且让人们永远记住他的名字，应该说就是一个不平凡的人。百岁名中医、中医真气运行学创立者李少波就是这样一个既平凡而又不平凡的人。

李少波 1910 年出生于河北省，年轻时体弱多病，中西医医治无效，生命垂危。祖父教他学练家传的“吐纳导引”方法，经过近一年的锻炼，身体恢复了健康。从此他就迷恋上了此法，除锻炼不辍外，还博览中医学经典，探索“吐纳导引”的医学原理。为此，他离乡背井，西去川陕秦陇，寻访贤达名流，以使自己功夫精进，并探索“吐纳导引”的理论渊源及具体内蕴，力图用医学科学的概念把所学方法规范化，让现代人容易理解且方便操作。在此期间，他不仅自学成为一名中医，而且从中医理论中探究出了“吐纳导引”实际上就是《黄帝内经》“上工治未病”，即预防医学的具体方法。

建国初期，他在甘肃省甘南藏区的卓尼县医院工作，每天除门诊上班外，早晚总是在闭目静坐，一坐就很长时间才起身。夜晚人们都入睡了，他还在灯下翻阅厚厚的古书，时不时还写些什么。他以自身锻炼的体会和各家经典中有关养生的论述相印证，得出了宇宙万物和人都是得先天真一之气而衍生，所谓得“一”而生，失“一”而亡的结论。以后他调往兰州，先后在甘肃省中医院和甘肃中医学院工作、任教，主要精力还是放在对“吐纳导引”的研究方面。医院和学院对他的研究也很支持，成立了专门的诊疗室和研究所，从临床和基础理论上进行较大范围观察与探索。经过多年的研究，他将这一方法正式定名为“真气运行法”，并制定了五个步骤，亦称“真气运行五步功法”，今称“真气运行养生实践”。以《内经》真气与真气运行概念命名，以区别所谓“气功”的概念，避免混乱。1964 年真气运行五步功法公布于世，《甘肃日报》以“意守丹田及其它”的标题发表了他的署名文章，引起了社会极大的关注，咨询者络绎不绝，学练者不计其数。当时，甘肃省和兰州军区的不少领导同志也都学练，取得了可喜效果。

1979 年，他的第一部专著《真气运行法》由甘肃人民出版社出版发行。就在这部书出版前的 1978 年，甘肃省卫生厅选择了他多年在临床运用的真气运行医疗保健方法，作为科研项目，进行了长达 5 年多的临床科学研究，证明对多种慢性疑难病症都有显著疗效，于 1983 年获甘肃省卫生厅真气运行临床科技二等奖。之后他的专著又获得了全国新长征优秀科普作品三等奖、甘肃省新长征优秀科普作品一等奖。由于读者欢迎，社会反响热烈，该著作多次再版、重印，印量达 100 多万册。经修订、补充成书的《增订真气运行法》、《李少波真气运行法》，又相继出版发行，同样大受社会和广大读者的欢迎。《李少波真气运行法》获中共甘肃省委、甘肃省人民政府优秀图书奖，国家优秀图书奖。他本人也作为对社会有贡献的专家，被遴选为甘肃省第四、五届政协委员而参政议政。

1978 年全国科学大会召开后，真气运行养生方法得以大力推广。在他工作的甘肃中医学院，成立了真气运行研究所，开展基础研究和临床验证，积累资料。同时在全国十多个省、市举办真气运行讲习班，所到之处，人们都对这一方法赞不绝口。1995 年，他的又一音个专著《真气运行论》由甘肃文化出版社出版发行。全书以中医理论为基础，阐述了人体生命活动的物质基础和达到人体生理有序化的手段，以翔实可靠的实践资料，旁征博引，从理

论指导实践，实践验证理论的高度，揭示了人体生命奥秘。从“法”而上升到“论”，昭示着他的学术研究又进入一个新的更深的层次。1999年，在他90岁的时候，又一部力作《真气运行学》问世，在国内和海外同时出版发行。从“法”而“论”，从“论”而“学”，不仅是学术思想的升华，而且标志着真气运行已成为一个完整的学术体系。

（二）

真气运行学术的创立，是李少波矢志不移、锲而不舍实践、研究的结果，凝聚着他一辈子的心血。窃以为这不仅是他继承父祖的遗志，把祖传的养生修真秘旨以医学的思想和语言表述了出来，而且更重要的是为弘扬祖国医学，丰富祖国医学宝库做出了重大贡献。

首先在“上工治未病”，预防医学方面做出了贡献。华夏民族是最先懂得预防疾病的民族，提倡未病先防，既病防变，治病求本，标本缓急。长沙马王堆 3 号墓内发掘的《导引图》，真实地反映了2200多年前，我国人民锻炼身体，防病治病的生动情景，体现了古之医道“防重于治”的思想。祖国医学经典《黄帝内经》更是强调预防医学，《素问·四气调神大论》提出：“圣人不治已病治未病，不治已乱治未乱，此之谓也。夫病已成而后药之，乱已成而后治之，譬犹渴而穿井，斗而铸锥，不亦晚乎。”《素问·八正神明论》：“上工救其萌芽……下工救其已成，救其已败。”这些论述强调的就是无病先防，有病早治。这种具体的预防学思想是世界医学文献上的最早记载。他通过研究探讨认为，《黄帝内经》长期以来指导着养生保健、防病治病的理论和实践，故而被后世医家誉之为“真经”、“至道之宗，奉生之始”，更是“释缚脱艰”的不易坟典。然而，究其根本，无论是防病于未然，或顺应自然，延年益寿，关键的一点还是在于人体的真气。他所创编的真气运行养生实践方法，其根本目的就是培养真气，扶正祛邪，有病治病，无病防病，抗衰延年。他在专著中讲到，我们的祖先非常重视摄生，首先提出“上工治未病不治已病”的预防思想。如能遵照这种修养方法，即可享乐天年。可是，自隋唐以来，养生保健由盛渐衰，清代以后便无声无息地消失了。究其原因，一是社会形势变的复杂了，人们忙于生产、社交、建设和战争等，无暇从事静养生息。尤其道教、佛教形成后，修真养性的事，便成为僧道的专业。二是生齿日繁，物质日渐丰富，生活日渐多彩，特别是城市的发展，吸引人们离开了大自然的怀抱，衣食住行的安逸舒适使人们自身抗病的功能下降，众多的人便乞灵药物，于是医生增多，药房增多，医药事业兴盛了起来。直到今天，医药事业在全世界内已非常发达。医者只追求治疗的工巧，却忽略了未病先治的预防思想。医药治病尽管有一定的效应，但对健康长寿则显得不足。随着药品的日趋增多，杂药乱投，多服久服而引起了医源病和药源病。鉴此，在文明先进的地方，正兴起慎医慎药，提倡健身自疗思潮。如何发挥人体的潜能，采用自控、自调、自我修复、自我建设，勿药而愈的方法，就显得非常重要。而他所创编的真气运行养生实践方法，所发挥的作用充分体现了“上工治未病”这一预防医学思想。人们如能依此去锻炼，假以时日，真气便在人体中循经运行，克期通督，由后天返先天，恢复再生力，有病治病，无病防病。大凡实践者，都能感到体内各种生理变化，从而对中医理论中的阴阳学说、脏象学说、经络学说、气化学说都能得到验证，是实实在在的中医预防医学。为此，他多次呼吁医学界应认真研究，发掘和总结《内经》的养生学理论和方法，使之发扬光大。他明确提出，无病先防是《内经》的重要精神，也是中医学的核心。只有抓住这个根本问题，才不致舍本逐末。这对振兴祖国医学，提高民族素质将产生不可估量的影响。

其次在经络实质的研究方面做出了贡献。经络学说是研究人体经络系统的循行分布、生理功能、病理变化，及其与脏腑相互关系的一种理论学说，是中医基础理论的重要组成部分。它同阴阳五行学说、脏象学说等共同构成了中医学的理论基础。关于经络实质的研究，自 1958 年以来，在全国广泛推广和研究针刺麻醉工作中，各地都做了大量临床和科学实验工作，积累了不少宝贵资料，对经络现象的客观存在已基本肯定，但经络实质的探索一直没有重大进展。从 1984 年起，中国原子能科学研究院、中国科学院高能物理研究所和安徽中医学院针灸经络研究所合作，用核技术研究经络实质，证实了确有物质和信息沿经络路线传播，经络传播有确定的方向和速度，与中医经典经络理论是一致的；人体的气血运行呈波动状态，并且为气血运行提供了流量、流速、周期等5项参考数据。实验结果表明，不但显示出了经络的位置，而且在手厥阴心包、足太阳膀胱，手少阳三焦等3条经脉上，观察到了经络走行的方向和大分子沿经线传播的速度。从部分实验数据中，还可以明显看出，大分子沿经线运行时，有波动的现象。实验还证实经络系统既区别于神经，又不同于肌肉，是一个基本的物质、能量交换系统。这项阶段性成果，为经络研究提供了一些初步的，但很重要的定量数据，对统一经络理论，提示经络实质和中医理论研究有促进性作用。尽管这样，对于经络的实质问题，还是没有一个定论。

在国内尚未开始经络实质探讨研究的时候，早在1962年，李少波通过真气运行的临床观察和实际疗效，就开始重视经络实质这一重大的中医课题研究了。他认为，在机体中起重要作用的生命动力当数真气，经络是人体真气运行的通路。经络虽然看不见、摸不着，但只要进行真气运行实践，真气运行的路线方向和动态，对经络问题的研究启发是很大的。明·李时珍《奇经八脉考》有云："内景隧道，唯返观者能照察之。"这一著名论断亦说明通过养生实践锻炼，达到"返观内照"境界后，所能体验经络活动的情况。同时他还指出：经络，《内经》称为经隧。它是由各个组织间隙大小不同的隧道所构成的。如肌肉、筋骨、神经、血管、腺体等，既有严密的分工，又有互相协调的作用。这些组织之所以能够活动，必须依赖于经隧中源源不断的真气运行来赋予能量，才能有节律的运动，以达到生理之要求。真气运行养生实践方法，就是以培养真气，贯通经络，作为增强和恢复生理功能的主要手段。在真气运行实践中，任脉、督脉一通，全身各条经络相继都通。真气沿着经络路线，内通五脏六腑，外达四肢百骸，给机体的每个组织系统提供充分的能量，从而使新陈代谢旺盛，增强机体的生理功能，生命力日益强盛，自然就会增进健康，预防疾病。古今医家、养生家，无论是全真导气，药物归经，循经取穴，导引按摩，还是诊断治疗，预防疾病等，都是在经络学说的指导下制定的。据此，他直接了当地提出，经络学说是中医指导临床的一个重要内容，而真气运行才是经络活动的实质。进一步解释为，真气是生命的能量，经络则是真气的通路，二者是互相依存的。如果忽略了真气运行，经络活动就失去了物质基础，对经络的实质也就无法认识清楚了。他对经络实质的认识，是基于亲身实践和临床观察的，在中医界尚属首倡。其独到见解尽管在今天还没有被更多的人所认同，但相信终究有一天会成为中医理论中的鲜活内容。

第三在解决"看病难"、"看病贵"等实际问题和构建和谐社会方面做出了贡献。医学科学的发展，使得医学模式已由生物医学向生物、心理、社会和环境相结合转变，医学观念亦已由治愈疾病向预防疾病和提高健康水平方面作出方向性调整。无论在东方，还是西方，人们开始关注沉寂已久的中医"治未病"这一古老的医学哲学思想。这是二十一世纪医学变革的主流，是时代的要求，历史的必然。新中国建立以来，国家从已病防变，争取及早治疗，防止疾病的发展与转变出发，积极贯彻"预防为主，防治结合"的卫生方针，做了大量卓有成效的工作。但就整体来看，"预防为主"的思想并没有被广大群众所认同，人们普遍沿袭着有病找医生，有病吃药的习惯。我们不能否认医药对治疗疾病的效用，同时我们也不能否认随着药品的日益增多而引起的医源病和药源病。时至今日，医疗卫生事业发展的速度和规模都是空前的，但众多的医疗机构并没有控制住疾病的产生与发展，病种越来越多。不少人长期受着疾病的折磨，痛苦地挣扎着残生，家人为之苦恼，社会为之而增加了负担。而"看病难，看病贵"更是当今突出的社会问题。如何解决这些关注民生的大问题，党的十七大高屋建瓴，提出"人人享有基本医疗卫生服务……病者有其医"，国务院前副总理吴仪在2007年全国中医药工作会议上也郑重提出了"上工治未病"的重要理念，并讲自己退休后要学习中医，其良苦用心，更是说明了弘扬祖国医学，发扬中医学在构建和谐社会，为全民健康服务的重要作用。

无论是"上工治未病"，"预防为主"理念的落实，还是解决"看病难，看病贵"的社会问题，都要有一整套行之有效的方法，正如过江河需要舟楫，否则难以到达彼岸。古往今来，国内国外的研究都证明，人们要摆脱疾病的困扰，达到健康长寿的境界，主要还是靠每个人自己的修养和锻炼。除有一套符合自然规律和人体生理规律的生活养生习惯外，还得有一个积极主动的养生锻炼方法，特别是为了有效地避免“药源病”、“医源病”，更得有一套科学实用的养生治病法则。经过多年的临床实践证明，李少波所创的真气运行学说和该学说的基础——真气运行养生实践，无疑是解决这些问题的的金钥匙。该实践方法以符合人体生理的调息方法入手，有效地培养人体赖以生存的真气，使之旺盛运行而贯通经络。通经络的过程就是治病的过程，而经络通畅，则人体健康并减少生病的可能。正如《内经》所讲“恬惔虚无，真气从之，精神内守，病安从来。”只有培育人体自身真气，真气充足，便可以贯通经络，使人体阴阳和合，五行顺理，所谓“通则不痛，痛则不通”。自上世纪50年代至今，真气运行养生实践已有半个多世纪的推广历程，验之以临床，证之以生理，充分证明该实践方法对治疗各种慢性疑难病症均有显著疗效，对于提高人体免疫水平，降低内分泌皮质醇含量亦有明显作用，同时能诱发人体干扰素的生成。人们只要坚持锻炼，就可以远疾而谢医，享受健康无病的愉悦。通过锻炼，还能陶冶人的情操，改善人的心态，对和睦夫妻关系、家庭关系和社会关系等方面都有着重要作用。

在普及推广真气运行实践方法的过程中，不少人通过锻炼，治愈多年的罹患，实为药物所不及。无论是国内，还是国外，每期培训班结业，好消息不断传来：多年的慢性肝病患者经过锻炼，各项指标趋于正常；多次中风，不能站立的患者能站立行走了；医学上的难题硬皮病患者的硬皮一点点地消失了；心脏病、高血压、糖尿病患者的病情都有明显改善，等等。病患者在享受治愈疾病快乐的同时，也深感真气运行养生实践方法的神奇。正如我国已故中医泰斗，原卫生部中医药管理局局长吕炳奎先生所讲：“真气运行是人体生命运动的主要功能，人如果能掌握其全部运动规律，则人类的生命可以由人自己来掌握，人可以达到健康无病长寿的境界。”

（三）

李少波平素生活简朴，从不追求物质享受；处世随和，随遇而安，顺乎自然。但对自己的学术追求，始终以“咬定青山不放松”的精神，达到近乎痴迷的境界。为了研究真气运行学术，他在退休后积极创造条件，申请成立了兰州李少波真气运行研究所，亲任所长，还担任中国民间中医医药研究开发协会真气运行研究专业委员会主任委员。不顾年龄高迈，在国内国外亲自讲学，甚至在百岁高龄，还参加一些社会活动。他所做的一切象一个无言的师长，在不断教诲着所有后学；日积月累，潜移默化，深深地影响着周围的人们。如今，他虽已年过百岁，但还牵挂着真气运行学术的研究与开发，希冀让这一方法造福更多的人。90多岁，他还亲赴新加坡、马来西亚、印尼等国讲学，给人们留下了深刻印象。

经过半个多世纪的的实践探索研究、发掘总结和临床检验，真气运行以其简明实用，效果显著，赢得了医学界的认同和社会各方面的肯定。抚今追昔，真气运行学术从研究探索的艰辛到形成体系惠及人群的快慰，经历了漫漫岁月。展望未来，真气运行学术定会以它在医学领域的独特地位和作用，而产生更加积极的社会影响。大道圆融，真气运行将沿着自己的轨迹“周行而不殆”，这是历史发展的必然趋势。真气运行学说作为中医学的核心内容，其源于中医文化和华夏文化的深厚底蕴及实用效果，必然会得到中国及世界的认同。

曾几何时，人们谈“气”色变，一谈“气”，就和“气功”联系了起来。我们要从这个认识的误区走出来，不能陷入形而上学的泥淖。中医讲究气血，不谈气，何以谈医？不谈气，又何以谈人？我们谈气，所谈的是人体真气和真气运行；我们谈人，谈的是人体生命科学。我们要从人体生命科学的高度出发，继续加强真气运行学术及真气运行实践方法的研究与开发，使之为人类的健康服务，使之为构建和谐社会发挥积极作用。只有如此，才能对得起我们的祖先所留下的宝贵财富；只有如此，才是中医学发展的重点与方向。

和平颂 身残志坚铸伟业

——访重庆麒翔特殊医学研究院院长常和平

序 言

补天之志，筑地之心，智慧升华与思维超越幻化成人类健康守护神。

这是一种缘于生命本真的追问，缘于发展民族医药的焦虑，缘于创办现代特殊医学研究的观念转换。作为重庆麒翔特殊医学研究院院长的常和平正不断履行着中国民族特色医疗品牌发展的新世纪的伟大责任与使命。

我们且不说麒翔特殊医学每年为无数患者送去健康，不说富有现代理念的经营管理，单是麒翔特殊医学在特色医疗领域，在国际上的建树，或者麒翔人在推进人类健康进程中表现的浓烈的人文关怀，就足以让人心动不已。

走进麒翔特殊医学，仿佛走进了生命健康的另一个世界，这里蕴藏着太多的真情与奇迹，这里凝聚着太多的渴望与激情，这里创造着太多的观念与理念。而这一切辉煌的背后，是常和平和麒翔人对振兴民族特医事业的真诚与执着。

让我们探寻着常和平院长奇迹背后的发展轨迹，领略这辉煌之后不尽的真情，一种根于身残志坚铸造伟业的生命健康本真追问。

上篇 生命求索

女娲练五色石以补苍天。补天之志，是传统文化埋藏在华夏儿女灵魂中的因子。生生不息，至死不渝。生命，正是在传统与现代的整合中，实现了最美妙的超越。

远古的歌声已渐渐消逝，历史的硝烟也已经弥散。然而一种精神，一种整合传统与现代本真的精气，却在山城重庆那片人杰地灵的土地上升腾、融合。

1954 年，常和平降生于山城一个贫苦农民之家。从此，一个传奇的人生开始在这片百废待兴的土地上启航。

自幼就具有慈悲心、喜欢助人的常和平，因他身体多病，所以自小就对医学产生了浓厚的兴趣，大部分业余时间都在研究医学、药理，学生时就常为身边的人治理常见病。1970 年，他光荣参军，在北京中央警卫团当了一名特警，在当兵的 8 年时间更加专研中医、西医、针灸、易学、相学、天文、地理、武学等方面的研究。退役后他先后从事过教师、搞过武装，司法、文化、记者等职业。业余爱好也很广泛，吹、拉、弹、唱、琴、棋、书、画、摄影照像样样都会。

1981 年，一次突发的事故导致常和平的身体高位截瘫。面对如此残酷的打击，他没有被打倒，他身残志不残，他以坚强的意志，顽强的精神努力的博览群书，先后自学了中央党校函授的行政管理与法律、“民事诉讼法”、“民法通则”、中国人民大学的“语言逻辑学”函授教材，倾心对记者语言文字、图片摄影制做，文化艺术及各种民族文化、传统文化的研究。还自学了美国哈佛大学 MBA 工商管理、市场营销的全套教材。1985 年，常和平又对佛学、道学、儒学进行深入的研究，还对中华气功大全进行了全面的研修和比对。1988 年，他又迷上了哲学、政治经济学、社会科学、自然科学、生命科学，毅然辞去了不太稳定的工作，踏上了自修之路。多年来他在广东、福建、上海边打工边学习边为有缘人传授大道之理与生命科学，把所学到悟到的知识溶汇贯通，去粗取精，去伪存真，去除糟粕，取其精华，用现代的语言，现代的表述方法，写出了三百多万字的笔记文稿。

2001 年国庆节，迫于生计，常和平加盟重庆在一家小公司打工做管理，他看到很多人为了看病而犯愁。虽然医学技术迅速发展，一些高科技产品的投入，为治疗各种疾病增加了技术函量，但高额的医疗费用令很多人，特别是低收入人群难以承受。虽然政府职能部门在低保、医保方面作了大量的工作，还是不能从根本上解决就医贵，就医难的问题。对于生活中的健康之怪现状，常和平先生看在眼里，急在心里，因为他是一级残疾深知病痛对患者本身及家人造成身心伤害是多么的巨大，所以他立志要在治病救人方面下功夫，于是他更加的努力研究古今中外及各民族、民间、传统的治病方法及原理。

为了使这些绝学绝技更好的发挥作用，造福于民，造福于社会，常和平以探求真理的大无畏精神，勇敢的闯入禁区，对绝学绝技进行了大胆的挖掘，认真的鉴别，慎重的扬弃。古代神医终于在他手中变成了凡夫俗子们可以掌握的医术。佛家的念力疗法、默像疗法、静想疗法、因果疗法；道家的符咒疗法、信息水疗法、辟谷疗法；民间的发愿疗法、巫术疗法、病灶转移法、驱邪疗法、国术中的风水疗法、占卜疗法，相术疗法等等，都让他擦去了污垢而大放异彩，还将中医、西医以外的各类行之有效的特殊疗法吸收过来，诸如在气功的导引术、吐呐术、神仙术；民间的食疗、沙疗、热疗、冷疗、宠物疗法等等。他还将人体特意现像与现代科学技术相结合，研究出了人体独具特色场能疗法，光色疗法、电磁疗法、音乐疗法、心理疗法。传统医学中的辨证施治、生克制化以及望、闻、问、切诊法。结合几十年非药物疗法的临床实践及上万人次各类疑难病症的实证实验，他总结出了大量的典型案例，为他的发明创造提供了可靠的理论基础。

下篇　发展升华

思路决定出路，战略决定发展。

在麒翔特殊医学发展的过程中，常和平始终坚守秉承“服务大众健康”的企业使命。牢固树立“济世、诚正、执着、务实”的健康核心价值观，在市场经济的大潮中一路乘风破浪，大展宏图。谈及当年的选择，常和平信心十足，面容睿智而又果敢，神情淡然而又超越。

山城的山水茫茫，白云悠悠，只有那一颗执著真挚的赤子之心跳动在青山绿水之间。那里，是水天交接的地方。浩浩长江，一路荡荡流向大海，麒翔特殊医学的大旗已飘扬在中国市场经济的大潮中。时不我待，迫在眉睫，严峻的形势迫使常和平迅速作出决策。

静观其变，我思其妙。运筹于帷幄之中，决胜于千里之外，此乃大智慧。综观国内乃至国际医药业发展，常和平在深刻的思索与考察后得到了一丝天机。只有拓展新的思路，只有开辟新的途径，只有进行彻底的改革，才能挽救中国中医药，才能重新高扬民族医药产业的大旗。

2007 年 1 月 21 日，常和平将自己发明的“人体生物软件”向国家知识产权专利局申请了国家专利，获得国家专利局的受理，并写出了与专利相配套的论文，即《论人体生物软件研发的理论基础及方法》、《论人体生物软件在治病方面与中、西医的区别》，又写出了用于治疗各类疾病及疑难病症的“内求法”教材和一套“内求自治法”的保健操，又写出了《人体生物仪器维护及保养方法》三本，一个月后，为将健康理论更好的服务广大患者，他创建麒翔科技发展有限公司，专门研究人体生命科学，并在此基础上已创建了麒翔特殊医学研究。从技术和理论上他已形成了一整套的特殊医学理论体系。8 月，他又申报一项发明专利《人体生物遥感》并将他所研究的特殊治疗方法定名为“麒翔特殊医学”，还注册了“麒翔”商标，2012 年 3 月常和平创建了重庆非药物疗法养生保健技术推广基地，被中华人民共和国人力资源和社会保障部授予保健技术指导师职业技术培训项目授权培训机构。2012 年 10 月 18 日获得了全国首届特色医疗技术成果展示交流推广大会三项大奖，即特色医疗技术推广单位奖，特色医疗技术创新奖，特色医疗技术人才奖，2013 年 1 月 11 日在钓鱼台国宾馆优秀公益人物大会上获得了国际人体生物工程杰出贡献奖，非药物疗法杰出贡献奖。“人体生物软件”、“人体生物遥感”这两项发明专利的问世可以说是人体生物软件工程在人体生命科学研究、探索、实践中开发出的一项非常态性、非常见性、非常理性、超常规的、非药物治疗各种疑难疾病的特殊医学、其原理应用了人体这部功能最完整、最齐全的生物仪器，充分调动人体这部生物仪器在人体内的各种潜在功能、能量，并在程序的控制下，通过定向接收病患者的全息能信息 / 分析出病患者的病理信息 / 对患者的控制系统进行调节 / 删除病患者的病理信息 / 为患者输入健康的信息指标程序 / 人体生物仪器进入自动接收，调控调节状态 / 人体各项功能按已输入的程序进入正常恢复的工作状态 / 患者通过身体内的自动调节系统进入预定的健康轨道等诸多步骤，对人体内的薄弱环节进行调节，使之达到祛病、健身、延年益寿的效果。

二十一世纪是一个健康的世纪，世人一定要提高保健养生观念，健康是一切的奠基石。一个非药物治疗疾病的新型医学已经诞生，其将创造医学史上的一个奇迹。常和平及他的创业团队必将使人类医学技术进入一个新的时代。“人体生物软件”、“人体生物遥感”的专利专著填补了国内外医学技术的一项空白，其采用的“程序控制疗法”和“远程信息疗法”为各类疑难病患者进行治疗，不用药物、不做手术，无副作业，不痛苦，费用极低，是低收入人群及贫民所期盼的医学，即非药物疗法，新型医学技术的崛起将使医学技术革命掀起一次新的飞跃和升华。

常和平说：我们的理想是为医学创造奇迹，为生命创造质量，为社会创造和谐，为身心创造健康。忠心献国家，孝心奉父母，热心送他人，爱心献社会，全心为大众，信心留自己。我们的宏愿是：弘扬中华文化，播撒人类文明，探索未来世界，获得健康人生。所有老人为我父母，所有同辈为我兄姐，所有晚辈为我子女，愿为众人献出一切。我要解决世人的所有病痛，为世人创造一条健康之路，只要世人的病痛一天没有消除，我们的爱心和努力就一天不会停息。

尾声

作别山城。蓦然回首。

望不尽的是那无边的绿色，听不尽的是那无边的波涛。走出麒翔特殊医学，却走不出那厚重的思索，走不出那超越的灵魂。如果说雄浑、逶迤、拔地而耸天的山势代表着生命与个性，那么，清净、浩淼、环山而流的水则凝聚着常和平创造与哲思。

山与水的统一构成了山城重庆特有的地域环境与文化氛围。

坎坷过后是峥嵘，生命过滤为精神。这是麒翔特殊医学跨越发展的5年，亦是常和平生命升华的58年。自主创新，科技报国，是常和平矢志不渝的信念，而麒翔特殊医学则成为他这个信念稳固而坚实的基台。人的生命在于运动，事业的生命在于创新。自主创新是麒翔特殊医学与常和平不断发展、跨越前行的根脉所系和动力之源。

保护振兴民族医药事业，将这被西方人称之为博大精深的“中医药健康精魂”纳入市场经济的大潮，充分利用现代性技术开发新的经济增长点，在开放的心态中保持动态的平衡，便已构成常和平缔造麒翔特殊医学百年健康基业的辉煌蓝图。

常和平和他的麒翔特殊医学的贡献不仅仅是企业的、国家的，甚至是整个全人类的，并将随着时间的推移越发昭著。如此，我们似乎可以说，这是一种缘于生命的本真追问，一种缘于民族特医品牌的不断创新，一种缘于现代企业的转改的必然结果。

和平颂，生命本真；颂和平，健康麒翔。

他使患者挺起了脊梁

——记省自强模范、江苏省盐城市第二届道德模范、市人大代表吴登清

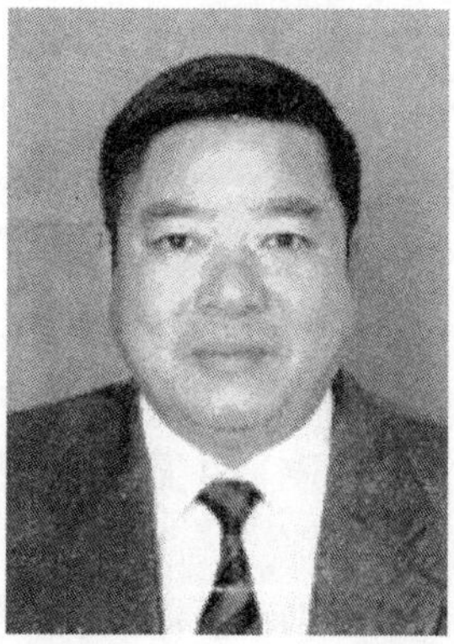

2010年11月28日这天，一位患者手捧锦旗匆匆地来到吴登清中医诊所，一见到吴医师，就紧紧地握住了他的手不放。

她叫袁英明，江西新余人，曾因腰椎间盘突出、腰椎骨质增生压迫神经引起左下肢疼痛不能行走而丧失劳动能力，四处求医不见疗效，后经别人介绍，江苏省盐城市有一吴登清专科门诊专治颈肩腰腿痛等疑难杂症。在吴登清的精心治疗下，袁英明很快恢复了健康。这次，她是专程从江西赶来向吴登清致谢的。

二十多年来，他用精湛的医术为病人解除痛苦，为群众排忧解难；在平凡的岗位上默默地奉献，留下了一串串闪光的足迹，赢得了群众的信任、患

者的赞扬、社会的认可。他就是省自强模范、市人大代表吴登清。

骨质增生、腰间盘突出、腰肌劳损引起的腰腿痛，是医学界公认的的顽症。这类疾病病因复杂，病程漫长，易反复发作，在临床上属常见病，多发病，治疗较为棘手。然而，吴登清却有着自己的一套独特治疗方法。25 年来，他为全国各地的无数病患者解除了病痛，被老百姓誉为“轮椅上的好医生”。经他治疗的无数病患者挺起了脊梁，恢复了健康。

吴登清知道，要做一名好医生，必须深谙中医理论，同时又要刻苦攻读西医书籍，吸取现代医学的长处，用中西医结合的观点去探索骨质增生的病因、病理及疗法。他认为骨质增生的主要病因是气滞血瘀，局部微循环障碍，造成营养不足，致使活动较多的骨关节发生增生。

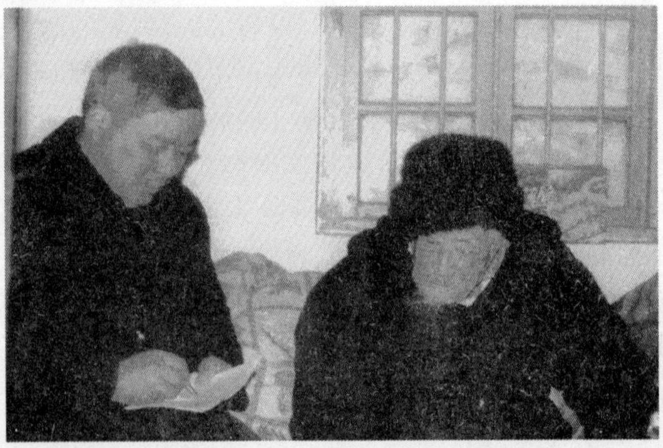

吴登清根据自己的临床实践，提出补气血、补肾强筋、抗衰老的原则，将骨质增生分为“肝肾亏虚型”、“气滞血瘀型”、“痹症型”等 5 种类型，进行辨证施治。他采取内服中药、外敷“登清痛敌膏”等疗法，在治疗骨质增生方面具有独特的疗效。

近年来，来自全国各地的患者为吴登清送来的写有“美哉医德、妙哉医术”、“感恩不尽”等牌匾锦旗就达数百面（块）。一位镇江的妇女，因长期劳累，患腰椎增生 20 多年，由于没有对症治疗，腰已变形凹陷，走路时一歪一跛的。2012 年 3 月她来到盐城吴登清中医诊所求诊。经过 2 个疗程的治疗，现腰已挺直，腰疼和腿麻有明显的减轻。上海一位离休老干部，颈肩酸痛一年多，颈部肌肉发紧，活动困难，时有头晕，经诊断为颈椎骨质增生。吴医师只用了 1 个疗程，颈肩疼痛就消失了。又如阜宁县陈良镇的一位农民夏诗礼，51 岁。于 1991 年 7 月 2 日初诊：腰痛 8 年，劳累后加重。患者从事农村重体力劳动，劳累后腰痛不能直立，局部板滞发硬，下肢放射痛。曾通过服用中西药、针灸等治疗，症状未见减轻。检查：腰部外观脊柱后凸，活动时前屈后伸时感到不适，双下肢直腿抬高 70 度，腰部两侧骶棘肌有明显疼痛。X 片显示，腰椎诸椎体前缘呈骨质增生，生理弧度反凸，椎间隙狭窄，又经 CT 诊断腰椎三四、四五及腰五骶一椎间盘均突出，腰椎退行性病变。经过 3 个疗程的治疗，已康复。回访至今一直未复发，精神爽朗，腰板结实。

他采用内服中药、外贴膏药的独特疗法治疗骨质增生 9 万多人次，为大量的患者解除了病痛，使他们重获健康快乐。

吴登清将系统的中医理论与行医实践紧密结合，在攻克疑难杂症方面勤求古训、博采众长，遵古而不泥古，发扬而不离宗。他先后阅读《本草纲目》、《黄帝内经》、《伤寒论》、《医宗金鉴》等几十种中医学古典名著，抄录数十万字的笔记，收集各种民间偏方，研制出了治疗骨质增生的新配方——骨质灵。为方便患者，减少煎药服药的烦琐，他博览古今医书，收集百种偏方，拜访几十名老中医，结合 10 多年的临床实践，刻苦研究，将外治的传统膏药运用于临床并不断创新，研制出外敷膏药“痛敌膏”，在治疗颈肩腰腿痛、骨质增生、关节炎等疑难病方面具有独特的疗效。

吴登清常说：“作为一个医生，不能只想到经济效益，要设身处地为病人着想，尽快治好病的同时，还要尽量减轻患者的经济负担”。他的中医“廉、便、简、验”特色疗法，深受患者信赖，对于一些经济困难的病患者，他常常只收成本或免收药费。25 年来，他为弱势群体减免医药费达 10 万多元，累计捐款公益事业达 10 万多元，2010 年被评为市第二届道德模范。

以精湛的医术治疗病人，以高尚的医德赢得群众的信赖，而自己却不求回报，这就是吴登清——一名轮椅中医师的人生追求。（唐勇　中国江苏网）

中华精髓闻天下 创新茶疗传四方

——记国际科学研究院院士 任怀瑞教授

茶，被古人称之为“万病之药、天赐恩物”，古籍《吃茶养生记》里面写道：“茶乃养生之药，延龄之妙术，上若生之，其地也灵；人若饮之，其寿则长”，故饮茶又可称之为“茶疗”，自古就是人们修身养性、祛病强身主要方式之一。中华精髓，传承至今，结合现代高新技术，更至细理。任怀瑞，一代茶王，独创“健康茶细胞疗法”，已成为当今茶疗主要发展方向，为人类开辟出了一条崭新健康之路。

柴米油盐酱醋茶 琴棋书画诗酒茶 佛道儒医禅悟茶 生命本源健康茶

品名静观五蕴空 吃茶笑对人生悟 天瑞仁和同证道 福慧茶德健康人

——任怀瑞

阅读上面的七言八句诗，有人之所食，人之所性，人之所悟，人之所念，道出了人出本源、天地合一的养生最高境界，仿佛置身于蓬莱仙阁、人间仙境。此诗句不是摘自唐诗，更不是宋词，而是出自现代，一位对生活充满热情、对人类健康做出巨大贡献的创新人才—任怀瑞教授。

任教授深谙中华文化之精髓和中国茶道的博大精深，他的诗句向我们道明了，只要我们勤于生活、善于生活，发现天地人之本源，创造我们人体真正之所需，大家就可以向上述诗句描绘的一样：生活在神仙般的健康生活里。

茶.探索 神州惊鸿

任怀瑞，男，汉族，内蒙古呼和浩特市人，1951年生，1970年参加工作，工业8年，商业8年（期间二年上新闻大学），政界8年，1996年主动要求离开政府机关（国家退休干部），任教授离开机关后，一心扑在钻研茶道、茶文化、茶与健康事业上。他认为，中华茶文化源源流长，茶可生津止渴、提神醒脑、延年益寿等，但一直被用作饮品，如果能把茶经过科学创新，形成新一代治病之良药，则是为人类造福之幸事。

任教授身负使命与责任，把全部精力投入了对健康茶产品的研究之中，他潜心钻研、勇于创新、在深厚的知识沉淀中，不断探索与现实最近的契合点。为了使研究有一个更高的基础平台，为了使研究走上一个更高的技术水平，2000年，任教授在呼和浩特正式成立了“健康茶庄”，同时2003年成为中国高级茶艺师（评审师）。他在总结和挖掘历代先辈、学者对茶的食用、药用和饮用，尤其在传统茶疗的学术基础上，不断挖掘、开拓，反复实验、比对，并结合自己30年的临床经验，终于为中国健康茶开辟出了一个崭新的天地。

2004年，任教授发明了惊鸿业界、无毒副作用的健康茶疗产品“任怀瑞健康茶”，并首创健康茶“细胞疗法”；同时注册商标2个，一个是任怀瑞含本人的肖像，另一个是“任怀瑞健康茶”。一位智者、一个追求，一项伟大发明，“任怀瑞健康茶”的出现，是中国茶领域的一个发展里程牌，真正实现人类不吃药、不手术、实现健康的一个宏伟梦想。

茶.创新 时代标杆

任教授说，“任怀瑞健康茶”是传承中国千年来茶文化其优势，根据现代茶地理、茶生长实际情况而制成，是一种贴合人体营养需求的健康药品。它是将绿茶、红茶、花茶、白茶、黄茶和乌龙茶六大类纯天然茶叶按比例科学配制而成，其所蕴含的“细胞食物疗法”，是根据自然规律与人生法则，结合春生、夏长、秋收、冬藏之科学合理技术定制，将若干种茶叶成分组合为多元化、能量化、特异化物质一一人体食品和细胞食物。由于“健康茶”配比科学合理，使得该茶具有很高的营养价值和保健功能，且口感丰富纯正，具有吸收快、效果好的特点，即3分钟便可进入血液，并通过人体循环，5

分钟内遍布全身，活化细胞，促进新陈代谢，消除毒素垃圾、修复细胞，增强免疫功能，而且多益无害，具有双向调节，理气固本之特异功效。

“任怀瑞健康茶”一经面世，立即引起了各方面的高度关注，从国家农业部出具的检验报告可以看出：“健康茶”含茶多酚19.9%、咖啡碱5.22%、氨基酸2.9%、黄酮1.2%、儿茶素总量10.26%；而且口感纯正，滋味独特，具有“三增”（增智，增力，增美），“三抗”（抗癌变、抗辐射，抗衰老），“三降”（降血压，降血脂、降血糖）和杀菌、消炎、排毒、预防疾病等特殊的防治保健作用；同时，“任怀瑞健康茶”除了日常饮用，还可以直接使用和嚼食，同时具备泡足、洗润皮肤、养颜、伤口患处、溻肚脐、溻肾脏等等，充分起到全科整体理疗康复的综合作用。长期使用，还可使“五脏清和，气血平衡，经络通畅，精力旺盛，综合施治的健身效果”。

茶.防病　健康真谛

“不治已病治未病”是早在《黄帝内经》中就提出来的防病养生谋略，是至今为止我国卫生界所遵守的“预防为主”战略的最早思想，任教授在研发之初，就把“治未病”作为“任怀瑞健康茶”最重要的一项功效，它包括未病先防、既病防变、防微杜渐等多个方面的内容。健康茶不但能治病，而且要防病，不但要防病，而且要注意阻挡病变发生的趋势、并在病变未产生之前就能掌握疾病的主动权，达到“治病十全”的“上工之术”。“任怀瑞健康茶”正是立足于“细胞食物疗法”、立足于“多靶点整体多益无害疗法”，还打破了几千年来神阙穴不能针灸的禁忌，改变了西医“头痛医头、脚痛医脚”的“单靶点疗法”。“任怀瑞健康茶”堪称我国继四大发明之后的“第五大发明”，而且以“茶”为“引”，从根本上掀起了变革人类疾病防治健康理念的一场风暴。

“任怀瑞健康茶”作为一个时代标志性产品，是经过大量临床实践和检验的，它既是人体需要的饮品，更是人体必需的细胞食物。同时，“任怀瑞健康茶”作为人体生命能量，适用人群非常广泛，不仅婴幼儿、老中青各个年龄段的人们可以使用，包括孕妇、痛风症和失眠症患者也可使用，尤其对新时期疾病患者（亚健康、不健康、疑难杂症）更有辅助综合调理的效果。“任怀瑞健康茶”的问世，变“饮茶”为“吃茶”，改变了传统医疗吃药、打针、手术的基本疗法，让患者有了“口腔细胞疗法”和“神阙穴通络平衡法”的选择。是祖国传统医学的一大进步，也是造福人类的佳音。多年以来，任怀瑞以“传播健康茶疗文化、提高全民素质”为发展理念，以“科技研发”为先导，以“人文关怀”为根本，全力打造着“健康茶疗文化”的新概念。

任教授高瞻远瞩，始终坚持致力于实现“健康茶疗特效原生态”愿景，立足“绿色环保健康产品”的产业化前沿领域。他所倡导的“细胞食物疗法”，在为人类健康事业做出贡献同时，对于富裕茶农，搞活经济，发展茶文化，节省医药费开支等各方面，都具有深远的社会效益和经济效益。

茶.贡献　建福于民

唐代卢仝在《寄新茶》里面有这么一段诗，是对茶的绝佳描写：“一碗喉吻润，二碗破孤闷。三碗搜枯肠，惟有文字五千卷。四碗发轻汗，平生不平事，尽向毛孔散。五碗肌骨轻，六碗通仙灵，惟有两腋习习风。

任教授说，古人在饮茶得当时，会感觉营养浸入肌骨，正能量迅速增多，使得达到通仙灵、腋生风的境界。所以在现代大食品、大营养、大健康的时代，人们对营养品的消费更趋于理性，只有更健康、更方便、更时尚的茶疗产品才更契合消费者需求。我们有义务、有责任利用现有的高新技术、高度认知，创造出让现代人类长寿的保健健康茶。

任怀瑞教授相信，健康是人生最宝贵的财富，他多年来为之跋涉、探索，尽心竭力践行的正是出于为了更多人的生命、健康的责任感和使命感。“任怀瑞健康茶细胞食物疗法”，为广大患者指出了新的康复希望，已使数千名疑难杂症患者远离病苦的折磨，部分与死神接吻的癌症患者起死回生。许多活生生的案例充分证明：一是自然规律决定；二是时代发展的必然产物；三是传统医疗改革的需要；四是恰好符合二十一世纪电子效能时代“细胞分子医学”的要求；五是落实科学发展观、建设创新型国家，自主创新的产物。“任怀瑞健康茶”震撼问世，带动了整个茶疗产业的飞速发展，它利己、利国、利社会、利人类；不仅能够富裕茶农、搞活茶经济，而且对于发展茶文化对医疗事业都是一大贡献和进步；其为人民群众节省的医药费开支更是不可估量。任怀瑞的茶庄也逐步成为一个独具特色的集生产、研发、专卖为“一条龙”，实事求是为人类健康事业发展做出贡献的科技型公益化经营实体。

患者使用之后，取得了良好的反馈效果，根据数千例案例，可以总结出“任怀瑞健康茶疗”的四大特色：一是属于“全国高科技产业化药品”，具有“治已病”的功能，一人多病及诸多疑难杂症均可；二是属于“全国高科技产业化保健品”，具有“治未病”的未病先防、即病防变、防微杜渐的功能；三是属于“全国高科技产业化食品”，具有“不生病”的功能，从孕妇婴幼儿开始用“任怀瑞健康茶”（细胞分子+基因因子疗法），能从根本上解决问题；四是属于“全国高科技产业化综合性生命新能源”，动物植物均可使用。

十多年来，“任怀瑞健康茶”从问世至今已遍及全国20多个省、市、区，并远销俄罗斯、日本、韩国、美国、加拿大、新加坡和马来西亚等国家。作为集高科技药品、食品和保健品于一体的中国自主创新品牌，“任怀瑞健康茶”走进了国际大市场，为我国乃至世界人民的健康，在弘扬中华文化的同时，也创出了一条前所未有的“茶•商•文化”的新组合模式，并成功推向全球。

茶.绽放　灿烂精彩

任教授是位慎思明辨、反对迷信盲从、敢于独立思考、崇尚科学、勇于创新的人。他善于实践活动，创造性的开展研究工作，所表现出的思想境界、精神状态和道德风范，受到国家相关领导和同行业的欣赏和尊重。30多年来，任教授已经取得了不菲的成就，并成为国内茶与健康方面的权威专家。

目前，担任着中国国际茶文化研究会理事、中国医学保健养生专业委员会副主席”、中国中医茶业领域权威专家、中国管理创新大会副理事长、中国农经产业高峰论坛副理事长、中国医师协会“国医科普‘治未病’”健康公益大讲堂讲师团讲师、中华医学国际发展联合会资深首席专家、全国首批医疗保健行业著名专家、高级研究员、特色诊疗专家、国家中西医结合医师、治未病诊疗师、AAA企业家、全国健康茶疗康复指导中心主任、中国健康茶细胞疗法拓荒者、创始人、发明家、中国任怀瑞健康茶科技创新研发基地主任、中国健康茶科技创新特级大师、中国健康教育专家、国家健康产业领袖、国际注册医疗保健高级工程师、国际医药研究院执业院士、国际科学研究院终身院士、世界健康大使。

先后荣获了“中国企业管理领军人物奖”、“中国企业家思想成就奖”、“中国影响力人物奖”、“第一届国家科技成果进步一等奖”、“国医传承楷模奖”、“国家十大健康产业领袖特别贡献奖”等，单位和产品先后荣获“中国医学保健养生定点研究示范单位”、“上海世博会联合国千年发展目标全球政府采购集团采购推荐品牌、千年发展目标指定产品，上海世博会联合国馆收藏珍藏产品”“国际绿色低碳环保IGI终身会员”等等。

茶.宏远　承诺未来

任教授认为，中国茶文化历史悠久，现代茶文化方兴未艾。近30年来，中国茶文化在前所未有的历史机遇中获得了迅速发展，创新能力是民族进步的灵魂，是竞争力的核心，也是承诺未来的核心，只有不断进取和创新，才能把握未来茶疗的发展方向。

任教授儒雅淡定，眉宇间透着干练，浑身散发着一位优秀复合型高技能“通才”的沉稳风范；他说，我从不后悔走上研发之路。虽然茶疗的创新很累，但我觉得很值，因为有成就感，因为价值于奋斗中、喜悦在分享。任教授说，我们下一步将把‘健康茶’推向国际大市场，创办‘健康茶防治养生保健院’，专门解决国际性疑难杂症；筹备一项年产12000吨的健康茶系列产品产业链项目，采取多功能产研发一条龙经营创新模式；筹办任怀瑞健康茶业国际（连锁）公司，将‘任怀瑞健康茶’这一品牌定位为‘发展健康高科技，实现茶疗产业化’的国际茶疗顶级品牌，并逐步推向国际市场，实现长效可持续发展，为建设创新型国家、为人类健康事业做出更多的贡献！铮铮壮言流露出任教授博大的胸襟和兼济天下的情怀。

任教授目光睿智友善，表露出一位学者和医者深思缜远、善德为本的精神风貌，他说，把具有典型中国特色的'健康茶'推向国际大市场，努力发展健康高科技，实现茶疗产业化，为人类健康事业做出更多的贡献。他认为，国家政府应给予国医茶疗特许权，让自主创新健康产业落到实处。企业也应抓住机遇让政府引领，培养大量专业技术人才指导，让人民大众自愿参与，实现健康茶疗产业化为人类生存服务。

任教授坚持以人为本，在发展茶产业的同时，融入自己的思想情感和奉献精神，这使得他所从事的事业充满人性色彩。他立足于人类健康的前沿阵地，在继承弘扬祖国传统中医、茶文化的基础上，研创出的"任怀瑞健康茶"及其细胞食物疗法，是对世界医学领域的一次革新，产生了重大的现实意义和深远影响，其有力推动了我国高科技产业化药品、产业化保健品、产业化食品和产业化综合性生命新能源。促进我国在治已病、不生病、亚健康、治未病等方面的进一步健康发展，为建设和谐社会，促进人类健康事业的发展做出了重要贡献。

一个民族的发展需要创造的动力，一个品牌的发展需要坚持不懈的努力，目前，任教授正倾力打造着"任怀瑞健康茶"这一国际顶级健康品牌而辛勤耕耘，我们祝愿他，因为他勤奋、坚持；我们相信他，因为他心中目标笃定；我们敬重他，是因为为了人类的健康而奋斗终生是他的信条。

探访全国优秀乡村医生黄积群

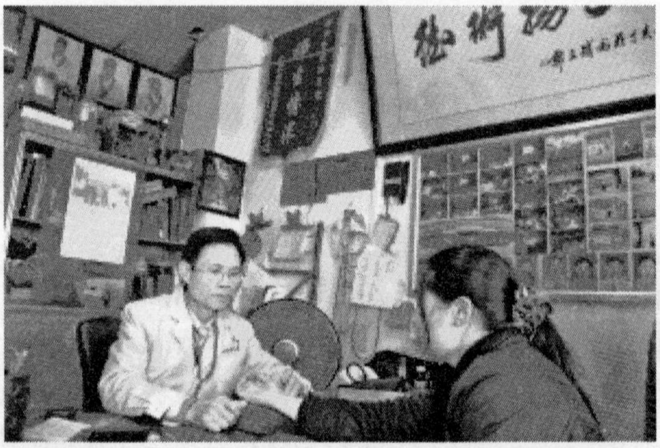

图为黄积群在为患者诊病

说起黄积群，在广西壮族自治区扶绥县可算小有名气，虽然他的壮医药诊所开在距离县城 70 公里的东罗镇东斗村，但许多患者仍慕名前来。

黄积群 1997 年开办诊所，坚持用中药、壮药治疗，从不收挂号费、诊疗费，80 岁以上老人免收医药费。2008 年被卫生部授予"全国优秀乡村医生"称号。

记者刚走进东斗村，远远就看见停在黄积群家门口及旁边甘蔗地边的十几辆汽车。"酒香不怕巷子深"，尽管黄积群在村里行医，但患者口口相传，到这个开在自家院子里的诊所就诊的患者仍然应接不暇。

等候病人很多，但黄积群看病却丝毫不马虎。右手边放一个小本儿，每次为病人把脉、看舌苔、量血压后，黄积群就在本上写下病症、感受等，让他们一一对照。

"我喜欢把脉诊症状写下来，中医看病不应依赖问诊，而要根据'三道两路'来分析。"黄积群说，病人并不能分辨症状背后的真正原因，如"头晕"就可分为 5 种不同类型，如果只是简单问诊，恐怕很难找到病灶所在。

"现在的中医院校大学生毕业到临床，只能称得上'小学毕业'。"黄积群认为，除了大学学到的东西，还要在临床接触病人、认真钻研，才能成为一名合格中医。“在中医教学改革方面，我建议国家花大力气培养‘真正的中医’，让临床经验丰富的医师去讲课，不仅能提高学生学中医的兴趣，也更利于他们结合实际。”黄积群说。

由于在广西中医学院壮医药学院担任客座教授，不少学生听了黄积群的课后，主动要求来这偏远的诊所见习。

因为外地病人很多，黄积群在自家院子建了两排平房“借”给病人住。之所以说借，是因为黄积群搭建的床铺和灶台给病人使用，分文不收。黄积群告诉记者，“我现在最发愁的是病人看不过来，像针灸等治疗室也很简陋，所以我计划在旁边建一个大点的‘医院’，多收几个徒弟给病人看病。”

黄积群的大儿子黄闻强十几年来一直跟父学习随诊，他告诉记者，父亲看病的那间平房，前面是诊室，帘后是卧室，父亲几乎没有休闲时间，白天看病、晚上在诊室整理医案，对比病人的治疗变化、钻研遇到的疑难病症。虽然诊室距离家人住的老房不过 20 多米，但在黄闻强的记忆里，已经记不清父亲多少年没回家睡过觉了。

记者离开时将近下午两点，黄积群还在给病人看病，没有吃饭。“病人舒服了，我就等于吃饭了。”他挥手向记者道别。（向佳 中国中医药报记者）

著名中医专家夏先斗的成才故事

四川省遂宁市川中大市场百寿堂诊所 王森

我们所在的遂宁城，是个拥有常住人口五十多万，加上暂住人口近百万人的城市。有大小街道一百多条，夏先斗医师在城中行医近二十年，说起他，无论城南、城北、城东、城西的人差不多都知道，许多人在背地里夸奖他说：“好技术，好医生啊……我国的大名人哟！”“为我们遂宁人争了光啊……”，他为什么有那样好的口碑呀？主要是因他的医术高明，医德高尚，治疗病种多、疗效好，因而找他治病的人络绎不绝。他从早到晚忙碌不休，天天如此，最高门诊量一天有一百三十多人次。他擅治银屑病、白癜风、扁平疣、淋病、痤疮、毛囊炎、荨麻疹、皮炎、湿疹、鱼鳞病、毛囊角化病、生殖器疱疹、梅毒、脱发、牛皮癣等数十种皮肤病。为数以几十万计的患者解除了难言之疾。他名声远扬，多少省内外的和港、澳、台的患者前来找夏先斗医师治病。他是我市皮肤病研究所所长，主任中医师，皮肤病专家，遂宁市第五届政协委员。四川省第二届名中医、遂宁市首届十大名中医、遂宁市第二批学术技术带头人，四川省首届十大名中医的 60 名候选人之一。中国疑难病研究协会专家技术委员，中国医师网健康顾问委员会副主任委员、香港皇家社会科学院院士。他研制发明了肤清舒擦剂、百癣净擦剂、祛斑美肤膏等纯中药制剂，其中肤清舒擦剂，已获川卫消证字号批文，获准生产使用。并获中国发明专利证书。1998 年被列为四川省重点科技攻关项目，已通过省科技厅组织的专家委员会成果鉴定，结论为：“研究结果达到国内同类研究先进水平”，并获得遂宁市人民政府科技进步一等奖。该制剂对痤疮、皮炎、毛囊炎、痒疹、疱疹、烫伤、阴痒症、脓疱疮、创伤、痔疮等十多种皮肤病和术后感染都有良好疗效。他被国家相关部门评为我国百名优秀发明家之一。

他中等身材，胖瘦适度，头发稍有花白，皮肤白里透红，脸上略显细纹，他五十开外和同龄人相比并无其他特别之处，他为什么那么出名呢，有人说他是天上的神医下凡？有的说他是神童转世？那倒不是“冰冻三尺非一日之寒也”，他从一个乡下的民间医生成长为一名国医人物，是他历经四十多年漫长岁月的打拼和艰苦奋斗成长起来的。

夏先斗学医于 1968 年，当时高中和大学停止了招生，在校学生“停课闹革命”，老师挨批斗，医院院长被打倒，医生被赶出医院，造反派住进了医院，霸占了病房，瓜分了药品。全国上下乱成一团糟。好人挨打，坏人称霸。多少人患病因无人医治而含恨死去。年青的夏先斗急人民所急，想人民之想，为了人民的健康，他胸怀凌云大志，即回乡一边务农一边学医，为解救众人的疾苦而勤奋努力，从不放松。

他除去白天在生产队干集体农活，早中晚干家务活外，哪怕有五分钟的时间都是花在学医上面的，他晚上挑灯夜读，早上鸡才叫二遍又能听到他朗朗的读书声了，无论炎夏寒冬从不中断。

他记忆力非凡超人。一套《医学五则》，其中包括《药性歌诀》、《汤头歌诀》、《脉诀》、《伤寒歌诀》和《治诸病对症用药歌》等，一共好几千首诗歌，许多人花了几年都没背完，更不要说理解和应用了。夏先斗只花了三四个月时间全部背得透熟，并且翻译成自己的语言，首首意思能串联起来，才学几个月医本村社的人就到他家找他治病，一般都没让人失望过。为了读书他从不乱花一分钱，省吃俭用，都节约下来买书，买不到的书只要他觉得好，不管十村八乡他知道后都要去借读，学医几年后，他读遍了《黄帝内经》、《灵枢经》、《难经》、《伤寒论》、《温病条辩》等数十部医学典籍以及许多现代大专院校的教材。各代医家的病案，他都一一广搜。尤其是皮肤病专书，到了他手里更是爱不释手，有时连吃饭都忘记了，他写下了十多万字的读书笔记和学习心得。功夫不负有心人，1981年，我县三百余人参加个体医生考试，他是西眉区8个乡唯一考试合格并获得行医证书的人。1989年又是他首批考取了本市初级中医师考试合格证书的人。

他的医德让人敬佩。他历来都以救人为已任，有钱无钱，一视同仁。他在任赤脚医生期间，用乡土草药为人治病无计其数，很少收过钱。记得1973年8月下旬的一天，因久旱无雨，气温高达39^{0}C，一农民，先大热，后发冷，因中暑晕倒在回家的路上，夏先斗医师见状，立即全力救治，先用三棱针刺病人的"人中"，"合谷"等急救穴位，让病人马上醒了过来。并立即在山上找来了荷叶、青蒿、香藿等几味鲜活草药。叫人马上熬好后立即让病人服下，不到半天病全好了，未收分文，病人感激不尽。1974年6月的一天，遂宁县西眉镇卧龙村7社村民，陈XX，女，26岁，因家事与其公婆吵架，突然倒地不省人事，当时家人急速找到夏先斗医生，近前一看，病人已全身僵直，众人都说此人可能没救了，他马上为病人仔细诊脉后，立即取出随身而带的三棱针在几个穴位点刺后，病人立即醒来，在场的人无不惊奇。1989年5月，西眉镇3村7社五保户，王XX，男，53岁，患肝硬化腹水，在当时的遂宁市最具名气的医院住院治疗，医院已下了死亡通知书，其姐已在家备好了棺材。后其亲友将其带来夏先斗医师卫生所求医，他用中西医结合多种方法，精心诊治，不仅在十六个月内使其腹水消除，肝功恢复正常。直到2005年病员因其它疾病去逝时，共计生存了16年之久，所有的医药费都是全免费的（有本人盖章留存），深受群众敬佩。1973年6月17日，遂宁市造纸干干部谭XX，男，45岁，全身患银屑病（牛皮癣），先后在西藏军区总医院和成都新都XX医院治疗，近几年每到秋冬就去市医院住院，均很快复发。后于1993年8月4日来夏先斗医师处求医，当时全身银屑满布，奇痒难忍，他用中西结合内治，并配合中草药敷脐，于当年11月治愈，3年后随访未复发。

夏先斗医师治皮肤病，还是从乡下开始的，上世纪70年代的农村，农民吃不饱、穿不暖。卫生条件很不好，身体素质很差，长肥水疮的，生火疔疮的，生痱子的，长癣的，头上长癞子的，身上生虱子的多得很。其它医生治不好的，都来找夏先斗医师，他为了把更多更难治的皮肤病都治好，曾翻阅了上百本皮肤病专书，并长期订阅了《上海中医药杂志》、《山东中医杂志》、《成都中医学院学报》、《新中医》等多种书刊和杂志，他先后参加了成都中医学院函授学习，自学考试，并参加了华南技术人才教育训练中心医学系中西医结合专业学习。使其基础理论得到了很大提高。但他并不满足所学到的书本知识，他出诊行医期间拜访了上百个民间医生和药农，灵活的把别人的经验，变为了自己的知识，他在治病时，遇到从未治过的病员都要详实记录，好了为什么好了，记上后作为下次验证。如果没有治好的，是什么原因没治好，反复找原因，下次重新改进、客观地、科学地总结经验和教训。1993年，市里成立遂宁市皮肤病研究所，他被推荐为所长。为了解除更多病员的疾苦，他毅然上任了。

明代的李明珍不顾封建王朝的反对，40年如一日，刻苦专研，努力奋斗，完成了震惊中外的药物专著《本草纲目》那是他走遍祖国河山，大江南北的宝贵结晶。夏先斗医师的成才之路是他经过几十年如一日，从不间断，勤奋学习，刻苦钻研，闯出来的。夏先斗不是圣人，而是值得我们永远敬重、永远学习，勇敢奋斗的医界大能人。

夏先斗医师的成才故事，是我国千百个医学大能人的缩影。人的生命是有限的，学好人做好事是无限的。我们要将有限的生命投入到无限的学习，无懈的为人民大众解除疾苦的行动中去，像夏先斗医师那样作一个国家器重、人民敬重的好医生。为振兴祖国医学而奋斗终生。

2013

十四　海外中医药

加拿大成立中医药咨询委员会

2012 年 1 月 12 日，国家中医药咨询委员会在多伦多成立。加拿大卫生部长利昂娜·阿卢卡克阿卢卡克在新闻发布会上说，加拿大政府在与中国传统医学界进行的讨论中受益匪浅。由于越来越多的加拿大人使用中国和其他国家的天然保健品，她期待能够帮助加拿大人找到广泛使用这些药品的安全和有效的办法。

据悉，新成立委员会的任务是向加拿大天然保健局提供有关进口、销售和在加拿大使用中药的建议。委员会成员将包括来自业界、消费者、患者、医疗保健专业人士，以及学术机构和政府组织、团体等利益攸关方代表。加拿大议会秘书科林嘉莉说，委员会将会与中国传统中医业者、制造商和零售商建立良好的联系，帮助加拿大人了解中医药。

目前超过 1400 种中药获得了在加销售的授权。加拿大政府认识到中医药独有的性质，曾于 2011 年秋季在温哥华和多伦多举行圆桌讨论会，听取中医界对这些产品在加拿大如何监管的意见。

我国首次在西方名校设中医药研究中心

以期用系统生物学和网络生物学揭示中医药原理

2012 年 5 月 11 日，由山西中医学院、山西振东制药股份有限公司与澳大利亚阿德莱德大学联合建立的振东中-澳分子中医学研究中心在京举行成立仪式。卫生部副部长、国家中医药管理局局长王国强，澳大利亚驻华大使孙芳安（Frances Adamson），山西省政协副主席、山西中医学院院长周然，国家中医药管理局副局长于文明等出席仪式。

该研究中心设在阿德莱德大学，以系统生物学和网络生物学与中医药学结合以及区域优势中药资源和产品开发研究为主要研究内容和方向，是我国第一个以国际化产学研联合模式设在西方著名综合大学的中医药联合研究中心。

王国强在讲话中指出，振东中-澳分子中医学研究中心建立了一个很好的中医药学研究的国际化协同创新体系和机制，是开展中医药国际科技合作的新尝试、新模式。希望研究中心坚持中医药学的原创思维，坚持继承与创新的辩证统一，坚持以临床实践和疗效为创新基础，坚持利用现代科技技术，充分利用合作各方所具有的优势资源和条件，坚持中医药文化与科技创新相结合，协同努力，勇于探索，争取在系统阐述中医药科学内涵、创新发展中医药理论、创新发展中医药技术、建立适合中医药学术发展的方法学和建立中医药标准规范体系等五个方面有所突破，创造具有世界一流水平的研究成果。

孙芳安表示，在澳中两国建交 40 周年之际，振东中-澳分子中医学研究中心的成立以及三方的合作伙伴关系证明，两国在教育领域的合作已经进一步向纵深发展，并能充分利用两国各自的研究优势。希望中心在分子学的基础上更好地去理解和发扬光大传统中医药学，早日结出丰硕成果。

据悉，研究中心目前已确定首批 5 个合作研究项目，内容涉及中医药学藏象理论以及山西省道地中药和优势中成药的二次创新研究等。

澳洲中医 7 月须统一注册

从 2012 年 7 月 1 日起，澳联邦政府要求所有的中医执业者进行注册，而且其教育、培训以及英语水准必须达到最低标准。

目前除了维多利亚州，澳洲其他地区都没有中医管理机构，联邦政府实施全国性的注册之后，管理将更加规范。全澳洲目前有约 4000 名中医执业者，其中约 1200 名在维多利亚州，这意味着其他近 3000 名中医若没有加入澳洲针灸中医学会这类有严格标准的协会，一般没有其他资格认证，难以断定某些中医师是否合格。据《澳洲日报》报道。

王国强访问德国塞尔维亚和马其顿

2012 年 6 月 24 日~7 月 5 日，应塞尔维亚共和国卫生部、马其顿卫生部和德国巴伐利亚州环境和公共卫生部邀请，卫生部副部长、国家中医药管理局局长王国强率卫生和中医药代表团访问上述国家。

在塞尔维亚，王国强与卫生部部长佐兰·斯坦科维奇教授举行会谈。王国强表示，此次访塞是两国卫生部间首次部长级访问。为推动两国卫生部于 2010 年签署的《卫生和医学领域合作的谅解备忘录》的落实，根据塞方要求，中方将向塞方派出中医药专家，在中医药教学大纲设计、针灸师师资培训和认证等领域提供协助。在塞期间，王国强参观了塞尔维亚医学会，做了有关传统医药的学术报告，并与塞尔维亚传统医学委员会举行了座谈。此外，代表团还参观了塞尔维亚军事医学科学院、米洛斯拉夫·左托维奇纪念康复医院、贝尔格莱德内科病专科医院、塞尔特斯温泉康复治疗中心等。

在马其顿，王国强与马其顿卫生部长尼古拉·托多罗夫、副部长安东诺夫·斯基、药品局局长依科·扎哈里夫举行会谈。在与尼古拉·托多罗夫会谈中，王国强提出制订中马传统医药合作行动计划、邀请马方高级代表团来华考察、在马加强中医药监管、建立中马中医药合作有效工作机制等四点建议。访问期间，代表团还参观了斯科普里大学医学院和药学院，了解其开展传统医药教学和科研的情况。

在德国，王国强与巴伐利亚州环境和公共卫生部部长马塞尔·胡博举行会谈并签署了《中国国家中医药管理局与德国巴伐利亚州关于在传统医药领域合作的谅解备忘录》。双方同意在传统医药临床、科研、教学和培训领域加强合作，通过成立传统医药工作组以及举办传统医药高层论坛，开展务实合作。在德期间，王国强还参观了德国第一家中医院——巴伐利亚州魁茨汀中医院，并看望了在该医院工作的由北京中医药大学派出的中国团队，充分肯定该院为中医药在德国推广作出的贡献。代表团还参观了慕尼黑质子肿瘤治疗中心和慕尼黑工业大学医学院。

世界中联制定《中医基本名词术语中匈对照国际标准》

2012 年 7 月，世界中医药学会联合会副主席兼秘书长李振吉与匈牙利中医药学会会长于福年在世界中联秘书处签署了“制定中医基本名词术语中匈对照国际标准合作协议”。

根据协议，匈牙利中医药学会将组织各方专家组成编委会，按照世界中联标准的制定程序，开始《中医基本名词术语中匈对照国际标准》草案起草工作。

这是继 2012 年 6 月世界中联长春理事会通过《中医基本名词术语中意对照国际标准》以后，世界中联中医基本名词术语多语种翻译标准系列的又一进步。世界中联中医基本名词术语多语种翻译系列标准现已有中、英、法、西班牙、葡萄牙、意大利共6个语种。这些标准是中医药医、教、研、贸易等领域国际统一的交流基础，为中医药国际交流和传播提供了支撑。

中医药在美发展之路

从上世纪90年代开始，美国政府包括白宫、国会、公共卫生服务部和国家卫生研究院决定发展补充替代医学，在美国现代医学史翻开了崭新的一页。补充替代医学的范围涵盖除西医以外的各种医学和疗法，相当于世界卫生组织所规范的“传统医学”，补充替代医学正在美国医疗保健系统中发挥着越来越重要的作用。中国传统医学早已成为补充替代医学的重要组成部分，20年来在美国得到了健康的发展。如果说，西方现代医学的创立和发展对人类的健康和保健起了决定性的保障作用，那么补充替代医学的兴起则为保健系统增添了新的重要举措。它不仅给医师和患者提供了更多和更好的医疗选择，而且由于不同疗法之间的配合可以取长补短，提高了医疗服务质量，更有效地解除了患者的病痛。

补充替代医学最早称为“替代医学”或“另类医学”，随美国国会决定于1992年在美国国家卫生研究院成立替代医学办公室而定名。1998年，国家补充替代医学中心在国家卫生研究院正式成立，从此进一步确定了“补充替代医学”的定义和研究领域。

补充替代医学在美国的发展

促进补充替代医学在美国发展的社会背景中有几个重要因素需要阐述：首先就是越来越多的患者和他们的亲属强烈要求政府重视对癌症和艾滋病等疑难病症的研究，希望寻求一切可能的新疗法，以期拯救自己和亲人的生命。政府必须重视民众的要求而去作出相应的改革。其二是常规西医疗法对某些疑难病症及慢性病缺乏有效的治疗，而且长期服用一些西药的副作用危害较大，所以需要寻求新疗法以补足西医之短。其三是美国医疗保健开支连年上升，在2011年高达国民经济总产值的17%，成为沉重的开支负担。美国朝野共同认识到“医疗开支必须节流”，而补充替代医学的费用普遍较低，副作用又少，自然迎合了美国社会的需求。

美国国家卫生研究院（National Institutes of Health，NIH）在1991年5月决定率先在国家临床中心创立第一个中医针灸诊所，并首次任命了临床中医针灸顾问医师负责治疗其门诊和住院患者，开创了美国国家医学最高权威医院启用针灸治疗患者的先河。同年10月，美国国会决定在NIH成立替代医学办公室。1996年，美国食品药物管理局（FDA）终于结束了长达二三十年之久的对针灸的“实验”和“观察”阶段，批准了针灸针作为正式医疗器械，归属医务人员专用。1997年，美国NIH决定召开中医针灸评估会议，肯定了中医针灸的临床有效性和安全性，成为中医针灸在美国发展的里程碑。1998年美国国家补充替代医学中心（以下简称“国家中心”）在NIH成立，正式成为NIH所属的研究所，领导补充替代医学的科学发展。

美国白宫及国会医疗改革的决策

2000年，美国克林顿总统在朝野共同呼吁“医疗要改革”的形势下，决定以命令的方式成立白宫补充替代医学政策顾问委员会，并授权该委员会认真调查各种补充替代医学的现状，旨在挖掘其潜力，发挥其作用，有利于美国广大民众。2002年由该委员会起草的白宫医政报告正式获得批准，该文件囊括了几十种补充替代医学和疗法，充分肯定了补充替代医学的医疗价值和发展的重要性。“中国传统医学”这一名称首次正式出现在白宫医政文件之中，它列属于独立的医学体系，而不再仅仅是“一种疗法”，中医在美国多年沿用的名称“东方医学”也明确地改为“中国传统医学”（Traditional Chinese Medicine，TCM），它包括了中医中药、针灸、按摩推拿及气功等多种疗法。这些正本清源的举措使中国传统医学出现在各种政府医政文件之中。中国传统医学从此在美国补充替代医学中确立了它的合法地位。这无疑是中医在美国发展的重要突破，对今后中医的发展颇具战略意义。在美国国家医政改革中，提倡和发展包括中医在内的补充替代医学旨在为民所用，是美国医政改革的正确决策。

美国国家中心指导和支持中医的发展

国家中心自1998年成立以来，一直享有国家最高医疗卫生研究机构的信誉和权威。它的宗旨是通过严谨的科学研究向美国医学界、广大民众和国家政策决策人提供重要的科研信息，探讨各种补充替代医学的有效性和安全性，从而充分利用这一重要的医疗保健资源。

国家中心的经费每年由国会拨款，2011年达1.3亿美元，主要用于资助各种补充替代医学的基础和临床研究。中心一贯重视和支持中国传统医学的研究。根据笔者统计：在1998~2012年期间，国家中心资助的针灸研究达160项，资助总和超过1.5亿美元；中医药研究共36项目，计5000万美元；太极拳研究共33项，计2800万美元；气功研究共19项，计1000万美元。以上资助中医的研究总共为248项，共计资助约为2.36亿美元。这些公开公平投标所得到的中医资助项目充分表明了以美国国家中心为代表的医学界和政策决策人对中医在美国发展的重视和期望。

中医针灸在美国正向纵深发展

根据华盛顿中华医学研究所临床中心的统计数字表明：2007~2012年，向该中心推荐患者的西医师达500位，其新患者总数逐年增多，数以千计。中医针灸所治疗的临床范围从治疗疼痛面向神经科、风湿病科、变态反应病科、皮肤病科和心理科疾病等方向扩展。目前在美国，由西医推荐采用针灸治疗的患者多因接受常规治疗而疗效不著，使得针灸成为患者的最后选择。同时，中医针灸又常常成为西医的辅助疗法，例如癌症患者在接受放疗和化疗的同时，采用针灸疗法以缓解患者的恶心、疲倦和失眠等症状；手术后患者常采用针灸配合理疗，有利于患者的康复；不孕症患者使用针灸配合西医治疗，以期提高怀孕的成功率，并舒缓神经紧张等症状。

随着针灸的合法化，中医针灸的发展在美国进入稳定增长期，其治疗的有效性和安全性得到了医学界和民众的普遍的肯定。目前，美国的50个州中已有44个州批准颁发针灸执照。各州均有明确的法规管理，并要求执照针灸师必须按期完成继续教育学分。美国设有专门负责针灸的统一考试机构（NCCAOM），通过者授予专业证书，凭证书到所属州申请执照。美国现有数以百计的中医针灸学院提供3~4年课程，可授予学士和硕士学位；其博士学位正在试行中。2004年，美国1394所医院中有370所医院提供补充替代医学治疗，42所医院为住院患者提供针灸治疗。美国多数医学院包括军医大学已为医学生设有针灸选修课，有利于他们日后的临床实践。美国医疗保险公司系统的政策也发生了相应的重要改变。目前美国已有超过半数的保险公司已向患者提供针灸医疗付费，从“不支付”到“支付”这一政策的根本改变受到患者的普遍拥护，自然也就促进了更多的患者能采用针灸疗法。

中医药研究获支持和资助

中医针灸在美国受到承认和肯定而列入健康保健系统之后，中医中药的医疗价值也自然引起了美国医学界的关注。美国国家中心业已资助了几十项中医中药的研究课题。这些初步研究至少需要3~5年，才能得到一些可靠的科研数据。重视科研数据的美国医学界期盼着这一医学领域的进展和成果。

美国国家中心已先后资助成立了6个补充替代医学协作中心，其研究项目开始多以针灸为主，而近年来已明显增加了中医药的研究内容。协作中心的成立可得到500万美元的国家资助。每个中心通常有多项研究课题及课题资助费，并聘有中医专家担任其重要职务。例如：纽约爱因斯坦医学院协作中心主攻“中药治疗哮喘和过敏”的研究课题已颇有进展，该中心的新研复方中药获得美国FDA的批准进入三期临床；纽约癌症医院协作中心研究的复方中药配合西医治疗癌症取得可喜的成果，也进入由FDA批准的三期临床；马里兰大学医学院研究中心进行中药及针灸治疗骨性关节炎和自身免役性关节炎的研究以及麻省哈佛大学医学院协作中心正进行中药和针灸戒毒和戒酒的研究等。

美国国家癌症研究所近年来加大对应用中医

中药和针灸治疗癌症给予的支持和资助：专门成立了审阅、评估各种补充替代医学的编辑委员会。该委员会负责审阅和编辑各种发表的论文资料，并向美国医学界提供可靠的论文数据，从而用于指导和提高西医师对各种补充替代医学的认识和了解。与此同时，它还为美国民众提供较易理解的通俗版本，深受患者欢迎。

美国国家中心已与中国签订了有关合作协议书：由中国国家中医药管理局和中医研究院组成的中国代表团于2006年应邀来NIH访问，首次与美国国家卫生研究院签署国际合作意向书，以共同加强中医药和针灸的研究协作。美国国家中心明确表达了与中国长期合作的意愿。中美双方签署合作意向书从而促进了发展中医的国际合作，将必然受益于中美双方。

中药在美国发展的新政策

美国食品药物管理局（FDA）根据国家医疗政策的要求，已相应修改了有关中医药和保健品的具体法规条例。其一，中药如属天然植物药，按“药”对待，可遵循FDA颁布的《植物药研制指导法规》，包括复方中药均可提出申请成为新药。尽管任何一种植物药都有可能成为美国FDA批准的新药，但审批程序决非易事，因为FDA对天然植物药和西药均采用同样的严格标准。其二，大部分中药及草药均列入食品补充剂，即属保健品。FDA按食品补充剂规范中草药，采取了宽松的管理方法，扩大了中草药的应用空间，有助于中药包括新开发产品在美国的发展。

中药作为保健品正在美国得到广泛的临床应用。美国的执照针灸医师多在应用中草药和针灸配合治疗多种疾病。在中药剂型上，目前除了使用传统的中药饮片以外，提炼的颗粒剂和胶囊剂因使用方便更受到欢迎。此外中药在临床上的应用范围也正在扩大，其中包括：癌症、关节炎、骨质疏松症、运动创伤、高脂血症、前列腺肥大、糖尿病、花粉过敏症、哮喘、肥胖症、周围性神经性炎和心理障碍等许多疾病。应当承认，美国公众对使用包括中药在内的保健品的认可观念正在逐步改变，根据2002年美国国家公布的统计数字：包括中草药制剂在内的食品添加剂早已被美国广大消费者所接受。仅2001一年，美国就有约1.58亿人自费购买服用，共花费170亿美元。近年来这一巨大消费的市场需求有增加的趋势。

发展中医药的任务依然艰巨

中医中药的研究在美国还在初始阶段，范围尚小，目前可靠的科研数据尚显不足，特别是缺乏双盲法的临床结果。少数中草药制剂存在重金属和农药的污染，个别制剂含有害成分，这些少数或个别现象往往一旦被查出就会引起舆论界的负面反应。事实上，有关中草药的科研资料和最新发展信息在美国医学界和公众中推广显得不够得力，多数消费者对中草药制剂缺乏了解，中草药制剂在美国消费者的平台上还没有信得过的品牌。美国的中医中药专业人员的水平参差不齐，一部分执业人员的专业能力有待进一步的提高。值得提到的是，世界中医药学会联合会已在国际上实行了中医师（CMD）职称考试并颁发证书。这一重要举措推动了世界各国中医师专业队伍的发展和壮大，提高了中医师专业标准和水平，是中医向世界发展的长远战略步骤。从2008年起在美国开始举行的CMD考试并颁发中医师证书的意义重大，然而持续推广仍是当务之急。美国及世界各国都需要有高水平的专业中医师作为发展中医的专业队伍。在美国需要形成的中医“粉丝”支持网还不够广泛和健全，应当争取到包括西医界、中医及其他补充替代医学界、新闻媒介、各种专业学会、疾病基金会和广大病患的广泛支持。

经过20年的发展，中国传统医学包括中医中药、针灸、推拿按摩、气功和太极拳等在美国补充替代医学的体系中已占有举足轻重的地位。如果说针灸在美国的稳步发展是“春风正绿江南岸”，那么中医中药的目前状况尚在起步是“小荷才露尖尖角”。可以预见，中国传统医学在美国未来的发展将颇具潜力，同时也应该清醒地认识到中国传统医学作为完整的医学体系，全面地被美国和世界其他国所接受尚需要一个相当长的过程，可谓任重道远，需要我们共同努力。

中医药在非洲的机遇与挑战

2012年3月，世界中医药学会联合会（简称世界中联）在南非开普敦与南非西开普大学、南非中医针灸学会合作，举办了“首届中非中医药国际合作与发展论坛”（简称中医药非洲论坛），来自11个国家和地区的近300名中医药专家学者、企业家参加了本次论坛。这是在非洲大陆举行的规模最大的一次中医药论坛。论坛所产生的一些成果与专家意见为中医药进入非洲乃至世界其他国家提供了参考和借鉴。

草药在非洲易获认同

非洲有使用草药的传统，在当地，草药师被称作“桑高麻”，因此非洲人对中医药比较容易认同。再加上中国传统气功、武术等文化早已深入黑人大众，所以中医药在黑人社区可以成功落地，有广阔的市场需求。中医药对非洲发病率较高的心血管病、糖尿病等有很好的防治作用。南非东开普省卫生部长直言，他来参加本次论坛就是希望加强在中医药干预糖尿病方面的合作。

自1960年以来，中国一直向非洲派出援非医疗队，为改善当地医疗条件做出了贡献，同时也让非洲人民认识了中医药。目前，非洲来华留学学习中医药的人数已超过1000人，遍及非洲大多数国家和地区，有些学生还获得了硕士学位。中医药教育为中医药进入非洲开辟了发展之路。

在药品方面，天士力集团已在南非设立了分公司，兰州佛慈制药以及南非当地华人中医师已在南非注册了很多中药品种，开展中药贸易。据有关部门统计，2007年我国中药出口非洲超过100万美元的有南非、摩洛哥、贝宁和尼日利亚，出口超过10万美元的有14个国家。

南非是中医药在非洲大陆发展较好的国家之一，它的发展模式可为中医药进入非洲乃至世界其他国家提供参考和借鉴。南非中医药的起步是近30年以针灸疗法开始的，特别是1994年南非种族隔离结束后，政府管理部门对草药包括中草药采取了相对开放的政策，为中医药发展提供了机遇。

2000年，南非政府通过法律程序确认包括中医针灸在内的补充医疗的合法地位。2002年南非政府自2月到8月间，对南非市场上的各种草药制品进行申报登记，申报登记后的可合法进入市场销售。以此为契机，中国一些中医药企业和南非本土中医药企业成功在南非注册了中药品种，如风油精、仁丹、红花油、花露水、六神丸等产品早已在非洲建立了信誉，近10余年来云南白药，复方丹参滴丸等一批产品也已落户南非。2003年，中医针灸医师在南非合法化，使中医进入了法制化发展的轨道，中草药临床应用及贸易也进入了快速发展期。2011年中医医疗正式被纳入南非医疗体系。

南非中医针灸学会会长易卜拉欣·马哈茂德在论坛中表示，传统中医发展前景看好，经过大家的共同努力，中医在非洲一定会得到更多人的认识、了解和接受，“让中医在南非和整个非洲发扬光大是我们的目标”。

语言、疗效和营销

尽管中医药在非洲有很好的发展机遇，但也面临诸多挑战。中医药走向世界面临的共同挑战就是：语言、疗效和营销。这是南非中医针灸学会副会长、南非中草药公司董事长张毅先生18年来在非洲发展中医药的经验总结。

语言能力是中医走向世界必须解决的重要问题。除了一些国家对于中医注册有硬性的语言水平要求外，流利的外语水平有利于与患者沟通，建立信任感，也有利于进一步了解病情，提出治疗方案，提高治疗效果。长期凭借翻译不是解决问题的根本办法，我国中医药教育必须狠抓外语水平，培养一批精通外语的新中医人才，推进中医药的国际传播与发展。

疗效是中医在海外生存与发展的根本保证。中医海外从业，没有疗效就无法长期生存下去。所以，必须要有过硬的医术，可以针对某些疾病，形成自己的诊疗特色，建立信誉，树立自身医疗品牌，以便在市场竞争中生存与发展。

市场营销是中医在海外医疗市场上不断发展、建立品牌的重要手段。俗话说：“酒好也怕巷子深”，中医在异国他乡，人生地不熟，没有一定的市场营销能力很难打开局面。值得中医药从业者注意的是，市场营销受制于当地文化风俗、价值观念等。如南非人动物保护意识较强，尤其白人群体，很多人拒绝服用含动物成分的草药制品。中医就需要宣传和倡导使用道地药材，反对和限制使用动物药，这有利于获得外国人的价值认同，对提高中医药声誉有重要意义。

另外，要注重树立中药品牌。比如道地药材是中国中药的重要品牌，宣传和倡导道地药材，有利于中药的海外销售，但树立中药品牌要全行业共同努力。张毅透露，享有盛名的宁夏枸杞2009~2010年曾风靡南非保健食品市场，但近两年却受到了虚假广告及价格战的冲击。一些中医或经销商打出不同枸杞品牌，结果让当地消费者真假难分，对中药品牌失去信任感，损害了中医药的整体利益。

张毅认为，对于传统中成药，专方专药在南非市场取得了良好疗效，中医从业者及中草药贸易应遵循市场规则，不要炒作，也不要互相压价。共同维护中药的品牌形象和经营秩序，有利于中医药在国际上健康发展。

中医药在非洲

——从“首届中医药合作与发展非洲论坛”看中医药在非洲从针灸起步

传统医药是非洲传统文化的一个重要组成部分，民间有应用传统医药的历史，很多非洲民众的医疗卫生保健依赖传统医药。

自1960年以来，中国一直向非洲派出援非医疗队，为改善当地医疗条件做出了贡献；同时，也培养了一批当地医疗卫生人员，非洲人民由此也有机会更多地了解中医药。非洲来华留学学习中医药的人数已超过1000多人，遍及非洲大多数国家和地区，有些学生还获得了硕士学位，中医药教育为中医药进入非洲开辟了发展之路。

此外，天津天士力集团已在南非设立了分公司，南非当地华人中医师已在南非注册了很多中药品种，开展中药贸易。据有关部门统计，1998年，我国对南非中药出口为37万美元，只占当年我国对非洲中药出口总值的3.5%；1999年达49万美元，同比增长了32.4%；2001年对南非出口达到了156万美元，占我国对非洲中药出口总值的15.8%，比2000年同比增长了2.5倍。

到2007年，统计数据显示，我国中药出口非洲超过100万美元的有南非、摩洛哥、贝宁和尼日利亚，出口超过10万美元的有14个国家。南非是中医药在非洲大陆发展较好的国家之一，南非的发展模式可为中医药进入非洲乃至世界其他国家提供参考和借鉴。

因中国与南非建立外交关系比较晚，中医药在南非传播发展较迟，种族隔离期间因中非间缺乏正常文化贸易关系，使中医药在南非传播发展受到了极大限制。中医的起步是近30年以针灸疗法开始的。早期中医针灸师主要来自中国台湾与香港，后来又有一些英国人和南美人辗转来到南非行医。除针灸按摩外，没有成规摸中药贸易。1994年种族隔离结束后，中医药在南非进入了快速发展期。

当地传统给中医药带来机遇

中医药在南非的发展将会辐射和带动中医药在非洲的传播与发展。非洲黑人有使用草药的传统，当地草药师被称做“桑高麻”，所以对中医药比较容易接受。中国传统气功武术等文化早已深入大众，所以中医药容易被当地黑人接受。中医药的发展除高端白人市场外，真正的市场应该是广大黑人群体。中医药在黑人社区可以获得更快成功，并且有广阔的市场需求。目前中医药主要在白人和部分有色人群体中开展。南非种族隔离制度结束后，随着中南关系逐渐正常化，一批毕业于国内中医药大学的医师来到南非开业。推动了中医师水平的提高，带动了中草药应用的扩大。

南非当地传统草药被认为是黑人文化的一部

分，得到了社会各阶层的尊重和重视。政策层面上，政府管理部门对草药包括中草药采取了相对开放的政策，为中医药发展提供了机遇。

一是2000年南非政府通过法律程序确认包括中医针灸在内的补充医疗的合法地位。

二是2002年南非政府2～8月间，对南非市场上的各种草药制品进行申报登记。申报登记后的可合法进入市场销售。以此为契机，中国有些中医药企业和南非本土化中医药企业成功在南非注册了中药品种，中药制品进入了南非零售市场。比如，风油精、仁丹、红花油、花露水、六神丸等产品早已在非洲建立了信誉，近10余年来云南白药，丹参滴丸等一批产品也已落户南非。

三是2003年中医针灸医师在南非合法化。使中医进入了法制化发展的轨道，中草药临床应用及贸易也进入了快速发展期。

四是2004年完成了首批中医针灸医师注册。南非中医针灸学会的中医师就参与了对中医申清注册医师的再培训，并受南非卫生委员会委托作为考官参与注册工作，可为中国中医师进入南非提供咨询的便利。

五是中医医疗于2011年正式纳入南非医疗体系。南非中医针灸学会会长易卜拉欣·马哈茂德在论坛中表示，传统中医发展前景看好，经过大家的共同努力，中医和针灸在非洲一定会得到更多人的了解、认识和接受，让中医在南非和整个非洲发扬光大是我们的目标。

随着欧美中医药的广泛发展，南非针灸从业人员增加，影响扩大，先后成立了几个针灸学会。南非中医针灸学会、南非中西医结合学会、南非西医针灸学会、南部非洲中医药学会是当地比较有影响的中医药团体。其中南非西医针灸学会自1996年起，就开始聘请国内中医学者，到2000年先后举办了10余期西学中进修班，300余名西医大夫接受了中医培训，开始接触，学习中医的遣方用药。在培训中强调遵循中医传统理论与方法，许多接受培训的医师日后成为推动中医针灸合法化的重要力量。

南非知名大学西开普大学中医专业的设立，进一步促进了人才培养，使中医药高级人才本土化，对中医药融入本土医疗保健体系有深远影响。本次非洲论坛就是由西开普大学中医系具体负责承办，该校教职员工积极参与学术交流，中医药非洲论坛将会常态化，每两年举办一次，将会进一步促进中医药文化的传播和中医药人才本土化培养。西开普大学中医专业的毕业生很多自己开业，扩大了中医师本土化队伍，也有利于“以医带药”模式在南非及非洲发展中医药。

面临挑战：语言、疗效和营销

尽管中医药在南非及非洲有很好的发展机遇，但也面临诸多挑战。中医药走向世界面临的共同挑战就是：语言、疗效和营销。这是南非中医针灸学会副会长、南非中草药公司董事长张毅先生18年在南非发展中医药的经验总结。

语言能力是中医走向世界必须解决的重要问题。除了一些国家对于中医注册有硬性的语言水平要求外，能够有流利的外语水平，有利于与患者沟通，建立信任感，也有利于进一步了解病情，提出治疗方案，提高治疗效果。长期凭借翻译不是解决问题的之道，所以，我国中医药教育必须狠抓外语水平，培养一批精通外语的新中医人才，有利于中医药的国际传播与发展。

疗效是中医在海外生存与发展的根本保证。中医海外从业，没有疗效就无法长期生存下去，所以，必须要有过硬的医术，可以针对某些疾病，形成自已的诊疗特色，建立信誉，树立自身医疗品牌，以便在市场竞争中生存与发展。

市场营销是中医在海外医疗市场上不断发展建立品牌的重要手段。中国有句古语：“酒好也怕巷子深”，中医在异国他乡，人生地不熟，没有一定的市场营销能力很难打开局面。市场营销涉及当地文化风俗、价值观念等。如南非人动物保护意识较强，尤其白人群体，很多人拒绝服含动物成分的草药制品。中国早已颁布禁用犀牛角规定，中医就需要宣传和倡导使用道地药材，反对和限制使用动物药，这有利于获得外国人的价值认同，对提高中草药声誉有重要意义。

另外，要注重树立中药品牌。比如道地药材是中国中药的重要品牌，宣传和倡导道地药材，有利于中药的海外销售，但树立中药品牌要全行业共同努力。非洲市场很大，中医药适合非洲和非洲市场。在本次非洲论坛上，南非中医针灸学会副会长张毅透露，享有盛名的宁夏枸杞，2009到2010年曾风靡南非保健食品市场，但近2年受到虚假广告及价格战冲击，影响了市场。今后应共同维护中药的品牌形象和经营秩序，以利于中医药在国际上健康发展。

中医药在独联体有广阔市场前景

俄罗斯横跨欧亚大陆，领土面积居世界第一位，现有人口约1.4亿，由100多个民族组成，其中俄罗斯人占82%。俄罗斯没有自己的传统医学理论体系，实际应用的传统医学、替代医学主要有水蛭疗法、顺势疗法、指压、植物药疗法、医学推拿，以及阿拉伯医学、印度医学、中医等传统医学，针灸在俄罗斯被称为“反射疗法”。俄罗斯与原苏联其他加盟共和国有着重视针灸、中草药的优良传统，民众相信中医，中医药在俄罗斯及独联体地区有着较为广阔的市场。

中医药的市场基础

前苏联本土草药资源丰富，约有4000多种。民众有使用草药治病的传统，使用的药用植物品种达2000种，仅用于伤口感染的就有500多种，羌活、牛蒡、水红花、大黄、延胡索、车前草和款冬花等是常用的草药品种。俄罗斯市场上所需的草药制品主要依赖进口，成药主要来自德国、中国、日本和韩国。

俄罗斯等14个独联体国家中，只有俄罗斯和乌克兰两个国家分别于1991年和1992年制定了传统医药政策，有些国家正在制定传统医药政策，如白俄罗斯、哈萨克斯坦和塔吉克斯坦等。除摩尔多瓦外，独联体国家基本上都制定了有关草药的法律法规，都有草药注册登记制度，其中俄罗斯基本药物目录中收录了260个草药品种。草药在俄罗斯等独联体国家以处方药或OTC形式存在，草药销售包含医疗声明，草药生产方需要符合GMP或药典要求。俄罗斯采用的是原苏联的药典，在独联体国家中，大多数国家都采用原苏联药典，只有少数国家采用英国和欧洲药典，如亚美尼亚采用英国药典，拉托维亚和立陶宛采用欧洲药典。

在前苏联时期，中俄之间中医药合作较多。上世纪50年代，前苏联就开始了针灸疗法的广泛应用和基础研究，事实上形成了“针灸热”：前苏联不断派遣专家来华学习针灸、中医；邀请秦伯未等中国中医专家到前苏联考察、讲学与临床应诊；成立了一些针灸研究组织。后来受政治因素影响交流减少。改革开放以后，特别是近几年来，中俄中医药交流又频繁起来，官方还建立了合作交流机制。尤其是1996年，俄罗斯时任总统叶利钦访华时，我国专门组织中医为他调养、按摩、治疗，使其健康状况大为改观。此事使俄罗斯再次掀起了“中医热”。

从上世纪70年代到现在，俄罗斯的大学里一直有传统医学、反射疗法等课程，但是都是西医医生在接受这方面的教育。俄罗斯是西医学中医的人才培养模式，对发展中医教育，特别是针灸教育很有兴趣。针灸被命名为针刺反射疗法，它虽源于中医，但又不完全是中医针灸，而是结合了西医反射作用原理，其方法与中医针灸相似，但临床应用和适应证有所不同。如脑出血性中风，半年后才能用针刺，因为西医认为，早期应用会使血压升高，导致脑部再次出血。

据俄罗斯有关方面提供的资料显示，现在在俄联邦有200~250家中医中心（有的只是取得商业注册），主要分布在大城市如莫斯科、圣彼得堡、新西伯利亚、叶卡捷琳堡等，提供的基本服务为针灸，因为针灸在1999年正式列入了俄联邦医学专业目录。目前，在俄罗斯大约有2万名针灸医生。

中医药的发展现状

近年来，中医药以其绿色、自然的特点越来越受到俄罗斯民众的欢迎，但是除针灸外，其他的中医诊疗在俄罗斯均不合法。尽管中药在某些疾病治疗中有很好的疗效，且副作用低、价格适中，但是俄罗斯医学界却认为，科学研究报告尚未从现代医学角度证明中医药的有效性。因此，俄罗斯允许将本国药用植物用于治疗，却不认可中国出产的中药，因此中药在俄罗斯以药品身份推广的品种还很少，主要还是以保健食品身份在使用。

中药进入俄罗斯市场，主要通过以下途径：一是注册申报许可证后，通过合法途径进入市场。目前这类中成药不多，其申报的许可证大都是保健食品许可证。此外，还有多种中国产含中药成分的减肥茶亦按保健食品申请许可证进入俄罗斯市场。二是正式申报俄罗斯的药品许可证后进入市场的中成药，由于注册费用高昂，目前此类品种不多。

目前，俄罗斯对传统医药的研究也很活跃。在前苏联药典中收载的草药占 24%，这些草药均有现代药学研究的可靠资料。据统计，到 1991 年苏联解体之前，前苏联医学研究人员已对 3000 多种植物药进行了化学成分分析。以俄罗斯医学科学院、俄罗斯营养医学院、俄罗斯传统医学院等为首的多个医学科研、教学单位共同组建了俄罗斯东方医学研究院，其主要目标是将中国传统医学从临床应用、学术研究、医学教育等多方面通过正式渠道引入俄罗斯，并逐步在全国普及。

近年来，中医药开始风靡俄罗斯，来自中国医药保健品进出口商会统计数据显示，俄罗斯已成为我国中药出口新的增长方向。2011 年，我国中药类产品出口俄罗斯市场首次出现爆发式增长，出口额达 1213 万美元，同比增长 116.7%。

2013

国医年鉴

GUO YI NIAN JIAN

十五　警示台

7种违法药品医疗器械保健食品广告

2012年1月17日，国家食品药品监督管理局发布了2011年第4期违法药品、医疗器械、保健食品广告公告汇总，曝光了7种违法情节严重、违法发布广告频次高的药品、医疗器械、保健食品。

这7种药品、医疗器械、保健食品分别是：贵阳永乐药业有限公司生产的药品“消痞和胃胶囊”、辽宁华鑫药业有限公司生产的药品“心舒丸”、辽宁华源天利药业有限公司生产的药品“舒筋活络丸”、吉林特研药业有限公司生产的药品“脑塞通丸”、长春科新生化药械研究所生产的医疗器械“纳米银抗菌水凝胶系列（痔疮净）”、青岛伍龙生物科技有限公司生产的医疗器械“超强辐射治疗器”、甘肃青黛中草药美容研究有限责任公司的保健食品“青黛美容宝胶囊”等。

国家药监局在通知中指出，本期公告汇总期间，对未经审批擅自发布、严重篡改审批内容进行违法宣传的广告，共撤销和收回药品广告批准文号7个、保健食品广告批准文号4个。对违法广告涉及产品采取了235次暂停销售的措施。

药品医疗器械质量公告公布：20个抽检药品均合格，医疗器械4批次不合格

据国家食品药品监督管理局日前公布的2011年第4期国家药品和医疗器械质量公告，被抽验的20个药品全部合格，医疗器械4批次不合格。

此次抽验的药品包括丹参注射剂、八珍益母丸（胶囊）、消渴丸、消炎利胆片、脉络宁注射液等10个国家基本药物品种以及磷酸川芎嗪注射剂、毛冬青注射液等10个其他制剂品种，抽验结果显示，全部20个品种1989批次产品全部符合标准规定。

医疗器械共抽验导尿管165批次，其中4批次不合格，包括一次性使用无菌导尿管（常熟市神灵医用器材有限公司）、一次性使用导尿包（新乡市金世康医疗器械有限公司）、一次性使用无菌双腔导尿管（海盐康源医疗器械有限公司）、一次性使用无菌双腔导尿管（北京万东库利艾特医用制品有限公司）。

21批次假冒保健食品曝光

2012年2月7日，国家食品药品监督管理局在其网站曝光了“7色瘦”等21个批次的假冒保健食品。经保健食品专项监督检查和抽验，这些产品均为假冒产品，并检出化学药物成分。国家药监局要求各省（区、市）食品药品监督管理局依法严肃查处。

被曝光的产品包括：7色瘦、央科牌美朵胶囊、纤纤减肥胶囊、天凤降脂胶囊（包装上为“苦瓜清脂素”）、天凤降脂胶囊（包装上为“脂肪燃烧弹天凤降脂灵胶囊”）、金葵花牌脂平喜胶囊、飒兰德牌健美颗粒、飒兰德牌健美颗粒（包装上标有左旋肉碱）、烛红牌百通美胶囊（白色）、草泽堂牌俏姿减肥胶囊、田顺牌活力胶囊、喜力来胶囊、佳信佰牌驰力片、数字牌减肥胶囊、数字牌减肥胶囊（包装上为Vc苹果醋瘦身胶囊）、艾邦牌艾参胶囊、仟佳丽牌减肥胶囊、仟佳丽牌减肥胶囊（包装上标有“左旋肉碱强效全身瘦”）、福莱健牌褪黑素软胶囊、海兰鑫褪黑素软胶囊、御荣堂牌睡的好

胶囊。

国家药监局提醒消费者，不要购买上述产品，一经发现违法产品，及时向当地食品药品监督管理部门举报。

四种药品、医疗器械违法广告被曝光

2012年3月5日，国家食品药品监督管理局曝光了“结石通茶”等四种药品、医疗器械违法广告。这四种药品、医疗器械的广告宣传的功能主治、适用范围超出了食品药品监督管理部门批准的内容，并含有不科学地表示功效的断言和保证等内容，严重欺骗和误导消费者。

食品药品监督管理部门已对上述违法广告的产品及生产企业进行了处理，将违法广告依法移送工商行政管理部门查处。包括广西梧州制药（集团）股份有限公司生产的药品“结石通茶”；呼伦贝尔松鹿制药有限公司生产的药品“乌龙养血胶囊”；深圳市攀高电子有限公司生产的“低频治疗仪（商品名：颈椎治疗仪）”；天水魏氏药业有限责任公司生产的“魏氏磁疗骨痛贴”。

《保健食品命名规定》修订版公布

新修订的《保健食品命名规定》2012年3月20日正式发布，国家食品药品监督管理局同时制定印发了《保健食品命名指南》。

根据《保健食品命名规定》，保健食品命名禁止使用虚假、夸大或绝对化、明示或暗示治疗作用的词语，人名、地名、汉语拼音、字母及数字、符号、地方方言、庸俗或带有封建迷信色彩的词语、人体组织器官等词语。

《保健食品命名指南》明确规定，在保健食品名称中禁止表达的词意或使用的词语包括：天然、祖传、御制、秘制、宫廷、精制等溢美之词，宝、灵、精、强力、特效、全效、强效、奇效、高效、速效、神效等不切实际的用语，最、第一、全面、全方位、特级、顶级、冠级、极致、超凡等绝对化词意，处方、复方、药、医、治疗、消炎、抗炎、活血、祛瘀、止咳、解毒、各种疾病名称等明示或暗示治疗作用的词语，人名（包括医学名人）、地名（包括中华、中国、华夏等），纳米、基因、太空，性、神、仙、神丹，人体组织、器官、细胞等词语，以及谐音字或形似字等。

两款保健食品因严重违法广告暂停销售

标识为寿世宝元牌冬虫夏草胶囊和首乌抗衰宝的保健食品，在媒体上长期大量刊播严重违法广告，国家食品药品监督管理局日前决定对其采取暂停销售限期整改的措施。

据查，湖北省永恒生物工程有限责任公司产品寿世宝元牌冬虫夏草（菌丝体）胶囊（原名：冬虫夏草长生胶囊）在北京晚报、法制晚报等19省市的30家报纸及吉林省吉林市2个电视频道、北京爱丽丝保健品有限公司产品首乌抗衰宝（袋泡茶+胶囊）（原名：乌发养颜茶）在渤海早报、燕赵都市报等13省市的21家报纸及9省电视台的13个电视频道长期大量刊播严重违法广告，经多次查处仍继续发布，且首乌抗衰宝没有广告批准文号。

国家药监局表示，这严重扰乱了保健食品广告发布秩序，在社会上造成恶劣的负面影响。要求广告发布地的食品药品监督管理部门要按照国家食品药品监督管理局“七个一律”整治要求，对上述保健食品在行政区域内采取暂停销售限期整改的措施，责令企业停止发布违法广告，在原发布违法广告的媒体发布同样版面（电视频道）更正启事，并加大对上述产品违法广告的监测，发现其他媒体发布的违法广告，一并按上述要求处理。要加大对行政区域内经营企业的监督检查，必要时监督抽验相关产品。要求广告审批地的食品药品监督管理部门收回上述保健食品广告批准文号，监督检查其生产现场。

国家药监局提醒：关注雷公藤制剂用药安全

国家食品药品监督管理局 2012 年 3 月发布第 46 期《药品不良反应信息通报》，提示关注雷公藤制剂的用药安全。

据国家药品不良反应监测中心病例报告数据库中的数据，2004 年 1 月至 2011 年 9 月，涉及雷公藤多苷片的病例报告 633 例，其中严重者 53 例，主要表现为药物性肝炎、肾功能不全、粒细胞减少、白细胞减少、血小板减少、闭经、精子数量减少、心律失常等。涉及雷公藤片病例报告 201 例，其中严重者 19 例，主要表现为药物性肝炎、肝肾功能异常、肾功能衰竭、胃出血、白细胞减少、血小板减少、闭经等；涉及雷公藤双层片病例报告 5 例，其中严重者 1 例，表现为骨髓抑制。其他含雷公藤中成药制剂，可能由于上市时间短、销售量及使用量较少等因素，目前虽尚未收到不良反应病例报告，但由于其成分相似，其安全性问题也应重视。

鉴于雷公藤制剂有效成分同时又是毒性成分且治疗窗较窄，连续服用可出现肝、肾、血液系统和生殖系统等损害，国家药监局建议，服用该类药物必须在医师的指导下使用，用药初期从最小剂量开始。严格控制用药剂量和疗程，一般连续用药不宜超过 3 个月。用药期间应定期随诊并注意检查血、尿常规，加强心电图和肝肾功能监测。儿童、育龄期有孕育要求者、孕妇和哺乳期妇女禁用；心、肝、肾功能不全者禁用；严重贫血、白细胞和血小板降低者禁用；胃、十二指肠溃疡活动期及严重心律失常者禁用。

国家药监局提出香丹注射液应在有抢救条件医疗机构使用

2012 年 4 月 12 日从国家食品药品监督管理局了解到，为控制香丹注射液的使用风险，保护患者用药安全，日前该局对对香丹注射液说明书进行了修订。

修订后的说明书增加了警示语，指出该药品不良反应包括过敏性休克，应在有抢救条件的医疗机构使用，用药后出现过敏反应或其他严重不良反应应立即停药并及时救治。

国家药监局通知要求，各省（区、市）食品药品监督管理部门督促辖区内药品生产企业尽快修订说明书和标签、按照有关规定进行备案，并及时通知相关医疗机构、药品经营企业等单位，尽快对已出厂的药品说明书予以更换。

国家药监局 22 个假冒保健食品检出化药成分

2012 年 5 月 11 日，国家食品药品监督管理局要求各地食品药品监管部门依法查处“帝泽牌健怡胶囊”等 22 个被检出化学药物成分的假冒保健食品，发现相关产品，依法采取控制措施；对生产经营相关产品的企业，依法严厉查处；涉嫌刑事犯罪的，及时移送公安机关。

这些产品包括金鑫玉牌铬桑胶囊、净宝牌圣健元胶囊、悦通牌升泰胶囊、思路雅牌靓丽胶囊、豫冠牌迪眠乐蛇力康胶囊、豫冠牌金眠乐蛇力康胶、海瑞特牌蛇力康胶囊、芷王牌怡神胶囊、301 牌普尔胶囊、川奇牌安睡胶囊、清脂苦瓜素、川奇牌秀姿减肥胶囊、诺利牌西洋参山药芪梅胶囊、丽人牌妮可胶囊、净宝牌圣健元胶囊、力超牌健力胶囊、国春堂牌盛仁胶囊、清脂宝胶囊、力歌胶囊等。

国家药监局查处7种假冒保健食品

2012年7月23日，国家食品药品监督管理局曝光“俏妹牌减肥胶囊”等7种假冒保健食品，要求对其依法采取控制措施；对生产经营企业依法严厉查处；涉嫌刑事犯罪的，及时移送公安机关。

近日，食品药品监管部门通过保健食品专项监督检查和抽验，在“俏妹牌减肥胶囊”等产品中检出化学药物成分，经核实为假冒保健食品。7种假冒保健食品的标示名称分别是：俏妹牌减肥胶囊、辅美牌洋参芪杞胶囊（干细胞活胰肽），唐乐胶囊，欣力美牌减肥片，富昕康 OB 蛋白素胶囊，雪蓝奇减肥胶囊，肽盈美减肥胶囊。

部分资料来源:《中国中医药报》

《国家中医药管理局》网站等

2013

國醫年鑒

中和亚健康服务中心

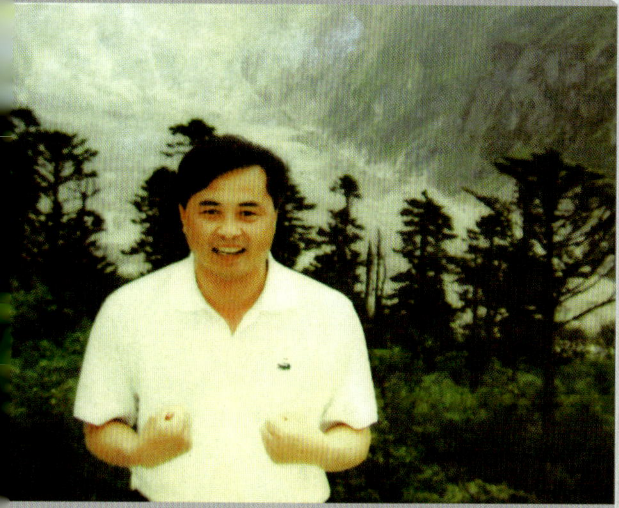

主任致辞

亚健康事业是功在千秋的大事业已是不争的事实了。

随着人类健康观念的变化和世界医学模式的转变，21世纪的医学，将从疾病医学向健康医学发展，人们对自身健康状态的关注，已从“已病图治”转变为“养生保健，未病先防”。处于健康与疾病之间低质状态的亚健康，伴随着时代的脉搏，成为21世纪最时尚的概念之一。关注与调治亚健康，成为健康医学的主题之一，符合世界医学发展趋势，对世界卫生组织提出的实现“人人享有卫生保健”的目标具有积极的促进作用。

我个人认为，亚健康问题、慢性复杂性疾病问题、老年人健康问题成为二十一世纪人类共同面临的三大健康问题。亚健康问题因其人群广泛，亚健康者多是创造社会财富的中坚力量以及亚健康问题以往不被重视等原因，使其位居三者之首。毋庸置疑，社会需求是任何学科和产业发展的第一推动力，鉴于此，亚健康既是一门新兴学科，更是一个朝阳产业。

让我们以中和亚健康服务中心为平台，为了亚健康事业，坚定信心、迎难而上、携手共进、开拓创新、科学发展。

我坚信，亚健康事业必将为二十一世纪人类的健康做出巨大的贡献！

中和亚健康服务中心主任　孙涛

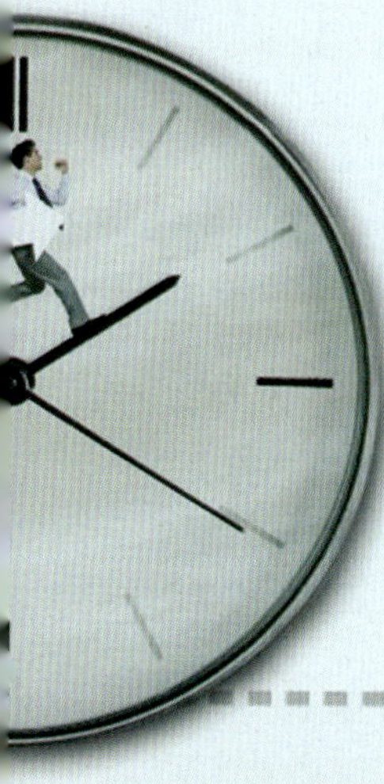

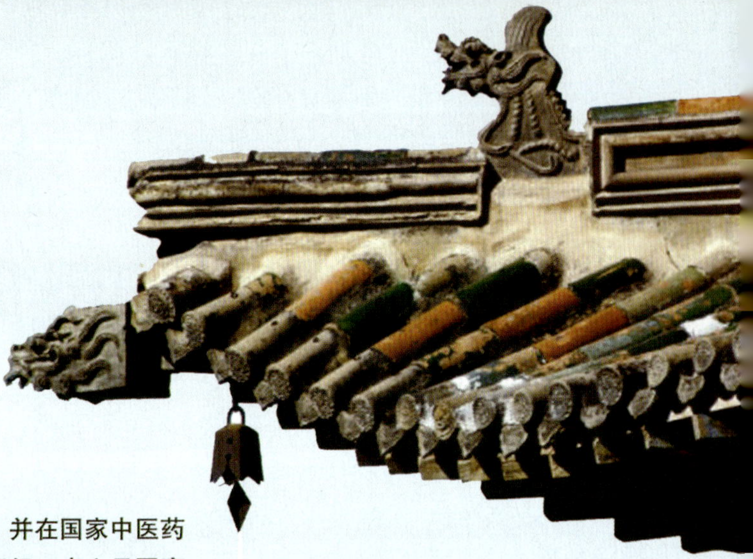

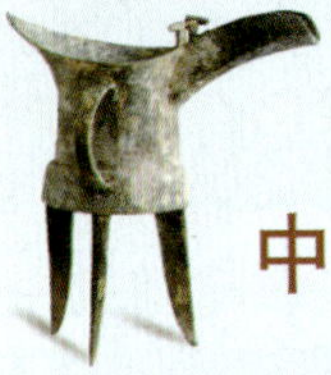

中心简介

中和亚健康服务中心（以下简称中心）是经民政部批准，并在国家中医药管理局的业务指导和监督管理下，具有独立法人资格的社会组织。中心是国家批准的惟一的从事亚健康研究、服务、管理，并构建亚健康服务体系，培养亚健康专业人才的一级专业组织。

中心秉承以产业拉动学术，学术推进产业的理念，以传播中医药文化为先导，以推广中医常用养生保健方法为主要手段，以预防保健专业服务人才培养为突破点，联合有志于亚健康服务的各类机构和企业，共同发展亚健康产业、服务全民健康。构建一个集学术、产业推广；第三方权威质量监督；标准、规范制定；专业人才培训；新产品、新技术研发为一体的产业平台。中心将联合社会各界人士，从以下几个方面共同构建和发展我国的亚健康事业：

★ 政策／规范

(1) 在国家中医药管理局等上级主管部门的正确指导下，从事亚健康产业各个环节相关规范的制定。

(2) 积极参与并推进亚健康产业管理的规范化进程。

(3) 经主管部门同意或授权进行相关行业统计，收集、分析、发布相关行业信息。

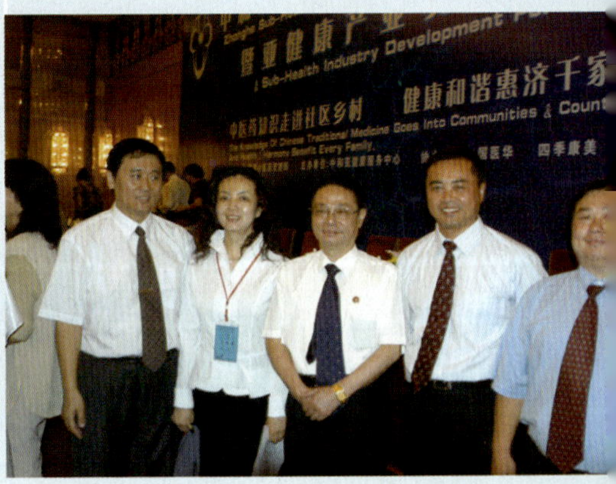

★ 学术/标准

(1) 开展各种形式的学术活动，组织重点学术课题的研究和考察活动。

(2) 编辑出版有关亚健康方面的学术专著、最新科研成果信息、科普期刊、科普图书及音像制品。

(3) 研究并制定亚健康临床干预指南等标准。

(4) 建立和推广亚健康检测、干预、管理体系。

★ 人才/教育

(1) 开发亚健康咨询师等新的职业。开展亚健康咨询师等的培训、认证、考评、管理等各项工作。

(2) 编撰亚健康专业系列教材，构建亚健康学科体系。

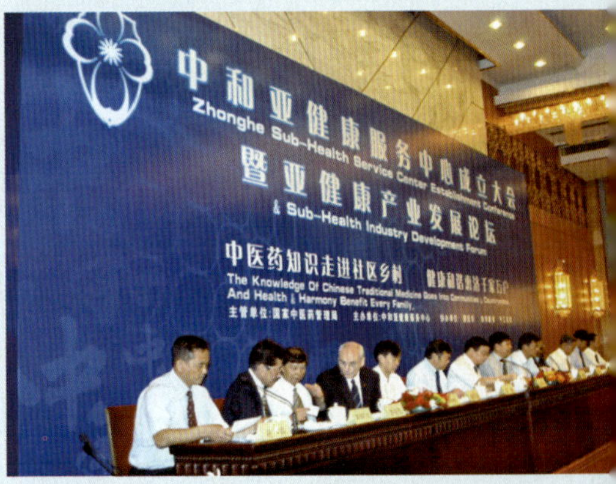

★ 交流/合作

(1) 联系政府和社会公益资源，展开整合传播与推广。

(2) 举办各种学术会议和论坛，普及和宣传亚健康知识。

(3) 通过培训、咨询、市场调查、技术推广、展览展示、组织文化艺术交流活动等方式，拓展亚健康产业的宽度和内涵。

(4) 通过接受企业或个人捐赠、组织成立基金会组织，为亚健康产业的发展贡献力量。

国家亚健康干预技术重点实验室

重点实验室

中和亚健康服务中心联合湖南农业大学、中华中医药学会亚健康分会及湖南中医药大学，以湖南农业大学中药资源与开发系为基础，以国家科技部作物种质创新与资源利用重点实验室、和湖南省亚健康诊断与干预工程技术研究中心为研究平台，成立了“国家中医药管理局亚健康干预技术实验室”。在国家中医药管理局指导下，依托中医药学术团体和机构的资源，从事健康、亚健康的教学、研究、管理、服务。推广亚健康知识，培养中医药亚健康专业服务人才，致力于服务全民健康，推进亚健康产业发展。

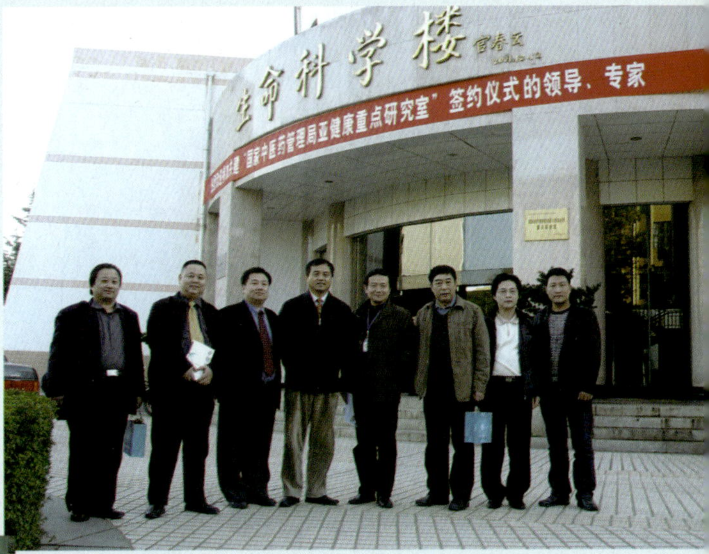

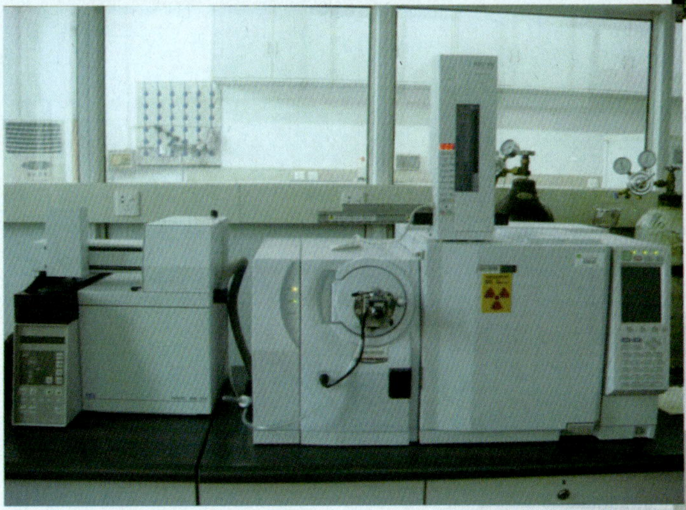

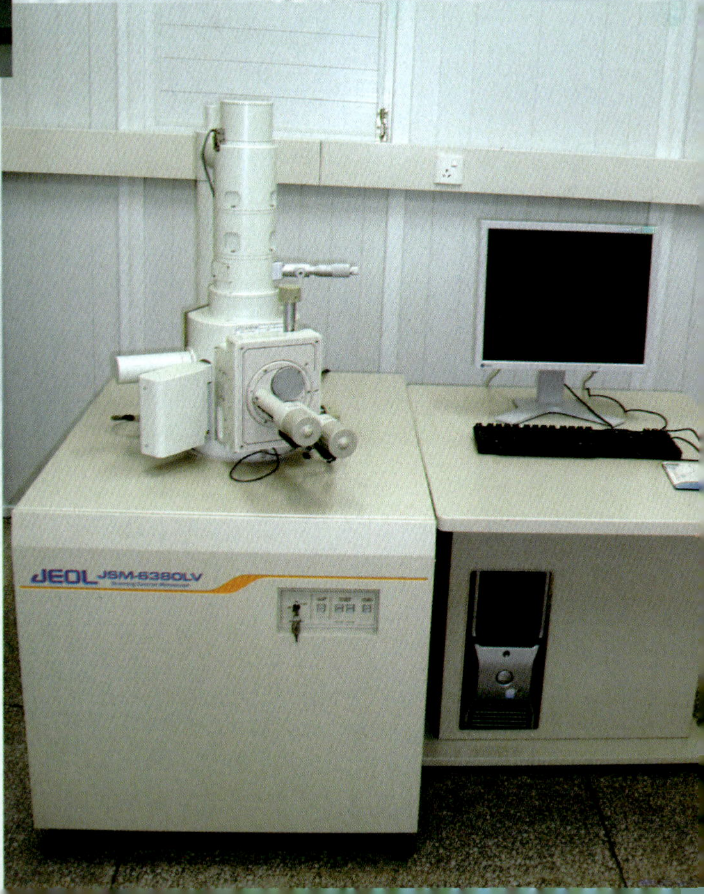

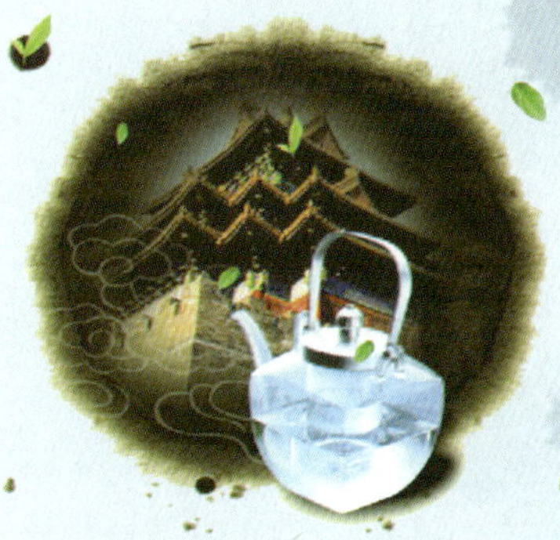

全国亚健康易感体质基因检测中心

完美结合基因技术和中华医学
为您提供从基因检测到干预的个性化调理

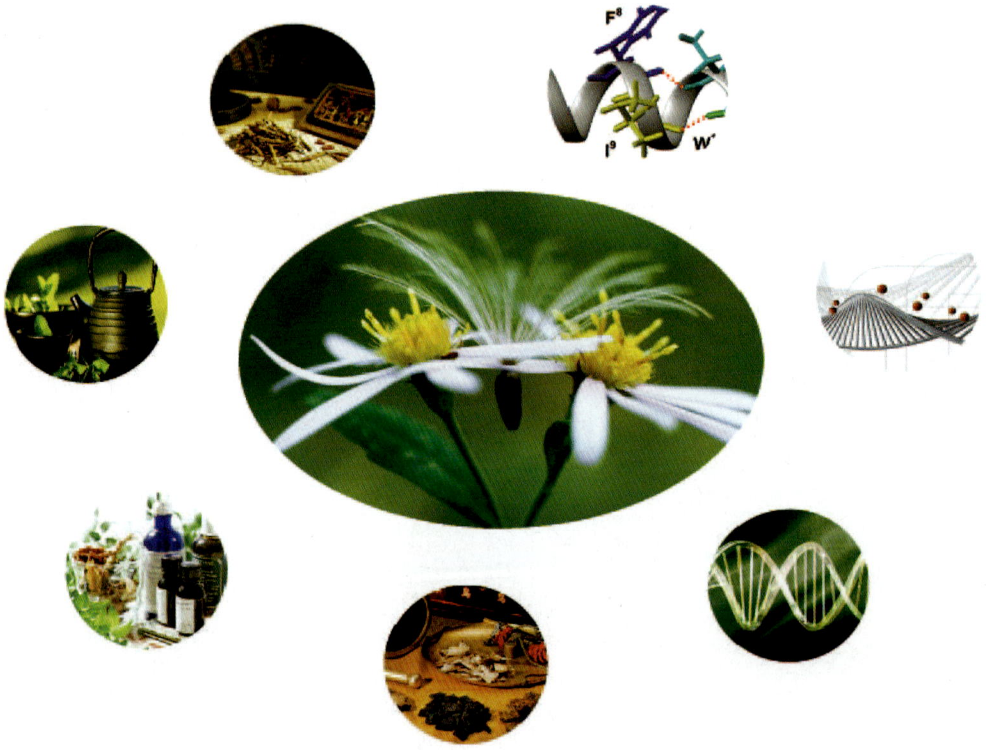

- 这是一个全新的技术理念
- 全球首创亚健康体质基因检测
- 这是一个无限广阔的市场
- 目前国内易感体质基因检测领域的领跑者。

亚健康状态评估

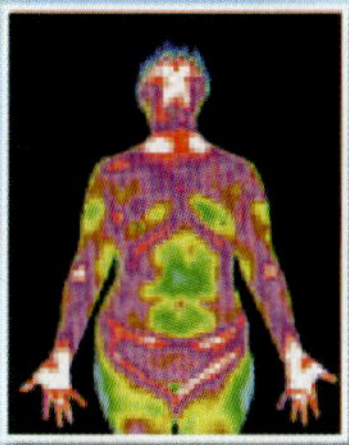
高血脂

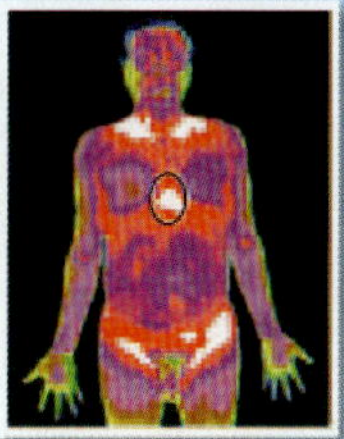
胃炎

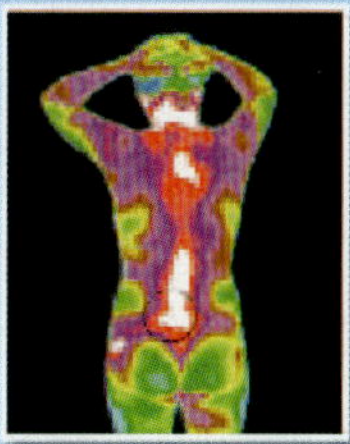
腰椎间盘突出

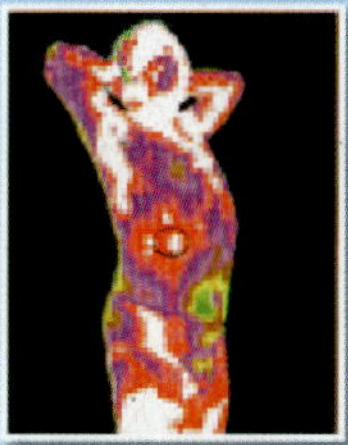
肝细胞损伤

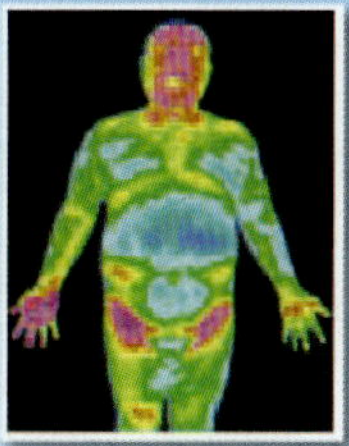
脾阳虚

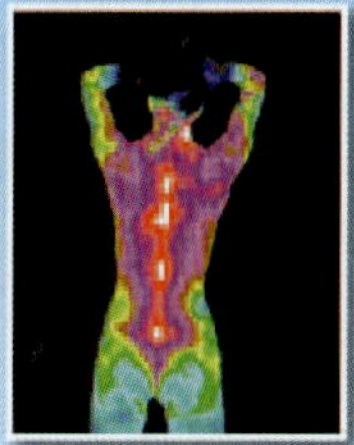
督脉不通

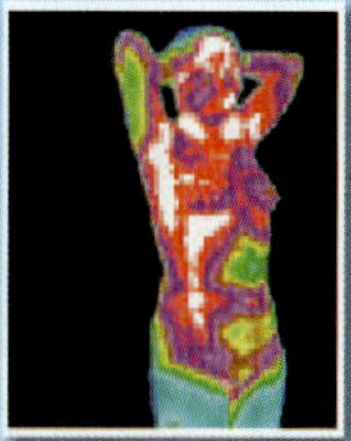
肝郁化火

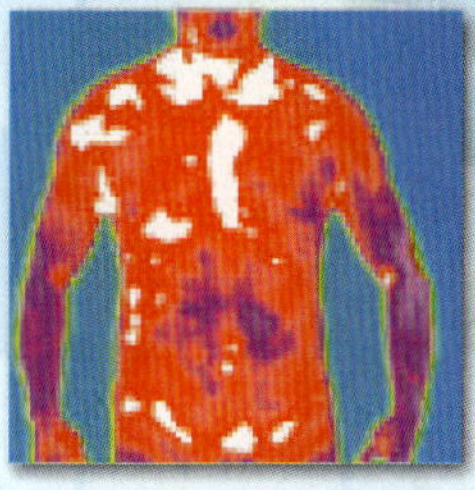
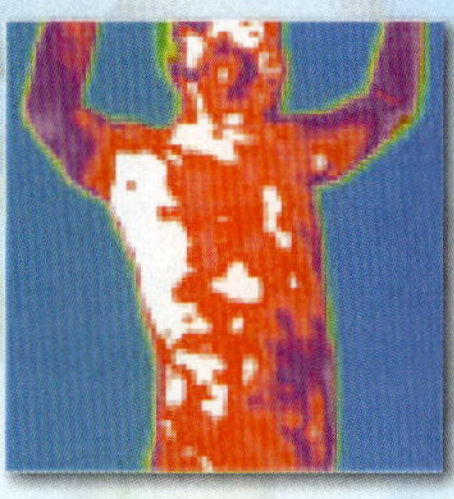
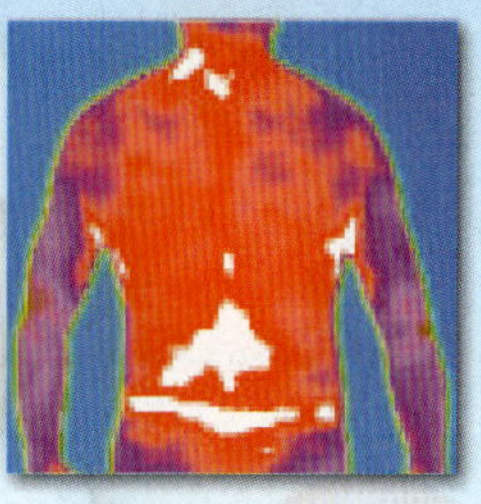

尹某：男；45岁;某公司副总

《中和亚健康红外评估报告》

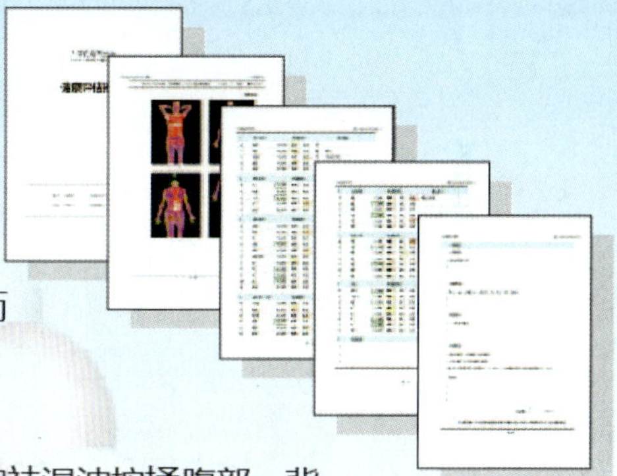

亚健康状态提示：

心血管及消化系统功能下降，有向动脉粥样硬化发展倾向。

痰湿质者体素湿盛，脏腑功能低下，体内水谷津液运化受阻而使代谢产物积聚所致。

干预调理方法：

岐黄八法体质调理技术； 产品：岐黄健脾祛湿油；手法：健脾祛湿油按揉腹部、背部、脾经、胃经及相应穴位；疗程：①调理期：1次/3天，连续7次；②巩固期：1次/5天，连续7次；③保养期：1次/7天，连续7次以上。每21次为1个疗程。

重大疾病早期筛查预警

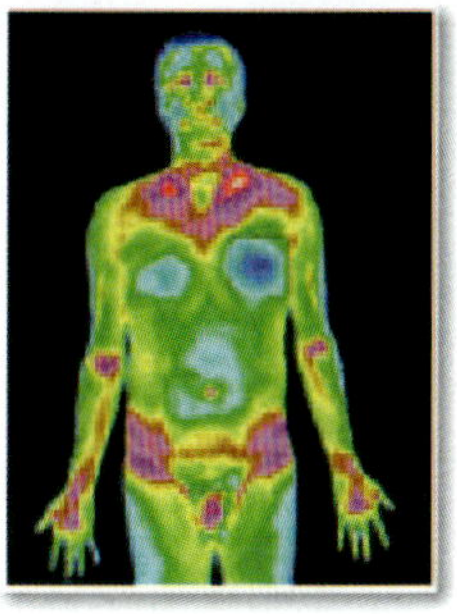
心肌缺血

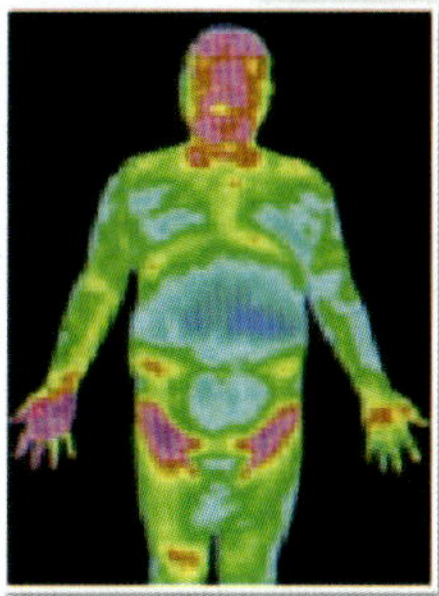
脑梗塞预警

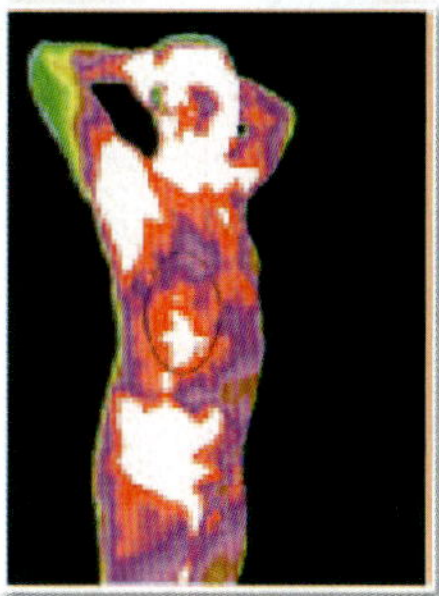
肝癌预警

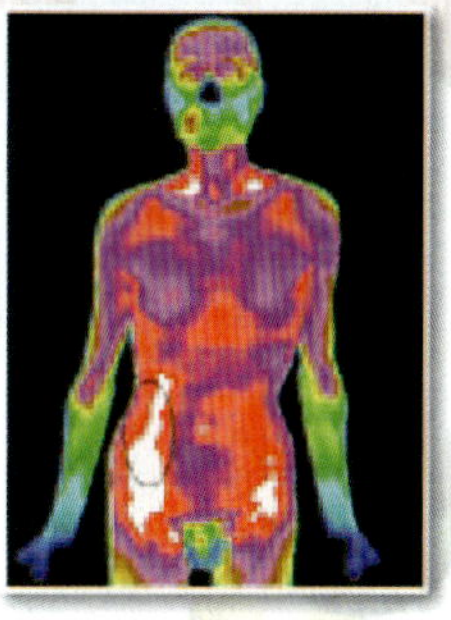
结肠癌预警

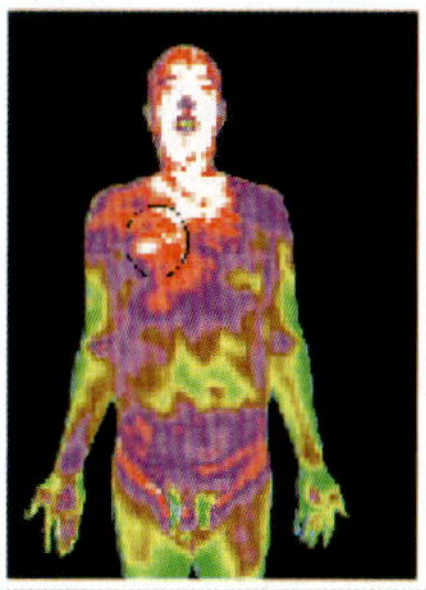
肺癌预警

- 肺部肿瘤筛查预警
- 腹部肿瘤筛查预警
- 盆腔肿瘤筛查预警
- 脑供血功能状态测评
- 心脏供血功能状态测评
- 肝脏功能状态测评
- 末梢循环功能状态测评

女性乳腺专项检测

亚健康红外测评技术是国际公认的女性乳腺疾患早期筛查的首要方法！

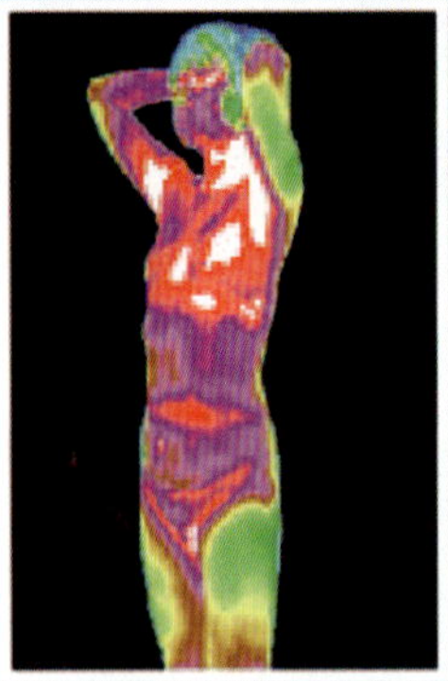

乳腺癌前期预警

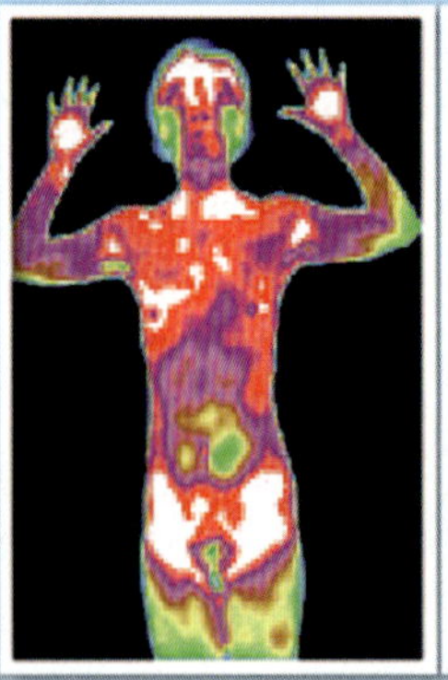

乳腺小叶增生

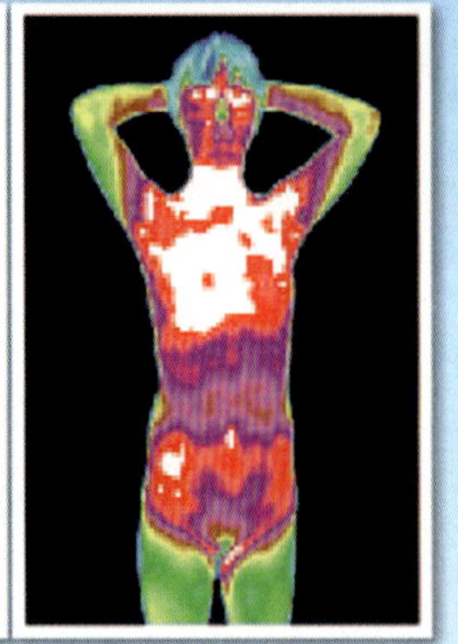

乳腺炎症

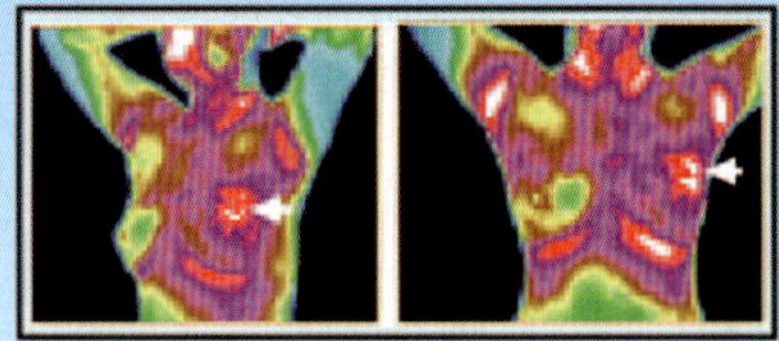

热源特征	1. 左侧乳腺外上像限密实高热 2、热源呈星形分布
热源规律	1、胸部热序列异常，乳腺高热 2、乳头温度不对称 左侧最低值－右侧最低值> 1° 3、左侧乳晕有闭合热现象 4、管支呈放射状分布 5、左侧胸骨旁2个淋巴结
临床提示：高度怀疑左侧乳腺癌 钼靶及病理证实：致密性早期乳腺癌	

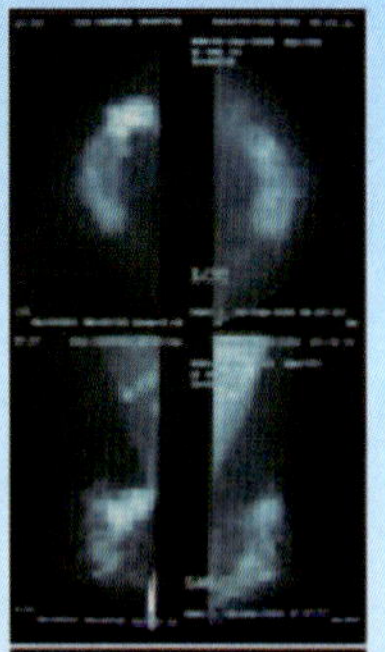

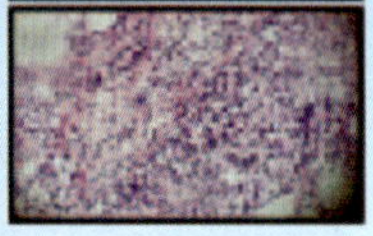

男、女生殖专项检测

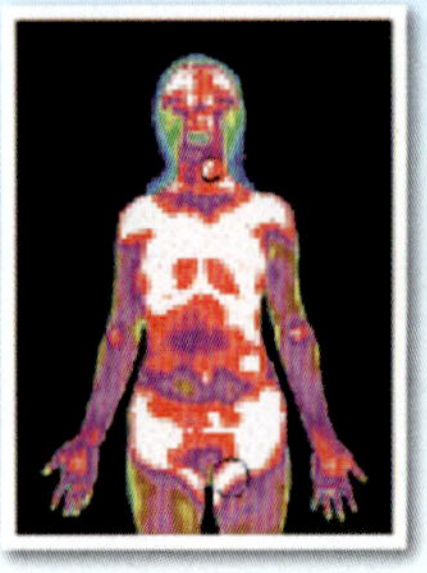

宫颈癌预警

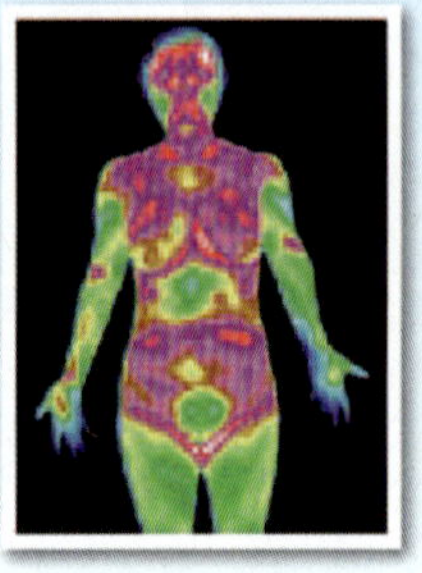

子宫肌瘤

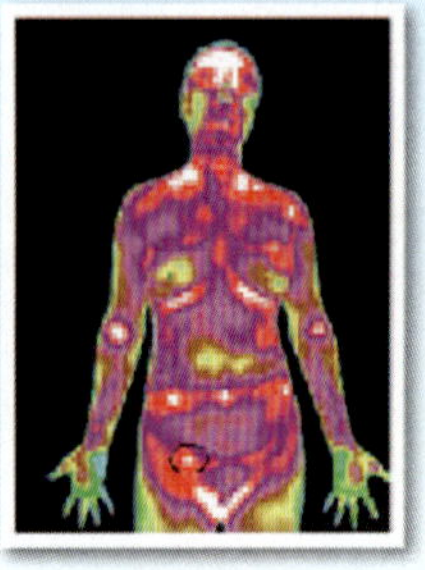

卵巢囊肿

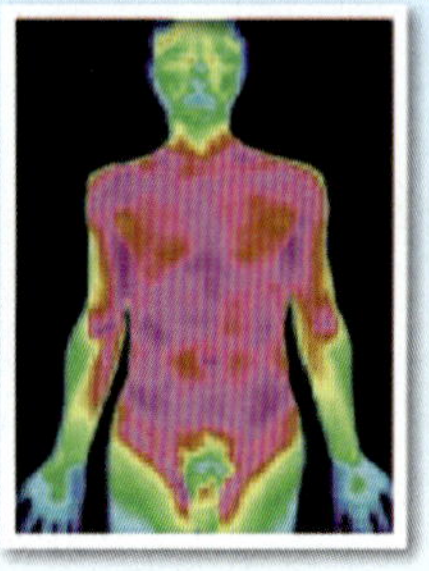

肾阳亏虚

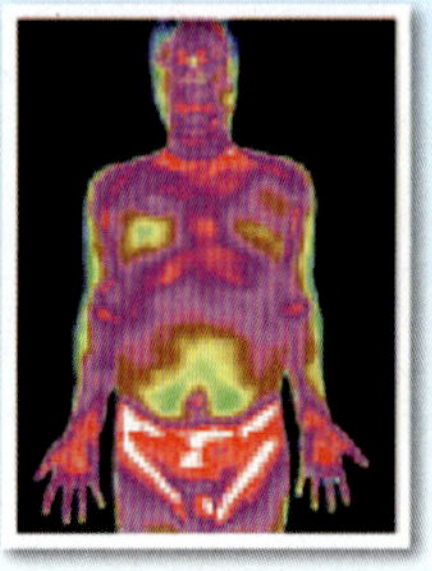

前列腺增生

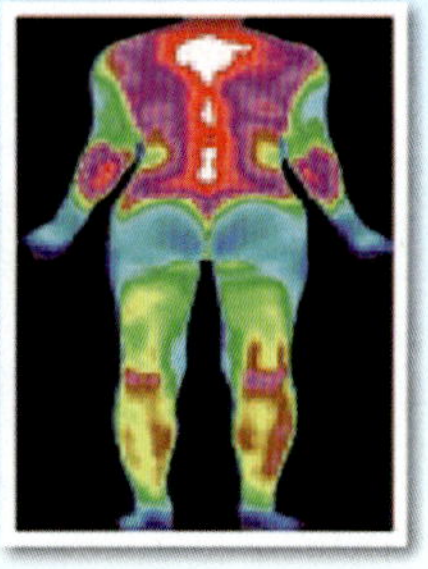

督脉不畅；阳气不通

干预调理效果评价

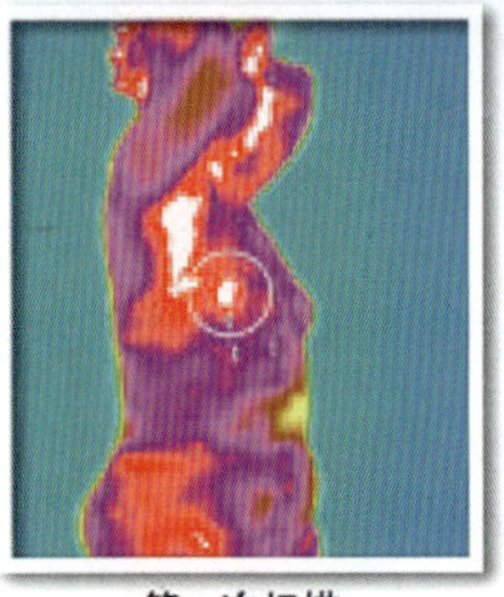

第一次扫描
2011-06-19

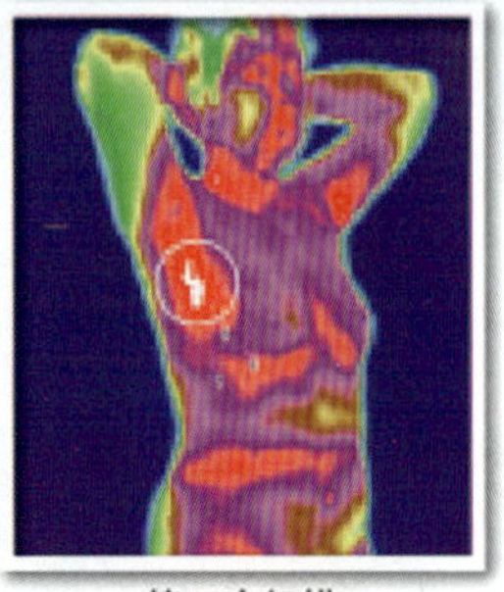

第二次扫描
2011-07-10

刘某：女，35岁；主诉右侧乳腺胀痛。
亚健康红外评估报告：乳腺热源异常；乳腺癌早期征兆。
亚健康中医辩证：脾肾阳虚，肝气郁滞。
临床确诊：右侧乳腺重度增生。

第一次扫描之后：施用“圣手三法乳腺调理技术”；产品：解郁强身油、解郁行气膏；疗程：1次/7天/疗程；3疗程。

第二次扫描结果：右侧乳腺局部热代谢明显降低，乳腺胀痛症状缓解。

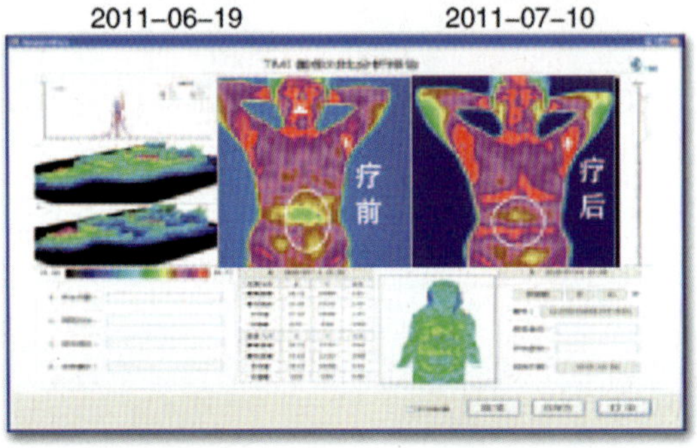

第一次扫描
2012-03-19

第二次扫描
2012-04-11

杜某，女，31岁；主诉：睡眠差、便秘、月经推后。
亚健康红外评估结果：亚健康状态，胃肠功能紊乱。
亚健康中医辩证：脾阳虚。
临床报告：未发现异常。

第一次扫描之后：施用“岐黄八法体质调理技术”；产品：温阳强身油、补养生精膏；疗程：1次/7天/疗程；3疗程。

第二次扫描结果：身体局部代谢明显升高；睡眠改善，大便通畅。

荣　　誉：

- “中和康贝”牌少儿亚健康保健、干预系列产品是全国首创的服务于少儿日常保健和亚健康干预的专业产品系列。
- 参与编撰了亚健康系列教材的《少儿亚健康推拿调理》教材，并已由中国中医药出版社正式出版发行。
- 参与中和亚健康服务中心、中华中医药学会亚健康分会承担的世界卫生组织中国课题“亚健康人群的中医药干预和评估方法”，承担了其中有关少儿亚健康人群的中医药干预和评估方法的工作，成为了少儿亚健康症状的标准制定参与者。
- 少儿推拿服务项目10项技术入选“百项”

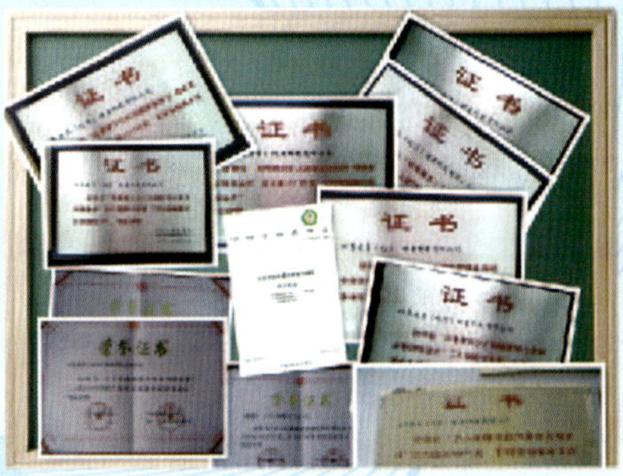

技术优势：

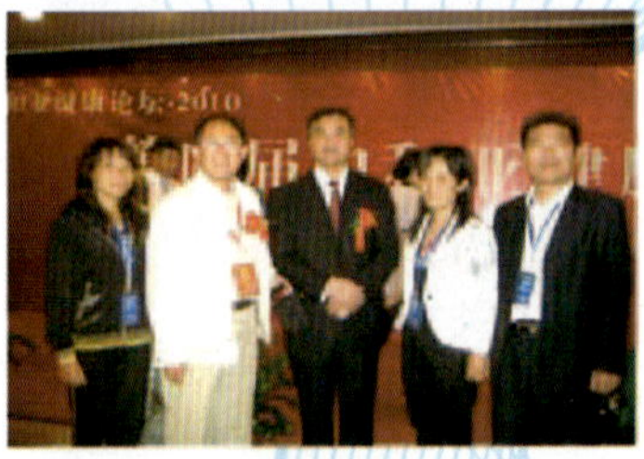

公司董事长兼技术总监孙德仁教授是该领域的全国领军人物

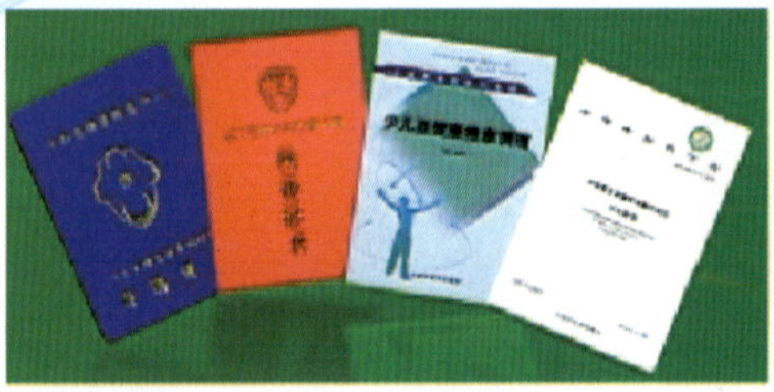

公司是国家行业中医养生保健技术操作规范少儿推拿唯一合作单位

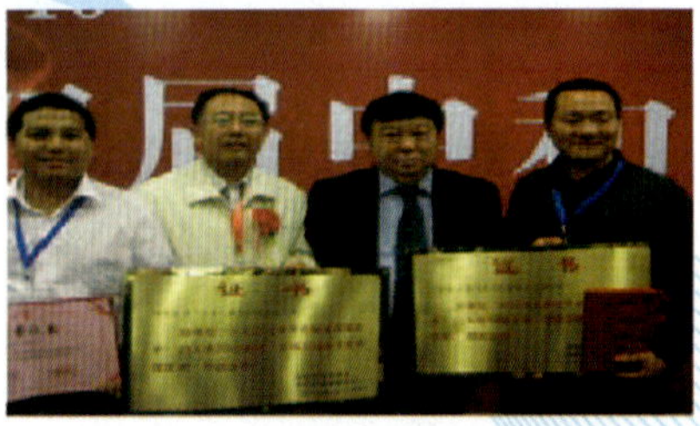

少儿亚健康推拿调理技术选了2009年度以及2010年度百项亚健康中医调理技术

资源优势：

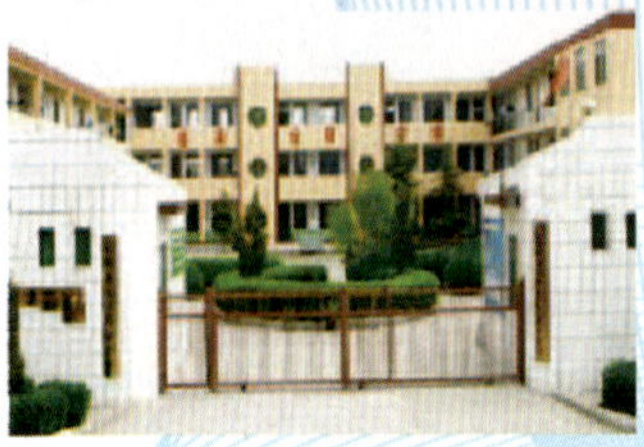

实训基地

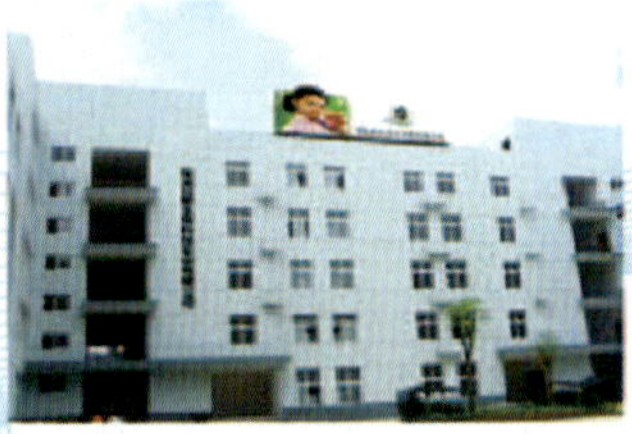

生产基地

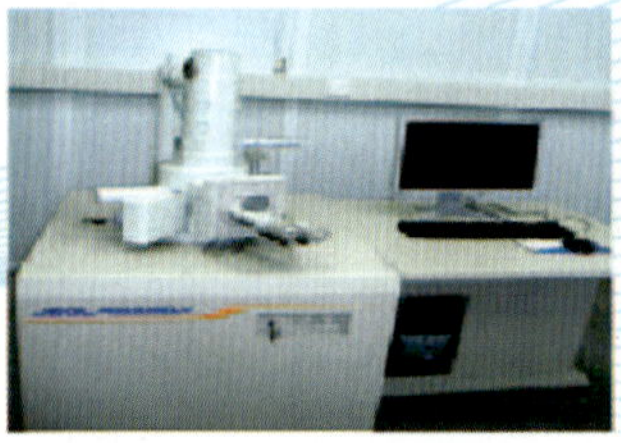

国家中医药管理局亚健康干预技术实验室

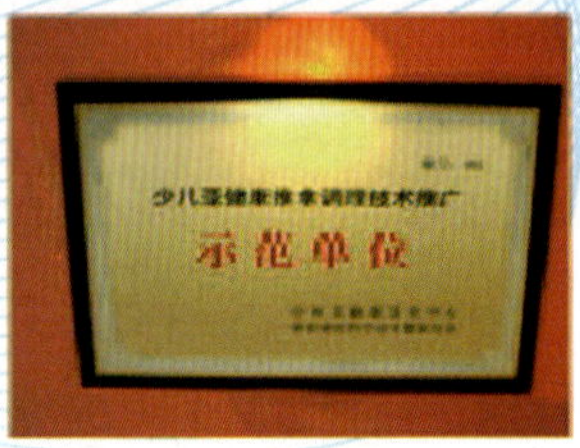

四季康贝是被评为少儿亚健康调理技术示范单位

营销优势：

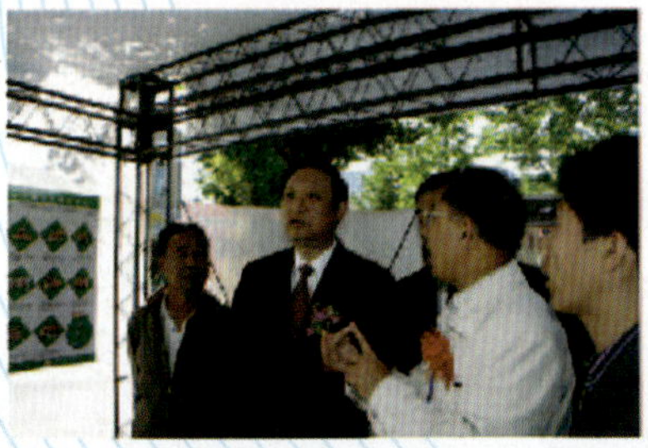

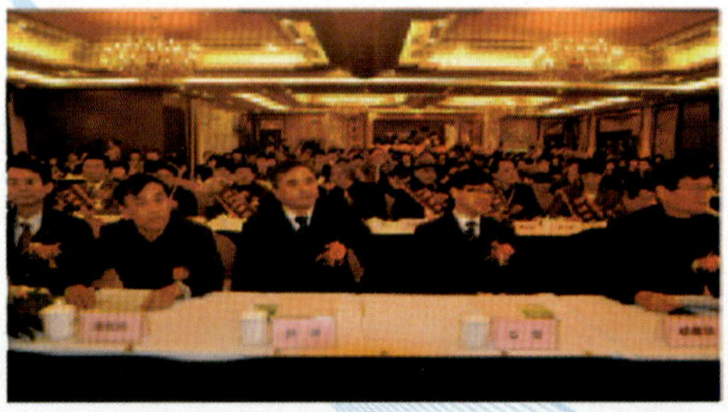

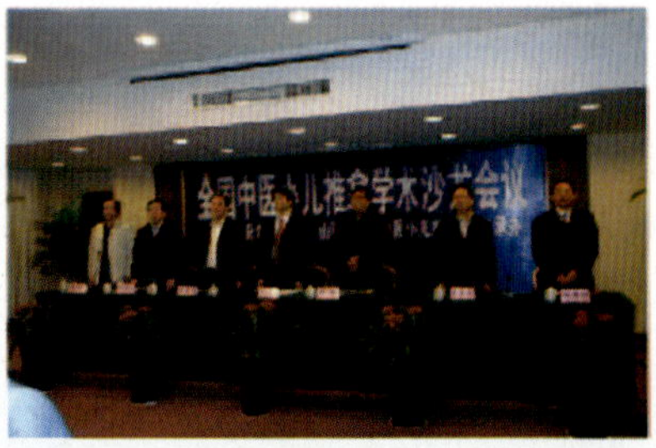

公司技术总监孙德仁教授参加国内及国际少儿推拿调理学术研讨会和亚健康产业

宣传活动：

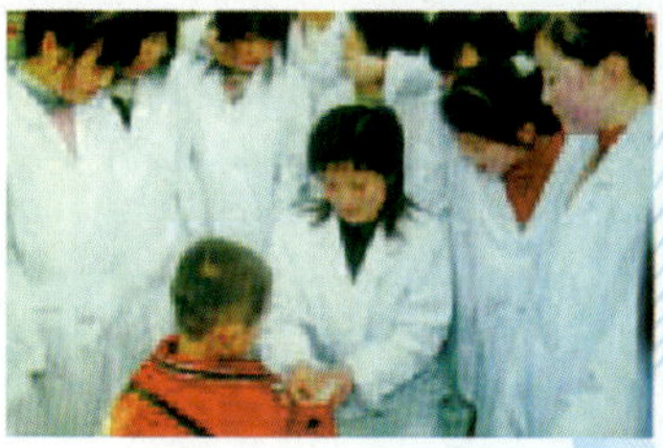
少儿推拿社区活动

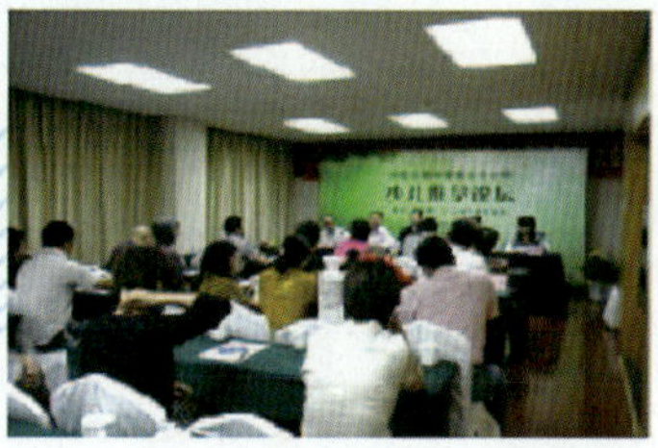
专家讲座

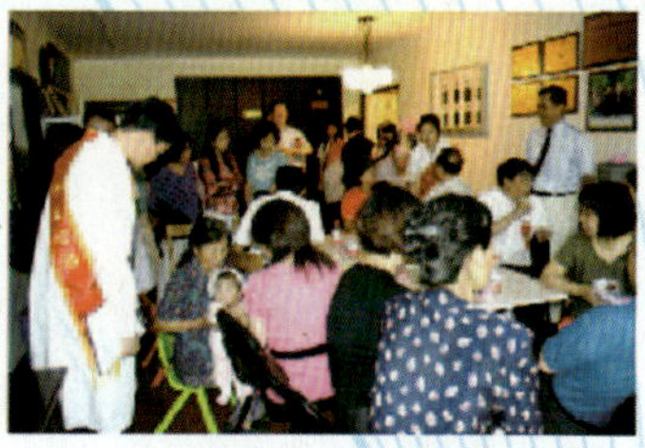
手护孩子健康工程北京启动

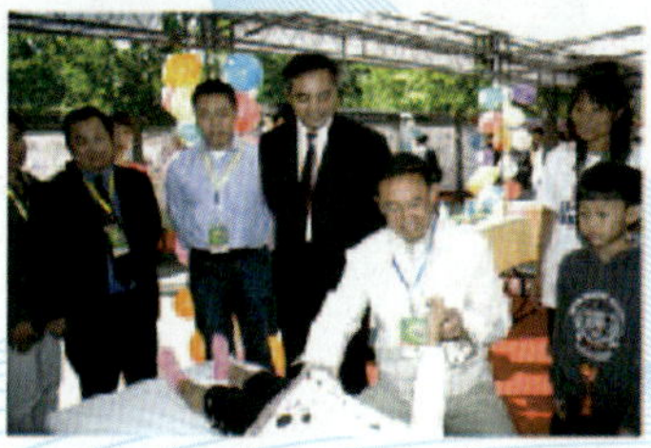
北京中医药文化宣传活动

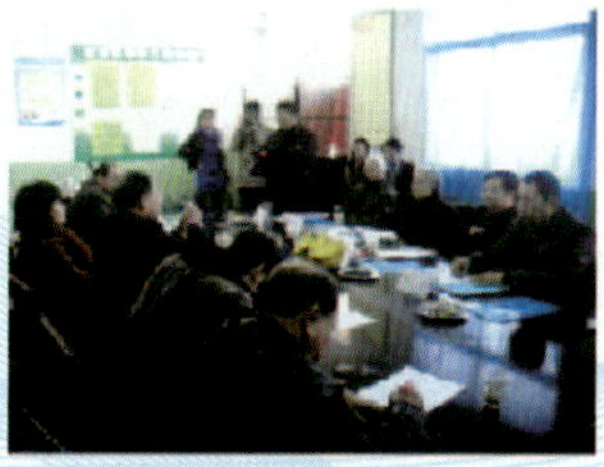
守护母婴健康山西行

合作伙伴：

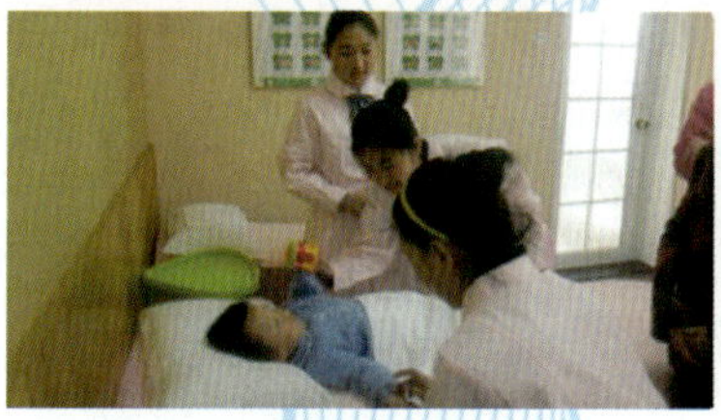
湖南长沙标准四季康贝

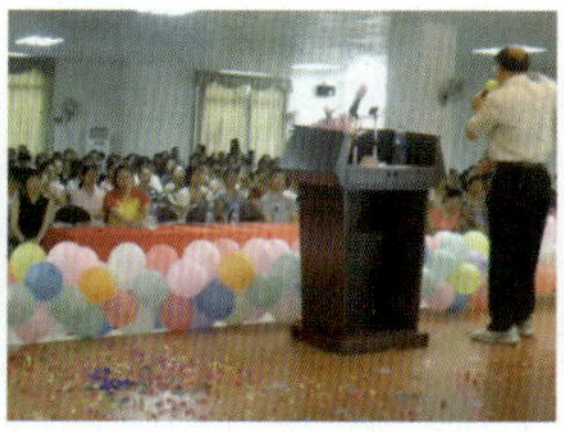
深圳阳光幼儿园合作伙伴

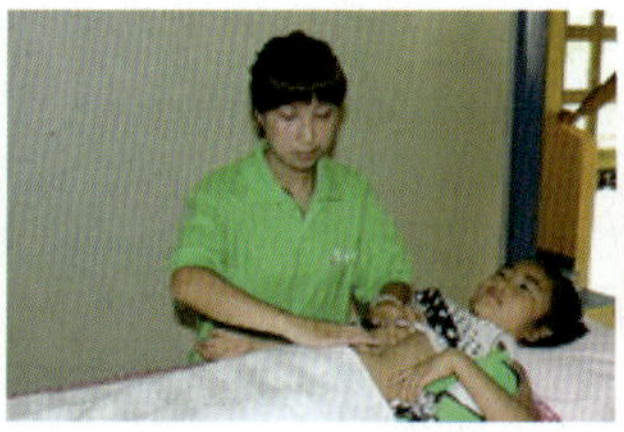
四季康贝苏州加盟店童元堂

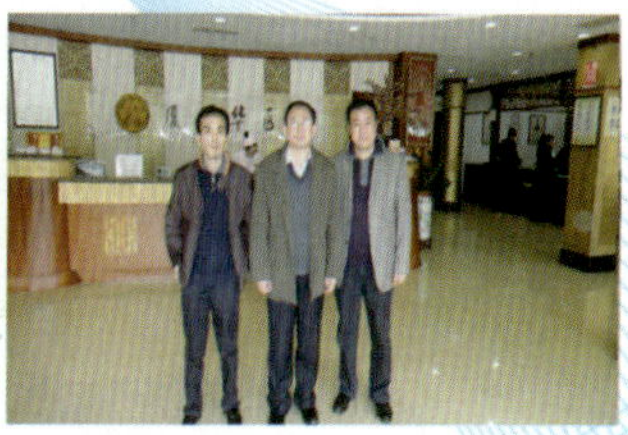
厦门华医馆合作伙伴

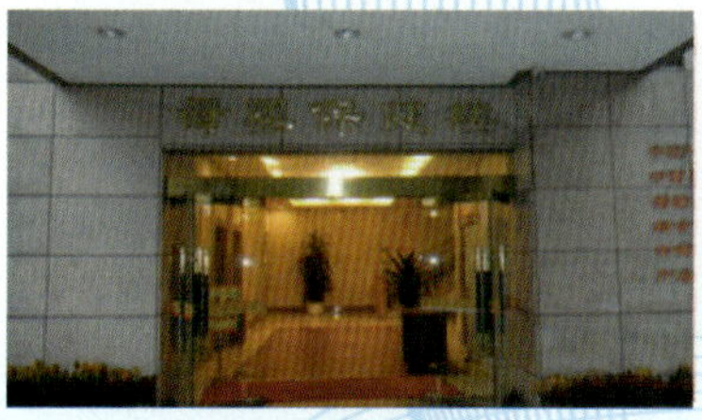
广州南海战略合作伙伴

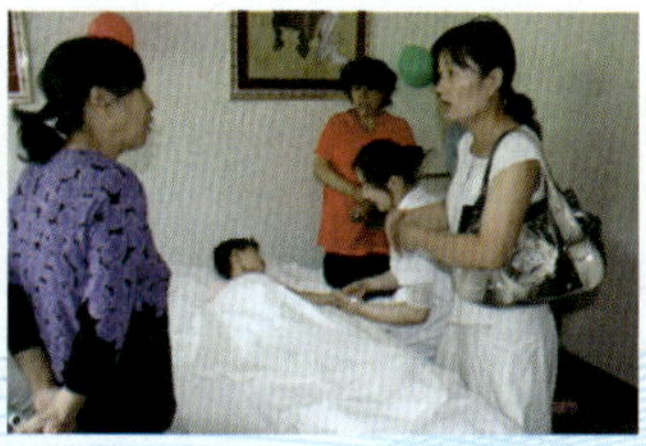
北京岐伯堂加盟店

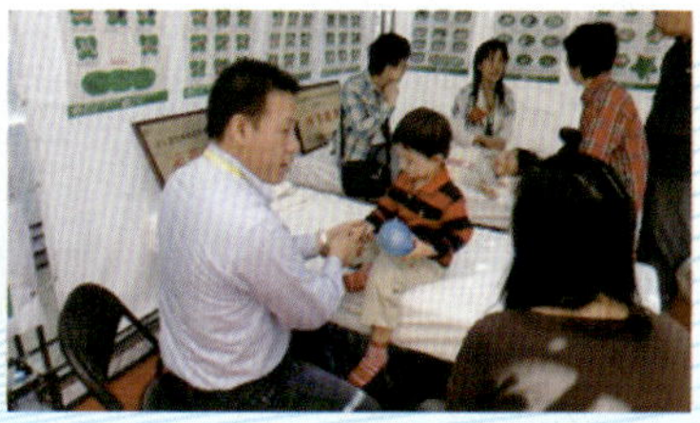
北京五步养生堂加盟店

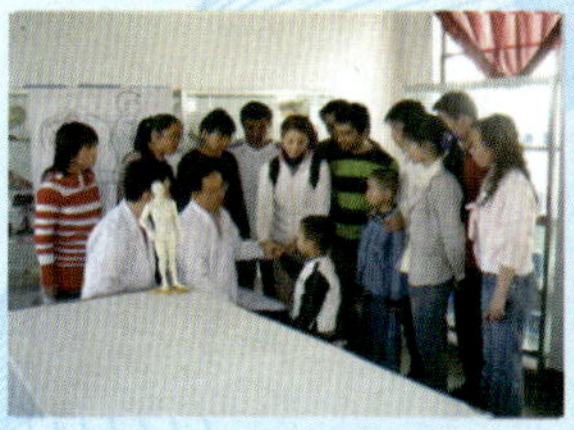
山西运城旗舰店

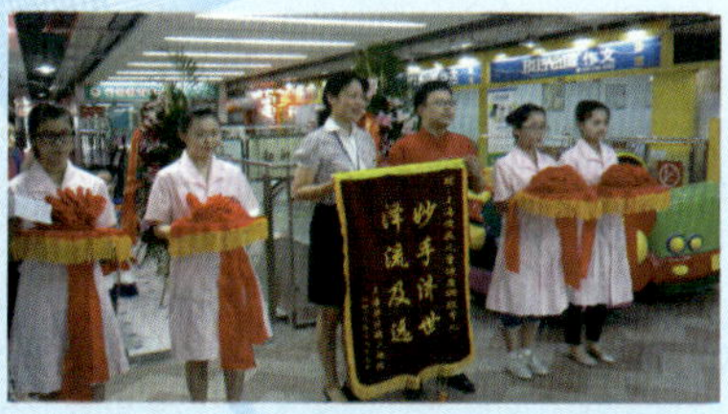
上海俊辰儿童健康中心加盟店

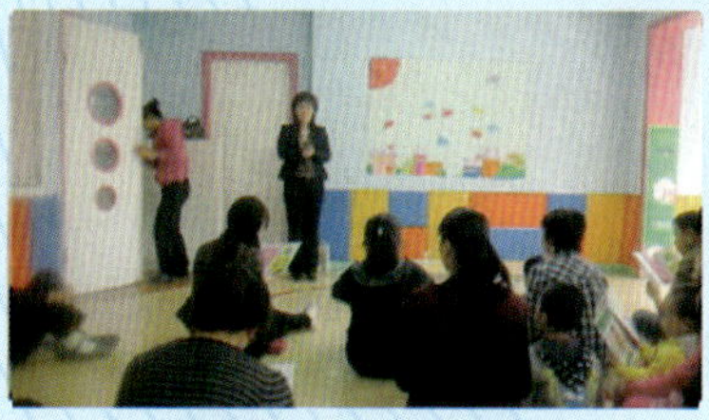
四季康贝妈妈培训

诚邀您的加盟代理！！！

把握机会

不容错过

实现双赢

营销中心电话：010—64168716　010—64168726

传真：010—64168716　网址：www.sjkb.cn　邮箱：sjkb123@126.com

地址：北京市朝阳区三里屯幸福一村55号国家中医药管理局机关服务局309室

中国失眠网运营模式

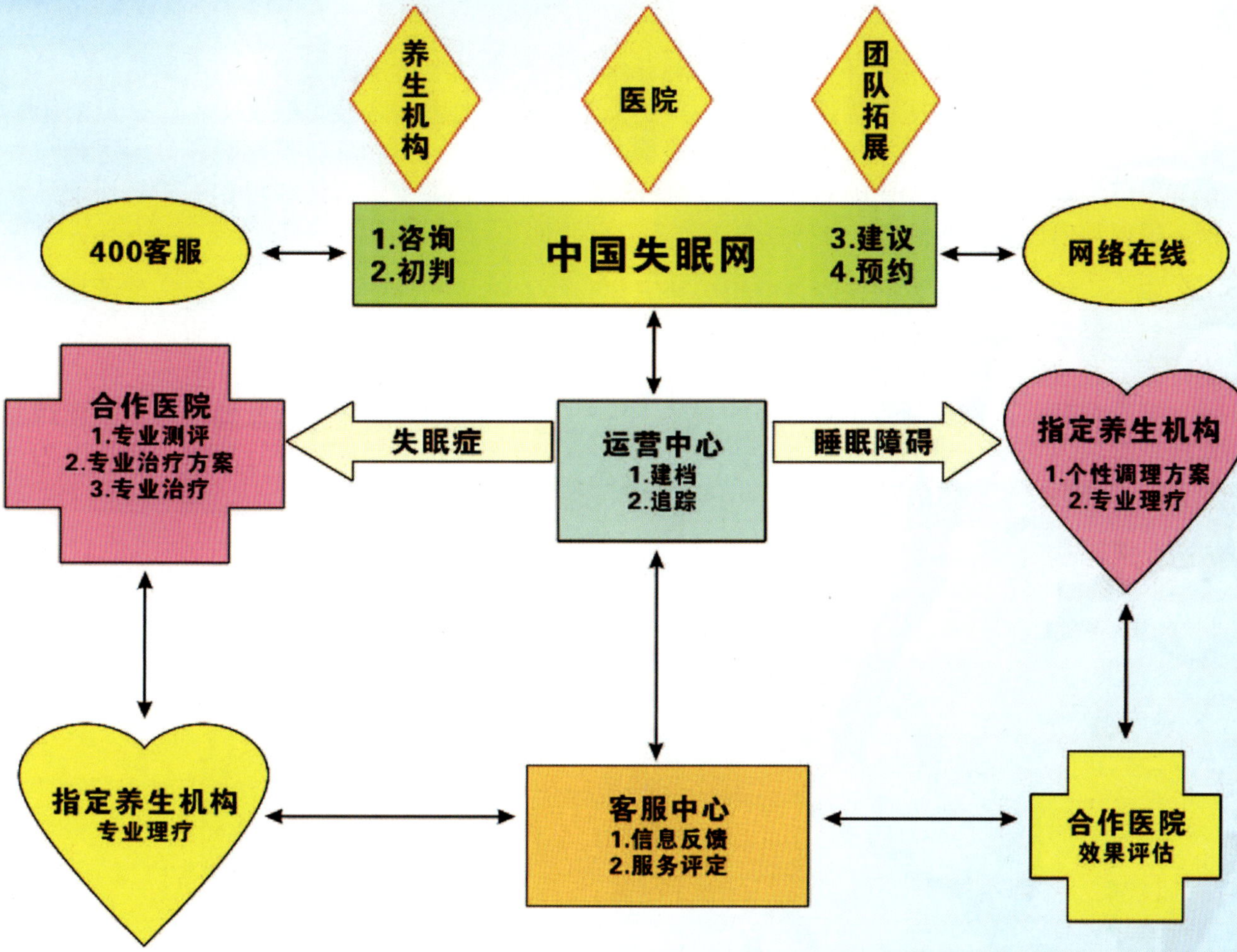

政商客三网合一　为健康国人服务

加盟联系方式：

客服电话：400 0226 679

咨询时间：周一至周五上午 9：00--12：00　下午 2：00-5：30

联 系 人：崔文军先生

电　　话：15811455889

地　　址：北京市朝阳区幸福一村55号国家中医药管理局机关服务局309室

网　　址：http://www.zgsmw.org

全国亚健康干预效果测评中心介绍

全国亚健康干预效果测评中心（简称测评中心）是中和亚健康服务中心的下属机构，其业务指导单位为国家中医药管理局，中心得到美国哈佛大学医学院技术研发支持，是目前国际上唯一一家从事亚健康干预效果测评的机构。中心的研究方向和任务是客观评价中医药与亚健康服务过程中干预方法的有效性和安全性，并建立科学的评价方法和可靠的质量保证体系，规划和建设全国亚健康干预效果测评体系。

中心围绕亚健康干预效果测评的相关研究建立了亚健康测评的应用技术平台，并承担了国家自然科学基金、国家中医药管理局国际合作司、世界卫生组织(WHO)的科研课题项目。测评中心主要从事亚健康测评方面的理论和应用科研研究、人才培养、学科体系、标准制定、服务规范、挖掘创新技术等方面的科研工作。中心现已建立了专业的亚健康效果测评技术体系，推进亚健康系列测评服务在全国专业的亚健康调理机构范围内广泛应用。并在国内和国际上都形成了一定的影响力。

现阶段推荐测评技术：

1、睡眠质量测评
2、人体整体健康度测评
3、匹配度评测

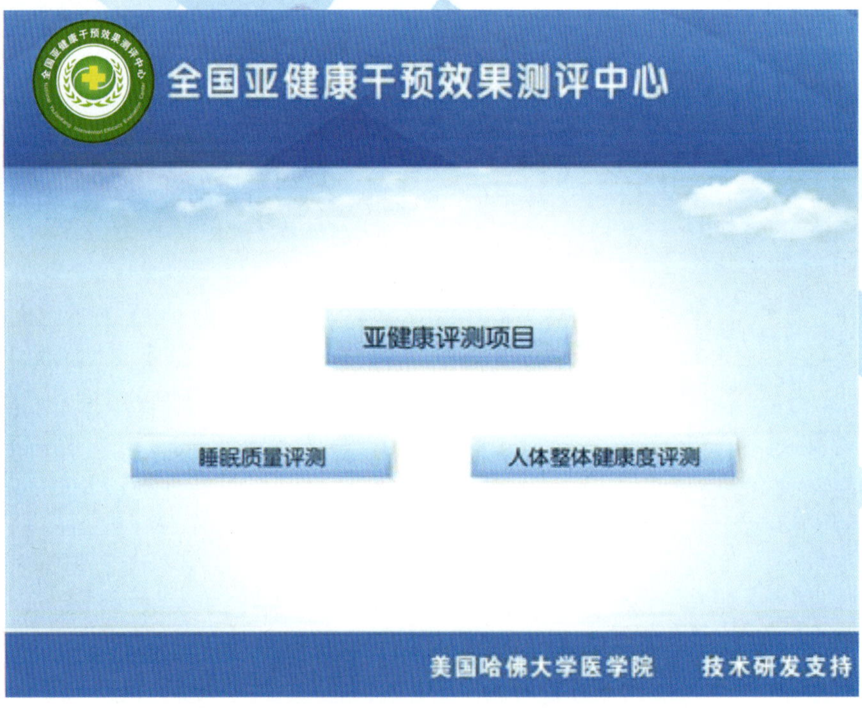

（睡眠质量测评与人体整体健康度测评）

联系方式：
地　址：北京市朝阳区幸福一村55号国家中医药管理局机关服务局办公楼306室
电　话：010-64166298　传真：010-64130087
网　站：www.zhsh.org.cn

湖南中和亚健康服务中心

湖南中和亚健康服务中心是在中华中医药学会的大力支持下，受中和亚健康服务中心的业务指导从事亚健康服务、亚健康技术研发与推广、亚健康人才培训的新型健康服务机构。2009年7月，我中心负责中国/世界卫生组织合作项目“中医治未病”在长沙地区实施，得到国家中医药管理局和世界卫生组织高度评价。

分中心亚健康服务网络

为响应国家构建中医预防保健体系的号召，推动构建规范的中医预防保健机构，实现亚健康服务行业稳步、快速发展，在中和亚健康服务中心指导、支持下，湖南中和亚健康服务中心已在湖南省14个地市建立以分中心为基础的亚健康服务网络。

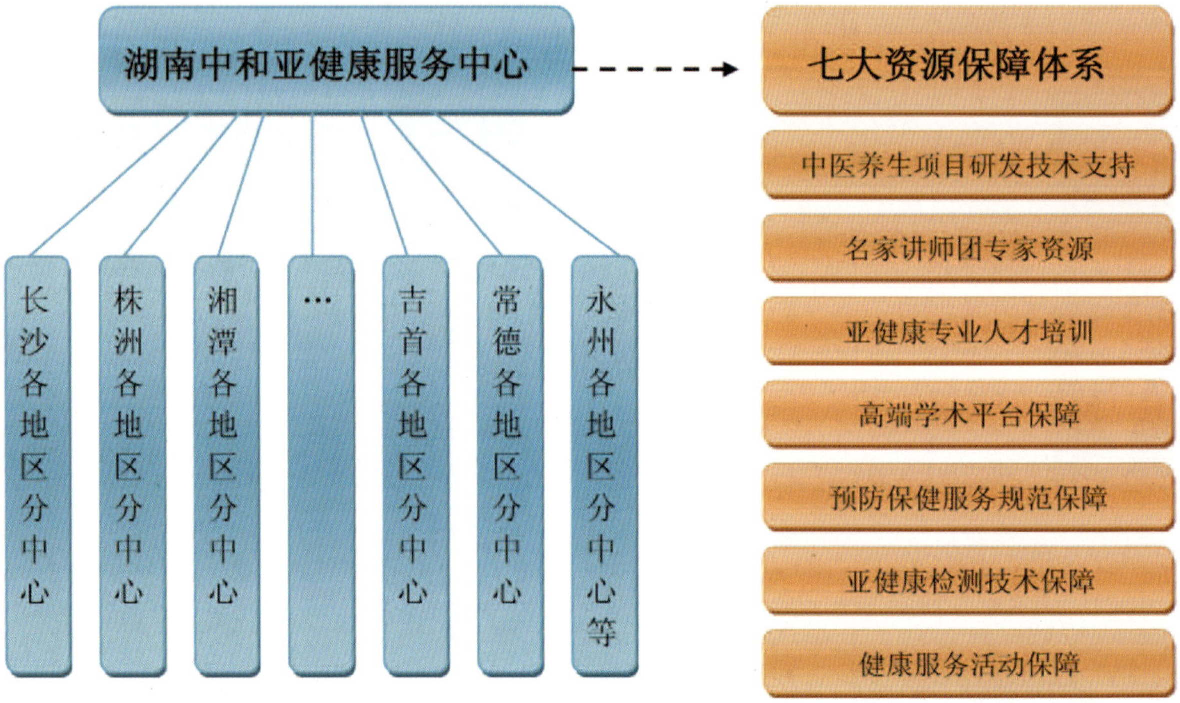

國學國醫岳麓論壇

主办单位： 中华中医药学会　中和亚健康服务中心

承办单位： 富智中和集团

中华国学国医养生文化第一品牌

全国亚健康产业标准规范发布、理论技术推广的最高平台

发布中医养生、亚健康产业市场发展的最前沿资讯

宏扬中医药养生文化的盛宴

养生保健产品推广、展示、交流的国际平台

论坛三大特色

权威的学术交流平台

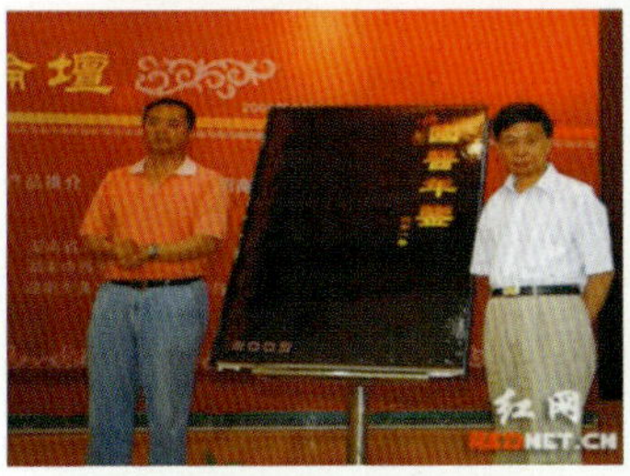

中华中医药学会秘书长李俊德和中和亚健康服务中心主任孙涛在国学国医岳麓论坛为2009《国医年鉴》首发揭幕

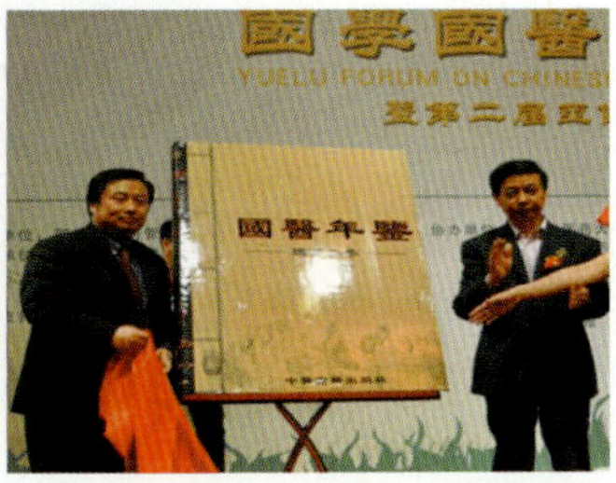

中华中医药学会秘书长李俊德和中和亚健康服务中心副主任朱嵘在国学国医岳麓论坛为2010《国医年鉴》首发揭幕

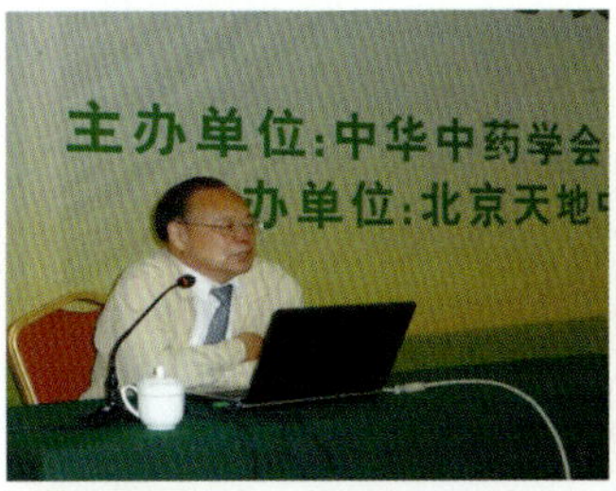

中华中医药学会骨伤专业委员会主任委员孙树春在国学国医岳麓论坛·国医论坛上做主题演讲

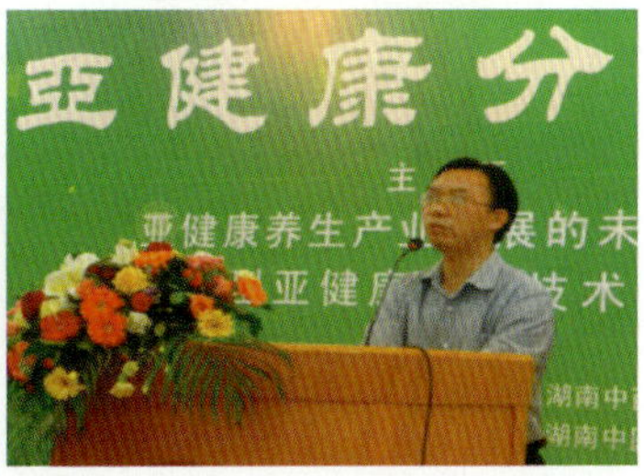

湖南中医药大学副校长何清湖在国学国医岳麓论坛·亚健康论坛做主题演讲

高端的政府媒体平台

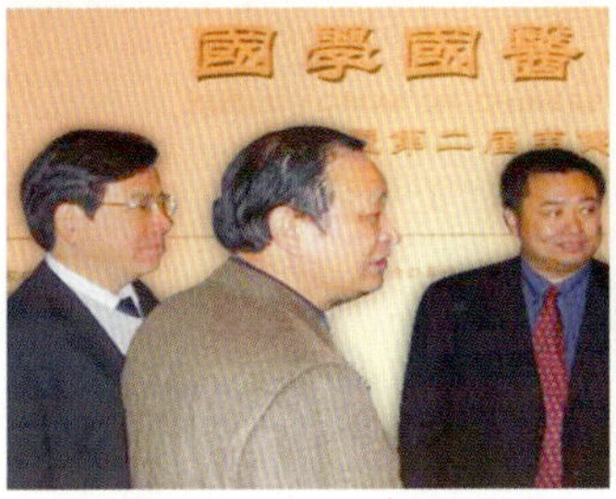

卫生部副部长、国家中医药管理局局长王国强和湖南卫生厅厅长张健亲临论坛活动基地指导工作

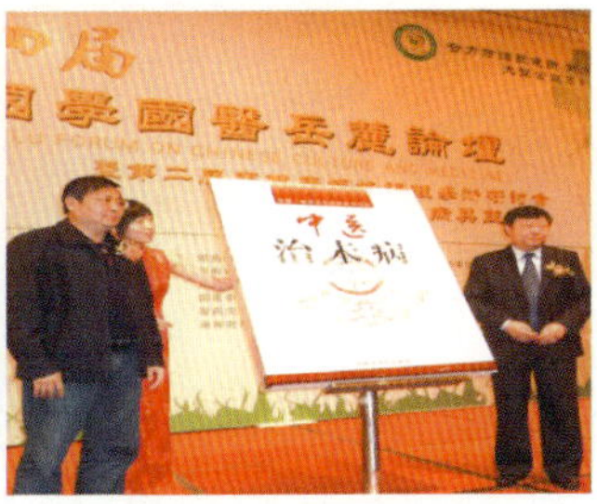

国家中医药管理局副局长吴刚和湖南中医药管理局局长邵湘宁在国学国医岳麓论坛上为《中医治未病》首发揭幕

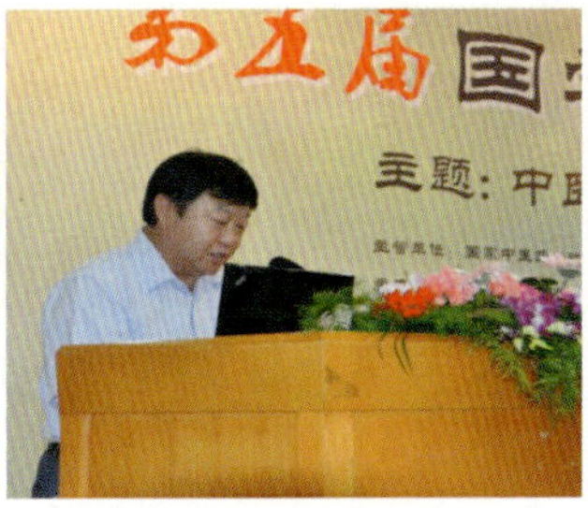

国家中医药管理局副局长吴刚在国学国医岳麓论坛上做重要讲话

长沙晚报 CCTV.com 喜乐乐 xilele.cctv.com xilele.com 红网 www.rednet.com 潇湘晨报 湖南卫视

湖南卫视、红网、央视喜乐乐网、潇湘晨报、长沙晚报

丰富的营销资源平台

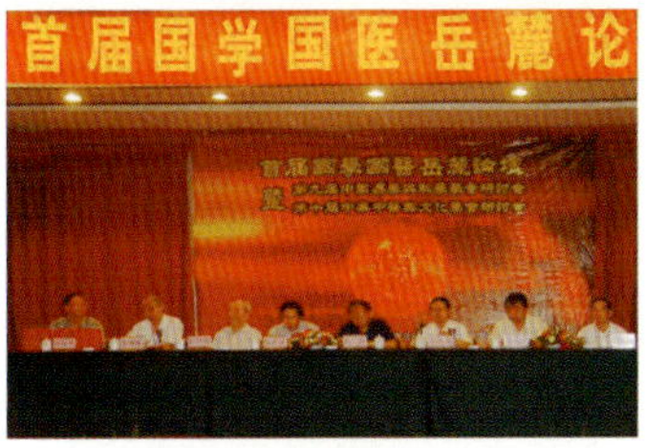

首届岳麓论坛场景
树立论坛品牌

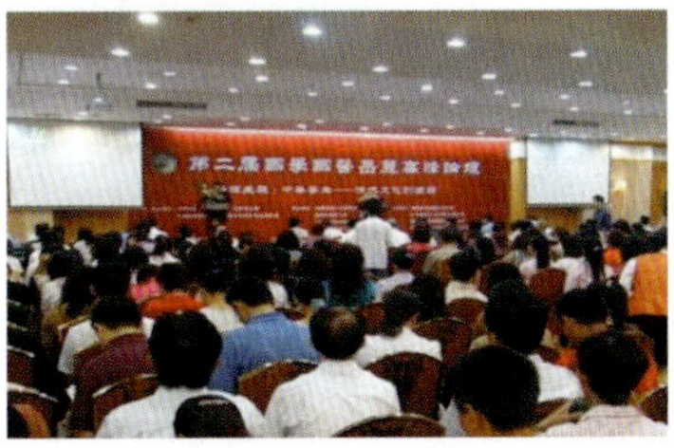

第二届岳麓论坛场景
扩大影响，关注亚健康

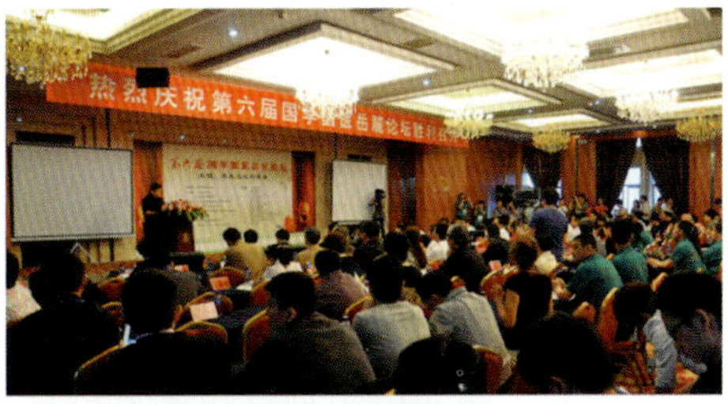

第六届国学国医岳麓论坛现场
养生文化与健康行业论坛第一品牌

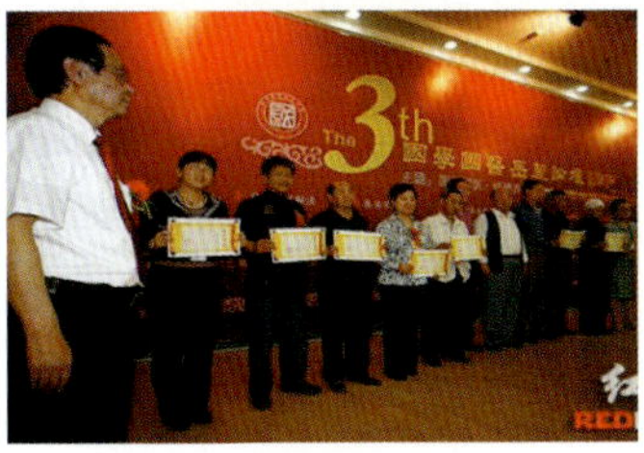

第三届岳麓论坛场景
开花结果　确定论坛模式
定位养生文化品牌

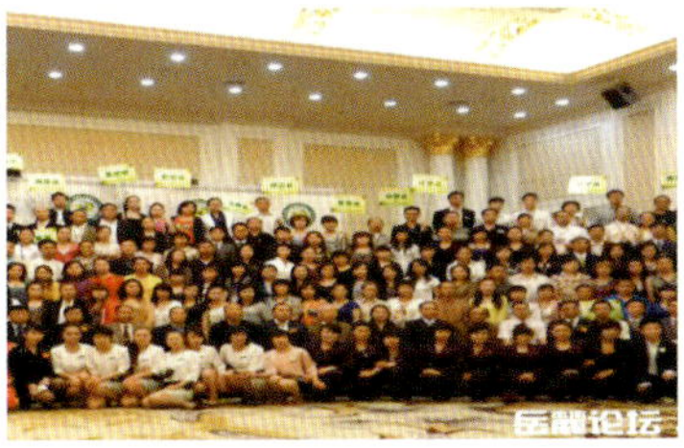

第四届岳麓论坛场景
以学术为基础　打造中华养生文化第一品牌

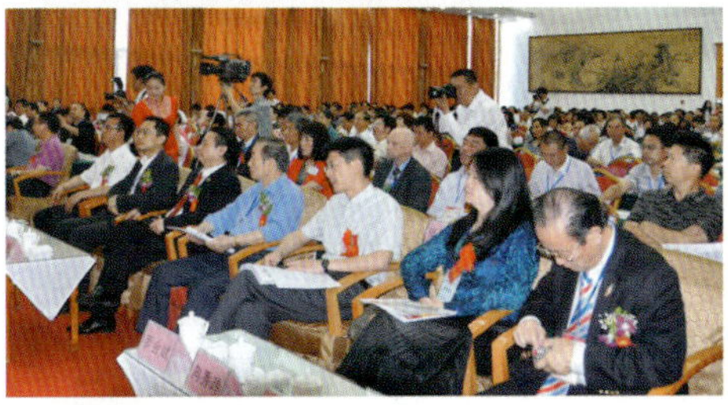

第五届岳麓论坛场景
以学术为基础　打造中华养生文化第一品牌

国学国医岳麓论坛组委会：
办公室主任：李丽慧　会务组组长：孙瑞洁　史亚文　赵琼
电话：010-64150586　64166298　传真：010-64130087　网址：http://www.gxgy.org
地址：北京市朝阳区幸福一村55号国家中医药管理局机关服务局312室　邮编：100027

富智中和（北京）音乐调理健康科技有限公司

解密千年中医五音

独创音波谐振调理

♪♪♪ 中和亚健康音乐调理，独树一帜的中医调养方法！

四大特色

富智中和音乐

- **全球首创**：一个亚健康音乐调理专业机构的诞生
- **中国特色**：将五音与人体体质、五脏相结合
- **独家技术**：
  1、中和亚健康音乐调理一体仪；
  2、亚健康音乐调理一体仪配套设备；
  3、亚健康音乐调理配套干预产品。
- **科学规范**：亚健康音乐调理师的培训

创新产品

1、中和亚健康音乐调理一体仪

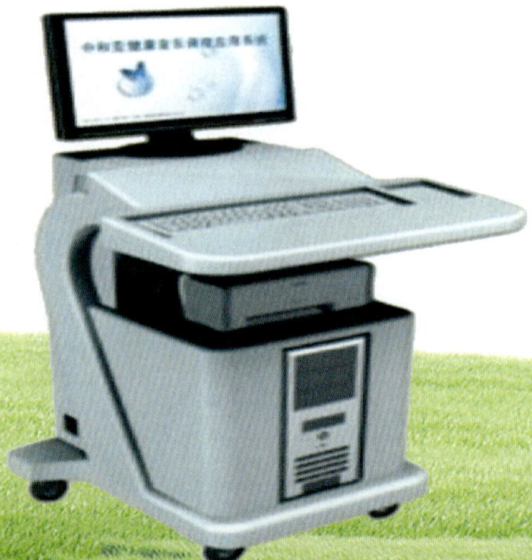

集亚健康评估及管理、亚健康音乐调理方案制定、调理音乐库及其音乐的试听选择及管理、亚健康音乐调理效果评估及客户档案管理为一体的亚健康音乐调理-养生专家系统，可用于专业养生机构，亦可用于个人家庭。

2、中和亚健康音乐调理播控器

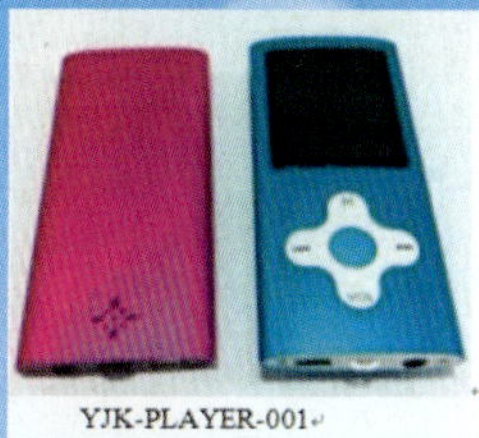
YJK-PLAYER-001

YJK-PLAYER-002

用于个人、家庭日常生活中的调理音乐播放。根据用户情况，播控器每次存放一定的亚健康调理音乐，可更换音乐。

3、配套设备

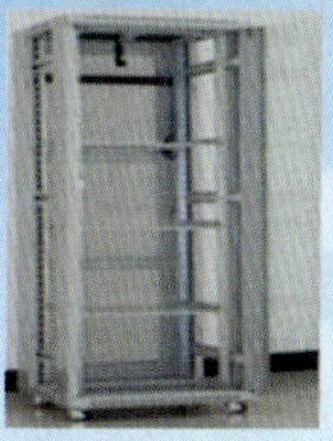
亚健康音乐调理控制台

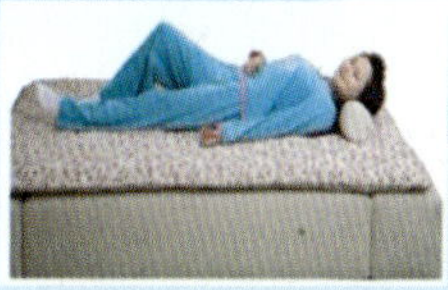
体感音波床垫

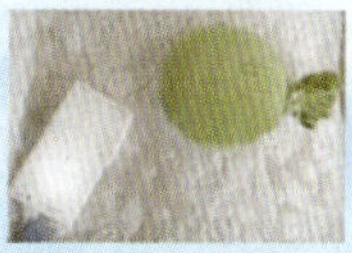
循经按摩器

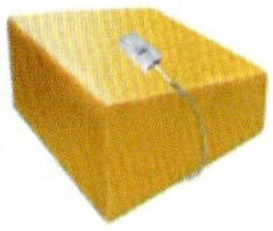
体感音波打坐台

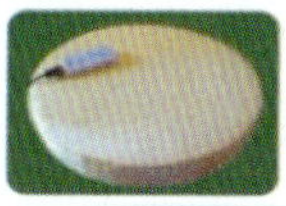
体感音波蒲团

4、干预产品

纠偏食品系列：

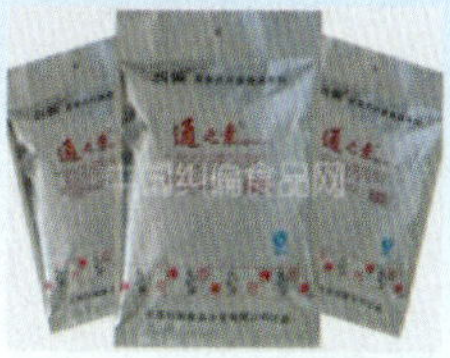
纠偏通之素冲调粉

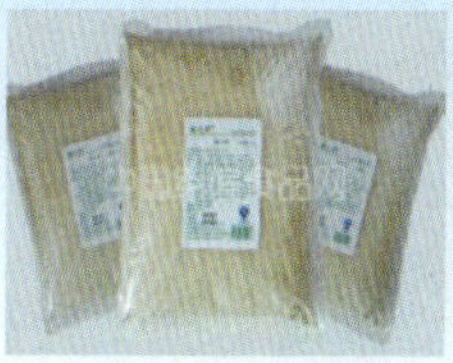
纠偏健之素馒头粉

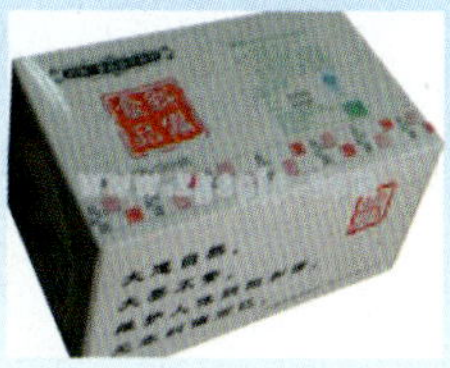
纠偏健之素饼干

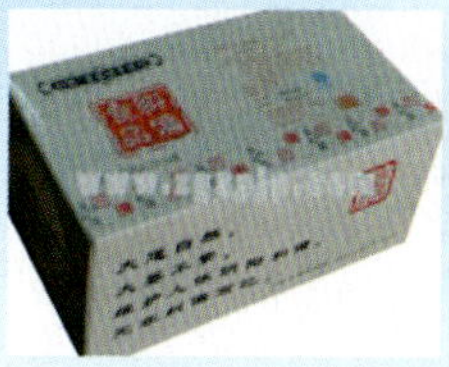
纠偏寿之素饼干

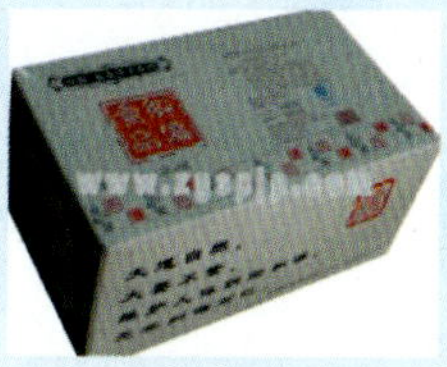
纠偏通之素饼干

芳香精油系列：

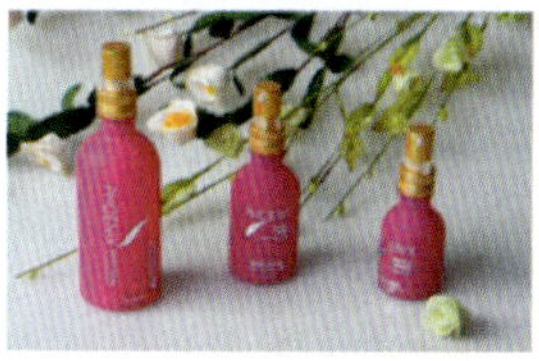

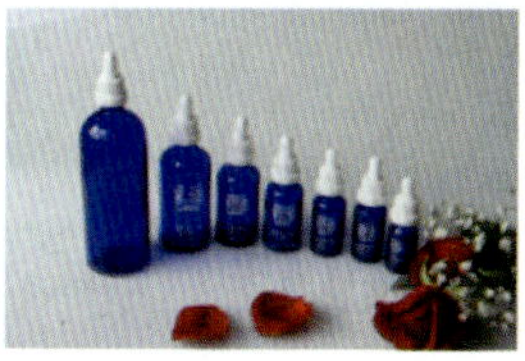

亚健康芳香精油调理系列产品

独家优势

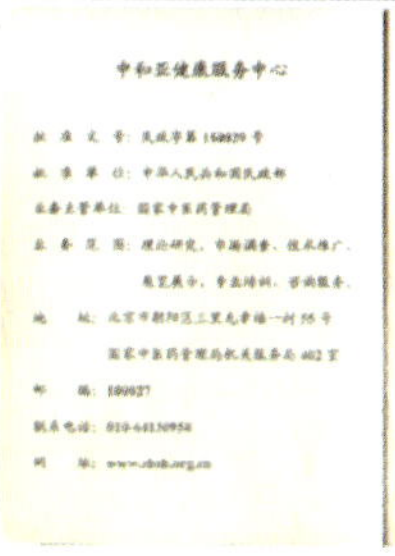

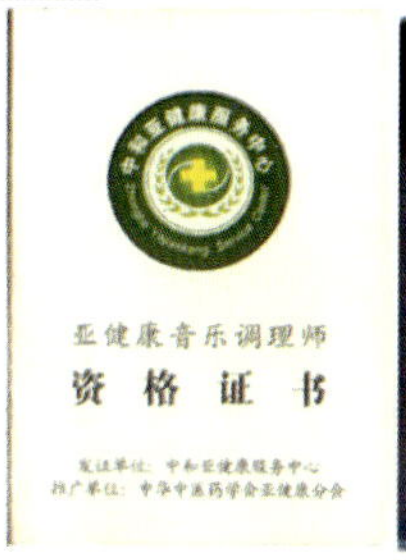

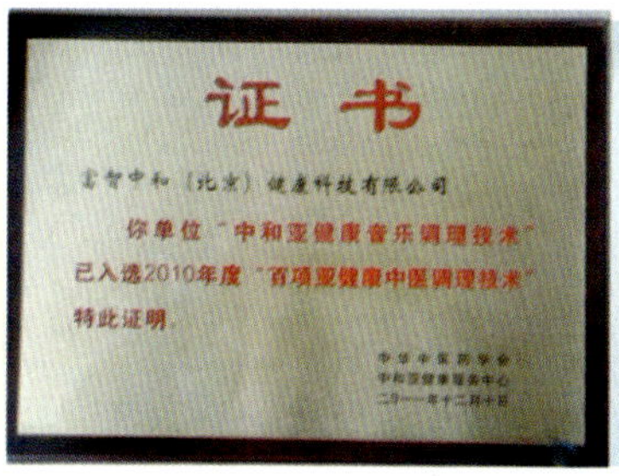

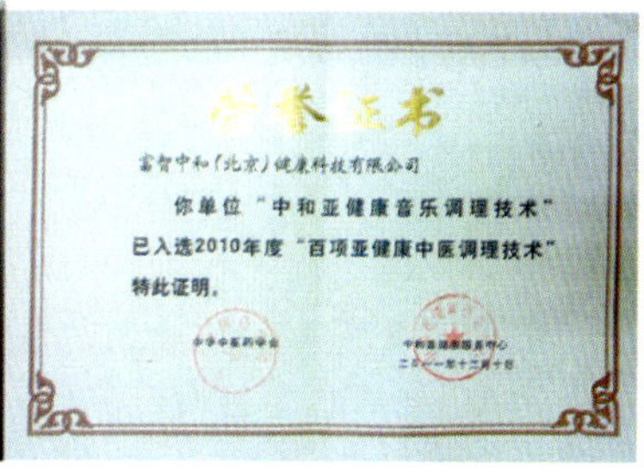

富智中和（北京）音乐调理科技有限公司

市场联系人：黄先生　市场部电话：010-64168716、64168726　传真：010-64168716
研发联系人：左女士　研发部电话：0731-85357582　传真：0731-82866993
网址：亚健康音乐调理网http:// www.yjkchina.cn ；http://www.yjkchina.com
地址：北京市朝阳区幸福一村55号国家中医药管理局机关服务局309室
邮编：100027

北京荔博园医药研究所

北京荔博园医药研究所是一家专门投资中药新药产业发展的高科技企业，成立于2002年11月25日，坐落于北京中关村高科技园昌平园区。

作为中医药产业家族新的一员，本企业致力于“勇于探索、锐意创新、积极进取、后来居上”的气魄，在铸造自己的辉煌轨迹中，为丰富和发展中医药事业、提高人类生命健康与生活质量做出了积极的贡献。

本企业具有很强的中药新药研发能力，不仅有经验丰富的制药专家、临床研究专家指导，研发人员整体素质较高，文化水平高；另外还具有良好的药学、临床研究合作伙伴，覆盖全国十几个省市，包括了知名制药企业、研究院所及三甲医院。本公司主要研究方向、经营范围是：医药、保健品技术开发、技术转让。

怀着坚定的企业发展目标，秉承脚踏实地的务实创业精神，几年来本企业已投资7个中药新药的研究，覆盖妇科、老年性疾病、神经内科等领域，包括气雾剂、颗粒剂、胶囊剂等剂型，剂型新颖且包含了高新技术。所研发的中药新药中，5个新药正在临床研究阶段，2个新药已完成临床研究正在申报新药证书。在这些项目中，多项属于创新项目。其中所研发的项目治疗老年人肾虚夜尿增多、老年人肾虚耳鸣耳聋、脑动脉硬化的中药新药均为首创，开拓了治疗老年性疾病的中药先河；治疗慢性宫颈炎宫颈糜烂的剂型气雾剂为首创，很好地解决了治疗宫颈糜烂这类药物的依附性问题；治疗妇科疑难病子宫内膜异位症的中药颗粒剂，居国内研发前列（目前上市的中药仅有两种，一种为胶囊剂、一种为煎膏剂），不仅可以发挥中药治疗本病的特色，而且可以解决西药治疗本病副作用较多的问题。本企业同时还拥有其中多个中药新药的发明专利。

北京荔博园医药研究所董事长、法定代表人黄文峰，是一个非常成功的中年企业家，出身于福建一个朴实的农民家庭，15岁独身闯“关东”，走上了辛勤的人生创业之路。他对事业的追求十分坚毅而执著，对需要帮助者慷慨解囊：每年捐款50万元给北京中医药大学、上海中医药大学、成都中医药大学和广州中医药大学，资助经济贫困优秀学子以安心完成学业，给国家培养人才，共同为中医药的发展而努力。

企业目标：以严谨、科学的经营管理，实现优质、高效、安全的企业目标

企业使命：继承中华医药文化，引领现代医药潮流，为提高人类生命健康与生活质量服务

管理信念：以人为本、科技创新

服务铭：健康是所有快乐的源泉，拥有了健康，我们才得到了快乐！

目前，本企业正在积极筹建药品生产基地。药品研发、生产、销售整体发展规划正在形成。

本企业将坚持以人为本，依靠科技进步，注重发展、生产、销售、科研的完美结合，力争不断提高企业的核心竞争力。竭诚希望与各相关单位和企业开展全方位的合作，共同推动传统医药行业的进步，为人类的健康做出贡献。

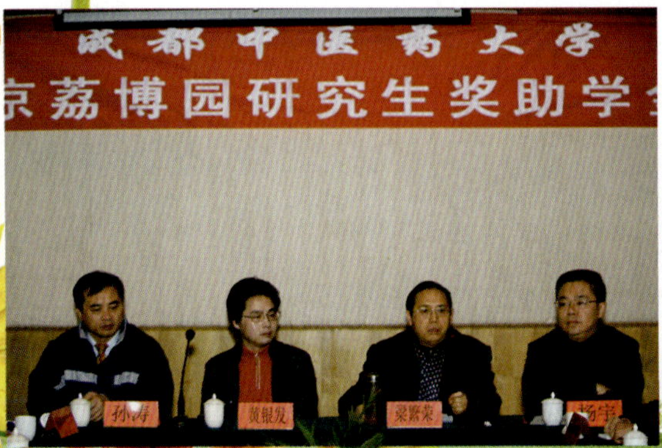

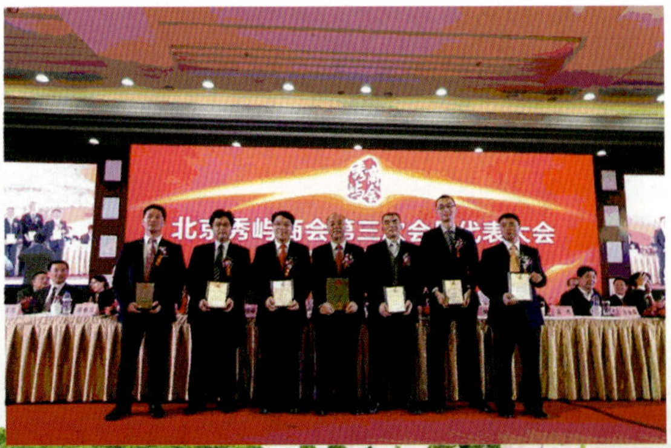

药王谷中医药养生主题旅游景区

国医探源　草本生活　智慧感悟　修复身心

药王谷旅游景区是我国第一个新开发建成的中医药养生文化主题旅游景区，景区位于四川省北川羌族自治县境内的药王山上，总面积10余平方公里。药王谷所在区域盛产中药材，山林遍生百年药树,成片种植中药材林近万亩。相传中华医药始祖岐伯、涪翁和药王孙思邈都曾长住此山采药治病，山上居民以种药为生，善于识药用药，一直有供奉药王菩萨的习俗，药王谷因此得名。药王谷于2010年7月全面对外开放。

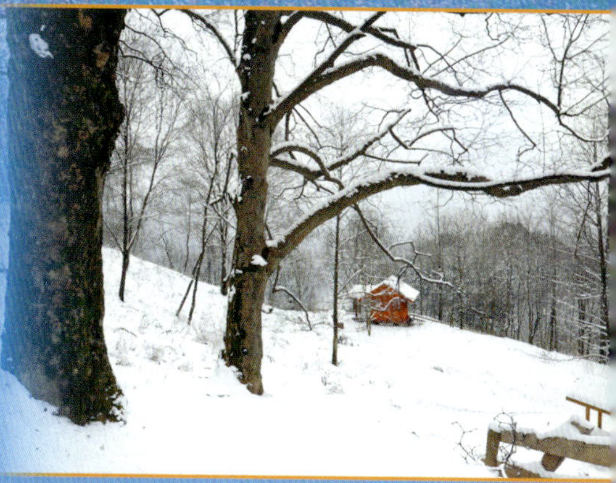

作为我国第一个新开发建成的中医药养生文化主题旅游景区，它的建成不仅填补了我国中医药养生旅游景区的空白，也开创了景区定制旅游产品的先河。它独特的定位和产品设计，完整地用旅游的形式演绎了中医药养生文化，用另一种形式向人们展示了中华医药文明。在这里你可以轻松地品味景区精心设计的食疗、气疗、诊疗、浴疗、枕疗、动疗、心疗等一系列中医药调理养生方案。

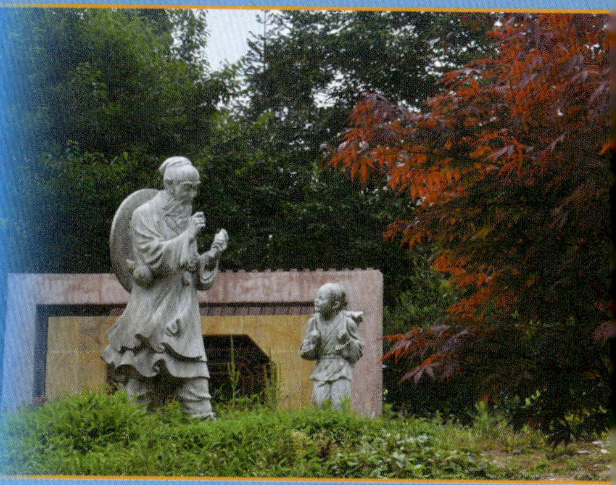

药王谷独特的自然景观让人流连忘返——在海拔1500-2000米的群山之巅感受连绵逶迤高山草地的清香，慢步徜徉四季盛开的草药花海欣赏娇媚花朵的五彩斑斓，在万亩中药树林气场里深呼吸高于城市200倍的负氧离子，在炎炎夏日感受22° C的惬意清凉；在百年参天古辛夷林中探秘辛夷花的神奇，在中药植物园认识平常难得一见的各种中草药；你可以在庄严的药王大佛面前许下你的心愿，在空旷的达摩洞里达摩禅祖面前静思空心；如果你有足够的体力，在药王谷的溶洞群中再来一次地心之旅，或者进入万亩黑森林里进行露营探秘……

药王谷是您释放压力、调理身心的品质度假圣地

地址：四川省北川县桂溪乡

网址：WWW：YWG99.COM

电话：0816-4736201/4735166

长春市巨信医疗器械有限公司

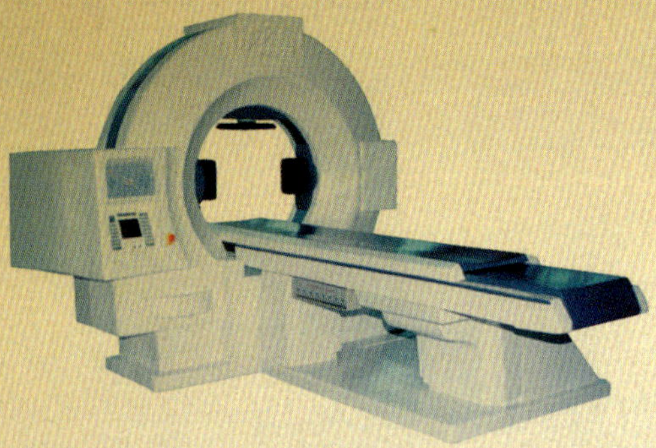

NRL-002型内生场肿瘤热疗机适应症：

人体胸腔、腹腔、盆腔等部位浅表及深部的原发、复发的恶性实体肿瘤或转移肿瘤。

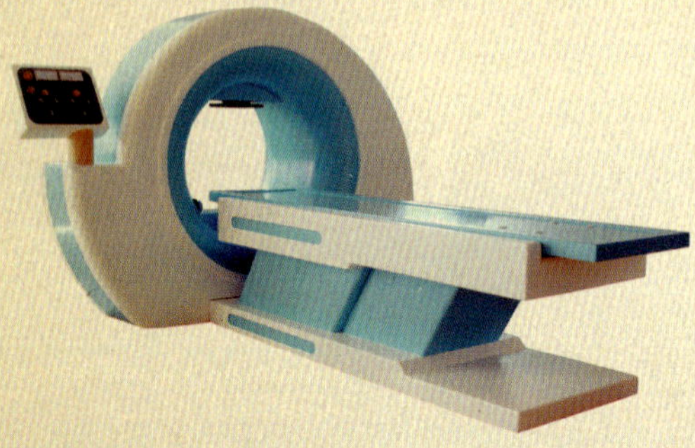

RF体外高频热疗机：

适用于腹腔、盆腔等组织的急性和亚急性炎症、肩胯关节软组织炎症及妇科肿瘤的治疗。

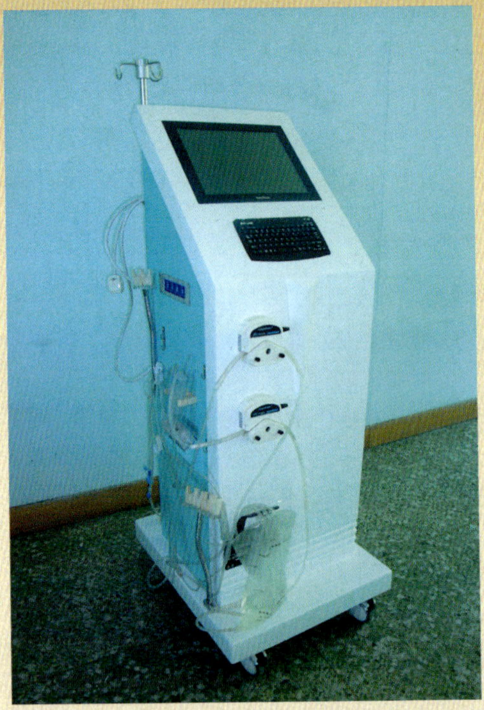

RHL-2000A型热化疗灌注机适应症：

1、大范围非浸润性腹膜癌症或肉瘤
2、腹膜内皮瘤
3、浸润性恶性肿瘤腹膜表面少量种植物
4、肿瘤与邻近器官或组织粘连
5、胃肠道癌肿伴腹腔游离癌细胞阳性
6、术中肿瘤细胞溢入腹腔内
7、恶性胸、腹水患者的姑息性治疗
8、适用于肿瘤内科的热化疗灌注的治疗

N.D. INDUSTRIAL DESIGN WWW.SZ-ND.COM

N.D.INDUSTRIAL DESIGN

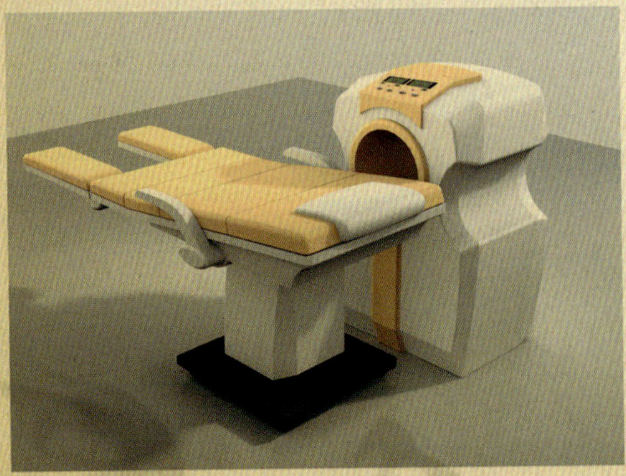

GRL体外高频骨病治疗机：

适用于急性与亚急性炎症、损伤、浅表肿瘤。

如：肌腱损伤、肌肉损伤、关节炎、扭挫伤、血肿、肌筋膜炎等。

地　　址：长春市高新区火炬路1239号
联 系 人：崔景斌
联系电话：13394497699 0431-85198776

中国诺金国际生物科技集团

企业介绍

中国诺金国际生物科技集团是以高科技生物技术为先导，以药食同源保健食品产业化为目标，集种、研、产、销为一体的综合性健康产业集团。

集团旗下下设多家子公司：郑州万生生物科技有限公司、万生生物竹林分厂、中国诺金长沙、深圳、沈阳分公司、诺金哈尔滨物流中心、温州、汶城、青钱柳种植基地、长白山原材料基地、安徽安庆养殖基地，诺金国际大连、北京、上海办事处等。

“药食同源，科技先导”。诺金集团与多家知名院校、研究室和医院建立了产学研联盟，专事药食同源保健食品的开发和应用，并引进国际一流的生产设备，建设了现代化生产基地。2010年，公司通过了保健食品生产GMP认证。

通过近三年的跨越式发展，公司荣膺众多殊荣：

2011年荣获全国质量、服务、信誉AAA级企业”

第八届中国东盟博览会传统医药国际交流论坛组委会“供应商单位”

“2012诚信中国”——“中国十大诚信企业”

董事长介绍

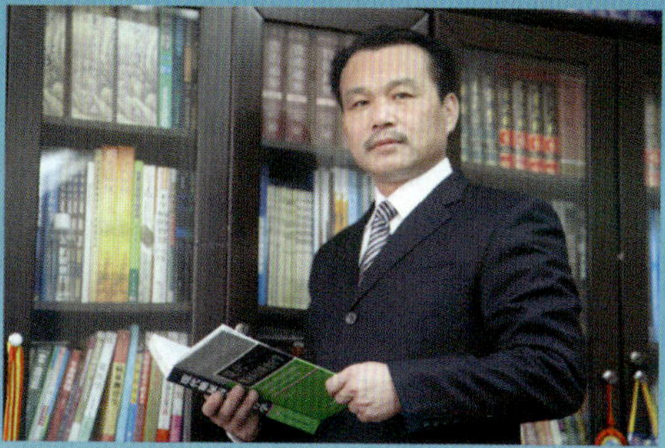

诺金国际董事长邹万生先生，是个德才双馨的企业家，是国际选择性医学研究博士、诺金集团首席科研专家、人体自组织能力学说创新理论始创人、打通微循环实现治未病科目研究带头人、体悟养生系列产品发明人。

现任毛泽东养生饮食文化研究会副会长，西部高级职业培训学院亚健康管理系“特聘讲师”，《国之瑰宝——中国国医大师录》画册执行编委、“中国行——中医健康管理工程首席健康指导专家”、中国医促会中老年保健专业委员会“治未病”首席专家、中华医学国际发展联合会特聘“资深首席专家”等职。

2011年，邹万生先生分别荣获“引领健康产业发展十大杰出贡献人物”、“品牌中国（保健品）行业功勋人物奖”；第八届中国东盟博览会、传统医药国际交流论坛“国际传统医药优秀人才奖”，并成为《中国报道》、《正气中国》年度封面人物。

2012年，邹万生先生荣获“诚信中国北斗奖——2012中国十大诚信企业家”、世界传统医学及文化保护委员会——世界传统医学杰出贡献奖。

产品介绍

微循环障碍，是众多疾病的源头。诺金专家们秉承《黄帝内经》所述“有生就有克”的规律，他们相信，人世间既然有了机能性疾病，大自然中就一定有能克服它的方法。通过长期的研究发现，打通微循环，实现“人体自组织能力”是有效恢复机体健康的最佳途径！“人体自组织能力”学术成果是诺金集团对“治未病”理论体系的创新、丰富与发展！

“体悟”养生体系及系列产品，是中国诺金国际生物科技集团的成功之作，一举填补了人类“微循环理论”精准对应落实在具体产品的空白。通过打通微循环、激活细胞，促进新陈代谢，提高人体的“自组织能力”，从而达到“治未病”的效果。诺金人“体悟”养生体系的建立推广，则兴起了药食同源食品养生保健新风潮！

正是诺金“体悟”系列产品的独创性与革命性，以及它对养生保健的神奇效果，“体悟”获得了社会的高度赞誉，2011年，先后荣获：

“中国消费者满意名特优品牌”

“国家质量监督合格红榜产品”、“质量跟踪重点保护品牌”

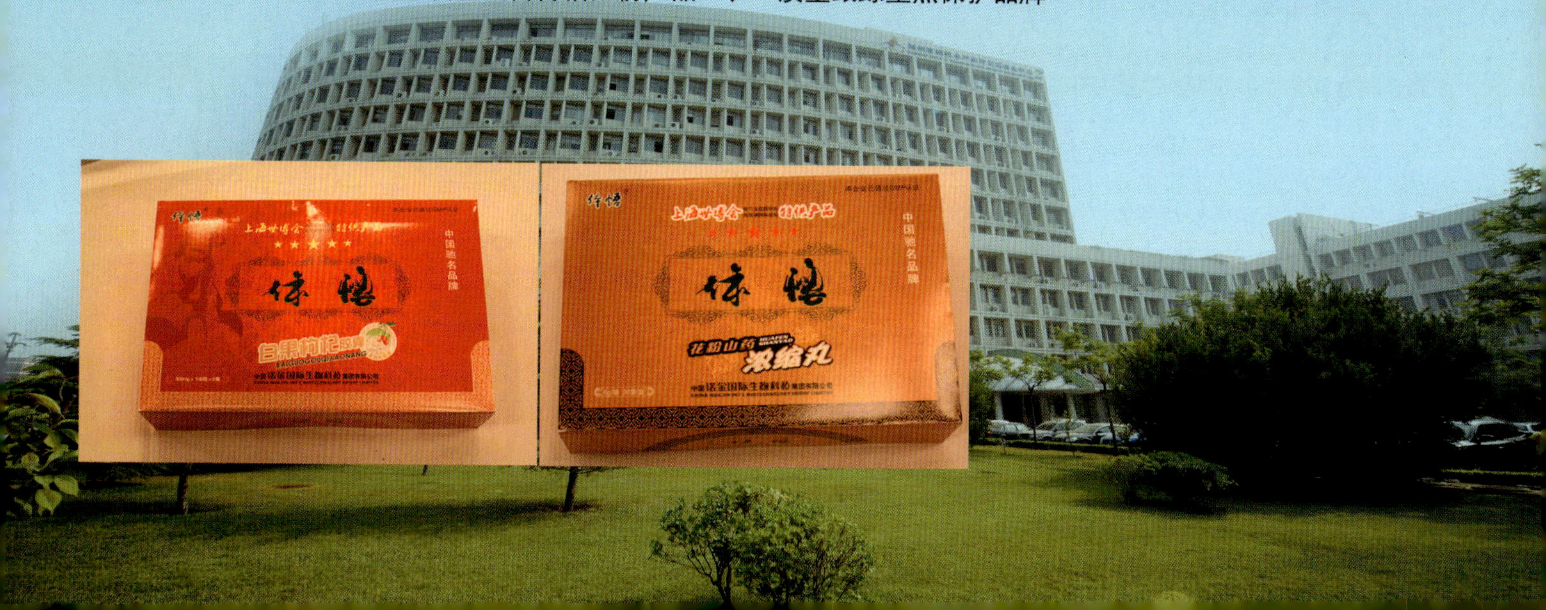

东华原医疗®
DONGHUAYUAN MEDICAL

北京东华原医疗设备有限责任公司

与时俱进的北京东华原

多元战略　稳健发展

北京东华原医疗设备有限责任公司是中国煎药设备的龙头企业，拥有中国最大的煎药机生产基地，并于2005年通过了ISO9001和ISO13485质量管理体系认证以及德国莱茵认证机构的CE产品安全质量认证，产品质量、安全和服务水平已达欧盟标准。目前已形成以中药煎药包装设备、健康体检设备为主体，其它医疗设备为补充的多元化产品战略格局。

科技先导　把握未来

科技先导，打造企业研发力，是东华原的长期发展战略。公司依托自身研发优势，推出了9大系列，30多个型号的中药煎药包装设备，研发生产了人体成分分析仪、全自动血压仪、骨密度仪、动脉硬化检测仪、身高体重测量仪等5大系列健康体检设备。

北京东华原医疗设备有限责任公司承担着国家中医药管理局和北京市多项科研课题，由东华原起草制订的《中药汤剂包装机》行业标准、《中药煎药机》行业标准分别于2010年4月与8月通过了中华人民共和国工业和信息化部验收，并已在全国开始实施。

品牌经营　服务先行

东华原服务理念：对用户关心，让用户放心。东华原已在全国建立起以30多家分公司和办事处、100多位维修工程师、500多位员工为基础的营销服务体系，为用户提供全方位售后服务，消除客户后顾之忧。

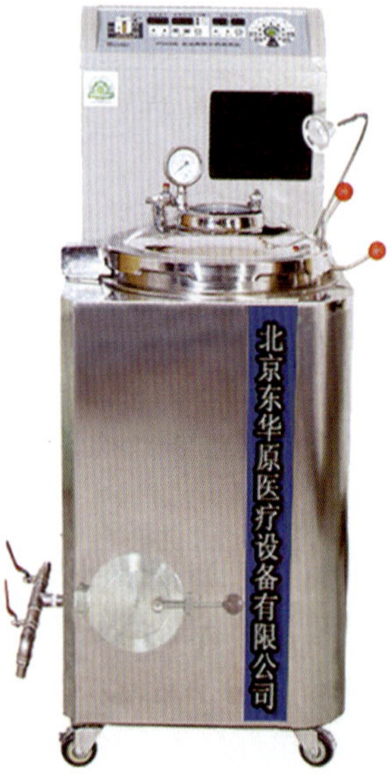

十功能自动煎药机
(YJD20-GL)

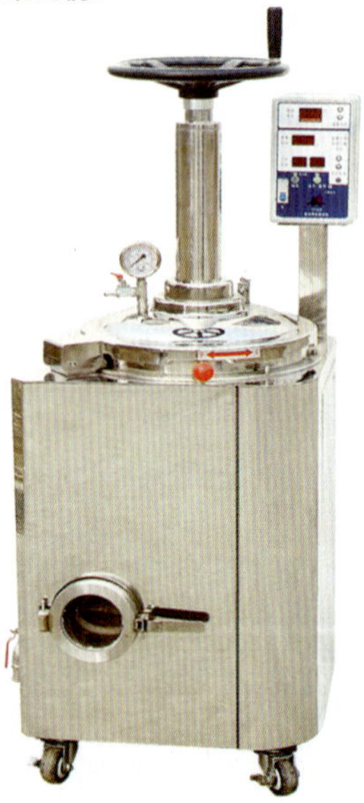
密闭两煎煎药机
(YJ20-GL)

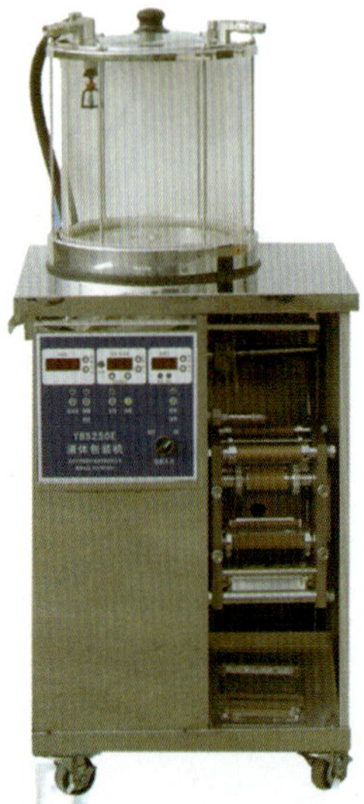
均分包装机
(YB50-250E)

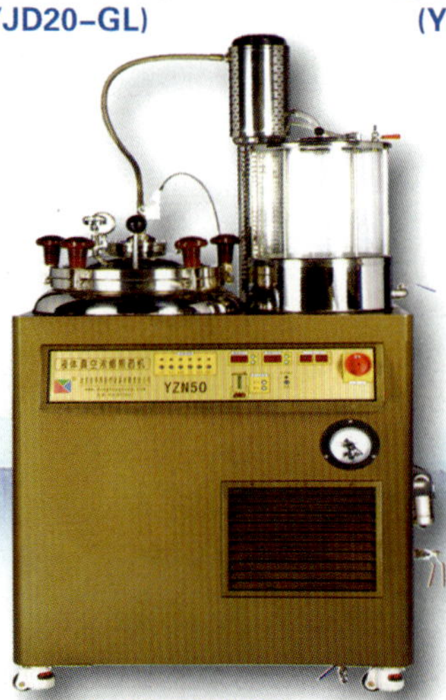

多功能浓缩收膏机
YZN-50

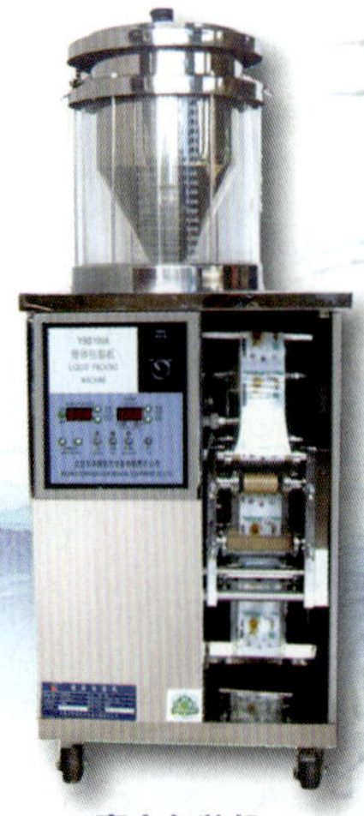
膏方包装机
YB10-50A

北京东华原医疗设备有限责任公司
地　　址：北京市中关村科技园区昌平园振超路1号
网　　址：www.donghuagroup.com
传　　真：010-89718021　　邮　　编：102200
400-888-0258　800-810-0359

上海市浦东新区传染病医院

上海市浦东新区传染病医院在做好传染病防控的过程中，不断深入推进“国家中医药管理局中西医结合传染病临床基地”建设，推进中医药特色学科建设和人才培养，2011年以来医院建设取得如下进展。

一、积极推进国家中医药管理局中医药防治传染病重点研究室建设。2011年以我院参与立项的“国家中医药管理局中医药防治传染病重点研究室建设”项目为基础，医院正式入围“上海市中医药事业发展三年行动计划”。该项目以中医药、中西医结合防治突发、新发（发热）传染病为主要研究方向，建成集临床、科研、教学、培训于一体的中医药防治传染病重点研究室。

二、医院学科建设取得新进展。2011年6月下旬，卫生部国家中医药管理局委派的专家组对我院2005年立项的“国家中医药管理局（中西医结合）传染病临床基地”进行了现场验收。经过医院领导和职工5年多的建设，临床基地在中医药学科建设、人才培养、示范辐射等方面取得了显著成效，达到了临床基地建设要求，顺利通过了验收。传染病基地负责人、医院院长陈建杰教授除承担该项目外，同时还作为课题负责人承担了国家“十一五”支撑计划及国家“十二五”攻关项目。陈建杰院长获2011年“全国五一劳动奖章”、评为“上海市名中医”。2012年陈建杰教授主持的“慢性乙型肝炎中医辨证规范和疗效评价体系的研究”项目获“上海市科技进步奖”三等奖。

三、积极承担传染病防控任务。浦东新区传染病医院地处浦东国际机场周边，因此，除了要承担区域内的任务外，又要承担浦东国际各港口的传染病防控任务。2011年底起我院接受了上海市卫生局和浦东新区卫生局下达的口岸（浦东国际机场、外高桥码头、洋山深水港等）输入性“发热腹泻（脊髓灰质炎）”疑似病例筛查任务。医院全力以赴开展防控工作，完善各项设施，配备充足的医疗和后勤保障物资，启动24小时无间断值班制和疫情报告制度，坚定地守护上海东大门。

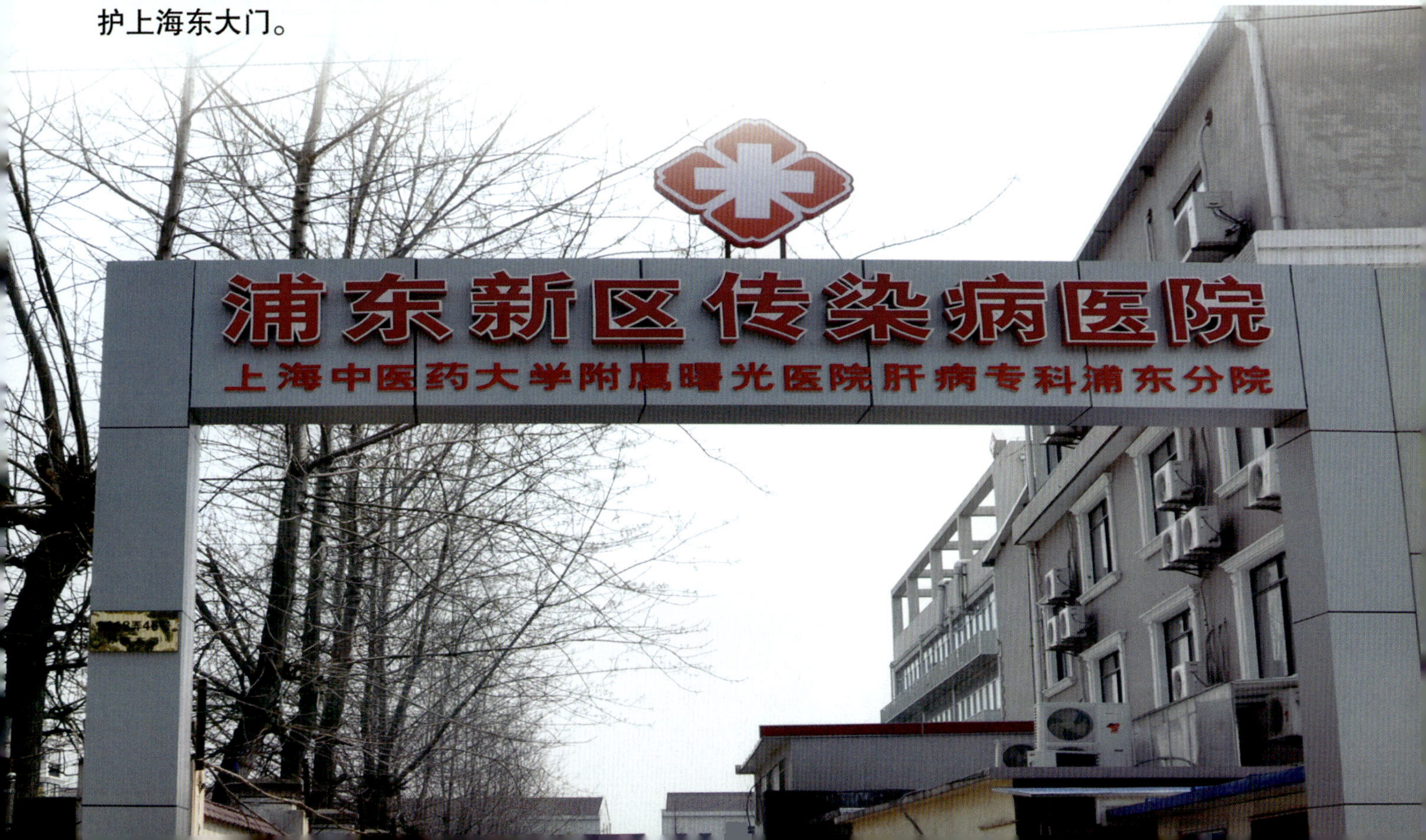

冯德孔为外国专家做白癜风学术报告

中国中医在世界上．冯德孔、冯华发现遗传学新问题

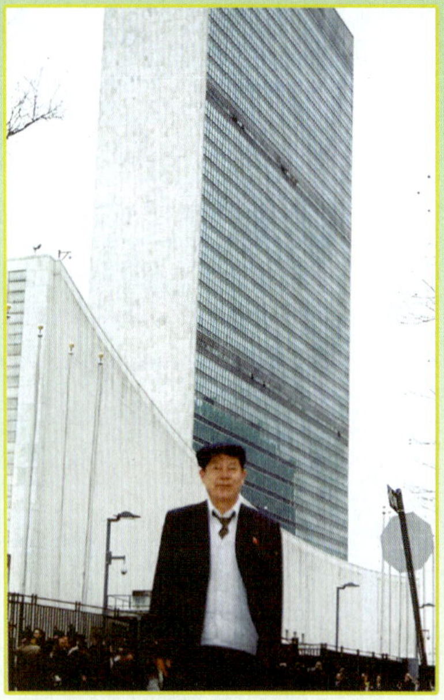

冯德孔在联合国总部前

据新华社、中央电视台、新华网、腾迅网、网易报道：云南白癜风专科医院冯德孔医师等九位中国中医专家在斯里兰卡由联合国国际交流医科大学主办有165个国家和地区，5000多位学者参会的第45届世界传统医学大会上荣获世界传统医学贡献奖。——新华社北京2007年11月21日08:10电

2008年3月25日冯德孔在印度再次荣获第46届世界传统医学贡献奖、杰出奖、发展奖、成为我国唯一一位连续两届荣获此奖和多项奖项的中国中医专家。同时还被聘为联合国国际交流医科大学客座教授，在大型的国际交流大会上多次展现了中国中医的学术水平和学者风度。

中国著名科学家、中国遗传学奠基人谈家祯教授早在1998年获悉冯德孔发现近亲结婚子女出现白癜风这一遗传学中新问题即去信祝贺他“在白癜风研究上获得重大成就”。中国中医代表团访问日本时，日本大阪报纸高度评价冯德孔：“中国中医代表团的医学专家、中国云南白癜风专家冯德孔对中国中医遗传学有重大新发现，他发现父母近亲结婚子女出现白癜风109个病例（至今已155例），这一发现打破了长期以来认为中医在医学上没有新发现的说法。并对白癜风的治疗取得非常显著的疗效，1998年12月18日中央电视台《健康之路栏目》即对冯德孔的事迹多次报道，国内各省市以及美国、法国、泰国、缅甸、新加坡等国都有患者在这个专科治愈。”

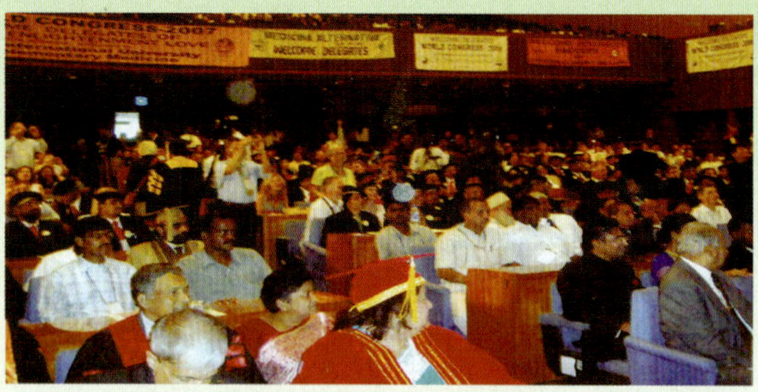

新华社、中央电视台、新华网、腾讯网、网易报道：在斯里兰卡举行的第45届传统医学大会上，有165个国家、5000多学者参会，云南白癜风专科冯德孔等九位中国中医专家荣获第45届世界传统医学贡献奖。图为：各国专家听取冯德孔的白癜风报告

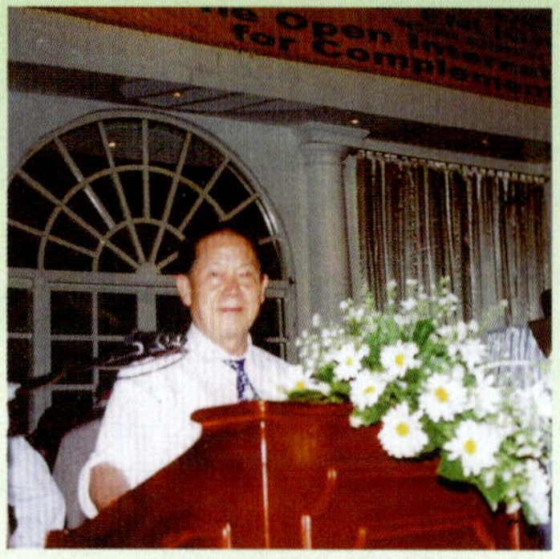

冯德孔在第45届世界传统医学大会上对5000多学者做白癜风学术报告，关于发现白癜风新问题

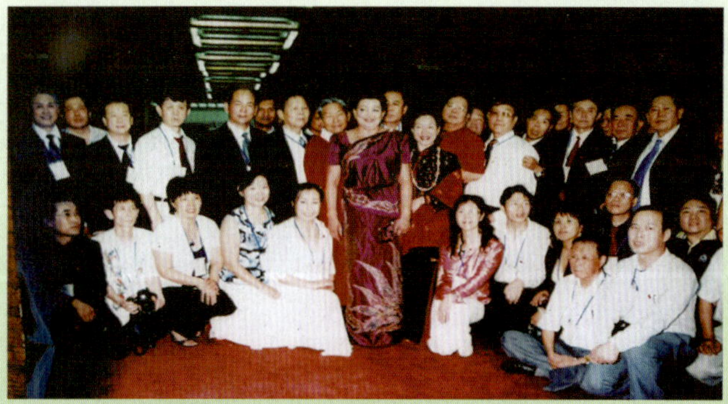

斯里兰卡总统夫人接见中国中医代表团，右立第一人为冯德孔

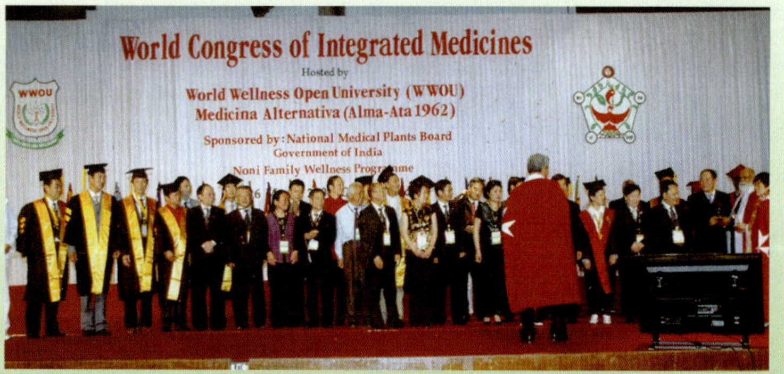

中国中医代表团在第46届世界传统医学大会上阵容庞大，冯德孔首先获得世界传统医学贡献奖（右起第三人）（印度、金奈2008年3月21日）

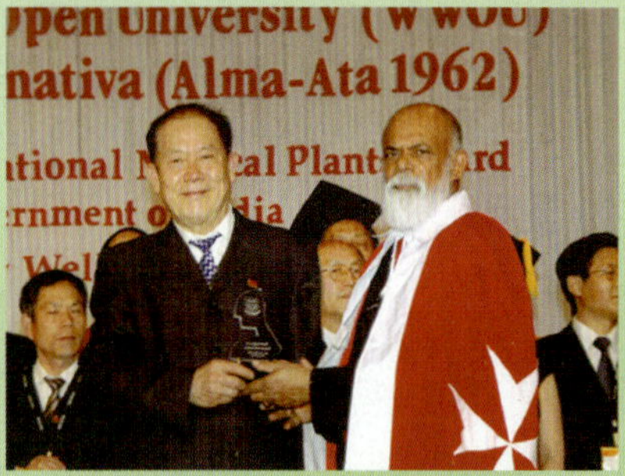

第46届世界传统医学大会主席彼德尔亲自为中国中医冯德孔颁发传统医学发展杰出奖

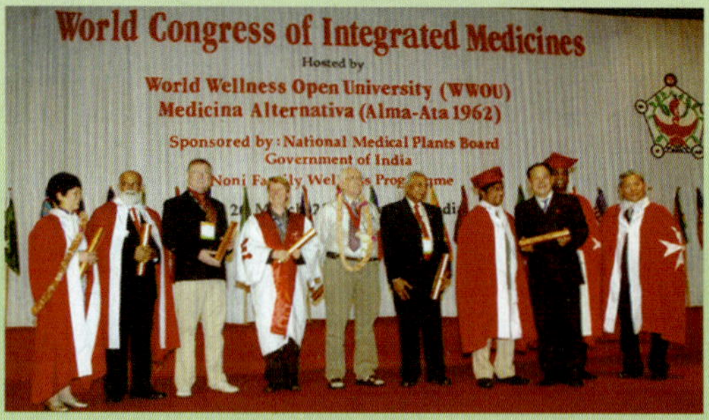

2008年3月25日联合国国际交流医科大学在印度金奈举行的第46届世界传统医学大会上，冯德孔再次荣获世界传统医学贡献奖和杰出成就奖，成为我国目前唯一一位连续两届荣获此奖和多奖项的中国中医专家

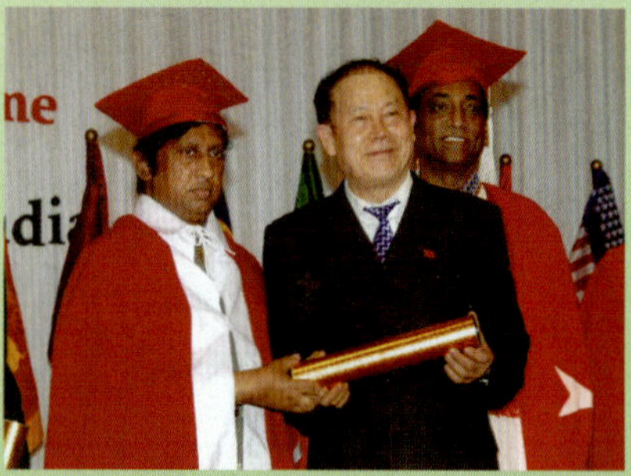

国际交流医科大学校长班迪斯为冯德孔颁发传统医学贡献奖、并聘冯德孔为该校客座教授

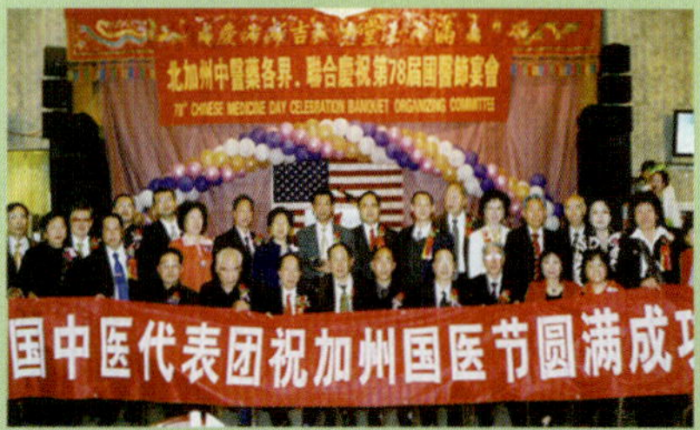

中国中医代表团出席美国中医节，照片正中为冯德孔

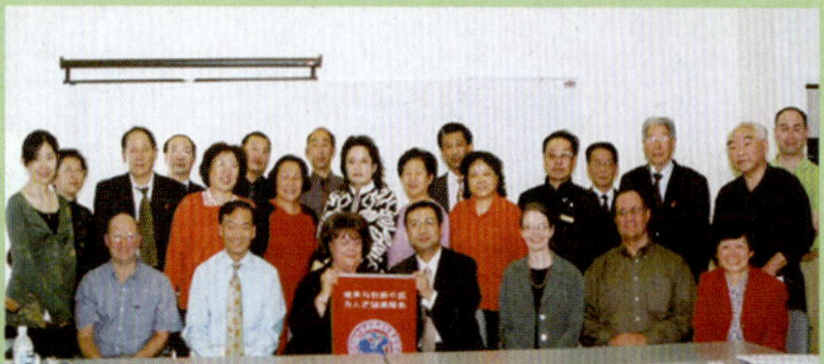

冯德孔在美国国际医药大学做学术报告后，中美两国专家合影

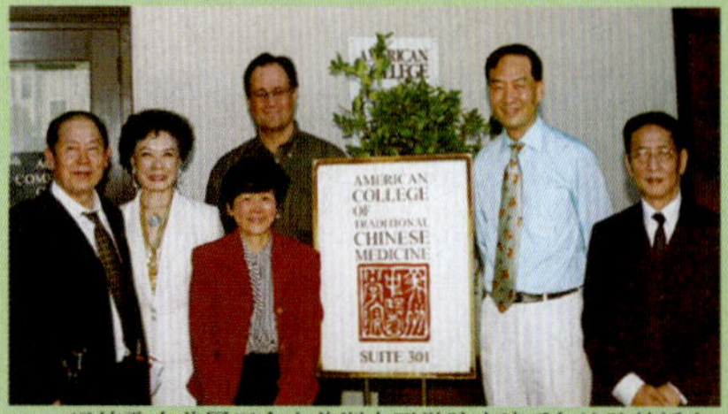

冯德孔在美国旧金山美洲中医学院交流后与该院教授合影（左起第一人，冯德孔）

地 址：中国云南省昆明市金碧路83号　邮编：650032　电话：0871-3621308　传真：0871-3621358　网址：http://www.cndbf.cn　E-mail:fenghua@cnbdf.cn

在国际中医药交流中的典范

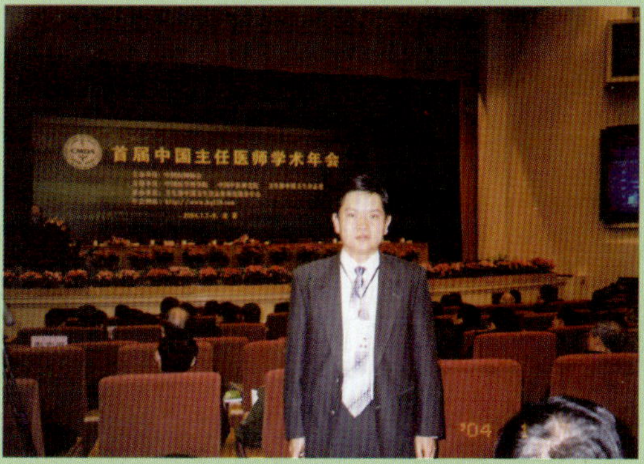

冯华医师在北京人民大会堂出席中国首届主任医师学术年会

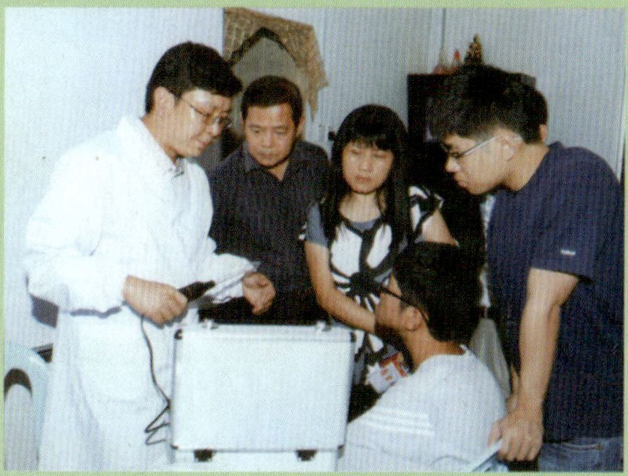

北京中医药管理局派冯华作为健康大使赴马来西亚为白癜风患者义诊

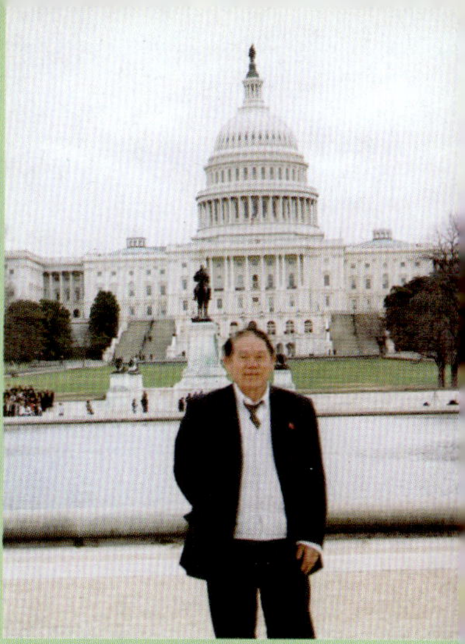

冯德孔在美国国会前

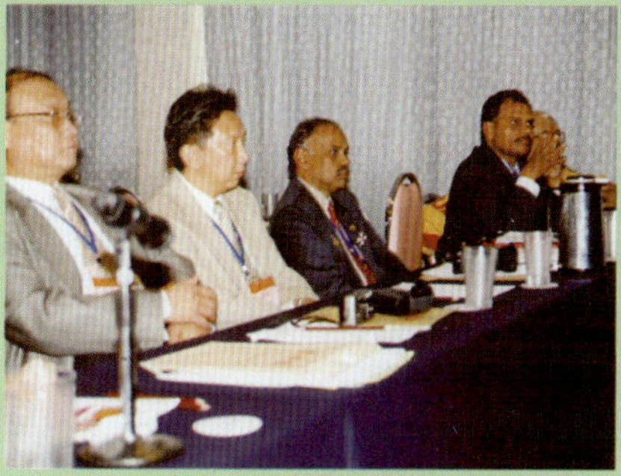

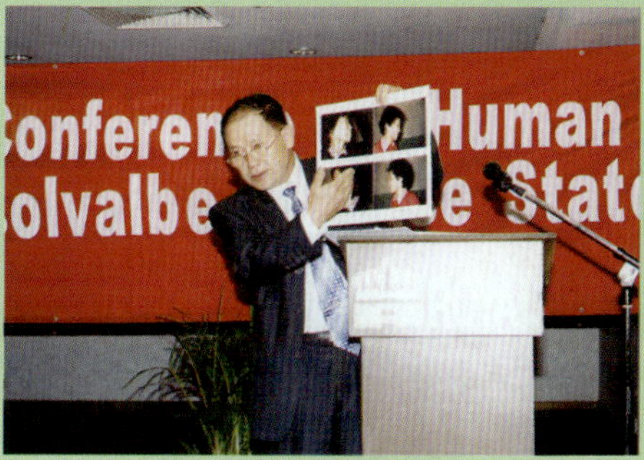

冯德孔在新加坡做白癜风学术报告，印度、日本专家聚精会神听取报告

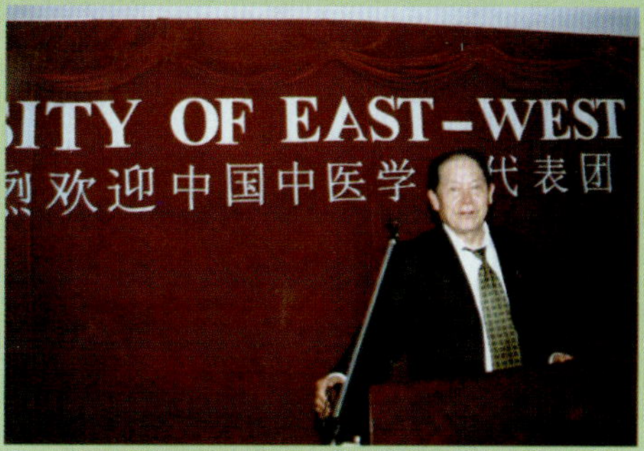

冯德孔在美国国际医药大学做白癜风学术报告

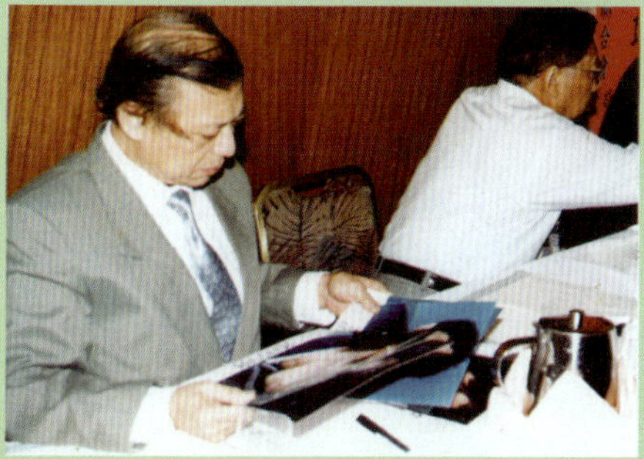

在香港举行的首届世界医药学年会上，各国专家传阅冯德孔治愈的大量白癜风疗效照片

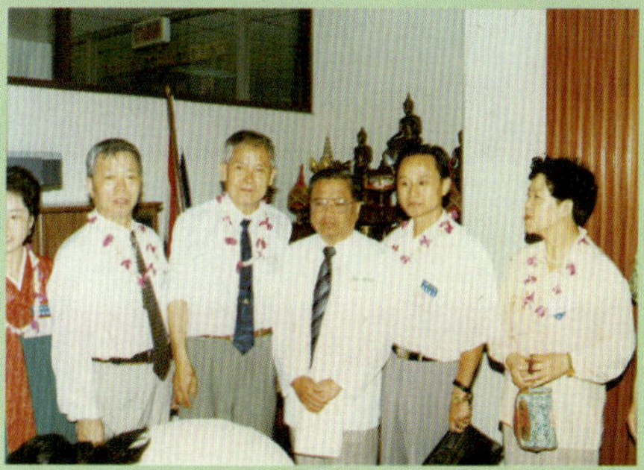

中国中医专家代表团赴泰国学术交流合影，左四冯德孔、左三泰国树津院长。

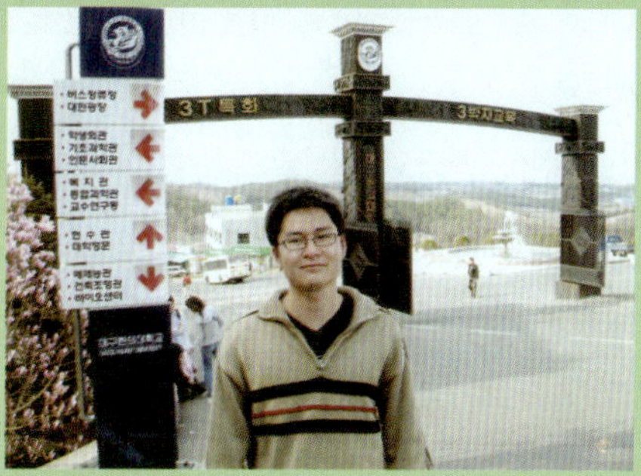

冯伟在韩国大邱韩医大学学习、交流

外国人到云南求治白癜风

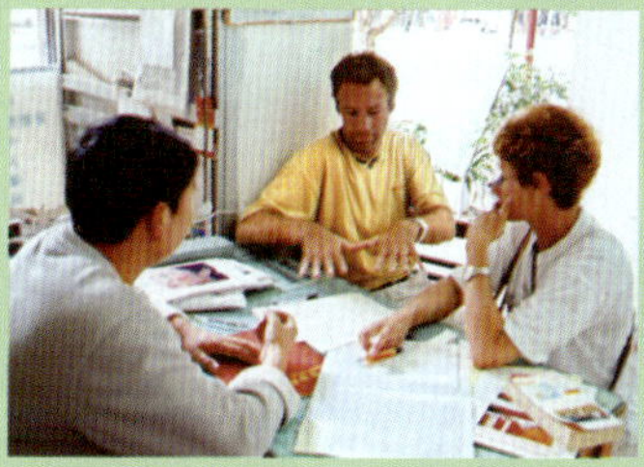

法国患者不远万里到云南求治白癜风

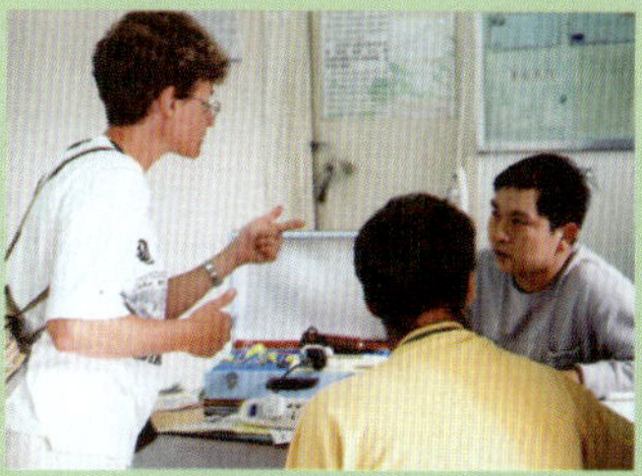

冯华医师接诊法国患者

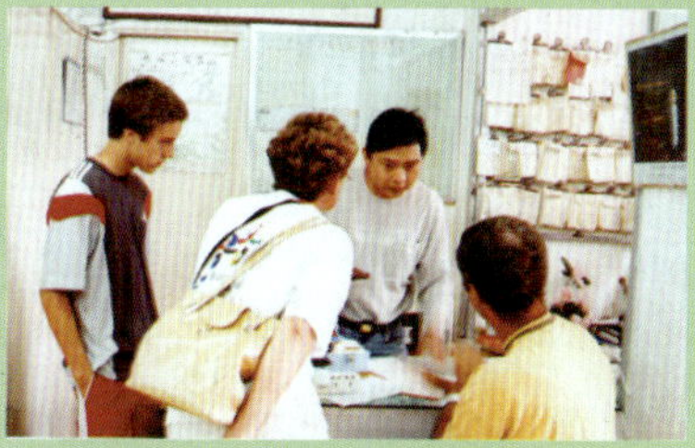

冯华医师认真解答法国患者问题，并指导法国患者如何治疗白癜风

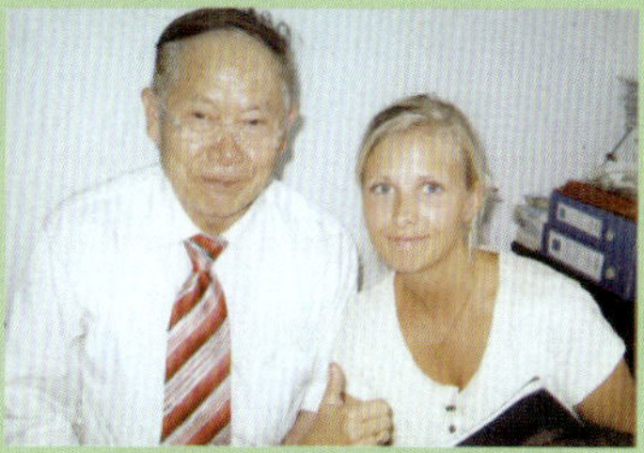

冯德孔医师接诊外国患者

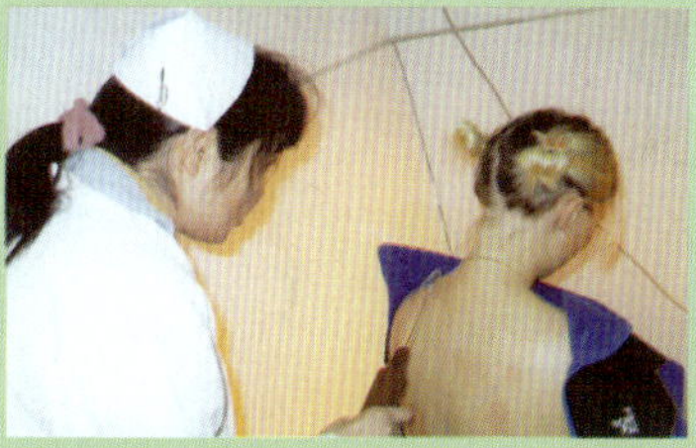

现在正治疗中的外国患者已经获得初步疗效

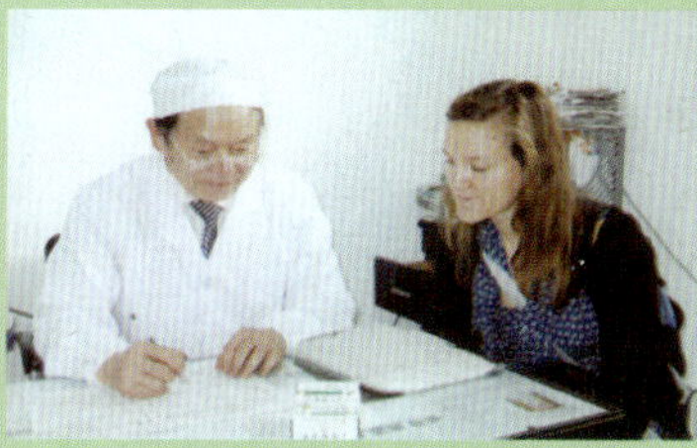

冯德孔医师接诊外国患者

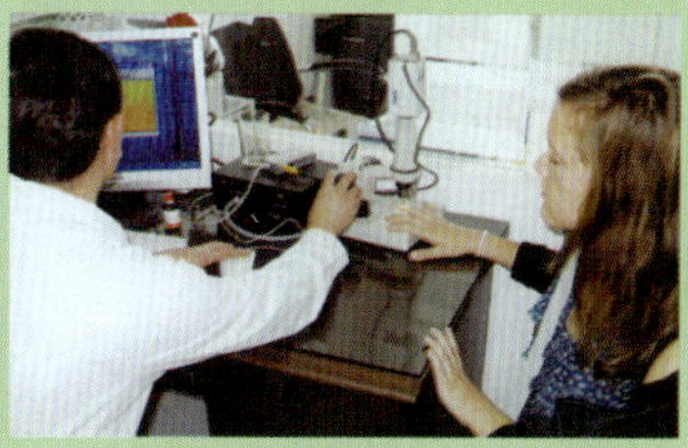

冯华医师为外国患者做微循环检测

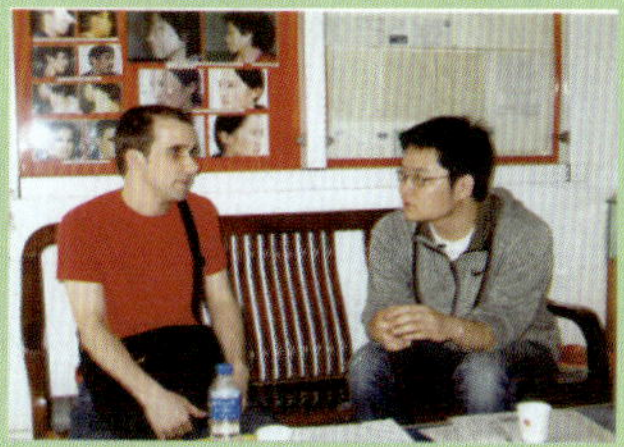

中国中医代表团在日本东京大狐交流后合影

外国人前来求治，是因为严重的国内患者早已经在这里治愈

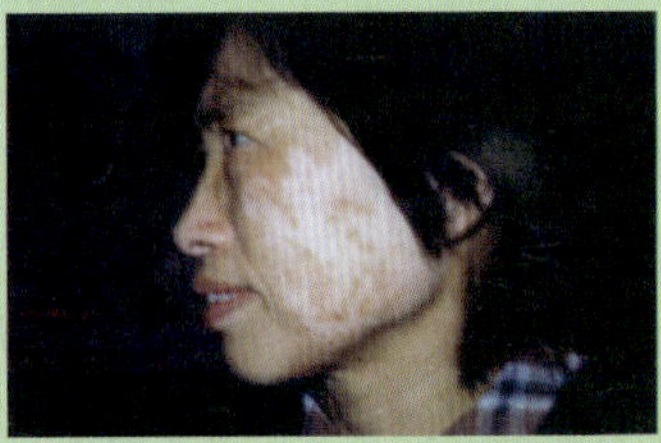

一位大学教授治疗前面部严重白癜风

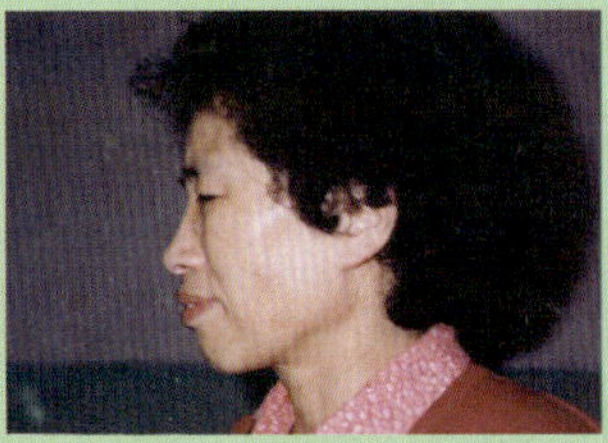

治疗八个月全部痊愈至今十六年未复发

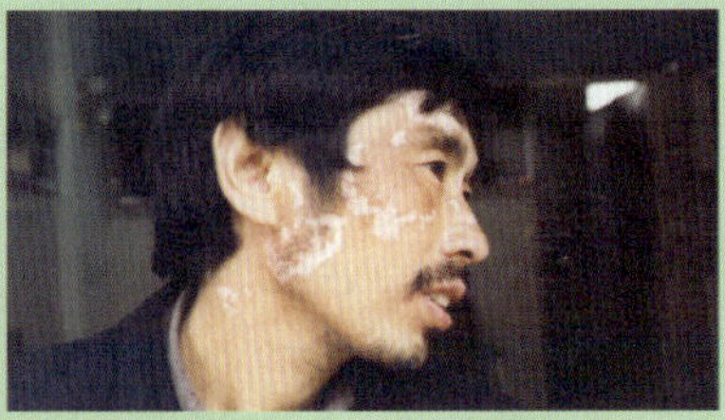

一位工人面部严重白癜风

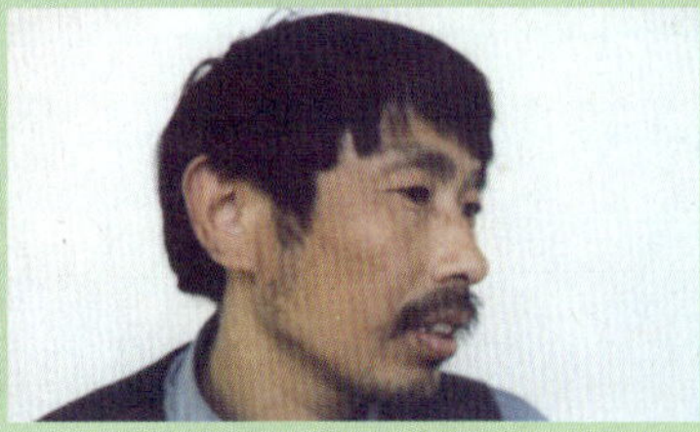

治疗半年，顺利治愈

冯德孔率首个大陆中医代表团赴台湾交流

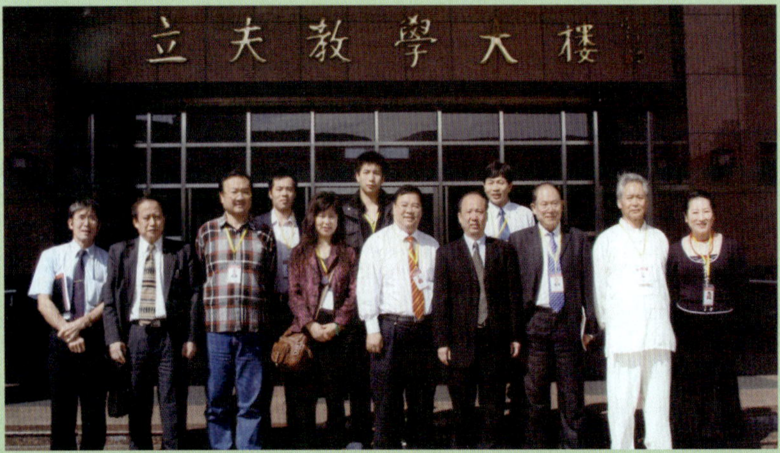

两岸三通后，北京中医药学会委聘冯德孔为大陆中医代表团团长率团访问台湾，在台湾中国医药大学交流。右三：冯德孔，右四：张永贤副校长迎接代表团

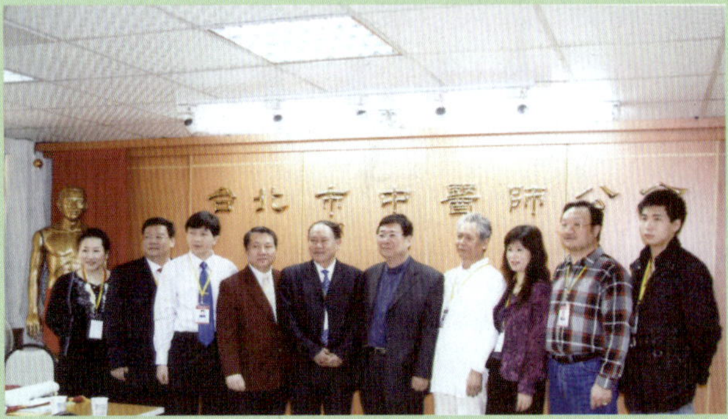

首个大陆中医代表团在台北市中医师公会交流

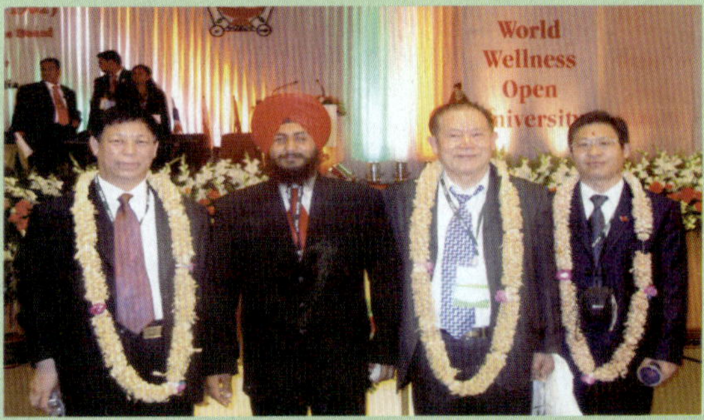

获第46届世界传统医学大会贡献奖后，非洲医学专家与冯德孔合影

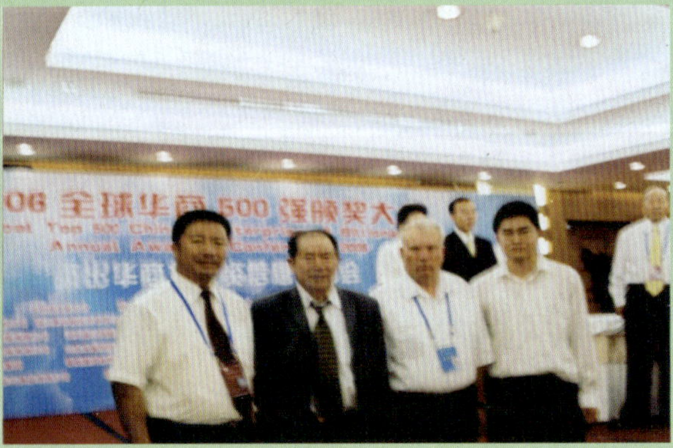

冯德孔、冯伟以贵宾身份与俄罗斯医药企业家基里亚克出席全球华商500强2006年北京峰会

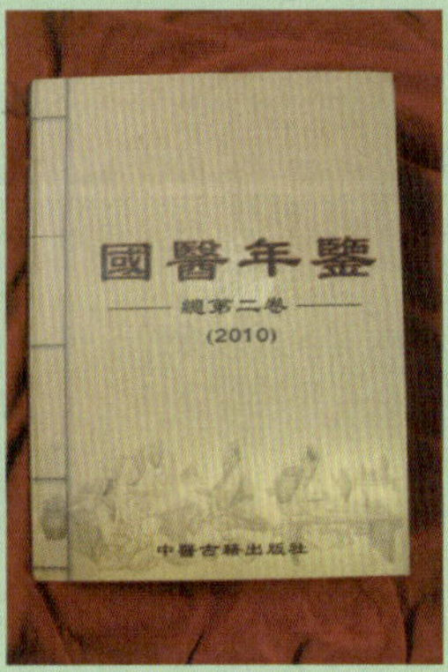

冯德孔、冯华作为重点录入中医史册2010《国医年鉴》

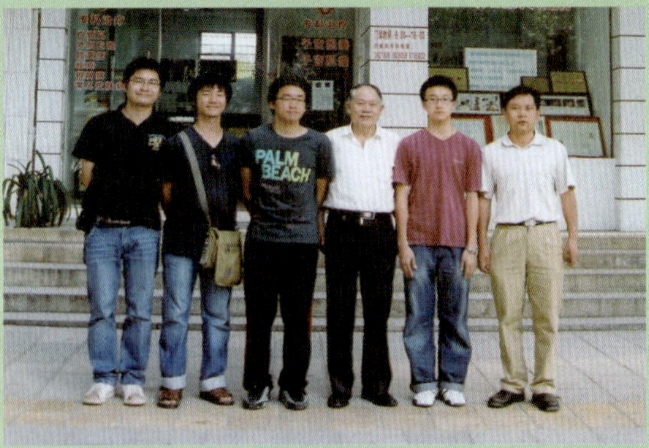

韩国学者到云南白癜风专科交流学习

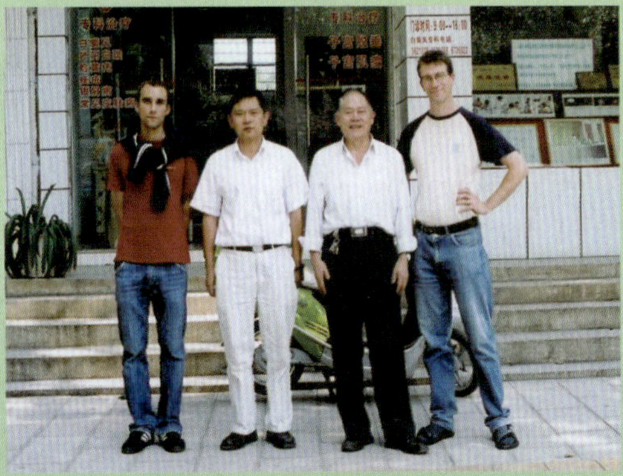

德国、瑞典学者到云南白癜风专科交流学习

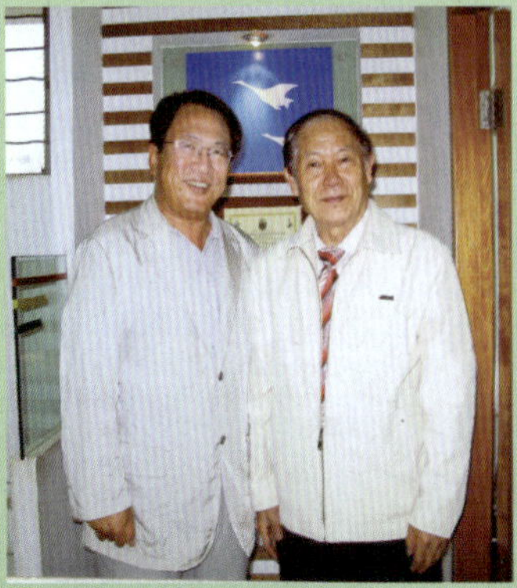

韩国大邱韩医大学国际教育院长南基教授(左)与冯德孔教授交流后合影.

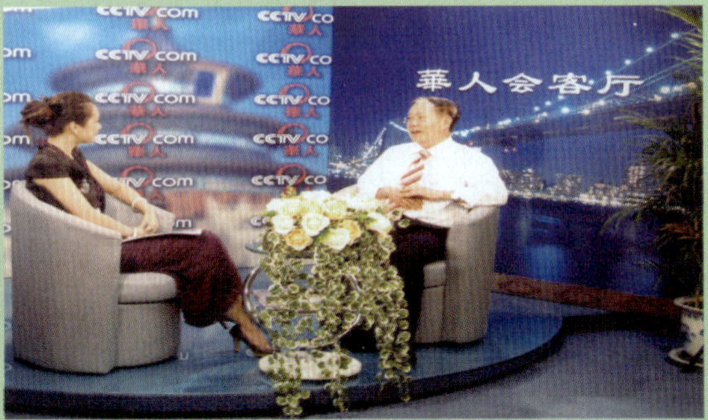

冯德孔做客中央电视台央视网《华人频道》

中国皇帝御用中药柜

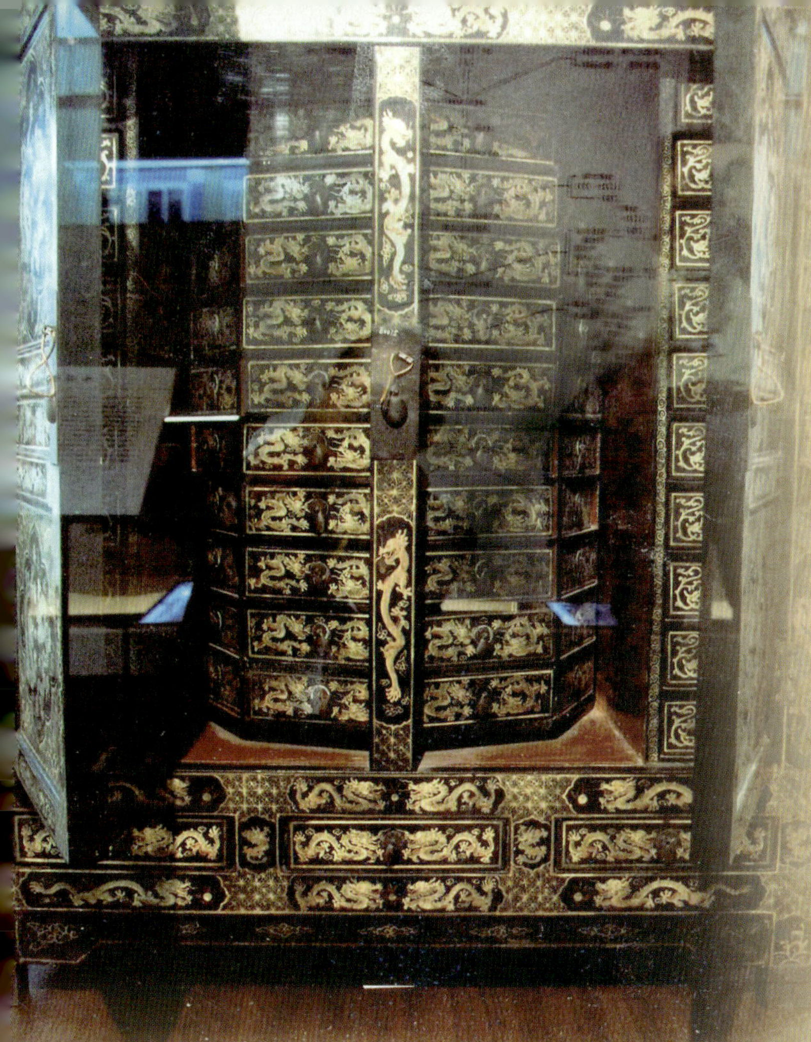

国家级文物现身台湾

药柜简介：

本馆收藏之药柜是建馆之初，由坊间收集所得，经大陆中国中医研究院专家鉴定为清朝太医院御药房盛装珍贵药物之用。其制作年代究竟为明代后期还是清朝初期未确定，目前属于中国大陆管制不得出口之国宝级文物。

本药柜高93公分、横宽80公分、纵深58公分。表面为光亮黑漆，饰以属于皇帝专用之生动五爪金龙，非常精美。柜内部中央设有八角形转轴之药匣口80孔，容纳三角形之药匣79只；柜内两侧设有长方形药匣各十只（每只纳药有三格），总计药柜内有药匣99只为至阳之数；药柜底层横列有较大药匣三只（每只纳药有三格），为九宫格局；药柜总共有纳药空间148格，储药品足够一般疾病使用。从外观与内装来看，使用之设计及精美之装饰，实在不愧为皇帝之专属药柜。

中国皇帝御用中药柜

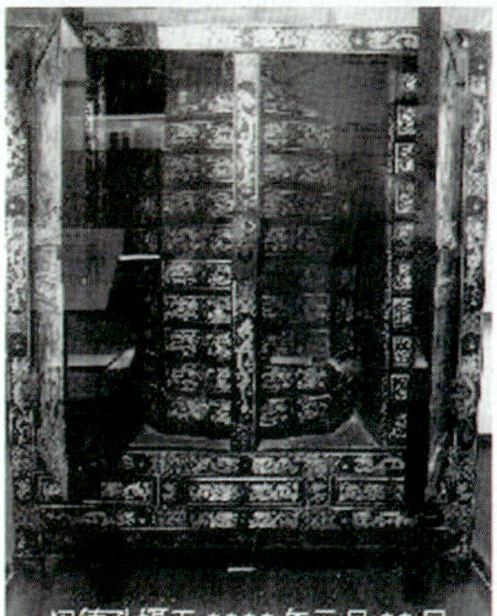

冯德孔摄于2009年元月20日
台中市台湾中国医药大学博物馆

国宝级文物现身台湾

中医国宝级文物现身台湾，原流落民间，现被台湾中国医药大学以镇馆之宝收藏于该大学博物馆，并禁止拍照，大陆中医代表团访问时破例让代表团团长冯德孔拍摄此照一张。（本刊独家报道）

江西同天乐科技实业有限公司

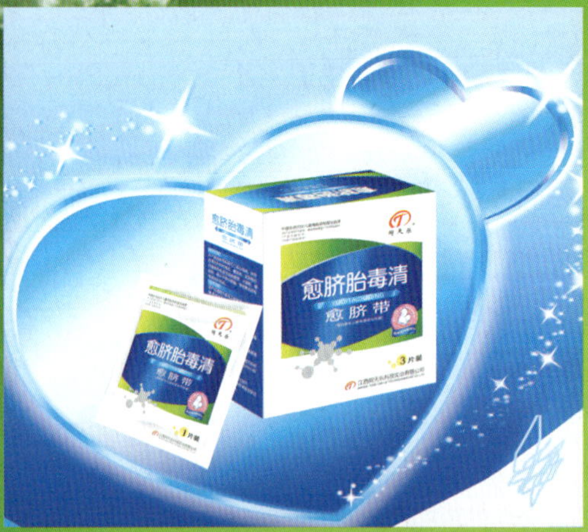

江西同天乐科技实业有限公司是一家致力于发展妇幼健康事业、从事生产经营医疗器械、医药保健产品的民营高科技股份制公司，成立于2002年，位于环境优美的南昌国家高新开发区艾溪湖二路555号，注册资金500万元，拥有现代高标准净化生产工业厂房及气势雄伟的办公大楼16000余平方米，设备、设施及质检与实验室装置精良，技术研发力量强劲，企业文化蕴厚卓越，企业精神理念独特先进，企业管理制度及质保体系完备规范。尤其是造就了一支优秀生产管理专业人才队伍和一支高素质营销队伍，更拥有多个国家专利产品和多个获得国家火炬计划产业化示范项目的产品及强大营销网络。

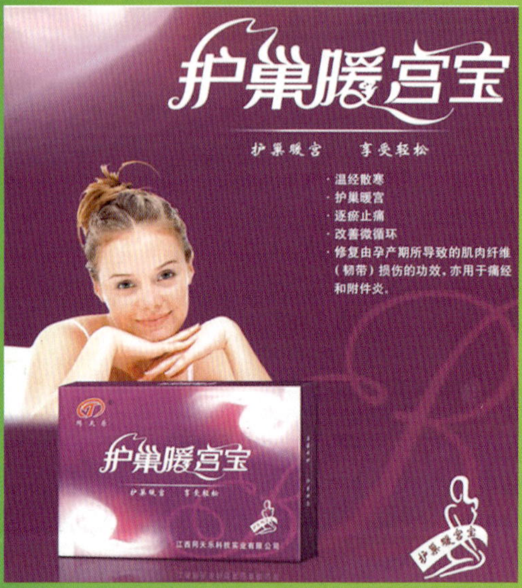

愈脐胎毒清、生物活性愈脐带、护巢暖宫宝、液基细胞保存液、新生儿脐带护理包、妇科生物抗菌凝胶、特殊生物抗菌脐带夹等一系列优秀新产品，在健康母婴领域均享有独特技术优势，赢得了全国诸多著名专家教授及广大医护人员的充分认可和一致好评，且囊括了“中华妇幼健康促进先进单位”及“中国名优妇女儿童用品采购指定品牌”等诸多宝贵荣誉，并与诸多名院保持了友谊链接，建立了诚信合作、携手精诚服务社会的密切关系。

江西同天乐科技的企业品牌和产品品牌形象及美誉度在全国享有盛誉，有着良好的社会效益与经济效益，显示了高科技、高标准、高规格、高品位、高效益的高新企业特色，现正以卓越产业姿态及“同天广惠、齐乐融融”的企业面貌朝着发展高新企业远大规划目标奋发向前！

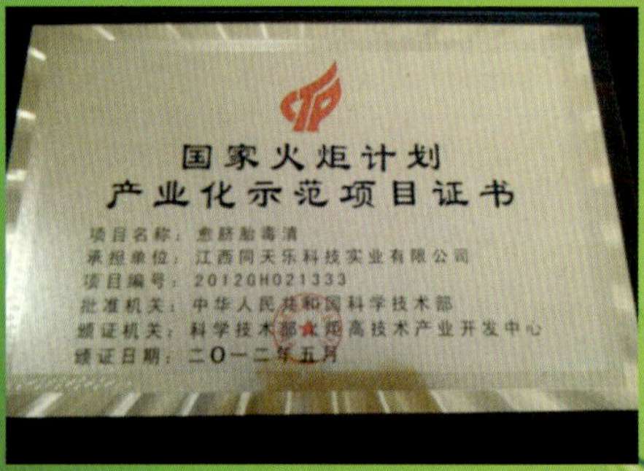

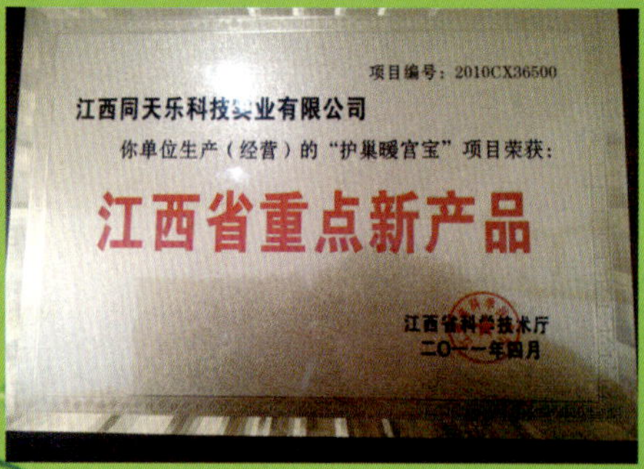

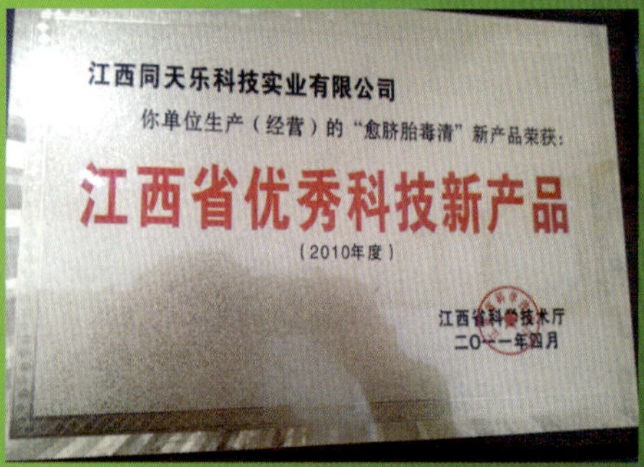

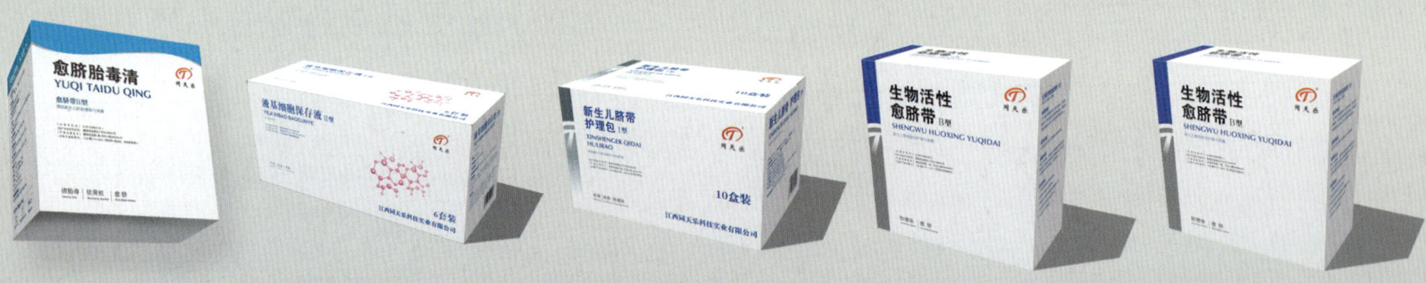

成都新光中天健康咨询服务有限公司

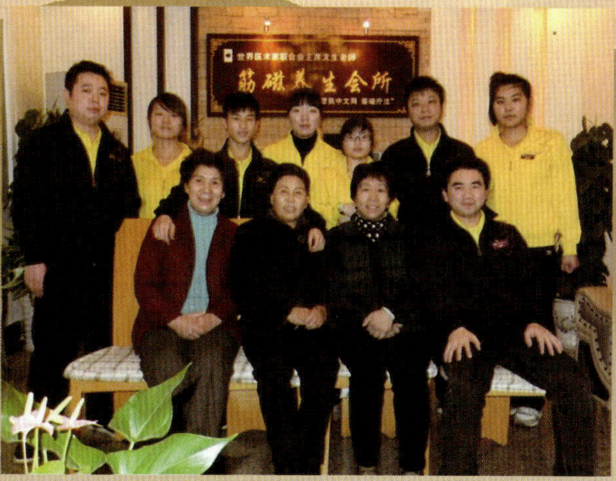

成都新光中天健康咨询服务有限公司是经工商部门注册、国家组织机构备案、集世界医术——筋磁疗法技术开发、培训、服务、健康咨询、文化交流、连锁加盟等综合服务为一体的实体机构，是中国医促会中老年保健专业委员会全国名医理事会非药物疗法技能示范基地。

公司坐落于天府之国四川成都的双流县，距离双流机场15分钟的车程，交通十分便利，营业面积380平米以上，是按照五星级标准装修的高贵典雅理疗房间。公司还配有中医经络检测仪和亚健康专业检测设施，并有专家团队巡回指导，免费义诊。公司对每一位康复技师都进行了严格的培训和考核，持证上岗。无微不致的贴心服务令顾客感受无与伦比的尊贵高尚。

目前主要的服务项目有：

筋磁疗法——具有抵抗外邪、舒筋活络、调节人体平衡增强免疫力的作用

食疗养生——药食同源，跟据不同人的体质采取不同的食疗方法

经络养生——针灸、拔罐、刮痧、艾灸等，经络锻炼，自我保健

情志养生——心理调理，人文关系梳理，七情六欲调理等

文化养生——不定期的举办健康讲座，传播健康理念，弘扬中医文化，进行传统文化交流

公司致力于弘扬和发展中华五千年养生文化，以构筑生命“第一防线”为使命，将筋磁疗法在国内国际上推广。公司旨在为理念认同者及身患者提供有别于现代医学的独特筋磁疗法服务，以实施未病健康工程的目标为宗旨，全心全意地为大众健康服务，努力构建中医特色明显、技术适宜、形式多样、服务规范的预防保健服务体系，实现“未病先防，即病防变，愈后防复”的目标。

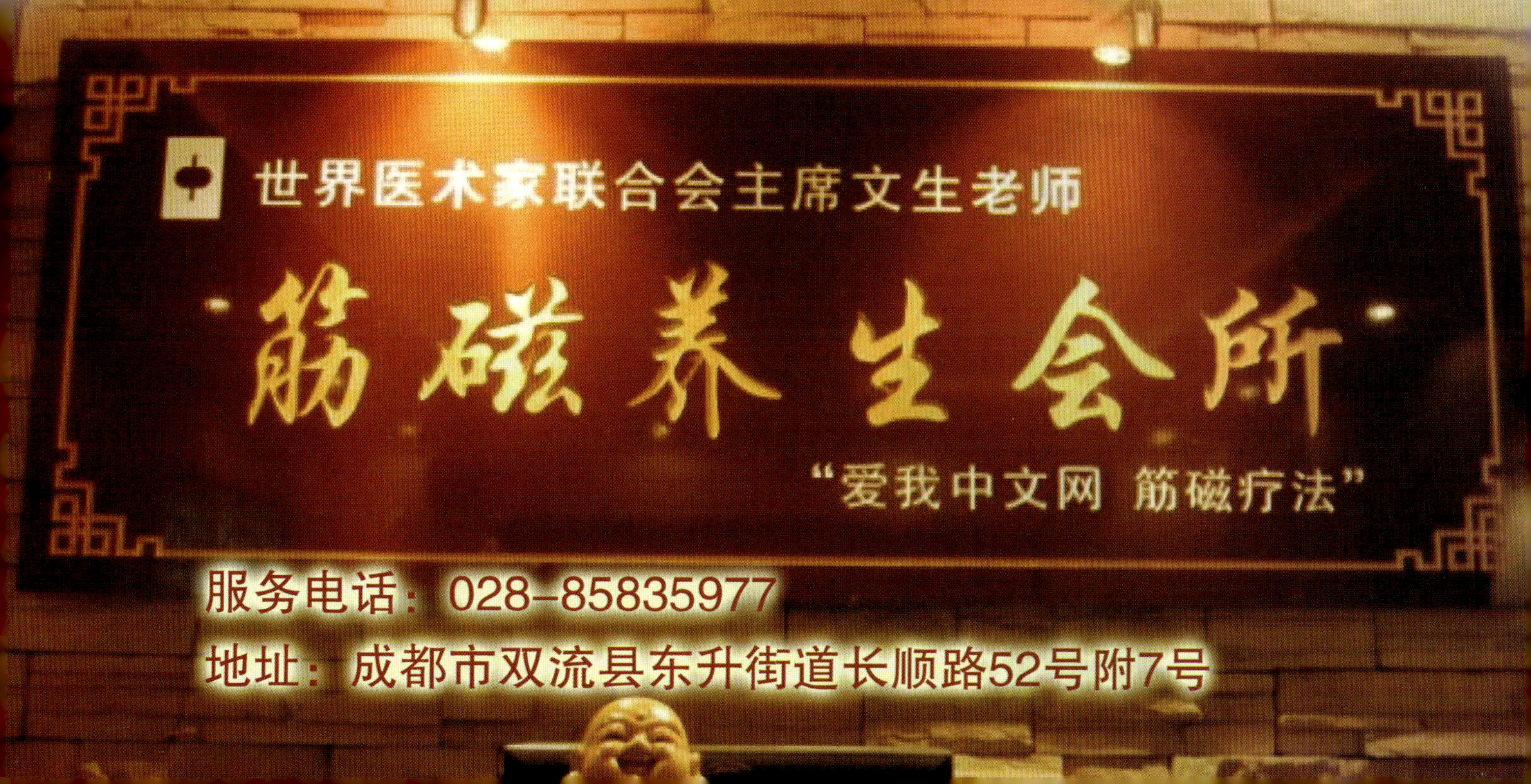

服务电话：028-85835977

地址：成都市双流县东升街道长顺路52号附7号

百沛健（细胞讯息）复健贴片

Good Health Card" Patch biohola chip

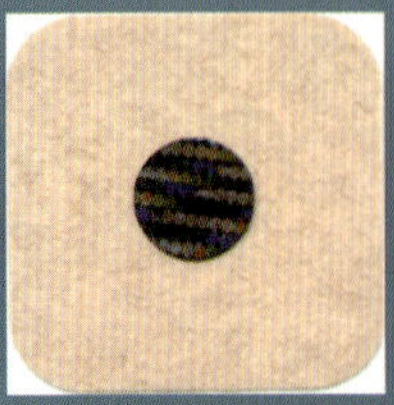

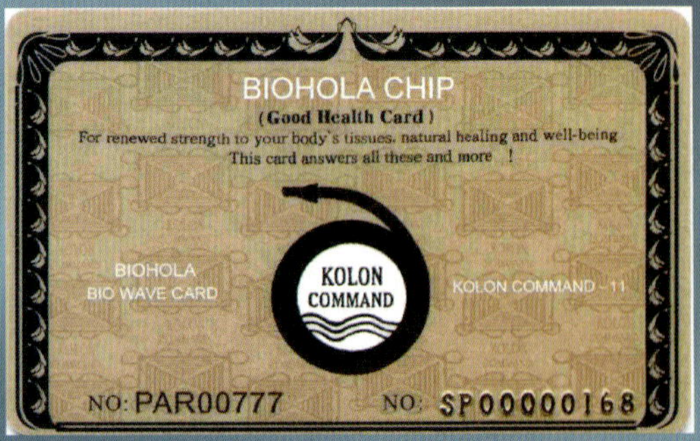

护身基础：能产生柔顺的【生物微磁作用】效果，这种轻柔与微磁力的作用可以释放到身体穴位上辅助自律神经机能来帮助身体恢复到正常状态。从生理学及解剖学的观点我们的身体径络穴位周围，当精致分支血管出现闭塞现象时，在适当【经络穴位】上受到刺激活络，让血管扩张与收缩来调节维持正常的血液流量及氧气量，同时也增强疾病的抵抗力【同属运动健身功效】。根据中国的经络（Jing Luo）理论，在十二经络部分经过适当的按摩，可缓解身体的疼痛和疲劳。

结构：根据上述理论国际专利设计出（biohola chip生物讯息晶片）以多重光讯息作用在微晶片中，在精密的制程技术下完成{生物讯息贴片“Good Health Card” Patch}。百沛健讯息贴片，贴覆於疼痛部位{最疼痛穴位点}时，产生优质的青春讯息传达{细胞讯号}在生物能共振作用下，可以激活促进血液中离子增加，而自律神经兴奋传导，改善循环并滋润修补增生受损细胞，促进新陈代谢减缓肌肉减缓肌肉僵硬疼痛，能有效舒解疼痛不适感，具有温热活络养生效果（自我治愈self—healing）的功效，而获得改善良好的生活品质。

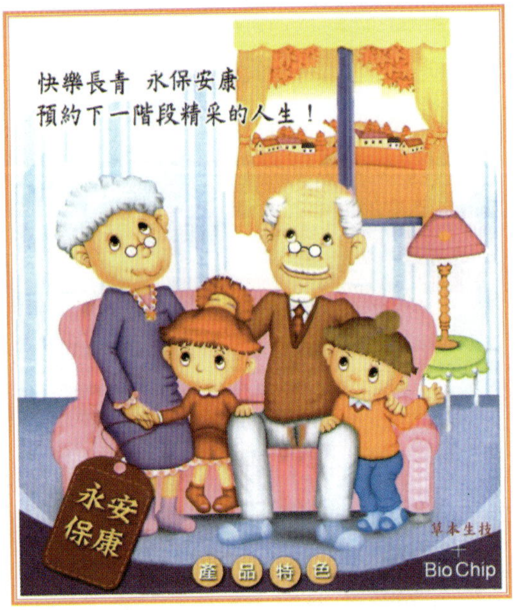

"百沛健"活力卡 & 復健貼片

百沛健（细胞讯息）活力卡

“Good Health Card” Patch biohola chip

预防医学、抗衰老、活化机能、增加免疫能力

护身基础：能产生柔顺的【生物微磁作用】效果，这种轻柔与微磁力的作用可以释放到身体穴位上辅助自律神经机能来帮助身体恢复到正常状态。从生理学及解剖学的观点我们的身体径络穴位周围，当精致分支血管出现闭塞现象时，在适当【经络穴位】上受到刺激活络，让血管扩张与收缩来调节维持正常的血液流量及氧气量，同时也增强疾病的抵抗力【同属运动健身功效】。根据中国的经络（Jing Luo）理论，在十二经络部分经过适当的按摩，可缓解身体的疼痛和疲劳。

结构：根据上述理论国际专利设计出【biohola chip 生物讯息晶片】以多重光讯息作用在微晶片中，在精密制程技术下完成【Good Health Card 生物讯息晶片卡】又称谷龙活力卡，佩挂于身体部位时，产生优质的青春讯息传迅【细胞讯号】在生物能共振作用下，可以激活血液中离子增加，而自律神经兴奋传导改善微循环并滋润修补、增生受损细胞、抗氧化衰老消除自由基、增加免疫力及抗病能力，使肌肤保持弹性，减缓肌肉的僵硬能有效缓解酸痛不适感，具有自我治愈（Self–healing）的功效活络养生的效果，需正常作息和饮食让您更青春更健康。

一、市场评估：

1.政府积极创造文明社会，公共场所推行禁烟

2.先进国家所有公共场所绝对禁烟

3.个人多已了解吸烟伤身，戒烟既省钱又健康

4.基于以上原因，市场远景甚佳

二、百沛健之性质：

1.本产品无毒、无色、无臭、无味、无酒精、无挥发性气体（VOC）及无杂质之液体，喷入口中数次，吸烟者即刻断绝吸烟之意愿，感觉口中淡无烟味，经数十年研发与长时间体验，效果显著。

2、本产品经国际检证：美（N.F.L）卫生卫食品检验及新加坡国家（P.S.B）通过无毒证明，生技中心环生验字项目通过。

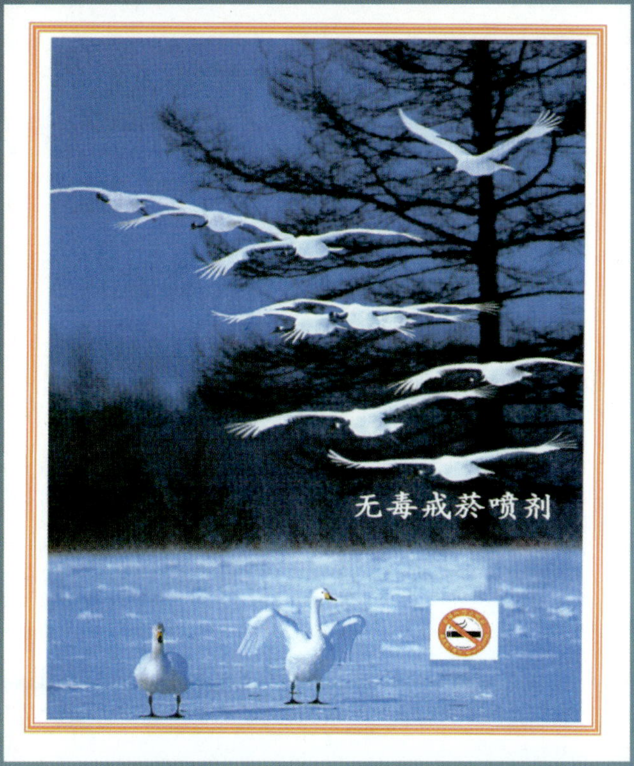

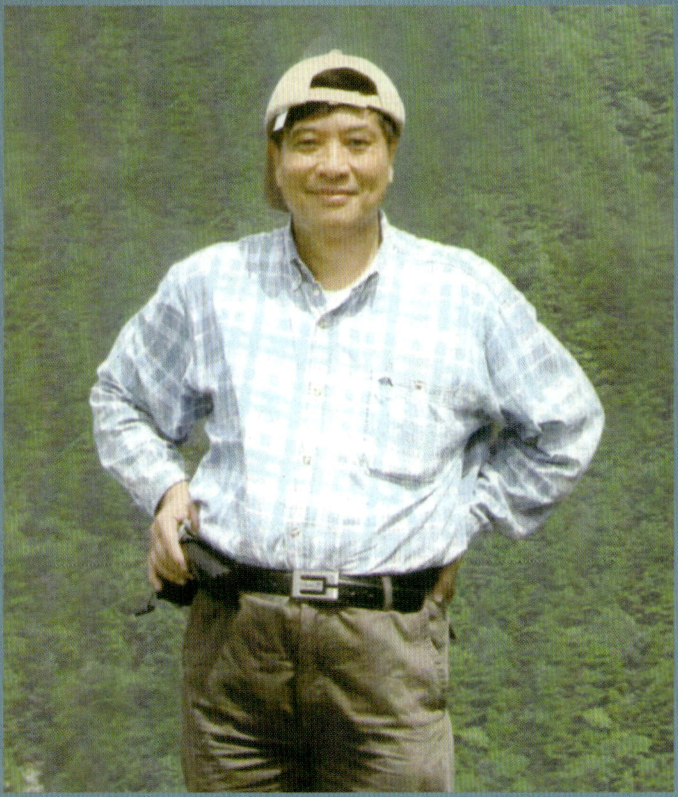

欧润生简历

B.S. 空军技术学院

M.A.马黎拉州立大学

美国A.O.COMMAND 光学中心生奈材料研究员

美国COMMAND CORPORATIOV 光学产品亚洲区总代理

中国富营养化湖泊及其流域治理、欧盟环保国际研讨会新加坡公司团代表

中华齐鲁文经协会常务监事

退休警察人员协会总会医药咨询顾问

台湾发展研究院生物科技研究所所长（2003–2009）

新加坡 Kolon Fire Safety Solution International Pte Ltd 公司负责人

国内外发明文献著作：中、美　等世界发明专利16篇及作品

获国际外销产品优良设计标志奖（1983）及外贸产品最佳优良设计奖等奖牌

百年生物科技（马来西亚）有限公司

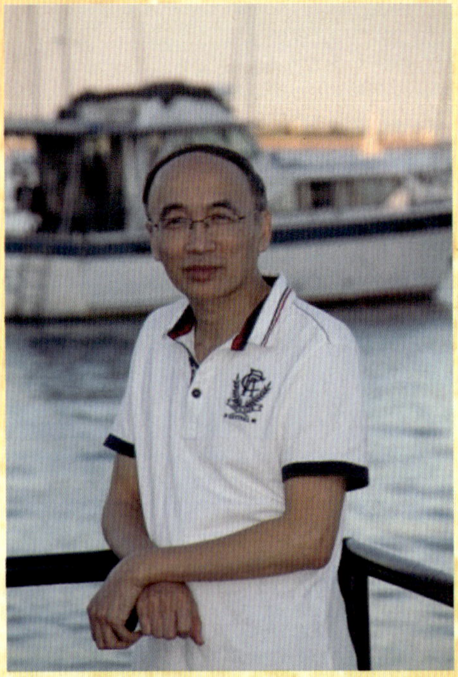

黄丹民，男，1960年出生于福建省龙岩市。北京中医药大学硕士、博士，百年生物科技（马来西亚）有限公司董事主席兼总裁，中国国际华夏医学会副会长，马来西亚民康中医专科医院主任医师，百年生命科技制药厂首席研发专家，百年草本世界有限公司执行总裁。

百年生物科技有限公司是一家集研发、生产、销售为一体的高科技生物制药企业，历年来专注于人类健康事业，以传承中华民族文化精髓、造福人民健康为己任，向社会推广普及了“百年”品牌的一系列优秀医疗保健品，造福于世。公司位于马来西亚吉隆坡市繁华的商业中心富都大厦，现拥有30余位世界各地优秀科技、医药、营销人才，共同推动东南亚亚健康事业飞速发展！

目前，公司主要从事以中医药文化为背景的世界各地民间植物药及历代宫廷、名医保健养生秘方的开发与推广，使古老神秘的民间疗法与现代高科技有机结合。

公司已有自己的药厂、植物药研发机构、植物药种植基地、专科医药诊所及中美各地的医药专家(教授，博士)搭建的战略合作平台，共同致力于推广“百年”传世品牌。百年品牌的亚健康养生加盟经销店以加盟费用低、专业技术要求少、无严格店面要求、治疗疗效显著、走大众消费路线等特点为基础，更好的解决了普通百姓养生难、保健难、调理难和保健保养消费更难的特点。

经过公司团队3年的努力发展，现在马来西亚全国市场加盟商已超18家。目前，Bionice品牌已扩张到新加坡、印尼，中东，美国等全球多个国家和地区。

为更好配合终端市场的推广与开拓，企业今年加大力度发展企业活动策划、专家养生、培训等团队，扩大市场扶持力度，力争将百年加盟经销店推到县城、乡镇。公司愿与社会各界有识之士共谋发展，扩大品牌影响力，实现保健理疗类亚健康养生模式从城市辐射乡村的构想，力争做到市市有百年，县县有亚健康养生。带动养生保健理疗产业的一次革命，创造一个百年从无到有的产业神话。

欢迎进入公司网站：

www.bionice.com.my

www.bionic2u.com

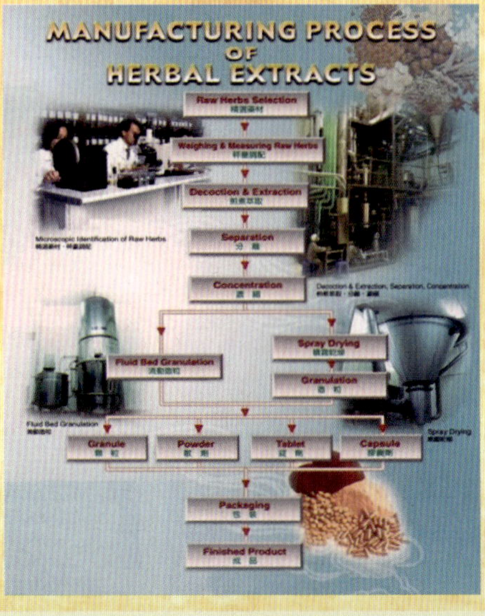

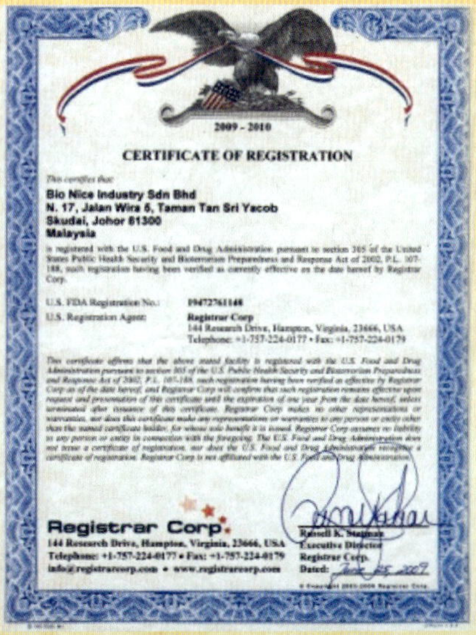

2009 - 2010

CERTIFICATE OF REGISTRATION

This certifies that

Bio Nice Industry Sdn Bhd
N. 17, Jalan Wira 5, Taman Tan Sri Yacob
Skudai, Johor 81300
Malaysia

is registered with the U.S. Food and Drug Administration pursuant to section 305 of the United States Public Health Security and Bioterrorism Preparedness and Response Act of 2002, P.L. 107-188, such registration having been verified as currently effective on the date hereof by Registrar Corp.

U.S. FDA Registration No.: [illegible]

U.S. Registration Agent: Registrar Corp
144 Research Drive, Hampton, Virginia, 23666, USA
Telephone: +1-757-224-0177 • Fax: +1-757-224-0179

Registrar Corp

金侨医院(湘潭市中风偏瘫研究所)

金侨医院(湘潭市中风偏瘫研究所)中风病预防专科为全国中医特色专科、省市中医重点专科、临床特色专科，主要采用中药复方制剂心脉康（国家发明专利号：ZL00113515.5，注册文号为湘药制字Z20090934）治疗“高危中风综合征”，提高中风高危人群的生活质量和社会适应能力，延长健康寿命，预防中风病。

该院“中医药全程干预心脑血管病课题组”针对心脑血管病这一世界医学难题，进行了20余年的深入探索，积累了宝贵的临床经验。课题组发现心脑血管病高危因素（高血压、高血脂、高血粘、高血糖、高体重、高尿酸“六高症”及颈椎病、冠心病、颈椎病、脑动脉硬化、血管性痴呆等心脑血管病主要高危疾病）从量变到质变的慢性演变过程中所出现的精力、体力、视力、听力、记忆力、思维能力、免疫力等生活和社会适应能力下降的未老先衰亚健康状态临床症候群殊途同归之共性，创立了“高危中风综合征”（High-risk Strock Syndrome?HSS）假学，发明了治疗“HSS”的中药复方任氏心脉康。通过2万余例临床验证，不但对FS患者亚健康状态改善显效率高达98%，对相关理化指标的双向调节亦明显优于常规治疗，能较大程度提高HSS患者（中风和心肌梗塞等急性心脑血管病潜伏期患者）的生活质量和社会适应能力，延长健康寿命，有效控制中风和心肌梗塞等急性心脑血管病发生。

金侨医院(湘潭市中风偏瘫研究所)不但饮誉三湘四水，还辐射到北京、上海、台湾、广州、深圳、新疆等全国20多省市。随着临床样本的扩大，奇特的疗效得到社会认可和公众认同。由此可知，心脉康、脑脉苏两个中药复方制剂中蕴藏着重大的高科技资源。2002年10月，《中医药治疗“高危中风综合征”切断中风和心肌梗塞“传播途径”的思路》在全国脑血管病学术研讨会上宣读，被《中国临床康复》、《美国中华医学杂志》等权威刊物转载，在医学界引起强烈反响。《人民日报》也曾以“一颗奇异的明珠”、《湖南日报》以“小医院治大病”、《湘潭日报》以“烧汤河畔的奇迹”、《中港澳国际导报》以“中华医药一奇葩”、湖南卫视《乡村发现》栏目以“抬着进来，走着出去”为题先后进行了采访报道。

院长任开益，字蠡海，湖南湘潭人，首席医学专家，中医主任医师、研究员，全国优秀名中医、湖南省名中医，湘潭市中风偏瘫研究所所长，金侨医院名誉院长，省中医药学会理事，市中医药学会副会长，省市县优秀院长，市卫生局“医德贵仁、医风贵正、医术贵精、医绩贵勤”四贵专家，湘潭医学院客座教授，湘潭县首届劳模，多次获市县政协“两为”特别贡献奖、优秀政协委员。

地址：湖南湘潭响塘烧汤河

电话：0731-57812837

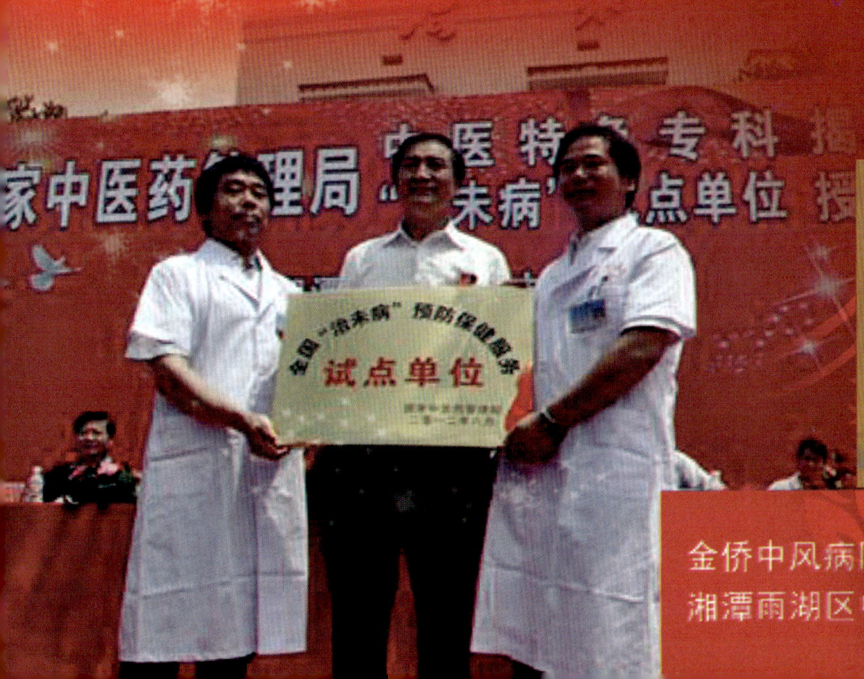

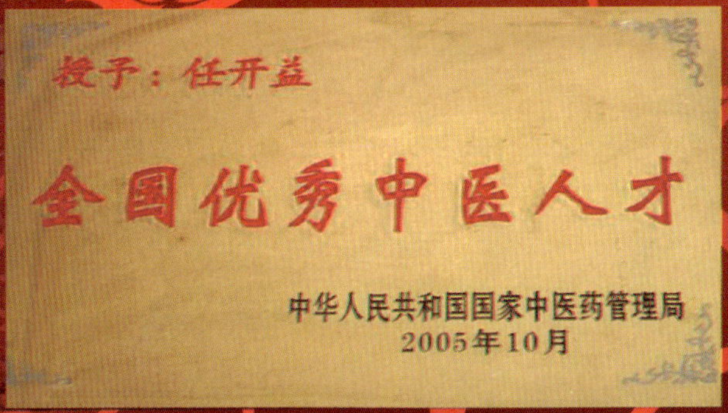
授予：任开益

全国优秀中医人才

中华人民共和国国家中医药管理局
2005年10月

金侨中风病防治医院
湘潭雨湖区中医医院

南宁市科康生物科技有限责任公司

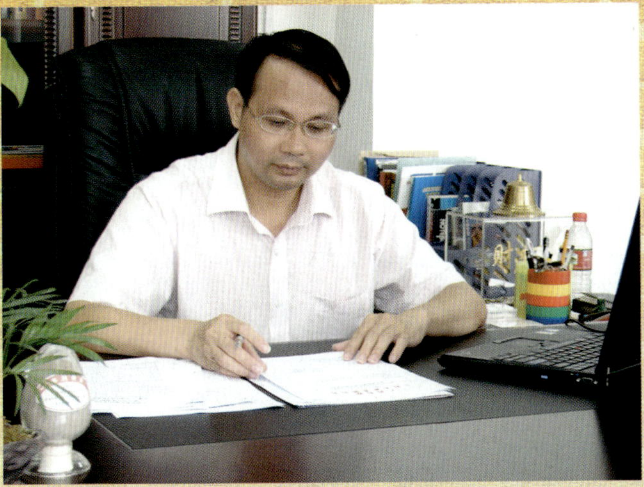

南宁市科康生物科技有限责任公司作为科康集团的核心技术企业，创建于2001年，2004、2009年两度被国家认定为“高新技术企业”，其生产的天然水蛭素被认定为“高新技术产品”。公司先后独立主持承担了国家和省（部）级等科技项目16项，其中包括：国家“星火计划”、国家创新基金、国家农业科技成果转化基金和国家财政部产业技术成果转化项目等国家级项目5项，获无偿资助近千万元，取得省级科技成果7项；获得各级奖项共计16项；拥有天然水蛭素提取及应用技术等国家发明专利14项，填补了国内外多项空白。丰硕的科技创新成果，雄厚的技术实力及产品发明专利的科学化、市场化应用，使科康成为天然水蛭素产业的先行者，牢牢占据行业头把交椅，取得国内外垄断地位，同时也为公司向全球进军、振兴民族生物医药科技产业、做大做强吸血水蛭养殖及产业化开发应用奠定了坚实的基础。攻克了天然水蛭素产业化开发的世界性难题，在行业内创造许多个中国乃至世界的第一。

健康产品——水蛭素多肽系列产品已经出口十多个国家和地区，帮助海内外上十万“三高”、冠心病和中风等心脑血管疾病患者恢复了健康！

科康Keyken本着“中药科技化，健康全球化”的宗旨，坚持“诚信经营，创新超越”的经营理念，积极打造天然水蛭素世界第一品牌，力争成为世界生物科技和健康产业领域的中坚力量。

周维海，男，1968年出生，广西陆川人，工程师，毕业于广西大学化学化工学院，大学本科学历。“小蚂蟥大产业”的发起人和倡导者，活体水蛭多次提取天然水蛭素技术、“青稻夫”多肽蛋白片调理亚健康技术及“青稻夫”自然医学食生疗法的发明人，现为南宁市金海科康生物医药科技有限公司董事长和广西科康天然水蛭素研究院院长。

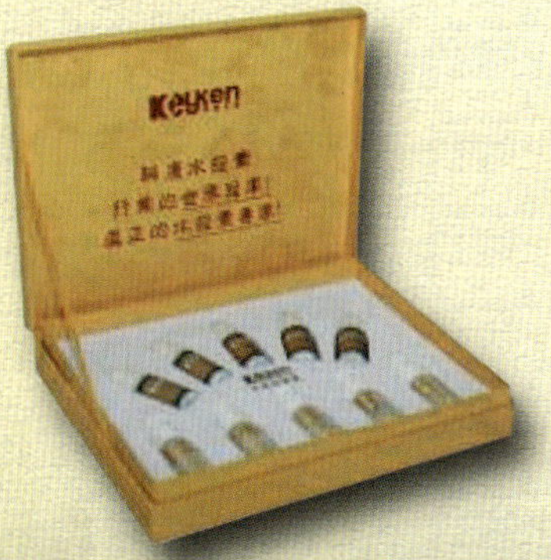

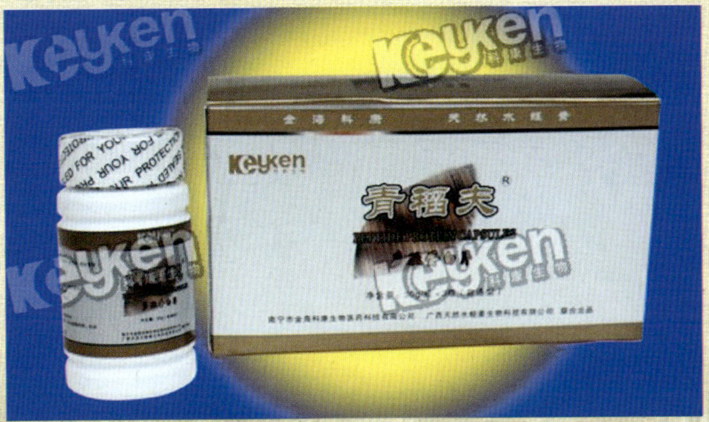

地址：广西南宁市高新区科园西二路广西科学院综合楼三层
客服电话：0771-2317156
传真：0771-2317156
邮箱：cnkeyken@126.com

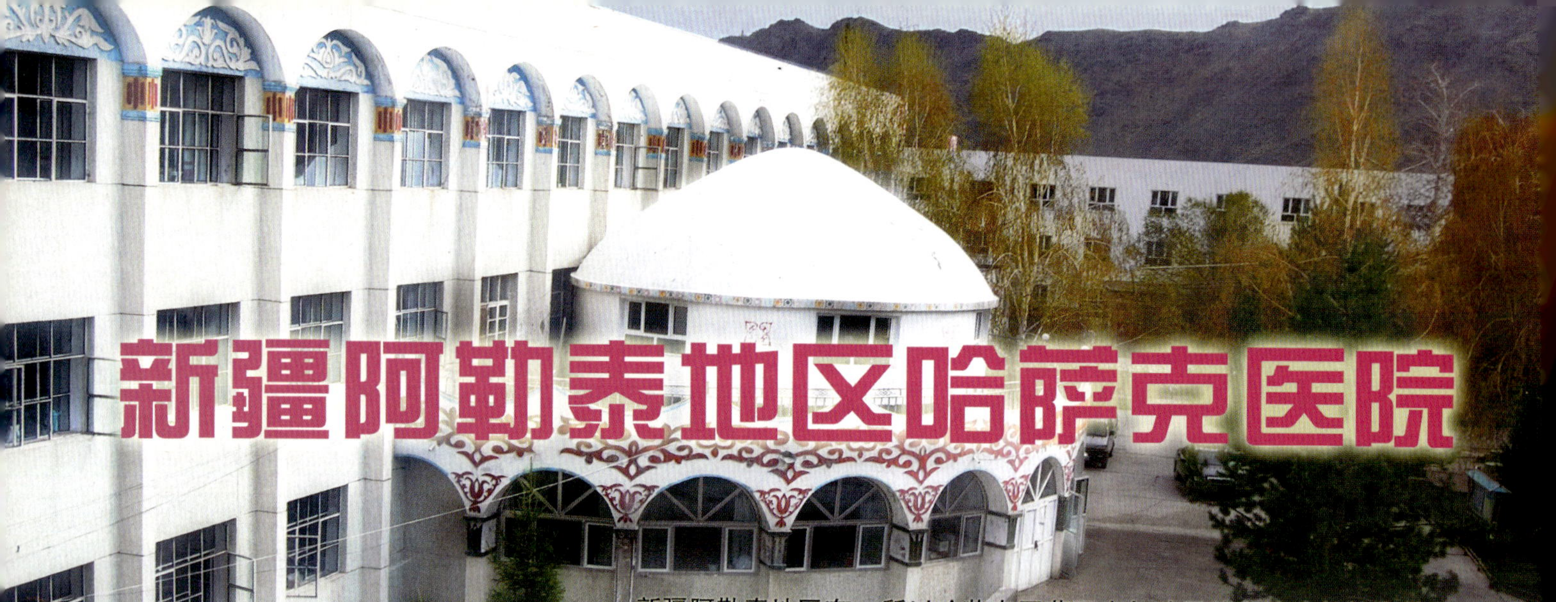

新疆阿勒泰地区哈萨克医院

新疆阿勒泰地区有一所以哈萨克医药研究与哈医特色治疗相结合的民族医医院——新疆阿勒泰地区哈萨克医院。建院以来，在现代医疗技术取得长足发展的今天，医院注重继承、挖掘与整理，展现出了特殊的医学内涵，在医院建设、突出特色诊疗、人才培养、哈医药开发等方面取得了较好的成绩。

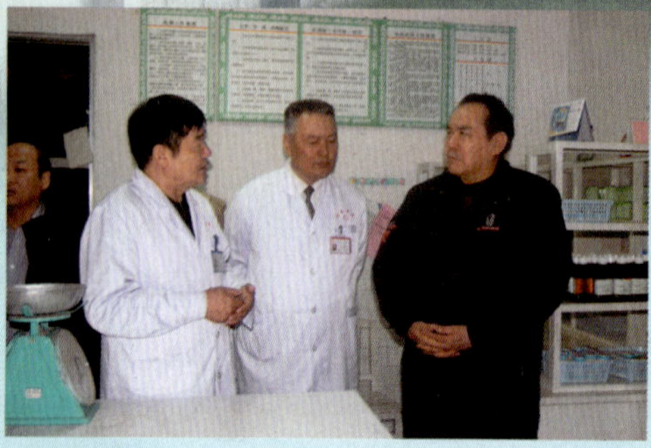

自治区副主席考察指导工作

医院除设有普通科室、辅助检查科室以外，还重点设有：药浴治疗科、骨伤外科、哈医内科、针灸放血治疗科、皮肤科、哈药制剂等特色科室。

哈萨克医药浴对阿勒泰地区常见的风寒痹症、风湿和类风湿病、肠胃疾病、高黏血症及难治性皮肤病的疗效非常显著。药浴使用的草药为采自阿勒泰山的野生草药，采集、炮制和储藏都非常规范。药浴使用的处方，都是从民间验方中筛选并通过了现代科学论证，既保证安全有效，又质量可控。

哈萨克民族在几百年以来的游牧生活中积累了丰富的正骨方面的经验，对单纯性骨折进行手法复位、小夹板固定，内服、外用特殊配置的哈药，这些方法收费低、痛苦少、疗效显著，深受患者的欢迎。他们还结合现代外科手术，对粉碎性及复杂性骨折进行手术复位、内固定等治疗，开展了先天性髋关节脱位、股骨颈骨折、腰椎疾病和骨折畸形愈合的重新复位等手术，均取得了较好的疗效。

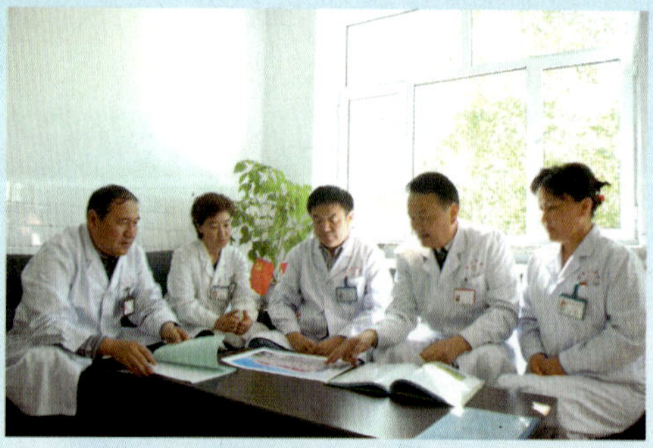

团结奋进的领导班子

哈医内科以哈医结合中医、西医，在治疗肺部、胃肠、肝病、风湿等疾病上，疗效显著，积累了一定的经验，充分体现了哈医独到专长与中西医结合的互补优势。

针灸放血治疗科在传统的推拿、捏脊、针灸理疗的基础上，结合哈医的放血疗法，治疗多种疾病，临床疗效满意。该科几年来，对高血压、偏瘫、面神经麻痹、各种类型的头痛等疾病进行了治疗，总有效率在85%以上。

哈医皮肤科应用哈医特殊的内服、外用药物和药浴治疗，在牛皮癣、湿疹、体癣、荨麻疹等皮肤病的治疗上取得了较好效果。

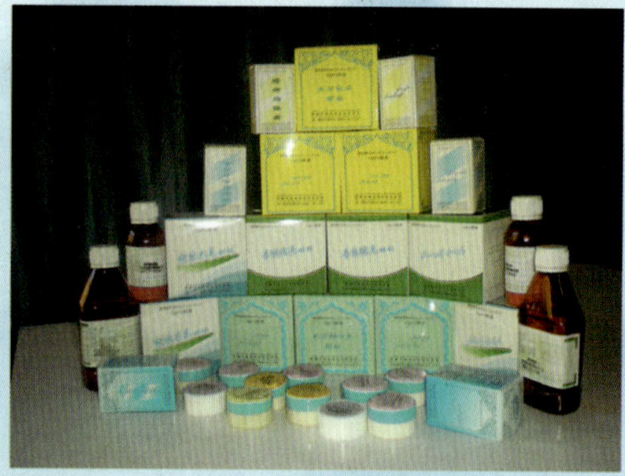

自制部分药品

哈萨克药不仅对常见病、多发病有很好的疗效，对一些特殊病症也有独到疗效。这些来自阿勒泰地区的野生草药，经过加工炮制，采用水煮提取有效成分，制成各种剂型，在临床上都取得了非常好的疗效。在现有50多种院内制剂中，有19种制剂取得了自治区药监局院内制剂批准生产文号。

医院还建成了规范的哈药制剂室，对哈药药材进行有效成分提取、浓缩、粉碎、制粒、包装等一条龙生产，相继对23种哈萨克药制定了质量标准和工艺流程，填补了哈萨克药没有质量标准的空白。

医院先后被评为社区先进单位，连续三年获得新疆卫生系统先进集体等荣誉称号。

展望未来，在国家和各级部门的大力支持下，医院将努力传承和发展哈萨克医药事业，精益求精，开拓创新，为广大各族患者提供更具特色的诊疗服务。

蕈都微生物研究所

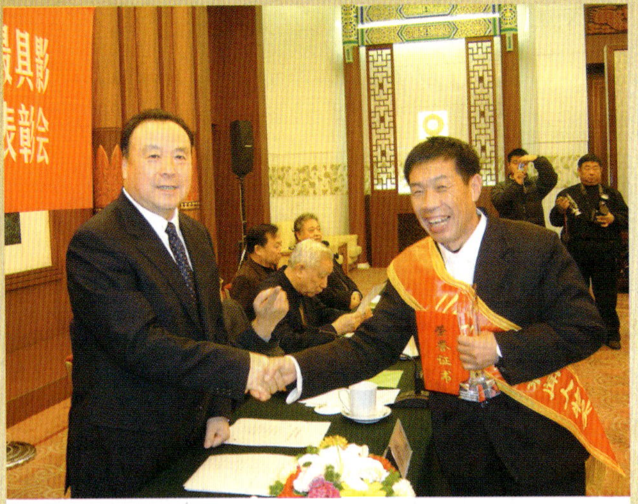

国家政协副主席白立忱在人民大会堂为任庆堂颁奖时合影.

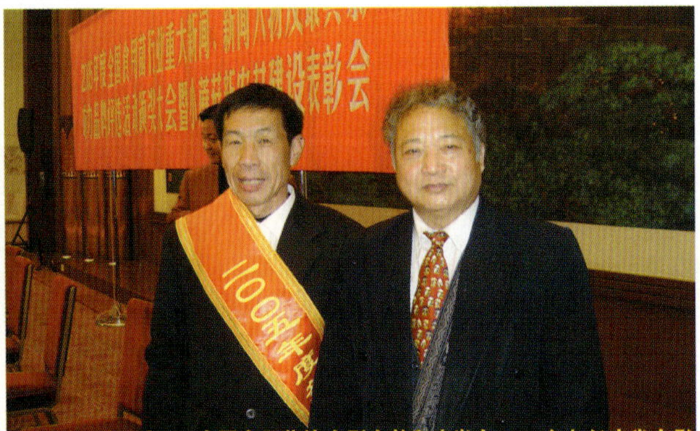

中国科学院研究员、中国食用菌协会副会长卯晓岚在2005年与任庆堂合影

▲ 2005年任庆堂与中国科学院微生物研究所卯晓岚先生在食用菌重大新闻、新闻人物及最具影响力表彰会议上合影。

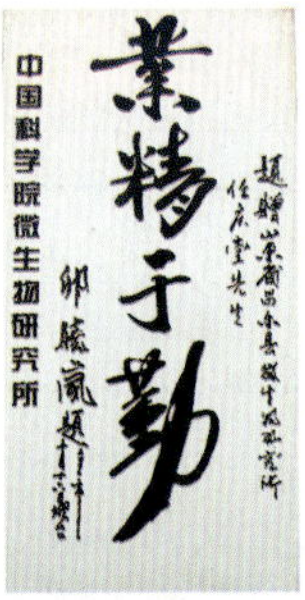

中国科学院微生物研究所研究员—卯晓岚先生.2000年十月十六日在烟台举行,全国食药菌会议上为任庆堂提词。

蕈都微生物研究所以生命科学为研究方向，以食药菌为研究内容的研究机构。本研究所继承祖国食药文化之精髓，吸取现代世界食药文化之精华，排除中外现代伪医药学之糟粕，在深度进行学科间边缘研究的基础上，围绕世界生命科学的制高点，运用现代科学技术，研制了蕈都、蕈萌牌灵芝茶、灵籽胶囊，灵芝解酒茶和碱性食品。

蕈都微生物研究所自建立以来，始终以产品质量为基础，产品质量大幅度严格于国家规定指标。在国家级和世界级同行业大赛中，力击擂台战鼓，均为金奖唯一获得企业。世界生命科学学会主席马克?沃可奋笔致辞：“蕈都灵芝茶，绿色健康食品！”我研究所围绕产品质量继续加大研究步伐，精心打造国际品牌，答谢世界五大洲客人对蕈都、蕈萌的厚爱。

庄严的科学殿堂是海内外朋友鉴识人类科学文明的乐园，蕈都和蕈萌的问世将伴人类进入健康的新世纪，让人类科学文明之花更加鲜艳夺目！我们欢迎与海内外各界人士朋友共谋发展！

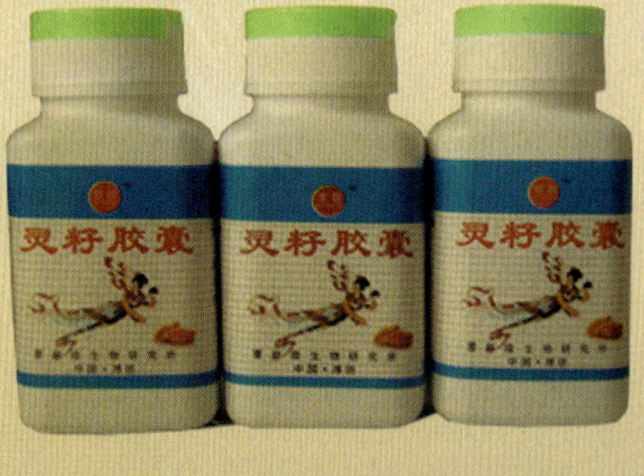

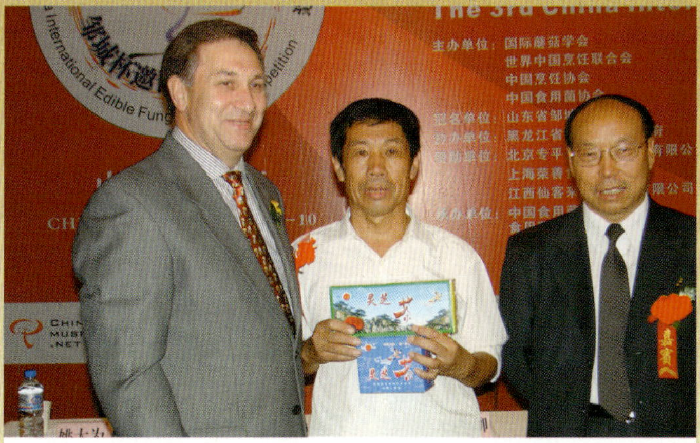

任庆堂在世界大赛会议上同世界生命科学学会主席
格雷格.西摩（左）和中国食用菌协会会长李树平（右）合影

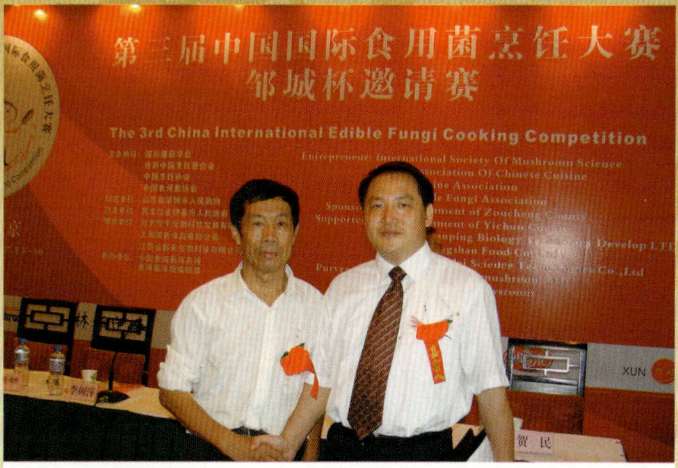

总理秘书侯正祥和任庆堂在世界第三界食用菌大赛会议上的合影

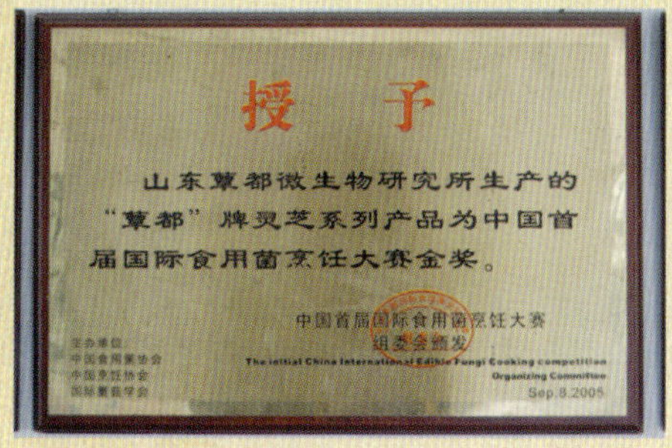

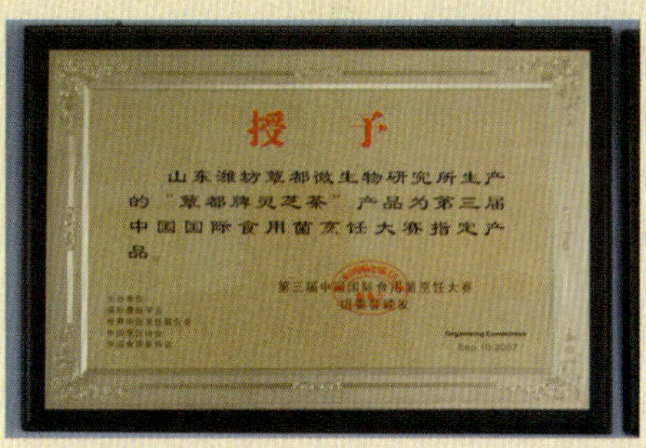

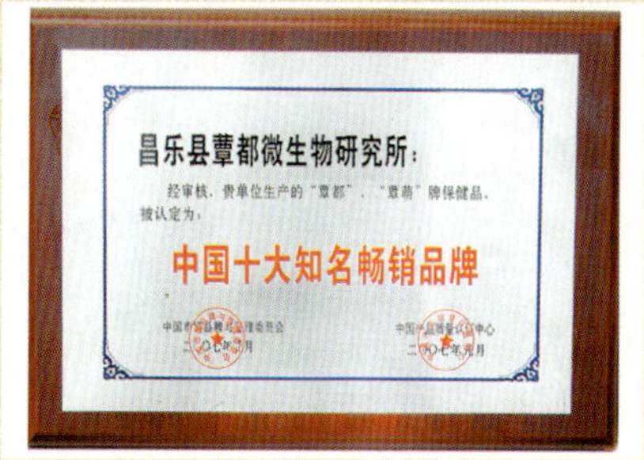

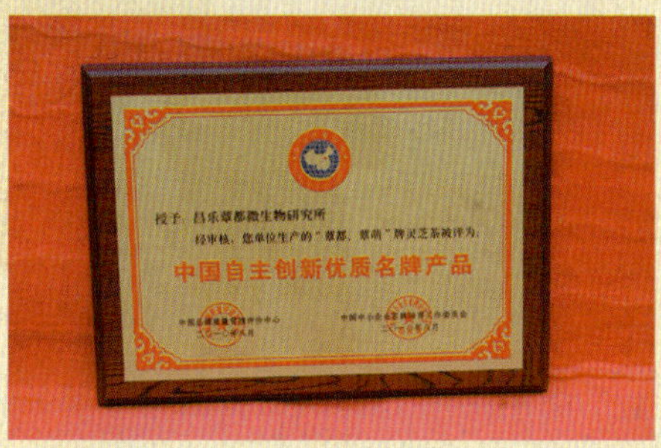

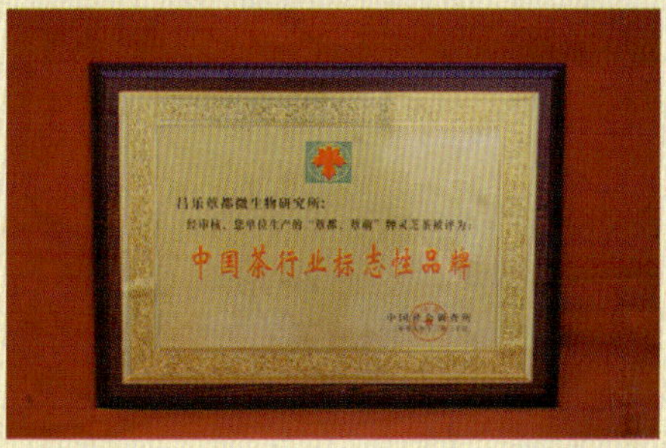

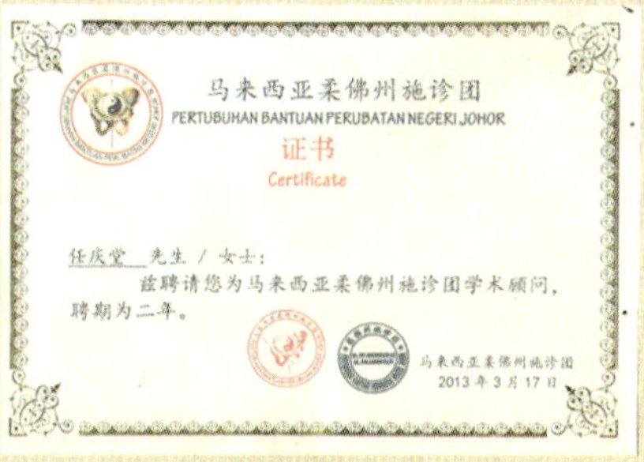

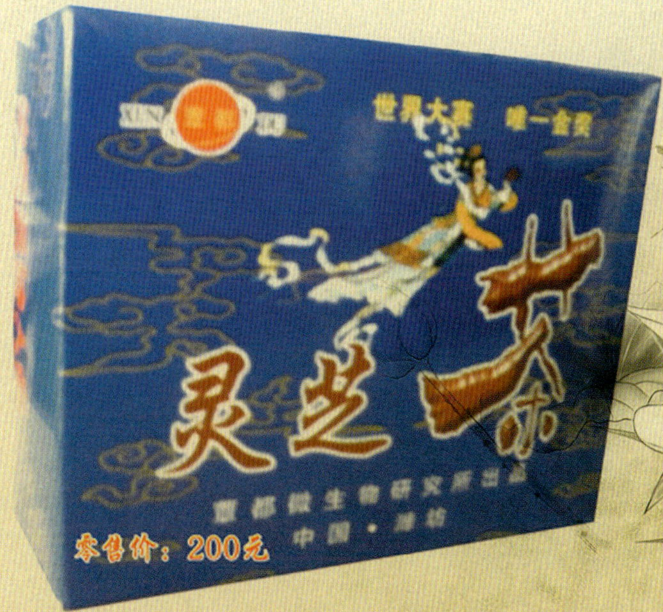

哈尔滨市中医医院

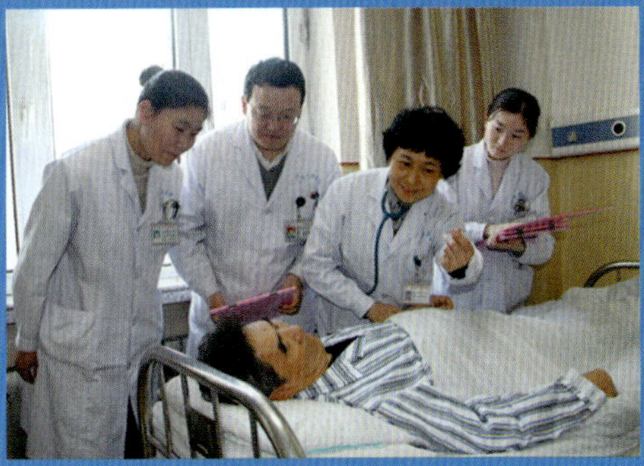

王立军副院长 脑病科学科带头人 主任医师

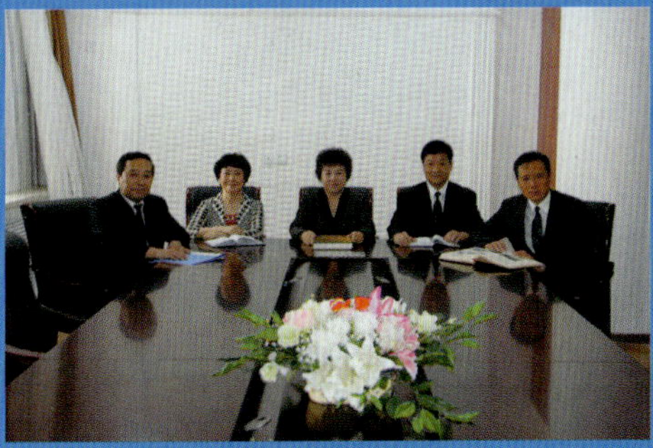

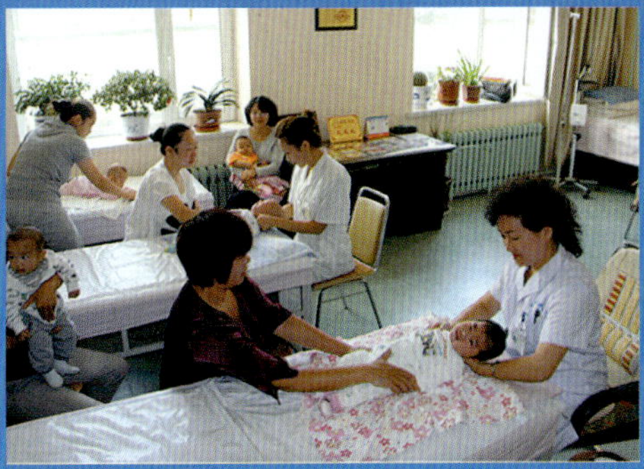

哈尔滨市中医医院创建于1957年，经过50余年的建设，现已发展成为基础设施完备，医疗设备先进，科系设置齐全，技术力量雄厚，集医疗、教学、科研为一体的大型综合性三级甲等医院和全国示范中医院。是黑龙江省中医药大学第三临床医学院，省、市医保定点医院，省级文明单位。

1997年医院由道里区中医街搬迁至建国街。医院占地面积2.1万平方米，建筑面积3.0万平方米，业务用房面积2.1万平方米。院内设有门诊楼、医技楼、13层住院楼、9层重点专科楼、制剂楼，院外设有爱建社区卫生服务中心。2001年5月哈尔滨市肛肠医院的并入，使医院的综合实力得到了全面的提升。

通过几年来的努力，医院已初步形成了以1个卫生部临床重点专科、4个国家中医管理局重点专科为龙头，各科室全面发展的新格局。

下面将各专科情况介绍如下：

（一） 肛肠科

我院肛肠外科2007年12月被国家中医药管理局确定为“十一五国家中医药管理局重点专科”建设单位。2011年9月以优异的成绩通过了国家中医药管理局组织的国家重点专科验收。2012年5月，肛肠科通过评审，被卫生部确定为国家临床重点专科。

该科现有专业技术人员41名，其中正高职15名，副高职12名，主治医师7名，住院医师7名，具有博士学位1人，硕士学位15名；另外还有1名医生正在攻读博士学位，有2名攻读硕士学位；专业技术人员知识结构合理，老、中、青三结合，具有学术发展潜力。

近年来，该科有多项科研成果在省市获奖。目前有科研项目5项：国家中医药管理局1项；省卫生厅2项；市科委2项。出版了著作4部，发表国家、省市级论文数十篇。

我院通过各种形式和渠道进行广泛的交流与推广，举办“全省肛肠病骨干学习班”。组织全省中医肛肠病专业委员会改选暨学术交流会议。3年来共培养各省市进修医生86人，为基层医院及专科医院培养了大批肛肠专业人员。

（二） 脑病科

哈尔滨市中医医院脑病科是治疗脑血管疾病的专科病房，成立于1996年。1999年先后荣获“省职工职业道德建设先进集体”和“省青年文明号”光荣称号；2003年被省中医管理局评定为“中医脑病重点学科”，“黑龙江省中医高血压病继续教育基地”，其“针灸生理实验室”被评定为国家二级实验室。2004年被黑龙江省中医管理局评为“省级中医中风偏瘫康复重点专科”，2007年被国家中医药管理局确定为重点专科建设单位，2008年又被评为哈尔滨市卫生系统重点学科。2007年12月被国家中医药管理局确定为十一五国家中医重点专科建设单位。2011年9月以优异的成绩通过了国家中医药管理局组织的国家重点专科验收。

（三） 心血管专科

2012年2月，我院心血管科经申报，评审，被确定为“国家中医管理局十二五重点专科建设单位”。

（四） 中医肾病重点专科

2012年2月，我院心血管科经申报，评审，被确定为“国家中医管理局十二五重点专科建设单位”。

（五） 儿科

我院小儿斜颈科制订了国家局的诊疗方案和临床路径，被确定为国家局重点专科小儿斜颈组副组长单位。

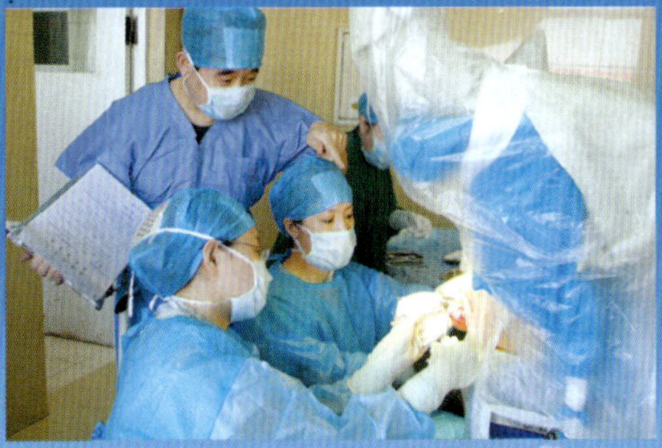

肛肠科开展手术

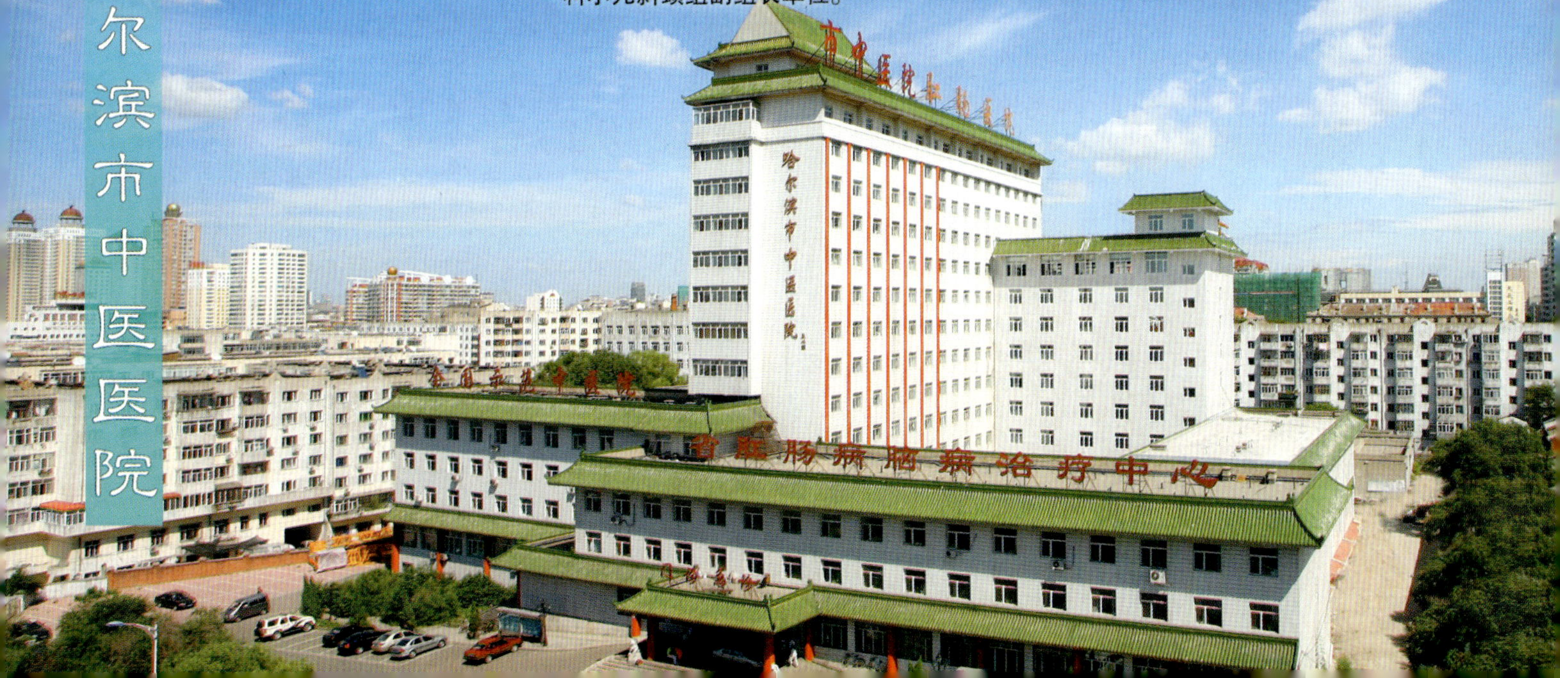

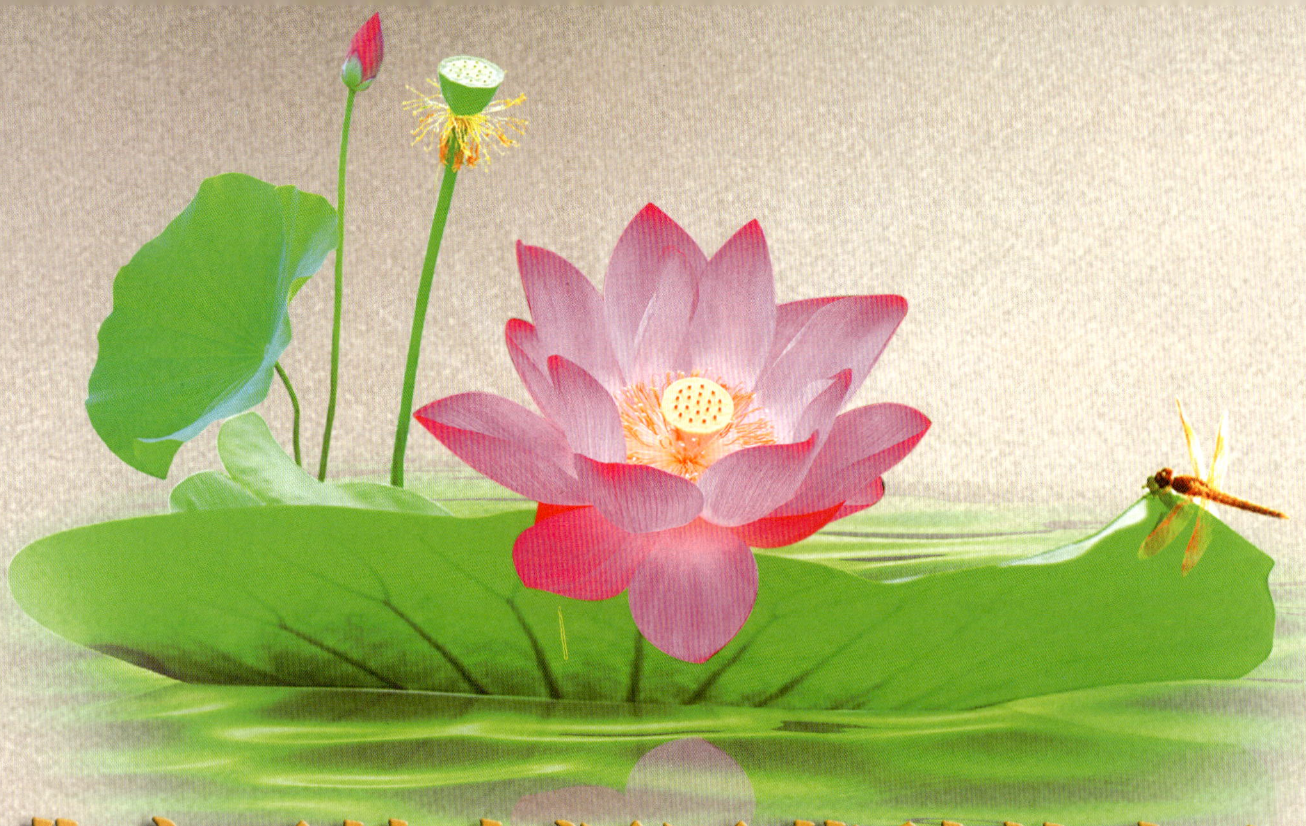

北京天地中源医药科技中心

天人合一，诚行天下。北京天地中源医药科技中心秉承有能力、可信赖、品牌形象的核心竞争力就是诚信与科技的经管理念，专注于以传播中医药文化，提高中国传统医药和养生文化在世界的声誉和地位，推广中医常用养生保健方法，联盟有志于亚健康服务的各类机构和企业，共同为中医药、亚健康事业的发展起到传承、推广的桥梁纽带作用。

北京天地中源医药科技中心作为国家中医药管理局中和亚健康服务中心的战略合作伙伴，具有独立法人资格。中心的远景及核心能力在于全心致力于中医、亚健康的研究、服务、管理领域。尤其积极促进中医药事业在“医疗、保健、教育、科研、产业、文化六位一体协调发展”；以成熟细腻的市场规划运作，为同盟者提供高品质的一流专业化服务；以笃守诚信、互惠共赢的价值观凝聚智慧，共赢未来。

北京天地中源医药科技中心的优势在于：能充分发挥自身品牌实践经验，将客户有限的品牌资源通过整合，使其发挥出优于品质的社参与构建并推进亚健康产业管理的规范化进程，积极开展各种形式的学术活动，组织重点学术课题的研究和考察活动，以期为参与单位发展提供动力，共创佳境。

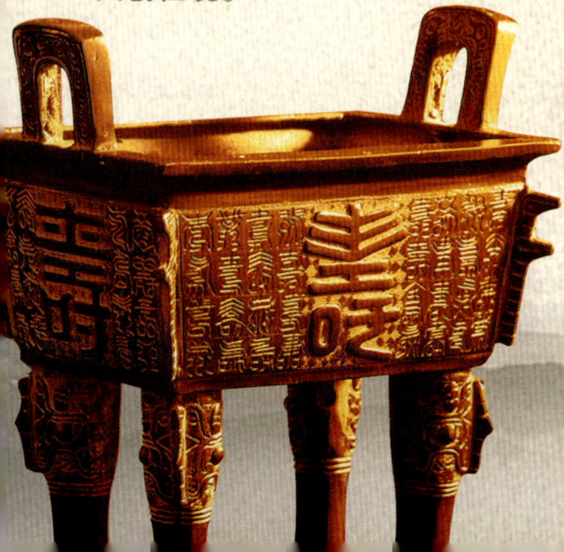

为健康产业的基地建设、学术研究、交流、教育培训、信息咨询、产品研发、科技成果及推广应用等多方面提供交流、展示、服务平台。成为合作单位事业发展的忠诚的、最佳的战略合作伙伴。

中国任怀瑞健康茶科技研发基地茶疗专家——任怀瑞

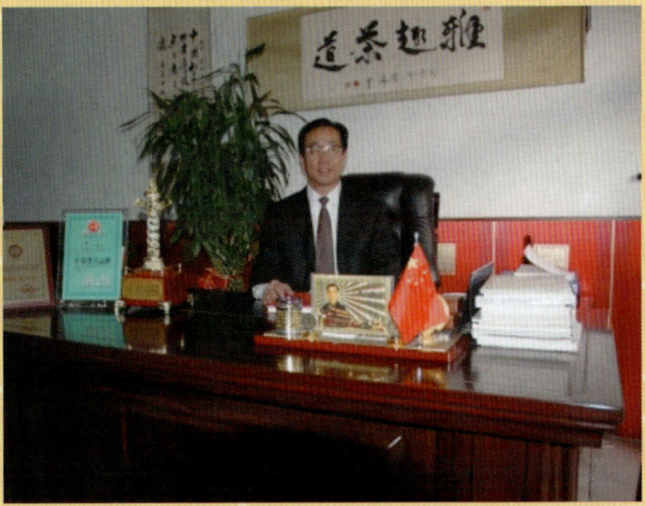

任怀瑞，男，汉族，无党派，1951年出生于内蒙古呼和浩特市，1970年参加工作，1996年离开政府机关（国家退休干部），一心扑在钻研茶道、茶文化、茶与健康这项事业上。2000年办起了“呼和浩特市健康茶庄”，2003 年成为中国高级茶艺师（审评师），2004年成功的发明一项“健康茶”专利。

现任中国国际茶文化研究会理事、中国医学保健养生专业委员会副主席、中国国际专业人才发展研究中心（科研）首席专家、中国国际专业科学家学会专业科学家委员会委员、中国国际医学保健专业委员会委员、中国管理创新大会副理事长、中国医师协会“国医科普‘治未病’健康公益大讲堂”讲师团讲师、全国首批医疗保健行业著名专家、世界名人行业专家、高级研究员、特色诊疗专家、医疗保健高级工程师、中西医结合医师、中国健康茶细胞疗法创始人、发明家、全国健康茶疗康复指导中心主任、中国任怀瑞健康茶科技创新研发基地主任等职。

任怀瑞健康茶（发明专利号：ZL200410085311.9）是任怀瑞先生总结并挖掘了历代先人对茶食用、药用、饮用，特别是在传统茶疗的基础上，结合自己30年的临床经验，不断学习、研究、实验而发明的一项专利产品，无毒副作用、无依赖性。

电话：0471-6301676　0471-6301988
传真：0471-6301676
邮箱：zg_rhrjkc@126.com
地址：呼和浩特市玉泉区大东街泉盛1号
网址：www.renhuairui.com

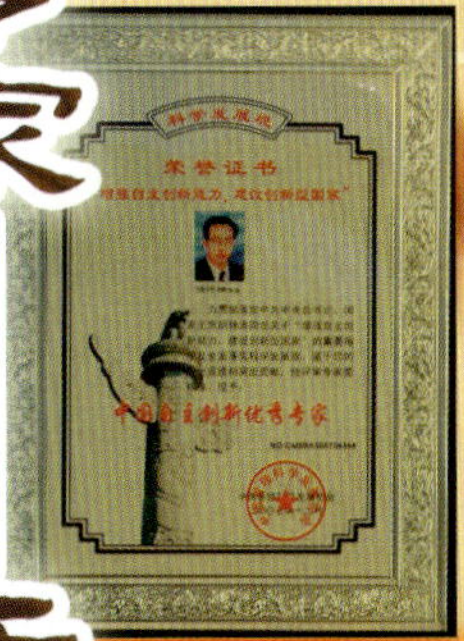

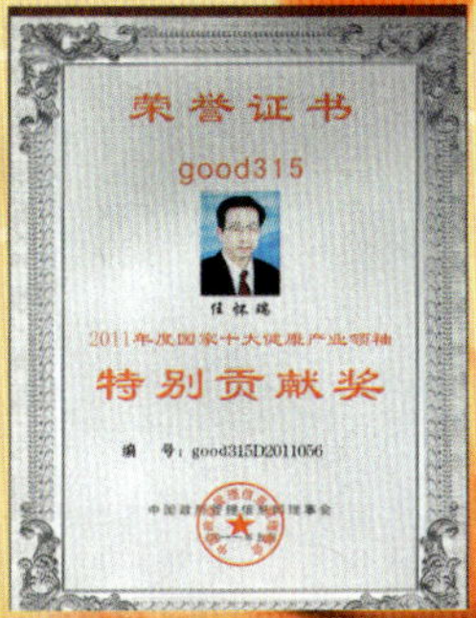

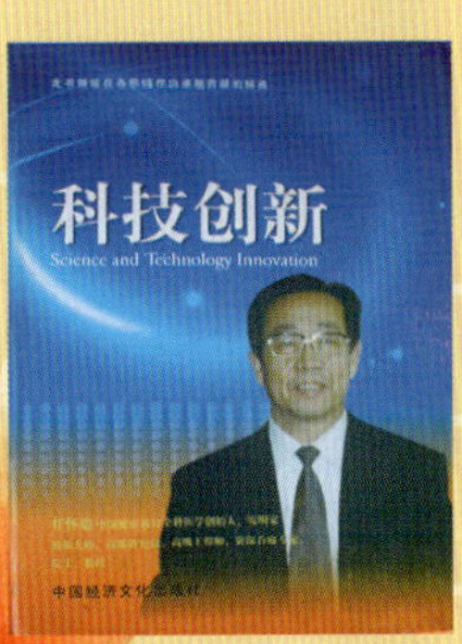

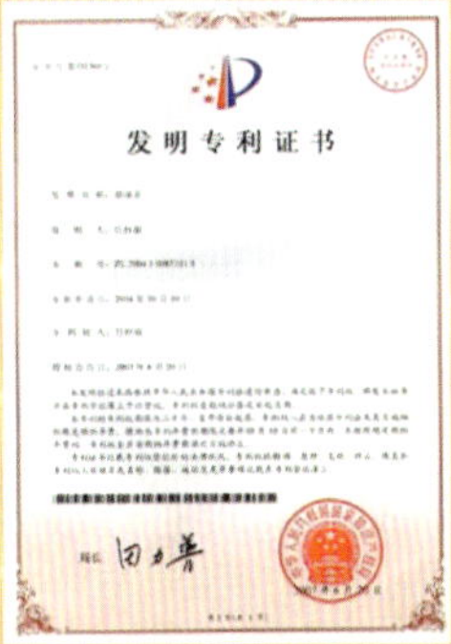

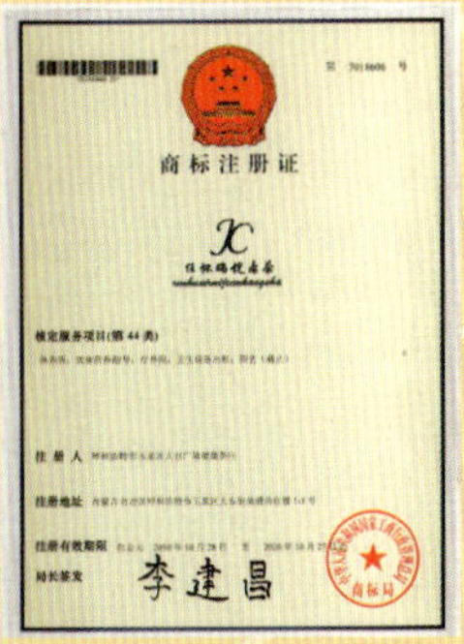

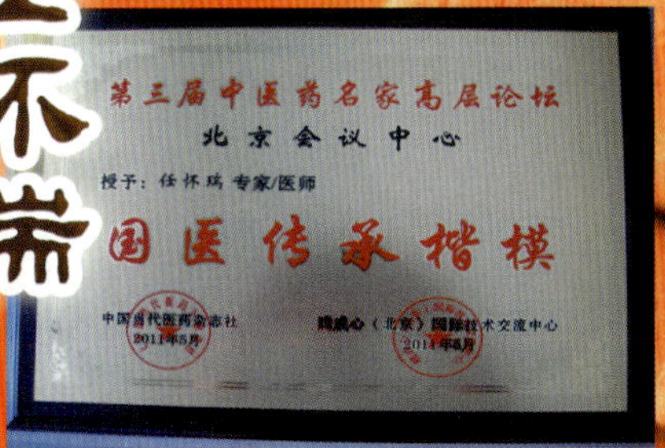

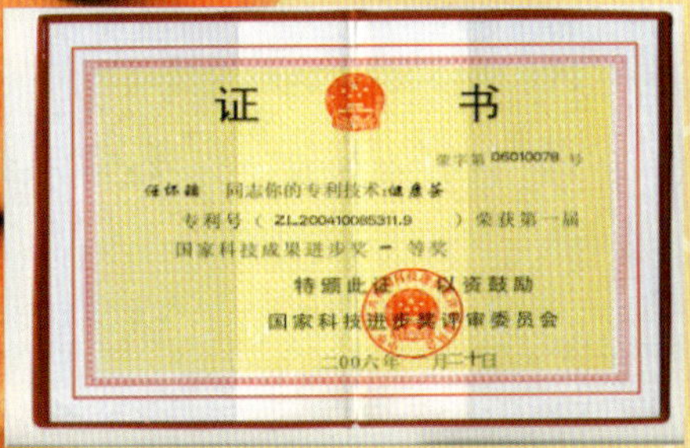

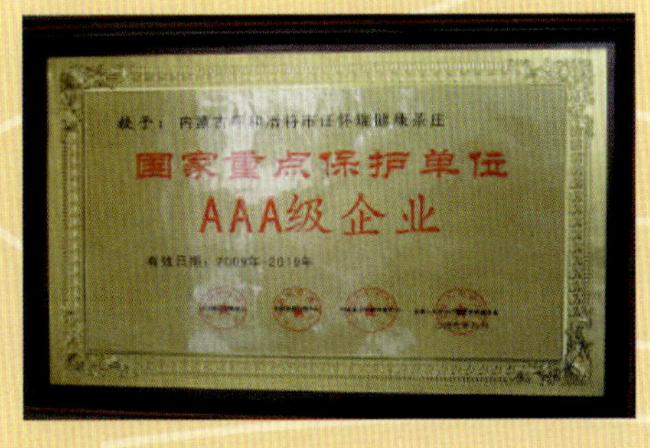

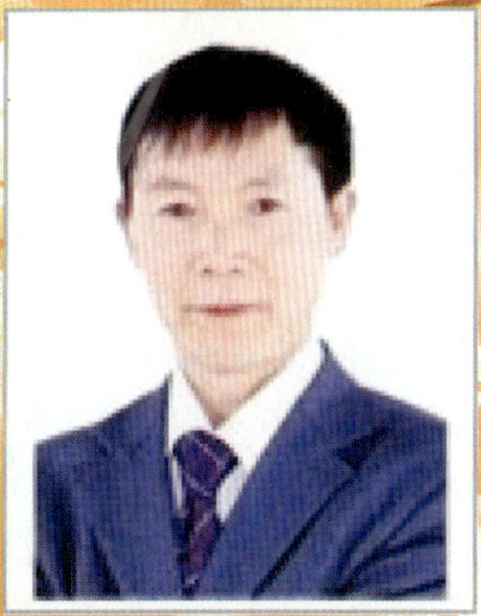

金国文，贵州黔西人，中医精神病医师。1990年毕业于贵阳中医学院，毕业初从事中医内科的诊治，后专攻精神病的治疗。在长期的临床实践中，他总结认为：任何疾病的产生和变化，均源于人体的阴阳失去相对平衡，只有利用中草药的偏性去纠正人体失去的这种平衡，才能真正达到根治疾病的目的。于是他在中医理论的基础上，结合民间彝药，创立了一种用中草药配合针灸的独特疗法，并应用于临床。同时，为了进一步提高精神病的疗效，他根据病人发病的不同原因，创造性地采用一人一方的个性化治疗方案。这样不仅提高了精神病的治愈率，还大大缩减了精神病的康复周期。

从他治愈的3000余例精神病例中表明：本疗法具有见效快、疗程短、无副作用、不易复发等显著特点，解决了用西药难以根治精神病的一大难题。对各类精神病的治愈率高达90%以上，使许多长期四处求医无果、家人已失去治疗信心的精神病患者回归社会，过上正常人的生活。由于他在精神病治疗方面成效显著，《贵州民族报》先后以《传统彝药显神威金国文治疗精神病见奇效》、《彝家青年显奇才民族医学增异彩》为题对他进行了报道。为了给患者营造一个更好的治疗康复环境，2010年，他投资创办了贵州黔西民族医院。

惠州市瑶蒸堂理疗保健中心

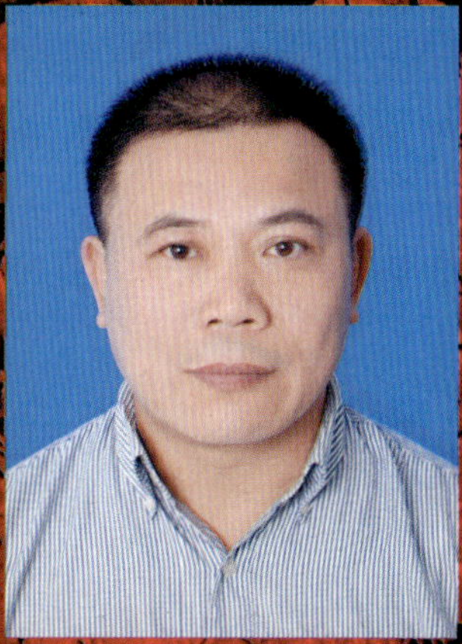

彭雍翔保健熏蒸足疗法属于中医常用的外治方法这一，它是以中医学基本理论为指导，选用中药通过负离子蒸汽机产生的药物足疗熏蒸，达到双足血液循环，温通人体血脉，舒经活络，对防治风湿关节炎、双腿麻木、失眠，防治感冒，祛寒暖身，消除疲劳，能使人感到身心愉快。

彭雍翔，中国香港人，中医世家，从小习医，对针灸、电疗、推拿有独特的研究治疗方法，目前对来健康病态、颈椎病、腰椎间盘突出症、肩周炎、面神经麻痹、恶性头痛、头晕、偏头痛，有独特手法、疗法。目前致力研究中医养生保健，竭尽所能为广大市民健康服务，愿出仁爱之心，奉献社会。

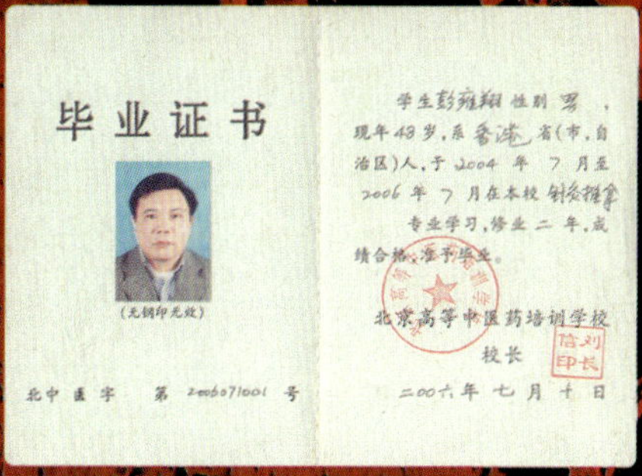
毕业证书

学生彭雍翔 性别 男，现年48岁，系香港省（市、自治区）人，于2004年7月至2006年7月在本校针灸推拿专业学习，修业二年，成绩合格，准予毕业。

北京高等中医药培训学校
校长

北中医字 第2006071001号

二〇〇六年七月十日

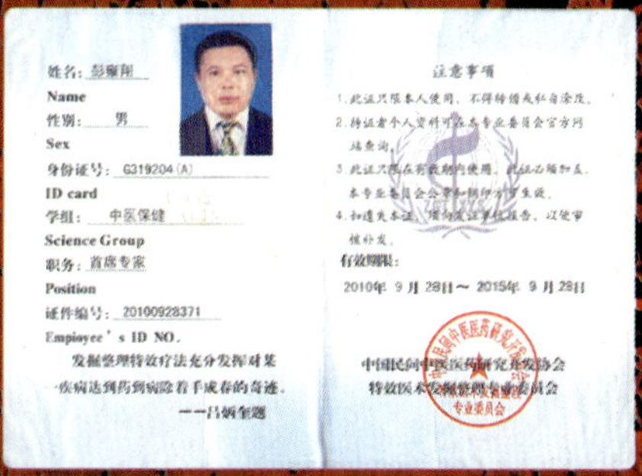
姓名：彭雍翔
Name
性别：男
Sex
身份证号：G319204(A)
ID card
学组：中医保健
Science Group
职务：首席专家
Position
证件编号：20100928371
Employee's ID NO.

注意事项

有效期限：
2010年9月28日～2015年9月28日

中国民间中医医药研究开发协会
特效医术发掘整理专业委员会

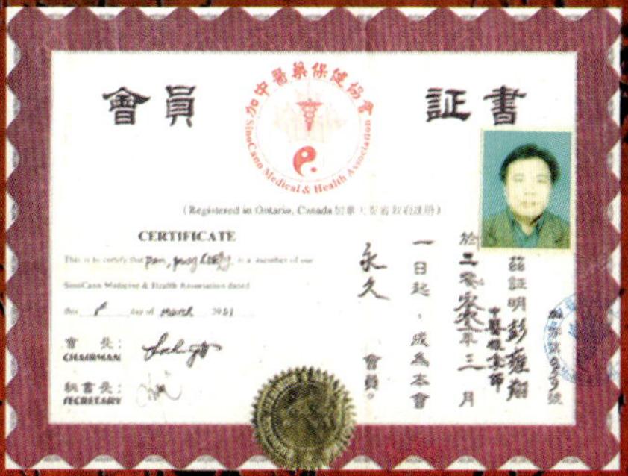
會員 證書
CERTIFICATE

山东省沂南县下坡精神病医院院长——朱继国

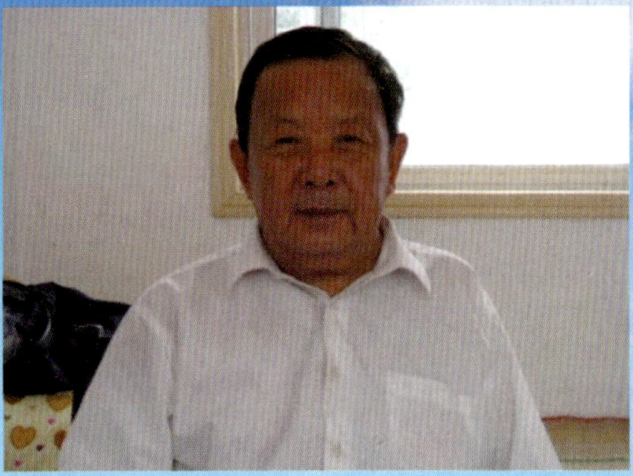

沂南县下坡精神病医院是一所专门治疗各类精神性疾病的专业性医院，始建于1981年，现已规模扩大到建筑面积4000多平方米，拥有脑诊疗仪等先进仪器，病房楼水、电、暖齐全，可同时容纳500名患者住院就诊。多年来，医院广大职工在院长朱继国的带领下，艰苦奋斗、锐意进取、奋力拼搏，不断探索精神病治疗机理，采取中、西医结合的治疗方法，累计治愈了上万例精神病患者。黑龙江、吉林、江苏、青岛等全国各省市患者慕名而来就诊，治愈率达95%以上。

院长朱继国自学成材，毕业于哈尔滨医科大学，经过多年实践，朱继国配制出了开胸化淤汤等治疗方剂，对治疗精神病具有显著疗效。他医术精湛，医德高尚，坚持“救死扶伤、清廉正直、平等待人、慎言守密、取信病人”的医德，坚持救死扶伤、乐施人道的办院宗旨，二十多年来，为一个个不幸的家庭送去了温馨。他的事迹曾多次被省市电台、电视台、全国多家报刊、杂志宣传，先后被中华全国新闻工作者协会协办的《桥》杂志评为“中华名医”，事迹被选入《红叶悠悠》、《杏林春暖》、《山东文学》等。

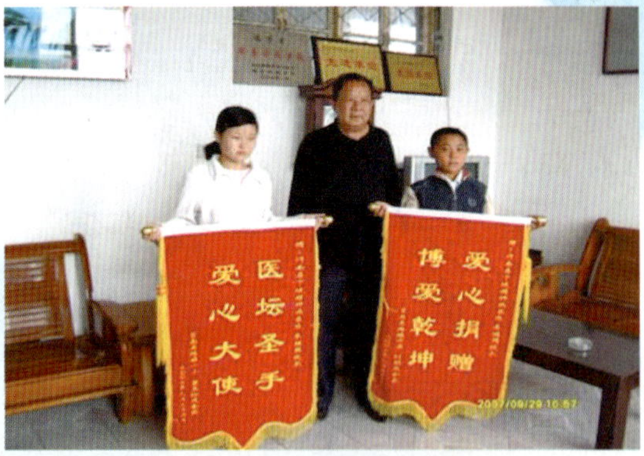

朱继国院长不仅造诣于医学，还非常热心社会公益事业。多年来为村里修路、架桥、安装自来水资助资金；长期帮扶贫困村民，出资为当地中、小学生修缮校舍、添置教学设备、救济贫困学生。由于成绩突出，朱继国连年被政府授予“先进工作者”、“自强先进个人”称号，同时被连续选为沂南县四、五、六届政协委员，2007年被选为临沂市“第三届十大爱心人物”，2008年入选“奥运之星振兴沂蒙功臣”。

“不为良相，既为良医”，朱继国院长以治病救人、为民造福的人生态度，在实现自己人生价值的道路上不懈地追求，正向着更高的人生目标奋进。

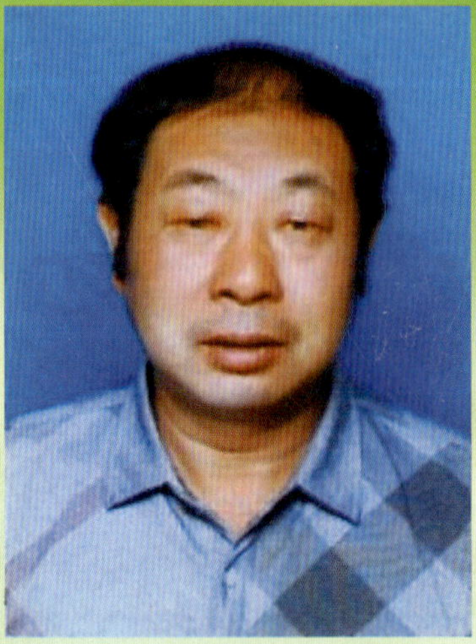

王根锁，男，1962年出生，13岁跟随本地汪心斋老中医学徒，学习中草药加工和制作、采药、药理、组方等。19岁响应国家号召，参军入伍，当时在南京军区83123部队服役（1980年11月），1982年7月入党，在这期间一直研究中草药治疗疾病，又在恩师的祖传密方中加以研究，总结出一套中草药治疗腰椎间盘突出、腰肌劳损、肩周炎、颈椎病及感冒等的治疗方法。

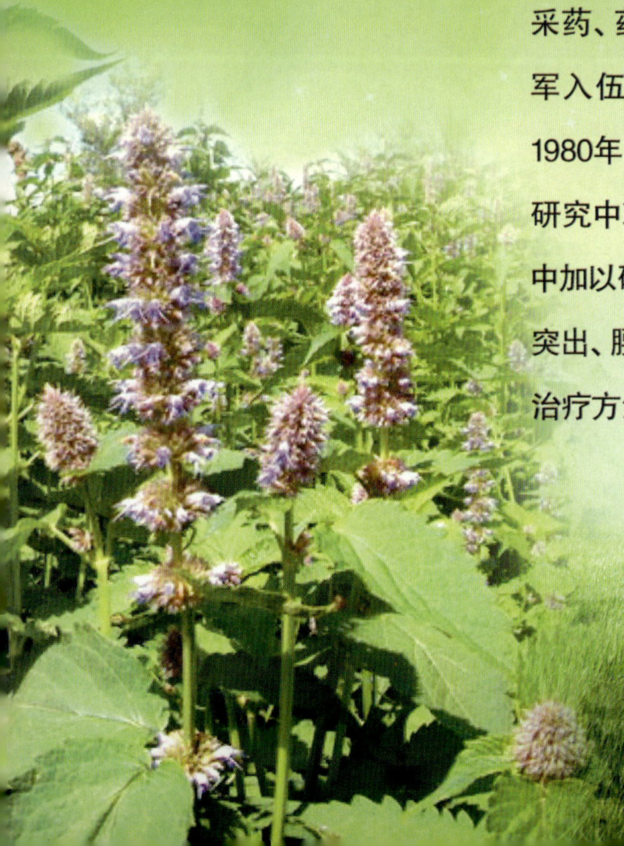